Endocrinologia
CASOS CLÍNICOS
COMENTADOS

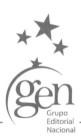

O GEN | Grupo Editorial Nacional – maior plataforma editorial brasileira no segmento científico, técnico e profissional – publica conteúdos nas áreas de ciências da saúde, exatas, humanas, jurídicas e sociais aplicadas, além de prover serviços direcionados à educação continuada e à preparação para concursos.

As editoras que integram o GEN, das mais respeitadas no mercado editorial, construíram catálogos inigualáveis, com obras decisivas para a formação acadêmica e o aperfeiçoamento de várias gerações de profissionais e estudantes, tendo se tornado sinônimo de qualidade e seriedade.

A missão do GEN e dos núcleos de conteúdo que o compõem é prover a melhor informação científica e distribuí-la de maneira flexível e conveniente, a preços justos, gerando benefícios e servindo a autores, docentes, livreiros, funcionários, colaboradores e acionistas.

Nosso comportamento ético incondicional e nossa responsabilidade social e ambiental são reforçados pela natureza educacional de nossa atividade e dão sustentabilidade ao crescimento contínuo e à rentabilidade do grupo.

Endocrinologia
CASOS CLÍNICOS
COMENTADOS

Editor
Lucio Vilar
Mestre em Medicina Tropical pela Universidade Federal de Pernambuco (UFPE). Doutor em Ciências da Saúde pela Universidade de Brasília. *Fellowship* em Diabetes e Endocrinologia no Oxford Centre for Diabetes, Endocrinology and Metabolism, Oxford University, Inglaterra. Professor associado e Coordenador da disciplina de Endocrinologia da UFPE. Chefe do serviço de Endocrinolologia do Hospital das Clínicas da Universidade Federal de Pernambuco (HC-UFPE). Coordenador do ambulatório de Neuroendocrinologia e Doenças Adrenais do HC-UFPE. Editor do tratado Endocrinologia Clínica.

Coeditores
Ruy Lyra
Médico pela Universidade de Pernambuco. Especialista em Endocrinologia pelo Hospital Agamenon Megalhães. Mestre e Doutor em Genética pela Universidade Federal de Pernambuco (UFPE). Professor adjunto de Endocrinologia da UFPE. Membro da Sociedade Brasileira de Endocrinologia e Metabologia.

Luciano Albuquerque
Médico pela Universidade Federal de Pernambuco (UFPE). Especialista em Endocrinologia pela Sociedade Brasileira de Endocrinologia e Metabologia. Mestre em Neurociências pela UFPE.

Erik Trovão Diniz
Médico pela Universidade Federal de Campina Grande. Especialista em Endocrinologia e Metabologia pelo Hospital Agamenon Magalhães (HAM-SUS/PE). Mestre em Neurociências pela Universidade Federal de Pernambuco (UFPE). Preceptor da residência de Endocrinologia e Metabologia do Hospital das Clínicas da UFPE.

Alberto J. S. Ramos
Médico pela Faculdade de Medicina de Campina Grande. Especialista em Endocrinologia pela Sociedade Brasileira de Endocrinologia e Metabologia (SBEM). Mestre em Medicina e Saúde pela Universidade Federal da Bahia. Professor assistente da Universidade Federal de Campina Grande. Membro da SBEM.

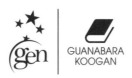

- Os autores deste livro e a editora empenharam seus melhores esforços para assegurar que as informações e os procedimentos apresentados no texto estejam em acordo com os padrões aceitos à época da publicação, *e todos os dados foram atualizados pelos autores até a data do fechamento do livro*. Entretanto, tendo em conta a evolução das ciências, as atualizações legislativas, as mudanças regulamentares governamentais e o constante fluxo de novas informações sobre os temas que constam do livro, recomendamos enfaticamente que os leitores consultem sempre outras fontes fidedignas, de modo a se certificarem de que as informações contidas no texto estão corretas e de que não houve alterações nas recomendações ou na legislação regulamentadora.

- Data do fechamento do livro: 31/07/2023.

- Os autores e a editora se empenharam para citar adequadamente e dar o devido crédito a todos os detentores de direitos autorais de qualquer material utilizado neste livro, dispondo-se a possíveis acertos posteriores caso, inadvertida e involuntariamente, a identificação de algum deles tenha sido omitida.

- Atendimento ao cliente: (11) 5080-0751 | faleconosco@grupogen.com.br

- Direitos exclusivos para a língua portuguesa
  Copyright © 2023 by
  Editora Guanabara Koogan Ltda.
  Uma editora integrante do GEN | Grupo Editorial Nacional
  Travessa do Ouvidor, 11
  Rio de Janeiro – RJ – CEP 20040-040
  www.grupogen.com.br

- Reservados todos os direitos. É proibida a duplicação ou reprodução deste volume, no todo ou em parte, em quaisquer formas ou por quaisquer meios (eletrônico, mecânico, gravação, fotocópia, distribuição pela Internet ou outros), sem permissão, por escrito, da EDITORA GUANABARA KOOGAN LTDA.

- Capa: Bruno Sales

- Editoração eletrônica: Eramos Serviços Editoriais

- Ficha catalográfica

CIP-BRASIL. CATALOGAÇÃO NA PUBLICAÇÃO
SINDICATO NACIONAL DOS EDITORES DE LIVROS, RJ

E46

Endocrinologia : casos clínicos comentados / editor Lucio Vilar ... [et al.]. - 1. ed. - Rio de Janeiro : Guanabara Koogan, 2023.
    : il.

    Inclui bibliografia e índice
    ISBN 978-85-277-3884-2

    1. Endocrinologia - Estudo de casos. I. Vilar, Lucio.

23-85054   CDD: 616.4
                                             CDU: 616.4

Gabriela Faray Ferreira Lopes - Bibliotecária - CRB-7/6643

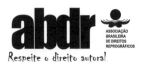

Colaboradores

Adelqui Sanhueza
Fellow do Hospital do Salvador, Universidade do Chile, Santiago, Chile.

Adriana de Sá Caldas
Assistente do Serviço de Endocrinologia do Hospital Universitário da Universidade Federal do Maranhão (HU-UFMA). Preceptora da Residência Médica em Endocrinologia e Metabologia do HU-UFMA.

Alexandre Nogueira Facundo
Médico pela Universidade Federal do Maranhão (UFMA). Especialista em Endocrinologia e Metabologia pela UFMA.

Aline Alves Lopes Albuquerque
Médica pela Universidade Federal da Paraíba. Especialista em Endocrinologia e Metabologia pelo Hospital Agamenon Magalhães. Residência Médica em Clínica Médica pelo Hospital das Clínicas da Universidade Federal de Pernambuco. Mestre em Ciências da Saúde pela Universidade de Pernambuco. Professora adjunta da Faculdade Tiradentes. Membro da Sociedade Brasileira de Endocrinologia e Metabologia.

Ana Carolina Thé Garrido
Médica pela Universidade Federal de Pernambuco (UFPE). Especialista em Endocrinologia e Metabologia pela Sociedade Brasileira de Endocrinologia e Metabologia. Membro da Sociedade Brasileira de Diabetes. Preceptora do Programa de Residência em Endocrinologia e Metabologia do Hospital das Clínicas da UFPE.

Ana Gregória F. P. de Almeida
Médica Endocrinologista pela Universidade Federal do Maranhão (UFMA). Especialista em Endocrinologia e Metabologia pelo Hospital Universitário da UFMA. Mestre em Saúde Materno-Infantil pela UFMA. Membro da Sociedade Brasileira de Endocrinologia e Metabologia.

Ana Rosa Quidute
Médica pela Faculdade de Medicina de Pernambuco. Especialista em Endocrinologia pela Universidade de São Paulo (USP). Mestre em Ciências Médicas pela USP. Doutora em Farmacologia pela Universidade Federal do Ceará (UFC). Professora adjunta da Faculdade de Medicina da UFC.

Ana Tereza Bezerra de Melo
Médica assistente do Serviço de Endocrinologia do Hospital das Clínicas da Universidade Federal de Pernambuco.

Anna Carolina de Castro Araújo Lessa
Médica pela Universidade de Pernambuco. Especialista em Endocrinologia e Metabologia pelo Hospital das Clínicas da Universidade Federal de Pernambuco. Membro da Sociedade Brasileira de Endocrinologia e Metabologia.

Annamaria Colao
Professora de Endocrinologia do departamento de Endocrinologia Clínica e Molecular da Università degli Studi di Napoli Federico II, Nápoles, Itália.

Antônio Fernandes O. Filho
Especialista em Endocrinologia e Metabologia pela Sociedade Brasileira de Endocrinologia e Metabologia. Mestre em Tecnologia em Saúde pelo Núcleo de Tecnologias Estratégicas em Saúde da Universidade Estadual da Paraíba. Endocrinologista do Hospital da FAP e da Secretaria de Saúde da Paraíba.

Antonio Ribeiro-Oliveira Jr.
Médico pela Faculdade de Ciências Médicas de Minas Gerais. Especialista em Endocrinologia. Mestre e Doutor em Fisiologia pela Universidade Federal de Minas Gerais (UFMG). Professor titular da UFMG. Membro da American Endocrinology Society.

Barbara Guiomar Sales Gomes da Silva
Médica pela Universidade de Pernambuco. Especialista em Endocrinologia Pediátrica pela Universidade Federal de Pernambuco (UFPE). Mestre e Doutora em Neuropsiquiatria e Ciências do Comportamento pela UFPE. Membro da Sociedade Brasileira de Endocrinologia e Metabologia. Médica assistente e preceptora do Serviço de Endocrinologia Pediátrica do Hospital das Clínicas da UFPE.

Barbara Andrea Zuñiga Vargas
Médica endocrinologista e internista do Hospital San José, Santiago, Chile.

Beatriz Soares
Médica. Professora da Universidade Federal de Minas Gerais.

Camila Ribeiro Coutinho Madruga
Médica pela Faculdade de Medicina Nova Esperança. Especialista em Clínica Médica pela Santa Casa de Misericórdia de São Paulo. Residente (segundo ano) de Endocrinologia e Metabologia pelo Hospital das Clínicas da Universidade Federal de Pernambuco.

Carla Antoniana Ferreira de Almeida Vieira
Médica pela Universidade Federal do Ceará (UFC). Especialista em Endocrinologia pela UFC. Mestre em Farmacologia Clínica pela UFC. Membro da Sociedade Brasileira de Endocrinologia e Metabologia.

Carla Moura
Médica pela Universidade Federal de Pernambuco (UFPE). Especialista em Endocrinologia e Metabologia pelo Hospital das Clínica da UFPE.

Carla Souza Pereira Sobral
Médica pela Universidade Federal do Maranhão (UFMA). Especialista em Endocrinologia e Metabologia pelo Hospital Universitário da UFMA. Mestre em Endocrinologia Clínica pela Universidade Federal de São Paulo.

Carlos Eduardo de Melo Oliveira
Graduando em Medicina pela Universidade Federal do Ceará. Membro do Núcleo de Estudos e Pesquisa em Tumores Neuroendócrinos Esporádicos e Associados a Síndromes Familiares (NEPTUNEF).

Clariano Pires de Oliveira Neto
Médico pela Universidade Federal do Maranhão (UFMA). Especialista em Endocrinologia e Metabologia pelo Hospital Universitário da UFMA. Mestre em Saúde do Adulto pela UFMA. Professor assistente da UFMA.

Clarice Vilar
Médica pela Faculdade de Medicina de Olinda.

Claudio E. Kater
Médico pela Escola Paulista de Medicina (EPM), da Universidade Federal de São Paulo (Unifesp). Especialista, Mestre e Doutor em Endocrinologia e Metabologia pela EPM-Unifesp. Pós-Doutor pela University of California, San Francisco. Professor titular (aposentado) da EPM-Unifesp.

Cláudio Luiz Lustosa de Oliveira
Médico pela Escola Bahiana de Medicina e Saúde Pública. Especialista em Endocrinologia e Metabologia pelo Hospital Ipiranga. Preceptor de Propedêutica Médica e Endocrinologia e Metabologia (disciplina Clínica Médica) da Faculdade de Medicina Estácio de Sá.

Daniela Kamel
Médica pela Universidade Federal de Pernambuco (UFPE). Especialista em Endocrinologia e Metabologia pelo Hospital das Clínicas da UFPE.

Daniela Zago Ximenes
Médica-residente em Endocrinologia e Metabologia pelo Hospital das Clínicas da Universidade Federal de Pernambuco.

Davide Carvalho
Médico pela Universidade do Porto. Especialista em Endocrinologia-Nutrição pela Ordem dos Médicos. Professor associado com agregação da Universidade do Porto. Acadêmico titular da Academia Nacional de Medicina de Portugal.

Douglas Araújo
Especialista em Endocrinologia pela Sociedade Brasileira de Endocrinologia e Metabologia.

Eduardo Augusto Quidute Arrais Rocha
Graduando em Medicina pelo Centro Universitário Christus (Unichristus).

Elena Przhiialkovskaia
Departamento de Neuroendocrinologia, Instituto de Endocrinologia Clínica, Centro de Pesquisa para Endocrinologia, Moscou, Rússia.

Ekaterina Pigarova
Departamento de Neuroendocrinologia, Instituto de Endocrinologia Clínica, Centro de Pesquisa para Endocrinologia, Moscou, Rússia.

Erico Higino de Carvalho
Professor adjunto-doutor da disciplina de Endocrinologia da Universidade Federal de Pernambuco.

Fabiano M. Serfaty

Médico pela Universidade Federal do Rio de Janeiro (UFRJ). Especialista em Clínica Médica pela Universidade do Estado do Rio de Janeiro (UERJ) e em Endocrinologia pelo Instituto Estadual de Diabetes e Endocrinologia. Mestre em Endocrinologia pela UFRJ. Doutor em Ciências Médicas pela UERJ. Membro da Sociedade Brasileira de Endocrinologia e Metabologia e da Obesity Society. Médico, professor e pesquisador da Clínica de Hipertensão Arterial e Doenças Metabólicas Associadas (CHAMA), vinculada ao Departamento de Clínica Médica da Faculdade de Ciências Médicas da UERJ.

Felipe Henning Gaia Duarte

Médico pela Universidade Federal de Alagoas. Especialista em Endocrinologia pela Sociedade Brasileira de Endocrinologia. Doutor em Endocrinologia pelo Hospital das Clínicas da Faculdade de Medicina da Universidade de São Paulo (HC-FMUSP). Pós-Doutor pela USP.

Fernanda Lima de Vasconcellos Farias

Médica pela Universidade Federal de Campina Grande. Especialista em Endocrinologia e Metabologia pelo Hospital das Clínicas da Universidade Federal de Pernambuco (HC-UFPE). Mestre em Modelos de Decisão e Saúde pela Universidade Federal da Paraíba. Professora auxiliar do Núcleo de Ciências da Vida da UFPE.

Fernão Alvim

Médico pela Universidade Federal de Pernambuco (UFPE). Especialista em Endocrinologia e Metabologia pelo Hospital das Clínicas da UFPE. Membro da Sociedade Brasileira de Endocrinologia e Metabologia.

Francisco Cordero

Professor assistente da Universidade de Santiago do Chile.

Frederico Rangel Araujo Filho

Médico pela Universidade Federal de Pernambuco (UFPE). Especialista em Endocrinologia pelo Hospital das Clínicas da UFPE.

Gabriel R. de Assis Ferreira

Médico pela Universidade Federal da Paraíba. Residente de Endocrinologia e Metabologia pelo Hospital das Clínicas da Universidade Federal de Pernambuco.

Gabriella Moreira

Médica pela Faculdade de Ciências Médicas da Paraíba. Especialista em Endocrinologia e Metabologia pelo Instituto de Medicina Integral Professor Fernando Figueira. Membro da Sociedade Brasileira de Endocrinologia e Metabologia.

George de Souza Chagas

Médico pela Universidade de Pernambuco. Especialista em Endocrinologia e Metabologia pela Universidade Federal de Pernambuco. Membro da Sociedade Brasileira de Endocrinologia e Metabologia.

George Robson Ibiapina

Médico pela Universidade Federal da Paraíba (UFPB). Residência em Clínica Médica pela UFPB. Especialista em Endocrinologia pelo Hospital das Clínicas da Universidade Federal de Pernambuco. Mestre em Medicina de Família pela Faculdade de Medicina Nova Esperança. Professor adjunto da Faculdade de Medicina Nova Esperança. Coordenador de Residência e Internato em Clínica Médica da Faculdade de Medicina Nova Esperança. Diretor do Hospital Nova Esperança (João Pessoa – PB). Diretor da Clínica-Escola Centro de Saúde Nova Esperança (Bayeux – PB).

Giampaolo Trivellin

Departamento de Endocrinologia, Instituto de Pesquisa William Harvey, Barts e London Medical School, Queen Mary University of London, Londres, Inglaterra.

Gilvan C. Nascimento

Médico pela Universidade Estadual do Pará. Especialista em Endocrinologia e Metabologia pela Sociedade Brasileira de Endocrinologia e Metabologia (SBEM). Mestre em Saúde do Adulto pela Universidade Federal do Maranhão. Doutor em Ciências Médicas pela Universidade do Estado do Rio de Janeiro. Membro da SBEM e da Endocrine Society.

Ícaro Sampaio Inácio

Médico pela Universidade Federal do Vale do São Francisco. Especialista em Endocrinologia e Metabologia pelo Hospital das Clínicas da Universidade Federal de Pernambuco. Membro titulado da Sociedade Brasileira de Endocrinologia e Metabologia. Editor-chefe do *Endocrinopapers*.

Illana Mary S. Carvalho

Pós-graduanda do Serviço de Endocrinologia do Hospital das Clínicas da Universidade Federal de Pernambuco.

Isadora de Queiroz Negreiros Batista

Médica endocrinologista pela Universidade Federal de Pernambuco (UFPE).

Ísis Gabriella A. Lopes

Médica pela Universidade Estadual de Montes Claros. Especialista em Endocrinologia pelo Hospital das Clínicas da Universidade Federal de Pernambuco. Membro da Sociedade Brasileira de Endocrinologia e Metabologia.

Ítalo Gonçalves

Médico pela Faculdade Pernambucana de Saúde. Especialista em Endocrinologia pelo Instituto de Medicina Integral Professor Fernando Figueira.

Jacqueline Araújo

Mestre e Doutora pela Universidade Federal de Pernambuco (UFPE). Coordenadora da Unidade de Endocrinologia Pediátrica do Hospital das Clínicas da UFPE.

Jardelina Brena Rocha

Pós-graduanda do Serviço de Endocrinologia do Hospital das Clínicas da Universidade Federal de Pernambuco.

Joana D'Arc Matos França de Abreu

Médica pela Universidade Federal do Pará. Especialista em Endocrinologia e Metabologia pela Universidade Federal do Maranhão (UFMA). Mestre em Saúde Coletiva pela UFMA.

José Coelho Mororó Neto

Pós-graduando do Serviço de Endocrinologia do Hospital das Clínicas da Universidade Federal de Pernambuco.

José Ítalo Soares Mota

Médico pela Universidade Federal do Ceará. Doutor em Ciências Médicas pela Faculdade de Medicina de Ribeirão Preto. Membro da Sociedade Brasileira de Endocrinologia e Metabologia, Endocrine Society, Pituitary Society, European Society of Endocrinology. Preceptor das Residências de Endocrinologia do Hospital Geral de Fortaleza e Hospital Universitário Walter Cantídio.

Juliana Beaudette Drummond

Médica pela Universidade Federal de Minas Gerais (UFMG). Especialista em Endocrinologia pela Sociedade Brasileira de Endocrinologia e Metabologia. Mestre em Farmacologia e Biologia Molecular pela UFMG. Doutora em Neurociências pela UFMG. Professora adjunta da Faculdade de Medicina da UFMG.

Membro do Serviço de Endocrinologia e Metabologia do Hospital das Clínica da UFMG.

Jussana Ellen Alves de Arruda Rangel

Médica pela Universidade de Pernambuco. Especialista em Endocrinologia e Metabologia pela Universidade Federal de Pernambuco.

Karoline Matias Medeiros

Médica assistente do Hospital das Clínicas da Universidade Federal de Pernambuco. Mestre em Ciências da Saúde pela Universidade de Pernambuco.

Larisa Dzeranova

Departamento de Neuroendocrinologia, Instituto de Endocrinologia Clínica, Centro de Pesquisa para Endocrinologia, Moscou, Rússia.

Liana Chicea

Departamento de Medicina, Hospital Universitário de Sibiu, Universidade "Lucian Blaga", Sibiu, Romênia.

Liana Ferreira Alencar Silva

Médica pelo Centro Universitário Christus (Unichristus). Especialista em Endocrinologia e Metabologia pelo Hospital das Clínicas da Universidade Federal de Pernambuco e pela Sociedade Brasileira de Endocrinologia e Metabologia (SBEM). Membro da (SBEM).

Lucas Martins de Moura

Pós-graduando do Serviço de Endocrinologia do Instituto de Medicina Integral Professor Fernando Figueira.

Lúcia Helena de Oliveira Cordeiro

Médica pela Universidade Federal de Pernambuco (UFPE). Especialista em Endocrinologia pelo Hospital Agamenon Magalhães. Mestre em Medicina Clínica pela UFPE. Doutora em Obesidade/Cirurgia Bariátrica pela UFPE. Professora de Medicina Clínica da UFPE. Membro da Sociedade Brasileira de Endocrinologia e Metabologia.

Luciana Ansaneli Naves

Médica pela Universidade de Brasília (UnB). Especialista em Endocrinologia e Metabologia pela Sociedade Brasileira de Endocrinologia e Metabologia (SBEM). Mestre em Neuroendocrinologia pela Université Lyon I – França. Doutora em Ciências da Saúde pela UnB. Professora titular de Endocrinologia da Faculdade de Medicina da UnB.

Membro do Executive Committee of European Neuroendocrine Association. Membro da Comissão Científica da SBEM. Coordenadora do Centro de Excelência em Doenças Hipofisárias – UnB.

Luciana Belém
Médica pela Universidade Federal do Rio de Janeiro (UFRJ). Especialista e Mestre em Radiologia e Diagnóstico por Imagem pela UFRJ.

Luciana Helena G. Vaz
Assistente do Serviço de Endocrinologia (Endopediatria) do Hospital Universitário da Universidade Federal do Maranhão.

Luciana Pimentel
Pós-graduanda da Unidade de Endocrinologia Pediátrica do Hospital das Clínicas da Universidade Federal de Pernambuco.

Luiz Augusto Casulari
Médico pela Faculdade de Medicina da Universidade Federal de Juiz de Fora. Mestre em Clínica Médica pela Universidade de Brasília (UnB). Doutor em Endocrinologia e Metabologia pela Università degli Studi di Milano, Milão, Itália. Membro da UnB. Acadêmico Emérito da Academia de Medicina de Brasília.

Luiz de Gonzaga G. de Azevedo Junior
Médico pela Universidade Federal da Paraíba. Especialista em Endocrinologia e Metabologia pelo Hospital Agamenon Magalhães. Professor assistente e Coordenador da disciplina de Patologia Médico-cirúrgica do Sistema Endócrino da Universidade Federal do Vale do São Francisco. Membro da Sociedade Brasileira de Endocrinologia e Metabologia e da Endocrine Society.

Lyudmila Rozhinskaia
Departamento de Neuroendocrinologia, Instituto de Endocrinologia Clínica, Centro de Pesquisa para Endocrinologia, Moscou, Rússia.

Maíra Melo da Fonseca
Médica pela Escola Bahiana de Medicina e Saúde Pública. Especialista em Endocrinologia pelo Hospital das Clínicas da Universidade Federal de Pernambuco (UFPE). Mestre em Ciências da Saúde pela UFPE.

Manoel Martins
Médico pela Universidade Federal do Ceará (UFC). Especialista em Endocrinologia e Metabologia pela Universidade Federal de São Paulo (Unifesp). Mestre e Doutor em Endocrinologia Clínica pela Unifesp. Professor associado da UFC. Professor orientador do Programa de Pós-Graduação em Medicina Translacional da UFC. Membro da Sociedade Brasileira de Endocrinologia e Metabologia e da Endocrine Society. Pesquisador do Núcleo de Pesquisa e Desenvolvimento de Medicamentos da UFC.

Manuel Faria
Médico pela Universidade Federal de Pernambuco (UFPE). Mestre em Endocrinologia pela Pontifícia Universidade Católica do Rio de Janeiro. Doutor em Endocrinologia pela Universidade Federal do Rio de Janeiro (UFRJ)/St. Bartholomew's Hospital (London University). Professor Emérito da Universidade Federal do Maranhão (UFMA). Serviço de Endocrinologia do Hospital Universitário da UFMA (HUUFMA). Grupo de Pesquisa Clínica e Molecular em Endocrinologia e Metabologia (Endoclim/HUUFMA).

Marcello Delano Bronstein
(*in memoriam*)
Livre-Docente da Faculdade de Medicina da Universidade de São Paulo (FMUSP). Chefe da Unidade de Neuroendocrinologia, disciplina de Endocrinologia e Metabologia, do Hospital das Clínicas da FMUSP. Presidente da Pituitary Society (2011-2012). Editor-chefe dos Arquives of Endocrinology and Metabolism (2015-2022).

Marcelo Magalhães
Pesquisador. Graduado em Ciências Biológicas-Biomédica pela Universidade Estadual de Santa Cruz (UESC). Mestre em Genética e Biologia Molecular pela UESC. Doutor em Biotecnologia em Saúde e Medicina Investigativa pela Fundação Oswaldo Cruz (FioCruz). Pós-Doutor em Medicina pelo Hospital de La Santa Creu i Sant Pau – Universitat Autònoma de Barcelona – Espanha. Membro do Grupo de Pesquisa em Endocrinologia Clínica e Molecular do Hospital Universitário da Universidade Federal do Maranhão (Endoclim/HUUFMA).

Marcos Almeida
Médico pela Universidade Federal de Campina Grande. Especialista em Endocrinologia pela Secretaria Estadual de Saúde de Pernambuco e em Citologia Clínica da Tireoide e Ultrassonografia de Tireoide e Cervical. Mestre em Ciências da Saúde pela Universidade Federal de Pernambuco (UFPE). Doutor em Nutrição pela UFPE.

Maria da Conceição Raposo de Freitas
Médica pela Universidade Federal de Pernambuco (UFPE). Especialista em Clínica Médica e Endocrinologia pelo Instituto Nacional de Assistência Médica da Previdência Social (ex-Inamps) e pela UFPE. Membro da Sociedade Brasileira de Endocrinologia e Metabologia.

Maria da Glória R. Tavares
Mestre em Saúde do Adulto pela Universidade Federal do Maranhão (UFMA). Serviço de Endocrinologia do Hospital Universitário da UFMA.

Maria Fleseriu
Diretora e Professora do Departamento de Medicina e Cirurgia Neurológica do Pituitary Center, Oregon Health and Science University, Portland, Oregon, USA.

Mariana Santana Mascena
Médica-residente do Serviço de Endocrinologia do Instituto de Medicina Integral Professor Fernando Figueira.

Márta Korbonits
Professora de Endocrinologia do Departamento de Endocrinologia, Instituto de Pesquisa William Harvey, Barts e London Medical School, Queen Mary University of London, Londres, Inglaterra.

Milena Coelho Fernandes Caldato
Médica pela Universidade Federal do Pará. Especialista em Endocrinologia e Metabologia pela Sociedade Brasileira de Endocrinologia e Metabologia. Mestre em Bioética pela Università del Sacro Cuore. Doutora em Medicina pela Universidade Federal de São Paulo. Professora titular do Centro Universitário do Estado do Pará. Membro da Universidade do Estado do Pará.

Mirtha Adriana Guitelman
Diretora da Cadeira de Endocrinologia Médica da Universidad de Buenos Aires. Chefe da Divisão de Endocrinologia do Hospital General de Agudos Carlos G. Durand, Buenos Aires, Argentina.

Moises Mercado
Chefe do Serviço de Endocrinologia, Unidade de Endocrinologia Experimental do Hospital de Especialidades, Centro Médico Nacional, Cidade do México, México.

Nadezhda Dalantaeva
Departamento de Neuroendocrinologia, Instituto de Endocrinologia Clínica, Centro de Pesquisa para Endocrinologia, Moscou, Rússia.

Nelson Wohllk
Professor titular de Medicina da Faculdade de Medicina da Universidad de Chile.

Nicole Ramalho
Pós-graduanda do Serviço de Endocrinologia do Hospital das Clínicas da Universidade Federal de Pernambuco.

Nina Musolino
Médica pela Faculdade de Medicina da Universidade de São Paulo (FMUSP). Especialista em Endocrinologia pelo Hospital das Clínicas da FMUSP. Doutora em Endocrinologia pela FMUSP. Membro da Sociedade Brasileira de Endocrinologia e Metabologia, da Endocrine Society e da Pituitary Society.

Oscar D. Bruno (*in memoriam*)
Professor titular de Medicina e Consultor do Serviço de Endocrinologia do Hospital de Clínicas, Faculdade de Medicina, Universidade de Buenos Aires, Argentina.

Paulo Augusto Carvalho Miranda
Médico pela Universidade Federal de Minas Gerais (UFMG). Especialista em Endocrinologia pela Sociedade Brasileira de Endocrinologia e Metabologia (SBEM). Mestre em Clínica Médica e Doutor em Saúde do Adulto pela UFMG. Membro da SBEM. Assistente titular do Serviço de Endocrinologia e Metabologia da Santa Casa de Belo Horizonte.

Paulo Cavalcante Muzy
Médico pela Universidade Federal de São Paulo (Unifesp). Especialista em Medicina do Exercício e do Esporte pela Sociedade Brasileira de Medicina do Exercício e do Esporte e em Ortopedia e Traumatologia pela Unifesp. Professor titular da disciplina de Ciências do Exercício da Escola Paulista de Ciências Médicas. Docente dos cursos de Pós-Graduação em Fisiologia do Exercício e Treinamento Desportivo do Instituto Inades e dos cursos de Pós-Graduação em Medicina Esportiva do Instituto BWS e do Instituto Phorte. Preceptor do programa de residência do Núcleo Avançado de Estudos em Ortopedia e Neurocirurgia. Membro do Grupo de Pesquisa em Metabolismo,

Nutrição e Treinamento de Força da Universidade Federal do Paraná. Diretor Clínico da Clínica Muzy.

Patricia Gadelha
Médica pela Universidade Federal de Pernambuco (UFPE). Especialista em Endocrinologia e Metabologia pela Faculdade de Medicina da Universidade de São Paulo. Mestre e Doutora em Ciências da Saúde pela UFPE.

Patricia Muszkat
Médica pela Santa Casa de São Paulo. Especialista em Endocrinologia pela Universidade Federal de São Paulo (Unifesp). Mestre em Endocrinologia pela Unifesp.

Pedro Weslley Rosario
Médico pela Universidade Federal do Espírito Santo. Especialista em Endocrinologia pela Santa Casa de Belo Horizonte. Doutor em Clínica Médica pela Santa Casa de Belo Horizonte. Professor permanente da Pós-graduação da Santa Casa de Belo Horizonte. Chefe do Serviço de Endocrinologia da Santa Casa de Belo Horizonte.

Rafaella Nelice de Holanda Cardoso
Médica pelo Centro Universitário UniFacid. Especialista em Endocrinologia e Metabologia pelo Hospital Universitário da Universidade Federal de Pernambuco.

Raíssa Lyra
Médica pela Faculdade Pernambucana de Saúde. Especialista em Endocrinologia pelo Instituto de Medicina Integral Professor Fernando Figueira. Professora da disciplina de Endocrinologia da Faculdade de Medicina de Olinda. Membro da Sociedade Brasileira de Endocrinologia e Metabologia. *Fellowship* no Oxford Centre of Endocrinology and Metabolism (OCDEM), Oxford – UK.

Renata Medeiros da Costa
Médica pela Universidade de Pernambuco. Especialista em Endocrinologia e Metabologia pelo Instituto de Medicina Integral Professor Fernando Figueira.

Renata de Oliveira Campos
Médica pela Universidade de Pernambuco. Especialista em Endocrinologia. Membro da Sociedade Brasileira de Endocrinologia e Metabologia.

Renata S. Auriemma
Médica assistente e Pesquisadora do Departamento de Endocrinologia Clínica e Molecular, Università degli Studi di Napoli Federico II, Nápoles, Itália. Chefe da Endocrinologia no Departamento de Medicina e Ciências da Saúde, Università degli Studi del Molise, Campobasso, Itália.

Rosália de Oliveira Nunes
Pós-graduanda do Serviço de Endocrinologia do Hospital das Clínicas da Universidade Federal de Pernambuco.

Rosângela Meira Rodrigues
Professora assistente da Disciplina de Endocrinologia da Universidade Federal do Vale do São Francisco.

Rosario Pivonello
Professora plena. Graduada em Medicine and Surgery pela Università degli Studi di Napoli Federico II.

Rossana Santiago de Sousa Azulay
Médica pela Universidade Federal do Maranhão. Especialista em Endocrinologia e Metabologia pelo Instituto Estadual de Diabetes e Endocrinologia do Rio de Janeiro. Mestre em Endocrinologia pela Universidade Federal do Rio de Janeiro. Doutora em Ciências Médicas pela Universidade do Estado do Rio de Janeiro.

Saulo Cavalcanti
Médico pela Faculdade Ciências Médicas de Minas Gerais (FCM-MG). Especialista em Endocrinologia e Metabologia pela Sociedade Brasileira de Endocrinologia e Metabologia. Professor Emérito da FCM-MG. Membro da Clínica de Endocrinologia da Santa Casa de Belo Horizonte. Membro titular da Academia Mineira de Medicina.

Tatyana Atamanova
Departamento de Neuroendocrinologia, Instituto de Endocrinologia Clínica, Centro de Pesquisa para Endocrinologia, Moscou, Rússia.

Taciana de Andrade Schuler
Médica pela Universidade Federal da Paraíba. Especialista em Endocrinologia Pediátrica pelo Hospital das Clínicas da Universidade Federal de Pernambuco.

Tânia Longo Mazzuco

Médica pela Universidade Federal de Santa Catarina. Especialista em Endocrinologia pela Sociedade Brasileira de Endocrinologia e Metabologia. Doutora em Farmacologia e Fisiopatologia – subárea: Biologia Celular e Molecular – pela Université Joseph Fourier, França. Professora associada da Universidade Estadual de Londrina. *Fellowship* em Endocrinologia Básica e Clínica na Université de Montréal, Canadá.

Telma Palomo

Médica pela Universidade do Vale do Sapucaí. Especialista em Endocrinologia pelo Hospital Ipiranga. Doutora em Endocrinologia Clínica – Doenças Osteometabólicas pela Universidade Federal de São Paulo. *Fellowship* pela Universidade McGill – Shriners Hospital for Children, em Montreal, Canadá. Assessora Médica de Densitometria do Grupo Fleury.

Thaise Borges Britto de Souza

Médica pela Escola Bahiana de Medicina e Saúde Pública. Especialista em Endocrinologia e Metabologia pela Universidade Federal de Pernambuco. Membro da Sociedade Brasileira de Endocrinologia e Metabologia.

Thyciara Fontenele Marques

Médica pela Universidade Federal de Campina Grande. Especialista em Endocrinologia e Metabologia pela Universidade de Pernambuco.

Mestre em Neurociências pela Universidade Federal de Pernambuco. Professora adjunta da Faculdade de Medicina de Juazeiro do Norte. Membro da Sociedade Brasileira de Endocrinologia e Metabologia.

Victória Rodrigues Granja Alencar

Médica pela Faculdade Pernambucana de Saúde. Especialista em Clínica Médica, Endocrinologia e Metabologia pelo Instituto de Medicina Integral Professor Fernando Figueira (IMIP). Mestranda do Programa de Mestrado Profissional do IMIP, com ênfase em Metabolismo Ósseo e Sarcopenia. Membro Titular da Sociedade Brasileira de Endocrinologia e Metabologia (SBEM). Membro da Comissão de Valorização de Novas Lideranças da SBEM. Preceptora do Ambulatório de Clínica Médica do IMIP.

Viviane Canadas

Médica pela Universidade Federal de Pernambuco (UFPE). Especialista em Endocrinologia e Metabologia pelo Hospital das Clínicas da UFPE. Mestre em Clínica Médica pela UFPE. Membro da Sociedade Brasileira de Endocrinologia e Metabologia.

Yanna Queiroz Pereira de Sá

Médica pela Universidade Federal do Amazonas. Especialista em Endocrinologia e Metabologia pela Universidade Federal de Pernambuco.

Prefácio

A Endocrinologia, sem dúvida, é uma das especialidades médicas mais fascinantes, sobretudo devido às dificuldades diagnósticas e terapêuticas com que nos deparamos no dia a dia.

Endocrinologia: Casos Clínicos Comentados tem como público-alvo jovens endocrinologistas, médicos-residentes, bem como estudantes de graduação e pós-graduação da área médica. O principal objetivo deste livro é proporcionar aos leitores um instrumento que possibilite, ao mesmo tempo, testar e aprimorar os conhecimentos em Endocrinologia e Metabologia. Para isso, selecionamos em torno de 400 casos clínicos desafiadores sobre temas diversos, distribuídos em nove capítulos.

Na elaboração desta obra, contamos com a competente e inestimável colaboração de cerca de 92 especialistas e pós-graduandos em Endocrinologia, oriundos de renomadas instituições acadêmicas brasileiras, assim como de 20 eminentes endocrinologistas de outros países, que nos enviaram casos clínicos comentados, abordando temas sobre os quais têm ampla experiência. A todos nossos sinceros agradecimentos. Somos também muito gratos ao Grupo GEN, pelo fundamental apoio.

Esperamos que a obra alcance plenamente seus objetivos e possa ser de grande utilidade àqueles que a adquirirem.

Lucio Vilar
Ruy Lyra
Luciano Albuquerque
Erik Trovão Diniz
Alberto J. S. Ramos

Academia de Medicina
GUANABARA KOOGAN
www.academiademedicina.com.br

Atualize-se com o melhor conteúdo da área.

Conheça a Academia de Medicina Guanabara Koogan, portal online, que oferece conteúdo científico exclusivo, elaborado pelo GEN | Grupo Editorial Nacional, com a colaboração de renomados médicos do Brasil.

O portal conta com material diversificado, incluindo artigos, podcasts, vídeos e aulas, gravadas e ao vivo (webinar), tudo pensado com o objetivo de contribuir para a atualização profissional de médicos nas suas respectivas áreas de atuação.

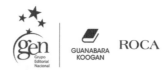

Abreviaturas

17-OHP. 17OH-progesterona

25OHD. 25OH-vitamina D

ACTH. Hormônio adrenocorticotrófico

ALT (TGP). Alanina aminotransferase (transaminase pirúvica)

Anti-21OH. Anticorpos anti-21-hidroxilase

Anti-GAD. Anticorpo contra a descarboxilase do ácido glutâmico

Anti-TPO. Anticorpos antitireoperoxidase

APR. Atividade plasmática de renina

AST (TGO). Aspartato aminotransferase (transaminase oxalacética)

CA. Circunferência abdominal

CAP. Aldosterona plasmática

CK. Creatinoquinase

CKD-EPI. Epidemiologia da Doença Renal Crônica (do inglês *Chronic Kidney Disease Epidemiology*)

CS. Cortisol sérico

CT. Cipionato de testosterona

DHEA-S. Sulfato de de-hidroepiandrosterona

DST. Dexametasona

E2. Estradiol

ECG. Eletrocardiograma

FC. Frequência cardíaca

FIB-4. *Fibrosis-4 index*

FSH. Hormônio folículo-estimulante

GA. Glicemia ao acaso

GH. Hormônio do crescimento

GJ. Glicemia de jejum

GPP. Glicemia capilar pré-prandial

Hb. Hemoglobina

HbA1c. Hemoglobina glicada

HDL-c. Colesterol da lipoproteína de alta densidade

Htco. Hematócrito

IGF-1. Fator de crescimento semelhante à insulina tipo 1 ou somatomedina C

IMC. Índice de massa corporal

IOP. Insuficiência ovariana precoce

ITB. Índice tornozelo-braço

K⁺. Potássio

LDL-c. Colesterol da lipoproteína de baixa densidade.

LH. Hormônio luteinizante

LNSC. Cortisol salivar no fim da noite (do inglês *late night salivary cortisol*)

Lp(a). Lipoproteína(a)

Na⁺. Sódio

PA. Pressão arterial

pH. Potencial hidrogeniônico

PLR. Prolactina

PSA. Antígeno prostático específico

PTH. Hormônio da paratireoide, paratormônio ou hormona paratiroide

RACu. Relação albumina/creatinina urinária

RAIU/24 h. Captação do radioiodo nas 24 horas

RCR. Ritmo cardíaco regular

RD. Renina direta

RM. Ressonância magnética

RX. Raios X

SHBG. Globulina de ligação de hormônios sexuais

T3. Tri-iodotironina

T4 livre. Fração livre do hormônio tiroxina

TC. Tomografia computadorizada

TFG. Taxa de filtração glomerular

Tg. Triglicerídeo

TGF-e. Hormônio tireoestimulante

TGO. Transaminase glutâmico-oxalacética

TGP. Transaminase glutâmico-pirúvica

TOTG. Teste oral de tolerância à glicose

TRAb. Antirreceptor de TSH

TSH. Hormônio tireoestimulante

TT. Testosterona total

UFC. Cortisol livre urinário

USG. Ultrassonografia

VHS. Velocidade de hemossedimentação

VR. Valor de referência

Sumário

1 Neuroendocrinologia, 1
Lucio Vilar · Oscar D. Bruno (in memoriam) · Davide Carvalho · Maria Fleseriu · Liana Chicea · Renata S. Auriemma · Annamaria Colao · Rosario Pivonello · Moises Mercado · Mirtha Adriana Guitelman · Manuel Faria · Patricia Gadelha · Paulo Augusto Carvalho Miranda · Clariano Pires de Oliveira Neto · Alexandre Nogueira Facundo · Gilvan C. Nascimento · Beatriz Soares · Juliana Beaudette Drummond · Felipe Henning Gaia Duarte · Luciana Ansaneli Naves · Nina Musolino · José Ítalo Soares Mota · Barbara Andrea Zuñiga Vargas · Francisco Cordero · Marcello Delano Bronstein (in memoriam)

2 Doenças das Adrenais, 79
Lucio Vilar · Milena Coelho Fernandes Caldato · Tânia Longo Mazzuco · Clarice Vilar · Ícaro Sampaio Inácio · Daniela Kamel · Douglas Araújo · Fernão Alvim · Liana Ferreira Alencar Silva · Nicole Ramalho · Ísis Gabriella A. Lopes · Gabriel R. de Assis Ferreira · Claudio E. Kater

3 Doenças da Tireoide, 151
Luciano Albuquerque · Pedro Weslley Rosario · Marcos Almeida · Frederico Rangel Araujo Filho · Clarice Vilar · Rafaella Nelice de Holanda Cardoso · Fernanda Lima de Vasconcellos Farias · Jussana Ellen de Arruda Rangel · Aline Alves Lopes Albuquerque · Lucio Vilar

4 Doenças do Pâncreas Endócrino, 221
Ruy Lyra · Luciano Albuquerque · Alberto J. S. Ramos · Ana Carolina Thé Garrido · Clarice Vilar · Raíssa Lyra · Frederico Rangel Araujo Filho · Marcos Almeida · George Robson Ibiapina · Daniela Zago Ximenes · Rosália de Oliveira Nunes · Maíra Melo da Fonseca · Rafaella Nelice de Holanda Cardoso · Jardelina Brena Rocha · Illana Mary S. Carvalho · Thaise Borges Britto de Souza · Lucio Vilar

5 Dislipidemia e Obesidade, 277
Ruy Lyra · Luciano Albuquerque · Lúcia Helena de Oliveira Cordeiro · Fabiano M. Serfaty · Luciana Belém · Ana Tereza Bezerra de Melo · Karoline Matias Medeiros · José Coelho Mororó Neto · Camila Ribeiro Coutinho Madruga · Aline Alves Lopes Albuquerque · Yanna Queiroz Pereira de Sá · Clarice Vilar · Saulo Cavalcanti · Renata de Oliveira Campos · Raíssa Lyra · Viviane Canadas · Lucio Vilar

6 Distúrbios Gonadais, 339
Lucio Vilar · Erik Trovão Diniz · Thyciara Fontenele Marques · Maria da Conceição Raposo de Freitas · Clarice Vilar · Karoline Matias Medeiros · George de Souza Chagas · Carla Moura · Luiz Augusto Casulari

7 Doenças Osteometabólicas, 375
Erik Trovão Diniz · Erico Higino de Carvalho · Telma Palomo · Patricia Muszkat · Isadora de Queiroz Negreiros Batista · Anna Carolina de Castro Araújo Lessa · Ísis Gabriella A. Lopes · Ítalo Gonçalves · Gabriella Moreira · Victória Rodrigues Granja Alencar · Renata Medeiros da Costa · Mariana Santana Mascena · Lucas Martins de Moura · Lucio Vilar

8 Distúrbios Endócrinos em Crianças e Adolescentes, 423
Jacqueline Araújo · Barbara Guiomar Sales Gomes da Silva · Alberto J. S. Ramos · Telma Palomo · Patricia Muszkat · Taciana de Andrade Schuler · Manuel Faria · Clariano Pires de Oliveira Neto · Alexandre Nogueira Facundo · Gilvan C. Nascimento · Ana Gregória F. P. de Almeida · Rossana Santiago de Sousa Azulay · Marcelo Magalhães · Luciana Helena G. Vaz · Luciana Pimentel · Lucio Vilar

9 Distúrbios Endócrinos Variados, 477
Lucio Vilar · Maria da Conceição Raposo Freitas · Manuel Faria · Fabiano M. Serfaty · Luciana Belém · Nelson Wohllk · Adelqui Sanhueza · Ana Rosa P. Quidute · Antonio Ribeiro-Oliveira Jr. · Juliana Beaudette Drummond · Paulo Cavalcante Muzy · Antônio Fernandes O. Filho · George Robson Ibiapina · Manoel Martins · Adriana de Sá Caldas · Carla Souza Pereira Sobral · Joana D'Arc Matos França de Abreu · Maria da Glória R. Tavares · Rossana Santiago de Sousa Azulay · Marcelo Magalhães · Luiz de Gonzaga G. de Azevedo Junior · Rosângela Meira Rodrigues · Cláudio Luiz Lustosa de Oliveira · Eduardo Augusto Quidute Arrais Rocha · Carla Antoniana Ferreira de Almeida Vieira · Carlos Eduardo de Melo Oliveira · Nadezhda Dalantaeva · Elena Przhiialkovskaia · Ekaterina Pigarova · Tatyana Atamanova · Larisa Dzeranova · Lyudmila Rozhinskaia · Giampaolo Trivellin · Márta Korbonits

Índice Alfabético, 537

Encarte

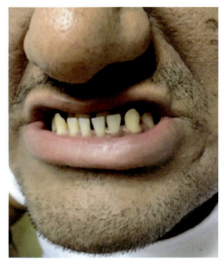

FIGURA 1.24 Fisionomia do paciente. Notar aumento do nariz, prognatismo, má oclusão dentária, separação dos dentes e lábio inferior engrossado.

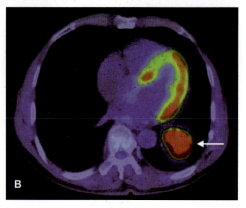

FIGURA 1.26 Massa de 6,1 cm no lobo inferior do pulmão esquerdo, visualizada na ^{18}F-FDG PET-CT (**B**) (*setas*).

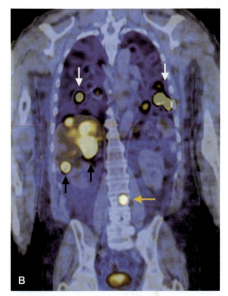

FIGURA 2.6 FEO maligno com múltiplas metástases a distância. **B.** Imagem das metástases com ^{68}Ga-DOTATE PET/CT *scan* que mostra mais claramente as metástases para os pulmões (*setas brancas*), fígado (*setas pretas*) e vértebra L3 (*seta amarela*).

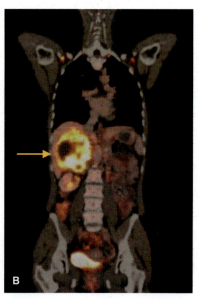

FIGURA 2.11 B. Intensa captação do ^{18}F-FDG é vista na PET/CT *scan* (*seta*).

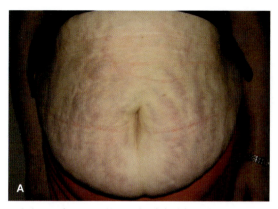

FIGURA 2.13 **A.** Aspecto da paciente. Notar a obesidade abdominal e as estrias violáceas largas.

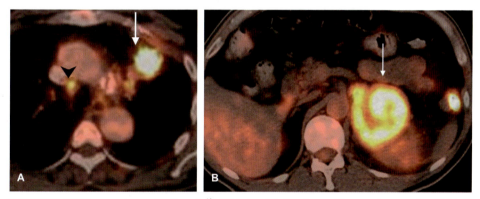

FIGURA 2.18 PET/CT *scan* mostra grande avidez pelo ^{18}F-FDG tanto pela lesão pulmonar (**A**) como pela massa adrenal (**B**), indicando uma etiologia maligna para ambas.

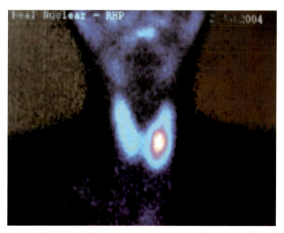

FIGURA 3.2 Cintilografia com tecnécio mostrando aspecto característico do bócio nodular tóxico (doença de Plummer), com captação do radioisótopo restrita ao nódulo autônomo no lobo esquerdo.

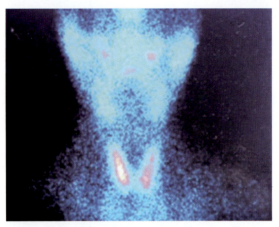

FIGURA 3.3 Bócio nodular, 6 meses após a terapia com 20 mCi de ^{131}I. Notar a recuperação funcional da glândula, com captação bilateral e homogênea do ^{99m}Tc-pertecnetato.

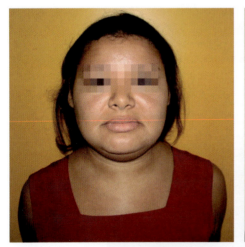 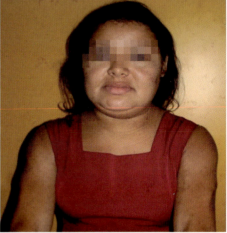

FIGURA 4.1 Lipodistrofia parcial congênita. Notar o acúmulo de gordura na face e no queixo, bem como a aparente hipertrofia muscular decorrente da escassez de tecido adiposo subcutâneo.

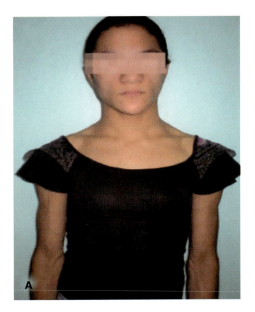
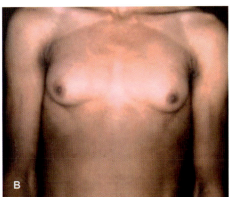
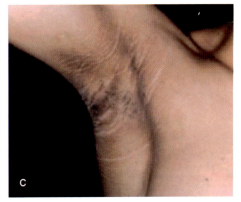

FIGURA 4.2 Lipodistrofia generalizada congênita. Notar o formato triangular da face (**A**), devido à ausência de bolsas de Bichat e de tecido adiposo em região zigomática; a escassez de tecido adiposo subcutâneo, com atrofia das mamas (**B**); e a acantose *nigricans* axilar (**C**).

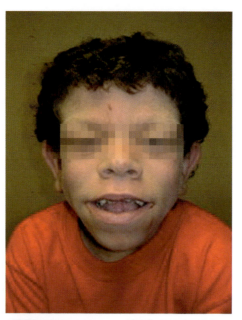

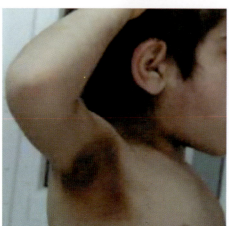
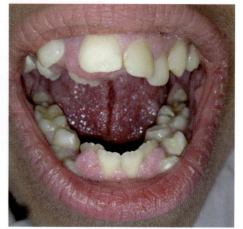

FIGURA 4.3 Síndrome de Rabson-Mendenhall, causada por mutação no gene do receptor da insulina (transmissão autossômica recessiva). Caracteriza-se por intensa resistência insulínica e manifesta-se por baixa estatura, retardo mental, face acromegaloide, dentição anormal, hiperandrogenismo e hipertricose.

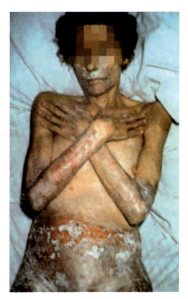

FIGURA 4.4 Aspecto característico do eritema necrolítico migratório.

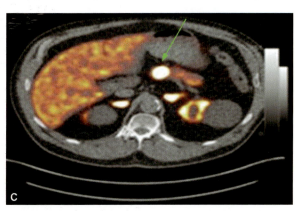

FIGURA 4.5 A ultrassonografia pancreática endoscópica (UPE) visualizou tumor na cabeça do pâncreas, com 1,9 cm no seu maior diâmetro. Esse achado foi ratificado pela ^{68}Ga-DOTATATE PET/CT (**C**) (*seta*).

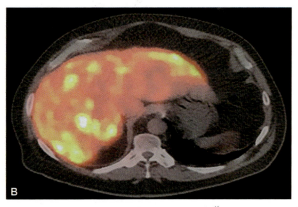

FIGURA 4.7 Múltiplas metástases hepáticas vistas pela ^{68}Ga-DOTATATE PET/CT (**B**).

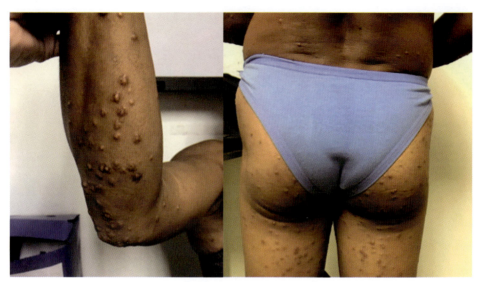

FIGURA 5.2 Lesões papulonodulares em antebraços, região escapular, coxas e glúteos (*xantomas eruptivos*). Era notória também a redução de tecido adiposo nos membros e na região glútea, associada à aparente hipertrofia muscular.

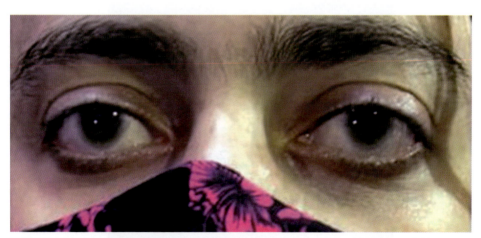

FIGURA 5.3 Além de palidez cutaneomucosa, a paciente apresentava opacidade corneana bilateral. As amígdalas estavam hipertrofiadas, mas de coloração normal.

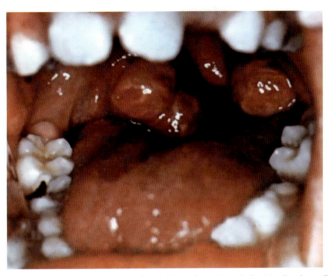

FIGURA 5.4 Notar as amígdalas hipertrofiadas e com cor alaranjada (em decorrência de depósito de colesterol), achado característico da doença de Tangier.

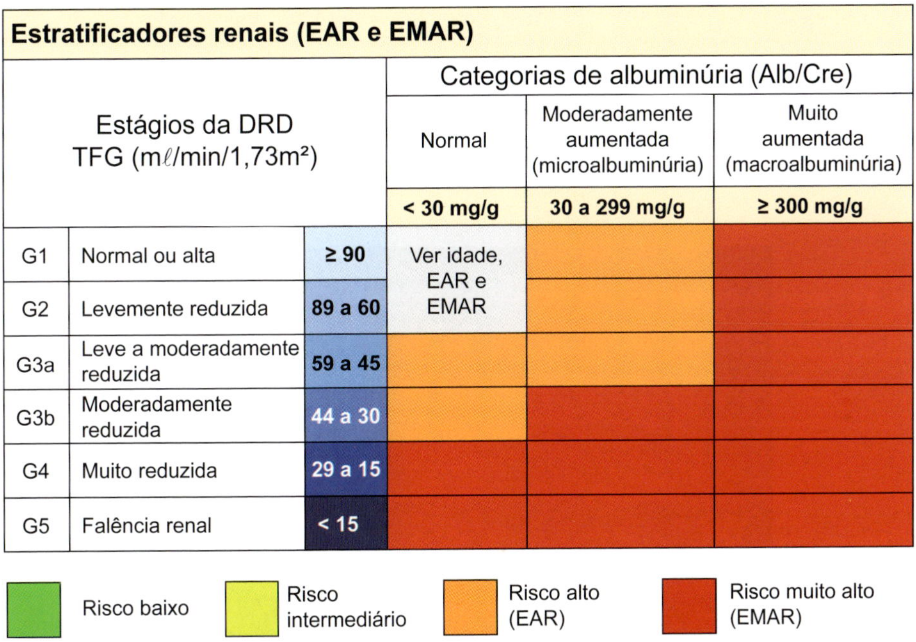

Estratificadores renais (EAR e EMAR)					
Estágios da DRD **TFG (mℓ/min/1,73m²)**			Categorias de albuminúria (Alb/Cre)		
			Normal	Moderadamente aumentada (microalbuminúria)	Muito aumentada (macroalbuminúria)
			< 30 mg/g	30 a 299 mg/g	≥ 300 mg/g
G1	Normal ou alta	≥ 90	Ver idade, EAR e EMAR		
G2	Levemente reduzida	89 a 60			
G3a	Leve a moderadamente reduzida	59 a 45			
G3b	Moderadamente reduzida	44 a 30			
G4	Muito reduzida	29 a 15			
G5	Falência renal	< 15			

Risco baixo — Risco intermediário — Risco alto (EAR) — Risco muito alto (EMAR)

FIGURA 5.6 Risco cardiovascular de acordo com os estratificadores renais de alto risco (EAR) e de muito alto risco (EMAR) em pacientes com DM. (Fonte: Bertoluci et al., 2017; Izar et al., 2022.)

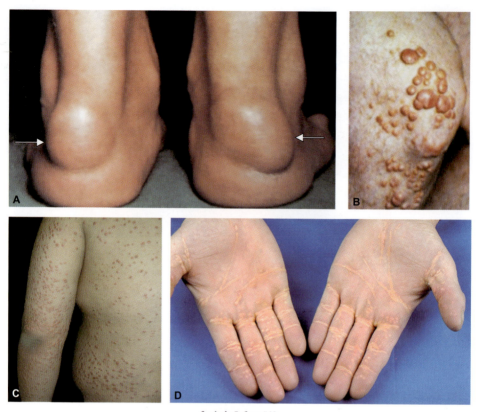

Capítulo 5, Caso #49

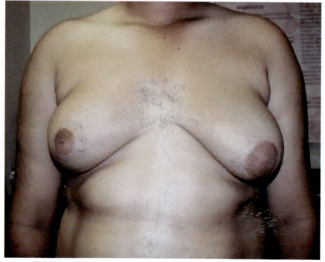

FIGURA 6.1 Volumosa ginecomastia bilateral apresentada pelo paciente.

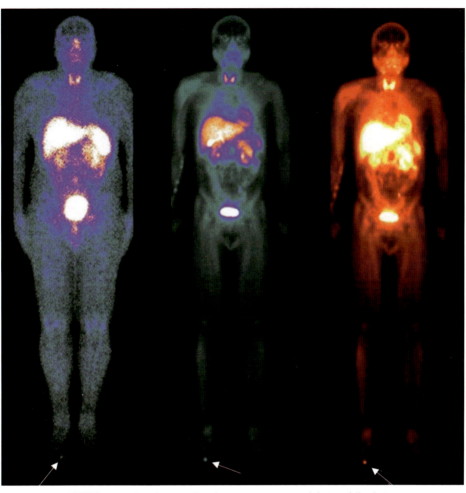

FIGURA 7.6 Cintilografia com análogo de somatostatina mostrando lesão no hálux direito.

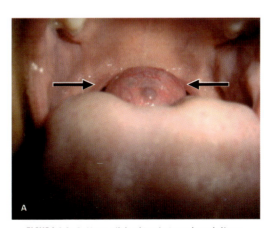

FIGURA 8.9 A. Massa sólida e hiperêmica na base da língua.

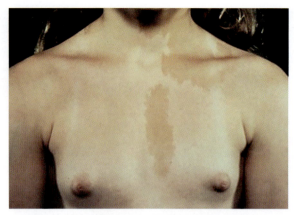

FIGURA 8.11 Foto da paciente. Notar o desenvolvimento mamário (M2) e a presença de manchas café com leite no hemitórax esquerdo e região cervical esquerda.

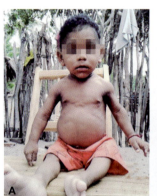 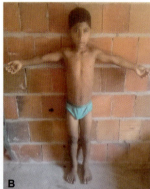 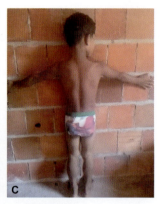

FIGURA 8.13 Características fenotípicas do paciente aos 2 anos (**A**) e 5 anos (**B** e **C**).

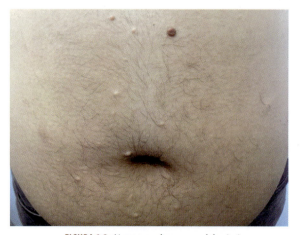

FIGURA 9.2 Lipomas e colagenomas abdominais.

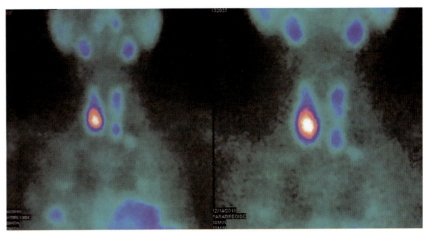

FIGURA 9.3 Cintilografia de paratireoide com sestamibi.

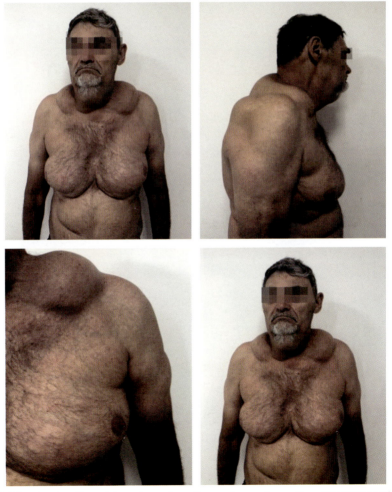

FIGURA 9.7 Fotos do paciente. Notar as inúmeras tumorações em tórax, membros superiores, região cervical e regiões supraclaviculares.

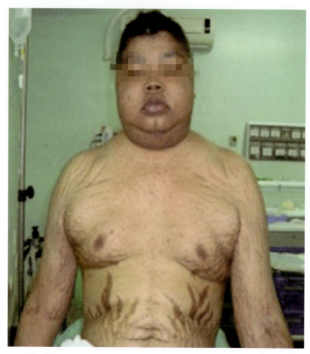

FIGURA 9.8 Paciente com características cushingoides clássicas. Notar a face em lua cheia, estrias violáceas largas no abdome, bem como estrias violáceas finas no tórax e membros superiores.

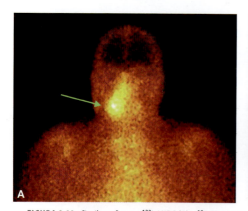 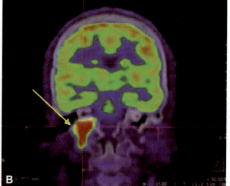

FIGURA 9.10 Cintilografia com ^{123}I-MIBG (**A**) e ^{18}F-FDG PET/CT *scan* (**B**) mostram hipercaptação na região cervical direita.

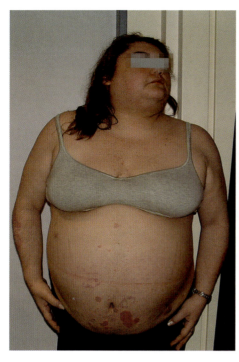
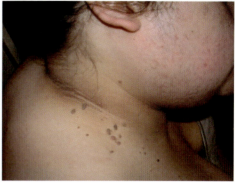

FIGURA 9.12 Fotos da paciente. Notar obesidade abdominal, face de lua cheia, hirsutismo facial, giba de búfalo e acantose *nigricans*.

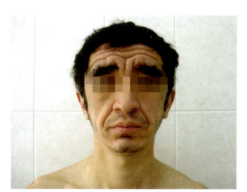
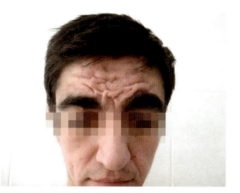
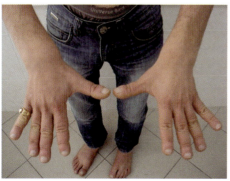
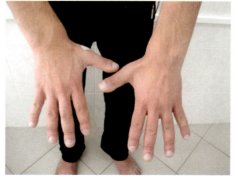

FIGURA 9.13 Face e mãos de dois irmãos com paquidermoperiostose.

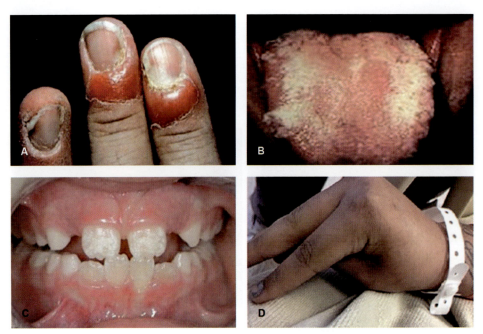

FIGURA 9.21 Manifestações características da síndrome poliglandular autoimune do tipo I: candidíase ungueal (**A**) e oral (**B**); hipoplasia do esmalte dentário (**C**); e hipoparatireoidismo, evidenciado pelo sinal de Trousseau (**D**).

1 Neuroendocrinologia

Lucio Vilar • Oscar D. Bruno • Davide Carvalho • Maria Fleseriu • Liana Chicea • Renata S. Auriemma • Annamaria Colao • Rosario Pivonello • Moises Mercado • Mirtha Adriana Guitelman • Manuel Faria • Patricia Gadelha • Paulo Augusto Carvalho Miranda • Clariano Pires de Oliveira Neto • Alexandre Nogueira Facundo • Gilvan C. Nascimento • Beatriz Soares • Juliana Beaudette Drummond • Felipe Henning Gaia Duarte • Luciana Ansaneli Naves • Nina Musolino • José Ítalo Soares Mota • Barbara Andrea Zuñiga Vargas • Francisco Cordero • Marcello Delano Bronstein (*in memoriam*)

CASO #1

Mulher, 43 anos, desenvolveu pan-hipopituitarismo após o tratamento de adenoma clinicamente não funcionante (ACNF) com cirurgia transesfenoidal e radioterapia há 4 anos. Dois anos antes, ela se submetera a uma histerectomia devido a múltiplos miomas. A paciente faz uso de hidrocortisona (20 mg/dia), L-tiroxina (100 μg/dia) e valerato de estradiol (1 mg/dia).

A **avaliação laboratorial** mais recente mostrou:

- Glicemia = 82 mg/dℓ
- Sódio sérico = 134 mEq/ℓ (VR: 136 a 145)
- T_4 livre = 1,0 ng/dℓ (VR: 0,7 a 1,8)
- Estradiol = 20 pg/mℓ
- Cortisol às 8 h = 9,1 μg/dℓ (VR: 5 a 25)
- IGF-1 = 91 ng/dℓ (VR: 112 a 282).

▶ **Sobre esse caso, avalie os itens a seguir e opine:**

I. A dose da L-tiroxina (100 μg/dia) deve ser ajustada para 125 μg/dia.
II. Os níveis baixos de IGF-1 encontrados confirmam o diagnóstico de deficiência de GH (DGH).
III. A dose da hidrocortisona poderia ser aumentada com segurança para 30 mg/dia.
IV. Deve-se iniciar fludrocortisona, visto que o sódio sérico está baixo.

    a) Todas as afirmações são falsas.
    b) Todas as afirmações são verdadeiras.
    c) Somente os itens I e II estão corretos.
    d) Existe apenas um item incorreto.

COMENTÁRIOS

Em pacientes com pan-hipopituitarismo, os ajustes da dose da L-tiroxina baseiam-se nos níveis do T_4 livre, os quais devem ser mantidos no 1/3 superior da normalidade. Por essa razão, nesse caso, a dose da L-tiroxina deve ser aumentada para 125 μg/dia. Além disso, não há necessidade de reposição mineralocorticoide, visto que o sistema

Endocrinologia: Casos Clínicos Comentados

renina-angiotensina-aldosterona está intacto, diferentemente do que ocorre na insuficiência adrenal primária (IAP) (doença de Addison), quando tipicamente há deficiente produção de aldosterona.

Em adultos, o achado isolado de níveis baixos de IGF-1 não confirma diagnóstico de deficiência de GH (DGH). Contudo, tal diagnóstico se estabelece caso haja deficiência de três ou mais hormônios hipofisários, como foi observado na paciente em questão.

Em pacientes com pan-hipopituitarismo e prévia radioterapia hipofisária, observou-se que doses de hidrocortisona $\geq$ 30 mg/dia podem implicar aumento de mortalidade. Por esse motivo, o mais recomendado seria uma dose máxima de 20 mg/dia.

▶ **Ainda com relação ao caso, o eventual uso do GH recombinante humano (GHrh) poderia levar a alteração nos níveis de outros hormônios ou a modificações no tratamento atual da paciente. Nesse contexto, marque a alternativa <u>incorreta</u>:**

a) Aumento dos níveis séricos do T_3.
b) Necessidade de aumento da dose da L-tiroxina.
c) Necessidade da substituição do valerato de estradiol oral pelo 17β-estradiol transdérmico.
d) Necessidade de aumento da dose da hidrocortisona.

COMENTÁRIOS

O uso de GHrh aumenta conversão de T_4 em T_3, o que pode resultar em redução do T_4 e aumento do T_3 séricos. Isso eventualmente pode demandar o aumento da dose da L-tiroxina. Também diminui a conversão de cortisona em cortisol, por redução da atividade da 11β-hidroxiesteroide desidrogenase tipo 1, o que pode gerar necessidade ampliar a dose da hidrocortisona (Tabela 1.1).

Diferentemente do estrogênio transdérmico, o estrogênio oral diminui a produção hepática de IGF-1, acarretando a necessidade de uma dose maior de GHrh para se atingirem os níveis séricos desejados de IGF-1.

TABELA 1.1 Efeitos da reposição do GH recombinante humano (GHrh) sobre outros hormônios.

Efeitos	Consequências
• Aumenta a conversão de T_4 em T_3	• Redução do T_4/aumento do T_3 • Potencial necessidade de aumento da dose da L-tiroxina
• Diminui conversão da cortisona em cortisol (por redução da atividade da 11β-HSD1)	• Redução do cortisol sérico • Necessidade de aumento da dose da hidrocortisona

11β-HSD1: 11β-hidroxiesteroide desidrogenase tipo 1,

✅ Respostas: C e C
➕ Referências: 1 a 4

CASO #2

Mulher de 40 anos é portadora de síndrome de Sheehan. Atualmente, encontra-se em uso de levotiroxina 100 µg/dia e estrógeno/progesterona oral. Vai iniciar reposição com GH recombinante humano (GHrh).

▶ **Com relação ao início da terapia com GHrh nesse contexto, é <u>correto</u> afirmar:**

a) A troca da reposição estrogênica da VO para via transdérmica diminuirá o efeito da reposição do GH sobre os níveis séricos de IGF-1.
b) O risco de desenvolver insuficiência adrenal (IA) reduzirá.

c) A dose de levotiroxina deve ser previamente aumentada, pois os níveis séricos de TSH e T_4 livre diminuirão.

d) Os níveis séricos de T_3 devem aumentar.

COMENTÁRIOS

A estrogenoterapia transdérmica, diferentemente daquela VO, não inibe a síntese hepática de IGF-1. Assim, não interfere na eficácia, nem na dose do GHrh. Como a terapia como GHrh diminui a conversão da inativa cortisona em cortisol, eventualmente ela implicará necessidade de aumento da dose do glicocorticoide. Caso contrário, IA poderá ocorrer. O GHrh aumenta a conversão de T_4 em T_3, cujos níveis podem, assim, aumentar (ver Tabela 1.1).

✅ Resposta: D

➕ Referências: 4 e 5

CASO #3

Mulher, 40 anos, teve o diagnóstico de síndrome de Sheehan há 10 anos. Vem em uso de levotiroxina (100 μg/dia), prednisona (2,5 mg/dia) e reposição estroprogestogênica.

A **avaliação laboratorial** mais recente mostrou:

- CS às 8 h = 2,2 μg/dℓ (VR: 6,0 a 18,4)
- FSH = 0,3 mUI/mℓ (VR: 1,50 a 10,2)
- LH = 0,1 mUI/mℓ (VR: 1,9 a 12,5)
- Estradiol = 20,8 pg/mℓ (VR: 22,2 a 218)
- PRL = 22 ng/mℓ (VR: 3 a 25)
- TSH = 9,7 mUI/ℓ (VR: 0,4 a 4,4)
- T_4 livre = 1,0 ng/dℓ (VR: 0,7 a 1,8)
- IGF-1 = 91 ng/dℓ (VR: 112 a 282)
- Glicemia = 109 mg/dℓ
- LDL-c = 160 mg/dℓ
- TG = 430 mg/dℓ.

▸ **Sobre o manejo dessa paciente, deve-se recomendar:**

a) Manter a dose da L-tiroxina, apesar da elevação do TSH.

b) Ajustar a dose da prednisona para 5 mg/dia, visto que o CS está baixo.

c) Iniciar fludrocortisona.

d) Considerar o uso do GH recombinante humano (GHrh) devido à dislipidemia e à hiperglicemia.

COMENTÁRIOS

A paciente tem pan-hipopituitarismo decorrente de necrose hipofisária pós-parto (síndrome de Sheehan). Nessa condição, os níveis de TSH mostram-se suprimidos, no limite inferior da normalidade ou mesmo, ocasionalmente, um pouco elevados (geralmente, < 10 mUI/ℓ). Trata-se, contudo, de um TSH de baixa atividade biológica que se caracteriza por um conteúdo aumentado de ácido siálico. Em pacientes com hipotireoidismo secundário, o controle da dose da levotiroxina deve ser baseado nos níveis séricos de T_4 livre, os quais devem ser mantidos no limite superior da normalidade, situação vista na paciente em questão. Os glicocorticoides sintéticos não são detectados pelos ensaios para cortisol sérico (CS). Por essa razão, os valores do CS sempre se mostrarão baixos, a despeito da dose adequada da prednisona, prednisolona ou dexametasona. Reposição mineralocorticoide

4 Endocrinologia: Casos Clínicos Comentados

com fludrocortisona apenas está indicada na insuficiência adrenal primária. Em casos de IA secundária, a zona glomerulosa encontra-se íntegra e, assim, o sistema renina-angiotensina-aldosterona funciona perfeitamente, visto que o efeito do ACTH sobre a secreção de aldosterona é mínimo. Em pacientes com deficiência de GH, o uso do GHrh costuma ser reservado para os pacientes muito sintomáticos. A presença de dislipidemia e hiperglicemia não caracteriza indicação para o uso do GHrh.

✓ **Resposta:** A

➕ **Referências:** 1 a 4

CASO #4

Homem, 40 anos, foi submetido à cirurgia transesfenoidal há 2 anos para remoção de macroadenoma hipofisário não funcionante. Atualmente, encontra-se em uso regular de levotiroxina (150 μg/dia), prednisolona (5 mg/dia) e undecanoato de testosterona (1.000 mg a cada 90 dias). Queixa-se de fadiga, apatia e dificuldade de realizar suas atividades diárias.

Ao **exame físico** eram dignos de nota:

- IMC = 27,1 kg/m^2
- Circunferência abdominal = 104 cm
- PA = 140/90 mmHg
- FC = 80 bpm.

A **avaliação laboratorial** mais recente mostrou:

- Hb = 13,6 g/dℓ
- Hematócrito = 47%
- Glicemia = 106 mg/dℓ
- HbA1 c = 5,8%
- LDL-c = 136 mg/dℓ
- TG = 350 mg/dℓ
- Cortisol = 3,3 μg/dℓ (VR: 5 a 25)
- T$_4$ livre = 1,7 ng/dℓ (VR: 0,7 a 1,8)
- IGF-1 = 78 ng/mℓ (VR: 101 a 267)
- GH = 0,8 ng/mℓ (VR: < 3)
- PRL = 34 ng/mℓ (VR: até 20)
- Testosterona total = 430 ng/dℓ (VR: 175 a 780).

A RM de hipófise mostra sela túrcica alargada, parcialmente vazia, com pequena lesão (remanescente tumoral?) em asa esquerda de hipófise, medindo 5 mm, estável e inalterada em relação ao exame realizado 4 meses após a cirurgia.

▷ **Com relação a esse paciente, é <u>correto</u> afirmar:**

a) Apresenta insuficiência adrenal secundária descompensada e a dose da prednisolona deve ser aumentada.

b) Suas queixas são decorrentes do hipogonadismo causado pela hiperprolactinemia; deve-se, pois, iniciar cabergolina e reduzir o intervalo de aplicação da testosterona.

c) Muito provavelmente, ele tem deficiência de GH e não há contraindicação para reposição com GH recombinante humano (GHrh).

d) Suas queixas são causadas pela dose excessiva de levotiroxina, a qual deve ser reduzida em 25%.

COMENTÁRIOS

O paciente apresenta pan-hipopituitarismo e hiperprolactinemia possivelmente como complicação da cirurgia hipofisária. Em casos de insuficiência adrenal secundária, a dose da prednisona ou prednisolona geralmente varia de 2,5 a 5 mg/dia. Critérios clínicos são os melhores parâmetros para os ajustes das doses. Como esses glicocorticoides sintéticos não são detectados pelos ensaios do CS, este último estará sempre baixo. A prolactina encontra-se apenas discretamente aumentada e não justificaria o hipogonadismo do paciente.

Na presença de deficiência de três ou mais hormônios da hipófise anterior, níveis baixos de IGF-1 são suficientes para confirmar o diagnóstico de deficiência de GH. A presença de remanescente tumoral hipofisário não contraindica o uso do GHrh.

✓ Resposta: C

✚ Referências: 1 a 4, 6

CASO #5

Paciente de 30 anos, 57 kg, submetida há 30 dias a uma cesariana, queixa-se de poliúria (cerca de 4 ℓ nas 24 h), polidipsia e nictúria que surgiram há cerca de 15 dias. Ao sumário de urina observa-se uma densidade de 1,005, sem glicosúria. A osmolalidade urinária revelou-se em 280 mOsm/kg (VR: 300 a 800).

Na **avaliação bioquímica e hormonal** foram evidenciados:

- Glicemia, calcemia e potássio = normais
- Sódio = 146 mmol/ℓ (VR: 136 a 145)
- Creatinina = 1,1 mg/dℓ (VR: 0,6 a 1,1)
- Ureia = 52 mg/dℓ (VR: 10 a 45)
- Osmolalidade sérica = 316 mOsm/kg (VR: 285 a 295)
- TSH = 7,2 mUI/ℓ (VR: 0,4 a 4,5)
- T_4 livre = 0,8 ng/dℓ (VR: 0,7 a 1,8)
- Anti-TPO = 460 UI/mℓ (VR: < 35)
- Cortisol = 3,5 µg/dℓ (VR: 5 a 25)
- ACTH = 5,5 pg/mℓ (VR: 7 a 63)
- PRL = 91 ng/mℓ (VR: até 30)
- LH, FSH, IGF-1 e GH = normais.

A ressonância magnética revelou grande massa selar, com realce pós-contraste, que tocava o quiasma óptico (Figura 1.1).

▶ **Qual a hipótese diagnóstica mais provável?**

a) Hipofisite linfocítica.
b) Adenoma hipofisário não funcionante.
c) Polidipsia psicogênica.
d) Diabetes insípido autoimune.

▶ **A paciente foi tratada com prednisona (60 mg/dia) e L-tiroxina. Sobre os efeitos esperados com a corticoterapia, avalie os itens a seguir e classifique-os como verdadeiro (V) ou falso (F):**

I. Redução importante da massa hipofisária (MH).
II. Melhora dramática do diabetes insípido (DI).
III. Melhora da função hipofisária (FH), com melhora discreta ou ausente melhora do DI.
IV. Melhora parcial da FH e do DI, com efeito mínimo sobre a MH.

a) V - V - F - F.
b) V - F - V - F.
c) F - V - F - V.
d) F - F - V - V.

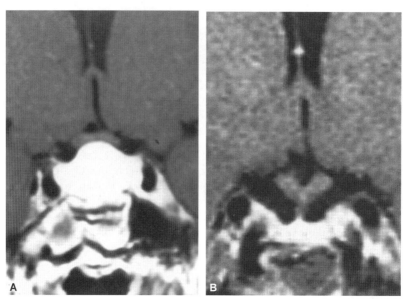

FIGURA 1.1 **A.** RM, corte coronal em T1, pós-gadolínio, mostra grande massa selar que toca o quiasma óptico. **B.** Normalização da imagem hipofisária após 3 meses de tratamento com prednisona na dose de 1 mg/kg/dia.

COMENTÁRIOS

A paciente tem poliúria hipotônica, associada a valores elevados de sódio e osmolalidade plasmática, achados característicos do diabetes insípido (DI). Na polidipsia primária, decorrente de ingestão excessiva de água, esses valores estão baixos ou normais.

A hipofisite linfocítica (HL), de etiologia autoimune, é o tipo mais prevalente de hipofisite primária. Predomina no sexo feminino e cerca de 60% dos casos surgem no fim da gravidez ou nos primeiros meses depois desta. O fato de a paciente ter outra doença autoimune (tireoidite de Hashimoto) reforça essa hipótese diagnóstica.

A HL pode se manifestar por efeito de massa (cefaleia e distúrbios visuais), hipopituitarismo, DI ou hiperprolactinemia. Raramente, pode ser assintomática, sendo diagnosticada ao acaso em exames de imagem do encéfalo. Na paciente em questão, a HL manifestou-se por DI, deficiência isolada de ACTH e hiperprolactinemia.

O tratamento com um glicocorticoide (p. ex., prednisona, na dose de 1 mg/kg) frequentemente leva a uma importante redução da massa hipofisária, melhora da hipopituitarismo, sem efeitos significativos sobre o DI, resposta observada na paciente (ver Figura 1.1B).

- Respostas: A e B
- Referências: 7 e 8

CASO #6

Paciente de 14 anos, sexo feminino, foi submetida a RM devido a queixas de cefaleia intensa e amenorreia há 12 meses. A RM mostrou volumosa massa selar com grande componente cístico que media 5,5 cm em seu maior diâmetro e comprimia o quiasma óptico (Figura 1.2). Ela foi avaliada por um neurocirurgião, que julgou tratar-se de um craniofaringioma e optou por uma abordagem transcraniana, sem nenhuma avaliação hormonal prévia. A imuno-histoquímica da peça cirúrgica foi compatível com prolactinoma.

Como complicações cirúrgicas, a paciente desenvolveu diabetes insípido (DI) e pan-hipopituitarismo. Dois meses após a cirurgia, a paciente, em uso de DDAVP (0,05 mℓ/noite) e levotiroxina (100 µg/dia), submeteu-se à **avaliação hormonal** solicitada por um endocrinologista:

- PRL = 300 ng/mℓ (VR: até 29)
- GH = 0,3 ng/mℓ (VR: 0,02 a 6,88)
- IGF-1 = 163 ng/mℓ (VR: 112 a 282)
- Cortisol = 3,0 µg/dℓ (VR: 6,0 a 18,4)
- T_4 livre = 1,54 ng/mℓ (VR: 0,7 a 1,8)
- Estradiol = 0,82 ng/dℓ (VR: 1,2 a 23,3)
- FSH = 0,88 UI/ℓ (VR: até 12,0)
- LH = 0,91 UI/ℓ (VR: até 12,0).

Com relação ao caso da paciente apresentada, não podemos afirmar:

a) Prolactinomas, nessa faixa etária, manifestam-se comumente como macroadenomas e sintomas de massa, além do retardo puberal.
b) O tratamento clínico com CAB deveria ter sido instituído como tentativa inicial, antes da cirurgia.
c) Prolactinomas, nessa faixa etária, frequentemente são mais resistentes aos agonistas dopaminérgicos.
d) O retorno dos ciclos menstruais fatalmente ocorrerá caso se atinjam valores normais de PRL mediante o tratamento com CAB.

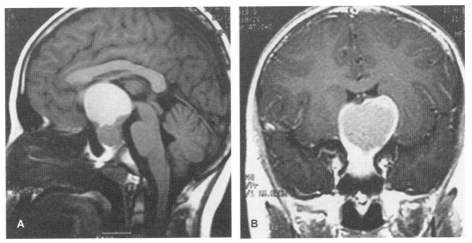

FIGURA 1.2 RM em T1 mostra volumoso adenoma hipofisário com importante componente cístico que media 7,0 × 5,0 × 4,0 cm e se estendia para a cisterna suprasselar e o lobo frontal (**A**, plano sagital; **B**, plano coronal).

> **COMENTÁRIOS**
>
> Prolactinomas no grupo pediátrico frequentemente apresentam-se como tumores grandes e menos responsivos ao tratamento com a cabergolina. Contudo, o tratamento de escolha é medicamentoso, mesmo se houver compressão quiasmática. Muitas vezes, os tumores causam sintomas de massa e retardo puberal, como na paciente em questão, a qual foi indevidamente operada e a cirurgia resultou em dano do terceiro par craniano e pan-hipopituitarismo. Assim, retorno dos ciclos menstruais não é esperado após a normalização da PRL com a CAB.

✓ **Resposta:** D
➕ **Referência:** 9

CASO #7

Homem de 64 anos, acometido por metástases hepáticas de melanoma, foi encaminhado devido a poliúria e polidipsia. Dois meses antes, ele havia iniciado a terapia com ipilimumabe (3 mg/kg IV a cada 21 dias). O tratamento foi bem tolerado e somente astenia leve e diarreia foram relatadas). Poucos dias antes do quarto ciclo, o paciente queixou-se de cefaleia intensa, fadiga profunda, noctúria, poliúria (até 6 ℓ de urina/dia) e polidipsia.

Os **exames laboratoriais** foram compatíveis com insuficiência adrenal e hipotireoidismo secundários, bem como diabetes insípido (DI) central. A ressonância magnética (RM) hipofisária mostrou uma glândula aumentada com microinfartos, sem espessamento da haste hipofisária. Ademais, o "sinal brilhante" neuro-hipofisário nas sequências em T1 não foi detectado (Figura 1.3).

▶ Sobre a doença apresentada pelo paciente, bem como seu manejo, é <u>correto</u> afirmar:

a) Trata-se de uma hipofisite induzida por um anticorpo monoclonal contra o receptor antígeno 4 do linfócito T citotóxico (CTLA-4).
b) Tende a responder mal ao uso de glicocorticoides (CG).
c) O ipilimumabe deve ser suspenso de imediato e não mais reintroduzido.
d) Deve-se associar o nivolumabe, visando-se reduzir a intensidade do processo inflamatório.

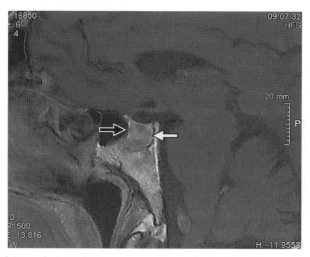

FIGURA 1.3 RM hipofisária no plano sagital mostra uma glândula aumentada com microinfartos sem espessamento da haste hipofisária (seta preta) e, devido à deficiência de AVP, sem o "sinal brilhante" da neuro-hipófise nas sequências em T1 (seta branca).

COMENTÁRIOS

Avanços recentes no campo da modulação imune e da resposta imune ao câncer levaram ao desenvolvimento da imunoterapia para o tratamento de neoplasias malignas sólidas e/ou hematológicas. Nos últimos anos, inibidores do *checkpoint* imune (ICI) direcionados contra o antígeno 4 do linfócito T citotóxico (CTLA-4) ou contra a proteína de morte celular programada 1 (PD-1) ou seu ligante (PD1-L1) provaram ser eficazes em vários tipos de câncer.

Os eventos endócrinos estão entre as toxicidades mais comuns dos inibidores do *checkpoint* imune (ICI), afetando até 40% dos pacientes tratados, dependendo dos fármacos utilizados. Os órgãos endócrinos mais comumente afetados pelos ICI (em ordem decrescente) são a tireoide (geralmente hipotireoidismo, que pode ser precedido por tireotoxicose induzida por tireoidite transitória), hipófise (pan-hipopituitarismo ou hipofisite), adrenal (insuficiência adrenal primária) e células beta das ilhotas do pâncreas (diabetes com deficiência de insulina, semelhante ao diabetes tipo 1).

A incidência de eventos endócrinos varia de acordo com o tipo de ICI usados (Figura 1.4). Os sintomas geralmente se apresentam 6 meses após o início dos ICI, mas esse início é bastante imprevisível e pode surgir a qualquer momento durante a terapia ou mesmo vários meses após sua descontinuação. A gravidade desses eventos também é amplamente divergente; considerando que o hipotireoidismo geralmente é acompanhado por sintomas leves, casos de diabetes melito (DM) fatais já foram relatados em pacientes que desenvolveram cetoacidose diabética.

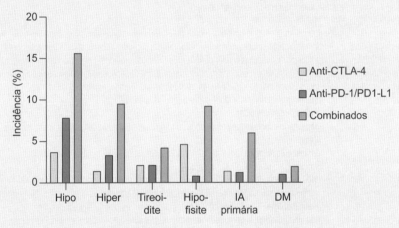

FIGURA 1.4 A incidência e o tipo de eventos adversos (EAs) endócrinos com inibidores do *checkpoint* imune (ICI) variam de acordo com o fármaco utilizado. Ipilimumabe tem na hipofisite seu EA mais frequente, seguida dos distúrbios tireoidianos (DT). Já o nivolumabe causa mais DT. A terapia combinada causa mais EAs de que a monoterapia. DM: diabetes melito; hiper: hipertireoidismo; hipo: hipotireoidismo; IA: insuficiência adrenal. (Adaptada de Byun et al., 2017.)

O ipilimumabe é um anticorpo monoclonal humano direcionado contra o CTLA-4, um receptor expresso em linfócitos T estimuladas por antígeno que suprime a resposta imune após a interação célula T/antígeno. Portanto, o ipilimumabe bloqueia o CTLA-4, restaura a ativação e a proliferação dos linfócitos T, além de potencializar a resposta antitumoral dos linfócitos T. Ele foi aprovado em 2011 pela Food and Drug Administration (FDA) e pela European Medicines Agency (EMA) para o tratamento de melanoma avançado (metastático ou irressecável). Atualmente, o ipilimumabe tem sido usado também em pacientes com outros tumores, como câncer de próstata, câncer de pulmão de células pequenas, câncer de ovário, câncer gástrico, carcinoma de células renais, câncer de bexiga etc.

Os ICI têm sido associados ao desenvolvimento de vários eventos adversos imunomediados (EAs-im), endócrinos e não endócrinos (Tabela 1.2). Como um todo, distúrbios tireoidianos (hipotireoidismo, hipertireoidismo e tireoidite) são os EAs-im mais frequentes, seguidos do envolvimento da hipófise (hipofisite), adrenal (insuficiência adrenal primária) e pâncreas (DM insulinopênico, semelhante ao DM tipo 1), em ordem decrescente. Hipofisite é o EA-im endócrino mais comum da terapia com ipilimumabe, com uma frequência variando de 1,8 a 17%, devido à alta expressão do CTLA-4 na hipófise. Entre 2.938 pacientes tratados, 184 (9,1%) tiveram hipofisite (Byun et al.,

2017). Entre 222 casos, de hipofisite induzida pelos ICI (HI-ICI), 200 (90%) foram observados em pacientes tomando ipilimumabe isoladamente ou combinado com outros ICI (Tan et al., 2019). Quanto maior a dose do ipilimumabe, maior o risco de hipofisite. O risco é maior também quando o ipilimumabe e um anticorpo anti-PD-1 (p. ex., nivolumabe) são usados em combinação ou de forma sequencial. Em contraste, a toxicidade com os outros ICI não é dose-dependente.

Cerca de 50% dos pacientes com HI-ICI apresentam outros EAs-im. A associação mais frequente é a tireoidite (cerca de 30%), seguida de colite (cerca de 20%), reações cutâneas (cerca de 15%), pneumonite (cerca de 5%) e hepatite (cerca de 5%).

A HI-ICI tende a responder bem à corticoterapia em altas doses, porém ela só está indicada se houver aumento do volume da hipófise com subsequente compressão do quiasma ótimo e alteração visual. Caso não haja compressão de quiasma ótico ou de estruturas adjacentes com sintomas relacionados, não se deve suspender o tratamento imunoterápico. Recomenda-se apenas a correção dos déficits hormonais identificados.

A combinação de ipilimumabe e nivolumabe pode aumentar a taxa de resposta antineoplásica. Em contrapartida, ela pode ampliar a probabilidade da ocorrência de HI-ICI, bem como favorecer seu surgimento de modo mais precoce ou com maior gravidade.

TABELA 1.2 Reações adversas dos inibidores do *checkpoint* imune.

Endocrinopatias	Outros sistemas e órgãos
Hipófise: hipofisite.* **Tireoide:** tireoidite (hipo- e hipertireoidismo). **Adrenais:** adrenalite. **Pancreas:** DM insulinopênico.	**Pele:** erupção cutânea/dermatite inflamatória; dermatoses bolhosas; síndrome de Stevens-Johnson; necrólise epidérmica tóxica; erupção medicamentosa com eosinofilia e síndrome de sintomas sistêmicos; síndrome de hipersensibilidade induzida por fármacos; pustulose exantemática generalizada aguda; alopecia areata; vitiligo; psoríase. **Sistema gastrintestinal:** colite; hepatite; pancreatite. **Pulmões:** pneumonite. **Sistema musculoesquelético:** artrite; síndrome semelhante à polimialgia; miosite; vasculite. **Rins:** nefrite. **Sistema cardiovascular:** miocardite; pericardite; arritmias; insuficiência cardíaca; vasculite; tromboembolismo venoso. **SNC:** síndrome de Guillain-Barré; miastenia *gravis*; neuropatia periférica; neuropatia autônomica; meningite asséptica; encefalite; mielite transversa. **Hematologia:** anemia hemolítica autoimune; púrpura trombocitopênica trombótica adquirida; síndrome hemolítico-urêmica; anemia aplásica; linfopenia; trombocitopenia imune; hemofilia adquirida. **Olhos:** uveíte; irite; episclerite; blefarite.

*Pode se manifestar por cefaleia, pan-hipopituitarismo, deficiência isolada de ACTH, hiperprolactinemia ou, raramente, diabetes insípido.

✅ Resposta: A

➕ Referências: 10 a 15

▶ **Ainda com relação ao CASO #7, a hipofisite induzida por inibidores do *checkpoint* imune (HI-ICI) difere da hipofisite linfocítica em alguns aspectos. Nesse contexto, marque a alternativa incorreta:**

a) Apresenta-se com menor ocorrência de hiperprolactinemia.

b) Cursa com menor frequência de diabetes insípido.

c) Tem maior frequência de cefaleia e distúrbios visuais, por compressão do quiasma óptico.

d) O achado de aspecto normal à RM de sela túrcica é mais prevalente na HI-ICI, sobretudo naquela induzida pelo nivolumabe.

COMENTÁRIOS

Conforme mostrado na Tabela 1.3, a HI-ICI difere das hipofisites primárias (HP) em vários aspectos. Entre eles incluem-se predomínio no sexo masculino e frequências significativamente menores de hiperprolactinemia e diabetes insípido central. Ausência de anormalidades hipofisárias à RM é um achado mais frequente na HI-ICI do que nas HP (23% *versus* 2%). Da mesma forma, na HI-ICI é pouco frequente o achado de compressão do quiasma óptico.

TABELA 1.3 Comparação entre a hipofisite primária e a induzida por inibidores do *checkpoint* imune (ICI).

	Hipofisite linfocítica	Hipofisite induzida por ICI
Etiologia	Autoimune	Hipersensibilidade tipos II e IV
Epidemiologia	Predomínio no sexo feminino	Predomínio no sexo masculino
Sintomas ao diagnóstico*	• Cefaleia: 48% • Insuficiência adrenal: 38% • Polidipsia/poliúria: 34% • Distúrbios visuais: 32% • Hipogonadismo: 21% • Hipotireoidismo: 16%	• Insuficiência adrenal: 81% • Cefaleia: 48% • Hipotireoidismo: 18% • Hipogonadismo: 11% • Distúrbios visuais: 6% • Polidipsia/poliúria: 2%
Distúrbios hormonais*	• Diabetes insípido: 63% • Deficiência de ACTH: 60% • Deficiência de FSH/LH: 55% • Deficiência de TSH: 50% • Hiperprolactinemia: 39% • Deficiência de GH: 37%	• Deficiência de ACTH: 96% * • Deficiência de TSH: 63% • Deficiência de FSH/LH: 59% • Deficiência de GH: 19% • Hiperprolactinemia: 11% • Diabetes insípido: 4%
RM de sela túrcica ao diagnóstico**	• Anormal: 97% • Normal: 3%	• Anormal: 77% • Normal: 23%

*A hipofisite induzida por anticorpo anti-PD-1/PD1-L1 normalmente se apresenta com deficiência isolada de ACTH, enquanto a hipofisite induzida por anticorpo anti-CTLA-4 leva mais frequentemente a múltiplas deficiências hormonais. **As anormalidades na RM são transitórias, podem ser sutis e preceder os sintomas clínicos em cerca de 50% dos casos. A hipofisite induzida por anticorpos anti-PD-1/PD1-L1 normalmente não apresenta alterações na RM e não causa sintomas de efeito de massa. (Adaptada de Prete e Salvatori, 2021.)

Na hipofisite induzida pelo ipilimumabe, a insuficiência adrenal geralmente é permanente, sendo necessária reposição glicocorticoide por toda a vida para os pacientes que desenvolvem essa complicação. Entre contraste, são bastante variáveis as taxas de recuperação do hipotireoidismo secundário (6 a 64%) e do eixo gonadal (11 a 57%).

✔ Resposta: A

✚ Referências: 8, 10 e 15

CASO #8

Em homem de 50 anos, com diagnóstico recente de carcinoma renal metastático, foi iniciado nivolumabe (160 mg a cada 2 semanas). Nesse momento, a função tireoidiana era normal. Uma nova avaliação 4 meses após mostrou:

- TSH = 28 mUI/ℓ (VR: 0,4 a 4,5)
- T_4 livre = 0,55 ng/dℓ (VR: 0,7 a 1,8)
- Anti-TPO = 640 UI/mℓ (VR: < 35).

Foi iniciada L-tiroxina (75 μg/dia). Seis meses após, o paciente apresentou tonturas, astenia e queda da pressão arterial, chegando a um mínimo de 80/60 mmHg. Nessa ocasião, evidenciaram-se:

- TSH e T$_4$ livre = normais
- Cortisol às 8 h = 3,1 μg/dℓ (VR: 5 a 25)
- ACTH = 5,5 pg/mℓ (VR: Até 46)
- IGF-1 = 244 ng/mℓ (VR: 112 a 282)
- Testosterona = 361 ng/dℓ (VR: 240 a 816)
- IGF-1 = normal.

▶ **Qual o diagnóstico mais provável?**

a) Hipotireoidismo primário (HTP) + deficiência isolada de ACTH induzidos pelo nivolumabe.
b) Síndrome poliglandular autoimune tipo 3.
c) Hipofisite induzida pelo nivolumabe + tireoidite de Hashimoto.
d) Tireoidite de Hashimoto + hipopituitarismo causado por metástase hipofisária do carcinoma renal.

COMENTÁRIOS

A síndrome poliglandular autoimune tipo 3 caracteriza-se pela concomitância de duas ou mais doenças autoimunes, endócrinas e não endócrinas, excetuando a doença de Addison. As duas manifestações endócrinas mais frequentes são doenças autoimunes tireoidianas e diabetes melito tipo 1. Em qualquer paciente com neoplasia maligna em uso de inibidores do *checkpoint* imune (ICI) que se apresente com distúrbios endócrinos, deve-se inicialmente atribuir tais distúrbios ao tratamento. O efeito colateral endócrino mais frequente dos ICI são os distúrbios tireoidianos (hipofisite com o ipilimumabe). Em cerca de 50% dos pacientes com hipofisite induzida por ICI (HI-ICI), outros efeitos colaterais imunomediados podem ser encontrados. De longe, o mais frequente é a tireoidite (cerca de 30%), seguida de colite (cerca de 20%), reações cutâneas (cerca de 15%), pneumonite (cerca de 5%), hepatite (cerca de 5%) e diabetes melito insulinodependente (cerca de 2%). Insuficiência adrenal secundária isolada é mais frequente com nivolumabe, enquanto ipilimumabe associa-se mais a pan-hipopituitarismo.

✔ Resposta: A

➕ Referências: 8, 10, 15 e 16

CASO #9

Mulher, 50 anos, com melanoma em estágio IV em imunoterapia com ipilimumabe dá entrada no pronto-socorro com queixas de fadiga, cefaleia e vômitos há 48 horas. Ao **exame físico** evidenciaram-se PA = 80/50 mmHg e FC = 100 bpm. Exame neurológico e campo visual normais.

Os **exames laboratoriais** mostraram:

- Glicemia = 64 mg/dℓ
- Sódio = 132 mEq/ℓ (VR: 136 a 145)
- Potássio = 4,2 mEq/ℓ (VR: 3,5 a 5,1)
- Creatinina = 1,2 mg/dℓ (VR: 0,7 a 1,1)
- FSH = 37 UI/ℓ (VR: até 12)
- Hemograma, IGF-1 e função tireoidiana = normais.

A RM de sela túrcica evidenciou massa intrasselar com extensão para a cisterna suprasselar, haste hipofisária espessada e envolvimento dos seios cavernosos (Figura 1.5).

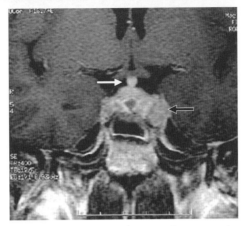

FIGURA 1.5 RM em corte coronal mostra uma grande massa intrasselar com formato triangular superior, haste hipofisária espessada (*seta branca*) e envolvimento bilateral dos seios cavernosos, sobretudo à esquerda (*seta preta*).

▶ Sobre este caso, escolha a alternativa <u>correta</u>:

a) A paciente apresenta insuficiência adrenal por provável metástase hipofisária, podendo-se encontrar ACTH de 64 pg/mℓ (VR: 7 a 63) e cortisol de 4,3 μg/dℓ (VR: 5 a 25).
b) A paciente apresenta hipotireoidismo por hipofisite relacionada a IgG4, podendo-se encontrar TSH de 0,2 mUI/ℓ (VR: 0,4 a 4,0) e T_4 livre de 0,46 ng/dℓ (VR: 0,7 a 1,8).
c) A paciente apresenta insuficiência adrenal secundária e precisa ser tratada com fludrocortisona para correção eletrolítica.
d) A paciente apresenta hipofisite por uso de anti-CTLA-4, podendo-se encontrar cortisol de 2,8 μg/dℓ (VR: 5 a 25) e ACTH de 5,5 pg/mℓ (VR: 7 a 63).

COMENTÁRIOS

Hipofisite é a principal reação adversa endócrina da imunoterapia com inibidores do *checkpoint* imune (ICI). Ela pode se manifestar por massa selar associada a pan-hipopituitarismo (ou deficiência isolada de ACTH), diabetes insípido e/ou hiperprolactinemia. Entre os ICI, ipilimumabe, um anticorpo monoclonal contra o CTLA-4, é de longe aquele que mais frequentemente causa hipofisite. Na paciente em questão, havia apenas deficiência isolada de ACTH, levando a um quadro de insuficiência adrenal secundária (IAS). Esta se caracteriza por níveis baixos de ACTH e cortisol. Seu tratamento consiste na reposição glicocorticoide, mas não há necessidade de reposição mineralocorticoide, já que o sistema renina-angiotensina-aldosterona encontra-se íntegro na IAS.

✓ Resposta: D
⊕ Referências: 1, 10, 13 e 14

CASO #10

Mulher, 46 anos, procura o endocrinologista com queixas de astenia e desânimo, mais intensos no período da tarde. Refere também redução da libido, bem como diarreia e náuseas ocasionais. Dois meses antes, ela havia sido hospitalizada devido à covid-19. Ao **exame físico** evidenciaram-se:

- PA = 110/70 mmHg
- FC = 96 bpm
- Exame neurológico e campos visuais = normais.

Os **exames laboratoriais** mostraram:

- Glicemia = 73 mg/dℓ
- Sódio = 130 mEq/ℓ (VR: 136 a 145)
- Potássio = 4,3 mEq/ℓ (VR: 3,5 a 5,1)
- Creatinina = 1,0 mg/dℓ (VR: 0,7 a 1,1)
- Ureia = 37 mg/dℓ (VR: 10 a 40)
- FSH = 37 UI/ℓ (VR: até 12)
- Hemograma, IGF-1
- FSH e função tireoidiana = normais
- CS = 4,3 g/dℓ (VR: 5 a 25)
- ACTH de 5,2 pg/mℓ (VR: 7 a 63).

Os dois últimos exames foram repetidos, obtendo-se resultados similares.
A RM mostrou uma sela túrcica parcialmente vazia (Figura 1.6).

▶ Sobre este caso, escolha a alternativa correta:

a) A sela vazia é decorrente da obesidade e está causando insuficiência adrenal secundária (IAS) por compressão da hipófise e tração da haste.
b) A sela vazia deve ser idiopática.
c) Deve-se submeter a paciente a um teste de tolerância à insulina (ITT) para quantificação da gravidade da IAS induzida pelo SARS-CoV-2.
d) A sela parcialmente vazia e a deficiência isolada de ACTH provavelmente poderiam ser secundárias à hipofisite causada pelo SARS-CoV-2.

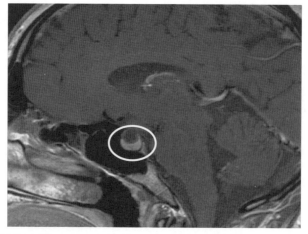

FIGURA 1.6 RM em corte sagital em T1 mostra uma sela túrcica parcialmente vazia (*elipse*).

Capítulo 1 • Neuroendocrinologia **15**

COMENTÁRIOS

Embora possa ser idiopática, a deficiência isolada de ACTH adquirida tem como principal etiologia as hipofisites. O envolvimento sistêmico na covid-19, causada pelo SARS-CoV-2, deve-se à expressão onipresente do receptor da enzima conversora de angiotensina tipo 2 (ECA-2), responsável pela entrada do vírus nas células. A covid-19 sabidamente pode desencadear distúrbios endócrinos tanto por mecanismo autoimune (p. ex., diabetes melito insulinodependente, doença de Graves etc.) quanto por dano direto aos órgãos (p. ex., tireoidite subaguda atípica).

Hipopituitarismo em pacientes com covid-19 teoricamente poderia resultar de hipofisite ou apoplexia hipofisária. Há relatos de casos de apoplexia hipofisária em pacientes com covid-19, bem como após vacinação contra o SARS-CoV-2. Ainda não há dados disponíveis sobre a ocorrência de hipofisite claramente associada à covid-19. Contudo, dano nas funções adeno-hipofisárias foi observado em alguns pacientes durante a epidemia de síndrome respiratória aguda grave (SARS) em 2003, confirmado por alterações histológicas ligadas à gravidade da doença em células hipofisárias obtidas em necropsias. Ademais, vários relatos em humanos e modelos animais mostraram uma expressão significativa do mRNA da ECA-2 nas células do hipotálamo e da hipófise.

O ITT não consegue quantificar a gravidade da IAS. Seu emprego visa confirmar o diagnóstico nos casos em que nem valores basais do cortisol sérico e ACTH, nem o teste de estímulo com ACTH sintético, permitam uma definição diagnóstica.

✔ Resposta: D

✚ Referências: 10, 17 a 20

CASO #11

Paciente de 16 anos, sexo masculino, iniciou há 6 meses com um quadro de poliúria, polidipsia, astenia, náuseas, cefaleia, inapetência e emagrecimento de 11 kg. História médica pregressa sem particularidades. Recebeu diagnóstico de diabetes insípido (DI) em outro serviço e, há 1 semana, iniciou o tratamento com acetato de desmopressina (DDAVP) intranasal na dose de 10 µg 2 vezes/dia. O **exame físico** era normal, exceto pela presença de hipotensão postural.

A **avaliação hormonal** inicial revelou:

- T_4 livre = 1,32 ng/dℓ (VR: 0,7 a 1,48)
- Cortisol = 1,80 µg/dℓ (VR: 3,7 a 19,4)
- Testosterona total = 11 ng/dℓ (VR: 166 a 877)
- FSH = 0,05 mUI/mℓ (VR: 1,6 a 8,0)
- LH = 0,03 mUI/mℓ (VR: 1,5 a 9,3)
- PRL = 56,6 ng/mℓ (VR: 2,1 a 17,7)
- IGF-1= 142 ng/mℓ (VR: 193 a 731)
- ACTH = 14,6 pg/mℓ (VR: até 46).

A ressonância magnética (RM) mostrou lesão envolvendo a haste hipofisária e o recesso hipotalâmico do terceiro ventrículo, além de outra ocupando a cisterna pineal (Figura 1.7).

▷ **Qual dos exames a seguir seria importante na sequência da investigação diagnóstica?**

a) Tomografia computadorizada da região selar.
b) Cintilografia óssea.
c) PET-CT *scan*.
d) Provas de atividade inflamatória.
e) Punção liquórica.

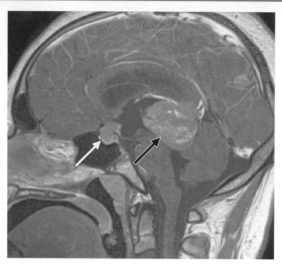

FIGURA 1.7 RM da sela túrcica, corte sagital: lesão homogênea de 1,0 cm envolvendo a haste hipofisária e o recesso hipotalâmico do 3º ventrículo (*seta branca*), associada a outra lesão de 2,9 cm, que ocupa a cisterna pineal (*seta preta*).

COMENTÁRIOS

A concomitância de lesão hipotalâmica e pineal nesse caso é sugestiva de tumor de células germinativas (TCG) ou germinoma. Embora bastante raros, os TCG cerebrais primários são os mais comuns na região pineal, uma vez que eles podem também comprometer a região suprasselar ou estar presentes em múltiplos locais no sistema nervoso central. Em 15 a 25% dos casos, eles surgem simultaneamente nas regiões pineal e suprasselar, e lesões bifocais, como a do caso apresentado, são consideradas locorregionais, e não doença disseminada. Cerca de 90% dos pacientes têm menos de 20 anos e a idade média na apresentação é 10 a 12 anos. As manifestações clínicas dependem da idade do paciente, da localização e do tamanho do tumor, e incluem hidrocefalia, distúrbios de crescimento e da puberdade, DI e alterações oftalmológicas.

Diante de suspeita clínico-radiológica, deve ser feita dosagem no sangue e no liquor ou líquido cefalorraquidiano (LCR) de alfafetoproteína (AFP) e β-gonadotrofina coriônica humana (β-hCG), e a determinação liquórica é mais sensível e confiável para o diagnóstico. Se elevados, o diagnóstico de TCG secretor está estabelecido; contudo, germinomas puros costumam ser não secretores e, nesses casos, as dosagens são negativas. O exame do LCR é útil também para realização de citologia oncótica nos casos em que há dúvida no diagnóstico diferencial com lesões neoplásicas primárias ou metastáticas.

Resposta: E

Referências: 21 e 22

Ainda com relação ao caso anterior, as dosagens de AFP e β-hCG foram negativas, tanto no sangue como no LCR. Também foi realizada RM de todo o eixo cranioespinal, que não demonstrou qualquer alteração. Foi então realizada biópsia de lesão pineal, cujo resultado histológico foi compatível com germinoma.

▶ **Diante desse diagnóstico, qual seria a conduta terapêutica?**

a) Cirurgia transcraniana.
b) Agonistas dopaminérgicos.
c) Radioterapia e/ou quimioterapia.
d) Análogos da somatostatina.
e) Temozolomida.

COMENTÁRIOS

A biópsia é importante para diferenciar os germinomas dos tumores não germinomatosos, uma vez que estes últimos costumam ter comportamento distinto e pior resposta ao tratamento. Nosso paciente recebeu tratamento quimioterápico com cisplatina, etoposídeo e bleomicina, seguido por radioterapia externa com 30,6 Gy em região ventricular mais reforço de 50,4 Gy no sítio tumoral. A RM realizada após o tratamento demonstrou regressão completa da lesão. Os TCG são bastante radiossensíveis e, por isso, a radioterapia tem papel primordial no tratamento.

Atualmente, na doença localizada, a quimioterapia seguida de radioterapia é sugerida como tratamento de escolha, resultando em mais de 90% de cura. O fundamento para a quimioterapia prévia é que ela reduz a lesão e permite emprego de doses menores de radiação. Contudo, alguns autores recomendam radioterapia isolada direcionada à lesão primária em algumas situações, como nos tumores < 2 cm, com marcadores negativos no LCR e sem evidência de doença metastática.

✅ Resposta: C

➕ Referências: 21 e 22

CASO #12

Homem de 24 anos vem à consulta referindo quadro clínico de emagrecimento, tremores no corpo, astenia e ansiedade que iniciaram há 2 meses. História médica pregressa e familiar sem dados relevantes. O **exame físico** evidenciou apenas taquicardia (FC = 110 bpm) e tireoide discretamente aumentada de tamanho, de consistência fibroelástica e indolor.

Os **exames laboratoriais** iniciais mostraram:

- TSH = 2,3 µU/mℓ (VR: 0,4 a 4,0)
- T_4 livre = 2,1 ng/dℓ (VR 0,7 a 1,4)
- Anti-TPO = 145 UI/mℓ (VR: < 35).

Diante desses resultados, foram solicitados novos exames que revelaram:

- TSH = 3,1 µU/mℓ
- T_4 livre = 2,5 ng/dℓ
- T_3 total = 350 ng/dℓ (VR 60 a 159).

▶ Diante desses achados, poderíamos pensar:

  I. Os exames estão errados e os resultados são incompatíveis. O paciente deve ser orientado a repetir os exames em outro laboratório.
 II. O quadro é compatível com tireoidite subaguda linfocítica e uma cintilografia com baixa captação elucidaria o diagnóstico.
III. O paciente está iniciando quadro de doença de Graves e, nessa fase da doença, é comum que o TSH seja detectável.
 IV. O quadro laboratorial é compatível com resistência hipofisária aos hormônios tireoidianos ou tireotropinoma.
  V. Está indicada a realização de ressonância magnética (RM) da sela túrcica.
      a) Existe somente um item falso.
      b) Todas as afirmações são falsas.
      c) Somente os itens IV e V são verdadeiros.
      d) Apenas os itens IIII e V são verdadeiros.
      e) Existe apenas uma alternativa verdadeira.

> **COMENTÁRIOS**
>
> Em quase todas as formas de hipertireoidismo, o TSH encontra-se baixo, devido ao *feedback* negativo dos hormônios negativos. Existem somente duas exceções: adenoma hipofisário produtor de TSH (TSHoma) e resistência hipofisária aos hormônios tireoidianos (RHT) (**itens I, II e III incorretos**). Nem sempre é possível a distinção entre essas duas condições com base apenas em dados clínicos e exames de função tireoidiana. Obviamente, uma história familiar de RHT auxilia no diagnóstico, mas ela nem sempre estará presente. Os achados clínicos costumam sobrepor-se, variando desde casos com sintomas leves até tireotoxicose franca, arritmias cardíacas e bócio. Laboratorialmente, ambos os quadros se caracterizam por elevação dos níveis séricos dos hormônios tireoidianos (T_3 e T_4) associada a valores normais ou discretamente elevados de TSH (**item IV correto**). Não são raros os casos em que o paciente com TSHoma ou RHT é erroneamente diagnosticado como se tivesse doença de Graves e acaba indevidamente submetido à ablação tireoidiana com iodo radioativo. Contudo, na doença de Graves não tratada e na fase de tireotoxicose da tireoidite subaguda linfocítica, o TSH está sempre suprimido (**itens II e III incorretos**). A maioria dos TSHomas é macroadenoma (≥ 1 cm), daí a importância da RM na identificação do tumor e na diferenciação com a RHT (**item V correto**). Todavia, pacientes com RHT podem concomitantemente se apresentar com um microadenoma hipofisário não funcionante. A RM do nosso paciente revelou um adenoma hipofisário que media 2,2 cm no seu maior diâmetro, que foi ressecado cirurgicamente, com restauração do eutireoidismo. A imuno-histoquímica foi positiva para TSH.

✓ Resposta: C

➕ Referências: 23 e 24

CASO #13

Homem de 25 anos descreve que, durante exame admissional em uma empresa, foi detectada redução da acuidade visual à esquerda. O paciente relatava que desde os 15 anos apresentava cefaleia holocraniana, às vezes associada com náuseas, epigastralgia e vômitos. Também referiu que não teve desenvolvimento puberal normal, nem desenvolvimento de caracteres sexuais secundários.

A ressonância magnética (RM) mostrou lesão expansiva heterogênea, lobulada, medindo 7,3 × 5,2 × 2,8 cm e ocupando as regiões selar, suprasselar e parasselar direita, com extensão para o seio cavernoso direito, exercendo compressão no terceiro ventrículo, ventrículos laterais e quiasma óptico (Figura 1.8).

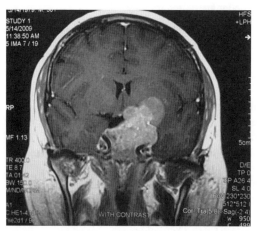

FIGURA 1.8 RM cranioencefálica demonstrando lesão. A RM da hipófise mostrou uma grande massa pituitária sólido-cística com extensão suprasselar e para fossa craniana esquerda. Media 7,3 × 5,2 × 2,8 cm e comprimia o quiasma óptico.

A dosagem de prolactina (PRL) sérica evidenciou um valor de 4.600 ng/mℓ, confirmando o diagnóstico de macroprolactinoma. Os níveis de TSH, T_4 livre, cortisol, ACTH e IGF-1 mostraram-se normais.

▶ Diante desses achados, assinale a alternativa correta:

a) O paciente deve ser imediatamente encaminhado à cirurgia transesfenoidal para descompressão.
b) O paciente deve ser imediatamente encaminhado à cirurgia transcraniana para descompressão, seguida de radioterapia.
c) O paciente deve iniciar tratamento com doses habituais de agonistas dopaminérgicos.
d) O paciente deve iniciar tratamento com altas doses de agonistas dopaminérgicos.

COMENTÁRIOS

Mesmo na presença de compressão quiasmática, o tratamento inicial dos prolactinomas gigantes (tumores > 4 cm) é medicamentoso, com a cabergolina (CAB). Devem-se utilizar as doses habituais do medicamento. Doses iniciais muito elevadas podem eventualmente aumentar o risco de apoplexia hipofisária e fístula liquórica. Cirurgia transesfenoidal como terapia inicial está indicada somente nos casos de apoplexia hipofisária com sintomas clínicos graves e/ou hipertensão intracraniana. A cirurgia também poderá ser útil nos casos em que haja resposta parcial à CAB e persistência de efeito massa tumoral ao longo do tratamento.

Nosso paciente fez tratamento com cabergolina na dose de até 3 mg/semana. Após 10 meses observavam-se redução do tumor de 80% e prolactina de 17,2 ng/mℓ (Figura 1.9). A PRL normalizou após 6 meses de tratamento. A conduta neste caso foi aumentar a dose da CAB para 4 mg/semana.

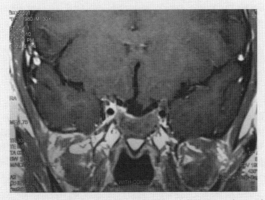

FIGURA 1.9 Após 10 meses de tratamento observou-se redução de 80% no volume tumoral com cabergolina (3 mg/semana).

✓ Resposta: C
✚ Referência: 25

20 Endocrinologia: Casos Clínicos Comentados

CASO #14

Mulher, 34 anos, foi encaminhada ao serviço de endocrinologia com suspeita de acromegalia. Na ocasião, queixava-se de mãos inchadas, sudorese em mãos, artralgia moderada e sonolência diurna excessiva. Apresentava histórico de duas gravidezes normais e mantinha ciclo menstrual regular devido ao uso de um anticoncepcional oral (ACO). Tinha antecedente de hipotireoidismo primário, com uso irregular de levotiroxina (100 μg/dia). Ao **exame físico**, não havia características físicas típicas de acromegalia.

Os **exames laboratoriais** mostraram:

- GH = 12,1 ng/mℓ (basal) e 1,2 ng/mℓ (nadir no TOTG)
- IGF-1 = 109 ng/mℓ (VR: 94 a 252)
- PRL = 37 ng/mℓ (VR: 2 a 15)
- TSH = 23,5 mUI/ℓ (VR: 0,4 a 4,5)
- T$_4$ livre = 0,55 ng/dℓ (VR: 0,7 a 1,5)
- FSH = 2,5 UI/ℓ
- LH = 1,6 UI/ℓ; cortisol = 20,8 μg/dℓ (VR: 5 a 25).

▶ **Diante da análise da possibilidade do diagnóstico de acromegalia, é <u>correto</u> afirmar:**

a) Não se trata de acromegalia, pois o IGF-1 está muito baixo.
b) Deve-se realizar imediatamente a ressonância magnética, pois o nadir do GH no TOTG está elevado.
c) Devem-se repetir as dosagens hormonais após 30 dias com uso regular da levotiroxina e sem o uso de ACO.
d) A hipótese de prolactinoma deve ser considerada, pois a PRL está elevada.
e) Duas ou mais alternativas estão corretas.

COMENTÁRIOS

Na análise laboratorial dos hormônios hipofisários, em especial do eixo somatotrófico, devem-se levar sempre em consideração o *status* tireoidiano e o adrenal. A produção de GH sofre influência direta dos níveis de cortisol e dos hormônios tireoidianos. O hipotireoidismo primário (HTP) está associado à diminuição da geração hepática de IGF-1, podendo ocasionar valores falsamente normais ou baixos em pacientes descompensados com pouco hormônio circulante. Da mesma forma, durante o HTP ocorre aumento da produção hipotalâmica de TRH, o que pode ocasionar valores elevados de PRL. O uso de ACO contendo estrogênio, especialmente em dosagens mais altas, pode levar a aumentos discretos da prolactinemia. Ademais, durante a primeira passagem hepática, o estrogênio pode determinar redução da produção hepática de IGF-1. Ambas as situações (hipotireoidismo descompensado e uso de ACO) podem propiciar redução dos valores de IGF-1 e, no caso do uso de ACO, pode ocorrer aumento discreto da produção de GH por diminuição do *feedback* do IGF-1. Em paralelo, em indivíduos normais ocorrem picos de secreção de GH ao longo das 24 horas; desse modo, valores elevados isolados de GH não fazem diagnóstico de acromegalia.

Exames de imagem hipofisários (RM e TC) devem sempre ser reservados para uma avaliação secundária, após a confirmação do excesso de hormônios circulantes ou quando há uma indicação muito forte de doença hipotalâmico-hipofisária. Como ao menos 10% da população adulta pode apresentar um incidentaloma hipofisário à TC ou RM, a realização precoce desses exames pode levar à confusão diagnóstica.

Deve-se, pois, nesse caso, realizar nova avaliação hormonal após a normalização do TSH e T$_4$ livre, sem o uso do ACO por pelo menos 4 semanas.

✔ Resposta: C

✚ Referências: 26 e 27

CASO #15

MPS, 24 anos, sexo feminino, IMC de 27,9 kg/m², tem ciclos menstruais irregulares e hirsutismo desde a menarca. Ela foi encaminhada ao endocrinologista trazendo os seguintes resultados de exames:

- PRL = 180 ng/mℓ (VR: 2,8 a 29,2) e 24,5 ng/mℓ (após precipitação com polietilenoglicol [PEG])
- Adenoma de 1,2 cm intrasselar à ressonância magnética (RM)
- Glicemia, função tiroidiana, cortisol, ACTH, IGF-1 e campimetria = normais.

❯ I. Qual a causa mais provável para a elevação da PRL?

a) Adenoma clinicamente não funcionante (ACNF).
b) Macroprolactinoma.
c) Macroprolactinemia.
d) Síndrome dos ovários policísticos (SOP).
e) Macroprolactinemia + pseudoprolactinoma.

❯ II. Como deveria ser tratada essa paciente?

a) Cirurgia transesfenoidal.
b) Cabergolina.
c) Nenhum tratamento se faz necessário no momento.
d) Mudanças do estilo de vida (MEV) + repetição da RM após 6 meses.
e) MEV + cabergolina.

COMENTÁRIOS

A paciente tem macroprolactinemia (recuperação da PRL < 40% após precipitação com PEG) e a PRL monomérica está normal (24,5 ng/mℓ). Adicionalmente, ela tem sobrepeso, síndrome dos ovários policísticos (SOP) e um ACNF. Portanto, ela deve ser orientada a seguir MEV, com o intuito de perder peso. Como o tumor é intrasselar e a campimetria está normal, não há indicação para cirurgia no momento. Repetição da RM após 6 meses seria apropriada. Existem evidências de que CAB pode ser útil para reduzir o risco de crescimento de remanescentes tumorais após a cirurgia em indivíduos com ACNF. Contudo, não há respaldo científico para seu uso como tratamento primário desses tumores.

✓ **Respostas:** C e D

✚ **Referências:** 28 e 29

CASO #16

Adolescente do sexo masculino, 15 anos, procurou atendimento com história de cefaleia há 3 anos, a qual se agravara nos últimos 3 meses. Quatro dias antes da consulta, ele apresentou episódio de cefaleia noturna intensa, holocraniana, associada a náuseas, vômitos e epistaxe. No **exame físico**, eram dignos de nota:

- IMC = 25,5 kg/m²
- Estadiamento puberal: G2 P2
- Ginecomastia bilateral.

Foi solicitada ressonância magnética (RM) de encéfalo que revelou lesão expansiva heterogênea, predominantemente sólida, que media 6,1 cm em seu maior diâmetro e apresentava extensão suprasselar (comprimindo o quiasma óptico), parasselar e infrasselar (Figura 1.10).

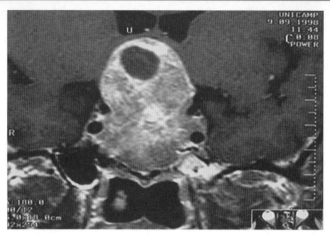

FIGURA 1.10 Volumoso prolactinoma (6,1 cm em seu maior diâmetro), que apresentava extensão supra, para e infrasselar, bem como compressão quiasmática.

A **avaliação laboratorial** evidenciou:

- PRL = 6.400 ng/mℓ (VR: < 20)
- CS às 8 h = 4,51 µg/dℓ (VR: 5,0 a 25,0)
- FSH = 0,37 µUI/mℓ (VR: 1 a 12)
- LH = 0,19 µUI/mℓ (VR: 1 a 10)
- Testosterona = 37 ng/dℓ (VR: 240 a 860)
- GH, IGF-1, TSH, T$_4$ livre, cortisol, IGF-1, glicemia, hemograma e ionograma = normais.

Foi iniciada terapia com cabergolina, na dose de 1 mg/semana, com programação para aumento semanal de 0,5 mg até atingir um total de total 2 mg/semana. Duas semanas após o início do tratamento, o paciente passou a apresentar eliminação pelas narinas de grande quantidade de um líquido claro. Cinco dias após, ele deu entrada na emergência com quadro de cefaleia intensa, febre e meningismo. Não havia nenhum déficit focal além da aparente hemianopsia bitemporal, posteriormente confirmada pela campimetria computadorizada.

O paciente foi hospitalizado e a eletroforese da secreção nasal mostrou a presença da β2-transferrina, confirmando que se tratava de LCR. A punção liquórica foi compatível com o diagnóstico de meningite bacteriana, sendo iniciada a antibioticoterapia de amplo espectro. CAB foi suspensa, mas a rinorreia persistiu.

▶ **Sobre este caso, podemos comentar:**

a) O paciente apresentou cefaleia, náuseas, vômitos e epistaxe como efeito adverso da cabergolina.
b) Devido ao grande tamanho tumoral e à compressão quiasmática, o tratamento cirúrgico se impunha desde o início.
c) Trata-se de um quadro de apoplexia tumoral muito grave secundária ao uso da CAB e o paciente deve ser encaminhado de imediato à cirurgia por via craniana.
d) O paciente apresentou uma rara complicação da terapia com CAB, provavelmente uma fístula liquórica.

COMENTÁRIOS

O tratamento dos prolactinomas é, *a priori*, medicamentoso, mesmo em casos de tumores volumosos com compressão quiasmática. A piora da cefaleia no contexto de melhora clínica do tumor e da hiperprolactinemia, associada a meningismo, chama atenção para uma complicação rara da terapia dos prolactinomas que é a comunicação do espaço subaracnoide-seio esfenoide-cavidade nasal, que acontece após a necrose dos grandes tumores induzida pela terapia medicamentosa, levando à fístula liquórica. Nessa situação, geralmente está indicada a terapia cirúrgica para correção da fístula, caso ela se mantenha após a redução da dose da CAB ou sua suspensão.

A β2-transferrina é uma proteína exclusivamente encontrada no LCR e na perilinfa. Por isso, seu achado na secreção nasal confirma tratar-se mesmo de liquorreia.

A apoplexia hipofisária (AH) é provocada por infarto ou hemorragia súbita da hipófise. Ocorre mais frequentemente em um adenoma hipofisário preexistente, embora também possa acontecer em uma glândula estruturalmente normal. A sua apresentação clínica pode ser aguda, com cefaleia, oftalmoplegia, déficits neurológicos, coma ou até mesmo morte, ou então desenvolver-se insidiosamente, com sintomas subagudos, durante dias ou semanas. A cirurgia para AH está indicada nos casos mais graves, por via transesfenoidal, quando o tratamento com a corticoterapia intravenosa mostra-se ineficaz.

Os sintomas do paciente poderiam sugerir AH, mas a presença de liquorreia nasal e meningite aponta para fístula liquórica, rara complicação do tratamento com agonistas dopaminérgicos. Geralmente ela é vista em casos de tumores hipofisários volumosos que causam erosão do assoalho selar, favorecendo a ocorrência da fístula liquórica. No entanto, o tumor funciona como uma rolha, prevenindo a fístula. Com a diminuição de seu volume pelo tratamento, a fístula com liquorreia nasal torna-se evidente.

✔ Resposta: D

➕ Referências: 28 e 29

CASO #17

Um homem de 46 anos, com diagnóstico prévio de doença de Cushing, foi submetido a duas cirurgias transesfenoidais malsucedidas. Subsequentemente, ele foi medicado com cetoconazol, mas teve de parar o fármaco devido a efeitos colaterais gastrintestinais. Ele foi trazido a um serviço de emergência com queixas de fadiga generalizada, mal-estar, náuseas e fraqueza. Trazia **exames laboratoriais** recentes em que se notava elevação do cortisol sérico às 8 h (28 μg/dℓ; VR: 5 a 25), do cortisol livre urinário (120 μg/dia; VR: até 43) e do ACTH (53 pg/mℓ; VR: até 46). Há 3 meses, uma RM não mostrara evidência de resíduo tumoral hipofisário. O paciente tem diabetes melito tipo 2 mal controlado (HbA1c de 9,3%), a despeito do uso de metformina XR (2 g/dia) e dapagliflozina (10 mg/dia), bem como hipertensão relativamente bem controlada com losartana (100 mg/dia) e anlodipino (10 mg/dia). Por isso, foi-lhe prescrito mifepristona, com doses progressivas de 300 a 1.200 mg/dia. Desde então, ele perdeu 6 kg e a glicemia diminuiu significativamente. Uma semana atrás, a terapia com hipoglicemiantes orais e anti-hipertensivos foi descontinuada.

Os resultados dos novos **exames laboratoriais** mostraram:

- Sódio = 134 mEq/ℓ (VR: 135 a 145)
- Potássio = 2,6 mEq/ℓ (VR: 3,5 a 5,0)
- Glicemia = 68 mg/dℓ
- Creatinina = 0,9 mg/dℓ
- Cálcio = 9,8 mg/dℓ (VR: 8,6 a 10,2)
- Cortisol = 40 μg/dℓ (VR: 5 a 25)
- ACTH = 140 pg/mℓ (VR: até 46).

24 Endocrinologia: Casos Clínicos Comentados

Ao **exame físico**, o paciente parecia levemente letárgico e estava afebril. A pressão arterial (PA) era de 90/60 mmHg e a frequência do pulso, 120 bpm. Foram-lhe administradas solução salina isotônica e suplementação de potássio e solicitado o parecer da endocrinologia.

▶ **Qual dos seguintes é o melhor próximo passo no cuidado desse paciente?**

a) Administrar dexametasona, 2 a 4 mg a cada 8 h.
b) Reiniciar cetoconazol, 200 mg a cada 8 h.
c) Iniciar cabergolina (1 mg 2 vezes/semana).
d) Solicitar RM da sela túrcica com urgência.

COMENTÁRIOS

A mifepristona é um antagonista do receptor da progesterona, que tem atividade antagonista dos receptores dos glicocorticoides (GC) em concentrações mais elevadas. A mifepristona liga-se ao receptor dos GC com uma afinidade 4 vezes mais elevada do que a da dexametasona. Demonstrou-se que mifepristona melhora as manifestações clínicas (p. ex., peso, circunferência abdominal, PA etc.) e os distúrbios metabólicos (p. ex., hiperglicemia, dislipidemia etc.) associados com o hipercortisolismo endógeno. Ela foi aprovada pela FDA para o tratamento da síndrome de Cushing associada à hiperglicemia. O antagonismo dos GC diminui o *feedback* negativo em nível hipotalâmico-hipofisário, o que gera aumento da produção de ACTH e cortisol em pacientes com doença de Cushing.

Os efeitos adversos mais frequentes da mifepristona são náuseas, fadiga, dor de cabeça, artralgias, vômitos e diminuição do apetite. Naturalmente, alguns desses sintomas podem ser manifestações da retirada do glicocorticoide, mas também podem estar relacionados com a atividade glicocorticoide inadequada ou insuficiência adrenal (IA). Como os níveis de cortisol geralmente aumentam substancialmente durante a terapia com mifepristona, o diagnóstico de IA deve se basear em parâmetros clínicos. Assim, a presença de fadiga, náuseas e diminuição da PA deve ser considerada como evidência de IA. Nessa situação, deve-se interromper a mifepristona e administrar dexametasona. Um estudo anterior sugeriu que 1 mg de dexametasona diária competirá com aproximadamente 400 mg de mifepristona; no entanto, alguns médicos sugerem administrar 2 mg de dexametasona para cada 300 mg de mifepristona para garantir o tratamento adequado de insuficiência adrenal.

Cetoconazol é um derivado imidazólico que inibe várias enzimas da esteroidogênese adrenal, diminuindo, assim, a síntese de cortisol. Além disso, o cetoconazol não pode ser usado em um paciente tomando um antagonista receptor dos GC, devido a interações medicamentosas. Cabergolina é um agonista dopaminérgico que tem se mostrado eficaz, isolada ou associada ao cetoconazol, no manuseio de alguns pacientes com doença de Cushing. Seu uso em casos de insuficiência adrenal não está recomendado.

Há uma preocupação teórica sobre a possibilidade de crescimento do tumor hipofisário, visto que a mifepristona atenua o *feedback* negativo dos GC, porém progressão do tumor corticotrófico raramente tem sido descrita durante o tratamento. Embora repetir a RM hipofisária nesse paciente pudesse ser uma abordagem razoável mais tarde, ela certamente não precisaria ser feita nesse momento, antes de se tratar a insuficiência adrenal.

✔ Resposta: A

➕ Referências: 31 a 33

CASO #18

Uma mulher de 30 anos foi encaminhada ao Serviço de Endocrinologia com história de 6 meses de oligomenorreia e ganho de peso. O **exame clínico** revelou hipertensão arterial e excesso de peso. Características cushingoides típicas, como giba de búfalo, pletora facial, estrias violáceas, fraqueza muscular e obesidade no tronco não foram observadas, mas ela apresentava acne, fadiga, atrofia da pele, acantose *nigricans* e galactorreia. Três anos antes, ela fora operada por abordagem transesfenoidal, com o diagnóstico de adenoma hipofisário clinicamente não funcionante (ACNF). O estudo imuno-histoquímico foi positivo para o ACTH em 20% das células. O seguimento pós-operatório anual com ressonância magnética (RM) mostrou um tumor residual estável.

O cortisol livre urinário (UFC) de 24 horas mostrou-se elevado (426 µg/24 h; VR: 20 a 90), a exemplo do ACTH plasmático (127 pg/mℓ; VR: < 46). O cortisol sérico matinal após supressão noturna com 1 mg de dexametasona estava em 28,1 µg/dℓ (VR: < 1,8). Outros resultados: prolactina = 35,2 ng/mℓ (VR: até 29); T_4 livre e IGF-1 = normais; TGO = 85 UI/ℓ (VR: 6 a 25) e TGP = 69 UI/ℓ (VR: 6 a 25).

O **exame oftalmológico** mostrou quadrantopsia temporal direita. A RM revelou recrescimento do tumor hipofisário com extensão parasselar e suprasselar, com compressão quiasmática (Figura 1.11). Foi proposta à paciente uma cirurgia de *debulking* por via transesfenoidal, mas, em função das complicações da primeira cirurgia (fístula liquórica e meningite), ela solicitou outra opção terapêutica.

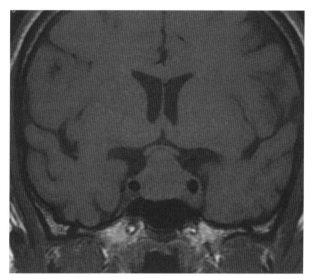

FIGURA 1.11 Macroadenoma de 2,6 × 2,1 cm (*setas*), com extensão suprasselar e parasselar esquerda.

▶ **Entre as opções a seguir, qual seria a melhor opção de tratamento?**

a) Cetoconazol.
b) Cabergolina.
c) Octreotida LAR ou lanreotida autogel.
d) Radioterapia estereotáxica.
e) Adrenalectomia bilateral.

COMENTÁRIOS

O tratamento ideal para a doença de Cushing (DC) é a remoção cirúrgica do adenoma hipofisário. No entanto, enquanto a taxa de cura com esse procedimento é de cerca de 80 a 90% para microadenomas, isso equivale apenas a um máximo de 50% para os macroadenomas. As chances de cura em uma segunda cirurgia são inferiores às da primeira. Pacientes cuja condição não é controlada pela cirurgia são encaminhados para a irradiação da hipófise – o que pode conseguir o controle de hipercortisolemia em aproximadamente 50 a 60% dos pacientes dentro de 3 a 5 anos – ou para adrenalectomia bilateral. Tratamento medicamentoso prolongado também pode ser uma opção em casos selecionados, geralmente realizado com medicamentos bloqueadores da esteroidogênese adrenal. Devido aos efeitos adversos hepáticos causados pelo cetoconazol e à elevação das transaminases, essa opção foi descartada.

A cabergolina é um agonista do receptor dopaminérgico D2, o qual está presente em aproximadamente 80% dos tumores hipofisários corticotróficos. Em diversos estudos, ela se mostrou capaz de normalizar o UFC em 27,5 a 40% dos pacientes não curados pela cirurgia. Seu efeito sobre o volume tumoral geralmente é limitado.

Os análogos somatostatínicos de primeira geração (octreotida LAR e lanreotida) não estariam indicados, visto que atuam sobretudo no subtipo de receptor tipo 2 (SSTR2), cuja expressão nos adenomas corticotróficos é diminuída pelo hipercortisolismo. Ademais, nesses tumores há um predomínio do SSTR5. Daí a maior eficácia nesses casos da pasireotida, análogo somatostatínico de segunda geração, cuja afinidade pelo SSTR5 é cerca de 40 vezes maior. Contudo, na época em que a paciente foi atendida, pasireotida ainda não estava comercialmente disponível.

Em função do grande volume do tumor e da sua proximidade do quiasma óptico, a radioterapia esterotáxica não estaria indicada. A adrenalectomia bilateral resolveria o hipercortisolismo, mas seria muito grande a chance do desenvolvimento da síndrome de Nelson. Esta última se manifesta por rápido crescimento do adenoma corticotrófico, marcante elevação do ACTH e hiperpigmentação cutaneomucosa.

Optou-se pelo uso da cabergolina que foi iniciada com uma dose semanal de 0,5 mg e, em seguida, com base na evolução dos valores do UFC, a dose foi ajustada até 2,5 mg/semana. O UFC caiu para níveis normais e, 6 meses depois, uma RM de controle mostrou uma significativa retração do macroadenoma (Figura 1.12). Durante os 5 anos seguintes, sob terapia com cabergolina, a paciente manteve-se assintomática, o tamanho do adenoma hipofisário estabilizado à RM e a excreção urinária de cortisol dentro da normalidade. Esses achados mostram que a CAB eventualmente pode também ser bastante útil na redução do volume dos macrocorticotropinomas.

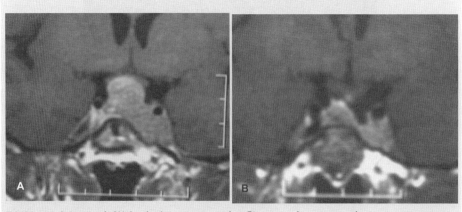

FIGURA 1.12 A. Imagem de RM da sela túrcica, corte coronal em T1, mostra volumoso macroadenoma que apresentava extensão parasselar e suprasselar, com compressão quiasmática. **B.** Redução > 50% no volume tumoral após tratamento com cabergolina (1,5 mg/semana).

✓ Resposta: B
⊕ Referências: 31 a 34

CASO #19

Durante seminário com médicos-residentes, o professor de endocrinologia percebeu que alguns conceitos equivocados foram colocados no tocante às novas medicações para o tratamento da doença de Cushing e outras formas de síndrome de Cushing endógena.

Capítulo 1 • Neuroendocrinologia **27**

▶ **Neste contexto, avalie os itens a seguir e opine:**

I. Relacorilant é um fármaco que atua de forma semelhante à mifepristona, mas parece ser mais eficaz e mais bem tolerado.

II. Levocetoconazol é o enantiômero 2S,4R do **cetoconazol**, sobre o qual tem vantagem de ser muito bem tolerado e não ser hepatotóxico.

III. Osilodrostat é um potente inibidor da β-hidroxilase que normaliza o UFC em até 88% dos pacientes tratados, mas pode causar elevação da testosterona, hipocalemia e hipertensão.

IV. A combinação de cetoconazol e osilodrostat não é recomendada, já que apresentam mecanismos de ação similares.

V. A infusão intravenosa de etomidato é a escolha quando se necessita de uma rápida redução da cortisolemia.

    a) Todos os itens estão corretos.
    b) Somente os itens II e III são corretos.
    c) Apenas os itens III e V estão corretos.
    d) Existe somente um item incorreto.

COMENTÁRIOS

Relacorilant é um modulador altamente seletivo do receptor glicocorticoide que antagoniza competitivamente a atividade do cortisol. Ao contrário da mifepristona, ele não se liga ao receptor de progesterona; portanto, não é abortivo (**item I falso**). Sua eficácia e segurança foram testadas em um estudo de fase 2.

Cetoconazol, uma mistura racêmica de dois enantiômeros (2S,4R-cetoconazol e 2R,4S-cetoconazol), é aprovado pela European Medicines Agency (EMA) – mas não pela Food and Drug Adminsitration (FDA) – para o manejo da síndrome de Cushing endógena em maiores de 12 anos desde 2014. Levocetoconazol (Recorlev®) é o enantiômero 2S,4R do cetoconazol. Ele foi aprovado pela FDA em dezembro de 2021 para o tratamento do hipercortisolismo endógeno quando a cirurgia for ineficaz ou não estiver indicada. No estudo de fase III LOGICS, randomizado, duplo-cego e placebo-controlado, resposta completa foi observada em 50% dos pacientes que tomaram levocetoconazol (300 a 1.200 mg/dia) e em 4,5% do grupo placebo (p < 0,0001). O levocetoconazol não é um fármaco isento de efeitos colaterais (EC). Nesse sentido, os EC relatados com mais frequência foram náuseas (em 30%), cefaleia (em 23 a 28%), hipocalemia (em 10 a 26%) e hipertensão (em 17 a 24%) (**item II falso**). Além disso, observou-se aumento nas enzimas hepáticas: alanina aminotransferase (ALT) em 14,9 a 44,6%, gamaglutamiltransferase (GGT) em 12,8 a 38,6% e aspartato aminotransferase (AST) em 11,7 a 28,9% dos casos (**item II falso**). Contudo, o potencial hepatotóxico do levocetoconazol parece ser menor que o do cetoconazol.

Osilodrostat (Isturisa®) é um potente inibidor da 11β-hidroxilase que possibilita uma resposta completa em 50 a 88% dos pacientes tratados a longo prazo. No estudo LINC, 81% dos pacientes mantinham-se com UFC médio igual ou superior ao limite superior da normalidade na semana 36 (Gadelha et al., 2022). Ele já está aprovado pela FDA, pela EMA e pela Agência Nacional de Vigilância Sanitária (Anvisa) para os casos de hipercortisolismo endógeno em que a cirurgia se mostre ineficaz ou não indicada. Ele reduz a cortisolemia e a secreção de aldosterona por bloqueio das enzimas CYP11B1 (11β-hidroxilase) e CYP11B2 (aldosterona sintase), respectivamente. Em função da inibição da CYP11B1 (11β-hidroxilase), ocorre aumento da produção do mineralocorticoide deoxicorticosterona (DOC) – o que pode resultar em elevação da PA e hipocalemia – e dos andrógenos adrenais (**item III correto**).

O cetoconazol bloqueia várias enzimas da esteroidogênese adrenal, como CYP11A1, CYP17, CYP11B2 e CYP11B1, levando à diminuição das concentrações de cortisol e, ocasionalmente, de testosterona. Osilodrostat bloqueia CYP11B1 e CYP11B2. Não há contraindicação para a associação de cetoconazol e osilodrostat, e essa associação pode ter um efeito sinérgico. Ela também permite que se obtenha o resultado terapêutico desejado com o uso de doses menores de cada fármaco. É preciso, contudo, atentar ao fato de que ambos os fármacos podem prolongar o intervalo QT. Recentemente, foi relatado que, em um paciente com hiperplasia adrenal macronodular, normalização do UFC e cortisol salivar no fim não foi conseguida com o uso isolado de cetoconazol e osilodrostat, o que ocorreu quando foram usados em combinação (Amodru et al., 2021) (**item IV incorreto**).

Não existem estudos *head-to-head* comparando os antigos e os mais recentes inibidores orais da esteroidogênese adrenal. Contudo, baseando-se nas taxas de remissão observadas nos estudos, o osilodrostat parece o ser o mais eficaz.

Etomidato é um anestésico derivado imidazólico que possibilita normalização da cortisolemia dentro de poucas horas quando administrado em infusão intravenosa. Mostra-se particularmente útil em pacientes com hipercortisolismo muito intenso que estejam em sepse, com instabilidade pré-operatória ou outras complicações graves (p. ex., psicose grave; diabetes melito muito descompensado etc.) (**item V correto**).

✓ Resposta: C

✚ Referências: 34 a 39

CASO #20

Homem, 55 anos, previamente hígido, procurou a emergência devido a quadro de cefaleia intensa de caráter latejante associada a estrabismo convergente e ptose palpebral à esquerda. No interrogatório sintomatológico, referia cefaleia leve iniciada há 3 meses; sem outras queixas. Ao **exame físico** apresentava comprometimento de III e VI pares cranianos; demais sistemas, nada digno de nota.

A avaliação hormonal mostrava:

- PRL = 250 ng/mℓ (VR: 4 a 15)
- GH = 0,9 ng/mℓ (VR: 0,06 a 7)
- IGF-1 = 160 ng/mℓ (67 a 195)
- Testosterona = 127 ng/dℓ (VR: 2,8 a 8)
- LH = 1,18 mUI/mℓ (VR: 1,7 a 8,6)
- TSH = 0,9 µUI/mℓ (VR: 0,27 a 4,2)
- T_4 livre = 0,64 ng/dℓ (VR: 0,93 a 1,71)
- CS às 8 h = 23,5 µg/dℓ (VR: 5 a 25)
- IGF-1 = 91 ng/mℓ (VR: 82 a 235).

A ressonância magnética (RM) evidenciou volumosa massa selar (7,3 cm em seu maior diâmetro), que continha calcificações e apresentava-se com extensão suprasselar e parasselar, compressão do quiasma óptico, bem como invasão do clivo e do osso petroso (Figura 1.13).

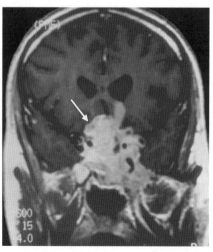

FIGURA 1.13 Volumoso prolactinoma (7,3 cm em seu maior diâmetro), que apresentava calcificações, extensão suprasselar e parasselar, compressão do quiasma óptico, bem como invasão do clivo e do osso petroso.

▶ Diante desses achados, pode-se afirmar:

I. O paciente apresentou clínica compatível com síndrome do seio cavernoso.
II. Trata-se de um craniofaringioma papilar, já que se trata de lesão selar com calcificações. Mais frequentemente, os craniofaringiomas mostram-se como lesões puramente suprasselares.
III. No diagnóstico diferencial das lesões selares calcificadas temos as seguintes possibilidades: craniofaringioma, cordoma, glioma, germinoma, teratoma, aneurisma, adenoma (raramente), entre outras.
IV. Pelas características da lesão na RM, cordoma é uma hipótese diagnóstica provável.
   a) Há somente um item correto.
   b) Apenas os itens I e IV estão corretos.
   c) Os itens I, III e IV estão corretos.
   d) Todos os itens são corretos.

COMENTÁRIOS

Lesões selares com extensão parasselar podem levar à síndrome do seio cavernoso e manifestar-se por cefaleia, diplopia, alteração da musculatura extrínseca do olho (por compressão dos III, IV e VI nervos cranianos) e, raramente, por dor trigeminal ou parestesia em face, pelo acometimento dos ramos V1 e V2 do trigêmeo.

Os craniofaringiomas (CF) são neoplasias da região hipotálamo-hipofisária com padrão de distribuição bimodal: primeiro pico na infância (5 a 10 anos) e segundo pico em adultos de 50 a 70 anos. Existem dois tipos de CF, adamantinomatoso e papilífero. O primeiro tipicamente ocorre em crianças e adolescentes e manifesta-se como tumor com componentes sólido e cístico, bem como calcificações (mais bem vistas na TC). Já os CF que se iniciam na vida adulta são papilares, os quais habitualmente são sólidos e sem calcificações (**item II incorreto**). A localização mais comum dos CF é suprasselar, com uma porção intrasselar; apenas 20% são exclusivamente suprasselares, enquanto apenas 5% são exclusivamente intrasselares (**item II incorreto**).

Como citado no item III, várias lesões selares podem apresentar calcificações em exames de imagem, sendo às vezes difícil o diagnóstico presuntivo pré-cirúrgico. Nessa situação, o histopatológico e a imuno-histoquímica fazem-se necessários para a definição diagnóstica (**item III correto**).

Cordoma é um tumor raro, originário do remanescente da notocorda, cujas características principais são a invasividade local, a destruição óssea e a alta recorrência de recidiva pós-cirurgia. Localiza-se mais comumente no clivo, porém, quando se situa na região selar, pode ser confundido com um adenoma. Na RM, apresenta-se com sinal intermediário em T1 e hipersinal em T2, com realce heterogêneo pós-contraste. Cursa também com destruição óssea e calcificações internas na maioria dos casos, a exemplo do observado no caso descrito (**item IV correto**).

✔ Resposta: C

⊕ Referências: 28, 29, 40 a 42

CASO #21

Mulher, 28 anos, IMC de 28 kg/m², procurou um neurologista com queixas de cefaleia frequente nos últimos 4 meses. A paciente tinha um histórico de roncos excessivos, dor e dormência nas mãos e hipertensão, queixas que acreditava estarem relacionadas a seu excesso de peso. Ela tem observado, nos últimos 2 a 3 anos, ciclos menstruais irregulares, bem como crescentes fadiga, ansiedade, piora da memória, sudorese profusa, poliartralgias e adiposidade central. Ela também notou que precisou comprar novos anéis e que seus sapatos estavam ficando apertados ou não cabendo mais. O **exame físico** revelou mãos e pés grandes, prognatismo significativo, fonte proeminente, uma grande língua e dentes separados. Foi solicitada ressonância magnética (RM) de sela túrcica que revelou massa selar que media 2,5 × 2,6 × 2,3 cm e invadia os seios cavernosos bilateralmente, além de comprimir o quiasma óptico, sendo sugestiva de um macroadenoma hipofisário.

▶ **Com base na sintomatologia da paciente, seus achados clínicos e a presença de um adenoma hipofisário, que teste laboratorial seria de maior utilidade para o diagnóstico de sua doença?**

a) Dosagem da prolactina (PRL).
b) Dosagem do IGF-1.
c) Dosagem do cortisol salivar no fim da noite (LNSC) e ACTH.
d) Dosagem do GH ao acaso.
e) As alternativas "b" e "d" estão corretas.

COMENTÁRIOS

As queixas da paciente e os achados do exame físico apontam para acromegalia, doença decorrente de um adenoma secretor de GH em 98% dos casos. Os níveis de IGF-1 ajustados para idade e sexo estão elevados em quase todos os pacientes com acromegalia, o que o torna um excelente teste de rastreamento. Um único valor aleatório do GH não é um método de triagem confiável, devido à pulsatilidade da secreção hipofisária de GH. Além da determinação do IGF-1, muitos pacientes vão necessitar que se avalie o GH após sobrecarga oral com 75 g de glicose anidra (TOTG) para confirmação diagnóstica. Falha em suprimir o GH para menos de 1,0 ou menos de 0,4 ng/mℓ (quando avaliado por ensaios mais sensíveis), confirma o diagnóstico de acromegalia. No entanto, diante de valores de IGF-1 inquestionavelmente elevados (p. ex., acima de duas vezes o limite superior da normalidade [LSN]), a dosagem do GH durante o TOTG torna-se desnecessária.

A PRL deve ser avaliada em todos os tumores da hipófise, mas não é diagnóstica nessa paciente. Elevação da PRL é vista em um terço dos casos de acromegalia, sendo em geral discreta (< 100 ng/mℓ). Ela resulta de compressão da haste ou cossecreção tumoral. Nesta última situação, excepcionalmente os valores de PRL podem estar muito elevados (p. ex., > 2.000 ng/mℓ), simulando a presença de um macroprolactinoma. O LNSC (entre 23 h e meia-noite) é um teste de triagem muito acurado para a doença de Cushing, mas a suspeita clínica geral para hipercortisolismo neste caso é muito baixa. Da mesma forma, o hipotireoidismo poderia explicar parcialmente alguns sintomas da paciente; contudo, suas características clínicas apontam de forma esmagadora para acromegalia.

✓ **Resposta:** B

⊕ **Referências:** 26, 27 e 43

A avaliação laboratorial do caso anterior confirmou o diagnóstico de acromegalia, evidenciada por acentuada elevação do IGF-1, 1.570 ng/mℓ, valor correspondente a 4,4 vezes o LSN para a idade. O GH aleatório também estava bastante elevado (30,7 ng/mℓ). A prolactina estava minimamente aumentada. As **avaliações bioquímicas** adicionais mostraram hipotireoidismo e hipogonadismo secundários, enquanto a reserva adrenal estava intacta. A paciente foi submetida a cirurgia transesfenoidal que possibilitou retirada parcial do tumor e descompressão do quiasma.

O estudo imuno-histoquímico revelou que a maioria das células do adenoma era positiva para GH. A citoqueratina CAM5.2 mostrou-se com extensa coloração justanuclear, sugerindo a presença de corpos fibrosos, consistentes com um tumor esparsamente granulado. O SSTR2 era positivo em aproximadamente 50% das células tumorais, enquanto P53 foi negativo na maioria delas. O índice proliferativo do Ki-67 foi < 2%.

Três meses após a cirurgia, uma RM mostrou, como esperado, tumor residual persistente em ambas as áreas dos seios cavernosos. Os valores do IGF-1 estavam em 937 ng/mℓ (VR: 53 a 331) e os do GH, 18,5 ng/mℓ. Nessa ocasião, foi iniciada lanreotida autogel, um análogo da somatostatina (SSA) *depot*, em injeções subcutâneas (SC) profundas de 120 mg a cada 28 dias.

O tratamento foi bem tolerado, exceto pela ocorrência de náuseas e diarreia nas primeiras 24 horas após a injeção. A cefaleia e a sudorese melhoraram, mas não desapareceram. Após 4 meses, o IGF-1 diminuiu para 740 ng/mℓ e o GH aleatório, para 8,8 ng/mℓ.

▶ Diante dos dados expostos, qual seria a melhor conduta agora?

a) Submeter a paciente a uma nova cirurgia.
b) Continuar a terapia com lanreotida, mas reduzir a dose para 90 mg, visando diminuir a diarreia e as náuseas vistas após as injeções.
c) Adicionar cabergolina (0,25 mg 2 vezes/semana).
d) Adicionar pegvisomanto.
e) Há mais de uma alternativa correta.

COMENTÁRIOS

O objetivo da terapia da acromegalia é normalizar os níveis de GH e IGF-1, limitar as comorbidades e reduzir as sabidas morbidade e mortalidade aumentadas associadas com o excesso persistente de GH e IGF-1. Repetir a cirurgia pode ser indicado se houver tumor residual cirurgicamente acessível e existir uma probabilidade significativa de cura cirúrgica, ou se houver efeito de massa persistente sobre o quiasma óptico. Nesse caso, uma cirurgia adicional não estaria indicada devido ao tumor residual nos seios cavernosos, uma área não cirurgicamente acessível. Optou-se, então, pelo tratamento medicamentoso (TM).

Os análogos da somatostatina (SSA) têm sido considerados a pedra angular do TM da acromegalia. Controle adequado do excesso de GH e IGF-1 tem sido relatado em 30 a 40% dos pacientes sem TM anterior, enquanto redução tumoral clinicamente significativa (> 20%) ocorre em até 75% dos pacientes tratados com SSA.

O subtipo esparsamente granulado representa um tumor maior, mais invasivo e menos responsivo aos SSA, em comparação aos tumores com padrão densamente granulado ou padrão misto. Os SSA de primeira geração (octreotida e lanreotida) ligam-se a receptores somatostatínicos (SSTR) nas células tumorais, mais especificamente o subtipo 2 (SSTR2). Continuar com lanreotida nessa paciente (tumor esparsamente granulado com IGF-1 significativamente elevado após 4 meses de dose máxima) não permitirá a obtenção do controle bioquímico, muito menos se a dose for reduzida, como proposto na alternativa "b".

A adição de cabergolina aos SSA tem se demonstrado eficaz, mesmo em doses relativamente baixas, na normalização hormonal em pacientes parcialmente responsivos aos SSA, independentemente da existência ou não de hiperprolactinemia ou da cossecreção tumoral de PRL. No entanto, esse efeito é visto especialmente naqueles com valores de IGF-1 leve a moderadamente elevados (p. ex., até 2,2 vezes o LSN) e GH até 5 ng/mℓ. Além disso, a dose proposta de cabergolina na alternativa "c" (0,25 mg 2 vezes/semana) é muito baixa. De fato, em cinco estudos recentes, os respondedores à adição de cabergolina necessitaram de uma dose média de 2,1 mg/semana.

Análogo de GH obtido por engenharia genética, o pegvisomanto (PEG-V), inibe a ação do GH por evitar a dimerização funcional e, consequentemente, a produção de IGF-1. Em contraste com os SSA, PEG-V não reduz a secreção de GH pelo tumor da hipófise, mas efetivamente bloqueia os efeitos sistêmicos do GH, sendo o fármaco mais eficaz em normalizar o IGF-1 (em até 97% dos casos, na dose de 40 mg/dia). Contudo, estudos observacionais, que estão mais próximos dos cenários da vida real, têm mostrado que o percentual de normalização do IGF-1 com esse fármaco fica em torno dos 70%. Além disso, PEG-V melhora a tolerância à glicose e a sensibilidade à insulina. Após a adição de PEG-V, o IGF-1 atingiu um valor normal (136 ng/mℓ; VR: 82 a 235), com a dose de 30 mg/dia SC.

✅ Resposta: D

➕ Referências: 26, 27 e 43

CASO #22

Mulher, 33 anos, com queixa de amenorreia há 8 meses e cefaleia ocasional. Faz uso de carbonato de lítio devido a transtorno bipolar. Nega uso de outras substâncias. O **exame físico** era normal, exceto por galactorreia discreta bilateral à expressão mamilar, e os **exames laboratoriais**:

- PRL = 96 ng/mℓ (VR: até 30)
- Creatinina, função tiroidiana, LH e FSH = normais; β-hCG, negativo.

A ressonância magnética (RM) mostrou massa selar sólida com extensão supra- e paracelar esquerda, medindo 3,7 × 1,8 × 1,3 cm. A campimetria computadorizada foi compatível com hemianopsia bitemporal.

> **Com relação à abordagem deste caso, qual a conduta mais adequada?**

a) Suspender de imediato o carbonato de lítio.
b) Submeter a paciente a uma cirurgia transesfenoidal.
c) Iniciar de imediato o tratamento com cabergolina (CAB).
d) Descartar o efeito gancho na dosagem da PRL antes da decisão terapêutica.
e) De preferência, deve-se repetir a RM após 3 a 6 meses.

COMENTÁRIOS

Quanto maior o prolactinoma, maior valor da PRL. Pacientes com macroprolactinomas tipicamente cursam com valores de PRL > 250 ng/mℓ, achado presente em cerca de 2/3 dos casos, podendo atingir valores tão altos quanto 30.000 ng/mℓ ou mais. No 1/3 restante, a PRL situa-se entre 100 e 250 ng/mℓ. Em contraste, em casos de macroadenomas clinicamente não funcionantes, a hiperprolactinemia resulta da compressão da haste hipofisária (o que dificulta a chegada da dopamina para inibir a secreção de PRL pelo lactotrofo). Assim, valores de PRL < 100 ng/mℓ são encontrados em 80% dos casos, enquanto nos demais situa-se entre 100 e 250 ng/mℓ. Já em um estudo inglês o valor máximo encontrado foi 155 ng/mℓ.

O efeito gancho consiste em valores falsamente baixos de PRL, sendo observado em casos de prolactinomas volumosos associados a marcante elevação da PRL. Ele pode ser desmascarado pela repetição do exame após diluição do soro a 1:100. Uma nova dosagem da PRL após a diluição do soro confirmou o efeito gancho (PRL = 11.800 ng/mℓ). A paciente foi tratada com CAB (2 mg/semana), o que resultou, após 6 meses, em normalização da PRL e redução de 80% no volume tumoral (ver Figura 1.12B). O efeito gancho deve ser considerado em todo macroadenoma hipofisário > 3 cm associado a níveis de PRL ≤ 250 ng/mℓ (mesmo se normais). Com os ensaios mais modernos, o efeito gancho só ocorre quando os níveis de PRL excedem 10.000 ng/mℓ, achado exclusivo dos prolactinomas gigantes (> 4 cm).

O carbonato de lítio não eleva a PRL. Seu uso causa diabetes insípido, hipotireoidismo e hiperparatireoidismo primário. Portanto, não seria necessário suspender seu uso.

✔ Resposta: D

➕ Referências: 28 a 30

CASO #23

Mulher, 28 anos, procura o endocrinologista com queixas de ganho de peso excessivo (cerca de 10 kg) e irregularidade menstrual nos últimos 5 anos. Há 6 meses, iniciou o uso de contraceptivo oral combinado, contendo etinilestradiol (30 μg) e drospirenona (3 mg). Ao **exame físico** eram dignos de nota:

- IMC = 27,1 kg/m^2
- Circunferência abdominal = 93 cm
- PA = 140/90 mmHg
- Sem hirsutismo ou estigmas cushingoides.

A **avaliação laboratorial** inicial mostrou:

- Glicemia = 99mg/dℓ; HbA1c = 5,5%
- LDL-c = 136 mg/dℓ
- TG = 200 mg/dℓ
- Cortisol = 33 µg/dℓ (VR: 5 a 25)
- TSH = 1,2 mUI/mℓ (VR: 0,4 a 4,4)
- T$_4$ livre = 1,3 ng/dℓ (VR: 0,7 a 1,8)
- PRL = 280 ng/mℓ (VR: até 29).

Na **investigação hormonal** adicional constataram-se:

- PRL = 310 ng/mℓ (VR: até 29)
- Testosterona total = 25 ng/dℓ (VR: até 63)
- Cortisol salivar às 23 h= 73 ng/dℓ (VR: até 100).

A RM mostrou massa hipofisária que media 2,5 cm em seu maior diâmetro, com extensão suprasselar, mas não comprimia o quiasma óptico.

▶ **Com relação a essa paciente, avalie os itens e opine:**

I. A possibilidade de a hiperprolactinemia da paciente resultar da compressão da haste por um adenoma clinicamente não funcionante (ACNF) é mínima.
II. A pesquisa da macroprolactina é recomendada, apesar de a paciente ter um macroadenoma hipofisário e valor de PRL > 300 ng/mℓ.
III. A paciente tem um macroprolactinoma e deve ser tratada com cabergolina.
IV. Deve-se repetir a dosagem da PRL após diluição do soro, com o intuito de excluir o efeito gancho.
V. Deve-se dosar o IGF-1, no rastreio de um tumor somatotrófico.
   a) Todos os itens estão corretos.
   b) Somente os itens III e V são corretos.
   c) Apenas os itens III e IV estão incorretos.
   d) Há somente um item incorreto.

COMENTÁRIOS

Entre 70 pacientes com macroadenomas clinicamente não funcionantes confirmados por imuno-histoquímica, a PRL estava < 100 ng/mℓ em 80% dos casos; nos demais, a PRL situou-se entre 100 e 250 ng/mℓ. Já em um estudo inglês o valor máximo encontrado foi de 155 ng/mℓ. Assim, pacientes com macroadenomas hipofisários e níveis de PRL > 250 ng/mℓ, até se provar o contrário, têm um prolactinoma (**item I correto**).

Macroprolactinemia representa a terceira causa mais frequente de hiperprolactinemia não fisiológica. Tipicamente, os pacientes são assintomáticos, já que a macroprolactina tem baixas bioatividade e biodisponibilidade. No entanto, até 40% das pacientes podem ter distúrbios menstruais, infertilidade ou galactorreia, supostamente pela concomitância com outras condições, como síndrome dos ovários policísticos (SOP), hipotireoidismo, uso de medicações ou mesmo tumores hipofisários. Cerca de 70 a 80% dos pacientes têm níveis de PRL < 100%, mas valores tão altos quanto 490 ng/mℓ já foram relatados. A exemplo da população geral, pacientes com macroprolactinemia podem ter anormalidades hipofisárias à RM. Entre 100 pacientes, 26% tinham RM anormal: 16% microadenomas, 5% sela vazia, 3% macroadenomas e 2% lesões císticas. Portanto, macroprolactina deve ser pesquisada em todos os pacientes sem uma causa aparente para a hiperprolactinemia e níveis de PRL de até 500 ng/mℓ, independentemente dos achados à RM (**item II correto**).

Pacientes com PRL de 310 ng/mℓ, até se provar o contrário, têm um prolactinoma. Faz-se, contudo, necessário excluir macroprolactinemia, gravidez e uso de medicações (**item III falso**).

O efeito gancho consiste em valores falsamente baixos de PRL. Tem-se recomendado que sua pesquisa se restrinja aos casos de prolactinomas volumosos (> 3 cm) associados a níveis de PRL ≤ 250 ng/mℓ. Contudo, com os ensaios mais modernos, o efeito gancho só ocorre quando os níveis de PRL excedem 10.000 ng/mℓ, achado exclusivo dos prolactinomas gigantes (> 4 cm) (**item IV falso**).

Acromegalia deve ser pesquisada, mediante a dosagem do IGF-1, em todo paciente com um adenoma hipofisário, haja ou não estigmas da doença (**item V correto**).

✓ Resposta: C

➕ Referências: 28 e 29

Ainda com relação à paciente do Caso #23, foi realizada a pesquisa da macroprolactina, mediante a dosagem da PRL após a precipitação do soro com polietilenoglicol (PEG). O valor final da prolactina monomérica foi 28 ng/mℓ (VR: até 29). O IGF-1 mostrou-se normal.

▶ **Com base nesses achados, é <u>correto</u> afirmar:**

a) A paciente tem um macroprolactinoma e deve tomar cabergolina (CAB), na dose de 3 mg/semana.
b) A paciente tem um ACNF associado à macroprolactinemia e deve ser encaminhada à cirurgia por via transesfenoidal.
c) Deve-se tentar inicialmente a CAB (1,5 mg/semana), já que não há compressão quiasmática.
d) A conduta mais apropriada seria repetir a RM após 6 meses.

COMENTÁRIOS

A pesquisa da macroprolactina mediante a precipitação do soro com PEG confirmou o diagnóstico de macroprolactinemia (MP). Nesse teste, recuperação da PRL < 40% aponta para MP e > 60%, hiperprolactinemia monomérica. Na paciente em questão, a recuperação foi de apenas 10%. Portanto, o diagnóstico final foi ACNF + MP e a paciente deve ser encaminhada à cirurgia por via transesfenoidal.

✓ Resposta: B

➕ Referências: 28 e 29

CASO #24

Em mulher de 35 anos foi diagnosticado um macroprolactinoma (3,2 cm em seu maior diâmetro; PRL de 3.800 ng/mℓ) e prescrita cabergolina (CAB). Doze meses após, a PRL permanecia elevada (600 ng/mℓ) e houve redução de apenas 20% no tamanho do tumor, a despeito do uso de CAB em doses semanais de 3,5 mg.

▶ **Qual seria a melhor conduta para este caso?**

a) Aumentar a dose da CAB, enquanto for necessário e bem tolerado.
b) Trocar CAB por bromocriptina.
c) Fazer cirurgia de *debulking*.
d) Adicionar pasireotida ou temozolomida.
e) Radioterapia.

COMENTÁRIOS

Não existe consenso sobre a definição de resistência dos prolactinomas aos agonistas dopaminérgicos (DA). Mais frequentemente, essa definição inclui ausência de normalização da PRL, associada à redução tumoral < 30% ou 50%, com doses semanais de CAB de 2 mg, 3 mg ou 3,5 mg. Cerca de 75 a 80% dos pacientes normalizam a PRL com doses de CAB de até 2 mg/semana. Caso essa dose seja aumentada para 3 a 3,5 mg/semana, esse percentual sobe para 90%. Portanto, aumentar a dose da CAB enquanto isso for necessário e bem tolerado é geralmente a melhor opção terapêutica.

Outras condutas podem ser adotadas em casos de resistência aos DA. Entre os pacientes resistentes à bromocriptina (BCR), pelo menos 50% responderão à CAB nas doses habituais. Já o inverso é bem mais raro e na literatura há somente o relato de dois pacientes resistentes à CAB que responderam à BCR. Cirurgia de *debulking*, pasireotida, radioterapia e temozolomida podem todas ser úteis. O uso do quimioterápico temozolomida é sempre a última opção. Existem relatos favoráveis escassos sobre o uso de pasireotida, um análogo somatostatínico de segunda geração. Existem também evidências mínimas sobre a eficácia da metformina que atuaria, sobretudo, via inibição da proteinoquinase C. Em 2018, Liu et al. relataram que o uso da metformina em dois pacientes com prolactinomas resistentes à BCR resultou em redução no tamanho do adenoma e normalização da PRL. Em estudo-piloto com dez pacientes, Vilar et al. (2023) evidenciaram que o uso da metformina em doses de até 2 mg/dia resultou na normalização da PRL em uma paciente cuja prolactina inicial era de 55 ng/mℓ (VR: até 29). Já em outro estudo-piloto a taxa de normalização da PRL foi nula (Portari et al., 2022).

Radioterapia pode também ser útil, sobretudo para o controle do crescimento tumoral. Os prolactinomas parecem ser os adenomas hipofisários menos radiossensíveis.

✔ Resposta: B

✚ Referências: 44 a 48

CASO #25

Em adolescente de 16 anos, sexo masculino, foi diagnosticado prolactinoma gigante, medindo 5,5 cm em seu maior diâmetro. Ao diagnóstico, eram dignos de nota:

- PRL = 8.200 ng/mℓ (VR: até 20)
- Testosterona = 37 ng/dℓ (VR: 240 a 816)
- LH = 0,91 UI/ℓ (VR: até 9); FSH = 1,3 UI/ℓ (VR: até 10)
- T_4 livre e IGF-1 = normais.

Foi iniciado tratamento com cabergolina, na dose de 0,5 mg 2 vezes/semana, visando à dose de 2 mg/semana. Após 1 ano de tratamento, o paciente retorna com sua genitora ao endocrinologista trazendo resultados de exames, entre os quais destacavam-se:

- PRL = 22 ng/mℓ (VR: até 20)
- Testosterona = 340 ng/dℓ (VR: 240 a 816)
- LH = 2,5 UI/ℓ (VR: até 9)
- T_4 livre e IGF-1 = normais.

Nessa ocasião, o paciente vinha tomando 3 mg/semana de CAB.

Durante a consulta, a genitora relatou que vem notando algumas alterações de comportamento de seu filho há alguns meses, como hipersexualidade e promiscuidade, mas atribuiu isso à normalização dos hormônios que antes eram "alterados".

Com relação a este caso, é correto afirmar:

a) Pacientes do sexo masculino com hipogonadismo muitas vezes têm exacerbação patológica do comportamento sexual após normalização da testosterona.
b) Agonistas dopaminérgicos (DAs) podem estar relacionados a transtorno de controle de impulsos, particularmente em adolescentes do sexo masculino.
c) A apresentação de hipersexualidade é extremamente rara em associação com uso de DAs, sendo mais frequentes transtornos de compulsão alimentar.
d) Há forte associação do uso de DAs utilizados para tratamento da doença de Parkinson, mas não há relatos dessa associação em pacientes com prolactinomas.
e) Ocorre com a cabergolina, mas não com a bromocriptina.

COMENTÁRIOS

A terapia com agonistas dopaminérgicos (DAs), incluindo cabergolina, bromocriptina e quinagolida, pode causar transtornos do controle de impulsos (TCI) em pacientes com hiperprolactinemia/prolactinomas ou doença de Parkinson. Entre os primeiros, vários fatores de risco para TCIs têm sido propostos, incluindo idade mais jovem, sexo masculino, tabagismo, uso de álcool e histórico de depressão. Entre os TCIs incluem-se jogo patológico, compras compulsivas, hipersexualidade, promiscuidade, bulimia e *punding* (realização de tarefas repetitivas, sem um objetivo específico), entre outros. Essas manifestações podem levar a danos substanciais aos pacientes e seus familiares, se não forem diagnosticadas e tratadas.

O diagnóstico de TCI em pacientes hiperprolactinêmicos tratados com DA requer um alto índice de suspeita e uma abordagem sistemática, usando questionários de triagem disponíveis. No entanto, deve-se notar que os instrumentos de teste disponíveis, incluindo questionários e tarefas computadorizadas, não foram validados especificamente em pacientes hiperprolactinêmicos. Nos pacientes hiperprolactinêmicos que desenvolvam TCIs, deve-se suspender a terapia com o DA ou, no mínimo, reduzir a dose da medicação, além de encaminhar para consulta psiquiátrica.

No estudo de Beccuti et al. (2021), em comparação com o grupo não exposto a DA, uma prevalência maior de pacientes expostos a DAs apresentou resultado positivo para sintomas de qualquer TCI ou comportamento relacionado (52% *versus* 31%, p < 0,01), qualquer TCI (46% *versus* 24%, p < 0,01), qualquer comportamento relacionado (31% *versus* 17%, p < 0,05), comportamento sexual compulsivo (27% *versus* 14%, p < 0,04) e *punding* (20% *versus* 7%, p < 0,02). Na análise univariada, o tratamento com DA associou-se a um risco duas a três vezes maior de qualquer TCI ou comportamento relacionado.

Resposta: B

Referências: 29, 49 e 50

São indicações para cirurgia em prolactinomas, exceto:

a) Fístula liquórica durante o tratamento com cabergolina (CAB).
b) Apoplexia tumoral grave.
c) Tumores resistentes aos agonistas dopaminérgicos.
d) Como tratamento de escolha para prolactinomas gigantes com compressão do quiasma óptico.

COMENTÁRIOS

O tratamento de escolha para prolactinomas gigantes é a cabergolina, mesmo que haja compressão quiasmática e manifestações visuais. A cirurgia está particularmente indicada nas seguintes situações: (1) complicações tumorais (p. ex., apoplexia grave e fístula liquórica); (2) grave intolerância à CAB; (3) resistência à CAB (quando as opções não cirúrgicas falharem); (4) prolactinomas gigantes com compressão quiasmáticas não responsivos à CAB.

Capítulo 1 • Neuroendocrinologia **37**

✅ Resposta: D

➕ Referências: 29, 30, 44 e 45

CASO #26

Mulher, 28 anos, foi encaminhada ao endocrinologista com queixas de amenorreia há 2 meses. Traz exames nos quais eram dignos de nota:

- β-hCG, negativo
- PRL = 154 e 163 ng/mℓ.

A paciente nega o uso de qualquer medicação. Ela reside a 500 km de Recife, no interior de Pernambuco.

▶ **Escolha a alternativa mais <u>correta</u> sobre o(s) exame(s) que deve(m) ser solicitado(s) a seguir:**

a) TSH e T_4 livre.
b) Pesquisa de macroprolactina; TSH e T_4 livre.
c) Pesquisa de macroprolactina; TSH e T_4 livre; creatinina.
d) Pesquisa de macroprolactina; TSH e T_4 livre; creatinina; RM de sela túrcica.

COMENTÁRIOS

Em mulheres com hiperprolactinemia e valores de PRL < 500 ng/mℓ, devem-se inicialmente excluir causas fisiológicas (p. ex., gravidez) e uso de medicações. A seguir, deve-se descartar macroprolactinemia e doenças sistêmicas (p. ex., hipotireoidismo primário e insuficiência renal). A RM de sela túrcica deverá sempre ser a última opção de exame. Lembrar que em pelo menos 10% da população adulta que se submeter a uma RM de encéfalo na investigação de queixas como cefaleia, tonturas etc., será evidenciado um incidentaloma hipofisário, representado, na maioria das vezes, por um microadenoma não funcionante.

✅ Resposta: C

➕ Referências: 28 e 29

CASO #27

Em exame de "rotina" solicitado por uma ginecologista, foi detectada PRL de 720 ng/mℓ (VR: até 30) em uma jovem de 18 anos que fazia uso de contraceptivo oral contendo 30 de etinilestradiol e domperidona (há 3 meses) para o tratamento de refluxo gastresofágico. Na repetição do exame, PRL de 712 ng/mℓ. A RM de sela túrcica mostrou um microadenoma hipofisário (5 mm). Ao **exame físico**, havia discreta galactorreia à expressão mamilar.

▶ **Qual seria a melhor conduta para este caso?**

a) Pesquisar macroprolactinemia.
b) Iniciar cabergolina.
c) Suspender domperidona e repetir dosagem de PRL.
d) Cirurgia transesfenoidal.

> **COMENTÁRIOS**
>
> Hiperprolactinemia farmacológica (HF) representa a causa mais frequente de hiperprolactinemia não fisiológica. Habitualmente, cursa com aumentos leves nos níveis de PRL (30 a 100 ng/mℓ), embora exista uma alta possibilidade de variação. Entre 180 casos descritos no estudo multicêntrico brasileiro sobre hiperprolactinemia, os níveis de PRL variaram de 28 a 380 ng/mℓ (< 100 ng/mℓ em 64%; ≥ 250 ng/mℓ em 5%). Níveis de PRL ≥ 250 ng/mℓ foram mais frequentemente relatados com antipsicóticos clássicos e risperidona, alcançando, em diferentes séries, valores tão altos quanto 380 ng/mℓ.
>
> Na paciente em tema, a PRL foi repetida 20 dias após a suspensão da domperidona e o valor obtido foi de 18 ng/mℓ! Esse achado mostra que, em casos de HF, excepcionalmente valores típicos dos macroprolactinomas podem ser vistos.

✅ **Resposta:** C

➕ **Referências:** 28, 29, 51 e 52

CASO #28

Mulher, 37 anos, procurou a ginecologista com queixas de astenia, galactorreia e metrorragia. Foram solicitadas duas dosagens de PRL (109 e 118 ng/mℓ [VR: até 30]) e, subsequentemente, a RM de sela túrcica que mostrou aumento do volume hipofisário (Figura 1.14). A paciente foi

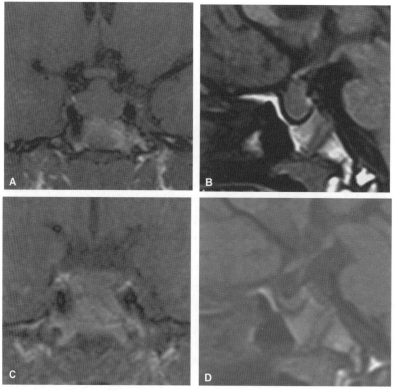

FIGURA 1.14 RM em imagens em T1 (**A**, coronal; **B**, sagital) mostra hipófise difusamente aumentada, com invasão da cisterna suprasselar, quase tocando o quiasma óptico. Seis meses após a normalização da função tireoidiana, a hiperplasia hipofisária havia regredido completamente e a glândula mostrava-se normal (**C**, coronal; **D**, sagital).

medicada com cabergolina (1,5 mg/semana), o que resultou em normalização da PRL (29 ng/mℓ), mas persistiram a astenia e a metrorragia. A RM foi repetida após 4 meses e mostrou-se inalterada. A paciente faz uso de bupropiona.

▶ Qual seria a melhor conduta para este caso?

a) Pesquisar macroprolactinemia.
b) Aumentar a dose da cabergolina para 2,5 mg/semana.
c) Dosar TSH e T_4 livre.
d) Cirurgia transesfenoidal.
e) Repetir a dosagem da PRL e 5 dias após a suspensão da bupropiona.

COMENTÁRIOS

A RM mostra aumento difuso do volume hipofisário, imagem característica da hiperplasia hipofisária. Esta última pode ser fisiológica (p. ex., vista na puberdade e na gravidez) ou patológica (p. ex., hipotireoidismo primário [HP], doença de Addison, hipogonadismo primário etc.). Hiperprolactinemia ocorre em até 40% dos pacientes com HP. Elevação do TRH e diminuição do tônus dopaminérgico são as causas da hiperprolactinemia. Metrorragia é o distúrbio menstrual mais frequente no HP.

A avaliação da função tireoidiana (FT) confirmou o HP, decorrente de tireoidite de Hashimoto: TSH = 55 mUI/ℓ (VR: 0,45 a 4,5); T_4 livre= 0,46 ng/dℓ (VR: 0,7 a 1,8); anti-TPO = 430 UI/mℓ (VR: < 35). Levotiroxina foi iniciada na dose de 100 µg/dia, o que resultou em normalização da FT e da PRL. A RM foi repetida após 4 meses, com normalização do volume hipofisário (ver Figura 1.14C e D).

Hipotireoidismo primário deve ser descartado em todo caso de hiperprolactinemia patológica. Nos casos não tratados de longa duração, uma imagem pseudotumoral hipofisária pode surgir, como na paciente em questão. Os níveis de PRL geralmente ficam abaixo de 100 ng/mℓ, mas valores de até 280 ng/mℓ já foram relatados.

✅ **Resposta: C**

➕ **Referências: 28, 29 e 52**

CASO # 29

Paciente de 22 anos procurou ginecologista devido a amenorreia há 3 meses. Negava o uso de qualquer medicação ou droga ilícita. Os exames solicitados mostraram:

- PRL = 160 ng/mℓ (VR: 1,9 a 29,2)
- TSH e T_4 livre = normais
- Pesquisa de macroprolactina, negativa.

A RM revelou adenoma hipofisário com 2,5 cm em seu maior diâmetro (Figura 1.15). A paciente foi medicada com cabergolina (CAB), o que resultou em normalização da prolactina, porém a paciente continuava sem menstruar 3 meses após o início do tratamento, a despeito do uso de CAB na dose 3 mg/semana. Repetiu-se a RM de sela túrcica que se mostrou sem alteração em relação ao exame inicial.

A paciente foi encaminhada ao endocrinologista com a suspeita de prolactinoma resistente à CAB. No **exame físico**, não havia galactorreia, nem qualquer estigma de acromegalia, doença de Cushing ou hipertireoidismo.

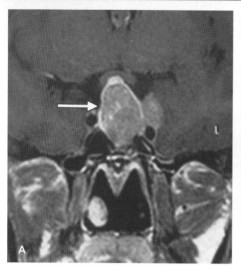
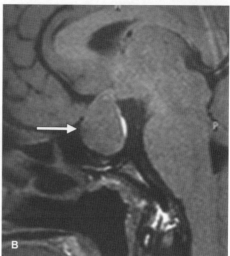

FIGURA 1.15 RM de sela túrcica, nos planos coronal (**A**) e sagital (**B**), mostra adenoma hipofisário que mede 2,5 cm em seu maior diâmetro e comprime o quiasma óptico (*setas*).

▶ Qual seria a melhor conduta para este caso?

a) Aumentar a dose da CAB para 4 mg/semana.
b) Trocar CAB por bromocriptina.
c) Dosar GH e IGF-1.
d) Encaminhar a paciente à cirurgia transesfenoidal.

COMENTÁRIOS

Diante de pacientes que apresentam aumento moderado da PRL (entre 100 e 250 ng/mℓ) e um macroadenoma hipofisário, prolactinomas são a principal hipótese diagnóstica, porém não se pode descartar a possibilidade de um "pseudoprolactinoma", ou seja, tumores que elevam a PRL por compressão da haste hipofisária. Nesse contexto, incluem-se os adenomas clinicamente não funcionantes (causa mais frequente), bem como aqueles que secretam GH, ACTH ou TSH. A compressão da haste dificulta ou impede a chegada da dopamina hipotalâmica para inibir a secreção da PRL, daí a hiperprolactinemia.

Os pacientes com acromegalia geralmente apresentam traços fisionômicos muito característicos, além de crescimento de mãos e pés. Contudo, alguns pacientes podem não ter qualquer estigma de acromegalia. Nessa doença, um terço dos casos tem hiperprolactinemia, seja por cossecreção de PRL, seja, mais frequentemente, por compressão da haste. Assim, é recomendada a dosagem do IGF-1 em todo paciente com um adenoma hipofisário, haja ou não estigmas de acromegalia. Na paciente em questão, dosou-se o IGF-1 em duas ocasiões, cujos níveis estavam entre 2 e 2,5 vezes o limite superior da normalidade para a idade, achado suficiente para confirmação de acromegalia em uma mulher adulta que não esteja grávida. Aumento fisiológico do IGF-1 é observado na adolescência e durante a gestação.

✓ **Resposta: C**
⊕ **Referências:** 27 a 29, 53

CASO #30

Mulher de 31 anos foi diagnosticada como tendo acromegalia em setembro de 2017 (adenoma de 2,2 cm; GH = 4,6 ng/mℓ; IGF-1 = 730 ng/mℓ [VR: 124 a 309]). Seis meses após a cirurgia, a paciente referia melhora de sintomas como astenia, hiperidrose e dores articulares, além de retorno da menstruação.

Os **exames laboratoriais** mais recentes mostraram:

- Glicemia = 97 mg/dℓ
- Creatinina = 0,9 mg/dℓ
- T$_4$ livre = 0,82 µg/dℓ (VR: 0,7 a 1,8)
- Cortisol = 13,2 µg/dℓ (VR: 5 a 25)
- GH basal = 1,27 ng/mℓ
- Nadir do GH no TOTG = 0,82 ng/mℓ; IGF-1 = 433 ng/mℓ
- Estradiol e PRL = normais.

A ressonância magnética (RM) mostrou massa intrasselar de 1,3 cm que invadia o seio cavernoso esquerdo (Figura 1.16).

▶ Sobre este caso, opine sobre os itens a seguir:

I. A paciente não está curada e a radiocirurgia deve ser logo considerada.
II. Deve-se iniciar o tratamento com octreotida LAR ou lanreotida autogel.
III. Pegvisomanto seria uma opção terapêutica segura e eficaz.
IV. Deve-se submeter a paciente à nova cirurgia se o IGF-1 permanecer elevado.

   a) Apenas o item II está correto.
   b) Apenas os itens II e III estão corretos.
   c) Somente o item IV está incorreto.
   d) Somente o item I está correto.

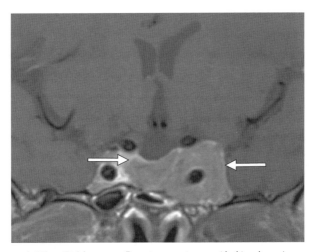

FIGURA 1.16 Imagem da RM em T1 (plano coronal) mostra que o tumor residual invade o seio cavernoso esquerdo e envolve completamente a artéria carótida interna esquerda (Knosp 4).

COMENTÁRIOS

Os exames hormonais e a RM, realizados 6 meses após a cirurgia, sugerem que a paciente não está curada. De fato, o GH não suprimiu para valor < 0,4 ng/mℓ no TOTG e o IGF-1 está 1,4 vez acima do limite superior da normalidade (LSN). Além disso, existe resíduo tumoral que invade o seio cavernoso esquerdo. Tumor nessa localização raramente é curável; portanto, uma nova cirurgia, nesse momento, não estaria indicada. A radiocirurgia, que pode ser tratamento eficaz para a acromegalia, leva a hipopituitarismo frequente e a paciente é jovem e com função hipofisária normal. Assim, os riscos do procedimento parecem ser desproporcionais aos riscos da doença nesse momento.

A terapia medicamentosa desponta, pois, como a melhor opção terapêutica no momento. Nesse contexto, os análogos da somatostatina (SSA) são os mais eficazes, visto que propiciam normalização do IGF-1 em cerca de 40% dos casos. Adicionalmente, podem reduzir o volume tumoral. Uma alternativa aos SSA seria a cabergolina, porém sua eficácia é maior em casos de cossecreção tumoral de PRL e em pacientes com elevação IGF-1 até duas vezes o LSN. Nessa situação, CAB propicia normalização do IGF-1 em até 1/3 dos pacientes tratados. A terceira opção seria o pegvisomanto, antagonista do receptor do GH. Trata-se do fármaco mais eficaz em normalizar o IGF-1 (70 a 97%). Seus principais inconvenientes são o custo excessivo, a necessidade de injeções subcutâneas diárias e a incapacidade em reduzir o volume do tumor, que eventualmente pode aumentar após a retirada dos SSA. Sua maior utilidade seria o uso associado a um dos SSA.

✅ **Resposta:** B

➕ **Referências:** 26, 43 e 54

CASO #31

Homem de 34 anos, com o diagnóstico de acromegalia, foi submetido à adenomectomia transesfenoidal, por um cirurgião sem grande experiência com esse procedimento. Como a normalização hormonal não foi conseguida, o paciente foi medicado com octreotida LAR (30 mg, a cada 28 dias). Dois anos após a cirurgia, ele permanece com níveis elevados de IGF-1, embora tenha havido uma redução > 60% em relação ao início do tratamento. Os últimos **exames hormonais** mostravam:

- IGF-1 = 550 ng/mℓ (VR: 124 a 309)
- GH = 1,6 μg/(VR: 0,02 a 1,23)
- PRL = 25,3 ng/mℓ (VR: até 18)
- Função tireoidiana = normal.

Pela RM, observa-se resíduo tumoral intrasselar (1,6 × 0,6 cm), sem invasão dos seios cavernosos.

▶ **Qual a conduta <u>menos</u> apropriada para este caso?**

a) Aumentar a dose da octreotida LAR para 40 mg a cada 28 dias.
b) Adicionar cabergolina.
c) Trocar octreotida LAR por lanreotida autogel.
d) Nova cirurgia transesfenoidal.
e) Radioterapia esterotáxica.

COMENTÁRIOS

Análogos da somatostatina (SSA) são os fármacos mais eficazes no tratamento da acromegalia, propiciando normalização do IGF-1 em cerca de 40% dos casos e redução tumoral > 20% em aproximadamente 70% dos pacientes tratados. No Brasil, atualmente, são comercializados compostos de primeira geração – octreotida LAR (OCT-LAR) e lanreotida autogel (LAN-ATG) – e segunda geração (pasireotida [PAS]).

Em mãos de cirurgiões experientes, a taxa de "cura" da acromegalia fica em torno de 50%. Uma segunda cirurgia pode ser tentada, sobretudo quando o primeiro procedimento tiver sido realizado por um profissional menos qualificado e o tumor residual for passivo de ser retirado, pelo menos parcialmente. Existem evidências de que a remoção adicional da massa tumoral, mesmo que não curativa, poderia melhorar a resposta aos SSA.

O paciente mostrou-se parcialmente resistente à OCT-LAR (redução sem normalização do IGF-1), na dose de 30 mg a cada 28 dias. Embora na literatura existam relatos de melhor resposta, nesses casos, à dose de 40 mg, esta não tem sido a experiência de muitos *experts*. Alternativamente, poderia trocar OCT-LAR pelo LAN-ATG (120 mg a cada 28 dias), porém ambos têm maior afinidade pelo subtipo 2 do receptor da somatostatina (SSTR2). Ainda que não haja estudos controlados que apoiem essa abordagem, existem relatos isolados de pacientes que se beneficiaram de uma das medicações, mas não da outra.

Sabe-se que a dopamina é capaz de inibir a secreção de GH no somatotrofo tumoral, ao contrário do que ocorre com as células normais produtoras de GH. Dessa forma, agonistas dopaminérgicos, principalmente a cabergolina (CAB), podem ser úteis no controle da secreção de GH/IGF-1. Em metanálise da literatura, a normalização do IGF-1 foi obtida em 34% e níveis séricos de GH < 2,5 $\mu g/\ell$ em 48% dos pacientes com a monoterapia adjuvante com CAB. A redução do IGF-1 correlacionou-se positivamente com a dose de CAB, a duração de tratamento e a hiperprolactinemia, e negativamente com os níveis basais de IGF-1. Adicionalmente, existem claras evidências de que a adição da CAB ao tratamento de pacientes parcialmente resistentes aos SSA pode potencializar a resposta terapêutica, independentemente da cossecreção ou coexpressão de prolactina pelo tumor somatotrófico. De fato, a adição da CAB (na dose de 1 a 3,5 mg/sem) à OCT-LAR ou à LAN-ATG proporcionou normalização do IGF-I em 37 a 56% dos pacientes. As melhores respostas foram vistas em pacientes com níveis de IGF-I leve a moderadamente elevados (até 2,2 vezes o limite superior da normalidade).

Outro fármaco para tratar a acromegalia é o pegvisomanto, antagonista do receptor do GH e medicação mais eficaz em induzir normalização do IGF-1. Pode ser usada em monoterapia, mas a tendência maior atualmente é empregá-la em associação com OCT-LAR, LAN ou mesmo CAB. Seu principal inconveniente é o custo excessivo e a ausência de efeito redutor sobre o volume tumoral.

Finalmente, na falha das opções terapêuticas anteriormente mencionadas, poderia ser utilizada a radioterapia (RxT), preferentemente estereotáxica, em aplicação única (radiocirurgia) ou sessões múltiplas (conformacional). Os efeitos colaterais da RxTE, embora potencialmente sejam menos intensos do que na RxT convencional, ainda não estão claramente definidos. No entanto, hipopituitarismo parece ser igualmente frequente após as duas modalidades de RxT.

Assim, mesmo que várias opções terapêuticas estejam disponíveis para esse paciente, a menos apropriada inicialmente seria a RxT, levando-se em conta que se trata de um paciente jovem, sem hipopituitarismo. Optou-se por uma nova cirurgia que tampouco foi curativa. Decidiu-se, então, em seguida, pela combinação de LAN-ATG (120 mg) e cabergolina (2 mg/semana).

✅ **Resposta:** E

➕ **Referências:** 26, 27, 54 a 56

Ainda com relação ao CASO #31, o tratamento combinado de LAN-ATG (120 mg) e CAB (3 mg/semana) por 6 meses reduziu, mas não normalizou o IGF-1 (361 ng/mℓ [VR: 106 a 277]).

▌ **Qual a conduta mais apropriada para este caso?**

a) Trocar cabergolina por pegvisomanto.
b) Adicionar citrato do clomifeno.
c) Trocar LAN-ATG por pasireotida.
d) Há mais de uma alternativa correta.

COMENTÁRIOS

O pegvisomanto (PEG-V) é um antagonista do receptor de GH que atua impedindo a ligação do GH a seu receptor, reduzindo, assim, a produção hepática de IGF-1. Os estudos clínicos iniciais com PEG-V em monoterapia mostravam eficácia de até 97% na normalização do IGF-1, quando se utilizou a dose de 40 mg/dia. Entretanto, a análise mais recente dos dados do Acrostudy, um banco de dados observacional internacional, mostrou normalização do IGF-1 em um percentual menor (73% de um total de 2.090 pacientes) na dose de 10 a 30 mg/dia. Uma das possíveis explicações foi a falha em escalonar corretamente a dose da medicação. Outra hipótese aventada foi a baixa adesão dos pacientes ao tratamento em relação àqueles que participam dos ensaios clínicos controlados.

O PEG-V pode ser utilizado também em combinação com SSA de 1ª geração (OCT-LAR ou LAN-ATG), com eficácia superior a 95% em alguns estudos. Recentemente, foi publicado o estudo multicêntrico brasileiro, envolvendo 109 pacientes de 10 centros de referência, no qual foram avaliadas a eficácia e a segurança do PEG-V em monoterapia e em terapia combinada com CAB ou SSA de 1ª geração. Normalização do IGF-1 foi obtida em 80 pacientes (74%), 11 de 12 (92%) em monoterapia e 69 de 97 (71%) em terapia combinada. Os grandes empecilhos ao uso do PEG-V são seu custo muito elevado e o fato de ele não ser fornecido pelo Ministério da Saúde brasileiro.

Pasireotida é um SSA de 2ª geração, com potencial de ligação a todos os SSTR, com exceção do SSTR4. Em comparação à octreotida, ela se liga aos SSTR1, SSTR3 e SSTR5 com afinidades 30, 5 e 40 vezes maior, respectivamente. Já a afinidade pelo SSTR2 é duas vezes menor. Em dois estudos prospectivos, a pasireotide LP (Signifor® LP) mostrou-se superior à OCT-LAR na normalização do IGF-1. Em um estudo posterior multicêntrico de vida real, o uso de pasireotida LP normalizou o IGF-1 em 54% dos pacientes resistentes aos SSA de 1ª geração. Contudo, em 63% houve deterioração do controle glicêmico. Pasireotida causa hiperglicemia por inibir a secreção de insulina e GLP-1. Ademais, tem custo muito elevado e não é fornecido pelo Ministério da Saúde brasileiro. Assim, seu uso deve ser reservado para pacientes não respondedores aos SSA de 1ª geração nos quais haja preocupação com a massa tumoral.

O citrato de clomifeno (CC) é um modulador seletivo do receptor de estrogênio (SERM) utilizado no tratamento da infertilidade e do hipogonadismo hipogonadotrófico funcional. O estrogênio e os SERM podem bloquear a síntese hepática de IGF-1, daí o potencial papel do CC no manejo da acromegalia em homens. Em um estudo prospectivo, o uso do CC possibilitou normalização do IGF-1 em 7 de 16 (44%) homens com acromegalia não controlados com o uso de octreotida LAR (em monoterapia ou combinado com a cabergolina). Uma grande vantagem do CC é seu baixo custo.

O paciente foi tratado com a adição do CC (50 mg/dia), o que resultou em normalização do IGF-1 após 3 meses de tratamento.

✔ Resposta: D

⊕ Referências: 26, 27, 54 a 61

CASO #32[1]

Um homem de 21 anos com hipercortisolismo persistente foi submetido a adrenalectomia bilateral total (ABT). Dois anos antes, ele se submetera a cirurgia transesfenoidal, na qual foi removido um adenoma de 3 mm. A imuno-histoquímica foi positiva para ACTH. A RM inicial da sela túrcica estava normal. Após a cirurgia, houve melhora clínica e hormonal temporária, seguida de retorno das manifestações de hipercortisolismo e aumento do ACTH. Optou-se, então, pelo uso do cetoconazol (600 mg/dia), que propiciou melhora clínica e normalização do cortisol livre urinário durante 6 meses, quando ocorreu escape do tratamento. A medicação foi suspensa e o paciente encaminhado à ABT, depois da qual iniciou-se acetato de cortisona e, 2 meses após, realizou-se radioterapia hipofisária (5.000 rad, em 25 sessões de 200 rad, durante o período de 1 mês). A RM hipofisária realizada 6 meses após a RxT estava normal. Os parâmetros clínicos e hormonais permaneceram estáveis nos primeiros 12 meses após a RxT. Contudo, após esse

---

[1]Este caso foi publicado e o artigo está disponível no PubMed (Pivonello R et al. J Endocrinol Invest. 1999;22:860-5).

período, o paciente evoluiu com hiperpigmentação da pele e a **investigação bioquímica** documentou aumento dos níveis plasmáticos de ACTH (376 ng/ℓ; VR: até 46), com perda do ritmo circadiano, enquanto os valores de cortisol urinário se mantinham dentro da faixa normal. Uma nova RM revelou um microadenoma (5 mm) no lado direito hipofisário.

▶ **Qual o diagnóstico mais provável?**

a) Síndrome de Nelson.
b) Recidiva da doença de Cushing.
c) Tumor ectópico secretor de ACTH.
d) Tumor ectópico secretor de CRH.

COMENTÁRIOS

Com base nos achados clínicos, bioquímicos e radiológicos, o paciente foi diagnosticado como se tivesse a síndrome de Nelson (SN), 15 meses após a radioterapia (RxT). SN é uma complicação potencialmente fatal da adrenalectomia bilateral total (ABT), realizada para o tratamento da doença de Cushing, e sua abordagem permanece difícil. A SN costuma se caracterizar por um quadro de hiperpigmentação cutânea e níveis bastante elevados de ACTH (a despeito da terapia com glicocorticoides), associados a rápida e progressiva expansão do adenoma hipofisário preexistente, o qual pode comprimir o quiasma óptico, invadir o seio cavernoso ou, até mesmo, ocasionalmente, provocar metástases.

A incidência relatada de SN após ABT para tratamento da DC varia de 8 a 43% em adultos e de 25 a 66% em crianças. Essa ampla variação na incidência provavelmente está relacionada a diferenças na definição da SN. Há também uma grande diferença na latência entre a ABT e o diagnóstico da SN, variando de poucos meses a 33 anos. Em geral, a SN surge no período de 3 a 8 anos após a ABT. De acordo com alguns estudos, a RxT hipofisária profilática após ABT pode reduzir em cerca de 50% o risco para SN; contudo, no presente caso, ela não teve um efeito benéfico.

✔ Resposta: A

➕ Referências: 62 e 63

Ainda com relação ao caso anterior, foi proposta ao paciente uma nova cirurgia transesfenoidal, mas ele não se mostrou receptivo à ideia.

▶ **Diante da recusa do paciente, entre as opções terapêuticas a seguir, qual deveria ser prioritariamente empregada?**

a) Octreotida LAR ou lanreotida autogel.
b) Pasireotida LAR.
c) Cabergolina.
d) Temozolomida.

COMENTÁRIOS

Tem havido um grande interesse na farmacoterapia para SN com o objetivo de controlar o ACTH plasmático e o crescimento do tumor. Infelizmente, além de relatos de casos isolados, não existe, até o momento, nenhum medicamento que, de modo consistente, tenha possibilitado alcançar esses fins. Resultados decepcionantes ou variáveis foram descritos com os análogos somatostatínicos (SSA) de primeira geração (octreotida LAR e lanreotida autogel). Estes últimos atuam sobretudo no receptor de somatostatina (SSTR) subtipo 2 (SSTR2), enquanto nos corticotropinomas há um predomínio do subtipo 5 (SSTR5). O SSA multiligante pasireotida, que atua sobre os SSTR1, SSTR2, SSTR3 e SSTR5, tem se mostrado benéfico para cerca de 50% dos casos de doença de Cushing. Recentemente,

Katznelson relatou o primeiro caso em que se usou pasireotida LAR (60 mg a cada 28 dias IM) na SN. Trata-se de uma paciente que se apresentava com dor ocular, paralisia do terceiro nervo craniano e tumor com crescimento suprasselar, a despeito de várias cirurgias e RxT. A terapia com pasireotida LAR resultou em redução do componente suprasselar, diminuição marcante do ACTH (de 42.710 pg/mℓ [VR: 5 a 27] para 4.272 pg/mℓ) e melhora progressiva da hiperpigmentação. No caso relatado por He e Spencer-Segal, o ACTH caiu de 5.935 para 609 pg/mℓ durante a terapia com pasireotida. Daniel et al. (2018) relataram que o uso de pasireotida por até 28 semanas em 7 pacientes resultou em significativa redução do ACTH (média ± DP; 1.823 ± 1.286 versus 829 ± 1.171 pg/mℓ; p < 0,0001). No geral, não houve alteração significativa nos volumes tumorais (1,4 ± 0,9 versus 1,3 ± 1,0; p = 0,86). Hiperglicemia ocorreu em 6 pacientes.

O paciente foi tratado com cabergolina (CAB) na dose inicial de 1 mg/semana. Avaliações seriadas posteriores revelaram diminuição progressiva dos níveis de ACTH (Figura 1.18) e diminuição notável da hiperpigmentação da pele. No entanto, uma vez que os níveis de ACTH não foram normalizados após 6 meses, a dose de CAB foi aumentada para 2 mg/semana. Um ano depois, a hiperpigmentação da pele desapareceu, os níveis de ACTH plasmáticos estavam normais (22 ng/ℓ) (Figura 1.17) (Tabela 1.4) e a RM hipofisária documentou o desaparecimento completo do tumor na hipófise (Figura 1.18). A fim de investigar o potencial efeito direto do tratamento com CAB na remissão da síndrome de Nelson, ela foi retirada. Três meses mais tarde, os níveis de ACTH no plasma elevaram-se (Figura 1.18) e o tratamento foi reiniciado, aumentando gradualmente a dose de 2 mg/semana. No último acompanhamento, as concentrações de ACTH plasma estavam normais (Figura 1.18). Nenhum efeito colateral ocorreu durante o tratamento com CAB.

TABELA 1.4 Níveis de ACTH plasmático, cortisol sérico e cortisol livre urinário durante o seguimento.

	Ao diagnóstico	Antes da CAB	Após 6 meses de CAB	Após 12 meses de CAB	Após 18 meses de CAB	3 meses após a retirada da CAB	3 meses após o reinício da CAB
ACTH plasmático às 8 h (pg/mℓ)	376	365	113	22	10	119	40,4
UFC (μg/24 h)	130*	295**	85*	60*	87*	105*	88*
Cortisol sérico às 8 h (μg/dℓ)	20,5*	118,5**	56*	44,2*	67*	89*	72,2*

ACTH: hormônio adrenocorticotrófico; CAB: cabergolina. *Terapia de reposição com 62,5 mg/dia de acetato de cortisona. **Terapia de reposição com 87,5 mg/dia de acetato de cortisona.

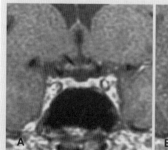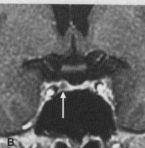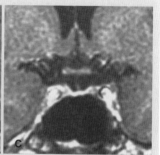

FIGURA 1.17 RM hipofisária ao diagnóstico da doença de Cushing (A), ao diagnóstico da síndrome de Nelson (B) e após 12 meses de tratamento com cabergolina (C).

Resultados similares foram mais recentemente relatados por dois grupos (Casulari et al., 2004; Shraga-Slutzky et al., 2006) em pacientes com SN não responsivos à bromocriptina (BCR), na dose de 1 a 1,5 mg/semana. A CAB mostrou-se também eficaz no tratamento a longo prazo de 25 a 40% dos pacientes com doença de Cushing persistente ou recorrente.

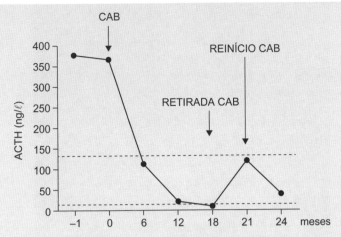

FIGURA 1.18 Níveis de ACTH pela manhã no momento do diagnóstico da síndrome de Nelson (−1), antes de iniciar o tratamento com CAB (0), depois de 6 meses com CAB (6), depois de 12 meses com CAB (12), depois de 18 meses com CAB (18), 3 meses após a retirada da CAB (21) e 3 meses após o reinício da CAB (24). As *linhas tracejadas* limitam a faixa normal.

Finalmente, a temozolomida poderia ser considerada em casos de SN não responsivos a outras modalidades terapêuticas. Trata-se de um agente alquilante que tem se mostrado efetivo em tumores hipofisários agressivos e, ocasionalmente, em alguns casos de SN. Moyes et al. (2009) relataram que o uso dessa medicação em um homem de 64 anos com SN resultou em significante redução tumoral e diminuição do ACTH de 11.200 pg/mℓ para 1.760 pg/mℓ.

Considerando ter baixo custo, ser administrada por via oral e apresentar potencial boa eficácia e segurança, a cabergolina deve, *a priori*, ser o fármaco de escolha no manejo da SN.

- Resposta: C
- Referências: 64 a 69

CASO #33

Mulher de 30 anos, nulípara e recém-casada, foi submetida, por um cirurgião experiente, à cirurgia transesfenoidal (CTE) para a retirada de um adenoma clinicamente não funcionante (ACNF), que media 2,2 × 1,6 × 0,9 cm. A imuno-histoquímica foi positiva para LH e FSH, com Ki-67 de 2%. Cinco meses após a CTE, uma nova ressonância magnética (RM) mostrou massa intrasselar de 1,3 cm em seu maior diâmetro, a qual invadia o seio cavernoso à esquerda e envolvia a artéria carótida interna (Knosp 4) (Figura 1.19). A paciente tem menstruado normalmente.

Os **exames laboratoriais** mostram:

- Glicemia = 86 mg/dℓ
- Creatinina = 0,9 mg/dℓ
- Sódio = 138 mEq/ℓ (VR: 135 a 145)
- T_4 livre = 0,82 μg/dℓ (VR: 0,7 a 1,8)
- Cortisol = 12,5 μg/dℓ (VR: 5 a 25)
- IGF-1 = 182 (VR: 94 a 252)
- LH = 1,2 U/ℓ
- FSH = 1,1 U/ℓ
- Estradiol = 28 pg/mℓ.

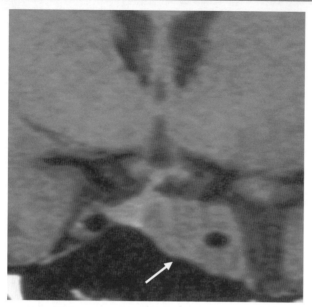

FIGURA 1.19 RM, corte coronal em T1, 6 meses após a cirurgia transesfenoidal: massa intrasselar residual (1,3 cm em seu maior diâmetro), a qual invade o seio cavernoso esquerdo (Knosp 4) (*seta*).

▶ Sobre a conduta ideal para este caso, opine sobre os itens a seguir:

I. A paciente deve ser encaminhada à cirurgia.
II. Radioterapia estereotáxica (RxTE) deve ser fortemente considerada.
III. Deve-se, de imediato, iniciar cabergolina com o intuito de prevenir crescimento do remanescente tumoral.
IV. Deve-se seguir a paciente com RM periódicas (p. ex., a cada 6 a 12 meses).
V. Deve-se considerar RxTE ou o uso de cabergolina, caso ocorra crescimento do remanescente tumoral durante o seguimento.
   a) Existe apenas um item incorreto.
   b) Apenas o item III está correto.
   c) Apenas os itens II e III estão corretos.
   d) Somente os itens IV e V estão corretos.

COMENTÁRIOS

A imagem mostra que não há compressão de quiasma e que o tumor invade o seio cavernoso esquerdo; portanto, sem chance de cura cirúrgica. A RxTE, ainda que efetiva em prevenir crescimento tumoral, apresenta risco importante de hipopituitarismo; nesse caso, como a função hipofisária está normal e a paciente é muito jovem e pretende procriar, tal abordagem seria indesejável. Embora não haja correlação bem estabelecida entre a imuno-histoquímica e o comportamento do tumor, a presença de Ki-67 > 3% ou positividade para ACTH, por exemplo, poderiam sugerir uma conduta mais agressiva, por exemplo, indicar RxTE de imediato.

A terapia com agonistas dopaminérgicos, sobretudo a cabergolina (CAB), para os ACNF pode resultar em estabilização e redução tumorais. No entanto, o mecanismo de ação ainda é desconhecido. Recentemente, demonstrou-se que a CAB reduz a viabilidade celular em ACNF por inibir a secreção do fator de crescimento do endotélio vascular (VEGF). Entre 50 pacientes com ACNF com remanescente tumoral (RT) após a cirurgia que receberam cabergolina, 24 (48%) apresentaram redução do RT, em 18 (36%) o RT permaneceu estável, enquanto em 8 (16%) aumentou de volume.

> Embora a terapia com CAB pareça promissora no manejo de lesão residual pós-cirúrgica em pacientes com ACNF, seu uso de rotina ainda não pode ser indicado. Vários motivos devem ser considerados: (1) o ACNF residual pode permanecer estável ou mesmo reduzir espontaneamente em percentual significativo dos pacientes; (2) nos estudos foram incluídos pacientes previamente submetidos à radioterapia hipofisária; (3) nem todos os pacientes tinham estudo imuno-histoquímico; assim, alguns deles poderiam ter tumores silenciosos secretores de PRL, GH ou ACTH (mais propensos a responderem à CAB); (4) não é conhecida qual dose de cabergolina deveria ser utilizada, já que não há marcador sérico para ser controlado; (5) não há, ainda, correlação de resultado do tratamento clínico com a presença de receptor para dopamina e a pesquisa de receptor não é realizada de rotina; (6) não está estabelecido, tampouco, qual o tempo de tratamento necessário para avaliação da resposta à cabergolina, já que os ACNF são, habitualmente, de crescimento lento.
>
> Portanto, a melhor conduta para esse caso poderia ser apenas observação, realizando-se RM a cada 6 a 12 meses. Caso aconteça crescimento do tumor, deve ser discutida com a paciente a possibilidade de radioterapia, visto que o tumor no seio cavernoso não seria curado por nova cirurgia. Como alternativa, seria possível tentar a CAB.

✓ **Resposta:** D

⊕ **Referências:** 70 e 71

CASO #34

Um macroprolactinoma intrasselar, com 2,5 × 1,2 cm, foi diagnosticado em uma mulher de 30 anos. O uso de cabergolina (0,5 mg, 2 vezes/semana) por 1 ano resultou em normalização da prolactina, retorno das menstruações e redução de 70% nas dimensões tumorais A paciente não pretende engravidar no momento.

▷ **Diante desses fatos, pode-se afirmar:**

I. O método anticoncepcional ideal para essa paciente seria o DIU ou o uso de preservativos.
II. Anticoncepcionais contendo estrogênio, mesmo em baixas doses, devem ser evitados, devido ao risco de crescimento tumoral.
III. Entre os fármacos anticoncepcionais, aqueles contendo apenas progestógenos seriam a opção.
IV. A paciente deve evitar engravidar em uso de cabergolina.
  a) Todas as afirmativas estão corretas.
  b) Apenas os itens I e III estão corretos.
  c) Apenas o item I está correto.
  d) Somente o item IV está incorreto.

COMENTÁRIOS

O uso de esteroides sexuais por pacientes portadoras de prolactinomas sempre foi visto como potencialmente deletério, uma vez que existem evidências, experimentais e clínicas (gravidez, por exemplo) de que os estrogênios induzem crescimento tumoral e elevação da prolactina. Por isso, a contracepção mecânica sempre foi advogada para pacientes portadoras tanto de micro- como de macroprolactinomas. Com o passar dos anos, a experiência adquirida com prolactinomas durante a gravidez mostrou que, em microprolactinomas, essa situação raramente leva a crescimento tumoral. Dessa forma, o uso de esteroides anticoncepcionais passou a ser liberado para pacientes com microprolactinomas, ainda mais se os níveis de prolactina estiverem controlados. Adicionalmente, existem evidências de que os progestógenos poderiam ter efeito benéfico no controle do tumor e da hiperprolactinemia, tanto em associação com estrogênios quanto em uso isolado.

Como a paciente em questão apresenta um macroprolactinoma, mesmo controlado do ponto de vista hormonal e de massa, a precaução com o uso de anticoncepcionais contendo estrogênios é maior, já que na gestação o risco de crescimento dos macroprolactinomas é relevante. Embora possamos, com acompanhamento rigoroso, indicar anticoncepcionais combinados nessa situação, eles devem, se possível, ser evitados, sendo a contracepção por barreira ou o uso de progestógenos isolados as melhores opções. Finalmente, caso ocorra gravidez em vigência de cabergolina (CAB), isso não deve ser motivo de preocupação. Na literatura, já existe relato de cerca de 1.000 mulheres que engravidaram em uso de cabergolina, sem evidências de efeitos deletérios sobre o feto.

De modo geral, a recomendação é suspender a CAB, uma vez confirmada a gravidez. Caso haja crescimento tumoral sintomático durante a gestação, as diretrizes atuais recomendam iniciar bromocriptina (BCR), considerando o maior número de gestantes tratadas com esse fármaco (cerca de 6.000). Se a BCR se mostrar ineficaz ou mal tolerada, deve-se substituí-la pela CAB (Vilar et al., 2018).

✅ **Resposta:** D

➕ **Referências:** 29 e 72

CASO #35

Mulher de 30 anos retornou ao endocrinologista no segundo mês de gestação em uso de cabergolina (1,5 mg/semana). Há cerca de 3 anos, um macroprolactinoma medindo 1,8 × 1,2 cm fora diagnosticado e a paciente medicada com cabergolina. Esse tratamento resultou em normalização da prolactina (PRL), restauração dos ciclos menstruais normais e redução > 70% no volume tumoral (lesão de 0,6 cm, intrasselar), de acordo com RM realizada 6 meses antes.

▶ **Qual a melhor conduta para este caso?**

a) Suspender a cabergolina (CAB) de imediato e apenas introduzir bromocriptina (BCR) se houver crescimento tumoral.
b) Trocar CAB por BCR e mantê-la durante toda a gestação.
c) Manter a CAB até o fim da gestação.
d) Suspender a CAB e iniciar BCR caso os níveis de PRL aumentem em mais de duas vezes.
e) Não administrar CAB ou BCR durante a amamentação.

COMENTÁRIOS

Nas pacientes com macroprolactinomas cuja gravidez tenha sido induzida apenas com agonistas dopaminérgicos (DAs), ou seja, sem cirurgia ou radioterapia hipofisárias prévias, o risco de crescimento sintomático durante a gestação é de 15,5 a 37%, dependendo da casuística avaliada. Esse risco é significativamente menor quando a duração do tratamento com DA for > 12 meses e ocorrer redução da massa tumoral para dentro dos limites da sela túrcica. Nessa situação, o classicamente recomendado é a suspensão do tratamento uma vez detectada a gravidez. Caso aconteça reexpansão tumoral, reintroduz-se o DA. A maioria dos *experts* tem dado preferência à BCR (pela maior experiência com esse fármaco durante a gestação) porém, muito possivelmente, a CAB é igualmente segura e, indubitavelmente, muito mais bem tolerada e eficaz. É importante salientar que a elevação dos níveis de prolactina ocorre normalmente durante a gestação. Portanto, ela não é um parâmetro fidedigno como preditor de crescimento do prolactinoma, a exemplo do que ocorre em mulheres não grávidas.

Se não houver resposta adequada aos DAs (principalmente quando ocorrer apoplexia hipofisária), cirurgia hipofisária transesfenoidal estaria indicada, de preferência no segundo trimestre da gestação. Uma alternativa seria a antecipação do parto, se possível.

A amamentação não está contraindicada, a não ser em casos de antecipação do parto por complicações decorrentes da expansão tumoral.

✅ **Resposta:** A

➕ **Referências:** 29 e 72

CASO #36

Homem de 64 anos deu entrada na emergência com queixas de tonturas e sonolência progressiva nas últimas 3 semanas. Referiu ainda náuseas ocasionais e dois episódios de vômitos nesse período. Relatou também tosse frequente, a qual atribuiu ao consumo excessivo de cigarros (cerca de dois maços por dia nos últimos 30 anos).

O paciente sabe ter dislipidemia e hipertensão há vários anos, estando em uso de rosuvastatina (10 mg/dia) e losartana (100 mg/dia). Há cerca de 2 anos, foi-lhe prescrita a duloxetina (60 mg/dia) para o tratamento de "ansiedade" (*sic*). Na admissão, os sinais vitais incluíam temperatura de 36,5°C, pressão arterial de 102/62 mmHg, frequência cardíaca de 102 bpm, frequência respiratória de 28/min e saturação de oxigênio de 100% em ar ambiente.

O paciente foi hospitalizado e a **avaliação laboratorial** inicial mostrou:

- Glicemia = 96 mg/dℓ
- Na^+ sérico = 127 mEq/ℓ (VR: 136 a 145)
- Creatinina = 0,8 mg/dℓ (VR: 0,7 a 1,1)
- Hemograma = normal
- TSH, T_4 livre e cortisol = normais
- Na^+ sérico = 129 mEq/ℓ
- Osmolalidade sérica = 270 mOsm/kg (VR: 275 a 295)
- Osmolalidade urinária (amostra de 24 h) = 220 mOsm/kg (VR: 300 a 900).

Foi solicitada TC de tórax que mostrou grande massa na região hilar direita, medindo 11 cm no seu maior diâmetro (Figura 1.20), associada ao derrame pleural à direita. A lesão foi biopsiada e confirmou-se tratar de um carcinoma pulmonar de pequenas células.

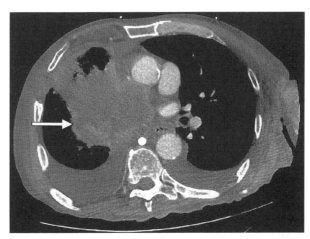

FIGURA 1.20 TC de tórax (visão axial) mostra grande massa hilar direita necrótica medindo 11 cm (*seta*), com derrame pleural direito associado.

▶ Entre as medidas a seguir, qual seria a menos indicada para reduzir a hiponatremia?

a) Tolvaptana.
b) Empagliflozina.
c) Demeclociclina.
d) Trocar a duloxetina pelo escitalopram.

COMENTÁRIOS

Hiponatremia tem várias etiologias, sendo a mais frequente a síndrome da secreção inapropriada de hormônio antidiurético (SIADH). Esta tem sido ultimamente chamada de síndrome da antidiurese inapropriada (SIAD), visto que nem todos os pacientes têm níveis séricos elevados de ADH. A SIADH foi inicialmente descrita em pacientes com carcinoma broncogênico. Posteriormente, foi relatada com outros tipos de neoplasias malignas do pulmão, bem como de outros órgãos. Pode estar também relacionada a doenças pulmonares benignas (pneumonias, asma, tuberculose etc.), distúrbios do sistema nervoso central e várias medicações, bem como ser hereditária ou idiopática.

O tratamento da SIADH consiste inicialmente em atuar sobre o fator causal. Muitas vezes, somente retirar a medicação envolvida já reverte a hiponatremia. Em casos de tumores inoperáveis ou apenas parcialmente ressecáveis, outras medidas serão necessárias, como restrição de líquidos e uso de ureia, demeclociclina ou valptanas orais (p. ex., tolvaptana, mozavaptana, satavaptana e lixivaptana), as quais são antagonistas específicos do receptor V2 da vasopressina. São eficazes, mas têm o inconveniente de serem muito caros e não estão disponíveis no Brasil. Há mais de 4 décadas, em alguns países, a demeclociclina (antibiótico derivado da tetraciclina) tem sido usada para o tratamento da SIADH, porém os dados sobre sua eficácia são limitados. Seu mecanismo de ação é incerto, mas acredita-se que atue causando diabetes insípido nefrogênico. Seus efeitos colaterais incluem náuseas e vômitos, nefrotoxicidade e insuficiência renal. Mais recentemente, foi demonstrado que a empagliflozina, um inibidor do cotransportador de sódio e glicose 2 (SGLT-2), pode também ser útil, já que induz diurese osmótica mediante aumento da excreção renal de glicose.

Em um estudo randomizado e duplo-cego, 87 pacientes hospitalizados com hiponatremia induzida por SIADH e Na^+ plasmático < 130 mmol/ℓ receberam empagliflozina ou placebo durante 4 dias, associado à restrição de líquidos (< 1.000 mℓ/24 h). Os pacientes do grupo empagliflozina tiveram um aumento significativo da concentração mediana de sódio no plasma em comparação àqueles do grupo placebo (10 *versus* 7 mmol/ℓ, respectivamente; p = 0,04). A empagliflozina foi bem tolerada e não causou hipoglicemia ou hipotensão.

Entre as medicações que mais frequentemente causam SIADH estão os inibidores da recaptação da serotonina (p. ex., citalopram, escitalopram etc.) e os inibidores da recaptação da serotonina e norepinefrina (p. ex., duloxetina, venlafaxina etc.). Portanto, a troca da duloxetina pelo escitalopram não traria nenhum benefício no tocante à hiponatremia. A melhor opção seria a bupropiona que não reduz a natremia.

✓ **Resposta:** D

⊕ **Referências:** 73 a 76

CASO #37

Um homem de 47 anos, com diagnóstico prévio de doença metastática e mieloma múltiplo, foi admitido para ressecção de um tumor extra-axial (Figura 1.21) em fossa posterior, associado a diversas lesões líticas no crânio. Após a ressecção parcial do tumor, o paciente recebeu altas doses de glicocorticoides na tentativa de redução de edema cerebral. O laudo anatomopatológico sugeriu plasmocitoma moderadamente diferenciado.

Dez dias após o procedimento, o paciente evoluiu com quadro de confusão mental associado à hiponatremia (Na^+ sérico = 125 mEq/ℓ) hipotônica (osmolalidade sérica calculada = 263 mOsm/kg). Apresentou ainda poliúria importante, inicialmente com diurese de 17 ℓ/24 h, porém sem sinais clínicos de hipovolemia ou desidratação. A análise laboratorial revelou também sódio urinário elevado (> 30 mEq/ℓ), dosagem sérica de ácido úrico reduzida (1 mg/dℓ) e densidade urinária inapropriadamente normal (≥ 1,005) (Tabela 1.5). A função renal manteve-se preservada durante toda a evolução e foram excluídos hipotireoidismo, assim como poliúria secundária a hipercalcemia ou hiperglicemia.

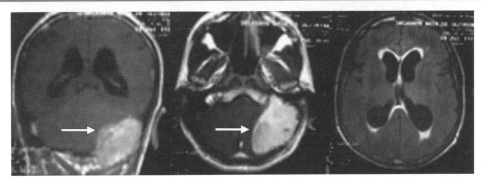

FIGURA 1.21 RM encefálica mostra lesão extra-axial da fossa posterior (*setas*) que comprimia o 4º ventrículo, causando edema transependimário.

TABELA 1.5 Evolução laboratorial.

Data	Diurese (ℓ/24 h)	Na⁺ sérico (mEq/ℓ)	Na⁺ urinário (mEq/ℓ)	Hb (g/dℓ)/Htco (%)/ureia (mg/dℓ)/creatinina (mg/dℓ)	Densidade urinária (mOsm/kg)
24/07	17	125	161	6,3/18,3/35/0,6	1,008
31/07	39	132	267	7,1/21/28/0,32	1,004
04/08	7,2	131	122	8,4/24/27/0,44	1,006
10/08	5	137	73	9,3/28,6/23/0,46	1,009

Hb: hemoglobina; Htco: hematócrito.

▶ **Sobre a melhor conduta do caso em análise, assinale a alternativa correta:**

a) A presença de hipouricemia associada ao achado de Na⁺ urinário > 100 mEq/ℓ permite concluir que se trata da síndrome cerebral perdedora de sal (SCPS).
b) Trata-se de síndrome da antidiurese inapropriada (SIAD); deve ser tratada com restrição hídrica (< 1.000 mℓ/24 h) e diurético de alça.
c) Trata-se de SCPS; deve ser tratada com reposição volêmica, utilizando-se soro fisiológico a 0,9%.
d) A diferenciação diagnóstica entre SCPS e SIAD é extremamente difícil nesse momento e o tratamento precoce com solução salina hipertônica a 3% deve ser instituído, considerando-se o quadro neurológico do paciente.

COMENTÁRIOS

A diferenciação diagnóstica entre SIAD e SCPS em pacientes com hiponatremia em contexto de doença intracraniana é particularmente difícil. Ambas as condições clínicas cursam com hiponatremia (Na⁺ sérico < 135 mEq/ℓ), sódio urinário > 30 mEq/ℓ e, na maior parte dos casos, hipouricemia. A SCPS é conhecida por ser uma condição consideravelmente menos comum e a principal diferença entre as duas entidades é o estado volêmico, o que, não raramente, é difícil de determinar. Alguns autores sugerem que medidas combinadas tradicionalmente usadas para estimativa do líquido extracelular indicam a presença de hipovolemia em muitos casos, enquanto outros defendem que há evidência insuficiente de hipovolemia verdadeira, apesar da natriurese.

No caso descrito anteriormente, o paciente foi inicialmente tratado como SCPS (durante sua internação no CTI) e posteriormente conduzido como SIAD, com resolução do quadro. Na dúvida diagnóstica, tanto a restrição hídrica como a infusão de solução fisiológica isotônica (SF 0,9%) devem ser evitadas pelo risco de piora da hipovolemia em pacientes portadores de SCPS e pela possível exacerbação da hiponatremia em pacientes com SIAD, respectivamente.

Nos casos de SIAD, a infusão de SF 0,9% geralmente não corrige a hiponatremia (podendo até piorar) porque a água infundida é retida, enquanto o sódio infundido é excretado, processo que tem sido chamado "dessalinização". Por outro lado, a restrição hídrica é relativamente contraindicada em pacientes com lesão cerebral devido ao aumento do vasospasmo cerebral. Dada a sua complexidade, a diferenciação diagnóstica é desencorajada por alguns autores que enfatizam a importância do tratamento precoce com solução salina hipertônica a 3% em pacientes com hiponatremia moderada a grave e doença intracraniana.

✅ Resposta: D

➕ Referências: 73 a 75, 77

CASO #38

Homem, 20 anos, com queixa de perda de visão periférica há cerca de 6 meses (hemianopsia bitemporal), sem outras queixas. É acompanhado da mãe que, quando questionada sobre a estatura, relata que ele é desproporcionalmente o maior entre os 3 filhos e os pares durante todo o período escolar. A puberdade iniciou aos 11 anos e ocorreu no tempo adequado. À ectoscopia apresenta voz grave e dedos "salsichoides". No **exame físico**, eram dignos de nota: estatura = 194 cm; peso = 84,2 kg; pressão arterial (PA) = 109 × 73 mmHg; e frequência cardíaca = 96 bpm; mãos aumentadas (Figura 1.22); presença de bócio indolor e fibroelástico, sem detecção de nódulos à palpação da tireoide.

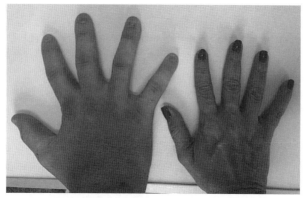

FIGURA 1.22 Mão do paciente (*à esquerda*) comparada à da examinadora (*à direita*).

Os **exames laboratoriais** mostravam:

- TSH = 1,5 mUI/ℓ (VR: 0,4 a 4,4)
- T_4 livre = 0,8 ng/dℓ (VR: 0,7 a 1,8)
- LH = 1,8 UI/ℓ
- FSH = 1,48 UI/ℓ
- Testosterona = 323 ng/dℓ (VR: 188 a 882)
- PRL = 40,6 ng/mℓ (VR: 9 a 29)
- Cortisol às 8 h = 18 µg/dℓ (VR: 5 a 23)
- IGF-1 = 820 ng/mℓ (VR: 117 a 323).

A RM de sela túrcica evidenciou formação sólida expansiva (3,0 × 2,2 × 2,3 cm), de localização selar e suprasselar, com contornos lobulados e realce moderado ao meio de contraste.

Capítulo 1 • Neuroendocrinologia **55**

⟩ **Sobre este caso é <u>incorreto</u> afirmar:**

a) Uma causa genética pode ser identificada em até 50% dos casos semelhantes a este, sendo as mais frequentes as mutações no gene *AIP* ou duplicações no cromossomo Xq26.3.
b) Há uma predominância da síndrome descrita no sexo masculino e ao diagnóstico os pacientes costumam apresentar grandes tumores hipofisários.
c) Apresenta boa resposta ao tratamento farmacológico com análogos da somatostatina, tendo a cirurgia como opção nos casos refratários.
d) É comum a cossecreção de prolactina nesses tumores, podendo ser o hipogonadismo uma das suas manifestações, seja pela hiperprolactinemia, seja por efeito de compressão de massa.

COMENTÁRIOS

O gigantismo é um distúrbio da hipersecreção do hormônio do crescimento (GH) que ocorre antes da fusão da epífise dos ossos longos, sendo caracterizado pela alta estatura. Difere da acromegalia, pois esta acontece após a fusão das epífises, levando ao crescimento das extremidades e fácies característica. Um nível elevado de IGF-1 associado à presença de estigmas da doença e adenoma hipofisário estabelece o diagnóstico, mas, nos casos de dúvida, pode ser solicitado um teste oral de tolerância à glicose (TOTG) com dosagem de GH a cada 30 minutos durante 2 horas.

Nos últimos 10 anos, houve avanços na compreensão do gigantismo hipofisário, incluindo a identificação de causas genéticas em cerca de 50% dos casos, como mutações no gene *AIP* e a síndrome do acrogigantismo ligado ao cromossomo X (X-LAG). Esta última afeta predominantemente o sexo masculino, e nos homens também há um atraso diagnóstico em relação às mulheres, com uma baixa proporção de pacientes do sexo masculino com controle da doença aos 18 anos.

No gigantismo, os somatotropinomas geralmente são grandes (macroadenomas) e podem ser difíceis de curar apenas com cirurgia (26%) ou tratamento farmacológico (4%), sendo comuns as abordagens multimodais, associando cirurgia (terapia de primeira linha), radioterapia e terapia farmacológica com análogos da somatostatina. Como consequência de múltiplas abordagens e radioterapia, frequentemente os pacientes apresentam hipopituitarismo. A hipersecreção de prolactina frequentemente acompanha os níveis excessivos de GH e IGF-1 (34%) em pacientes com gigantismo e é particularmente prevalente em pacientes com síndrome X-LAG (82%).

✔ Resposta: C

⊕ Referências: 78 e 79

CASO #39

Mulher, 25 anos, procurou o ginecologista devido à amenorreia há 4 meses. Negava uso de qualquer medicação e a possibilidade de gravidez. Ao **exame físico**, apenas era digna de nota a presença de galactorreia bilateral discreta à expressão mamilar. Não havia estigmas de acromegalia ou síndrome de Cushing.

A **avaliação laboratorial** mostrou:

- β-hCG, negativo
- PRL = 172 ng/mℓ (VR: até 29)
- Estradiol = 15,2 pg/mℓ
- LH = 2,5 UI/ℓ
- FSH = 2,8 UI/ℓ
- Função tireoidiana, normal.

A RM mostrou adenoma hipofisário que media 2,6 cm em seu maior diâmetro, invadia o seio cavernoso esquerdo e comprimia o quiasma (Figura 1.23).

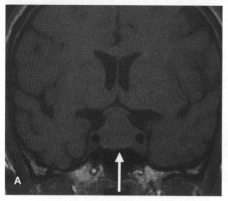 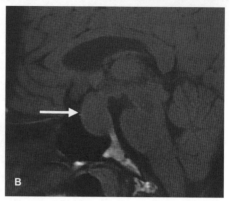

FIGURA 1.23 RM, cortes coronal (**A**) e sagital (**B**) em T1, com contraste. Lesão expansiva selar, com extensão suprasselar (comprimindo o quiasma óptico) e parasselar à esquerda, compatível com macroadenoma hipofisário (2,6 × 1,5 × 1,3 cm).

A paciente foi diagnosticada como se tivera um macroprolactinoma e medicada com cabergolina. A medicação foi usada em doses progressivas até 2 mg/semana, em um período de 3 meses, o que resultou em normalização da PRL e retorno de ciclos menstruais normais. Contudo, não houve alteração nas dimensões tumorais.

▶ **Diante desses fatos, pode-se afirmar:**

I. Deve-se de imediato aumentar a dose da cabergolina para 3 mg/semana.
II. Deve-se realizar a pesquisa de macroprolactina.
III. A dosagem do IGF-1 é mandatória.
IV. Deve-se encaminhar a paciente a cirurgia transesfenoidal.
   a) Somente o item I é incorreto.
   b) Apenas os itens II e III estão corretos.
   c) Apenas o item II está correto.
   d) Somente o item IV está correto.

COMENTÁRIOS

Resistência dos prolactinomas à cabergolina geralmente é definida como ausência de normalização da PRL e/ou redução tumoral < 50%. Diferentes *cut-offs* têm sido propostos com relação à dose da CAB que caracterizaria a resistência (2 mg, 3 mg e 3,5 mg). Seja qual for o *cut-off* adotado, essa resistência geralmente é parcial e tende a ser revertida quando se utilizam doses maiores. Por exemplo, 75 a 80% dos pacientes vão ter sua PRL normalizada com doses de até 2 mg/semana. Quando se administram 3 a 3,5 mg/semana, esse percentual sobe para 90%. Contudo, é necessário, antes de iniciar o tratamento, que se confirme tratar-se realmente de um prolactinoma. Daí a importância da pesquisa de macroprolactina em pacientes com adenomas hipofisários – a combinação de macroprolactinemia e adenoma clinicamente não funcionante pode eventualmente levar ao diagnóstico incorreto de prolactinoma e a dosagem do IGF-1, visando-se excluir um adenoma somatotrófico, mesmo que não haja estigmas clínicos de acromegalia.

Na paciente em questão, a pesquisa de macroprolactina foi negativa, enquanto o IGF-1 mostrou-se com valor 2,2 vezes acima do limite superior da normalidade, confirmando o diagnóstico de acromegalia. Em até 1/3 dos pacientes com acromegalia encontra-se hiperprolactinemia, resultante de cossecreção tumoral de GH e PRL ou da compressão da haste hipofisária.

✓ **Resposta:** B
⊕ **Referências:** 28, 29, 44 e 45

CASO #40

Em mulher de 35 anos com PRL de 3.800 ng/ml foi diagnosticado macroprolactinoma (3,2 cm em seu maior diâmetro) e prescrita cabergolina (CAB). A pesquisa de macroprolactina foi negativa e o IGF-1 estava normal. Doze meses após, a PRL permanecia elevada (600 ng/dl), a despeito do uso de CAB em doses semanais de 3,5 mg. Nesse período houve redução de 25% no volume tumoral.

▷ **Qual a melhor conduta neste caso?**

a) Aumentar a dose da CAB, enquanto for necessário e bem tolerado.
b) Trocar CAB por bromocriptina (BCR).
c) Fazer cirurgia de *debulking*.
d) Adicionar pasireotida ou metformina.

COMENTÁRIOS

O prolactinoma da paciente tem resistência à CAB, definida por Molitch como ausência de normalização de PRL e de redução tumoral < 50% (Molitch, 2014). Nessa situação, a conduta mais recomendada seria aumentar a dose da CAB, enquanto for necessário e bem tolerado. Na literatura, há somente o relato de dois pacientes resistentes à CAB que responderam à BCR. Cirurgia de *debulking* pode ser tentada quando opções medicamentosas falharem ou, eventualmente, diante de massa tumoral muito grande. A pasireotida, análogo somatostatínico de 2ª geração, mostrou-se efetiva em alguns casos. Seus principais inconvenientes são o custo muito elevado e a possibilidade do surgimento de hiperglicemia em pelo menos 50% dos pacientes tratados. Em um estudo-piloto chinês com pacientes resistentes à BCR, a adição de metformina propiciou normalização da PRL em dois pacientes, em um deles com redução tumoral significativa (Liu et al., 2018). Em um estudo-piloto brasileiro, envolvendo dez pacientes resistentes à CAB (3 a 5 mg/semana), a adição da metformina (1,5 a 2 g/dia) possibilitou redução de 30 a 50% (média, 33,3%) na PRL em cinco pacientes, com normalização em um deles, cuja PRL basal era de 55 ng/ml (Vilar et al., 2023). Em outro estudo-piloto brasileiro, a adição da metformina não normalizou a PRL em nenhum dos dez pacientes incluídos no estudo (Portari et al., 2022).

✓ Resposta: **A**

⊕ Referências: **44 a 48**

CASO #41

Mulher, 48 anos, queixava-se de emagrecimento, insônia e taquicardia há mais de 1 ano. Referia também cefaleia, sem distúrbios visuais. Ao exame físico, chamavam a atenção: pele quente e úmida; bócio difuso de 45 g; frequência cardíaca de 112 bpm; IMC de 19 kg/m^2.

Os **exames laboratoriais** mostraram:

- TSH = 10,79 mUI/l (VR: 0,27 a 4,2)
- T_4 = 20,5 ng/dl (4,5 a 10,9)
- T_4 livre = 5,51 ng/dl (VR: 0,8 a 1,5)
- T_3 = 274 ng/dl (60 a 181)
- Anti-TPO = 8,5 UI/ml (VR: < 10)
- TRAb = negativo
- IGF-1 = 91 ng/ml (VR: 60 a 240)
- PRL = 15 ng/ml (VR: 6 a 23)

- Cortisol = 15 µg/dℓ (VR: 5 a 25)
- ACTH = 20 pg/mℓ (VR: 10 a 70)
- FSH = 14,5 mUI/ℓ (VR: 0,9 a 11)
- LH = 5,1 mUI/ℓ (VR: 0,8 a 12)
- Estradiol = 18 pg/mℓ (VR: 25 a 60).

▶ **Sobre os achados adicionais esperados para este caso, escolha a alternativa <u>incorreta</u>:**

a) RM de hipófise com macroadenoma com extensão suprasselar.
b) Má resposta à radioterapia em caso de falha cirúrgica.
c) Normalização do quadro clínico e bioquímico durante tratamento antes da cirurgia com octreotida LAR na maioria dos casos.
d) Elevada chance de recidiva após a cura cirúrgica.

COMENTÁRIOS

Tumores hipofisários secretores de tireotropina (TSHomas) são uma causa rara de hipertireoidismo e representam menos de 1% de todos os adenomas hipofisários. Cerca de 85% são macroadenomas, enquanto 16% são tumores invasivos. Eles são caracterizados por níveis séricos elevados de hormônios tireoidianos na presença de concentrações séricas de TSH não suprimidas (elevadas em 70 a 80%; normais, em 20 a 30%). Falta de um diagnóstico correto pode resultar em ablação inadequada da tireoide, o que pode levar ao desenvolvimento de tumores mais invasivos. De acordo com as diretrizes da European Thyroid Association, a ressecção cirúrgica é a terapia recomendada para os TSHomas, com o objetivo de remover o tecido neoplásico e restaurar a função normal da hipófise/tireoide. Reversão do hipertireoidismo é observada em cerca de 80% dos pacientes. A taxa de recidiva após cura cirúrgica é muito baixa (3%). Em casos de falha cirúrgica, os análogos da somatostatina (SSA) inibem a secreção de TSH e remitem o hipertireoidismo em mais de 90% dos pacientes. Na mesma situação, a radioterapia corrige o hipertireoidismo em 70 a 75% dos casos.

Uma das mudanças mais importantes na nova classificação OMS 2022 é a ênfase nos diversos tipos de tumores pituitários neuroendócrinos (PitNETs) que podem secretar TSH. Estes incluem: (1) tumores tireotróficos; (2) PitNETs de linhagem PIT-1 imatura; (3) PitNETs pluri-hormonais de linhagem PIT1 madura. As variantes 1 e 3 frequentemente causam acromegalia e hipertireoidismo, enquanto os tumores imaturos da linhagem PIT-1 podem ter apresentações incomuns, incluindo hipertireoidismo, mas também podem ser clinicamente silenciosos com hiperprolactinemia por compressão da haste hipofisária.

Tumores de TSH e tumores multi-hormonais da linhagem Pit-1 apresentam alto nível de expressão de SSTR, particularmente SSTR2 e 5, o que explica sua excelente resposta ao SSA. Muitos trabalhos sugerem o uso desses fármacos como terapia de primeira linha para pacientes com TSHomas, especialmente na presença de macroadenomas. O tratamento com SSA propicia redução da secreção de TSH e da subunidade alfa em quase todos os casos, com restauração do estado eutireóideo na maioria deles. Ademais, redução das dimensões do tumor ocorre em cerca de 50% dos pacientes e melhora da visão, em 70%.

✔ **Resposta:** A

⊕ **Referências:** 23, 24, 79 e 80

CASO #42

Homem, 40 anos, IMC de 26,2 kg/m², foi encaminhado ao nosso departamento com sintomas sugestivos de acromegalia durante 3 anos. O paciente apresentava manifestações típicas da acromegalia: características faciais grosseiras, macroglossia, mãos e pés aumentados, prognatismo, espaçamento interdental acentuado, má oclusão dentária, artralgias, roncos excessivos e sudorese excessiva (Figura 1.24). Referiu também ter feito correção cirúrgica de síndrome do túnel do carpo na mão direita há 2 anos. Ele não tinha cefaleia e, no exame dos campos visuais, não havia nada digno de nota.

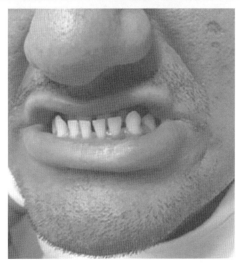

FIGURA 1.24 Fisionomia do paciente. Notar aumento do nariz, prognatismo, má oclusão dentária, separação dos dentes e lábio inferior engrossado. (Esta figura encontra-se reproduzida em cores no Encarte.)

Os **exames laboratoriais** apontaram:

- IGF-1 = 1.128 ng/mℓ (VR: 112 a 282)
- GH (basal) = 16,3 µg/ℓ (VR: 0,02 a 1,23)
- GH (nadir no TOTG) = 9,1 µg/ℓ (VR: < 0,4)
- PRL = 12,7 µg/ℓ (VR: até 18)
- T$_4$ livre = 1,4 ng/dℓ (VR: 0,7 a 1,8)
- TSH = 0,92 mUI/ℓ (VR: 0,45 a 4,5)
- Cortisol = 15,6 µg/dℓ (VR: 5 a 25)
- FSH = 1,5 UI/ℓ (VR: até 11)
- LH = 1,6 UI/ℓ (VR: até 10)
- Testosterona = 370 ng/dℓ (VR: 240 a 816).

A ressonância magnética (RM) de sela túrcica mostrou uma hipófise homogeneamente alargada (Figura 1.25).

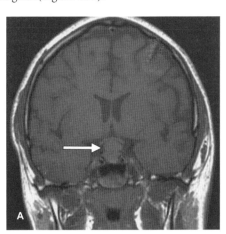
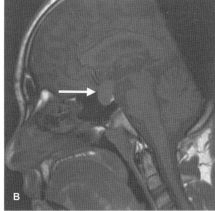

FIGURA 1.25 RM de sela túrcica mostra hiperplasia hipofisária, caracterizada por aumento homogêneo da glândula, em cortes coronal (**A**) e sagital (**B**) (*setas*).

60 Endocrinologia: Casos Clínicos Comentados

▶ **Sobre este caso, podemos afirmar:**

I. Pegvisomanto seria a melhor opção para controlar os níveis de GH e IGF-I neste paciente.

II. Octreotida LAR ou lanreotida autogel seria a conduta inicial a ser tentada.

III. O paciente deve ser tratado com cirurgia transesfenoidal (CTE).

IV. A dosagem do hormônio liberador do GH (GHRH) teria importância fundamental no manejo deste caso.

V. Exames de imagem toracoabdominais são mandatórios.

    a) Existe apenas um item incorreto.

    b) Apenas os itens II e III estão corretos.

    c) Somente o item IV está correto.

    d) Somente os itens IV e V estão corretos.

COMENTÁRIOS

A acromegalia hipofisária resulta, em 98% dos casos, da hipersecreção persistente do hormônio do crescimento (GH) por um adenoma hipofisário, levando à produção hepática excessiva do fator de crescimento semelhante à insulina-1 (IGF-1). Nessa situação, os níveis séricos do GHRH estão baixos (devido ao *feedback* negativo do GH) ou normais.

A "acromegalia ectópica" (AE) é bastante rara e responde por menos de 1% dos casos de acromegalia. Ela pode resultar da secreção de GH (três casos relatados na literatura) ou, bem mais frequentemente, de tumores secretores de GHRH (127 casos relatados). Tanto na acromegalia hipofisária como na AE, a remoção cirúrgica dos tumores é a opção de escolha (**itens I e II falsos**). Como não há tumor visível à RM hipofisária, não existiria indicação para CTE (**item III falso**). Em casos de acromegalia, a presença de hiperplasia hipofisária é observada em casos de AE ou de síndrome de McCune-Albright, daí a importância da dosagem do GHRH (**item IV correto**), bem como da realização de exames de imagem toracoabdominais (**item V correto**).

Entre 127 casos de secreção de GHRH, 27 (21%) eram tumores da região selar (sobretudo, o gangliocitoma-adenoma hipofisário misto [MGPA]) e 100 (79%), tumores extracranianos (sobretudo no pulmão [50%] e no pâncreas [35%]) (Zendran et al., 2022). Tumores carcinoides brônquicos representam a etiologia mais frequente da AE (47% dos tumores extracranianos e 94% dos tumores pulmonares). Outros tumores envolvidos incluem tumores neuroendócrinos pancreáticos (35%), feocromocitoma, paraganglioma extra-adrenal, carcinoma pulmonar de pequenas células, adenoma adrenal, linfoma, timoma e carcinoma medular da tireoide, entre outros. A produção periférica de GHRH causa hiperestimulação das células somatotróficas, com consequentes aumentos da secreção de GH e liberação hepática de IGF-1. Os níveis séricos de GHRH estão quase sempre elevados. Em alguns casos, o diagnóstico somente se confirma à imuno-histoquímica. O diagnóstico da AE extracraniana é feito com atraso de 2 a 22 anos (mediana, 7 anos).

O gangliocitoma-adenoma hipofisário misto (MGPA) é uma entidade clínica rara na qual células gangliomatosas se misturam com células adenomatosas. Os MGPA respondem por 78% dos tumores intracranianos secretores de GH (Zendran et al., 2022).

A AE é clinicamente indistinguível da acromegalia hipofisária e achados que apontam para seu diagnóstico incluem (1) presença de hipófise homogeneamente alargada, em vez de um tumor hipofisário na RM; (2) níveis séricos elevados de GHRH (ensaios para o GHRH não estão facilmente disponíveis). Em nosso paciente, o GHRH foi dosado e seus níveis mostraram-se muito elevados, 5.213 pg/mℓ (VR: < 50, normal; > 300, sugestivo de secreção ectópica).

A tomografia de tórax mostrou massa com 6,1 cm no lobo inferior do pulmão esquerdo (Figura 1.26A). Essa lesão captava intensamente o 18F-FDG (SUVmáx de 38,5) (Figura 1.26B). O paciente foi submetido à retirada cirúrgica do lobo inferior do pulmão esquerdo, o que resultou na normalização do GH e IGF-1 dentro de 70 dias. A imuno-histoquímica confirmou que se tratava de um tumor carcinoide secretor de GHRH.

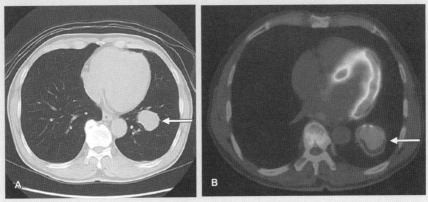

FIGURA 1.26 Massa de 6,1 cm no lobo inferior do pulmão esquerdo, visualizada na TC (**A**) e na ^{18}F-FDG PET-CT (**B**) (*setas*). (A Figura B encontra-se reproduzida em cores no Encarte.)

- Resposta: D
- Referências: 26, 43, 81 e 82

CASO #43

Mulher, 52 anos, com antecedentes de massa pulmonar, foi hospitalizada devido a convulsões. Na ocasião, estava consciente, mas desorientada. Segundo seu esposo, nas últimas 2 semanas a paciente tem urinado muitas vezes durante o dia e à noite (ocasionalmente, mais de 10 ℓ/dia) e tomado muita água devido à sede excessiva. A poliúria respondeu à terapia com desmopressina oral (0,6 mg/dia), com redução do volume urinário para 3 ℓ/24 h.

Os **exames laboratoriais** mostraram:

- Glicemia = 91 mg/dℓ
- Na^+ = 146 mEq/ℓ (VR: 136 a 145)
- K^+ = 3,7 mEq/ℓ (VR: 3,6 a 5,1)
- Creatinina = 1,2 mg/dia (VR: 0,7 a 1,1)
- Ureia = 56 mg/dℓ (VR: 10 a 45)
- Osmolalidade sérica = 317 mOsm/kg (VR: 275 a 295)
- Densidade urinária = 1,003 (VR: 1010 a 1025)
- Osmolalidade urinária = 164 mOsm/kg (VR: 300 a 900)
- PRL = 37 µg/ℓ (VR: até 31)
- T_4 livre = 0,55 ng/dℓ (VR: 0,7 a 1,8)
- TSH = 0,82 mUI/ℓ (VR: 0,45 a 4,5)
- Cortisol = 3,7 µg/dℓ (VR: 5 a 25)
- ACTH = 16 pg/mℓ (VR: 10 a 46).

A RM da sela túrcica revelou: (1) sela parcialmente vazia; (2) ausência do hipersinal da neuro-hipófise em T1; (3) espessamento da haste hipofisária; (4) quiasma óptico, normal (Figura 1.27). Na avaliação por imagem também foram encontrados múltiplos nódulos pulmonares, bem como lesões líticas na calota craniana e coluna cervical, sugestivas de metástases. A biópsia da crista ilíaca revelou metástase de adenocarcinoma pulmonar.

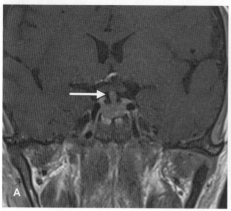 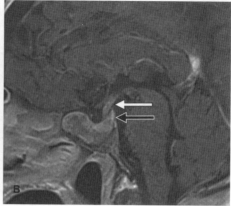

FIGURA 1.27 RM de sela túrcica, em planos coronal (**A**) e sagital (**B**), mostra sela parcialmente vazia, espessamento da haste (*setas brancas*) e ausência do hipersinal da neuro-hipófise em T1 (*seta preta*).

▶ **Sobre este caso, avalie os itens a seguir e opine:**
  I. A paciente tem diabetes insípido central.
  II. Deve-se administrar DDAVP 4 µg IV para fazer a distinção entre DI central e DI nefrogênico.
  III. Os níveis baixos do cortisol sérico apontam para insuficiência adrenal secundária.
  IV. Metástase hipofisária de adenocarcinoma pulmonar é a provável causa do DI central.
  a) Apenas o item II é incorreto.
  b) Exclusivamente os itens I e IV estão corretos.
  c) Somente o item I está correto.
  d) Somente os itens II e IV estão corretos.

COMENTÁRIOS

O câncer de pulmão geralmente metastatiza para ossos, fígado, sistema nervoso central e glândula adrenal. Metástases para a hipófise ou região selar são um achado raro, abrangendo menos de 1% das lesões metastáticas intracranianas. As neoplasias primárias mais comuns que causam metástase hipofisária (Mh) são câncer de mama (nas mulheres) e câncer de pulmão (entre os homens). Ocasionalmente, Mh causando diabetes insípido e pan-hipopituitarismo pode ser a manifestação inicial do adenocarcinoma de pulmão.

A paciente tem DI, evidenciado por poliúria hipotônica (densidade e osmolalidade urinárias baixas), hipernatremia e osmolalidade plasmática elevada (**item II correto**). A presença de massa selar e a resposta da poliúria à desmopressina confirmam tratar-se de um DI central (**item II falso**). Associadamente, ela apresenta níveis baixos de cortisol sérico e T_4 livre, indicativos de insuficiência adrenal e hipotireoidismo secundários, a despeito dos valores normais de ACTH e TSH (**item III correto**). A biópsia de crista ilíaca confirmou tratar-se de um adenocarcinoma pulmonar, associado a metástases hipofisária e ósseas (**item IV correto**).

✓ Resposta: B
➕ Referências: 84 a 86

CASO #44

Homem, 50 anos, IMC de 27,1 kg/m², procura atendimento médico devido a alteração no campo visual e cefaleia. Ao **exame físico**, eram dignos de nota:

- Ausência de ginecomastia, obesidade centrípeta, estrias violáceas, anormalidades faciais, hirsutismo ou crescimento acral
- PA = 140/90 mmHg
- IMC = 27,1 kg/m² v
- Volume testicular de 27 cm³ à direita e 30 cm³ à esquerda (VR: 15 a 25 cm³).

Entre os **exames laboratoriais** destacavam-se:

- Glicemia = 109 mg/dℓ
- Hb = 17,2 g/dℓ (VR: 13 a 16,9)
- Htco = 55% (VR: 39,7 a 52)
- Testosterona = 1.612 ng/dℓ (VR: 240 a 816)
- FSH = 112 mUI/mℓ (VR: até 11)
- LH = 10,9 mUI/mℓ (VR: até 10)
- T_4 livre (T_4L) = 1,27 ng/dℓ (VR: 0,7 a 1,8)
- Cortisol = 11 µg/dℓ (VR: 5 a 25)
- PRL = 46 µg/ℓ (VR: até 20).

A RM da sela túrcica mostrou adenoma hipofisário invasivo que media 4,2 cm em seu maior diâmetro (Figura 1.28).

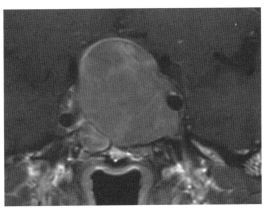

FIGURA 1.28 Macroadenoma hipofisário invasivo (com extensão supra e parasselar esquerda) que media 4,2 cm em seu maior diâmetro e comprimia o quiasma óptico.

▶ **Sobre este caso, qual o diagnóstico mais provável?**

a) Adenoma clinicamente não funcionante em um paciente fazendo uso de testosterona em altas doses.
b) Gonadotropinoma clinicamente silencioso.
c) Macroadenoma hipofisário não funcionante.
d) A possibilidade de macroprolactinoma com efeito gancho não pode ser descartada.

COMENTÁRIOS

Entre os adenomas clinicamente não funcionantes, 80 a 90% a secretam gonadotrofinas ou suas subunidades (α ou β) em pequenas quantidades. O atraso no diagnóstico pode chegar a 15 anos. Gonadotropinomas hiperfuncionantes são raros e podem causam macro-orquidismo no homem. Nas mulheres, suas possíveis manifestações incluem síndrome da hiperestimulação ovariana, distúrbios menstruais (oligoamenorreia, metrorragia, *spotting* etc.) e infertilidade. Eritrocitose (elevação de Hb e/ou Htco) pode também estar presente devido à elevação da testosterona. Adicionais manifestações incluem sintomas de efeitos de massa, como cefaleia, distúrbios visuais e/ou hiperprolactinemia. No nosso paciente, alguns achados apontam para o diagnóstico de gonadotropinoma, como volume testicular aumentado, eritrocitose e níveis muito elevados de testosterona e FSH.

O paciente foi submetido à cirurgia por via transesfenoidal e a imuno-histoquímica mostrou-se fortemente positiva para FSH, fracamente positiva para LH e negativa para ACTH, com Ki-67 de 1%. Três meses após a cirurgia, a avaliação laboratorial mostrou: $T_4L = 0,84$ ng/dℓ; cortisol = 13,5 μg/dℓ; FSH = 7,05 mUI/mℓ; testosterona = 703 ng/dℓ (VR: 240 a 816); prolactina = 16,3 ng/mℓ (VR: até 20); Hb = 15,4 g/dℓ (VR: 13 a 16,9); Htco = 48% (VR: 39,7 a 52). RM realizada 6 meses após a cirurgia mostrou remanescente tumoral no seio cavernoso esquerdo (8 × 6 mm) (Figura 1.29).

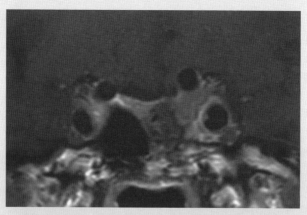

FIGURA 1.29 Seis meses após a cirurgia transesfenoidal, nota-se remanescente tumoral de 8 × 6 mm no seio cavernoso esquerdo.

✓ Resposta: B

⊕ Referências: 87 a 90

CASO #45

Mulher, 52 anos, foi encaminhada ao Serviço de Endocrinologia para a investigação de diabetes insípido (DI). Menopausa aos 50. Quatro anos antes, ela tivera o diagnóstico de câncer de mama, tendo sido submetida a cirurgia e quimioterapia.

Ao **exame físico**:

- IMC = 25,2 kg/m^2
- PA = 140/90 mmHg
- Circunferência abdominal = 80 cm.

Os **exames laboratoriais** mostraram:

- Glicemia = 99 mg/dℓ
- Na$^+$ = 147 mEq/ℓ (VR: 136 a 145)
- K$^+$ = 3,7 mEq/ℓ (VR: 3,6 a 5,1)
- Ca^{++} = 9,1 mg/dℓ (VR: 8,6 a 10,3)
- Creatinina = 0,2 mg/dia (VR: 0,7 a 1,1)
- Ureia = 45 mg/dℓ (VR: 10 a 45)
- Osmolalidade sérica = 324 mOsm/kg (VR: 275 a 295)
- Densidade urinária = 1.003 (VR: 1,010 a 1,025)
- Osmolalidade urinária = 172 mOsm/kg (VR: 300 a 900)
- FSH = 37 UI/ℓ (VR: até 12)
- PRL = 46 ng/dℓ (VR: até 30)
- TSH = 0,4 mUI/ℓ (VR: 0,45 a 4,5)
- Cortisol e IGF-1 = normais
- Sumário de urina com densidade de 1,003 (VR: 1,005 a 1,025).

A ressonância magnética (RM) mostrou massa suprasselar de 1,5 × 1,2 cm (Figura 1.30).

▶ **Sobre este caso, não se pode afirmar:**

a) A possibilidade de metástase hipotalâmica deve ser fortemente considerada.
b) Sarcoidose e disgerminoma são outras possíveis etiologias para o DI.
c) Deve-se tentar biopsiar a lesão suprasselar.
d) A paciente deve ser encaminhada à cirurgia de imediato.

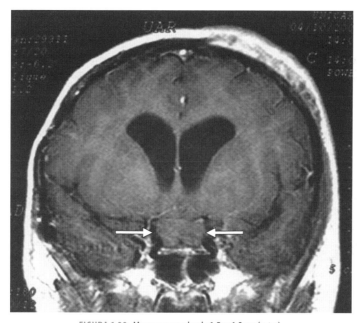

FIGURA 1.30 Massa suprasselar de 1,5 × 1,2 cm (*setas*).

COMENTÁRIOS

DI como manifestação inicial de lesão suprasselar deve levar às possibilidades diagnósticas de metástase, disgerminoma, sarcoidose, histiocitose, tuberculose, hipofisite/infundibulite, bem como craniofaringioma. A imagem nesses casos pode sugerir algumas das hipóteses, porém frequentemente não é discriminatória do diagnóstico. Devido às dificuldades inerentes de cirurgia nessa região, a tentativa de diagnóstico utilizando outras ferramentas é a primeira opção. Nessa linha de raciocínio, a procura de outras lesões metastáticas ou lesões sugestivas de histiocitose pode ser feita por exame clínico cuidadoso e exames de imagem (tórax, abdome, pelve e calota craniana, por exemplo). Exames diagnósticos para sarcoidose, tuberculose e marcadores tumorais, de mama, por exemplo, também podem ser indicados. A imagem de encéfalo à procura de outra lesão, seja metastática ou em pineal, também poderiam auxiliar no diagnóstico diferencial de metástase ou disgerminoma, respectivamente. Na ausência de qualquer outra pista para o diagnóstico diferencial, a possibilidade de metástase é fortemente sugestiva tanto pela história prévia quanto pela idade que fala contra disgerminoma.

No presente caso, as dosagens hormonais sugerem que, além do DI, a paciente apresenta hipotireoidismo central. Pelo valor do IGF-1 no limite inferior da normalidade e por ser a deficiência do eixo somatotrófico a mais comum, é possível que tenha também deficiência do GH. A concentração do cortisol sérico (CS), embora normal, não afasta o hipocortisolismo. Segundo a diretriz da Endocrine Society sobre hipopituitarismo, níveis de CS a 8 h > 15 µg/dℓ e < 3 µg/dℓ excluem e confirmam hipocortisolismo, respectivamente (Fleseriu et al., 2016). Diante de valores entre 3 e 15 µg/dℓ deveria ser feito teste de estímulo com ACTH sintético (cortrosina). Um pico < 18 µg/dℓ confirmaria o diagnóstico. Contudo, com a utilização de novos ensaios mais específicos para o cortisol sérico, os valores de referência sugeridos são menores que os habituais (p. ex., 6,0 a 18,4 µg/dℓ, em vez de 5,0 a 25,0 µg/dℓ). Da mesma forma, dois estudos recentes propuseram reduzir o *cut-off* de 18 µg/dℓ para 14 a 15 µg/dℓ com a utilização desses novos imunoensaios (Javorsky et al., 2021; Zha et al., 2022). Também verificaram que um valor do CS < 2 µg/dℓ predizia uma resposta subnormal à cortrosina (Javorsky et al., 2021). Os valores baixos de estradiol, associados à amenorreia, apontam para deficiência gonadotrófica. A discreta elevação da PRL vista nesse caso é a esperada para lesões suprasselares e em geral resulta de depleção de dopamina e/ou comprometimento da haste hipofisária.

Com relação ao tratamento, a reposição de desmopressina e levotiroxina é indicada, independentemente do diagnóstico. A cirurgia para ressecção da lesão não trará nenhum benefício, já que não há relato de perda visual ou outro efeito de massa; tampouco há expectativa de melhora hormonal com o procedimento, ao contrário, o risco seria de maior dano à função hipofisária com ressecção da lesão que, provavelmente, tem relação íntima com haste e hipotálamo. Na ausência de outras alterações auxiliares para o diagnóstico, a biópsia da lesão pode ser muito útil para avaliação de prognóstico e indicação de tratamento, já que radioterapia, quimioterapia ou uso de glicocorticoide poderiam ser indicados, dependendo do diagnóstico etiológico.

Resposta: D

Referências: 1, 3, 7, 91 a 95

CASO #46

Homem, 37 anos, IMC de 26,3 kg/m², com queixa de diminuição da acuidade visual há 4 meses associada com astenia e diminuição da libido. A ressonância magnética (RM) solicitada pelo oftalmologista mostrou macroadenoma hipofisário com 2,6 cm e extensão suprasselar, comprimindo o quiasma óptico (Figura 1.31A). Hemianopsia bitemporal foi evidenciada à campimetria visual (Figura 1.31B).

Entre os **exames laboratoriais** eram dignos de nota:

- Glicemia = 91 mg/dℓ
- TSH = 0,45 mUI/ℓ (VR: 0,45 a 4,5)
- T$_4$ livre = 0,61 ng/dℓ (VR: 0,7 a 1,8)
- Testosterona = 190 e 208 ng/dℓ (VR: 240 a 816)

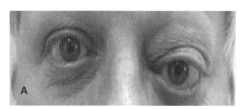
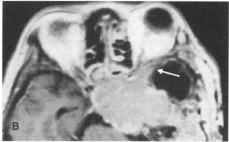

FIGURA 1.31 A. Exoftalmia à esquerda. **B.** Ressonância magnética (corte axial) mostra invasão da órbita esquerda por volumoso adenoma hipofisário, causando a proptose à esquerda em um paciente com volumoso TSHoma (*seta*).

- Testosterona livre = 118 pmol/ℓ (VR: 131 a 640)
- LH = 1,1 UI/ℓ (VR: até 10)
- IGF-1 = 109 ng/mℓ (VR: 112 a 282)
- GH (basal) = 0,46 µg/ℓ (VR: 0,02 a 1,23).

▶ Sobre este caso e seu manejo, avalie os itens a seguir e opine:

I. O teste de estímulo com GnRH seria a melhor opção para confirmação do hipogonadismo.
II. Os níveis baixos de IGF-1 já indicam deficiência de GH.
III. Poderia ser dosado o GH após estímulo com macimorrelina.
IV. Cirurgia transesfenoidal, visando à ressecção completa da massa, deve ser tentada a todo custo.
   a) Todos os itens estão corretos.
   b) Apenas os itens II e III estão corretos.
   c) Apenas os itens I e III estão corretos.
   d) Somente o item III está correto.

COMENTÁRIOS

A melhor forma de diagnosticar o hipogonadismo hipogonadotrófico é a demonstração de níveis séricos baixos de testosterona total (TT) e testosterona livre, na presença de valores de LH e FSH baixos ou normais-baixos (**item I falso**). Nos últimos anos, distintos *cut-offs* têm tido propostos em diferentes diretrizes para caracterizar um valor baixo de TT: < 231 ng/dℓ (British Society for Sexual Medicine [BSSM]; e International Society for Sexual Medicine [ISSM]); < 264 ng/dℓ (Endocrine Society); < 300 ng/dℓ (American Urological Association [AUA]); < 350 ng/dℓ (International Society for the Study of the Aging Male [ISSAM]; e European Association of Urology [EAU]) (Vilar et al., 2021).

Níveis baixos de IGF-1 em adultos não estabelecem o diagnóstico de deficiência de GH (DGH), exceto se já houver deficiência de três ou mais hormônios da hipófise anterior (**item II falso**). No nosso paciente, para se confirmar o DGH, seria necessária a dosagem do GH após teste de estímulo, sendo o teste de tolerância à insulina (ITT) considerado a opção padrão-ouro. Recentemente, foi demonstrado que o teste de estímulo com a macimorrelina, um agonista oral sintético do receptor da ghrelina, tem eficácia comparável à do teste de tolerância à insulina (ITT). Ele já foi aprovado pela FDA para o diagnóstico de DGH em adultos (**item III correto**). Seu principal inconveniente é o custo muito elevado.

Nos casos de tumores hipofisários funcionantes, a meta é sua retirada completa. Já nos casos dos adenomas clinicamente não funcionantes (ACNF), às vezes somente a descompressão do quiasma óptico já se faz satisfatória. Ademais, um esforço maior para se retirar todo o ACNF pode resultar em complicações indesejadas, como pan-hipopituitarismo, diabetes insípido e/ou fístula liquórica (**item IV incorreto**).

✓ **Resposta: D**

⊕ **Referências:** 1, 3, 70, 96 e 97

CASO #47

Em uma paciente de 37 anos com síndrome de Cushing endógena confirmada, as duas **avaliações hormonais** subsequentes, realizadas com um intervalo de 7 dias, mostraram:

- CS basal = 31 e 34 µg/dℓ (VR: 5 a 5)
- CS pós-supressão com 8 mg de dexametasona (HDDST) = 11,8 e 6,5 µg/dℓ
- ACTH = 17,2 e 22,6 pg/mℓ (VR: 7 a 63).

No tocante aos exames de imagem, a RM de sela túrcica foi considerada normal, enquanto a TC de abdome mostrou adenoma de 2,2 cm na adrenal esquerda. A TC de tórax estava normal.

▌ **Sobre este caso e seu manejo, escolha a alternativa <u>correta</u>:**

a) Deve-se realizar a adrenalectomia esquerda.
b) O cateterismo bilateral do seio petroso inferior se impõe.
c) Está indicada a adenomectomia seletiva por via transesfenoidal.
d) O teste de estímulo com CRH ou DDAVP seria fundamental para a definição diagnóstica.

COMENTÁRIOS

Supressão do CS > 80% durante o HDDST é praticamente apenas observada em casos de doença de Cushing. Contudo, em pacientes com síndrome de Cushing ACTH-dependente (doença de Cushing e síndrome do ACTH ectópico), deve-se sempre realizar o cateterismo bilateral do seio petroso inferior, quando a RM de sela túrcica e a TC de tórax estiverem normais. No caso em questão, o adenoma na adrenal esquerda é não funcionante, sem relação, portanto, com o quadro da paciente. Se ele secretasse cortisol, o esperado seria um ACTH baixo (< 10 pg/mℓ), devido ao *feedback* negativo do cortisol. Em cada dez indivíduos adultos que se submeterem a uma TC abdominal, em pelo menos quatro detectar-se-á massa adrenal (incidentaloma adrenal).

✓ **Resposta: B**

⊕ **Referências: 98 e 99**

CASO #48

Mulher de 40 anos, IMC de 25,2 kg/m^2, PA de 130/85 mmHg, sem estigmas de acromegalia, síndrome de Cushing ou hipertireoidismo, submeteu-se a uma RM de encéfalo na investigação de cefaleia crônica. A paciente menstrua normalmente. Nenhuma anormalidade foi detectada no exame, além de um adenoma de 0,7 cm na asa direita da hipófise. A **avaliação hormonal** inicial mostrou PRL e IGF-1 normais.

▌ **Sobre este caso, avalie os itens a seguir e opine:**

I. Deve-se dosar cortisol salivar no fim da noite e ACTH, na investigação de hipercortisolismo.
II. Deve-se adicionalmente fazer uma avaliação hormonal mais ampla devido ao alto risco de pan-hipopituitarismo.
III. Deve-se realizar RM a cada 6 a 12 meses devido ao alto risco de crescimento da lesão.
IV. Reavaliação periódica da função hipofisária durante pelo menos 3 anos é mandatória, independentemente da sintomatologia do paciente e do tamanho do tumor.
V. Deve-se encaminhar a paciente à cirurgia transesfenoidal, caso o tumor cresça em 20% ou mais.

a) Apenas o item I é incorreto.
b) Somente o item III é falso.
c) Todos os itens estão incorretos.
d) Todos os itens I e IV estão corretos.

COMENTÁRIOS

Em metanálise de cinco estudos radiológicos, a prevalência média de incidentalomas hipofisários (IH) foi de 22,5% (variação, 10 a 38%) (Ezzat et al., 2004). Os microincidentalomas são mais frequentemente detectados do que os macroincidentalomas, tanto na RM (10 a 38% *versus* 0,16%) quanto na tomografia computadorizada (4 a 20% *versus* 0,20%) (Freda et al., 2011). Entre adultos, os adenomas hipofisários não funcionantes são a principal etiologia dos IH. Na série de Esteves et al. (2015), eles representaram 70,6% dos casos. Houve, contudo, um predomínio de macroadenomas (62,5%), possivelmente devido a um viés de seleção.

A despeito da publicação de inúmeros artigos de revisão e algumas diretrizes sobre a avaliação e manejo dos IH, ainda não há consenso sobre esse tópico (Carvalho e Freitas, 2021). É sabido que a chance de crescimento de um microadenoma não funcionante é bem pequena (10 a 13%) e menos de 5% das lesões crescem para mais de 1 cm a longo prazo, sem ameaça da visão (**item III incorreto**). Já no caso dos macroadenomas, o risco de crescimento situa-se entre 20 e 25% (Freda et al., 2011; Carvalho e Freitas, 2021; Giraldi et al., 2023).

No caso analisado, relata-se o achado incidental de um microadenoma selar, que poderia ser funcionante ou não. A primeira situação fica excluída já que PRL e IGF-1 mostraram-se normais. A investigação de hipercortisolismo somente estaria indicada se houvesse suspeita clínica da doença de Cushing, o que não se aplica à nossa paciente (**item I incorreto**).

Os macroincidentalomas podem gerar compressão mecânica da hipófise anterior e/ou da haste hipofisária, dificultando ou impedindo a passagem dos fatores hipotalâmicos estimuladores, o que resulta em hipopituitarismo (Carvalho e Freitas, 2021). O hipopituitarismo desenvolve-se de forma indolente, pode passar despercebido e deve ser pesquisado em todo paciente com um macroincidentaloma, mediante dosagem do TSH, T_4 livre, cortisol sérico (CS), testosterona (em homens) e estradiol (em mulheres com irregularidade menstrual). A diretriz da Endocrine Society (Freda et al., 2011) recomenda rastreio de hipopituitarismo na presença de microincidentalomas com 6 a 9 mm, com base em escassos relatos de hipopituitarismo parcial (p. ex., deficiência de GH ou TSH) nessa população. Um estudo mais recente mostrou que 11% dos pacientes com microincidentalomas apresentavam alguma deficiência da hipófise anterior. Já um grupo de consenso francês recomenda pesquisa de deficiência de GH em microincidentaloma hipofisário de 6 a 9 mm somente diante da suspeita clínica e da impressão de que a terapia reposição de GH será provavelmente prescrita (Galland et al., 2015). Essa conduta tem sido também adotada por outros autores, que adicionalmente dosam TSH e T_4 livre em todos os pacientes com IH. No Brasil, a conduta mais advogada tem sido restringir a investigação de pan-hipopituitarismo para os pacientes com macroincidentalomas, devido à baixa ocorrência desse distúrbio hormonal na presença de lesões < 1 cm (Boguszewski et al., 2019) (**item II incorreto**).

Segundo a diretriz da Endocrine Society sobre hipopituitarismo, níveis de cortisol sérico às 8 h > 15 µg/dℓ e < 3 µg/dℓ excluem e confirmam hipocortisolismo, respectivamente (Fleseriu et al., 2016). Diante de valores entre 3 e 15 µg/dℓ deveria ser feito teste de estímulo com ACTH sintético (cortrosina). Dois estudos recentes propuseram substituir o *cut-off* clássico de 18 µg/dℓ por valores menores (14 a 15 µg/dℓ) quando se empregam dois novos imunoensaios para o CS (Zha et al., 2022; Javorsky et al., 2021).

Tampouco há consenso sobre a melhor forma de seguimento dos IH. A Endocrine Society recomenda uma repetição da RM anualmente por 3 anos e com menos frequência depois disso, se os achados forem estáveis. O Grupo de Consenso Francês recomenda nenhuma vigilância para tumores < 5,0 mm de diâmetro, a repetição da RM em 6 meses e 2 anos para tumores de 5,0 a 10,0 mm de diâmetro e nenhuma imagem adicional, a menos que a lesão tenha aumentado. Um artigo de revisão recente propôs uma única RM em 1 ano e nenhuma vigilância adicional se a lesão for estável e < 5,0 mm, bem como repetição da RM a cada 2 anos depois para lesões maiores (Constantinescu et al., 2021).

A diretriz da Endocrine Society recomenda avaliações clínicas e bioquímicas para hipopituitarismo 6 meses após o teste inicial e anualmente a partir de então em pacientes com macroincidentaloma hipofisário. Sugere também não haver necessidade de testar para hipopituitarismo em pacientes com microincidentalomas hipofisários cujos quadro clínico e aspecto clínico à RM não modifiquem com o tempo (**item IV incorreto**).

A avaliação dos campos visuais só se justifica se a lesão estiver próxima do quiasma óptico. Não há indicação de se biopsiar IH. Em casos de macroincidentalomas não funcionantes, a diretriz da Endocrine Society (2011) recomenda encaminhamento cirúrgico na presença de: (1) anormalidades visuais, como oftalmoplegia ou comprometimento neurológico por compressão pela lesão; (2) compressão dos nervos ou quiasma ópticos; (3) apoplexia hipofisária com distúrbio visual. Cirurgia também é indicada para tumores secretores de GH ou ACTH. Crescimento tumoral > 20% não entra, portanto, como critério de indicação cirúrgica, mas sim a proximidade ou compressão dos nervos/quiasma ópticos pelo tumor (**item V incorreto**).

✅ Resposta: C

➕ Referências: 94 a 96, 101 a 108

CASO #49

Em uma mulher de 43 anos com síndrome de Cushing endógena confirmada, as duas **avaliações hormonais** subsequentes, realizadas com um intervalo de 7 dias, mostraram:

- CS basal = 31 e 34 µg/dℓ (VR: 5 a 25)
- CS pós-supressão com 8 mg de dexametasona (HDDST) = 6,4 e 7,1 µg/dℓ
- ACTH = 20,9 e 24,4 pg/mℓ (VR: 7 a 63).

No tocante aos exames de imagem, a RM de sela túrcica revelou adenoma hipofisário de 0,7 cm. Em exame realizado na investigação de dor abdominal 2 meses antes, a TC evidenciou adenoma de 1,8 cm na adrenal esquerda.

▷ **Sobre este caso e seu manejo, escolha a alternativa <u>correta</u>:**

a) Deve-se realizar a adrenalectomia esquerda.
b) O cateterismo bilateral do seio petroso inferior é obrigatório.
c) Devem-se repetir os exames após 6 meses.
d) Deve-se encaminhar à cirurgia transesfenoidal.

COMENTÁRIOS

Pacientes com adenoma hipofisário > 6 mm e resposta positiva aos testes dinâmicos não invasivos apresentam 98% de chance de ter um adenoma hipofisário secretor de ACTH (**doença de Cushing**). Nessa situação, a adenomectomia seletiva por via transesfenoidal está indicada, na ausência de contraindicações. A massa na adrenal esquerda é um incidentaloma adrenal. Se ela fosse secretora de cortisol, o esperado seria um ACTH baixo (< 10 pg/mℓ), devido ao *feedback* negativo do cortisol.

✅ Resposta: D

➕ Referências: 98, 99 e 109

CASO #50

Homem, 46 anos, foi encaminhado ao serviço de endocrinologia com suspeita de doença de Graves. Relatava queixas de tremor fino de extremidades, taquicardia e sudorese há cerca de 6 meses com perda de 5 kg de peso nesse período. Não relatava uso de medicamentos ou queixas digestivas. Durante o **exame físico** foi evidenciado bócio difuso, sem a percepção de nódulos à palpação, além de:

- IMC = 25,8 kg/m^2
- PA = 110 × 80 mmHg
- FC = 108 bpm
- Tremores finos nas mãos, discretamente úmidas
- Proptose à esquerda.

Os **exames laboratoriais** apontavam:

- TSH = 4,3 mUI/ℓ (VR: 0,4 a 4,5)
- T$_4$ livre (T$_4$L) = 2,26 ng/dℓ (VR: 0,7 a 1,8)
- T$_3$ = 237 ng/dℓ (VR: 70 a 200)
- Anticorpos (anti-TPO e TRAb) = normais.

A ultrassonografia (US) revelou tireoide tópica, com contornos levemente irregulares, textura homogênea e volume total da glândula estimado em 18 cm^3 (normal, < 15 cm^3)

I. Diante dos dados apresentados, qual o diagnóstico mais provável?

a) Doença de Graves.
b) Bócio multinodular tóxico.
c) Tireotoxicose central.
d) Uso sub-reptício de hormônios tireoidianos para perda de peso.

COMENTÁRIOS

A base da avaliação clínica do caso consiste no achado de elevação de T$_4$L, T$_3$ e TSH. Esse achado praticamente exclui a possibilidade de tireotoxicose de origem tireoidiana, uma vez que, nessa situação, o TSH tipicamente encontra-se suprimido. Desse modo, a não supressão do TSH e a ausência do TRAb (anticorpo antirreceptor do TSH) excluem a doença de Graves (DG). Por outro lado, proptose ou exoftalmia é uma das manifestações mais características da DG, estando presente em até 50% dos casos. Geralmente é bilateral, mas pode ser unilateral. Nesta última situação, deve-se sempre descartar a presença de algum tumor de órbita mediante TC ou RM.

O uso de fórmulas para emagrecer contendo hormônios tireoidianos (HT) deve ser sempre considerado em mulheres acima do peso ou com desejo de emagrecer. No entanto, a tomada de HT em doses elevadas invariavelmente leva a supressão do TSH, valores reduzidos da TGe e, eventualmente, redução do volume da tireoide. Desse modo, o diagnóstico a ser considerado é o de tireotoxicose central que pode ser devido a duas causas: tireotropinoma ou resistência aos hormônios tireoidianos (RHT). Nas duas situações encontra-se elevação dos hormônios sexuais associada a níveis de TSH elevados ou inapropriadamente normais. A RM evidenciou volumosa massa hipofisária (2,8 × 1,8 × 1,3 cm) que invadia a órbita esquerda, causando protrusão do globo ocular. Portanto, a mais provável hipótese diagnóstica para esse caso seria um adenoma hipofisário secretor de TSH (TSHoma), também chamado de tireotropinoma.

II. A respeito do caso descrito, qual a opção terapêutica inicial mais indicada?

a) Cirurgia hipofisária.
b) Terapia medicamentosa com cabergolina.
c) Terapia medicamentosa com análogo da somatostatina (octreotida ou lanreotida).
d) Tionamidas (metimazol ou propiltiouracila).

COMENTÁRIOS

O tratamento de escolha para os tumores de hipofisários secretores de TSH (TSHomas) é a remoção cirúrgica. No entanto, deve-se procurar normalizar os valores de hormonais antes da cirurgia, visando reduzir a frequência de complicações pós-operatórias. Trabalhos publicados com agonistas dopaminérgicos demonstraram pouca efetividade no controle dos TSHomas. A radioterapia é sempre a última opção para tumores hipofisários e, nesse caso, teria a limitação adicional da proximidade do quiasma ótico. Fármacos antitireoidianos poderiam ser uma opção, porém, devido à sensibilidade parcial desses tumores ao *feedback* hormonal, poderia haver o crescimento da lesão com comprometimento do quiasma (efeito Nelson-símile). Em geral, os TSHomas apresentam alta densidade de receptores SSTR2, por isso são muito responsivos aos análogos da somatostatina, com normalização dos hormônios tireoidianos em mais de 90% dos casos.

- **Respostas:** C e A
- **Referências:** 23 e 24

CASO #51

Paciente sexo masculino, 10 anos e 8 meses, foi levado à unidade básica de saúde com história de baixa estatura. A mãe relata diminuição da velocidade de crescimento há 2 anos. Há 1 ano, a criança passou a apresentar cefaleia e alteração visual. Nos últimos 6 meses surgiram poliúria (diurese nas 24 h > 3 ℓ) e polidipsia. Ao **exame físico** eram dignos de nota a baixa estatura (< P3) e o escore-z do IMC +2. Na **avaliação laboratorial** destacavam-se:

- Glicemia = 91 mg/dℓ
- T_4 livre = 0,5 ng/dℓ (VR: 0,7 a 1,5)
- CS = < 1 µg/dℓ (VR: 5 a 20)
- PRL = 12 ng/mℓ (VR: < 18)
- Sódio = 146 mEq/ℓ (VR: 136 a 145)
- Copeptina = 0,91 pmol/ℓ (VR: ≤ 14).

Raios X de mão-punho esquerdo apresentavam idade óssea de 6 anos. RM de crânio e sela túrcica mostrou extensa lesão sólido-cística predominantemente suprasselar, que invadia o hipotálamo. A TC de crânio evidenciou calcificações (Figura 1.32).

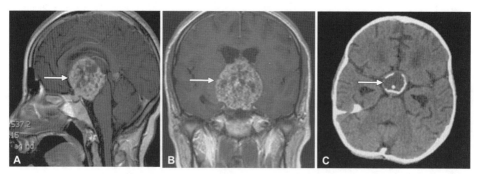

FIGURA 1.32 A RM do encéfalo mostrava extensa lesão sólido-cística predominantemente suprasselar (**A**, corte sagital; **B**, corte coronal). A TC de crânio evidenciou calcificações (**C**) (*setas*).

▶ **Baseado nos achados clínicos e de imagem, qual a hipótese diagnóstica mais provável?**

a) Adenoma de hipófise anterior.
b) Craniofaringioma adamantinomatoso.
c) Hipofisite.
d) Pan-hipopituitarismo congênito.
e) Craniofaringioma papilar.

COMENTÁRIOS

O paciente apresenta pan-hipopituitarismo e diabetes insípido. A presença deste último praticamente exclui a possibilidade de macroadenoma hipofisário. A hipótese diagnóstica mais provável é de craniofaringioma (CF), provavelmente do tipo adamantinomatoso (aCF), o qual predomina em crianças, tem localização intra e suprasselar e associa-se a calcificações (Tabela 1.6). Na presença de poliúria hipotônica, os níveis séricos muito baixos da copeptina confirmam o DI central.

A 5ª edição da classificação da Organização Mundial de Saúde (OMS) de 2021 atualizou a nomenclatura e classificação dos tumores do sistema nervoso central (SNC). Em edições passadas, o craniofaringioma adamantinomatoso e o craniofaringioma papilar ou papilífero (pCP) eram considerados subtipos (variantes) de craniofaringioma, enquanto agora são classificados como tipos de tumores distintos, dados seus diferentes apresentações clínicas, características radiológicas, achados histopatológicos, alterações genéticas e perfis de metilação.

A mutação oncogênica BRAF V600E foi demonstrada na maioria dos aCF e a via MAPK parece ser seu principal efetor oncogênico. Mutações no éxon 3 do gene *CTNNB1* que codifica a betacatenina estão presentes em cerca de 70% dos aCF. Recentemente foi identificada relação da via Wnt/betacatenina e da biologia dos telômeros na patogênese dos aCF.

TABELA 1.6 Comparação entre os craniofaringiomas adamantinomatosos e papilíferos.

Características	Craniofaringioma adamantinomatoso	Craniofaringioma papilífero
Embriogênese	Proveniente dos resíduos embrionários da bolsa de Rathke ou do canal craniofaríngeo	Proveniente da transformação metaplásica das células epidermoides da adeno-hipófise
Idade	Mais frequente em crianças	Quase exclusivamente visto na idade adulta
Aspecto macroscópico	• Aspecto lobulado, aderente e invasivo • Predominantemente cístico	• Aspecto esférico, pouco aderente • Predominantemente sólido
Localização	Suprasselar/intrasselar	Suprasselar
Ressonância magnética	Cistos hiperintensos em T1	Cistos hipointensos em T1
Calcificações	Frequentes	Raras
Mutações genéticas	Mutação do *CTNNB1* em 52 a 96% Mutação do *BRAF* em 12,5%	Mutação do *BRAF* em 81 a 100% Mutação do *CTNNB1* em 0%

Adaptado de Hage et al. (2014)

✅ Resposta: B

➕ Referências: 110 a 112

CASO #52

Em um seminário sobre diabetes insípido, o preceptor percebe que os médicos-residentes colocaram alguns conceitos incorretos sobre o valor diagnóstico do hipersinal da neuro-hipófise (HSNH) à RM em T1.

▶ **Neste contexto, avalie os itens a seguir e opine:**

I. Acúmulo de grânulos de AVP na neuro-hipófise é responsável pelo HSNH.

II. O HSNH encontra-se invariavelmente ausente nos casos de diabetes insípido (DI) central (DIC).

III. Ausência do HSNH é excepcional em indivíduos saudáveis.

IV. Pacientes com DI nefrogênico podem não apresentar o HSNH quando expostos a situações de hiperosmolalidade sérica.

   a) Todos os itens estão corretos.
   b) Não mais que os itens I e IV são corretos.
   c) Apenas os itens I e II estão corretos.
   d) Somente o item II está incorreto.

COMENTÁRIOS

O hipersinal da neuro-hipófise (HSNH) resulta de acúmulo de grânulos de AVP (**item I correto**). Caracteristicamente, ele se encontra ausente em casos de diabetes insípido central (DIC), devido à deficiência de AVP. Contudo, ele pode ser observado em até 1/3 dos casos de DIC (**item II incorreto**) e está ausente em até 50% dos indivíduos saudáveis (**item III incorreto**). Assim, o HSNH tem baixa acurácia na distinção entre essas duas condições, bem como na diferenciação entre a polidipsia psicogênica e o DIC autoimune. Da mesma forma, pacientes com DI nefrogênico podem não apresentar o HSNH quando expostos a situações de hiperosmolalidade sérica, devido ao estímulo excessivo para a liberação da AVP pela hipófise posterior (**item IV correto**).

Vale a pena também ressaltar que pacientes com DIC hereditário autossômico dominante podem apresentar a persistência do hipersinal quando jovens, com perda progressiva deste com o avançar da idade.

✔ **Resposta: B**

➕ **Referências:** 7 e 93

REFERÊNCIAS BIBLIOGRÁFICAS

1. Garmes HM et al. Management of hypopituitarism: a perspective from the Brazilian Society of Endocrinology and Metabolism. Arch Endocrinol Metab. 2021;65(2):212-30.

2. Pekic S, Popovic V. Diagnosis of endocrine disease: expanding the cause of hypopituitarism. Eur J Endocrinol. 2017; 176(6):R269-82.

3. Alexandraki KI, Grossman A. Management of hypopituitarism. J Clin Med. 2019; 8(12):2153.

4. Boguszewski CL. Tratamento do hipopituitarismo na vida adulta. In: Vilar L (editor). Endocrinologia clínica. 7. ed. Rio de Janeiro: Guanabara Koogan; 2021. p. 55-61.

5. Filipsson H, Johannsson G. GH replacement in adults: interactions with other pituitary hormone deficiencies and replacement therapies. Eur J Endocrinol. 2009; 161 (Suppl. 1):S85-95.

6. Toogood AA, Stewart SM. Hypopituitarism: clinical features, diagnosis, and management. Endocrinol Metab Clin North Am. 2008; 37(1):235-61.

7. Elias PCL et al. Diabetes insípido – Uma visão geral. In: Vilar L (editor). Endocrinologia clínica. 7. ed. Rio de Janeiro: Guanabara Koogan; 2021. p. 172-85.

8. Prete A, Salvatori R. Hypophysitis. [Updated 2021 Oct 15]. In: Feingold KR et al., editors. Endotext [Internet]. South Dartmouth (MA): MDText.com, Inc.; 2000. Available from: https://www.ncbi.nlm.nih.gov/books/NBK519842/.

9. Alikasifoglu A et al. Management of prolactinomas in children and adolescents; which factors define the response to treatment? Pituitary. 2022;25(1):167-79.

10. Vilar L et al. Hipofisites. In: Vilar L (editor). Endocrinologia clínica. 7. ed. Rio de Janeiro: Guanabara Koogan; 2021. p. 159-71.

11. Byun DJ et al. Cancer immunotherapy – Immune checkpoint blockade and associated endocrinopathies. Nat Rev Endocrinol. 2017;13(4):195-207.

12. Di Dalmazi G et al. Hypophysitis induced by immune checkpoint inhibitors: a 10-year assessment. Expert Rev Endocrinol Metab. 2019;14(6):381-98.

13. Fernandes S et al. A novel etiology of hypophysitis: immune checkpoint inhibitors. Endocrinol Metab Clin North Am. 2020;49(3):387-99.

14. Tan MH et al. Spectrum of immune checkpoint inhibitors-induced endocrinopathies in cancer patients: a scoping review of case reports. Clin Diabetes Endocrinol. 2019;5:1.

15. Amereller F et al. Differences between immunotherapy-induced and primary hypophysitis- A multicenter retrospective study. Pituitary. 2022; 25:152-8.

16. Vilar L et al. Síndromes poliglandulares autoimunes. In: Vilar L (editor). Endocrinologia clínica. 7. ed. Rio de Janeiro: Guanabara Koogan; 2021. p. 1063-8.

17. Frara S et al. COVID-19 and the pituitary. Pituitary. 2021; 24(3):465-81.

18. Frara S et al. COVID-19 and hypopituitarism. Rev Endocr Metab Disord. 2022;23(2):215-31.

19. Winter KA et al. Letter to the editor regarding "coronavirus disease 2019 and pituitary apoplexy: a single-center case series and review of the literature". World Neurosurg. 2022;157:252-3.

20. Ding Y et al. Organ distribution of severe acute respiratory syndrome (SARS) associated coronavirus (SARS-CoV) in SARS patients: implications for pathogenesis and virus transmission pathways. J Pathol. 2004;203(2):622-30.

21. Mesquita Filho PM et al. Suprasellar germinomas: 2 case reports and literature review. World Neurosurg. 2018;117:165-71.

22. Lee L et al. Germinoma with synchronous lesions in the pineal and suprasellar regions. Childs Nerv Syst. 2006;22(12):1513-8.

23. Beck-Peccoz P et al. A 2019 update on TSH-secreting pituitary adenomas. J Endocrinol Invest. 2019;42(12):1401-6

24. Vilar L et al. Tireotropinomas | Diagnóstico e tratamento. In: Vilar L (editor). Endocrinologia clínica. 7. ed. Rio de Janeiro: Guanabara Koogan; 2021. p. 128-33.

25. Shimon I. Giant prolactinomas. Neuroendocrinology. 2019;109(1):51-6.

26. Giustina A et al. Multidisciplinary management of acromegaly: A consensus. Rev Endocr Metab Disord. 2020;21(4):667-78.

27. Giustina A et al. A consensus on the diagnosis and treatment of acromegaly comorbidities: An update. J Clin Endocrinol Metab. 2020;105(4):dgz096.

28. Vilar L et al. Pitfalls in the diagnostic evaluation of hyperprolactinemia. Neuroendocrinology. 2019;109(1):7-19.

29. Vilar L et al. Controversial issues in the management of hyperprolactinemia and prolactinomas – An overview by the Neuroendocrinology Department of the Brazilian Society of Endocrinology and Metabolism. Arch Endocrinol Metab. 2018;62(2):236-63.

30. Maiter D, Delgrange E. Therapy of endocrine disease: the challenges in managing giant prolactinomas. Eur J Endocrinol. 2014;170(6):R213-27.

31. Pivonello R et al. Medical treatment of Cushing's disease: An overview of the current and recent clinical trials. Front Endocrinol (Lausanne). 2020;11:648.

32. Fleseriu M et al. Consensus on diagnosis and management of Cushing's disease: a guideline update. Lancet Diabetes Endocrinol. 2021;9(12):847-75.

33. Manavela MP et al. Macrocorticotropinoma shrinkage and control of hypercortisolism under long-term cabergoline therapy: case report. Pituitary. 2012;15 Suppl 1:33-6.

34. Vilar L et al. Medical combination therapies in Cushing's disease. Pituitary. 2015;18(2):253-62.

35. Pivonello R et al. Cushing's disease: adrenal steroidogenesis inhibitors. Pituitary. 2022;25(5):726-32.

36. Pivonello R et al. Relacorilant, a selective glucocorticoid receptor modulator, induces clinical improvements in patients with cushing syndrome: results from a prospective, open-label phase 2 study. Front Endocrinol (Lausanne). 2021;12:662865.

37. Fleseriu M et al. Levoketoconazole: a novel treatment for endogenous Cushing's syndrome. Expert Rev Endocrinol Metab. 2021;16(4):159-74.

38. Gadelha M et al. Randomized trial of osilodrostat for the treatment of Cushing's disease. J Clin Endocrinol Metab. 2022;107(7):e2882-e2895.
39. Amodru V et al. Synergistic cortisol suppression by ketoconazole–osilodrostat combination therapy. Endocrinol Diabetes Metab Case Rep. 2021; 2021:21-0071.
40. Ganz JC. Craniopharyngiomas. Prog Brain Res. 2022;268(1):217-22.
41. Fu W et al. Surgical outcomes of cavernous sinus syndrome in pituitary adenomas. World Neurosurg. 2017;107:526-33.
42. Jipa A, Jain V. Imaging of the sellar and parasellar regions. Clin Imaging. 2021;77:254-75.
43. Fleseriu M et al. Acromegaly: pathogenesis, diagnosis, and management. Lancet Diabetes Endocrinol. 2022;10(11):804-26.
44. Molitch ME. Management of medically refractory prolactinoma. J Neurooncol. 2014;117(3):421-8.
45. Molitch ME, Vilar L. Manejo dos prolactinomas resistentes. In: Vilar L (editor). Endocrinologia clínica. 7. ed. Rio de Janeiro: Guanabara Koogan; 2021. p. 32-9.
46. Liu X et al. Combination treatment with bromocriptine and metformin in patients with bromocriptine-resistant prolactinomas: Pilot study. World Neurosurg. 2018;115:94-8.
47. Vilar L et al. Effectiveness of metformin in patients with cabergoline-resistant prolactinomas: A pilot study. Endocr Connect. 2023 [Submitted].
48. Portari LHC et al. Prolactin response to metformin in cabergoline-resistant prolactinomas: A pilot study. Neuroendocrinology. 2022;112(1):68-73.
49. Hamidianjahromi A, Tritos NA. Impulse control disorders in hyperprolactinemic patients on dopamine agonist therapy. Rev Endocr Metab Disord. 2022;23(5):1089-99.
50. Beccuti G et al. Increased prevalence of impulse control disorder symptoms in endocrine diseases treated with dopamine agonists: a cross-sectional study. J Endocrinol Invest. 2021;44(8):1699-706.
51. Vilar L, Vilar CF. Very high prolactin levels associated to domperidone therapy. Endocr Abstr. 2018; 56:P885.
52. Vilar L et al. Diagnosis and management of hyperprolactinemia: results of a Brazilian multicenter study with 1234 patients. J Endocrinol Invest. 2008;31(5):436-44.
53. Naves LA et al. Acromegalia – Uma visão geral. In: Vilar L (editor). Endocrinologia clínica. 7. ed. Rio de Janeiro: Guanabara Koogan; 2021. p. 79-97.
54. Kasuki L et al. Tratamento da acromegalia In: Vilar L (editor). Endocrinologia clínica. 7. ed. Rio de Janeiro: Guanabara Koogan; 2021. p. 98-110.
55. Vilar L et al. Role of the addition of cabergoline to the management of acromegalic patients resistant to longterm treatment with octreotide LAR. Pituitary. 2011;14(2):148-56.
56. Sandret L et al. Place of cabergoline in acromegaly: A meta-analysis. J Clin Endocrinol Metab. 2011;96(5):1327-35.
57. Boguszewski CL et al. Brazilian multicenter study on pegvisomant treatment in acromegaly. Arch Endocrinol Metab. 2019;63:32836.57.
58. Gadelha MR et al. Pasireotide versus continued treatment with octreotide or lanreotide in patients with inadequately controlled acromegaly (PAOLA): a randomised, phase 3 trial. Lancet Diabetes Endocrinol. 2014;2:87584.
59. Colao A et al. Pasireotide versus octreotide in acromegaly: a head-to-head superiority study. J Clin Endocrinol Metab. 2014;99(3):791-9.
60. Shimon I et al. Efficacy and safety of longacting pasireotide in patients with somatostatin-resistant acromegaly: a multicenter study. Endocrine. 2018;62(2):448-55.
61. Duarte FH et al. Estrogens and selective estrogen receptor modulators in acromegaly. Endocrine. 2016;54(2):306-14.
62. Fountas A, Karavitaki N. Management of Nelson's Syndrome. Medicina (Kaunas). 2022;58(11):1580.
63. Pivonello R et al. Complete remission of Nelson's syndrome after 1-year treatment with cabergoline. J Endocrinol Invest. 1999;22(11):860-5.
64. Casulari LA et al. Nelson's syndrome: complete remission with cabergoline but not with bromocriptine or cyproheptadine treatment. Horm Res. 2004;62(6):300-5.
65. Shraga-Slutzky I et al. Clinical and biochemical stabilization of Nelson's syndrome with long-term low-dose cabergoline treatment. Pituitary. 2006;9(2):151-4.
66. Katznelson L. Sustained improvements in plasma ACTH and clinical status in a patient with Nelson's syndrome treated with pasireotide LAR, a multireceptor somatostatin analog. J Clin Endocrinol Metab. 2013;98(5):1803-7.
67. He X, Spencer-Segal JL. Rapid response of Nelson's syndrome to pasireotide in radiotherapy-naive patient. Clin Diabetes Endocrinol. 2020;6(1):22.
68. Daniel E et al. A prospective longitudinal study of pasireotide in Nelson's syndrome. Pituitary. 2018;21(3):247-55.
69. Moyes VJ et al. Treatment of Nelson's syndrome with temozolomide. Eur J Endocrinol. 2009;160(1):115-9.

70. Lamback EB et al. Current opinion on the diagnosis and management of non-functioning pituitary adenomas. Expert Rev Endocrinol Metab. 2021;16(6):309-20.

71. Capatina C, Poiana C. Dopamine agonists in the management of non-functioning pituitary adenomas. Acta Endocrinol (Buchar). 2021;17(3):377-82.

72. Glezer A, Bronstein MD. Prolactinomas: how to handle prior to and during pregnancy? Minerva Endocrinol. 2018;43(4):423-9.

73. Adrogué HJ et al. Diagnosis and management of hyponatremia: A review. JAMA. 2022;328(3):280-91.

74. Warren AM et al. Syndrome of inappropriate antidiuresis: From pathophysiology to management. Endocr Rev. 2023 Mar 28:bnad010. [Online ahead of print].

75. Martin-Grace J et al. Approach to the patient: Hyponatremia and the syndrome of inappropriate antidiuresis (SIAD). J Clin Endocrinol Metab. 2022;107(8):2362-76.

76. Refardt J et al. A randomized trial of empagliflozin to increase plasma sodium levels in patients with the syndrome of inappropriate antidiuresis. J Am Soc Nephrol. 2020;31(3):615-24.

77. Sterns RH, Silver SM. Cerebral salt wasting versus SIADH: what difference? J Am Soc Nephrol. 2008;19(2):194-6.

78. Beckers A et al. The causes and consequences of pituitary gigantism. Nat Rev Endocrinol. 2018;14(12):705-20.

79. Malchiodi E et al. Thyrotropin-secreting pituitary adenomas: outcome of pituitary surgery and irradiation. J Clin Endocrinol Metab. 2014;99(6):2069-76.

80. Asa SL et al. Overview of the 2022 WHO Classification of Pituitary Tumors. Endocr Pathol. 2022;33(1):6-26.

81. Zendran I et al. acromegaly caused by ectopic growth hormone releasing hormone secretion: A review. Front Endocrinol (Lausanne). 2022;13:867965.

82. Faglia G et al. Ectopic acromegaly. Endocrinol Metab Clin North Am. 1992;21(3):575-95.

83. Habu M et al. Pituitary metastases: current practice in Japan. J Neurosurg. 2015;123:998-1007.

84. Kilbane Myers J et al. Lung cancer metastasis to the pituitary gland. Cureus. 2022;14(2): e22608.

85. Kleinschmidt-DeMasters BK. Metastases to the pituitary gland: Histological patterns of spread and review of the literature. J Neuropathol Exp Neurol. 2021;80(11):1033-42.

86. Ragni A et al. Pituitary metastases from neuroendocrine neoplasms: case report and narrative review. Pituitary. 2021;24(5):828-37.

87. Drummond J et al. Clinical and pathological aspects of silent pituitary adenomas. J Clin Endocrinol Metab. 2019 1;104(7):2473-89.

88. Ntali G, Capatina C. Updating the landscape for functioning gonadotroph tumors. Medicina (Kaunas). 2022;58(8):1071.

89. Ntali G et al. Clinical review: Functioning gonadotroph adenomas. J Clin Endocrinol Metab. 2014;99(12):4423-33.

90. Ceccato F et al. Gonadotropin secreting pituitary adenoma associated with erythrocytosis: case report and literature review Filippo Ceccato. Hormones. 2014; 13(1):131-9.

91. Lubomirsky B et al. Sellar, suprasellar, and parasellar masses: Imaging features and neurosurgical approaches. Neuroradiol J. 2022;35(3):269-83.

92. Thakkar K et al. Sellar surprises: A single-centre experience of unusual sellar masses. Endocr Connect. 2020;9(2):111-21.

93. Christ-Crain M et al. Diagnosis and management of diabetes insipidus for the internist: an update. J Intern Med. 2021;290(1):73-87.

94. Fleseriu M et al. Hormonal replacement in hypopituitarism in adults: an Endocrine Society clinical practice guideline. J Clin Endocrinol Metab. 2016;101(11):3888-921.

95. Zha L et al. New diagnostic cutoffs for adrenal insufficiency after cosyntropin stimulation using Abbott architect cortisol immunoassay. Endocr Pract. 2022;28(7):684e689.

96. Javorsky BR et al. New cutoffs for the biochemical diagnosis of adrenal insufficiency after ACTH stimulation using specific cortisol assays. J Endocr Soc. 2021;5(4):bvab022.

97. Vilar L et al. Hipogonadismo masculino – Diagnóstico. In: Vilar L (editor). Endocrinologia clínica. 7. ed. Rio de Janeiro: Guanabara Koogan; 2021. p. 568-73.

98. Garcia JM et al. Sensitivity and specificity of the macimorelin test for diagnosis of AGHD. Endocr Connect. 2021;10(1):76-83.

99. Vilar L et al. Diagnóstico e diagnóstico diferencial da síndrome de Cushing. In: Vilar L (editor). Endocrinologia clínica. 7. ed. Rio de Janeiro: Guanabara Koogan; 2021. p. 472-500.

100. Vilar L. Manejo dos incidentalomas adrenais. In: Vilar L (editor). Endocrinologia clínica. 7. ed. Rio de Janeiro: Guanabara Koogan; 2021. p. 399-416.

101. Ezzat S et al. The prevalence of pituitary adenomas: a systematic review. Cancer. 2004;101(3):613-9.

102. Esteves C et al. Pituitary incidentalomas: analysis of a neuroradiological cohort. Pituitary. 2015;18(6):777-81.

103. Carvalho D, Freitas P. Incidentalomas hipofisários: Avaliação diagnóstica e manejo. In: Vilar L (editor). Endocrinologia clínica. 7. ed. Rio de Janeiro: Guanabara Koogan; 2021. p. 116-27.

104. Freda PU et al. Pituitary incidentaloma: an endocrine society clinical practice guideline. J Clin Endocrinol Metab. 2011;96(4):894e904.

105. Galland F et al. Management of nonfunctioning pituitary incidentaloma. Ann Endocrinol (Paris). 2015;76(3):191e200.

106. Giraldi E et al. Pituitary incidentalomas: Best practices and looking ahead. Endocr Pract. 2023;29(1):60-8.

107. Boguszewski CL et al. Management of pituitary incidentaloma. Best Pract Res Clin Endocrinol Metab. 2019;33(2):101268.

108. Constantinescu SM et al. Pituitary incidentaloma. Presse Med. 2021;50(4):104081.

109. Fleseriu M et al. Tratamento da síndrome de Cushing. In: Vilar L (editor). Endocrinologia clínica. 7. ed. Rio de Janeiro: Guanabara Koogan; 2021. p. 513-28.

110. Otte A, Müller HL. Childhood-onset craniopharyngioma. J Clin Endocrinol Metab. 2021;106(10):e3820-e3836.

111. Mota JIS et al. Telomere length and Wnt/β-catenin pathway in adamantinomatous craniopharyngiomas. Eur J Endocrinol. 2022;187(2):219-30.

112. Hage M et al. Craniopharyngiomas: progress in pathogenesis and therapeutics. Ann Endocrinol (Paris). 2014; 75:S4654.

2 Doenças das Adrenais

Lucio Vilar • Milena Coelho Fernandes Caldato • Tânia Longo Mazzuco • Clarice Vilar • Ícaro Sampaio Inácio • Daniela Kamel • Douglas Araújo • Fernão Alvim • Liana Ferreira Alencar Silva • Nicole Ramalho • Ísis Gabriella A. Lopes • Gabriel R. de Assis Ferreira • Claudio E. Kater

---

CASO #1

Mulher, 40 anos, internada por inapetência, náuseas e vômitos há 24 horas, foi atendida em vários serviços nos últimos meses por fadiga e mal-estar. Refere perda de 8 kg nesse período. Na admissão, encontrava-se sonolenta, desidratada 2+/4+. Ao **exame físico**, também chamava a atenção a presença de manchas hipercrômicas em mucosa oral e palmas das mãos, vitiligo em pernas e pés, além de pressão arterial (PA = 90/60 mmHg (deitada) e 85/55 mmHg (de pé).

A **avaliação laboratorial** mostrou:

- Glicemia = 60 mg/dℓ
- Ureia = 73 mg/dℓ (VR: 10 a 40)
- Creatinina = 1,4 mg/dℓ (VR: 0,6 a 1,2)
- Na^+ = 131 mEq/ℓ (VR: 136 a 145)
- K^+ = 6,2 mEq/ℓ (VR: 3,6 a 5,1)
- CS às 8 h = 6,1 e 6,2 µg/dℓ (VR: 5 a 25)
- ACTH = 82 e 91 pg/mℓ (VR: 7 a 63)
- Anticorpos anti-21-hidroxilase = 82 U/mℓ (VR: < 0,4).

▶ **Sobre os achados adicionais esperados para este caso, marque a alternativa <u>incorreta</u>:**

a) Elevações do TSH e da prolactina, reversíveis com a introdução da corticoterapia.
b) Pico do CS < 18 µg/dℓ 30 minutos após a administração de 250 µg de ACTH sintético (cortrosina).
c) Atrofia adrenal bilateral.
d) Anemia, eosinopenia, linfopenia e diminuição da atividade plasmática da renina (APR).

COMENTÁRIOS

A paciente tem sintomas de insuficiência adrenal (IA), tais como inapetência, náuseas, vômitos e perda de peso. Os níveis de cortisol sérico (CS) no limite inferior da normalidade, associados a elevação do ACTH, hiperpigmentação cutaneomucosa e hipercalemia apontam o diagnóstico de IA primária (IAP) ou doença de Addison, com origem autoimune (títulos aumentados dos anticorpos anti-21-hidroxilase e presença de vitiligo). Um pico do cortisol < 18 µg/dℓ 30 a 60 min, após a administração de 250 µg de ACTH sintético, confirmaria o diagnóstico. De acordo com a Diretriz da Endocrine Society, o achado de CS < 5 µg/dℓ + ACTH com valor além de duas vezes o limite superior da normalidade é suficiente para o diagnóstico de IAP. Atrofia adrenal bilateral é o aspecto característico da adrenalite autoimune nos exames de imagem.

> A deficiência de cortisol parece aumentar expressão dos genes da PRL e do TSH, o que justificaria a observação, na IAP, de elevação dos níveis séricos desses hormônios, reversível após a introdução da corticoterapia. Na doença de Addison, devido à destruição da zona glomerulosa, há deficiente produção de aldosterona e, consequentemente, marcante elevação da renina e da atividade plasmática de renina. Anemia, eosinofilia e linfocitose são as anormalidades hematológicas mais comuns na IAP.

✔ **Resposta: D**

➕ **Referências: 1 a 5**

CASO #2

Mulher, 43 anos, com queixas de anorexia, perda de peso importante (cerca de 10 kg em 1 ano), tonturas ao levantar-se, astenia, dificuldade em levantar objetos em casa, principalmente na última parte do dia, além de diarreia ocasional. Não observou mudança na cor da pele, mas refere amenorreia (há 4 meses) e diminuição tanto da libido como dos pelos pubianos. Ao **exame físico**, observaram-se:

- Estado geral regular
- Altura = 1,57 m
- Peso = 45 kg
- PA = 90/60 mmHg (sentada) e 80/50 mmHg (de pé)
- Vitiligo em pernas e dorso
- Hiperpigmentação de áreas da pele expostas ao sol, gengivas e linhas das palmas das mãos.

A **avaliação laboratorial** mostrou:

- Hemácias = 3,4 milhões/mm^3
- Hb = 10,4 g/dℓ
- Glicemia de jejum = 68 mg/dℓ (VR: 70 a 99)
- Sódio = 129 mEq/ℓ (VR: 136 a 145)
- Potássio = 5,7 mEq/ℓ (VR: 3,5 a 5,1)
- Creatinina = 1,5 mg/dℓ (VR: 0,6 a 1,1)
- Ureia = 82,4 mg/dℓ (VR: 13 a 43).

Diante desses achados clínicos e laboratoriais, levantou-se a hipótese diagnóstica de doença de Addison e realizou-se **investigação hormonal**, identificando-se:

- CS às 8 h = 5,2 µg/dℓ (VR: 5 a 25)
- ACTH = 445 pg/mℓ (VR: até 46)
- CS 60 min após estímulo com ACTH sintético (cortrosina [Synacthen®]) = 10,6 µg/dℓ
- TSH = 9,2 mUI/mℓ (VR: 0,4 a 4,4)
- T$_4$ livre = 1,21 ng/dℓ (VR: 0,93 a 1,7)
- Anti-TPO = 78 UI/mℓ (VR: < 35)
- PRL = 44,5 ng/mℓ (VR: 2,8 a 29,2).

▶ **A partir desses exames, pode-se afirmar:**

I. O diagnóstico de insuficiência adrenal (IA) primária já está estabelecido, a despeito do CS normal.

II. A paciente, comprovadamente, tem hipotireoidismo subclínico e deverá ser medicada, concomitantemente, com L-tiroxina e um glicocorticoide.

III. A tomografia computadorizada (TC) do abdome deve, obrigatoriamente, ser feita nessa paciente para se chegar a uma definição etiológica do caso.

IV. A terapia mineralocorticoide deve ser iniciada de imediato e mantida indefinidamente.

a) Todos os itens estão corretos.
b) Somente os itens I e III estão corretos.
c) Apenas os itens II e IV estão corretos.
d) Somente o item I está correto

COMENTÁRIOS

Em pacientes com sintomas/sinais de IA, valores basais do CS < 3 µg/dℓ confirmam o diagnóstico, enquanto aqueles > 15 a 18 µg/dℓ o excluem. Entretanto, muitos pacientes com IA têm níveis basais do CS dentro da faixa de normalidade e, assim, vão requerer o estímulo com 250 µg de ACTH sintético para confirmação diagnóstica. Nesse teste, um pico de cortisol < 18 µg/dℓ confirma a IA; um pico > 18 µg/dℓ exclui IA primária, mas não descarta a IA secundária leve ou recente (quando ainda não houve atrofia do córtex adrenal). Para confirmação desta última, o melhor meio é o teste de tolerância à insulina (ITT).

A paciente tem IA primária confirmada pelo ACTH elevado e pico do CS < 18 µg/dℓ cortisol após estímulo com ACTH. A presença concomitante de vitiligo e títulos elevados de anti-TPO ratifica o diagnóstico de adrenalite autoimune (AA), confirmada pela presença de títulos elevados do anticorpo anti-21-hidroxilase. Na adrenalite autoimune (responsável por, pelo menos, 70% dos casos de IAP), as adrenais têm tamanho normal ou diminuído à TC; em contraste, estão quase sempre aumentadas em pacientes com tuberculose, micoses sistêmicas, outras doenças granulomatosas ou metástases. Portanto, a realização da TC está prioritariamente indicada para os casos em que a etiologia autoimune não está implícita ou evidente.

A paciente tem tireoidite de Hashimoto (TH), evidenciada pelos títulos elevados do anti-TPO, mas não necessariamente hipotireoidismo subclínico, uma vez que a elevação do TSH e da PRL pode ser consequência do hipocortisolismo não tratado. Nessa situação, os dois hormônios se normalizam após a introdução da corticoterapia.

Cerca de 10 a 20% dos pacientes com DA não vão necessitar da reposição de fludrocortisona, apenas de um glicocorticoide (GC). Por isso, deve-se sempre dar preferência a um GC com maior atividade mineralocorticoide (p. ex., hidrocortisona ou prednisolona, em vez da dexametasona). O GC ideal é a hidrocortisona, porém, no Brasil, geralmente, apenas está disponível em farmácias de manipulação.

✅ Resposta: D

➕ Referências: 1 a 5

CASO #3

Homem, 34 anos, que sabe ter doença de Addison há 10 anos e vem em uso regular de prednisona e fludrocortisona desde então, desenvolveu doença de Graves há 6 meses e foi medicado com metimazol (no momento, em uso de 20 mg/dia). Iniciou o tratamento para tuberculose pulmonar com rifampicina e isoniazida há 3 meses.

O paciente deu entrada em uma clínica de urgências médicas com quadro agudo de taquicardia, hipotensão, vômitos e desidratação. A **avaliação laboratorial inicial** mostrou:

- Leucocitose (15.400 leucócitos) com 10% de bastonetes
- Sódio = 132 mmol/ℓ (VR: 135 a 145)
- Potássio = 5,7 mmol/ℓ (VR: 3,5 a 5,1)
- Glicemia = 64 mg/dℓ.

▷ **Em relação ao manejo do quadro agudo atual da paciente, é <u>correto</u> afirmar:**

a) O diagnóstico diferencial entre crise tireotóxica e crise adrenal aguda tem suma relevância para o manejo clínico inicial. Hidrocortisona intravenosa somente deve ser administrada após a obtenção do resultado da função tireoidiana.

b) Recomenda-se triplicar a dose do glicocorticoide e do mineralocorticoide VO até que os resultados dos demais exames estejam disponíveis e a dose correta de hidrocortisona (HC) intravenosa possa ser administrada.

c) A maior metabolização do glicocorticoide, induzida pela tireotoxicose e pelos tuberculostáticos, contribuiu para o quadro atual. Recomenda-se administrar 50 mg de HC a cada 6 horas ou iniciar a infusão de 200 mg de HC ao longo de 24 horas, uma vez colhida a amostra sanguínea para exames bioquímicos e hormonais.

d) Diante da gravidade da crise adrenal aguda, recomenda-se a infusão imediata de 100 a 300 mg de hidrocortisona intravenosa e a dose da fludrocortisona deverá ser triplicada VO até a resolução do quadro.

COMENTÁRIOS

O paciente desenvolveu um quadro de insuficiência adrenal aguda (crise adrenal) que representa uma emergência potencialmente fatal. Diante da suspeita clínica, deve-se colher amostra de sangue para realização dos exames bioquímicos e hormonais e, em seguida, administrar hidrocortisona (50 mg a cada 6 horas ou 200 mg em infusão intravenosa ao longo de 24 horas). Em situações de estresse agudo (p. ex., infecções, cirurgias etc.), faz-se necessário duplicar a dose habitual do glicocorticoide (GC) mas não há necessidade de ajuste de dose do mineralocorticoide. No caso em questão, o aumento do metabolismo hepático da prednisona induzido pelo uso de tuberculostáticos e pelo hipertireoidismo em si pode ter acelerado o metabolismo do GC, favorecendo a ocorrência da crise adrenal.

✔ Resposta: C

⊕ Referências: 1, 4 e 6

CASO #4

Adolescente do sexo masculino, 15 anos, com retardo puberal, genitália G2P2, queixas de astenia e tonturas. Ao **exame físico**, notaram-se:

- Hiperpigmentação em mucosa oral, lábios e pregas dos cotovelos e linhas das palmas das mãos
- Estadiamento puberal G2P3
- PA = 80/60 mmHg
- Ausência de hiposmia ou anosmia.

A **avaliação laboratorial** mostrou:

- Glicemia = 70 mg/dℓ
- Na$^+$ = 131 mEq/ℓ (VR: 135 a 145)
- K$^+$ = 5,8 mEq/ℓ (VR: 3,5 a 5,1)
- CS às 8 h = 3,2 µg/dℓ (VR: 5 a 25)
- ACTH = 217 pg/mℓ (VR: até 46)
- Testosterona = 64 ng/dℓ (VR: 240 a 816)
- LH = 0,1 UI/ℓ (VR: até 9,5)
- FSH = 0,2 UI/ℓ (VR: até 11)
- PRL = 12,5 ng/dℓ (VR: 2,0 a 17,7).

▶ Qual é a provável etiologia da doença desse paciente?

a) Mutação no gene *DAX-1*.
b) Deficiência de PIT-1.
c) Adrenoleucodistrofia.
d) Mutação no gene *AIRE*.

COMENTÁRIOS

De acordo com as diretrizes da Endocrine Society, o paciente tem insuficiência adrenal primária (IAP): CS < 5 μg/dℓ + ACTH acima de duas vezes o limite superior da normalidade. Ele apresenta também hipogonadismo hipogonadotrófico (HGH) pré-puberal. A combinação dessas duas condições é vista em casos de mutações no gene *DAX-1* que resultam em hipoplasia adrenal congênita + HHG (por deficiente secreção de GnRH e/ou hiporresponsividade das gonadotrofinas ao GnRH). A IAP habitualmente manifesta-se na infância, enquanto o HHG torna-se evidente na época esperada da puberdade.

Deficiência de PIT-1 leva a um pan-hipopituitarismo. Mutações no *AIRE* causam a síndrome poliglandular autoimune tipo 1 (SPA-1), cuja tríade característica inclui hipoparatireoidismo, candidíase mucocutânea crônica e IAP. Adrenoleucodistrofia é uma condição decorrente no gene *ABCD1*, causando IAP isolada ou, mais frequentemente, associada a distúrbios neurológicos variados em indivíduos do sexo masculino.

✅ Resposta: A

➕ Referências: 1, 4, 7 e 8

CASO #5

Homem, 43 anos, residente em Ribeirão Preto (SP), tem apresentado, nos últimos 2 meses, um quadro de emagrecimento, tosse produtiva, astenia, náuseas, vômitos e dores no corpo. Ao **exame físico**, eram dignas de nota a PA = 110/70 deitado e 85/60 de pé e a presença de hiperpigmentação difusa de pele e mucosas.

Realizou radiografia de tórax que revelou infiltrado pulmonar bilateral, com diagnóstico de paracoccidioidomicose (PCM) confirmado por meio da análise do escarro. Subsequentemente, pelo quadro clínico apresentado, o paciente teve o diagnóstico estabelecido de uma doença endócrina comumente associada à PCM e a outras micoses sistêmicas.

▶ **Quais resultados de exames laboratoriais e de imagem não se esperaria encontrar associados à endocrinopatia do paciente?**

a) Hiponatremia e hipercalemia.
b) Atrofia adrenal bilateral.
c) ACTH marcadamente elevado e níveis baixos do sulfato de DHEA.
d) Anemia, linfocitose e eosinofilia.

COMENTÁRIOS

O paciente apresenta insuficiência adrenal primária (doença de Addison [DA]), clinicamente manifesta, nesse paciente, por sintomas gastrintestinais, emagrecimento e hiperpigmentação cutaneomucosa. Na maioria dos países, a etiologia mais prevalente de DA é a adrenalite autoimune (68 a 94% dos casos), seguida da tuberculose e, em terceira posição, das micoses sistêmicas. A paracoccidioidomicose (PCM) é uma micose sistêmica endêmica em Ribeirão Preto (RP) e em outras cidades de interior de SP. Em estudo que avaliou a etiologia de doença de Addison, a PCM revelou-se como a causa principal entre pacientes acompanhados na FMRP-USP, bem como a segunda causa mais frequente, após a adrenalite autoimune, nos pacientes atendidos na Unifesp em São Paulo. O envolvimento adrenal pela PCM, tipicamente, manifesta-se como aumento bilateral das glândulas, sendo comum a presença de calcificações. Atrofia adrenal bilateral é vista em casos de adrenalite autoimune.

✅ Resposta: B

➕ Referências: 1, 3 e 6

CASO #6

Mulher, 25 anos, foi encaminhada ao endocrinologista com suspeita de insuficiência adrenal, apesar de ser assintomática. Em exame de rotina, apresentou cortisol sérico (CS) às 8 h = 2,5 μg/dℓ (VR: 5 a 25). Na consulta com o endócrino, a paciente referiu artralgias ocasionais. Exame físico sem anormalidades, com PA = 120/80 mmHg (deitada) e 110/75 mmHg (de pé.)

A nova **avaliação laboratorial** mostrou:

- CS às 8 h = 2,2 e 2,5 μg/dℓ
- ACTH = 25 e 28 pg/mℓ (VR: 7 a 63)
- Funções tireoidianas, hepática e renal = normais
- Na+ e K+ = normais
- Pico do cortisol após ACTH sintético = 5,2 μg/dℓ.

▶ **Qual é a melhor conduta para este caso?**

a) Dosar o cortisol sérico após estímulo com insulina regular (ITT).
b) Solicitar RM de sela túrcica.
c) Iniciar prednisona (5 mg/dia).
d) Dosar a globulina ligadora de corticosteroides (CBG).

COMENTÁRIOS

O diagnóstico de insuficiência adrenal (IA) baseia-se na detecção de níveis baixos de cortisol sérico (CS) associados a valores de ACTH elevados (IA primária) ou baixos (ou no limite inferior da normalidade) em casos de IA secundária. No caso em questão, a paciente, apesar de apresentar CS repetidamente muito baixo (entre 2,2 e 2,5 μg/dℓ), é assintomática. Além disso, seus níveis de ACTH estão absolutamente normais. Tais achados falam contra o diagnóstico de IA.

A CBG, também chamada transcortina, é uma glicoproteína circulante de 383 aminoácidos que se liga ao cortisol com alta afinidade. Sob condições basais sem estresse, 80% do cortisol plasmático está ligado à CBG e 10 a 20% à albumina, enquanto 5 a 10% são livres. A CBG humana é codificada por um gene de 19 kb localizado no cromossomo 14q31-q32.1. A CBG é produzida no fígado e sua síntese é estimulada pelos estrogênios e inibida pelo uso de esteroides anabolizantes. Todas as condições que elevem ou reduzam a CBG podem falsamente aumentar ou diminuir os níveis do CS. Deficiência congênita de CBG (CBG-DC) é uma condição rara, mas sua exata prevalência é desconhecida. Pelo menos quatro mutações já foram descritas no gene da CBG. Tais mutações podem reduzir a afinidade pelo cortisol (mutações Leuven, Lyon e c776,G→T) ou reduzir os níveis séricos da proteína em 50% (mutações *null* heterozigóticas) ou em 100% (mutações *null* homozigóticas). Os pacientes com CBG-DC são assintomáticos ou podem apresentar-se com astenia, fadiga, dor crônica generalizada ou, às vezes, níveis de pressão arterial relativamente baixos em comparação à população geral.

No caso em questão, os níveis séricos da CBG mostraram-se baixos em duas ocasiões (1,3 e 1,6 mg/dℓ; VR: 1,9 a 4,5), confirmando o diagnóstico de CBG-DC.

✓ **Resposta:** D

➕ **Referências:** 1 e 9

CASO #7

Mulher, 44 anos, com queixas de tonturas e astenia progressivas, bem como diminuição da libido, 10 meses antes da consulta atual submeteu-se a cirurgia transesfenoidal, com retirada parcial de um adenoma hipofisário clinicamente não funcionante (ACNF).

Ao **exame físico**, observaram-se:

- IMC = 27,1 kg/m²
- RCR, FC = 96 bpm
- PA = 110/60 mmHg (deitado) e 110/50 (de pé).

A avaliação laboratorial mostrou:

- Glicemia = 70 mg/dℓ
- Na⁺ = 132 mEq/ℓ (VR: 135 a 145)
- K⁺ = 3,9 mEq/ℓ (VR: 3,5 a 5,1)
- CS às 8 h = 3,7 µg/dℓ (VR: 5 a 25)
- ACTH = 12,7 pg/mℓ (VR: até 46)
- E$_2$ = 34 pg/dℓ (VR: 22,2 a 218 [fase folicular])
- LH = 1,3 UI/ℓ (VR: até 11,0)
- FSH = 1,9 UI/ℓ (VR: até 11,0)
- PRL = 12,5 ng/dℓ (VR: 2,0 a 17,7)
- TSH = 0,46 mUI/ℓ (VR: 0,4 a 4,4)
- T$_4$ livre = 0,44 ng/dℓ (VR: 0,7 a 1,8)
- Durante o teste da cortrosina, o pico do CS atingiu 10,9 µg/dℓ.

▷ **Qual das seguintes medicações, *a priori*, seria menos útil para essa paciente?**

a) Fludrocortisona.
b) Prednisona.
c) De-hidroepiandrosterona (DHEA).
d) L-tiroxina.

COMENTÁRIOS

A paciente apresenta IA secundária, confirmada pelo pico de CS < 18 µg/dℓ, na presença de valor de ACTH no limite inferior da normalidade. Deve, pois, ser tratada com prednisona (2,5 a 5 mg/dia). Reposição de L-tiroxina também se faz necessária, visto que o T$_4$ livre está baixo. DHEA pode, ocasionalmente, ser útil em mulheres com IA e redução da libido. Nas mulheres, a principal fonte de andrógenos é o córtex adrenal.

Diferentemente do observado na doença de Addison (IAP), não há deficiência de aldosterona na IA secundária, uma vez que não ocorre destruição da zona glomerulosa e o sistema renina-angiotensina-aldosterona está íntegro. Portanto, não se faz necessária a reposição do mineralocorticoide fludrocortisona.

✓ Resposta: A

⊕ Referências: 1, 4 e 5

CASO #8

Homem, 25 anos, com diagnóstico de diabetes melito tipo 1 (DM1) há 12 anos, vem para a consulta com queixa de hipoglicemias graves e recorrentes, além de astenia e perda ponderal. Os **exames laboratoriais** trazidos mostram:

- Glicemia = 67 e 69 mg/dℓ (VR: 70 a 99)
- HbA1c = 6,4%
- Sódio = 129 e 130 mEq/ℓ (VR: 135 a 145)
- Potássio = 5,3 e 5,5 mEq/ℓ (VR: 3,5 a 5,1)
- TSH = 1,3 µUI/mℓ (VR: 0,4 a 4,4).

O endocrinologista assistente realizou **avaliação hormonal** adicional, que mostrou:

- CS às 8 h = 6,4 µg/dℓ (VR: 6,0 a 18,4)
- ACTH = 81,1 pg/mℓ (VR: 7,0 a 63,0)
- TSH = 1,6 µUI/mℓ (VR: 0,45 a 4,5)
- T$_4$ livre = 1,3 ng/dℓ (VR: 0,7 a 1,8)
- Anti-TPO = 127,0 UI/mℓ (VR: < 9)
- ACTH = 81,1 pg/mℓ (VR: 7,0 a 63,0).

▶ **Sobre este caso, a alternativa <u>correta</u> é:**

a) O paciente, sem dúvida alguma, tem insuficiência adrenal primária, cuja etiologia mais provável é a adrenalite autoimune.
b) O diagnóstico mais provável é a insuficiência adrenal secundária.
c) O paciente ainda necessita ser submetido a algum teste dinâmico para confirmação diagnóstica.
d) No caso em questão, seria inesperada a presença de hiperpigmentação cutaneomucosa.

COMENTÁRIOS

A presença de hipoglicemias recorrentes (mesmo se tratando de paciente portador de DM1), associadas a hiponatremia e hipercalemia, sugere fortemente o diagnóstico de insuficiência adrenal primária (IAP), caracterizada por valores baixos do CS e ACTH elevado. Um achado marcante da IAP é a hiperpigmentação cutaneomucosa (presente em mais de 90% dos casos), resultante da elevação dos níveis séricos da pró-opiomelanocortina e dos hormônios dela derivados (ACTH e hormônio estimulador do melanócito [MSH]). Como o paciente já tem duas condições autoimunes (DM1 e tireoidite de Hashimoto), a etiologia mais provável para a IAP seria a adrenalite autoimune, caracterizando a síndrome poliglandular autoimune tipo 2. Entretanto, visto que o CS se encontra no limite inferior da normalidade, faz-se necessária a realização do teste de estimulação rápida com o ACTH sintético. Um pico do CS < 18 µg/dℓ confirmaria o diagnóstico de IAP.

✅ Resposta: D

➕ Referências: 1, 4 e 5

CASO #9

Massa de 2,8 cm na adrenal direita foi descoberta casualmente em TC realizada para investigar dor abdominal em mulher de 55 anos. Sem outras queixas. Ao **exame físico**:

- IMC = 26,2 kg/m^2
- Ritmo cardíaco regular (RCR), FC = 96 bpm
- PA = 130/80 mmHg

A **avaliação bioquímica** inicial mostrou:

- Glicemia = 60 mg/dℓ
- Creatinina = 1,09 mg/dℓ (VR: 0,6 a 1,2)
- Na$^+$ = 141 mEq/ℓ (VR: 136 a 145)
- K$^+$ = 3,8 mEq/ℓ (VR: 3,6 a 5,1)
- Triglicerídeos = 220 mg/dℓ (VR: < 150)
- LDL-c = 127 mg/dℓ (VR: < 130).

Capítulo 2 • Doenças das Adrenais **87**

▶ **Sobre este caso, avaliando os itens a seguir, pode-se dizer:**

I. A investigação de secreção autônoma de cortisol (SAC) é mandatória.

II. Devem ser dosadas a aldosterona plasmática e a atividade plasmática da renina na investigação de um aldosteronoma.

III. Uma vez que a paciente é assintomática e normotensa, não há necessidade de se investigar feocromocitoma (FEO).

IV. A dosagem do sulfato de DHEA tem elevada especificidade no diagnóstico da SAC.

    a) Todos os itens estão corretos.

    b) Apenas o item II é incorreto.

    c) Somente os itens I e IV estão corretos.

    d) Apenas o item I é correto.

COMENTÁRIOS

Na avaliação hormonal dos incidentalomas adrenais, são mandatórios: (1) a *pesquisa de hipercortisolismo subclínico* ou *SAC* (mediante a dosagem do cortisol sérico durante o teste de supressão com 1 mg de dexametasona [1 mg-DST]); (2) o *rastreio do FEO* (por meio da dosagem das metanefrinas livres urinárias ou, de preferência, das metanefrinas livres plasmáticas). Deve-se realizar mesmo se o paciente for assintomático ou normotenso, já que cerca de 10% dos casos de FEO cursam sem hipertensão e/ou sem sintomas.

    A investigação de um aldosteronoma ou adenoma produtor de aldosterona (APA) somente está indicada se houver hipertensão e/ou hipocalemia. Tal investigação é feita mediante a dosagem da aldosterona plasmática e da atividade plasmática da renina.

    Níveis diminuídos do DHEA-S são frequentes em casos de SAC, mas eles tendem a diminuir também, fisiologicamente, a partir dos 40 anos. São, portanto, pouco específicos no diagnóstico da SAC.

✔ Resposta: D

➕ Referências: 10 a 13

CASO #10

Mulher, 52 anos, submeteu-se a uma tomografia computadorizada (TC) abdominal que mostrou nódulo de 5,6 cm em topografia da adrenal esquerda. A *avaliação laboratorial* (bioquímica e hormonal) estava normal.

▶ **Sobre os possíveis achados à TC neste caso, é <u>incorreto</u> afirmar:**

a) Um clareamento (*washout*) absoluto rápido (dentro de 10 a 15 minutos) < 50% sugeriria carcinoma, metástase ou FEO, enquanto um valor > 60% indicaria adenoma.

b) Um valor de atenuação pré-contraste (VAPC) < −20 HU apontaria para o diagnóstico de mielolipoma, devido ao elevado conteúdo de gordura desse tumor.

c) A presença de tumor com componente cístico implicaria risco aumentado para FEO, mesmo em pacientes sem hipertensão.

d) Se a TC mostrar um VAPC ≥ 20 HU, a probabilidade de um adenoma será muita remota.

COMENTÁRIOS

Os achados à TC são úteis na avaliação de massas adrenais, na diferenciação entre adenomas e metástases, carcinoma e FEO. Densidade ou atenuação pré-contraste (APC) $\leq$ 10 HU e *washout* absoluto do contraste após 10 a 15 min > 60% são indicativos de adenomas. Contudo, até 30% dos adenomas são pobres em lipídios e podem ter VAPC > 10 HU (ou mesmo > 20 HU), mas persistem com *washout* absoluto > 60%. As demais lesões tipicamente cursam com APC > 20 HU e *washout* absoluto < 50%. Portanto, os achados da paciente (VAPC = 34 HU e *washout* absoluto = 30%) são compatíveis com uma lesão não adenomatosa.

Os aspectos dos FEOs à TC são múltiplos, mas é frequente a presença de um componente cístico à TC. Mielolipomas são tumores benignos e não funcionantes, compostos de gordura e células hematopoiéticas em proporções variadas. Devido ao seu alto teor de gordura, apresentam-se com VAPC tipicamente < −20 HU.

✔ **Resposta:** D

➕ **Referências:** 10 a 13

CASO #11

Na suspeita de nefrolitíase, um homem de 52 anos foi submetido a uma URO-TC, que mostrou nódulo na adrenal direita. No **exame físico**, eram dignos de nota: IMC = 30,3 kg/m^2 e PA = 150/90 mmHg (em uso de losartana [50 mg/dia] e anlodipino [10 mg/dia]).

A **avaliação laboratorial** mostrou:

- Glicemia = 106 mg/dℓ
- HbA1c = 5,9%
- Creatinina = 0,9 mg/dℓ
- K$^+$ = 3,7 mEq/ℓ (VR: 3,5 a 5,0)
- Colesterol total = 210 mg/dℓ
- HDL-c = 31 mg/dℓ
- TG = 242 mg/dℓ
- CS após supressão com 1 mg de dexametasona (1 mg-DST) = 3,7 µg/dℓ
- UFC e LNSC = normais
- ACTH = 22 pg/mℓ (VR: 7 a 63)
- Aldosterona plasmática = 14,5 ng/dℓ (VR: 4 a 15)
- Atividade plasmática de renina = 1,2 ng/mℓ·h (VR: 0,6 a 4,1)
- Metanefrinas urinárias = normais.

No tocante aos **exames de imagem**, a TC das adrenais evidenciou nódulo em adrenal direita, homogêneo, medindo 3,2 cm, com 20 HU na fase pré-contraste e *washout* absoluto do contraste de 70%.

▶ **Sobre a avaliação diagnóstica e o manejo deste paciente, é <u>correto</u> afirmar:**

a) O fato de o UFC e o LNSC estarem normais torna improvável o diagnóstico de secreção autônoma de cortisol.

b) O paciente deve ser seguido mediante realização de TCs e avaliação hormonal por 3 a 5 anos.

c) A despeito de o adenoma ser > 3 cm, o risco de desenvolvimento de síndrome de Cushing é mínimo.

d) O paciente deve ser encaminhado à cirurgia, visando-se à melhora das comorbidades metabólicas e dos níveis tensionais.

COMENTÁRIOS

Os achados laboratoriais do paciente são compatíveis com uma possível secreção autônoma do cortisol (SAC), caracterizada por valores do CS no 1 mg-DST entre 1,9 e 5,0 μg/dℓ. Nessa situação, não há indicação de cirurgia, mesmo na presença de comorbidades, de acordo com a diretriz da European Society of Endocrinology (Fassnacht et al., 2016). Elevação do UFC ou do LNSC é manifestação tardia da SAC, somente sendo observada em até 1/3 dos casos.

Não há consenso sobre o seguimento dos IAs não funcionantes nem daqueles associados à SAC ou possível SAC. A maioria dos protocolos recomendam reavaliação por imagem anual por até 2 anos, de preferência com a ressonância magnética, para evitar a exposição radioativa excessiva da TC. Em casos de tumores ≤ 2 cm e densidade pré-contraste ≤ 10 HU, nova imagem deve ser obtida somente uma vez, após 6 a 12 meses. Não havendo crescimento tumoral significativo (> 20% ou > 1 cm) nesse período, nova avaliação está indicada apenas se surgirem evidências clínicas de hipersecreção hormonal.

Na maioria dos protocolos, a avaliação hormonal ao longo do seguimento inclui a dosagem do CS durante o 1 mg-DST por até 3 anos. Em contraste, a diretriz europeia sugere que o rastreio hormonal adicional em pacientes com perfil hormonal inicial normal não está indicado, exceto se surgirem novos sinais clínicos de atividade endócrina ou agravamento de comorbidades (p. ex., hipertensão e diabetes melito tipo 2). Em casos de SAC ou possível SAC com comorbidades associadas, dosa-se o CS durante o 1 mg-DST por 3 anos. Durante o seguimento, entre os pacientes com IA não funcionante, < 5% desenvolvem SAC, sendo esse risco maior em tumores > 2,4 a 3,0 cm. Nos casos de SAC, normalização espontânea da função adrenal pode raramente acontecer; também bem rara é progressão para a síndrome de Cushing, sendo estimada em menos de 0,1 a 0,5%.

Entre 67 casos de IA não funcionantes seguidos por 10 anos, 14 (20,1%) desenvolveram possível SAC e apenas 1 (1,5%) SAC. O risco de progressão foi maior em pacientes com sobrepeso ou obesidade (Podbregar et al., 2021).

✅ Resposta: C

➕ Referências: 10, 11, 14 a 16.

CASO #12

Massa de 6,5 cm na adrenal esquerda foi detectada na investigação de dor abdominal em homem de 61 anos em tomografia computadorizada (TC) (Figura 2.1). Evidenciou-se uma atenuação pré-contraste (APC) de 9,5 HU na TC sem contraste, bem como um clareamento (*washout*) rápido (dentro de 10 a 15 minutos) do contraste de 71%.

Ao **exame físico**, não foram detectadas anormalidades, além de IMC de 26,2 kg/m² e PA = 135/80 mmHg.

A **avaliação laboratorial** mostrou:

- Glicemia = 106 mg/dℓ
- HbA1c = 5,9%
- Creatinina = 0,9 mg/dℓ
- K^+ = 3,7 mEq/ℓ (VR: 3,5 a 5,0)
- Colesterol total = 210 mg/dℓ
- HDL-c = 31 mg/dℓ
- CS após supressão com 1 mg de dexametasona = 1,6 μg/dℓ
- Metanefrinas urinárias = normais.

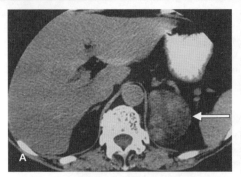
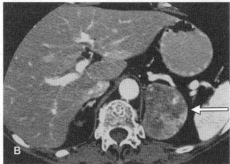

FIGURA 2.1 TC mostra massa de 6,4 cm na adrenal direita, com atenuação pré-contraste de 9,5 HU (**A**). Após a administração do contraste, observa-se realce heterogêneo da massa (**B**). O *washout* absoluto rápido foi de 71%.

▶ De acordo com as diretrizes da European Society of Endocrinology (2016), qual a seria a melhor conduta para este caso?

a) Encaminhar o paciente para adrenalectomia esquerda.
b) Solicitar ressonância magnética (RM) de imediato.
c) Solicitar RM ou TC após 6 meses.
d) Submeter o paciente a uma biópsia de aspiração guiada por TC.

COMENTÁRIOS

O tumor adrenal apresenta características típicas de um adenoma adrenal (APC de 10 HU e *washout* rápido > 60%). Habitualmente, diante desses achados, não há indicação cirúrgica. No entanto, como a maioria dos carcinomas adrenais mede mais de 4 cm, as diretrizes da European Society of Endocrinology (2016) sugerem a remoção cirúrgica de tumores aparentemente benignos que meçam mais de 4 cm.

✅ Resposta: A
➕ Referências: 11 e 17

CASO #13

Em mulher, 60 anos, com antecedente de câncer de cólon, a TC mostrou massa de 3,1 cm na adrenal direita, com atenuação pré-contraste (APC) de 25 HU e *washout* absoluto rápido de 46%; na adrenal esquerda, massa de 2,5 cm, com APC de 25 HU e *washout* absoluto rápido de 70% (Figura 2.2A).

▶ Sobre as etiologias mais prováveis para essas massas adrenais, marque a alternativa <u>correta</u>:

a) Metástases adrenais bilaterais.
b) Adenomas adrenais pobres em lipídios bilaterais.
c) Adenoma adrenal pobre em lipídios à direita; metástase adrenal à esquerda.
d) Adenoma adrenal pobre em lipídios à esquerda; metástase adrenal à direita.

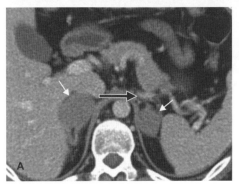
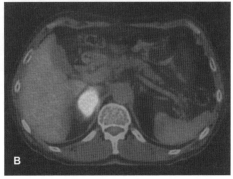

FIGURA 2.2 Paciente com incidentaloma adrenal bilateral. **A.** Imagem à TC sem contraste mostra massas adrenais bilaterais (setas). A massa na adrenal direita tem 3,1 cm, atenuação pré-contraste (APC) de 25 HU e washout absoluto de 46%. Na adrenal esquerda, a massa tem 2,5 cm, 25 HU e washout absoluto de 70%. **B.** Na ^{18}F-FDG PET/CT observa-se grande avidez pelo ^{18}F-FDG apenas na adrenal direita (metástase de câncer de cólon).

> **COMENTÁRIOS**
>
> Em um paciente com antecedente de neoplasia maligna, a etiologia mais provável de um incidentaloma adrenal será metástase. Contudo, os achados à TC serão fundamentais na diferenciação entre adenomas e metástases. Atenuação pré-contraste (APC) ≤ 10 HU e washout absoluto do contraste após 10 a 15 min > 60% são indicativos de adenomas. No entanto, até 30% dos adenomas são pobres em lipídios e podem ter APC > 10 HU (ou mesmo > 20 HU), mas persistem com washout absoluto > 60%. Já em casos de metástases, tipicamente, observam-se APC > 20 HU e washout absoluto < 50%. Portanto, a paciente mais provavelmente teria um adenoma pobre em lipídios na adrenal esquerda e metástase adrenal à direita. Essa suspeita foi confirmada pela ^{18}F-FDG-PETC-CT scan (Figura 2.2B).

✅ Resposta: **C**
➕ Referências: **10 a 14, 17**

▶ **Sobre hipercortisolismo subclínico (HCSC) ou secreção autônoma de cortisol (SAC), em pacientes com um incidentaloma adrenal (IA), avalie os itens a seguir e opine:**

I. A hipersecreção do cortisol pode ser cíclica ou intermitente em pacientes com HCSC.
II. Elevação dos níveis de cortisol salivar no fim da noite e do cortisol livre urinário é um achado tardio e apenas observado em até 1/3 dos casos.
III. Durante o seguimento de incidentalomas adrenais não funcionantes, o risco de desenvolvimento de SAC é maior nos pacientes com adenomas ≥ 3 cm.
IV. Cirurgia deve ser fortemente considerada em pacientes com possível SAC, se houver comorbidades.

a) Todos os itens estão corretos.
b) Somente o item IV está incorreto.
c) Apenas os itens II e III estão incorretos.
d) Somente os itens I e III estão corretos.

92 Endocrinologia: Casos Clínicos Comentados

COMENTÁRIOS

Evidências recentes sugerem que o HCSC (ou SAC) pode ser intermitente ou cíclico em indivíduos com IA. Em pacientes com HCSC, a cirurgia é capaz de reduzir a ocorrência de comorbidades como hipertensão, diabetes melito, obesidade e dislipidemia. Metanálise e revisão sistemática de 26 estudos avaliou 584 pacientes com HCSC e 457 pacientes com tumores adrenais não funcionantes. Evidenciou-se que os pacientes com HCSC submetidos à adrenalectomia demonstraram melhora geral nos fatores de risco cardiovascular (61% para hipertensão, 52% para diabetes melito, 45% para obesidade e 24% para dislipidemia). Quando comparados com o tratamento conservador, os pacientes com HCSC submetidos à adrenalectomia apresentaram melhora significativa na hipertensão (RR 11, IC 95%: 4,3 a 27,8) e no diabetes melito (RR 3,9, IC 95%: 1,5 a 9,9), mas não na dislipidemia (RR 2,6, IC 95%: 0,97 a 7,2) ou na obesidade (RR 3,4, IC 95%: 0,95 a 12). Portanto, cirurgia deve ser fortemente considerada em pacientes com SAC, caso haja comorbidades. Contudo, as evidências dos benefícios da cirurgia em casos de possível SAC (CS no 1 mg-DST entre 1,9 e 5,0 µg/dℓ) ainda são duvidosas. Nessa situação, não há recomendação de cirurgia pelas diretrizes atuais.

Em pacientes com IAs não funcionantes, a progressão para SAC durante o seguimento é baixa, sendo maior nos pacientes com adenomas > 2,4 a 3 cm, bem como naqueles com sobrepeso ou obesidade.

✅ Resposta: B

➕ Referências: 10, 11, 14 a 17

CASO #14

Na investigação de dor abdominal em uma mulher de 43 anos, a tomografia computadorizada (TC) revelou nódulo na adrenal esquerda, homogêneo, medindo 2,5 cm, com 9 HU na fase pré-contraste e *washout* absoluto do contraste de 64%. A paciente tem hipertensão e faz uso de losartana (100 mg/dia) e anlodipino (25 mg/dia). Ao **exame físico**, eram dignos de nota IMC = 27,2 kg/m^2 e PA = 150/90 mmHg.

A **avaliação laboratorial** mostrou:

- Glicemia = 109 mg/dℓ
- HbA1c = 6,0%
- Creatinina = 0,9 mg/dℓ
- K$^+$ = 3,7 mEq/ℓ (VR: 3,5 a 5,0)
- Colesterol total = 230 mg/dℓ
- LDL-c = 130 mg/dℓ
- HDL-c = 40 mg/dℓ
- TG = 300 mg/dℓ
- CS após supressão com 1 mg de DEXA = 7,3 µg/dℓ
- ACTH = 7,3 e 8,2 pg/mℓ (VR: 10 a 60)
- Cortisol salivar às 23 h = 73 ng/dℓ (VR: até 100)
- UFC = 82 µg/24 h (VR: < 90)
- Sulfato de DHEA = 115 ng/dℓ (VR: 120 a 870)
- Aldosterona plasmática = 12,7 ng/dℓ (VR: 4 a 15)
- Atividade plasmática de renina = 1,3 ng/mℓ·h (VR: 0,6 a 4,1)
- Metanefrinas plasmáticas = normais.

▶ Sobre este caso e seu tratamento, avalie os itens a seguir e classifique-os como verdadeiro (V) ou falso (F):

I. A paciente tem um significativo risco de insuficiência adrenal no pós-operatório e pode precisar de reposição glicocorticoide.

II. Caso essa paciente não seja operada, ela terá elevado risco de progressão para síndrome de Cushing.

III. Pacientes com secreção autônoma de cortisol apresentam risco aumentado de eventos cardiovasculares.

IV. A adrenalectomia provavelmente melhorará as alterações metabólicas e os níveis pressóricos

a) V - V - V - F.
b) F - F - F - F.
c) F - V - F - V.
d) V - F - V - V.

COMENTÁRIOS

Após a cirurgia, os pacientes com incidentalomas adrenais e secreção autônoma de cortisol (SAC) podem desenvolver insuficiência adrenal, devido à atrofia da glândula contralateral (decorrente da supressão da secreção do ACTH pelo cortisol), sendo esse risco maior quando o ACTH estiver suprimido. Por isso, reposição glicocorticoide profilática é recomendável. A recuperação do eixo hipotálamo-hipófise-adrenal pode durar vários dias ou mesmo alguns meses.

O risco de progressão de SAC para síndrome de Cushing é muito pequeno. Estima-se que seja < 0,1 a 0,5%.

Hipertensão, hiperglicemia e dislipidemia são sabidas complicações da SAC, o que implica aumento no risco cardiovascular, bem como mortalidade aumentada por todas as causas. Reversão dessas comorbidades é frequente após a adrenalectomia.

✔ Resposta: D

➕ Referências: 10 a 14, 17

CASO #15

Massas adrenais bilaterais foram detectadas em uma mulher de 64 anos na investigação de dor lombar. A **avaliação laboratorial** foi compatível com secreção autônoma de cortisol (SAC):

- CS pós-1 mg de dexametasona = 7,3 µg/dℓ
- ACTH = 9,1 pg/mℓ (VR: até 46)
- Sulfato de DHEA = 37 µg/dℓ (VR: 44 a 331).

Na TC, evidenciaram-se, na fase pré-contraste, massas nodulares adrenais bilaterais, com maior diâmetro de 3,9 cm na adrenal esquerda e 3,7 cm na adrenal direita (Figura 2.3).

▶ **Com base nos aspectos clínicos e radiológicos supracitados, escolha a alternativa <u>correta</u>:**

a) A paciente apresenta carcinomas adrenais bilaterais. Recomendam-se a pesquisa de variantes patogênicas germinativas do gene *TP53* e a investigação de sarcomas de tecidos moles e câncer de mama.

b) O diagnóstico correto da paciente é a síndrome de McCune-Albright. Recomendam-se a pesquisa de variantes patogênicas pós-zigóticas do gene *GNAS* e a investigação de adenomas hipofisários secretores de hormônio de crescimento (acromegalia).

c) A paciente apresenta doença adrenal nodular pigmentosa primária (PPNAD). Recomendam-se a pesquisa de variantes patogênicas germinativas do gene *PRKAR1A* e a investigação de mixomas cutâneos, mucosos e cardíacos.

d) O diagnóstico da paciente é hiperplasia adrenal macronodular primária. Recomendam-se a pesquisa de variantes patogênicas germinativas do gene *ARMC5* e a investigação de meningiomas no sistema nervoso central.

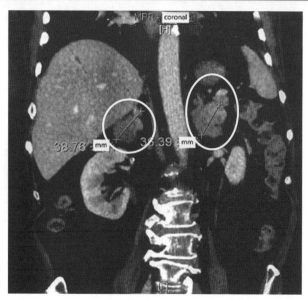

FIGURA 2.3 Na TC, evidenciaram-se, na fase pré-contraste, massas adrenais bilaterais, com maior diâmetro de 3,9 cm na adrenal esquerda (*círculo*) e 3,7 cm na adrenal direita (*elipse*).

> **COMENTÁRIOS**
>
> A paciente apresenta múltiplos nódulos em ambas as adrenais. Esses achados são mais compatíveis com a *hiperplasia adrenal bilateral macronodular primária* (PBMAH), que predomina no sexo feminino (M:H = 1,5:1) e mais frequentemente surge entre 40 e 70 anos. Os nódulos hiperplásicos caracteristicamente são > 1 cm e têm coloração amarelada. Trata-se de uma rara causa de síndrome endógena ACTH-independente (< 2% dos casos), porém, mais frequentemente, manifesta-se como hipercortisolismo subclínico ou secreção autônoma de cortisol.
>
> A PBMAH pode ser descoberta na investigação de: (1) incidentaloma adrenal, (2) hipercortisolismo (ou mesmo hiperaldosteronismo primário), ou (3) rastreamento em familiares por doença hereditária, incluindo a neoplasia endócrina múltipla tipo 1 (35% dos casos apresentam PBMAH). Mutações no gene *armadillo repeat containing 5* (*ARMC5*) são encontradas em 20 a 55% dos pacientes, incluindo casos aparentemente esporádicos. Esse gene atua como supressor tumoral e regulador da esteroidogênese. Além disso, há uma possível associação de mutações no *ARMC5* com o desenvolvimento de meningiomas em pacientes com PBMAH. Na paciente em questão, uma mutação inativadora nesse gene foi identificada (c.363_373delGCCAGTGCGCC, p.Pro122Alafs*61).

✅ Resposta: D

➕ Referências: 18 e 19

▶ A secreção autônoma de cortisol (SAC) é a anormalidade mais comumente encontrada nos pacientes com incidentaloma adrenal. Sobre a investigação diagnóstica da SAC, marque a alternativa <u>correta</u>:

a) A dosagem do cortisol livre urinário (UFC) tem elevada sensibilidade para detectar a SAC e pode auxiliar na definição diagnóstica.
b) A dosagem de cortisol salivar no fim da noite (LNSC) apresenta elevada acurácia na identificação de indivíduos com SAC e pode auxiliar na definição diagnóstica.

c) Em pacientes com cortisol > 1,8 µg/dℓ durante o teste de supressão com 1 mg de dexametasona (1 mg-DST), a combinação da dosagem de ACTH e sulfato de de-hidroepiandrosterona (DHEA-S) pode auxiliar na definição diagnóstica.

d) Em pacientes com cortisol > 5,0 µg/dℓ durante o 1 mg-DST, a realização do teste de Liddle 2 (supressão 8 mg de dexametasona) pode auxiliar na definição diagnóstica.

COMENTÁRIOS

As diretrizes da European Society of Endocrinology, publicadas em 2016, propuseram substituir a terminologia "hipercortisolismo subclínico" por "secreção autônoma de cortisol (SAC)", bem como os seguintes critérios diagnósticos: Possível SAC – cortisol sérico (CS) durante o 1 mg-DST entre 1,9 e 5,0 µg/dℓ; SAC – CS durante o 1 mg-DST > 5,0 µg/dℓ. Também é sugerida a utilização de outros exames para ratificar o diagnóstico de SAC (p. ex., dosagens de ACTH, DHEA-S, LNSC e UFC). Supressão de ACTH e DHEA-S é um achado frequente em casos de SAC. Já LNSC e UFC só tendem a elevar-se tardiamente e, assim, têm baixa sensibilidade (em torno de 30%). O teste de Liddle 2 tem como único objetivo diferenciar a doença de Cushing da secreção ectópica de ACTH.

✅ **Resposta:** C

➕ **Referências:** 10, 11 e 17

CASO #16

Mulher, 37 anos, submeteu-se a uma tomografia computadorizada na investigação de nefrolitíase (não confirmada) que revelou nódulo em adrenal direita, homogêneo, medindo 1,9 cm, com 7 HU na fase pré-contraste e *washout* absoluto do contraste de 70%. A paciente refere saber ter hipertensão arterial desde os 30 anos. No momento, em uso de anlodipino (10 mg/dia), losartana (100 mg/dia) e atenolol (25 mg/dia).

No **exame físico**, eram dignos de nota IMC = 30,3 kg/m^2 e PA = 150/95 mmHg.

Os **exames bioquímicos** mostraram:

- Glicemia = 104 mg/dℓ
- HbA1c = 5,9%
- Creatinina = 0,9 mg/dℓ
- Na$^+$ = 144 mEq/ℓ (VR: 135 a 145)
- K$^+$ = 2,8 mEq/ℓ (VR: 3,5 a 5,0)
- Colesterol total = 211 mg/dℓ
- HDL-c = 31 mg/dℓ
- LDL-c = 130 mg/dℓ
- TG = 250 mg/dℓ.

Na **investigação hormonal**, constataram-se:

- CS = 22,4 µg/dℓ (VR: 5 a 25)
- ACTH = 6,4 pg/mℓ (VR: 6 a 45)
- Aldosterona plasmática = 33,4 ng/dℓ (VR: 4 a 15)
- Atividade plasmática de renina = 0,2 ng/mℓ·h (VR: 0,6 a 4,1)
- CS após supressão com 1 mg de dexametasona (DMS) = 6,1 µg/dℓ
- LNSC = 91 ng/dℓ (VR: < 100)
- Cortisol livre urinário e metanefrinas plasmáticas = normais.

96 Endocrinologia: Casos Clínicos Comentados

▶ **Sobre o quadro clínico e a investigação diagnóstica da paciente, é <u>correto</u> afirmar:**

a) As alterações metabólicas e o excesso de peso provavelmente estão relacionados com o padrão secretório do nódulo adrenal.

b) A realização de cateterismo de veias adrenais é mandatória para a definição do diagnóstico e do tratamento da paciente.

c) O diagnóstico provavelmente é de doença adrenocortical nodular pigmentada primária, em virtude do resultado do cortisol pós-dexametasona.

d) A alteração dos exames da linha glicocorticoide provavelmente se dá por reação cruzada com o ensaio da aldosterona.

COMENTÁRIOS

Os exames da paciente mostram que ela tem adenoma secretor de aldosterona (doença de Conn), causando hiperaldosteronismo primário (HAP), associado à secreção autônoma de cortisol (SAC). O diagnóstico de HAP fica confirmado pela detecção de aldosterona > 20 ng/dℓ, hipopotassemia espontânea e renina suprimida. Há evidências de que SAC seria encontrada em 20 a 70% dos pacientes com aldosteronoma, na dependência dos exames usados para confirmar a SAC.

O exato mecanismo para justificar a concomitância desses dois distúrbios hormonais ainda não está estabelecido. Parece que até um terço desses adenomas tem mutações em genes relacionados à secreção de cortisol, como *PRKACA* e *GNAS*. Alguns autores têm utilizado a terminologia "síndrome de Connshing" para se referirem a essa entidade. Também há evidências de que SAC seria encontrada em 20 a 70% dos pacientes com aldosteronoma, na dependência dos exames usados para confirmar a SAC.

O excesso de cortisol justificaria o excesso de peso, a hiperglicemia e a hipertensão. O excesso de aldosterona contribuiria para a hiperglicemia e a hipertensão. Além disso, foi descrito que esses adenomas com secreção dupla têm maior taxa de complicações renais, como proteinúria e redução da taxa de filtração glomerular.

✔ **Resposta:** A

➕ **Referências:** 20 e 21

CASO #17

Mulher, 37 anos, foi encaminhada para investigação de possível hipertensão endócrina. Ela tem hipertensão há 7 anos e faz uso de anti-hipertensivos (perindopril, indapamida e atenolol). No momento da consulta: RCR, FC = 80 bpm; PA = 160/95 mmHg. Os níveis plasmáticos de glicose, creatinina, potássio e metanefrinas mostraram-se normais.

▶ **Em qual das seguintes situações o diagnóstico de hiperaldosteronismo primário (HAP) se tornaria *menos* provável?**

a) Hipertensão somente controlada com três medicações anti-hipertensivas.

b) Presença de hipocalemia em paciente hipertenso tratado com losartana e hidroclorotiazida.

c) Concentração da aldosterona plasmática (CAP) ≥ 15 ng/dℓ + relação da CAP (em ng/dℓ)/ atividade plasmática de renina (em ng/mℓ/h) [RAR] > 40.

d) Hipertensão em paciente de 40 anos com apneia obstrutiva do sono.

COMENTÁRIOS

De acordo com as diretrizes da Endocrine Society, publicadas em 2016, a pesquisa de HAP deve ser considerada em diversas condições, tais como ausência de controle da pressão arterial (PA) com três fármacos anti-hipertensivos (FAH), controle da PA somente com 4 FAH, hipertensão com hipocalemia (mesmo se a paciente estiver em uso de diurético), hipertensão em indivíduo com a síndrome da apneia obstrutiva do sono, hipertensão ou hipocalemia em paciente com incidentaloma adrenal etc. (Tabela 2.1).

O achado de CAP $\geq$ 15 ng/dℓ + RAR > 40 tem especificidade de 99% para o diagnóstico da HAP.

TABELA 2.1 Indicações para o rastreio do hiperaldosteronismo primário (HAP).

- Pacientes com PA mantida > 150/100 mmHg em 3 ocasiões diferentes
- Pacientes com hipertensão (HA) resistente (PA > 140/90) a 3 fármacos convencionais (incluindo um diurético)
- Pacientes com HA controlada (PA < 140/90) com 4 ou mais fármacos
- Pacientes com HA e hipocalemia espontânea ou induzida por diurético
- Pacientes com HA e história familiar de HA ou AVC < 40 anos
- Pacientes com HA e apneia do sono
- Pacientes com HA que sejam parentes de 1º grau de pacientes com HAP
- Pacientes com incidentaloma adrenal associado a HA ou hipocalemia

Adaptada de Funder JW et al. The management of primary aldosteronism: case detection, diagnosis, and treatment: an Endocrine Society Clinical Practice Guideline. J Clin Endocrinol Metab. 2016;101(5):1889-916.

✔ Resposta: A

⊕ Referências: 22 a 24

CASO #18

Mulher, 55 anos, IMC de 28,2 kg/m², sabe ser hipertensa há 5 anos. Vem em uso de três anti-hipertensivos (anlodipino, losartana e hidroclorotiazida) e, nos últimos 2 meses, foi atendida duas vezes em emergências cardiológicas com crises hipertensivas. A **avaliação bioquímica e hormonal** confirmou o diagnóstico de hiperaldosteronismo primário.

A tomografia adrenal foi sugestiva de nódulo adrenal de 0,8 cm na adrenal direita. A paciente foi submetida a cateterismo seletivo de veias adrenais (CSVA), com estímulo de ACTH sintético, cujo resultado foi o seguinte:

Veia	Aldosterona (A) (ng/dℓ)	Cortisol (C) (μg/dℓ)	Relação A/C
Adrenal direita	1.720	1900	0,90
Adrenal esquerda	910	1630	0,56
Cava inferior	19	22	0,86

▶ Diante dos achados, qual a melhor conduta?

a) Tratamento farmacológico com espironolactona.
b) Adrenalectomia direita por via laparoscópica.
c) Adrenalectomia bilateral por via laparoscópica.
d) Repetição do cateterismo de veias adrenais.

COMENTÁRIOS

O CSVA é considerado o padrão-ouro na distinção entre o adenoma produtor de aldosterona (APA) e a hiperplasia adrenal bilateral (HAB), também chamada de HAP idiopático. Trata-se, contudo, de um método invasivo que requer um radiologista intervencionista experiente com o procedimento. Ademais, em até 25% dos pacientes, não se consegue cateterizar a veia adrenal direita. O CSVA está indicado quando TC ou RM não mostrarem um adenoma inequívoco > 1 cm, com aspecto normal na glândula contralateral. Caso, no CSVA, seja observada lateralização na secreção de aldosterona, confirmada por um valor > 4 quando se divide a maior pela menor razão A/C, o provável diagnóstico é o APA. Na ausência de lateralização, o diagnóstico de HAB se estabelece. No caso em questão, essa razão foi de 1,61; portanto, trata-se de uma HAB e deve-se instituir o tratamento com espironolactona, acrescida, se necessário, de outros anti-hipertensivos.

Resposta: A

Referências: 22 a 25

CASO #19

Homem negro, 37 anos, relata ter hipertensão arterial de difícil controle desde os 19 anos. Atualmente, encontra-se em uso de losartana (50 mg 2 vezes/dia), hidralazina (75 mg 3 vezes/dia), clonidina (0,2 mg 3 vezes/dia), anlodipino (5 mg 2 vezes/dia) e cloreto de potássio (Slow K®), na dose de 1.200 mg 3 vezes/dia. Ao **exame físico**, PA = 150 × 100 mmHg e IMC = 26,2 kg/m², sem outros achados dignos de nota.

Os **exames laboratoriais** apontavam:

- Glicemia = 106 mg/dℓ
- HbA1c = 5,7% (VR: até 5,4)
- Na$^+$ = 149 mEq/ℓ (VR: 135 a 145)
- K$^+$ = 3,1 mEq/ℓ (VR: 3,5 a 15,1)
- Creatinina = 1,4 mg/dℓ (0,7 a 1,3)
- Aldosterona plasmática (em repouso) = 101 ng/mℓ (VR: 2 a 116)
- APR = 0,2 ng/mℓ/h (VR: 0,4 a 10,7)
- Relação aldosterona/APR (RAR) = 505.

A tomografia computadorizada (TC) de abdome sem contraste revelou nódulo com baixa atenuação (5 HU) na asa medial da adrenal direita com 2,3 cm.

Diante desses achados, pode-se afirmar:

I. Trata-se de um hiperaldosteronismo primário (HAP) e o achado de hipocalemia espontânea, associada à supressão da APR e à marcante elevação da concentração de aldosterona plasmática (CAP) torna desnecessária a realização de teste confirmatório para estabelecimento desse diagnóstico.

II. Uma RAR > 40 a 50% é patognomônica do HAP.

III. Se o paciente fosse submetido ao teste da estimulação postural, o aumento esperado da CAP seria < 30%.

IV. O achado de hipocalemia espontânea, APR suprimida, CAP > 30 ng/mℓ, *RAR* > 50 e nódulo adrenal unilateral de 1 cm, com adrenal contralateral de morfologia normal em paciente hipertenso com idade < 40 anos torna dispensável o cateterismo seletivo das veias adrenais (CSVA) para a diferenciação entre APA e hiperplasia adrenal bilateral (HAB).

V. O paciente tem indicação para adrenalectomia por via laparoscópica, e a chance de reversão da hipertensão é superior a 80%.

a) Todos os itens estão corretos.
b) Somente o item IV está incorreto.
c) Apenas os itens I e II estão corretos.
d) Somente os itens II e V estão incorretos.

COMENTÁRIOS

Na maioria dos pacientes, uma relação aldosterona/APR (RAR) aumentada, isoladamente, não estabelece o diagnóstico de hiperaldosteronismo primário (HAP), sendo necessária a realização de um teste confirmatório (teste de infusão salina, dosagem de aldosterona urinária em vigência de dieta sem restrição de sódio, supressão com fludrocortisona, teste do captopril ou teste da furosemida), pois pacientes com hipertensão essencial podem também apresentar um rastreamento positivo. A exceção a essa regra são pacientes com hipocalemia espontânea, APR indetectável e aldosterona > 20 ng/dℓ. Nesse contexto clínico, não há outro diagnóstico a não ser HAP para explicar tais achados, não havendo, portanto, a necessidade de proceder a testes confirmatórios (**item I correto**).

Diante de uma RAR < 20, o diagnóstico de HAP é bastante improvável; entre 25 e 30, é suspeito. Valores de 30 a 40 tornam o diagnóstico provável, enquanto aqueles > 40 a 50 são quase certos, mas não patognomônicos (**item II incorreto**).

Na série de Kater (2002), a RAR foi > 40 em todos os casos de APA, ao passo que valores > 47 apenas ocorreram em indivíduos com HAP. Em casos de APA, HAB e hipertensão essencial com renina baixa (HERB), a RAR, respectivamente, variou de 43 a 3.380 (média, 373 ± 459), 14,8 a 445 (média, 82,5 ± 81,5) e 5,1 a 47 (média, 18,1 ± 9,5).

Isoladamente, o teste da postura ereta é o procedimento não invasivo mais sensível e específico na diferenciação entre APA e HAB. Tipicamente, aumento da CAP > 30% entre a dosagem matinal e aquela obtida após 2 horas na posição ereta (com ou sem deambulação) é indicativo de HAB. No entanto, esse teste tem sido abandonado na maior parte dos serviços, uma vez que, em pelo menos 20% dos casos de HAP, a resposta é similar nas duas situações (**item III correto**).

As diretrizes da Endocrine Society sobre HAP preconizam a realização do CSVA com coleta seletiva de aldosterona e cortisol em todos os pacientes com confirmação desse diagnóstico, para adequado esclarecimento do diagnóstico diferencial entre APA e HAB, excetuando aqueles que não queiram submeter-se à remoção cirúrgica de um eventual APA ou tenham contraindicação para tanto. O CSVA poderia, contudo, ser dispensado em indivíduos com um inequívoco adenoma adrenal unilateral > 1 cm, associado a adrenal contralateral com morfologia absolutamente normal, sobretudo em indivíduos < 40 anos, quando são menos frequentes os incidentalomas adrenais (**item IV correto**).

Após a cirurgia, praticamente 100% dos pacientes têm seus níveis séricos de potássio normalizados, porém, somente em cerca de 50%, observa-se reversão da hipertensão; nos demais, geralmente, consegue-se reduzir o número de fármacos anti-hipertensivos (**item V incorreto**).

O paciente em questão foi preparado com doses progressivas de espironolactona até 200 mg/dia e, posteriormente, submetido à adrenalectomia direita videolaparoscópica. Esse procedimento propiciou completa normalização dos níveis de potássio e aldosterona, além de redução da pressão arterial e menor necessidade de fármacos anti-hipertensivos durante o seguimento.

✅ **Resposta:** D

➕ **Referências:** 26 e 27

CASO #20

Homem, 30 anos, teve diagnóstico de hipertensão arterial resistente aos 19 anos. Refere cãibras ocasionais. Atualmente, encontra-se em uso de losartana (100 mg/dia), anlodipino (10 mg/dia), hidralazina (150 mg/dia) e hidroclorotiazida (25 mg/dia).

100 Endocrinologia: Casos Clínicos Comentados

Ao **exame físico**:

- IMC = 24,9 kg/m^2
- RCR
- FC = 96 bpm
- PA = 140/85 mmHg.

A mais recente **avaliação laboratorial** mostrou:

- Glicemia = 100 mg/dℓ
- HbA1c = 5,7% (VR: 4,5 a 5,6)
- Na$^+$ = 140 mEq/ℓ (VR: 135 a 145)
- K$^+$ = 3,6 mEq/ℓ (VR: 3,5 a 5,0)
- Metanefrinas livres plasmáticas, normais
- Aldosterona plasmática (CAP) = 45 ng/dℓ (VR: 4 a 15)
- RD = < 1,6 mUI/mℓ (VR: 1,8 a 23,2).

A tomografia computadorizada de abdome superior mostrou adrenais de morfologia normal.

▶ **Em relação à investigação diagnóstica desse paciente, <u>não</u> se pode afirmar:**

a) O rastreamento foi positivo para hiperaldosteronismo primário, mas a realização de um teste confirmatório é mandatória para a definição diagnóstica.
b) Para realização dos testes confirmatórios, deve-se substituir os fármacos anti-hipertensivos em uso por medicamentos com pouca interferência sobre CAP e RD, tais como hidralazina, verapamil e prazosina.
c) Deve-se investigar hiperaldosteronismo supressível por glicocorticoide com teste prolongado com dexametasona.
d) *A priori*, o cateterismo de veias suprarrenais não estaria indicado nesse caso.

COMENTÁRIOS

Neste caso, não há necessidade de realização de testes confirmatórios, em virtude dos seguintes achados: CAP > 20 ng/dℓ, renina suprimida e hipocalemia espontânea (conforme especificado pela Diretriz da Endocrine Society – 2016). Ainda de acordo com essa diretriz, o HAP familiar (HF) deve sempre ser pesquisado em indivíduos cuja hipertensão surja antes da idade de 20 anos.

Para realização dos testes confirmatórios, deve-se substituir os anti-hipertensivos em uso por fármacos com pouca interferência sobre CAP e RD, tais como hidralazina, bloqueadores dos canais de cálcio não di-hidropiridínicos (p. ex., verapamil e diltiazem) e bloqueadores alfa-adrenérgicos (p. ex., prazosina e doxazosina). Ao contrário, deve-se evitar os inibidores de renina, inibidores da ECA, bloqueadores do receptor da angiotensina II e bloqueadores dos canais de cálcio di-hidropiridínicos (p. ex., nifedipino, anlodipino, nicardipino, felodipino, lercanidipino e nitrendipino).

O hiperaldosteronismo supressível por glicocorticoide (ou pela dexametasona) representa o HF tipo I (HF-I). Responde por menos de 2% de todos os casos de HAP e resulta de um pareamento desigual, no braço longo do cromossomo 8, dos genes *CYP11B2* (que codifica a aldosterona sintetase), normalmente expresso na zona glomerulosa, e *CYP11B1* (que codifica a 11β-hidroxilase), normalmente expresso na zona fasciculada. Essa anomalia resulta na formação de um gene híbrido ou quimérico, *CYP11B1/CYP11B2*, composto da região promotora da *CYP11B1* e da região codificadora do gene *CYP11B2*. Essa combinação leva à produção excessiva de aldosterona na zona fasciculada, sob o controle do hormônio adrenocorticotrófico (ACTH), independentemente do sistema renina-angiotensina-aldosterona. Por isso, os níveis de aldosterona podem ser suprimidos pela dexametasona. Hipocalemia é pouco frequente no HF-I. Existem outros três tipos de HF.

Atualmente, está indicada a pesquisa das formas familiares de HAP em pacientes com diagnóstico precoce de HAP (< 20 anos), principalmente na infância e/ou quando houver mais de um parente de primeiro grau

Capítulo 2 • Doenças das Adrenais **101**

> hipertenso, com diagnóstico de HAP ou com doença cardiovascular precoce (< 40 anos). Esses pacientes, sempre que possível, devem ser submetidos à pesquisa genética para o gene quimérico *CYP11B1/CYP11B2* (HF-I) e para mutações no gene do canal de cloreto, *CLCN2* (HF-II), e potássio, *KCNJ5* (HF-III), o que auxiliaria nas decisões terapêuticas.
>
> Em virtude da suspeita de HF, o cateterismo de veias suprarrenais não estaria indicado a princípio.

✅ Resposta: A

➕ Referências: 22, 23, 28 e 29

CASO #21

Mulher, 28 anos, foi encaminhada ao endocrinologista devido à hipertensão resistente, associada a hipocalemia (K^+ = 2,7 e 2,8 mEq/ℓ [VR: 3,5 a 5,1]). **Exames laboratoriais** complementares mostram:

- Glicemia = 110 mg/dℓ (VR: 70 a 99)
- HbA1c = 5,9% (VR: até 5,4)
- Função tireoidiana, creatinina e metanefrinas plasmáticas = normais
- Aldosterona plasmática = 38 ng/dℓ (VR: 5 a 18)
- Atividade plasmática de renina (APR): 0,2 ng/mℓ/h (VR: 0,5 a 2,5)
- Relação AP/APR (*RAR*) = 190
- Aldosterona urinária (após 3 dias de dieta sem restrição de sódio) = 22 µg/24 µh (VR: < 10).

O teste de supressão com dexametasona (2 mg/dia durante 7 dias) não reduziu os níveis elevados de aldosterona. A tomografia computadorizada (TC) mostrou adenoma de 1,8 cm na adrenal esquerda, removido com sucesso por videolaparoscopia, após controle clínico prévio com espironolactona (100 mg/dia).

Na investigação dos antecedentes familiares, descobriu-se que a mãe da paciente fora submetida à adrenalectomia direita, à idade de 30 anos, para retirada de um adenoma secretor de aldosterona.

▷ **A respeito destes casos, avalie os itens a seguir e opine:**

I. Mãe e filha tiveram o mesmo diagnóstico casualmente, visto que o hiperaldosteronismo primário (HAP) é uma condição relativamente comum.
II. Ambas provavelmente têm hiperaldosteronismo familiar tipo II.
III. Alguma mutação no gene *KCNJ5* seria esperada nas pacientes.
IV. Ambas têm hiperaldosteronismo familiar tipo I.
    a) Apenas os itens III e IV estão corretos.
    b) Apenas os itens II e III estão corretos.
    c) Somente o item II está correto.
    d) Somente o item I está correto.

COMENTÁRIOS

O hiperaldosteronismo familiar (HF) é uma condição rara, com herança autossômica dominante, e responde por até 6% dos casos de HAP. No momento, quatro tipos já foram individualizados.

O HF tipo I (HF-I), também chamado hiperaldosteronismo (ou aldosteronismo) supressível por glicocorticoides [GRA]), foi inicialmente descrito em 1966 e responde por 1 a 2% dos casos de HAP. Caracteriza-se por hipertensão familiar e presença frequente de casos de hemorragia cerebral em jovens. Acompanha-se de normo ou hipocalemia, supressão de renina, elevação dos níveis séricos de aldosterona e, caracteristicamente, dos esteroides híbridos 18-oxo e 18-hidroxicortisol.

O HF-I é causado pela formação de um gene híbrido ou quimérico (*CYP11B1/CYP11B2*), o que resulta em produção de aldosterona na zona fasciculada, sob o controle do ACTH. Seu fenótipo é variável, ainda que dentro de uma mesma família, podendo haver desde ausência até hipertensão grave. Também variável é a morfologia das adrenais, podendo ocorrer alterações unilaterais, hiperplasia bilateral simples ou aspecto multinodular.

O HF tipo II (HF-II) responde por até 6% dos casos de HAP. Caracteriza-se pela presença familiar de APA, HAB ou ambos, acompanhados de normo ou hipocalemia, supressão de renina e elevação da aldosterona. Tipicamente, o HF-II não é reversível com glicocorticoides e, acredita-se, apenas se manifesta em adultos. Evidências recentes indicam que o HF-II é causado por mutações no gene *CLCN2*, que codifica o gene do canal de cloro CIC-2.

O HF tipo III, descrito em 2008, é mais raro que o HF-I e o HF-II. Embora haja forma mais branda, tipicamente se manifesta por hiperplasia adrenal "maciça", hipertensão grave com início na infância, resistência a qualquer medicação (incluindo dexametasona, amilorida e espironolactona), hipocalemia, elevação da aldosterona, supressão da renina, e valores extremamente elevados de 18-oxoF e 18-OHF. Na maioria dos casos, somente a adrenalectomia bilateral corrige a hipertensão. A doença resulta de mutações no gene *KCNJ5*, o qual codifica o canal de potássio KCNJ5.

Em 2015, foi descrito o HF tipo (HF-IV), que também se apresenta com HAS de início precoce e resulta de mutações no gene *CACNA1H*, codificador de canais de cálcio CACNAIH.

Portanto, tanto a paciente como sua mãe, mais possivelmente, têm HF-II, considerando ser ele a forma mais prevalente de HAP familiar e a falta de resposta à dexametasona, típica do HF-I. Decorre de mutações no gene *CLCN2*, não de mutações no *KCNJ5*, causadoras do HF-III.

✅ Resposta: C

➕ Referências: 28 e 29

▶ Sobre as características do hiperaldosteronismo primário (HAP) familiar tipo 1, é <u>incorreto</u> afirmar:

a) Caracteriza-se pela produção excessiva de aldosterona na zona fasciculada, sob o controle do ACTH, independentemente do sistema renina-angiotensina-aldosterona.

b) Normalização da aldosterona e renina plasmáticas é obtida com o tratamento com dexametasona.

c) Os níveis séricos dos esteroides híbridos 18-hidroxicortisol (18-OHF) e 18-oxocortisol (18-oxoF) estão frequentemente elevados.

d) **Hipocalemia** e adenomas adrenais uni ou bilaterais são observados na maioria dos casos.

COMENTÁRIOS

O HAP familiar tipo I, também chamado de aldosteronismo remediável com glicocorticoides (GRA), responde por até 1 a 2% dos casos de HAP. Resulta da formação de um gene híbrido ou quimérico, *CYP11B1/CYP11B2*, o que propicia produção de aldosterona na zona fasciculada, sob o controle do ACTH, independentemente do sistema renina-angiotensina-aldosterona. Desse modo, o GRA é usualmente tratado com dexametasona, que inibe liberação de ACTH. A terapia com antagonistas do receptor mineralocorticoide (espironolactona e eplerenona) também é eficaz.

Um grande número de pacientes com GRA tem níveis normais de potássio. A ausência de hipocalemia parecer decorrer de uma resposta embotada da aldosterona ao potássio, o que reduziria a gravidade do HAP. Os pacientes, tipicamente, apresentam-se com hiperplasia adrenal bilateral. A apresentação na forma de adenoma único ou múltiplos nódulos é mais rara.

✅ Resposta: D

➕ Referências: 22, 28 e 29

CASO #22

Homem, 24 anos, com hipertensão refratária a três anti-hipertensivos há 5 anos, foi encaminhado com suspeita de hiperaldosteronismo primário (HAP). Na avaliação deste paciente, com base, sobretudo, nas recomendações das diretrizes da Endocrine Society sobre hiperaldosteronismo primário (HAP), publicadas em 2016, analise as afirmativas a seguir e classifique-as como verdadeiro (V) ou falso (F):

I. O cateterismo seletivo das veias adrenais (CSVA) deve ser realizado em todos os pacientes com HAP e aspecto normal das adrenais à TC.

II. A presença de aldosterona plasmática (CAP) > 20 ng/dℓ, hipocalemia espontânea, níveis suprimidos de renina é suficiente para confirmar o diagnóstico de HAP.

III. Aldosteronismo remediável com glicocorticoide (GRA) deve ser pesquisado em qualquer paciente jovem (< 20 anos) com HAP.

IV. A ^{11}C-metomidato PET/CT *scan* pode ser uma alternativa não invasiva ao CSVA para lateralizar os aldosteronomas.

   a) Apenas os itens III e IV são corretos.
   b) Apenas os itens I e II estão corretos.
   c) Todos os itens estão corretos.
   d) Existe somente um item incorreto.

COMENTÁRIOS

Segundo as diretrizes da Endocrine Society (2016), o CSVA deve ser considerado para todos os pacientes com HAP e aspecto normal das adrenais à TC, *exceto* naqueles que não desejem se submeter à adrenalectomia ou quando houver contraindicação à cirurgia. Também foi sugerido que o diagnóstico de HAP seja estabelecido, sem a necessidade de testes confirmatórios, na presença de CAP > 20 ng/dℓ, hipocalemia espontânea e supressão da renina. HAP familiar deve ser pesquisado em todo paciente < 20 anos com HAP. Finalmente, há evidências de que o ^{11}C-metomidato PET/CT *scan* pode ser útil na distinção entre o aldosteronoma e o hiperaldosteronismo idiopático.

✓ Resposta: A

➕ Referência: 23

CASO #23

Homem, 37 anos, foi atendido quatro vezes no pronto-socorro nos últimos 2 meses com episódios de cefaleia intensa, dor torácica e palpitações, acompanhados de marcante elevação da pressão arterial (PA sistólica entre 180 e 240 mmHg e PA diastólica entre 110 e 150 mmHg). Refere também que, à idade de 33 anos, submeteu-se a tireoidectomia total devido a um carcinoma medular de tireoide (CMT), diagnosticado em ultrassonografia "de rotina", solicitada por seu clínico geral. Na investigação atual, foi realizada ressonância magnética (RM) de abdome, que mostrou massa ovalada de 4,1 × 3,8 cm em adrenal esquerda com hipersinal nas imagens pesadas em T2 (Figura 2.4). A dosagem das metanefrinas livres plasmáticas (MLP) mediante cromatografia líquida acoplada à espectrometria de massas em *tandem* mostrou: metanefrina = 3,7 nmol/ℓ (VR: < 0,5); normetanefrina = 4,2 nmol/ℓ (VR: < 0,9).

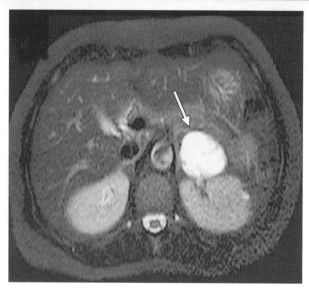

FIGURA 2.4   RM de abdome mostra massa ovalada de 4,1 × 3,8 cm em adrenal esquerda com hipersinal nas imagens em T2 (*seta*).

▶ **Sobre a provável hipótese diagnóstica, avalie os itens a seguir e opine:**
  I. O hipersinal em T2 na RM pode ser observado em pacientes com esse diagnóstico, mas também pode ser encontrado em hemorragias, carcinomas e metástases adrenais.
  II. Elevação de metanefrinas livres plasmáticas (MLP) além de 4 vezes o limite superior da normalidade (LSN) é patognomônica do FEO.
  III. A dosagem das catecolaminas plasmáticas e urinárias seria de grande utilidade para definição diagnóstica.
  IV. Devido à baixa probabilidade de o tumor do paciente ter origem genética, não haveria benefício em realizar o diagnóstico molecular.
  V. A retirada da massa em topografia de adrenal esquerda deve ser imediata após o diagnóstico, pois as crises hipertensivas oferecem risco à vida ao paciente.
  a) Somente os itens I, III e V estão corretos.
  b) Somente os itens II e III estão corretos.
  c) Somente os itens II e IV estão corretos.
  d) Somente o item I está correto.

COMENTÁRIOS

O paciente tem um FEO, diagnóstico presumido pela combinação dos achados à RM (hipersinal em T2) e, sobretudo, elevação das MLP acima de 4 vezes o LSN. Contudo, este último achado pode, muito raramente, ser observado em pacientes em uso de medicações que falsamente aumentem os níveis das MLP. Trata-se, assim, de um achado quase patognomônico (**item II incorreto**).

À RM, o achado mais característico é o hipersinal na sequência T2. No entanto, ele está ausente em até 25% dos casos e, eventualmente, pode também ser visto em pacientes com carcinomas, metástases ou hemorragias adrenais (**item I correto**).

Em virtude do marcante aumento das MLP, as dosagens das catecolaminas plasmáticas ou urinárias pouco acrescentariam ao diagnóstico (**item III incorreto**). De maior utilidade seria a cintilografia com ^{123}I-MIBG (sensibilidade de 90 a 98%).

Capítulo 2 • Doenças das Adrenais **105**

> Mutações germinativas são encontradas em pelo menos 35% dos pacientes com FEOs em adultos (em até 80% em crianças). Portanto, sempre que possível, devem ser realizados testes moleculares, tanto para o diagnóstico de síndromes hereditárias (p. ex., neoplasia endócrina múltipla tipo 2 [MEN-2]; síndrome de von Hippel-Lindau; neurofibromatose tipo 1 etc.) ou na avaliação do risco de malignidade, aumentado na presença de mutações no gene *SDHB*. O paciente tem MEN-2A, evidenciada pela combinação de FEO e CMT (**item IV incorreto**).
> O adequado preparo pré-operatório dos FEOs com bloqueio alfa-adrenérgico é fundamental na prevenção de picos hipertensivos potencialmente fatais (consequentes à liberação excessiva de catecolaminas pelos tumores), os quais podem ser desencadeados pela indução anestésica ou pela manipulação tumoral durante a cirurgia. O referido preparo inclui o uso de medicações alfabloqueadoras (p. ex., fenoxibenzamina ou doxazosina) e deve ser iniciado 7 a 14 dias antes da cirurgia. Betabloqueadores podem ser usados após o alfabloqueio, diante de taquicardia persistente. Portanto, a cirurgia não pode ser realizada imediatamente após o diagnóstico do FEO (**item V incorreto**).

✅ **Resposta:** D

➕ **Referências:** 31 a 35

CASO #24

Mulher, 37 anos, sabe ter hipertensão há 7 anos e vem se apresentando com episódios de cefaleia, palpitações e picos hipertensivos nos últimos 3 meses. Ela tem antecedentes de cistos renais. Encontra-se em uso de anlodipino (10 mg/dia), atenolol (25 mg/dia) e losartana (100 mg/dia).

Ao **exame físico**:

- PA = 190/80 mmHg (deitada)
- FC = 88 bpm (deitada)
- PA = 130/60 mmHg (em pé)
- FC = 120 bpm (em pé)
- Auscultas cardíaca e pulmonar normais.

No **exame do fundo de olho**, foram detectados angiomas de retina.
Os **exames laboratoriais** mostraram:

- Glicemia de jejum = 109 mg/dℓ
- HbA1c = 5,8%
- Potássio (K$^+$) = 4,3 mEq/ℓ (VR: 3,5 a 5,1)
- Função renal, aldosterona plasmática e renina direta normais
- Cálcio = 9,1 mg/dℓ (VR: 8,6 a 10,2)
- PTH = 61,3 pg/mℓ (VR: 15 a 68,3)
- 25(OH)vitamina D = 28 ng/mℓ (VR: 20 a 60)
- Metanefrina urinária = 334 µg/24 h (VR: 19 a 140)
- Normetanefrina urinária = 730 µg/24 h (VR: 52 a 310).

A RM mostrou massa na adrenal direita com 2 cm (com hipersinal em T2), cisto no rim esquerdo (2,3 cm) e tumor na cauda do pâncreas (2,2 cm) (Figura 2.5).

▷ **Sobre este caso, marque a alternativa <u>correta</u>:**

a) A presença de picos hipertensivos e hipotensão postural aponta para disautonomia cardiovascular primária como justificativa para a oscilação dos níveis pressóricos.
b) Cerca de 40% dos FEOs são genéticos e a presença de angiomas de retina, bem como os achados da RM abdominal, fortalece a hipótese de provável mutação no gene *VHL*.
c) O adicional acometimento renal e pancreático sugere FEO metastático e alta probabilidade de mutações no gene *SDHB*.
d) FEO é encontrado em cerca de 50% dos indivíduos com mutação no gene *VHL*.

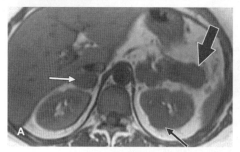 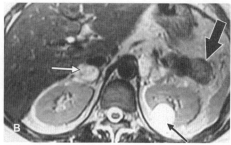

FIGURA 2.5 **A.** Imagem em T1 à RM mostra massa na adrenal direita com 2 cm (*seta branca*), cisto no rim esquerdo de 2,3 (*seta preta fina*) e tumor na cauda do pâncreas de 2,2 cm (*seta preta grossa*). **B.** A imagem em T2 mostra o hipersinal na massa adrenal (*seta branca fina*) e no cisto renal (*seta preta fina*).

COMENTÁRIOS

Hipotensão (especialmente ortostática) pode ser observada em pacientes com FEO. Acredita-se que resulte de (1) flutuação do tônus vascular e subsequente supressão da sinalização dos barorreceptores e/ou (2) hipovolemia e/ou (3) *downregulation* dos receptores adrenérgicos. No entanto, hipotensão sustentada é um achado bastante raro e pode ser vista na presença de tumores secretores de dopamina, cardiomiopatia ou necrose tumoral.

Várias síndromes familiares associam-se ao FEO (p. ex., MEN-2, doença de von Hippel-Lindau [DVHL], neurofibromatose tipo 1 etc.). Estudos recentes sugerem que até 41% dos adultos com FEO têm uma mutação germinativa em um dos genes de suscetibilidade comuns conhecidos (incluindo *NF1*, *VHL*, *RET*, *SDHB*, *SDHD* e *SDHC*).

Os antecedentes de cistos pancreáticos e renais, bem como a presença de angioma retiniano, apontam para a DVHL, que tem herança autossômica dominante e caracteriza-se pela formação de tumores. A doença está relacionada a mutações germinativas no VHL, um gene supressor tumoral localizado no braço curto do cromossomo 3 (3p25-26). A incidência estimada da DVHL é de 1:36.000 habitantes, com penetrância > 90% a partir dos 65 anos. Pelo menos 40 tipos de tumores, benignos ou malignos, podem ocorrer em pacientes com DVHL. A chance de eles desenvolverem FEO é de 25 a 30%. Esse percentual é de 50% entre os indivíduos com MEN-2.

A hipótese de DVHL deve ser levantada nas seguintes situações: (1) indivíduo com antecedentes familiares de DVHL que se apresente com uma ou mais das manifestações características da doença (hemangioblastoma cerebelar ou espinal, ou da retina; carcinoma de células renais; feocromocitoma; cistos ou tumor endócrino pancreáticos; cistadenoma do epidídimo ou tumor do saco endolinfático); (2) na ausência de história familiar de DVHL, presença de dois hemangioblastomas do SNC e/ou retina ou um hemangioblastoma do SNC ou da retina, associado a carcinoma de células renais, FEO, cistos ou tumor endócrino pancreáticos ou cistadenoma do epidídimo. FEO, muitas vezes bilateral, é encontrado em a 10 a 30% dos casos de DVHL.

As mutações no *SDHB* têm sido associadas a paragangliomas (PGL) extra-adrenais, predominantemente àqueles localizados no abdome e na pelve. Podem, contudo, ocorrer em tumores de qualquer localização, incluindo glândulas adrenais, cabeça e pescoço. Eles carreiam o maior risco de malignidade entre os todos os genes associados a síndromes hereditárias de PGL/FEO. Até 50% dos tumores metastáticos têm mutações no *SDHB*. Metanálise mostrou que a prevalência agrupada de PGLs malignos em portadores da mutação no *SDHB* foi de 23%, contra apenas 3% em portadores da mutação no *SDHD*. As citadas mutações também podem prever uma sobrevida mais curta em pessoas com PGL/FEO maligno.

✓ Resposta: B

⊕ Referências: 22, 36 e 37

CASO #25

Homem, 46 anos, veio encaminhado para investigação de uma possível hipertensão de causa endócrina, diagnosticada há cerca de 1 ano (no momento, bem controlada com valsartana, hidroclorotiazida e anlodipino). O paciente referia sudorese excessiva, mas negava palpitações ou cefaleia. Tampouco havia história familiar de hiperaldosteronismo primário ou feocromocitoma. Uma irmã tem hipertensão e nefrolitíase.

Os **exames laboratoriais** mostravam:

- Glicemia de jejum = 156 mg/dℓ
- HbA1c = 7,4%
- K$^+$ = 4,1 mEq/ℓ (VR: 3,5 a 5,1)
- Função renal, aldosterona plasmática e renina direta = normais
- Cálcio = 10,3 mg/dℓ (VR: 8,6 a 10,2)
- PTH = 82 pg/mℓ (VR: 15 a 68,3)
- 25(OH)vitamina D = 25 ng/mℓ (VR: 20 a 60)
- Calciúria = 210 mg/24 h (VR: até 300).

Catecolaminas livres urinárias:

- Norepinefrina = 820 μg/24 h (VR: 15 a 80)
- Epinefrina = 550 μg/24 h (VR: até 20)
- Dopamina = 430 μg/24 h (VR: 65 a 400)
- Metanefrina urinária = 370 μg/24 h (VR: 19 a 140)
- Normetanefrina urinária = 820 μg/24 h (VR: 52 a 310).

A tomografia computadorizada (TC) identificou massas adrenais bilaterais, com componente cístico e densidades pré-contraste entre 25 e 40 HU. O tumor adrenal à direita media 4,6 cm e o à esquerda 2,8 cm, sem evidências de conteúdo de gordura, com realce heterogêneo pelo contraste. A ^{123}I-MIBG SPECT-CT mostrou captação aumentada em ambas as adrenais, com predominância à direita.

▷ **Sobre o diagnóstico do paciente, avalie os itens a seguir e opine:**

I. O paciente tem o diagnóstico de feocromocitoma (FEO) à direita e adenoma adrenal à esquerda.

II. Apesar de a hipertensão paroxística ser um achado clássico do FEO, hipertensão persistente é mais frequente.

III. Os níveis plasmáticos das catecolaminas e a intensidade dos sintomas costumam ser proporcionais à massa tumoral.

IV. Componentes císticos são frequentes em casos de FEO.

V. A presença de um FEO bilateral aumenta a possibilidade de síndrome hereditária.

    a) Apenas os itens II, III e IV estão corretos.

    b) Há apenas um item incorreto.

    c) Somente os itens II e V estão corretos.

    d) Apenas os itens III e IV estão corretos.

▷ **Qual dos exames a seguir não deveria ser solicitado?**

a) Ultrassonografia da tireoide.

b) Dosagem de calcitonina.

c) Pesquisa de mutações no oncogene *RET*.

d) Ressonância magnética da sela túrcica.

COMENTÁRIOS

A classificação da OMS (2017) define paragangliomas como tumores neuroendócrinos do sistema nervoso simpático e parassimpático. De modo geral, 80% desses tumores são intra-adrenais, sendo chamados de feocromocitomas (FEOs), ao passo que 20% são extra-adrenais (paragangliomas extra-adrenais). Entre os paragangliomas simpáticos (intra e extra-adrenais), 90% secretam catecolaminas. Em contraste, essa característica é vista em menos de 5% dos paragangliomas parassimpáticos (extra-adrenais).

No caso em questão, os níveis marcadamente elevados de catecolaminas e metanefrinas livres urinárias confirmam o diagnóstico de FEO. A TC mostrou massa adrenal bilateral, enquanto a captação bilateral na ^{123}I-MIBG SPECT-CT aponta para o diagnóstico de FEO bilateral. Componentes císticos à TC são frequentes em casos de FEO.

Nos pacientes com paragangliomas, a hipertensão arterial caracteristicamente se manifesta de forma paroxística Contudo, hipertensão persistente é a apresentação mais frequente.

Os níveis plasmáticos de catecolaminas e a intensidade dos sintomas não são proporcionais à massa tumoral. De fato, tumores grandes (> 50 g) podem ter as catecolaminas produzidas e metabolizadas dentro deles, liberando uma quantidade reduzida na circulação, onde são dosadas. Tais tumores tendem, pois, ser muitos menos sintomáticos do que tumores menores.

Cerca de 90% dos FEOs são unilaterais. Lesões bilaterais são mais frequentes nos tumores familiares (50 a 75% dos casos). Atualmente, sabe-se que os FEOs de origem genética em adultos respondem por pelo menos um terço dos casos (até 80% no grupo pediátrico). Assim, tem-se recomendado a avaliação genética em todos os casos de paragangliomas.

No paciente em questão, a pesquisa do proto-oncogene *RET* torna-se obrigatória em virtude da concomitância de FEO e hiperparatireoidismo primário, a qual estabelece o diagnóstico de neoplasia endócrina múltipla tipo 2A (NEM-2A). Esta última é uma doença autossômica dominante rara, que tem como outro componente o carcinoma medular de tireoide (CMT), presente em 90% dos portadores da síndrome. Portanto, a dosagem de calcitonina e a US tireoidiana são imprescindíveis. FEOs são diagnosticados em até 50% dos casos da MEN-2A, frequentemente são bilaterais e só excepcionalmente são malignos. Já o hiperparatireoidismo primário ocorre em 10 a 35% dos afetados. Tumores hipofisários fazem parte da MEN-1, mas não da MEN-2A, tornando desnecessária a RM de sela túrcica para esse paciente.

✓ **Respostas:** C e D

✚ **Referências:** 22, 29, 31 a 36

CASO #26

Homem, 28 anos, submeteu-se a TC de abdome devido a dor abdominal. Foi encontrada uma lesão com 3,5 cm de diâmetro, heterogênea, com áreas de necrose e pequenas calcificações na adrenal direita. A ressonância magnética (RM) evidenciou hipersinal da lesão na imagem em T2. Na consulta com o endocrinologista, ele referiu episódios de palidez e sudorese nos últimos meses, muitas vezes acompanhados de elevação da pressão arterial. Também foi relatada história na família de tumor renal, adrenal e em sistema nervoso central (angioma).

Ao **exame físico**, eram dignos de nota:

- IMC = 26,2 kg/m^2
- PA = 160/100 mmHg
- FC = 100 bpm.

A **avaliação laboratorial** mostrou:

- Cortisol sérico (CS) após supressão noturna com 1 mg de dexametasona = 1,3 μg/dℓ
- Na$^+$ = 136 mEq/ℓ (VR: 136 a 145)
- K$^+$ = 4,1 mEq/ℓ (VR: 3,5 a 5,0)

Capítulo 2 • Doenças das Adrenais **109**

- Metanefrina plasmática = 2,44 nmol/ℓ (VR: < 0,5)
- Normetanefrina plasmática = 3,91 nmol/ℓ (VR: < 0,9)
- Aldosterona plasmática = 11,8 ng/dℓ (VR: 1,8 a 23,2)
- APR = renina direta = 4,3 ng/mℓ/h (VR: 0,3 a 5,8).

Optou-se por submeter o paciente à adrenalectomia esquerda.

▌ **Entre os cuidados pré-operatórios necessários neste caso, exames adicionais que se fariam necessários para uma definição diagnóstica pré-operatória, assinale a alternativa <u>correta</u>.**

a) Deve-se iniciar um betabloqueador, como o atenolol, para controle da frequência cardíaca (FC) e pressão arterial (PA) primeiramente.
b) Deve-se fazer alfabloqueio com a doxazosina e orientar dieta rica em sódio e fluidos por um tempo mínimo de 7 a 14 dias.
c) Deve-se iniciar antagonista do canal de cálcio, como o anlodipino, em monoterapia e orientar dieta com rígida restrição de sódio.
d) Deve-se iniciar o uso concomitante de doxazosina e atenolol, visando ao controle da FC e da PA.

COMENTÁRIOS

O preparo pré-operatório visa ao controle tensional e à normalização da volemia. O bloqueio alfa-adrenérgico é o procedimento padrão pré-operatório com o objetivo de corrigir a pressão arterial e, subsequentemente, o volume intravascular. Deve ser iniciado 7 a 14 dias antes da cirurgia. Os alfabloqueadores mais usados são a fenoxibenzamina (não comercializada no Brasil) e a doxazosina. Um antagonista do canal de cálcio pode ser adicionado, se necessário, objetivando melhor controle da PA. O período habitual de 7 a 14 dias pode ser insuficiente em pacientes com cardiomiopatia ou hipertensão refratária.

Pode ser necessário também controlar a taquicardia, resultante da secreção tumoral de epinefrina/dopamina ou do bloqueio alfa-adrenérgico. Para isso, usa-se um betabloqueador que somente deve ser introduzido depois de um bloqueio alfa completo, para evitar uma crise hipertensiva. Os bloqueadores cardiosseletivos beta 1 (atenolol, bisoprolol, metoprolol) são preferíveis. A dose do atenolol varia entre 25 e 50 mg/dia; a do bisoprolol, entre 5 e 10 mg/dia; e a do metoprolol, entre 50 e 100 mg/dia, todos em uma única tomada diária.

Uma dieta rica em sal (> 5.000 mg/dia) e com reforço de líquidos, com início 3 dias após o bloqueio alfa-adrenérgico, é também recomendada, desde que não haja insuficiência cardíaca ou renal. A administração contínua de solução fisiológica a 0,9% (1 a 2 litros) é iniciada na véspera da cirurgia, ao fim do dia. O hematócrito é um parâmetro laboratorial que possibilita monitorar a correção da volemia. A resposta esperada é a redução do hematócrito.

Embora não haja consenso, os valores mais preconizados, atualmente, são: PA na posição sentada < 130/80 mmHg; FC de 60 a 70 bpm, na posição sentada, e 70 a 80 bpm em ortostatismo.

✓ **Resposta:** B

➕ **Referências:** 31, 32, 38 e 39

CASO #27

Durante seminário sobre paragangliomas (PGL) malignos, o professor de Endocrinologia notou que alguns conceitos incorretos foram colocados pelos médicos-residentes.

▶ Neste contexto, avalie os itens a seguir o opine:

I. Os exames histopatológicos e imuno-histoquímicos têm boa acurácia entre lesões benignas e malinas.
II. Os locais mais frequentes de metástases a distância são esqueleto, fígado e pulmões.
III. As PET/CT *scans* com ^{68}Ga-DOTATATE ou com ^{18}F-FDG são igualmente efetivas na visualização de metástases a distância.
IV. Tumor primitivo > 5 cm, mutações no *SDHB* e níveis séricos aumentados de metoxitiramina implicam maior risco de malignidade.
V. O tratamento da doença metastática com ^{131}I-MIBG mostra-se bastante eficaz e bem tolerado.

a) Existe apenas um item incorreto.
b) Apenas os itens II e IV estão corretos.
c) Somente os itens I, IV e V estão corretos.
d) Todos os itens estão corretos.

COMENTÁRIOS

Aproximadamente 10% dos FEO e dos 15 a 35% dos PGL extra-adrenais são malignos. Contudo, não há marcadores histológicos, genéticos ou moleculares que permitam distinguir acuradamente doença benigna da maligna (**item I incorreto**). O diagnóstico de FEO maligno depende da presença de metástase, que envolve gânglios (80%), esqueleto (71%), fígado (50%) e pulmões (50%) (**item II correto**). As metástases podem aparecer muitos anos após o diagnóstico do tumor primitivo. Para a detecção de metástases a distância, que podem aparecer muitos anos após o diagnóstico do tumor primitivo, diversos exames de imagem estão disponíveis, porém a ^{68}Ga-DOTATE PET/CT *scan* seria o mais acurado, sendo seguida pela ^{18}18-FDG PET/CT *scan* e pela cintilografia com ^{123}I-MIBG (Figuras 2.6 e 2.7) (**item III incorreto**).

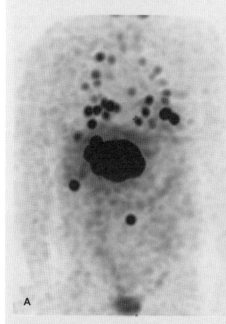 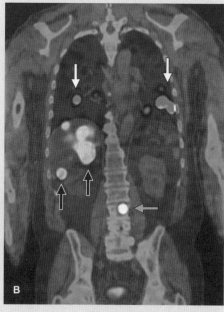

FIGURA 2.6 FEO maligno com múltiplas metástases a distância. **A.** Imagem com ^{123}I-MIBG SPECT/CT. **B.** Imagem das metástases com ^{68}Ga-DOTATE PET/CT *scan* que mostra mais claramente as metástases para os pulmões (*setas brancas*), fígado (*setas pretas*) e vértebra L3 (*seta cinza*). (A Figura B encontra-se reproduzida em cores no Encarte.)

Tem sido sugerido que a presença de alguns fatores aumenta o risco de doença metastática, a saber: (1) presença de mutação no gene *SDHB* (até 72% dos tumores associados a essas mutações são malignos); (2) PGL localizado no mediastino ou no órgão de Zuckerkandl; (3) tumor primitivo > 5 cm; (4) idade ao diagnóstico abaixo dos 50 anos; (5) níveis aumentados de metoxitiramina (**item IV correto**).

Em casos de doença metastática, a terapia com ^{131}I-MIBG possibilita remissão bioquímica em apenas 35 a 67% dos casos. Os principais problemas de segurança associados à terapia com ^{131}I-MIBG são astenia, náuseas, vômitos, alterações hematológicas e disfunção tireoidiana. Reações adversas e complicações menos frequentes incluem o surgimento de câncer secundário, crise hipertensiva, sepse e toxicidade pulmonar. Mortes de pacientes também foram relatadas, principalmente devido a insuficiência/displasia da medula óssea (**item IV incorreto**).

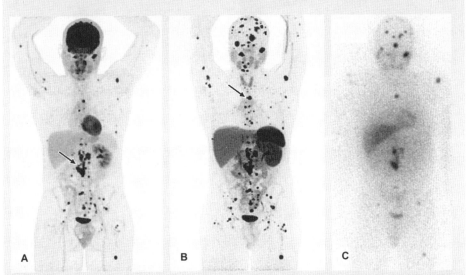

FIGURA 2.7 Homem de 25 anos com paraganglioma associado a mutações no *SDHB* com múltiplas metástases. **A.** ^{18}F-FDG PET mostra excelente captação nas metástases ósseas e retroperitoneais (SUV$_{máx.}$, 54) (seta), com menos lesões de que a ^{68}Ga-DOTATATE PET (seta). **B.** ^{68}Ga-DOTATATE PET mostra maior contraste e maior número de lesões de que qualquer uma das modalidades de imagem (SUV$_{máx.}$, 94) em metástases ósseas (seta). **C.** Cintilografia plana com ^{123}I-MIBG mostra captação em um número limitado de metástases conhecidas.

✅ Resposta: B

➕ Referências: 31 a 33, 38 a 40

CASO #28

Na investigação de dor abdominal em mulher de 37 anos, foram detectadas massas em ambas as adrenais (12,5 cm à esquerda e 1,8 cm à direita) à tomografia computadorizada (Figura 2.8A). Ao **exame físico**, eram dignos de nota o excesso de peso (IMC de 22,5 kg/m²) e a presença de hipertensão, com PA = 170/105 (de pé) e 170/105 (deitada). Restante do exame físico sem anormalidades.

Os **exames laboratoriais** mostraram:

- Glicemia = 104 mg/dℓ
- HbA1c = 6,2%
- K$^+$ sérico = 3,7 mEq/ℓ (VR: 3,5 a 5,1)
- Aldosterona plasmática (em repouso) = 15,8 ng/mℓ (VR: 2 a 16)

- APR = 1,4 ng/mℓ/h (VR: 0,3 a 5,8)
- Metanefrinas urinárias = 526 µg/24 h (VR: 95 a 475)
- Norepinefrina urinária = 118 µg/24 h (VR: 15 a 80)
- Epinefrina urinária = 37 µg/24 h (VR: até 20)
- Dopamina urinária = 133 µg/24 h (VR: 65 a 400).

A cintilografia com ^{131}I-MIBG mostrou captação adrenal bilateral (Figura 2.8B).

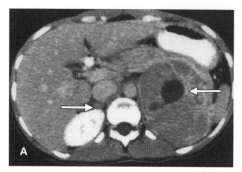
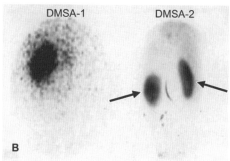

FIGURA 2.8 Paciente com MEN-2A apresenta-se com FEOs bilaterais, visualizados à TC sem contraste (**A**) e na cintilografia plana com ^{131}I-MIBG (**B**). O tumor na adrenal direita mede 1,8 cm e aquele na adrenal esquerda, 12 cm.

▶ Entre os exames seguintes, qual seria o menos importante na investigação adicional dessa paciente?

a) Catecolaminas plasmáticas.
b) Dosagem da cálcio sérico, PTH e calcitonina.
c) Ressonância magnética das adrenais.
d) Metanefrinas livres plasmáticas (MLP).

COMENTÁRIOS

A paciente tem um feocromocitoma (FEO) bilateral que representa cerca de 10% dos casos dos paragangliomas intra-adrenais. Diante de um FEO bilateral, deve-se, obrigatoriamente, investigar a possibilidade de tumor familiar. Nesse contexto, a dosagem da calcitonina, do cálcio sérico e do PTH seria fundamental na pesquisa da neoplasia endócrina múltipla tipo 2A (MEN-2A), cujas manifestações principais são carcinoma medular de tireoide (CMT), FEO e hiperparatireoidismo primário, e da MEN-2B (CMT, FEO e neuromas mucosos).

A discreta elevação das catecolaminas vista neste caso poderia ser explicada pela metabolização intratumoral das catecolaminas, o que pode ocorrer em casos de tumores volumosos, como o apresentado pela paciente. Nessa situação, o melhor exame adicional seria a dosagem das metanefrinas plasmáticas, o qual tem sido considerado como o teste de maior sensibilidade (96 a 100%) e, portanto, o mais indicado no rastreamento dos FEOs. Tem a vantagem ainda de não sofrer interferência da metabolização intratumoral das catecolaminas, diferentemente das catecolaminas plasmáticas (CP) e urinárias. As CP têm a desvantagem adicional de apresentarem limitada especificidade, exceto se seus níveis forem > 2.000 pg/mℓ (achado quase patognomônico). Com a disponibilidade das MLP, praticamente não há mais lugar para as CP na investigação do FEO.

É também importante lembrar que alguns FEOs podem ser completamente silenciosos, não apenas clinicamente (cerca dos 10% são diagnosticados ao acaso, como incidentalomas adrenais) como também laboratorialmente. Nesses casos, o diagnóstico é feito pelo histopatológico ou quando o paciente desencadeia uma crise hipertensiva pela indução anestésica no pré-operatório.

> Classicamente, a RM fornece um sinal hiperintenso em T2 nos casos de FEO, o qual está presente em pelo menos 75% dos casos. Lesões brilhantes (sinal da "lâmpada acesa") podem também ser observadas em casos de hemorragias ou hematomas, adenomas, carcinomas e lesões metastáticas, mas, em geral, apresentam-se com menor intensidade. Já a cintilografia com ^{131}I-MIBG ou ^{123}I-MIBG, de acordo com diferentes estudos, tem sensibilidade e especificidade diagnósticas de 78 a 89% e 94 a 100%, respectivamente. A utilização do ^{123}I-MIBG é preferível por proporcionar imagem de melhor qualidade e menor radiação para o paciente.

✅ Resposta: A

➕ Referências: 33 a 35, 38 e 39

CASO #29

Mulher, 34 anos, vem apresentando, nos últimos 2 anos, episódios de palpitações que se apresentam isoladas ou associadas a sudorese excessiva, rubor, extremidades frias e elevação da pressão arterial (PA). Esses "ataques" ocorrem sem um aparente fator desencadeante e têm duração variável. A paciente também notou perda de peso de 5 kg nos últimos 2 anos. Há 2 anos, ela foi diagnosticada com hipertensão e faz uso de anlodipino e telmisartana desde então. Não há casos semelhantes na família, tampouco história familiar de hipertensão. A paciente refere, ainda, que, frequentemente, toma acetaminofeno para alívio de cefaleia e que, há 3 meses, lhe foi prescrita amitriptilina como terapia preventiva de enxaqueca. Ademais, ocasionalmente, ela faz uso de eletriptana, durante as crises de enxaqueca.

Ao **exame físico**, não apresentava sinais de virilização ou síndrome de Cushing; FC = 120 bpm; PA = 140/100 mmHg (deitada) e 120/90 mmHg (de pé). Precórdio e exame respiratório sem anormalidades. Massa volumosa era palpável na região lombar direita. Retinopatia hipertensiva de grau II foi vista na fundoscopia.

Os **exames laboratoriais** mostraram cortisol, ACTH, aldosterona, atividade plasmática de renina, testosterona, prolactina, creatinina, potássio e glicemia normais; metanefrinas livres plasmáticas e metanefrinas fracionadas urinárias, com valores correspondentes a 1,4 vez e 1,6 vez o limite superior da normalidade, respectivamente.

A TC com contraste no plano axial demonstrou massa adrenal direita de 6,1 × 5,2 × 5,1 cm com realce predominantemente periférico e necrose central (Figura 2.9A). Na RM, evidenciou-se tumoração na adrenal direita, com múltiplos espaços císticos de tamanhos variáveis, que se mostrou hiperintensa na imagem em T2 (Figura 2.9B). Diante da suspeita de feocromocitoma (FEO), a paciente foi submetida a uma cintilografia com ^{123}I-MIBG que se mostrou negativa.

▶ **Levando em conta os dados supracitados, opine sobre os itens a seguir:**

  I. A combinação de paroxismos, elevação de metanefrinas plasmáticas e sinal da "lâmpada acesa" à RM torna o diagnóstico de FEO altamente provável.

  II. O diagnóstico de FEO é questionável, visto que a cintilografia com ^{123}I-MIBG foi negativa.

  III. A realização de biópsia da massa tumoral, guiada por ultrassonografia ou TC, deveria ser considerada na investigação de outros tipos de neoplasias adrenais.

  IV. A paciente deve ser submetida à adrenalectomia, após o devido preparo.

    a) Somente os itens II e III estão incorretos.

    b) Apenas os itens I e III estão corretos.

    c) Somente o item IV está incorreto.

    d) Somente o item III está correto.

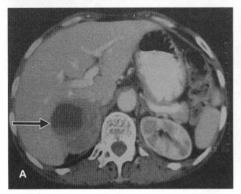 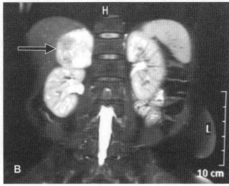

FIGURA 2.9 **A.** TC com contraste no plano axial evidenciou massa adrenal direita de 6,4 × 5,2 × 5,1 cm com realce predominantemente periférico e necrose central (*seta*). **B.** Na RM, a tumoração mostrou-se hiperintensa na imagem em T2 (*seta*).

COMENTÁRIOS

Em um paciente com um tumor adrenal, a combinação de paroxismos, hipertensão, elevação de metanefrinas plasmáticas e sinal da "lâmpada acesa" à RM é altamente sugestiva de FEO (**item I correto**). Contudo, a combinação de paroxismos, hipertensão e hipersinal na imagem em T2 à RM não é patognomônica de FEO e já foi descrita, por exemplo, em casos de carcinomas adrenocorticais (CAC). Ademais, já foram descritos raros casos de CAC secretores de metanefrinas. Por fim, algumas medicações podem elevar metanefrinas, algumas delas tomadas pela paciente (acetaminofeno, amitriptilina e eletriptana).

As metanefrinas plasmáticas ou urinárias têm sido consideradas como os exames de escolha no rastreio para o FEO, devido a suas elevadas sensibilidade (96 a 100%) e especificidade (80 a 100%) diagnósticas. Entretanto, é preciso atentar-se aos resultados falso-positivos, os quais estão mais frequentemente relacionados ao uso de certos fármacos, como acetaminofeno, antidepressivos tricíclicos (amitriptilina, nortriptilina etc.) e fenoxibenzamina. A tomada de tais medicamentos deve ser suspensa, pelo menos, 5 dias antes da realização do exame. Geralmente, essa elevação é de pouca intensidade, porém aumentos além de 4 vezes o limite superior da normalidade, muito sugestivos de FEO, já foram descritos em um paciente de uso de eletriptana, fármaco destinado ao tratamento da enxaqueca (Bloomer et al., 2020).

De acordo com diferentes estudos, a cintilografia com MIBG marcada com ^{131}I ou ^{123}I tem sensibilidade e especificidade diagnósticas de 77 a 90% e 95 a 100%, respectivamente. Logo, um exame negativo **não** exclui o diagnóstico de FEO (**item II incorreto**).

Biópsia adrenal em pacientes com FEO pode desencadear uma grave crise hipertensiva, devido à liberação de catecolaminas pelo tumor. Por isso, antes de realizar tal procedimento (raramente necessário!), faz-se necessária a exclusão do FEO. Ademais, o material obtido pela biópsia não consegue diferenciar o adenoma do carcinoma adrenal (**item III incorreto**).

Após o devido preparo pré-operatório com doxazosina, a paciente foi submetida à adrenalectomia e os achados de exames histopatológicos e imuno-histoquímicos mostraram ser o tumor um CAC (**item IV correto**). Um quarto a 75% desses tumores são funcionantes, secretando, sobretudo, cortisol e andrógenos, com consequente quadro de síndrome de Cushing e/ou virilização. Excepcionalmente, são observados sintomas sugestivos de FEO, como visto na paciente em questão. Tal achado poderia resultar da presença de características neuroendócrinas no carcinoma adrenal. Além disso, muito excepcionalmente, os CAC podem secretar metanefrinas, havendo, na literatura, menos de cinco casos descritos.

As medicações tomadas para tratamento e prevenção de cefaleia justificariam a elevação discreta das metanefrinas plasmáticas (acetaminofeno, amitriptilina e eletriptana) e urinárias (amitriptilina e eletriptana).

Resposta: A

Referências: 32 a 36, 38, 41 e 42

CASO #30

Homem, 22 anos, com queixas de ganho de peso, disfunção erétil e fraqueza muscular. Ao **exame físico**, eram dignas de nota obesidade abdominal, estrias violáceas largas e pressão arterial de 150/100 mmHg. O paciente não fazia uso de nenhum fármaco e trouxe os seguintes **exames laboratoriais**:

- CS às 8 h = 14,7 e 17,4 µg/dℓ (VR: 5 a 25)
- CS no teste de supressão noturna com 1 mg de dexametasona (1 mg-DST) = 8,2 µg/dℓ
- UFC = 640 µg/24 h (VR: 58 a 403; dosado por quimioluminescência) e 127 µg/24 h (VR: 4,2 a 60; dosado por LC-MS/MS)
- Cortisol salivar às 23 h = 226 ng/dℓ (VR: < 100)
- ACTH = 22 e 28 pg/mℓ (VR: 7 a 6,3).

▶ **Que exames adicionais deveriam ser solicitados em ordem cronológica para se determinar a etiologia da síndrome de Cushing?**

a) Teste de supressão com 8 mg de dexametasona (8 mg-DST) e/ou teste de estímulo com desmopressina (DDAVP-T); ressonância magnética da sela túrcica (RMST); cateterismo bilateral do petroso inferior (BIPSS).
b) RMST; 8 mg-DST e/ou DDAVP-T; BIPSS.
c) Tomografia computadorizada de abdome (TCA); RMST; 8 mg-DST e/ou DDAVP-T; BIPSS.
d) 8 mg-DST e/ou DDAVP-T; BIPSS.

COMENTÁRIOS

A investigação da síndrome de Cushing (SC) envolve duas etapas: (1) confirmação do hipercortisolismo e (2) determinação de sua etiologia. Essa sequência não pode deixar de ser seguida! Uma vez confirmado o hipercortisolismo, o próximo passo é determinar se a SC é ACTH-dependente ou não. Com esse fim, deve-se dosar o ACTH em duas ocasiões. Valores suprimidos indicam doença adrenal (SC é ACTH-independente) e a necessidade de TCA. Diante de SC ACTH-dependente (como a apresentada pelo paciente), não existe, a princípio, a necessidade de uma TCA e deve-se lançar mão dos testes dinâmicos não invasivos (8 mg-DST e/ou DDAVP-T [ou teste do CRH, disponível]), seguidos da RMST.

Embora o BIPPS seja o procedimento de maior acurácia na diferenciação entre doença de Cushing e secreção de ACTH ectópico (SAE), esse procedimento invasivo (e, portanto, não isento de complicações potencialmente graves) tem sido reservado para os casos em que a combinação da RMST com os testes dinâmicos não invasivos (teste de supressão com 8 mg de dexametasona [teste de Liddle II] e os testes de estímulo com CRH ou desmopressina) não permita uma definição etiológica. Assim, para pacientes com adenoma hipofisário à RM > 6 mm e resposta positiva aos testes dinâmicos não invasivos, o BIPPS pode ser dispensado. Em contrapartida, ele está sempre indicado no caso de RM de sela túrcica normal.

Como os incidentalomas adrenais e hipofisários são achados frequentes, os exames de imagem só devem ser realizados após a avaliação hormonal.

✓ **Resposta:** A

➕ **Referências:** 43 a 45

CASO #31

Mulher, 42 anos, com queixas de amenorreia e aumento de peso (10 kg) nos últimos 15 meses. Refere também desânimo e crises de choro frequentes nos últimos meses. Sem outras queixas. Ao exame físico, IMC = 27,5 kg/m²; PA = 160/100 mmHg; abdome globoso; circunferência abdominal de 95 cm; sem outras alterações dignas de nota.

Os **exames hormonais** apontam:

- CS das 8 h (basal) = 32 µg/dℓ (VR = 5 a 25)
- LNSC = 220 e 280 ng/dℓ (VR: < 100)
- UFC = 264 µg/24 h (VR: 4,2 a 60)
- Cortisol das 8 h após supressão noturna com 8 mg de dexametasona (teste de supressão com dose alta de dexametasona [HDDST]) = 12,7 µg/dℓ
- UFC = 935,38 µg/24 h (VR: 28,5 a 213,7)
- ACTH plasmático = 43 e 46 pg/mℓ (VR: até 46).

À ressonância magnética, a hipófise mostrou-se sem anormalidades. Um nódulo de 2,3 × 1,2 cm fora detectado na adrenal esquerda, 30 dias antes da consulta atual, quando a paciente se submeteu a uma tomografia computadorizada (TC) na investigação de dor abdominal.

▶ **Assinale a alternativa <u>correta</u> sobre este caso:**

a) Estado de pseudoCushing (EPC) por depressão endógena é a principal hipótese diagnóstica.
b) Adrenalectomia esquerda está indicada.
c) O teste de estímulo com DDAVP teria uma boa utilidade na distinção entre doença de Cushing e estados de pseudoCushing.
d) O cateterismo bilateral do seio petroso inferior (BIPSS) não seria obrigatório neste caso.

COMENTÁRIOS

A tumoração na adrenal esquerda à TC é um incidentaloma adrenal e sua investigação levou ao diagnóstico de adenoma não funcionante. A paciente tem hipercortisolismo ACTH-dependente, o qual se caracteriza por níveis de ACTH elevados ou no limite superior da normalidade. Nos casos de tumores adrenais secretores de cortisol, o ACTH caracteristicamente está suprimido (< 10 pg/mℓ). Na secreção de ACTH ectópico (SAE), o ACTH, tipicamente, está elevado, porém, em até 25% dos casos, pode estar normal.

A terminologia "síndrome ou estado de pseudoCushing (EPC)" refere-se a certas condições que se manifestam com um fenótipo clínico e/ou laboratorial similar ao da DC, associado a hipercortisolismo leve ou moderado. Diversas situações podem levar ao EPC, sendo a depressão e o alcoolismo crônico as mais reconhecidas. Outras causas relevantes são obesidade (principalmente a visceral), síndrome de abstinência alcoólica, síndrome dos ovários policísticos, síndrome de resistência ao glicocorticoide generalizada e outras doenças psiquiátricas, como ansiedade crônica, síndrome do pânico e psicoses.

O hipercortisolismo no estado de EPC não apresenta uma causa bem definida. Acredita-se que decorra, sobretudo, do aumento de secreção de CRH, em virtude da hiperativação do eixo hipotálamo-hipófise-adrenal (HHA). Muitas vezes, para uma adequada distinção diagnóstica entre DC e EPC, faz-se necessário tratar ou eliminar o fator indutor do hipercortisolismo. Por exemplo, pode ser necessário um período de 2 a 4 meses de abstinência etílica para que o eixo HHA retorne ao estado normal.

Pacientes com DC não raramente têm sintomas depressivos e, assim, pode ser difícil distinguir essa situação de um obeso deprimido com EPC. As alterações laboratoriais podem ser similares nas duas condições (p. ex., ausência de supressão do cortisol sérico após dexametasona, elevação do LNSC ou UFC etc.). No entanto, aumento no UFC de 4 vezes ou mais além do limite superior da normalidade praticamente apenas é observado na síndrome de Cushing. Na nossa paciente, esse aumento foi de 4,4 vezes. Na série de Alwani et al., (2014), LNSC > 3 vezes o LSN teve sensibilidade de 100%, especificidade de 83%, valor preditivo positivo de 94% e valor preditivo negativo de 100%. Na experiência de outros autores, LNSC > 5 vezes o LSN apenas ocorreu na DC.

O teste de estímulo com desmopressina é bastante útil na distinção entre DC e EPC, embora não tenha acurácia diagnóstica de 100%. Rollin et al. (2015) mostraram que os critérios mais acurados na distinção entre DC e EPC foram um pico de ACTH ≥ 71,8 pg/mℓ (sensibilidade de 90,8% e especificidade de 94,6%) ou incremento no ACTH ≥ 37 pg/mℓ, em relação ao valor basal (sensibilidade de 88% e especificidade de 96,4%).

Diante de uma síndrome de Cushing ACTH-dependente e RM de sela túrcica normal, o BIPSS é obrigatório. Contudo, esse exame pode ser dispensável caso haja uma alteração inequívoca na TC de tórax indicativa de tumor ectópico secretor de ACTH (p. ex., uma tumoração pulmonar ou mediastínica sugestiva de um tumor carcinoide).

✅ Resposta: C

➕ Referências: 43 a 45, 47

CASO #32

Mulher, 43 anos, com queixas de ganho de peso (6 kg) nos últimos 3 meses, associado a dispneia aos esforços, queda de cabelos e redução do fluxo menstrual. Nesse mesmo período, também descobriu ser diabética e hipertensa. Ao **exame físico**:

- Presença de obesidade abdominal, preenchimento de fossas supraclaviculares e aumento da gordura retrocervical
- Ausência de equimoses, estrias violáceas ou sinais de fraqueza muscular
- IMC = 31 kg/m^2
- PA = 150 × 90 mmHg.

A paciente encontra-se em uso de três anti-hipertensivos (losartana, anlodipino e hidroclorotiazida) e fármacos antidiabéticos (metformina, dapagliflozina e insulina degludeca). Trinta dias antes da consulta, em investigação de cefaleia, submeteu-se a uma ressonância magnética (RM) de encéfalo que mostrou um adenoma hipofisário de 0,7 cm.

Os **exames laboratoriais** mostraram:

- Hemograma, ionograma e função renal = normais
- Glicemia de jejum = 145 mg/dℓ
- HbA1c = 7,7% (VR: 4,5 a 5,5)
- CS às 8 h = 17,2 µg/dℓ (VR: 6 a 18,4)
- LNSC = 370 ng/dℓ (VR: < 100)
- UFC = 250 µg/24 h (VR: 4,2 a 60)
- DHEA-S = 9,1 µg/dℓ (VR: 61 a 337)
- Testosterona = < 10 ng/dℓ (VR: até 63)
- ACTH = 8,2 e 9,1 pg/mℓ (VR: 7 a 63).

A tomografia computadorizada (TC) de abdome revelou lesão nodular (2,5 cm) na adrenal esquerda, com densidade de 8 HU (Figura 2.10).

▷ **Sobre o caso apresentado, avalie os itens a seguir e opine:**

I. A paciente tem síndrome de Cushing (SC) ACTH-dependente, devido aos níveis detectáveis de ACTH, associada a um adenoma adrenal.

II. A paciente tem SC ACTH-independente e um incidentaloma hipofisário.

III. Os baixos níveis de DHEA-S encontrados não são compatíveis com o diagnóstico de SC, uma vez que a estimulação adrenal pelo ACTH promove aumento desses valores.

IV. O teste da desmopressina se mostraria útil na distinção entre SC ACTH-independente e SC ACTH-independente.

a) Somente o item IV está incorreto.
b) Apenas os itens II e IV estão corretos
c) Somente o item I está correto.
d) Há apenas um item incorreto.

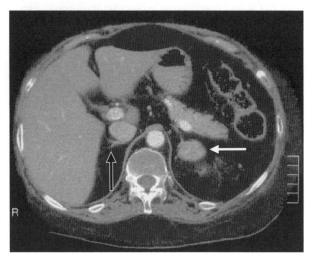

FIGURA 2.10 TC de abdome mostra lesão nodular (2,5 cm) na adrenal esquerda (*seta branca*), com densidade de 8 HU. A *seta preta* aponta para a adrenal direita que aparece em seu aspecto anatômico habitual (*em Y invertido*).

COMENTÁRIOS

Trata-se de uma paciente com quadro clínico sugestivo e exames laboratoriais que confirmam o diagnóstico de síndrome de Cushing (SC), com dois exames de rastreio positivos: UFC e LNSC. Pacientes com SC ACTH-independente, tipicamente, apresentam valores <10 pg/mℓ; já valores > 20 pg/mℓ indicam a presença de SC ACTH-dependente. Diante da detecção de valores < 10 pg/mℓ, recomenda-se a avaliação de imagem adrenal.

Na paciente em questão, a presença de adenoma adrenal e níveis suprimidos de ACTH confirmam a SC ACTH-independente, associada a um incidentaloma hipofisário, o qual é encontrado em, pelo menos, 10% da população adulta submetida a uma RM do encéfalo.

Como tumores secretores de cortisol adrenal levam à supressão do ACTH, a estimulação da camada reticular do córtex adrenal secretora de andrógenos, tais como DHEA-S e testosterona, fica reduzida, como encontrado no caso em questão.

A paciente foi submetida à adrenalectomia esquerda por via laparoscópica, com reposição de doses fisiológicas de glicocorticoides no pós-operatório, e recebeu alta hospitalar com apenas uma classe de anti-hipertensivos e sem necessidade de insulinoterapia.

✓ Resposta: C

⊕ Referências: 43 a 45, 47

CASO #33

Mulher, 45 anos, IMC de 27,2 kg/m², foi encaminhada ao endocrinologista com suspeita de síndrome de Cushing. Ela fora vista 5 meses antes por uma ginecologista com história de ganho de peso e irregularidade menstrual. Queixava-se também de cansaço e fraqueza nas pernas.

A paciente negava o uso de qualquer medicação, além de citalopram e clonazepam para tratamento de depressão. Na ocasião, chamou a atenção da colega a presença de face em lua cheia, estrias violáceas no abdome e nas coxas, bem como equimoses no membro superior esquerdo, que foram documentadas. Constatou-se, igualmente, hipertensão (PA = 160/100 mmHg). Uma **avaliação laboratorial** inicial mostrou:

- Glicemia de jejum elevada (108 mg/dℓ)
- Potássio, hemograma, lipídios, creatinina e função tireoidiana = normais
- ACTH = 6,4 e 7,1 pg/mℓ (VR: até 46)
- CS = 27,8 µg/dℓ (VR: 5 a 25)
- UFC = 190 µg/24 h (VR: 3 a 43).

A tomografia computadorizada (TC) evidenciou adenoma de 2,2 cm na adrenal esquerda.

Na consulta atual, a paciente refere que tem menstruado a cada 2 meses e que seu peso está estável. Sente-se melhor da depressão, mas, eventualmente, ainda tem crises de choro (*sic*). Ademais, refere melhora acentuada do cansaço e da fraqueza nas pernas. Ao **exame físico**, apresentava: discreto aumento da adiposidade retrocervical e face de lua cheia; estrias violáceas finas em abdome e coxas; PA = 140/90 mmHg; IMC = 26,7 kg/m^2; o restante sem anormalidades.

Novos exames laboratoriais apontaram:

- GJ = 100 mg/dℓ
- CS às 8 h = 24,9 µg/dℓ (VR: 5 a 25)
- CS após supressão noturna com 1 mg de dexametasona = 1,8 µg/dℓ (VR: < 1,8)
- ACTH = 22 pg/mℓ (VR: < 46)
- UFC e cortisol salivar à meia-noite normais.

▶ **Levando em conta os dados supracitados, pode-se comentar:**

I. O tumor adrenal deve representar um adenoma não funcionante.
II. Síndrome de Cushing cíclica seria pouco provável, já que não ocorre com adenomas secretores de cortisol.
III. O cateterismo bilateral do seio petroso inferior seria muito útil.
IV. Dosagens periódicas do cortisol salivar no fim da noite seriam a melhor forma de seguimento da paciente.
   a) Apenas os itens II e III estão corretos.
   b) Somente o item IV está correto.
   c) Apenas os itens II e IV estão corretos.
   d) Há somente um item incorreto.

COMENTÁRIOS

Na avaliação, a paciente apresenta quadro de síndrome de Cushing (SC) ACTH-independente (aumento do CS e UFC + ACTH suprimido), e a TC evidenciou adenoma de 2,2 cm na adrenal esquerda, supostamente secretor de cortisol (**item I incorreto**). Na avaliação subsequente, as alterações hormonais não estavam mais presentes. Por motivos desconhecidos, certos pacientes com SC apresentam secreção cíclica de cortisol, e esse período de normocortisolemia pode durar dias, meses ou até mesmo alguns anos. Os sinais e sintomas da síndrome de SC, como miopatia, hipertensão e diabetes, oscilam com o nível de cortisol circulante. Essa dinâmica pode causar considerável dificuldade diagnóstica, e, não raramente, são necessárias reinvestigações em várias ocasiões. É crucial que qualquer avaliação diagnóstica apenas seja feita quando houver hipercortisolemia, de modo que repetidas admissões no serviço de endocrinologia podem ser necessárias (**item III incorreto**). Nesse contexto, um dos exames mais úteis é a dosagem do cortisol salivar no fim da noite. Os pacientes com SC cíclica devem ser orientados a colher a saliva periodicamente e, sobretudo, quando as manifestações da doença retornarem (**item IV correto**).

Ciclicidade pode ocorrer com todas as causas de SC. Entre 65 casos, ela se originou de um adenoma hipofisário corticotrófico em 54%, de produção ectópica de ACTH em 26% e de um tumor adrenal em cerca de 11%, sendo o restante não classificado (**item II incorreto**).

✓ Resposta: B

➕ Referências: 43 a 45

CASO #34

Mulher, 34 anos, com início de queixas, há 5 meses, de fraqueza muscular em membros inferiores, amenorreia, ganho de peso de 6 kg, aparecimento de acne, pelos e estrias violáceas, engrossamento da voz e queda de cabelos. A paciente nega o uso de quaisquer medicações sistêmicas, tópicas ou inalatórias. Ao **exame físico**, observou-se PA = 150 × 100 mmHg, face em lua cheia, pletora facial, acne em face e dorso, hirsutismo, estrias violáceas proeminentes em face interna das coxas, abdome e região axilar, equimoses em membros, preenchimento de fossas supraclaviculares, giba, acantose *nigricans* +/4+ e força muscular grau IV em membros inferiores.

Os **exames laboratoriais** indicaram:

- Glicemia = 208 mg/dℓ
- Cortisol basal = 26,0 µg/dℓ (VR: 5 a 25)
- UFC = 1.160 µg/24 h (VR: 10 a 90)
- ACTH: < 5 pg/mℓ (VR: até 46)
- DHEA-S = 813 ng/dℓ (VR: 148 a 407)
- TT = 91 ng/dℓ (VR: < 98)
- SHBG = 14 nmol/ℓ (VR: 22 a 130)
- Testosterona livre calculada = 87 pmol/ℓ (VR: 2 a 45)
- Androstenediona > 5,0 ng/mℓ (VR: 0,7 a 2,8).

▷ **Quais o próximo passo na investigação e o provável diagnóstico etiológico?**

a) Ressonância magnética (RM) de sela túrcica; corticotropinoma (doença de Cushing).
b) Tomografia computadorizada (TC) de tórax e abdome, e OctreoScan®; síndrome do ACTH ectópico.
c) TC de abdome; adenoma adrenocortical.
d) TC de abdome; carcinoma adrenocortical.

COMENTÁRIOS

O quadro clínico da paciente é muito sugestivo de síndrome de Cushing, corroborado pela presença de sinais muito específicos desse diagnóstico, tais como presença de miopatia, equimoses e estrias violáceas proeminentes. Os exames laboratoriais confirmaram a suspeita clínica, com níveis de UFC além de 10 vezes o limite superior da normalidade [LSN]), associados a um ACTH suprimido, o que direciona para o diagnóstico diferencial da síndrome de Cushing ACTH-independente. Dessa forma, exclui-se a possibilidade de doença de Cushing e síndrome de ACTH ectópico, que cursam com níveis de ACTH elevados ou normais.

Diante de uma síndrome de Cushing ACTH-independente clinicamente evidente e de evolução temporal rápida e agressiva, faz-se obrigatório pensar no carcinoma do córtex adrenal (CCA) como uma importante possibilidade diagnóstica. A concomitância de produção hormonal mista, com hiperandrogenismo associado, reforça mais ainda a possibilidade desse diagnóstico. A presença de níveis muito elevados de DHEA-S (> 600 a 800 ng/dℓ) sugere também o diagnóstico de carcinoma, mas níveis normais também podem ser encontrados nessa condição. Em casos de adenomas secretores de cortisol, o DHEA-S, tipicamente, mostra-se suprimido, devido ao *feedback* negativo do cortisol sobre o ACTH.

Até 60% dos pacientes com CCA apresentam evidência de excesso hormonal clínico, sendo a produção excessiva de glicocorticoides a apresentação mais comum, associada ou não a hiperandrogenismo, causando acne, hirsutismo e virilização. O hiperaldosteronismo raramente está associado ao CCA, condição descrita em cerca de 2 a 7% dos pacientes. A secreção concomitante de hormônios glicocorticoides e androgênicos em um paciente com massa adrenal é sempre altamente suspeita de CCA. Excepcionalmente, isso ocorre em casos de adenomas adrenais.

A paciente foi submetida a tomografia computadorizada de abdome que mostrou massa de 12,2 x 6,2 cm na adrenal direita, com áreas de necrose, margens irregulares, valor de atenuação pré-contraste de 34 HU e *washout* absoluto de 40% (Figura 2.11A). Intensa captação do ^{18}F-FDG foi vista na PET/CT *scan* (Figura 2.11B). Por meio do exame histopatológico, utilizando-se o escore de Weiss modificado – que foi de 7 (VR: < 3) –, confirmou-se o diagnóstico de CCA (Tabela 2.2).

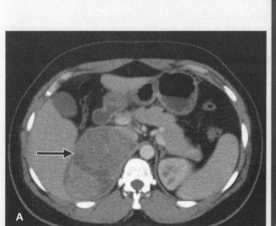
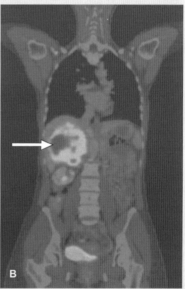

FIGURA 2.11 A. TC de abdome mostra tumoração de 12,2 × 6,2 cm na adrenal direita, com áreas de necrose, margens irregulares, atenuação pré-contraste de 34 HU e *washout* absoluto de 40% (*seta*). **B.** Intensa captação do ^{18}F-FDG é vista na PET/CT *scan* (*seta*). (A Figura B encontra-se reproduzida em cores no Encarte.)

TABELA 2.2 Escore de Weiss modificado.*

Parâmetro	Característica	Pontuação por item presente
Mitoses	> 5 por 50 CGA	2 pontos
Mitoses atípicas	Presentes	1 ponto
Células claras	≤ 25%	2 pontos
Necrose	Presente	1 ponto
Invasão capsular	Presente	1 ponto

CGA: campos de grande aumento. *Diagnóstico do carcinoma do córtex adrenal: número de pontos ≥ 3.

Resposta: D

Referências: 46 e 47

122 Endocrinologia: Casos Clínicos Comentados

▶ **Ainda com relação ao Caso #34, o exame imuno-histoquímico revelou positividade para fator esteroidogênico 1 (SF1) e Ki-67 de 15%. Ao estadiamento, o tumor foi classificado como estádio III, por apresentar invasão capsular e comprometimento de linfonodos. Neste contexto, avalie os itens a seguir e opine:**

I. A imuno-histoquímica dos CCA é útil para confirmar a origem adrenal e para avaliar o prognóstico.

II. Tumores no estádio III tendem a apresentar metástases a distância.

III. Entre os CCA funcionantes, aqueles secretores de cortisol têm pior prognóstico.

IV. A paciente deve receber terapia adjuvante com mitotano.

  a) Todos os itens estão corretos.

  b) Somente o item II é incorreto.

  c) Apenas os itens II e IV estão corretos.

  d) Existe apenas um item correto.

COMENTÁRIOS

À imuno-histoquímica, imunorreatividade presente para Melan-A, fator esteroidogênico 1 (SF1) e inibina confirma a origem adrenocortical da lesão. Em contraste, imunorreatividade positiva para cromogranina-A afasta essa origem. O CCA que apresenta expressão forte do SF1 tem um prognóstico mais reservado que aqueles com expressão ausente ou fraca desse marcador (**item I correto**).

O estadiamento ao diagnóstico é um importante fator prognóstico em pacientes com CCA, e, para tal, é utilizada a classificação proposta pela European Network for the Study of Adrenal Tumors (ENSAT) (Tabela 2.3). Essa classificação define os estádios I e II como tumores localizados com tamanhos ≤ 5 cm e > 5 cm, respectivamente. Por sua vez, o estádio III é caracterizado pela infiltração de tecidos adjacentes, linfonodos positivos ou trombo tumoral nas veias cava ou renal, enquanto o estádio IV é definido pela presença de metástases a distância (**item II incorreto**).

A taxa de sobrevida global em 5 anos do CCA varia de acordo com o estadiamento do tumor 1. Entre os pacientes no estádio I, ao diagnóstico, observa-se uma sobrevida de 66 a 82%; nos estádios II e III, esta é de 58 a 64% e 24 a 50%, respectivamente; no estádio IV, 0 a 28%. Fatores prognósticos positivos que podem melhorar a sobrevida geral são doença em estágio inicial na ausência de linfonodos e metástases distantes, idade < 40 anos e margens de ressecção negativas. O prognóstico em crianças é melhor do que nos adultos; o mesmo se aplica aos tumores puramente virilizantes em comparação aos secretores de cortisol (**item III correto**). Além disso, CCA não funcionantes têm pior prognóstico, já que a maioria dos pacientes se apresenta ao diagnóstico com doença localmente avançada e/ou metastática.

O mitotano (o,p'DDD) é a única medicação aprovada para o tratamento do CCA. Ele induz inibição da esteroidogênese adrenal e comprometimento da viabilidade das células cancerosas, apresentando efeitos anti-hormonal e antiproliferativo. Seu uso deve ser considerado em pacientes com alto risco de recorrência, após a ressecção cirúrgica: (1) tumores > 8 a 10 cm, estádio III; (2) tumores com elevado índice mitótico; (3) evidência microscópica de invasão vascular ou capsular; ou (4) Ki-67 > 10%. Nesses casos, a terapia com mitotano possibilita significativa redução da recorrência tumoral e maior sobrevida global e livre de doença.

A paciente em questão tem, portanto, indicação para o uso do mitotano (tumor > 10 cm, estádio III) e Ki-67 > 10% (**item IV correto**).

TABELA 2.3 Sistema de estadiamento do carcinoma do córtex adrenal proposto pela ENSAT.

Estádio*	Classificação
I	T1, N0, M0
II	T2, N0, M0
III	T1-2, N0-1, M0
	T3-4, N1, M0
IV	T1-4, N0-1, M1

ENSAT: European Network for the Study of Adrenal Tumors. *T1: tumor ≤ 5 cm; T2: tumor > 5 cm; T3: infiltração tumoral de tecidos adjacentes; T4: invasão tumoral de órgãos adjacentes e/ou trombo tumoral nas veias cava e/ou renal; N0: ausência de linfonodos acometidos; N1: linfonodos acometidos; M0: ausência de metástases a distância; M1: metástases a distância.

Capítulo 2 • Doenças das Adrenais **123**

✔ Resposta: B

⊕ Referências: 30 e 65

CASO #35

Uma mulher de 31 anos, médica, procurou o endocrinologista com a suspeita de síndrome de Cushing. Ela se queixava de ganho de 8 kg nos últimos 6 meses, elevação ocasional da pressão arterial e surgimento de acne na face. Negava o uso de qualquer medicação, além de contraceptivo oral contendo 30 µg de estradiol. Ela terminou a residência de clínica médica há 3 meses e ultimamente tem dado vários plantões em UPAs, ora durante o dia, ora à noite.

No **exame físico**, eram dignos de nota o IMC = 27,1 kg/m^2 e a circunferência abdominal = 85 cm; acnes faciais.

A paciente trouxe à consulta os seguintes **exames laboratoriais**, por ela solicitados:

- Glicemia = 103 mg/dℓ
- CS às 8 h = 28 e 31 µg/dℓ (VR: 5 a 25)
- CS no teste de supressão noturna com 1 mg de dexametasona (1 mg-DST) = 6,4 µg/dℓ
- ACTH = 16,3 e 23,5 pg/mℓ (VR: 7 a 63).

▶ **Sobre este caso, podemos afirmar:**

I. A detecção de níveis elevados do cortisol salivar no fim da noite (LNSC, do inglês *late night salivary cortisol*) seria fundamental, já que ele é o exame de rastreio mais sensível.
II. A realização de uma ressonância magnética (RM) da sela túrcica torna-se mandatória.
III. Deve-se dosar o cortisol livre urinário, de preferência com a espectrometria de massa em *tandem*.
IV. Deve-se submeter à paciente a um teste dinâmico não invasivo.

    a) Apenas o item III é correto.
    b) Existe somente um item incorreto.
    c) Somente os itens I e IV estão corretos.
    d) Apenas os itens III, IV e V estão corretos.

COMENTÁRIOS

O diagnóstico da síndrome de Cushing (SC) endógena envolve duas etapas, cuja sequência não pode ser alterada: inicialmente, deve-se confirmar o hipercortisolismo; só depois, deve-se partir para a identificação da etiologia da SC. Os testes para confirmação do hipercortisolismo incluem o 1 mg-DST, a dosagem do UFC e a medida do cortisol salivar no fim da noite (LSNC). Este é considerado o exame de rastreio ideal, devido à sua simplicidade e à sua elevada sensibilidade (96 a 100%). O racional desse teste é que a perda do ritmo circadiano do cortisol é uma das alterações mais precoces da SC. Assim, se o LNSC for normal em mais de uma ocasião, o diagnóstico de SC será pouco provável. Já valores elevados não são exclusivos da SC, sendo também encontrados nos estados de pseudocushing, em situações de estresse maior ou trabalhadores noturnos sem regularidade nos horários de sono, como é o caso da nossa paciente.

O 1 mg-DST também é muito utilizado e a supressão do CS para valor > 1,8 µg/dℓ indica possível hipercortisolismo. Contudo, esse teste está sujeito a vários resultados falso-positivos, como obesidade, uso de estrogênio, terapia com medicações que acelerem a metabolização hepática da dexametasona, síndromes de má absorção etc. Diante dessas situações, o ideal seria dosar o UFC em amostra urinária de 24 h. Esse exame foi realizado em duas ocasiões e se mostrou normal. Igualmente, dosou-se o LNSC em duas ocasiões, observando-se discreta elevação na segunda coleta (91 e 118 ng/dℓ [VR: até 100]). Portanto, a paciente não teria SC.

✔ Resposta: A

⊕ Referências: 43 a 45

CASO #36

Em uma mulher com 28 anos, IMC de 27,5 kg/m² e suspeita clínica de síndrome de Cushing, a **investigação laboratorial** revelou:

- CS às 8:00 h = 28,8 e 33,7 µg/dℓ (VR: 5 a 25)
- CS após supressão noturna com 1 mg de dexametasona (DMS) = 7,5 µg/dℓ
- CS após supressão com 0,5 mg de DMS a cada 6 h por 48 h = 6,1 µg/dℓ
- UFC = 68,5 µg/24 h (VR: 10 a 90)
- ACTH = 15,4 pg/mℓ (VR: até 46).

A paciente faz uso de fluoxetina e um contraceptivo oral (Gynera®).

▶ Qual a hipótese etiológica mais provável?

a) Síndrome do ACTH ectópico.
b) Tumor adrenal secretor de cortisol.
c) Hipercortisolismo devido a aumento na transcortina (CBG).
d) Doença de Cushing.

COMENTÁRIOS

A avaliação hormonal indica que a paciente não tem síndrome de Cushing. A elevação do CS e a ausência de supressão do CS com DMS (o esperado seria um valor < 1,8 µg/dℓ) refletem aumento dos níveis da CBG, cuja produção no fígado é estimulada em condições de hiperestrogenismo (p. ex., gravidez e estrogenoterapia). O estrogênio deve ser suspenso 4 a 6 semanas antes para evitar interferência no exame.

✅ Resposta: C

➕ Referências: 43 a 45

CASO #37

Mulher, 30 anos, IMC de 27,5 kg/m², com história de hirsutismo e irregularidade menstrual desde a adolescência, faz uso de Diane® 35 (cada drágea contém 2,0 mg de acetato de ciproterona e 0,035 mg de etinilestradiol) há vários anos. Ela foi encaminhada ao endocrinologista com suspeita de síndrome de Cushing (SC) em virtude dos seguintes achados na **avaliação hormonal**:

- CS às 8 h = 35,2 µg/dℓ (VR: 5 a 25)
- CS no teste de supressão noturna com 1 mg de dexametasona (1 mg-DST) = 7,3 µg/dℓ
- ACTH = 37 pg/mℓ (VR: até 46)
- UFC = 240,4 µg/24 h (VR: 28,5 a 213,7)
- LNSC = 82 e 91 ng/dℓ (VR: < 100).

▶ Baseando-se nesses exames, pode-se afirmar que:

a) O diagnóstico de SC é bastante provável e a paciente deveria ser submetida a uma ressonância magnética de sela túrcica.
b) A paciente muito provavelmente tem apenas a síndrome dos ovários policísticos (SOP).
c) A não supressão do CS no 1 mg-DST e o aumento do UFC podem ser consequentes ao uso crônico do Diane® 35.
d) A realização de uma tomografia computadorizada (TC) do abdome para estudo das adrenais seria de grande valor nesse caso.

COMENTÁRIOS

Na investigação da SC endógena, a realização de TC para o estudo das adrenais será prioritariamente indicada quando houver supressão do ACTH, indicativa de hiperfunção adrenal autônoma. Caso contrário, poderemos, eventualmente, detectar um adenoma adrenal não funcionante sem relação com o hipercortisolismo. Em cerca de 4% dos adultos submetidos a uma TC de abdome, encontra-se um incidentaloma adrenal. Esse percentual pode chegar a 10% após a sexta década de vida.

A história de hirsutismo e irregularidade menstrual desde a adolescência é típica da SOP, a qual é o distúrbio endócrino mais comum em mulheres jovens (prevalência de pelo menos 5%). Na SOP, ocorre alteração da hormonogênese tanto ovariana como adrenal, o que justifica a discreta elevação do UFC não raramente observada na síndrome.

A elevação do CS e a não supressão do CS no 1 mg-DST (CS > 1,8 μg/dℓ), vistas nesse caso, muito possivelmente, são consequentes do aumento da globulina ligadora do corticosteroides (CBG) induzido pela estrogenoterapia (deve ser suspensa 6 semanas antes da realização dos exames). O valor normal do LNSC em duas ocasiões torna o diagnóstico de SC altamente improvável, já que a perda do ritmo circadiano é uma das alterações mais precoces nessa síndrome.

✅ Resposta: B

➕ Referências: 45 a 45

CASO #38

Paciente com 44 anos foi avaliada por cirurgião geral devido a queixas de dor abdominal, intensidade 7/10, ganho de peso, fraqueza muscular proximal e estrias violáceas em abdome de início há 4 meses. Fez tomografia computadorizada (TC) abdominal que revelou lesão expansiva de, aproximadamente, 12 cm em topografia de adrenal esquerda, com bordas irregulares, coeficiente de atenuação pré-contraste de 37 HU e *washout* absoluto pós-contraste baixo (30% em 10 min.) (Figura 2.12). Foi encaminhada para avaliação com endocrinologista em virtude das queixas anteriormente mencionadas, além de aumento de pelos corporais e alteração no timbre da voz ("voz grossa") há 6 meses.

Ao **exame físico**, eram notórios:

- IMC = 27,7 kg/m^2
- Hirsutismo em face, tórax e abdome
- Estrias violáceas largas no abdome
- PA = 140/5 mmHg (em uso de losartana e anlodipino).

Os **exames laboratoriais** apresentavam:

- Glicemia de jejum = 172 mg/dℓ
- HbA1c = 7,3%
- Cortisol das 8 h = 37 mg/dℓ (VR: 5 a 25)
- UFC = 1.305 μg/24 h (VR: 21 a 111)
- LNSC = 361 ng/dℓ (VR: < 100)
- ACTH plasmático = 5,0 e 6,4 pg/mℓ (VR: até 46)
- K$^+$ sérico = 3,2 mEq/ℓ (VR: 3,5 a 5,1)
- TT = 340 ng/dℓ (VR: 15 a 80)
- DHEA-S = 640 μg/dℓ (VR: 35 a 430)
- Androstenediona = 15,8 ng/mℓ (VR: 0,4 a 2,6)
- Catecolaminas e metanefrinas urinárias = normais.

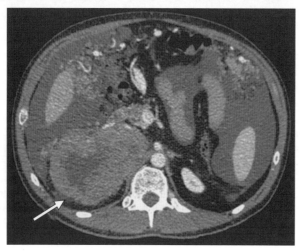

FIGURA 2.12 Carcinoma adrenocortical com 12,2 cm (*seta*), valor de atenuação pré-contraste de 37 HU e *washout* absoluto de 30%.

▶ Em relação ao caso clínico, podemos afirmar:

I. As características clínicas e hormonais, bem como o aspecto do tumor à TC, sugerem tratar-se de um carcinoma adrenocortical secretor de cortisol e andrógenos.
II. O aumento da produção de hormônios androgênicos reforça o caráter benigno do tumor.
III. O teste de supressão com altas doses de dexametasona (HDDST) e o teste de estímulo com desmopressina (DDAVP-T) teriam grande utilidade na definição diagnóstica.
IV. O fato de as catecolaminas urinárias serem normais exclui a possibilidade de feocromocitoma.
  a) Apenas o item I está correto.
  b) Nenhum item está correto.
  c) Apenas II e IV estão corretos.
  d) Apenas I e III estão corretos.

COMENTÁRIOS

Os tumores adrenais são comuns, sendo a maioria não funcionante e benigna, bem como revelados casualmente em exames de imagem por ocasião de avaliação de queixas abdominais (*incidentalomas adrenais*). O caso anterior representa uma paciente sintomática, tanto do ponto de vista locorregional (dor abdominal) quanto hormonal, pois apresentava manifestações clínicas da síndrome de Cushing (SC) com virilização, sugerindo a presença de síndrome mista (produção de cortisol e andrógenos) pelo tumor adrenal. Essa situação é excepcional em casos de adenomas e fortemente sugere a presença de um carcinoma do córtex adrenal (CCA). Também muito raros são adenomas adrenais secretores de andrógenos.

Os CCA são raros, com incidência de 0,5 a 2 casos por milhão de adultos por ano. A maioria dos casos ocorre de forma esporádica, porém uma parcela surge no contexto de síndromes genéticas que conferem maior suscetibilidade para o desenvolvimento do CCA. As síndromes hereditárias mais comumente relacionadas ao CCA são: síndrome de Li-Fraumeni (LFS), síndrome de Beckwith-Wiedemann (SBW), síndrome de Lynch e neoplasia endócrina múltipla tipo 1 (MEN-1) (Tabela 2.4). Os CCAs são funcionantes em cerca de 60% dos casos, a maioria secretando cortisol ou cortisol e andrógenos. Tumores puramente virilizantes são mais frequentes em crianças, sendo raros em adultos. Mais raros ainda são carcinomas secretores de aldosterona (< 2%) ou estrogênios (< 1%).

O aspecto radiológico auxilia no diagnóstico diferencial entre adenomas e carcinomas adrenais. Adenomas, geralmente, se apresentam à TC como lesões pequenas (em geral, < 3 cm), ovaladas, com bordos regulares, densidade pré-contraste < 10 HU e rápido clareamento do contraste (> 50% em 10 min). Raramente, eles excedem 6 cm. Características sugestivas à TC de carcinoma incluem: (1) tamanho > 4,0 cm; (2) coeficiente de atenuação > 20 HU (*i.e.*, baixa concentração de gordura na lesão); (3) retenção de contraste (*washout* absoluto em 10 min < 50%); (4) calcificações, bordos irregulares, invasão de estruturas adjacentes e metástase a distância.

A sensibilidade diagnóstica das catecolaminas totais urinárias é de 85 a 90%. Portanto, seus níveis normais não excluem o diagnóstico de FEO. As metanefrinas totais urinárias têm um desempenho melhor (95 a 100%). Atualmente, as metanefrinas livres plasmáticas são consideradas o teste de rastreio ideal, por sua maior simplicidade e sensibilidade (96 a 100%).

O HDDST e o DDAVP-T são úteis na definição da etiologia da SC ACTH-dependente, mas não em casos de tumores adrenais.

TABELA 2.4 Síndromes hereditárias associadas ao carcinoma do córtex adrenal (CCA).

Síndrome	Prevalência em pacientes com CCA	Prevalência na população geral	Gene	Outros fenótipos
Li-Fraumeni	Comum (3 a 7% dos adultos; 50 a 80% das crianças)	1:2.000 a 1:5.000 (Europa e EUA) Prevalência de 0,3% para a mutação germinativa *p.R337H* do *TP53* nas regiões Sul e Sudeste do Brasil	*TP53*	Sarcoma; tumor de plexo coroide; câncer de mama precoce; leucemia; linfoma
Lynch	3% dos adultos	1:440	*MSH2, MSH6, MLH1, PMS2*	Câncer colorretal; câncer endometrial; câncer de ovário; câncer pancreático; tumor cerebral
MEN-1	Rara (1 a 2% dos adultos)	1:30.000	*MEN1*	Tumores neuroendócrinos do intestino delgado; tumores hipofisários; hiperplasia das paratireoides; colagenomas; angiofibromas; adenoma/hiperplasia adrenal
Beckwith-Wiedemann	Muito rara (apenas em crianças)	1:13.000	*IGF2, CDKN1C*	Tumor de Wilms; hepatoblastoma; macrossomia; adenoma adrenal, cisto de adrenal; hemi-hipertrofia; macroglossia; onfalocele

✅ Resposta: A

➕ Referências: 43 a 45, 48 e 49

CASO #39

Mulher, 36 anos, com queixas de amenorreia e aumento de peso nos últimos 3 meses. Negava a possibilidade de estar grávida ou o uso de qualquer medicação além de fluconazol para o tratamento de onicomicose nos pés. Ao **exame físico**:

- IMC = 27,1 kg/m^2
- PA = 140/100 mmHg
- Fácies de lua cheia e pletora facial
- Presença de obesidade abdominal e estrias violáceas largas (Figura 2.13A).

A **avaliação laboratorial** revelou:

- Glicemia de jejum = 109 mg/dℓ
- β-hCG = negativo
- TSH = 1,9 mUI/ℓ (VR: 0,45 a 4,5)
- Prolactina = 18,1 ng/mℓ (VR: 2,8 a 29,2)
- CS basal às 8 h = 3,5 e 4,2 μg/dℓ (VR: 5 a 25)
- CS às 8 h após supressão noturna com 1 mg de dexametasona = 4,3 μg/dℓ
- ACTH = 3,8 e 6,1 pg/mℓ (VR: até 46).

A paciente foi submetida à tomografia computadorizada (TC) abdominal que revelou adenoma na adrenal direita, medindo 2,7 × 2,4 cm (Figura 2.13B).

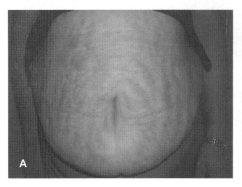
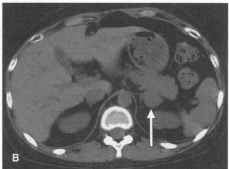

FIGURA 2.13 **A.** Aspecto da paciente. Notar a obesidade abdominal e as estrias violáceas largas. **B.** TC sem contraste mostra massa de 2,7 × 2,4 cm na adrenal esquerda com 10 HU (*seta*). Trata-se de um adenoma não funcionante, sem relação com o hipercortisolismo exógeno da paciente. (A Figura A encontra-se reproduzida em cores no Encarte.)

▶ Sobre este caso, marque a alternativa correta:

a) A dosagem do cortisol salivar à meia-noite seria de grande utilidade neste quadro.
b) Síndrome de Cushing exógena é a etiologia mais provável.
c) A paciente deve ser submetida a uma adrenalectomia direita.
d) A dosagem do ACTH após estímulo com CRH ou DDAVP permitiria uma definição diagnóstica.

COMENTÁRIOS

Níveis de ACTH e cortisol persistentemente baixos apenas são observados na síndrome de Cushing (SC) exógena. Nessa situação, a SC, mais frequentemente, resulta do uso prolongado de prednisona ou outros glicocorticoides sintéticos por qualquer via de administração, inclusive preparações tópicas, inalatórias, intranasais, colírios etc. O emprego de tais medicações, frequentemente, é omitido pelos pacientes.

No caso da nossa paciente, posteriormente se descobriu que ela fazia uso, há alguns meses, de Nasonex® spray nasal (furoato de mometasona) para tratamento de rinite alérgica. Curiosamente, muitos pacientes não consideram esse tipo de medicação como "remédio". O uso do fluconazol pode ter contribuído para o quadro, já que ele diminui a metabolização hepática dos glicocorticoides.

A tumoração visualizada na TC abdominal representa um adenoma adrenal não funcionante, sem relação com o hipercortisolismo da paciente. Se fosse um adenoma secretor de cortisol, o CS estaria elevado, não suprimido.

A dosagem do ACTH após estímulo com CRH ou desmopressina não tem indicação em casos de SC exógena.

✅ Resposta: B
➕ Referências: 43 e 45

CASO #40

Homem, 35 anos, foi encaminhado ao endocrinologista por causa de hiperglicemia (glicemias de jejum de 144 e 163 mg/dℓ). Ao **exame físico**, chamava a atenção a presença de pletora facial, obesidade abdominal e estrias violáceas localizadas no tórax e abdome. A pressão arterial (PA) era de 160/90 mmHg e o IMC 28,2 kg/m².

Na **investigação laboratorial** complementar, observaram-se:

- CS às 8 h = 28,6 μg/dℓ (VR: 5 a 25)
- UFC = 270 μg/24 h (VR: 10 a 90)
- LNSC = 310 ng/dℓ (VR: < 100)
- ACTH = 97,6 pg/mℓ (VR: até 46) e 110 pg/mℓ (pico pós-DDAVP)
- CS pós-supressão noturna com 8 mg de dexametasona (HDDST) = 21,3 μg/dℓ.

Como a ressonância magnética (RM) da sela túrcica foi normal, o paciente foi submetido ao cateterismo bilateral do seio petroso inferior (BIPSS) que revelou gradientes de ACTH centro-periferia de 1,2 (basal) e 1,6 (pós-DDAVP). Diante desses achados, realizou-se RM de tórax e abdome, evidenciando-se massa ovalada, com baixo teor de gordura na adrenal esquerda, com 3,5 × 2,7 cm e hipersinal em T2 (Figura 2.14A). A cintilografia de corpo inteiro com ¹²³I-MIBG mostrou captação no tumor adrenal (Figura 2.14B).

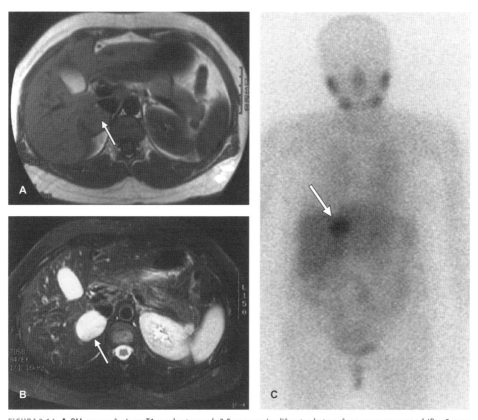

FIGURA 2.14 **A.** RM, na sequência em T1, revelou tumor de 3,5 cm no maior diâmetro, heterogêneo, com pequenas calcificações, na adrenal direita. **B.** Imagem na sequência em T2; notar o hipersinal ("sinal da lâmpada acesa"). **C.** Captação tumoral na cintilografia com ¹²³I-MIBG, confirmando o diagnóstico de FEO.

Na investigação de feocromocitoma, foram encontrados níveis elevados de metanefrinas plasmáticas (metanefrina: 3,1 nmol/ℓ [VR: < 0,5]; normetanefrina = 2,7 nmol/ℓ [VR: < 0,9]) e urinárias (metanefrina = 370 μg/24 [VR: 26 a 230]; normetanefrina = 580 μg/24 [VR: 44 a 450]).

▶ **Baseando-se nas características laboratoriais e nos exames de imagem do paciente, pode-se dizer:**

a) O paciente tem um tumor adrenal produtor de cortisol.
b) A paciente já tem o diagnóstico definido e deve ser submetido à adrenalectomia direita.
c) O paciente tem a síndrome do ACTH ectópico e a o ^{68}Ga-DOTATATE PET/CT *scan* poderia ser muito útil na definição diagnóstica.
d) O paciente poderia ter um carcinoma adrenal secretor de metanefrinas.

COMENTÁRIOS

Níveis elevados de ACTH excluem a possibilidade de um tumor adrenal secretor de cortisol, o qual, tipicamente, cursa com supressão do ACTH.

Na RM, hipersinal em T2 em relação ao fígado é observado em pelo menos 75% dos casos de feocromocitoma (FEO). Esse achado, associado a níveis elevados de metanefrinas plasmáticas e urinárias, com a hipercaptação tumoral na cintilografia com ^{123}I-MIBG, é plenamente suficiente para a definição do diagnóstico de FEO.

A demonstração de um gradiente centro-periferia < 3 pós-DDAVP, supressão do CS < 50% no HDDST e pico do ACTH < 50% pós-DDAVP, na presença de uma RM hipofisária normal, praticamente descarta o diagnóstico de DC. Carcinomas do córtex adrenal secretores de metanefrinas já foram descritos, mas trata-se de uma condição extremamente rara.

✓ Resposta: B

⊕ Referências: 38, 39, 43, 50 a 52

Ainda em relação ao caso apresentado, o paciente foi submetido à adrenalectomia direita e o histopatológico confirmou ser o tumor um feocromocitoma. O paciente foi reavaliado 30 dias após, constatando-se normalização das metanefrinas plasmáticas e urinárias, bem como de CS, UFC, LNSC e ACTH.

▶ **Qual a explicação mais provável para essa normalização hormonal?**

a) Produção de cortisol pelo FEO.
b) FEO secretor de catecolaminas e ACTH.
c) FEO + síndrome do ACTH ectópico com hipercortisolismo intermitente.
d) FEO + doença de Cushing com hipercortisolismo intermitente.

COMENTÁRIOS

Os FEOs podem secretar várias substâncias, entre elas ACTH e CRH, causando, raramente, uma síndrome de Cushing (SC) ACTH-dependente. A combinação dos dados de seis grandes séries envolvendo 363 pacientes com secreção ectópica de ACTH revelou que FEO foi a fonte da secreção de ACTH em 19 deles (5,2%). Muito mais rara ainda é a secreção de cortisol por FEO; nessa situação, o ACTH estaria suprimido, em vez de elevado.

A imuno-histoquímica foi positiva para ACTH e cromogranina, confirmando o diagnóstico de SC por secreção de ACTH pelo FEO.

✓ Resposta: B

⊕ Referências: 38, 39, 43, 50 a 52

Capítulo 2 • Doenças das Adrenais **131**

CASO #41

Você foi chamado para avaliar uma mulher de 38 anos, multípara, na 28ª semana de gestação, que fora internada devido a hipertensão e ganho de peso excessivo, tendo sido levantada a possibilidade diagnóstica de síndrome de Cushing. Ao *exame físico*, chamava a atenção a presença de face em lua cheia e giba de búfalo e edema de membros inferiores; PA = 140/100 mmHg (em uso de alfametildopa); IMC = 27,2 kg/m².

Os **exames laboratoriais** iniciais mostraram:

- Glicemia de jejum = 100 mg/dℓ
- Glicemia 2 h após 75 g de glicose anidra = 156 mg/dℓ
- CS às 8 h = 37 µg/dℓ (VR: 5 a 25)
- CS após supressão noturna com 1 mg de dexametasona = 7,3 µg/dℓ (VR: < 1,8)
- ACTH = 16 pg/mℓ (VR: 7 a 63)
- UFC = 109 µg/24 h (VR: 3 a 43)
- Função tireoidiana normal.

A ultrassonografia mostrou feto único com 1.107 g de peso estimado em apresentação cefálica e diminuição do volume de líquido amniótico com o índice de líquido amniótico.

▶ **Levando em conta os dados supracitados, pode-se comentar:**

 I. A paciente, certamente, tem síndrome de Cushing e deve ser submetida aos exames de imagem.
 II. As alterações no CS e UFC podem resultar da própria gravidez.
 III. A dosagem do cortisol salivar à meia-noite, potencialmente, seria de grande valia.
 IV. O nível não suprimido do ACTH confirma que não há um distúrbio adrenal autônomo.

 a) Somente o item I está correto.
 b) Apenas os itens II e III estão corretos.
 c) Somente o item IV está incorreto.
 d) Apenas os itens II e IV estão corretos.

COMENTÁRIOS

A gravidez é rara em mulheres com síndrome de Cushing (SC), uma vez que o hiperandrogenismo e o hipercortisolismo suprimem a secreção hipofisária de gonadotrofinas e levam à anovulação. No entanto, como SC resulta em aumento de complicações maternas e fetais, seu diagnóstico e tratamento precoces são fundamentais.

Na literatura, há menos de 250 casos relatados, dos quais cerca de 55% originaram-se de doenças adrenais (sobretudo adenomas secretores de cortisol). Essa diferença em relação às mulheres não grávidas com SC, nas quais a etiologia mais frequente é a doença de Cushing (70 a 75% dos casos), supostamente decorre da maior hipersecreção de andrógenos observada nesta última situação, devido ao estímulo do ACTH.

O diagnóstico clínico da SC durante a gravidez pode ser difícil, em virtude das manifestações que também ocorrem na gestação normal, como ganho de peso, hipertensão, fadiga, hiperglicemia e alterações emocionais. Além disso, na gestação, ocorre um hipercortisolismo fisiológico, decorrente de um estado de hiperatividade do eixo hipotálamo-hipófise-adrenal (HHA), evidenciada por elevações de cortisol livre urinário (UFC), cortisol sérico total e livre, globulina ligadora dos corticosteroides (CBG), ACTH e CRH. Ademais, durante o fim da gravidez, as glândulas adrenais demonstram resposta aumentada ao ACTH, em comparação com mulheres não grávidas (**item I incorreto; item II correto**).

Em mulheres não grávidas, valores do UFC acima de 4 vezes o limite superior da normalidade (LSN) são virtualmente diagnósticos da CS. Durante a gravidez, a excreção do UFC é normal no primeiro trimestre, mas ela aumenta em até três vezes além do LSN durante o segundo e o terceiro trimestre. Em uma revisão, um

132 Endocrinologia: Casos Clínicos Comentados

aumento médio de 8 vezes (variação de 2 a 22 vezes) dos níveis do UFC foi encontrado em grávidas com SC. Essa superposição de valores do UFC em mulheres grávidas com e sem SC sugere que somente valores do UFC no segundo e terceiro trimestres que excedam em 3 vezes o LSN devem ser considerados como indicativos de SC (**item I incorreto; item II correto**).

Diferentemente do observado na SC, o ritmo circadiano do cortisol mantém-se intacto na gravidez. Contudo, aumento progressivo do LNSC também ocorre na gravidez, atingindo o pico no último trimestre (valor duas vezes maior em comparação às mulheres não grávidas). Elevações de 3 vezes ou mais além do LSN são indicativas de SC (**item III correto**).

No estudo de Lopes et al. (2016), no qual se utilizou o *kit* de enzimaimunoensaio Salimetrics®, os limites superiores do LNSC em cada trimestre gestacional foram: 250 ng/dℓ (6,9 nmol/ℓ) no primeiro trimestre, 260 ng/dℓ (7,2 nmol/ℓ) no segundo e 330 ng/dℓ (9,1 nmol/ℓ) no terceiro. Os valores de corte que separaram o grupo DC dos três trimestres nos grupos da gravidez foram, respectivamente, 255 ng/dℓ (7,0 nmol/ℓ), 260 ng/dℓ (7,2 nmol/ℓ) e 285 ng/dℓ (7,9 nmol/ℓ).

Em mulheres não grávidas com SC, os níveis de ACTH estão, tipicamente, reduzidos (< 10 pg/mℓ) em pacientes com distúrbios adrenais autônomos e inapropriadamente normais ou aumentados nos indivíduos com produção tumoral ACTH (doença de Cushing ou secreção ectópica de ACTH). No entanto, em um estudo, 50% das gestantes com SC causada por adenomas adrenais ou hiperplasia adrenal ACTH-independente tinham valores de ACTH > 10 pg/mℓ. Assim, grávidas com causas adrenais de SC nem sempre têm valores suprimidos de ACTH, provavelmente refletindo os efeitos do CRH placentário, o qual não é suprimido pelo hipercortisolismo. Portanto, os limiares diagnósticos recomendados para o ACTH na SC de origem adrenal na população geral não são válidos na gravidez e podem levar a um diagnóstico equivocado, como no caso em questão (**item IV incorreto**).

✓ Resposta: B

➕ Referências: 66 e 67

Ainda em relação ao **Caso #41**, a paciente foi submetida à dosagem do cortisol salivar às 23 h, cujo nível estava em 340 ng/mℓ (VR: até 100). Repetiram-se as dosagens do ACTH (15,4 pg/mℓ [VR: 7 a 63]) e UFC (172 μg/24 h [VR: 3 a 43]). Em virtude desses achados, realizou-se ultrassonografia abdominal que mostrou massa na adrenal direita com 2,8 cm (Figura 2.15A). A ressonância magnética de abdome revelou que essa massa tinha características de um adenoma adrenal, com redução do sinal na sequência fora de fase (Figura 2.15B e C). A RM da sela túrcica (sem contraste) mostrou-se normal. Esses achados confirmaram o diagnóstico de síndrome de Cushing, resultante de adenoma adrenal secretor de cortisol.

▶ **Qual seria a melhor conduta para este caso?**

a) Submeter a paciente a adrenalectomia direita por via laparoscópica, de imediato.
b) Tratar a paciente com cetoconazol e submetê-la à adrenalectomia por via laparoscópica após o parto.
c) Iniciar cabergolina.
d) Iniciar osilodrostat.

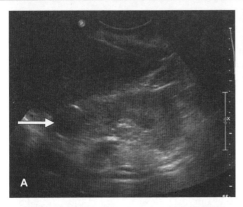
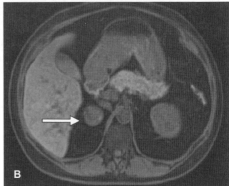
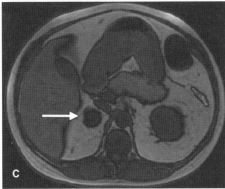

FIGURA 2.15 A. USG mostra tumor adrenal de 2,8 × 2,6 cm (*seta*). **B.** Características do tumor à RM, na sequência T1 em fase (*seta*). **C.** Características do tumor à RM; notar a perda de sinal na sequência T1 fora de fase (*seta*). Esses achados são típicos dos adenomas com alto teor de lipídios.

COMENTÁRIOS

A síndrome de Cushing (SC) durante a gravidez implica elevado índice de complicações maternas (p. ex., diabetes melito gestacional, pré-eclâmpsia etc.) e fetais (p. ex., abortos, morte intrauterina, prematuridade etc.). Não há diretriz, nem consenso sobre o manejo da SC em gestantes, situação em que a principal etiologia são adenomas adrenais. A adrenalectomia deve, *a priori*, ser realizada após o parto; caso seja necessária durante a gestação, deve ser realizada, de preferência, no segundo trimestre, por implicar menor risco de complicações fetais.

Entre as medicações para a SC durante a gravidez, as mais empregadas têm sido dois inibidores da esteroidogênese adrenal: metirapona (inibidor 11β-hidroxilase não comercializado no Brasil) e cetoconazol. Devem, preferencialmente, ser evitados no primeiro trimestre (período da embriogênese). Ainda não há dados em gestantes com o osilodrostat, um potente inibidor da 11β-hidroxilase recentemente lançado. Cabergolina pode ser usada em casos de doença de Cushing, isoladamente ou associada ao cetoconazol. O tratamento combinado permite o uso de doses menores das duas medicações.

A paciente foi tratada com 600 mg/dia de cetoconazol, o que resultou em controle da pressão arterial, perda de peso e redução do UFC para 95 μg/24 h, valor considerado normal para gestantes no último trimestre gestacional. Após o parto, a paciente foi submetida às adrenalectomia direita por via laparoscópica.

✓ Resposta: B
⊕ Referências: 53 a 57

134 Endocrinologia: Casos Clínicos Comentados

CASO #42

Uma jovem de 16 anos foi encaminhada ao ginecologista devido à ausência de desenvolvimento de caracteres sexuais secundários e amenorreia primária.

Ao **exame físico**:

- Altura = 1,71 cm
- Peso = 52 kg
- Ausência de mamas e de pilificação pubiana e axilar (estádio M1P1 de Tanner)
- Genitália externa de aspecto normal
- PA = 155 × 95 mmHg
- FC = 80 bpm.

A **avaliação hormonal** mostrou estradiol baixo (14 pg/mℓ), elevação de LH (60 U/ℓ) e FSH (80 U/ℓ) e prolactina (PRL) normal. A paciente foi diagnosticada com hipogonadismo hipergonadotrófico de causa a esclarecer, iniciando-se, assim, terapia de reposição com estradiol e um progestógeno. Foi então encaminhada ao endocrinologista que, à palpação da região inguinal, notou duas massas nas proximidades dos grandes lábios e solicitou um cariótipo, cujo resultado foi 46,XY.

▷ **Qual das possibilidades diagnósticas a seguir é a <u>menos</u> pertinente nesse caso?**

a) Disgenesia gonadal XY.
b) Deficiência de 5α-redutase.
c) Síndrome de resistência androgênica completa.
d) Deficiência de 17α-hidroxilase.
e) Retardo puberal constitucional.

COMENTÁRIOS

A investigação de casos de pseudo-hermafroditismo masculino (46,XY ADS) suscita todas as possibilidades diagnósticas apresentadas, exceto a opção "e". Nos indivíduos com retardo puberal constitucional, o cariótipo está de acordo com as características fenotípicas (não há pseudo-hermafroditismo). A deficiência de 5α-redutase tem como característica principal a virilização na adolescência, consequente à maior produção de testosterona pelos testículos. Tipicamente, as pessoas afetadas são 46,XY, têm genitália externa feminina ou ambígua e são "criadas como meninas". Na síndrome de resistência androgênica completa, os pacientes são fenotipicamente femininos, com vagina em fundo cego e têm mamas bem desenvolvidas, mas pelos pubianos ausentes ou mínimos. Disgenesia gonadal e deficiência de 17α-hidroxilase são as hipóteses diagnósticas mais prováveis, porém somente esta última cursa com hipertensão.

A 17α-hidroxilase/17,20-liase é uma enzima-chave na biossíntese dos esteroides adrenocorticais e gonadais, e sua deficiência impede a formação tanto de cortisol como de esteroides sexuais (andrógenos e estrógenos). A expressão da CYP17 está reduzida nas adrenais e nas gônadas, uma vez que ela é codificada por um único gene (*CYP17*), localizado no cromossomo 10q24-25. A impossibilidade de 17-hidroxilar a pregnenolona e a progesterona impede a formação de glicocorticoides e hormônios sexuais, resultando em falência gonadal primária e ausência de desenvolvimento de caracteres sexuais secundários em ambos os sexos. A maioria dos pacientes é fenotipicamente feminina, independentemente do cariótipo.

Em uma avaliação posterior da paciente, após interrupção por 45 dias da terapia com estradiol e progestógeno (que resultou em moderado estímulo mamário, mas obviamente sem menstruações), solicitou-se a dosagem de progesterona (que se mostrou bastante elevada [730 ng/dℓ]), bem como avaliação bioquímica da hipertensão arterial. Os exames laboratoriais revelaram: glicemia = 80 mg/dℓ; sódio = 145 mEq/ℓ (VR = 135 a 145); potássio = 2,9 mEq/ℓ (VR: 3,5 a 5,1); atividade plasmática de renina (APR) = < 0,2 ng/mℓ/h (VR: 0,5 a 2,5); aldosterona = < 1,0 ng/dℓ (VR: 4 a 15); cortisol = 2,2 ng/dℓ (VR: 5 a 25). Uma tomografia computadorizada (TC) abdominal mostrou hiperplasia adrenal bilateral.

Capítulo 2 • Doenças das Adrenais **135**

Qual diagnóstico se mostra, agora, mais provável?

a) Hiperaldosteronismo primário por hiperplasia bilateral.
b) Síndrome de resistência androgênica e hipertensão arterial com renina baixa.
c) Hiperplasia adrenal congênita (HAC) por deficiência de 17α-hidroxilase.
d) HAC por deficiência de 11β-hidroxilase.

Quais exames adicionais permitiriam o esclarecimento definitivo do caso?

a) Dosagem de 11-desoxicortisol, desoxicorticosterona (DOC) e androstenediona.
b) Dosagem de DOC e corticosterona (B).
c) Dosagem de aldosterona, sulfato de DHEA e testosterona.
d) Pesquisa de mutações/polimorfismos no cromossomo Y.

COMENTÁRIOS

Existem apenas duas formas de hiperplasia adrenal congênita que cursam com hipertensão: deficiência de 11β-hidroxilase (associada à produção excessiva de andrógenos adrenais) e 17α-hidroxilase (associada à deficiente produção de andrógenos adrenais e gonadais). Nas duas situações, a hipertensão decorre de produção excessiva de DOC.

A paciente em questão tem deficiência de 17α-hidroxilase (CYP17A1), que representa a segunda causa mais frequente de HAC no Brasil. Seu diagnóstico é, em geral, suspeitado por volta da puberdade pelas queixas de amenorreia primária, ausência de desenvolvimento sexual e hipogonadismo hipergonadotrófico, em associação com hipertensão e hipocalemia. Pseudo-hermafroditismo masculino é típico de pacientes 46,XY. O perfil hormonal característico dessa condição inclui: (1) níveis séricos reduzidos ou virtualmente ausentes de cortisol e esteroides sexuais e (2) marcante elevação de DOC, B e progesterona. Os valores excessivamente elevados de DOC e B resultam em um estado de excesso mineralocorticoide com supressão de renina e, consequentemente, de aldosterona. Manifestações clínicas de hipocortisolismo não costumam ocorrer devido à abundante produção de corticosterona, atingindo valores 50 a 100 vezes acima do limite máximo normal.

A terapia de reposição continuada com glicocorticoides resulta em bloqueio do ACTH e subsequente normalização dos níveis de DOC, B e seus metabólitos (18OH-B e 18OH-DOC), reduzindo os níveis pressóricos e normalizando os de potássio. A ativação gradual do sistema renina-angiotensina, que ocorre paralelamente à elevação dos níveis de potássio, resulta em normalização da produção de aldosterona. Uma vez que tanto pacientes 46,XX como 46,XY são, geralmente, criados como mulheres, terapia de reposição com estrógenos (e algumas vezes também com andrógenos/anabolizantes) é necessária para complementar a feminização e promover, entre outros efeitos, uma adequada densidade mineral óssea.

✅ Respostas: E, C e B

➕ Referências: 58 e 59

CASO #43

Durante atividade de TBL (*team-based learning*) sobre as características clínico-laboratoriais da deficiência de CYP17A1, o professor percebeu que os alunos cometeram alguns enganos em seus comentários.

Neste contexto, avalie os itens a seguir e opine:

I. A hipertensão, geralmente leve a moderada, resulta de excesso de desoxicorticosterona (DOC) e aldosterona.
II. Sintomas de hipocortisolismo são frequentes, sobretudo em crianças.

III. Trata-se da única forma de hipogonadismo em pacientes fenotipicamente femininos associada a níveis elevados de progesterona.

IV. Osteopenia ou osteoporose são achados comuns.

V. O diagnóstico se confirma pela detecção de níveis elevados de DOC, B e seus metabólitos.

VI. Formas parciais da deficiência da CYP17A1 são raramente encontradas.

    a) Existe apenas um item incorreto.

    b) Apenas os itens III, IV e V estão corretos.

    c) Somente o item VI está incorreto.

    d) Apenas os itens I e II são incorretos.

COMENTÁRIOS

Na deficiência da CYP17A1, os níveis de corticosterona (B) e DOC encontram-se, tipicamente, muito elevados. A hipertensão, muitas vezes grave, pode levar os pacientes precocemente à morte devido a AVC hemorrágico. O excesso de DOC é responsável pela excessiva atividade mineralocorticoide, resultando em supressão da produção de renina e aldosterona, hipertensão e hipocalemia (**item I incorreto**).

O excesso de corticosterona (elevação de cerca de 50 a 100 vezes os limites máximos normais) justifica a ausência de sintomatologia de insuficiência glicocorticoide, a despeito da baixa produção de cortisol (**item II incorreto**).

A deficiente produção de andrógenos adrenais e esteroides gonadais gera um quadro único de hipogonadismo hipergonadotrófico associado à marcante elevação da progesterona, cuja produção exacerba-se, juntamente com a da DOC, por serem precursores da CYP17A1 (**item III correto**).

O diagnóstico da deficiência de CYP17A1 confirma-se pela detecção de níveis elevados de DOC, B e seus metabólitos (18OH-DOC e 18OH-B). Contudo, levando-se em conta que esses ensaios ainda estão pouco disponíveis em nosso meio, a dosagem da progesterona sérica é uma alternativa eficiente para diagnóstico inicial da doença, em virtude da acentuada elevação de seus níveis séricos (valores médios de 750 ng/dℓ, podendo exceder 2.000 ng/dℓ) (**item IV correto**).

O hipogonadismo leva à perda de massa óssea, causando osteopenia ou osteoporose (**item V correto**). Formas parciais da deficiência da CYP17A1 foram raramente descritas. A deficiência parcial da 17-hidroxilase/17,20-desmolase permite a produção de quantidades suficientes de esteroides sexuais, que causam algum grau de desenvolvimento de características sexuais secundárias nas mulheres ou virilização incompleta nos homens, como hipospadia ou escroto bífido (**item VI correto**).

✔ **Resposta:** D

➕ **Referências:** 58 a 60

CASO #44

Mulher, 22 anos, procurou o endocrinologista por causa de hirsutismo desde a adolescência. Apresentou pubarca precoce de evolução lenta aos 7 anos, telarca aos 9 anos e menarca aos 11 anos. Desde então, vem se mantendo com ciclos menstruais oligoespaniomenorreicos. Negava quadro semelhante na família e uso de qualquer tipo de medicação no último ano. No **exame físico**, escala de Ferriman-Gawlley 12 (especialmente em buço, mento e tórax); IMC = 25,2 kg/m².

Os **exames laboratoriais** mostravam:

- LH = 3,0 UI/ℓ; FSH = 1,9 UI/ℓ
- Testosterona = 127 ng/mℓ (VR: 9 a 83)
- 17-OHP = 350 ng/dℓ (VR: até 110, na fase folicular)
- 17-OHP 60 min pós-cortrosina = 2.300 ng/dℓ (23 ng/mℓ).

A ultrassonografia transvaginal demonstrou útero de forma e contornos normais, bem como ovários de dimensões aumentadas, com cistos de disposição periférica.

▎ **Sobre este caso, pode-se afirmar:**

I. A história de pubarca precoce aos 7 anos exclui o diagnóstico de hiperplasia adrenal congênita (HAC).

II. A paciente tem a forma não clássica (FNC) da deficiência de 21-hidroxilase (D21OH), confirmada pelos níveis elevados de 17-OHP após o estímulo com ACTH sintético (cortrosina).

III. A paciente tem a FNC da D21OH, confirmada pela elevação da 17-OHP basal.

IV. Com os dados disponíveis, síndrome de ovários policísticos (SOP) parece ser o diagnóstico mais provável.

    a) Apenas os itens I e IV estão corretos.

    b) Todos os itens estão incorretos.

    c) Somente os itens II e IV estão corretos.

    d) Somente o item II está correto.

COMENTÁRIOS

A D21OH responde por 90 a 95% dos casos de HAC e predomina em caucasianos. No Brasil, quatro estudos de rastreamento neonatal revelaram uma incidência de 1:10.325 a 1:19.927 nascidos vivos. Já a forma não clássica (FNC-21) é bem mais frequente e, entre caucasianos, tem prevalência de 1:200 a 1:1.000.

A FNC-21 pode se manifestar desde a infância até a idade adulta, com sinais e sintomas relacionados ao hiperandrogenismo (**item I incorreto**). Na infância, o quadro clínico pode se caracterizar por pubarca precoce, presença ou não de clitoromegalia discreta e avanço da maturação óssea. Na adolescência ou na vida adulta, pode se manifestar por disfunção menstrual, hirsutismo, acne, queda de cabelo com alopecia tipo androgênica, risco aumentado de aborto precoce e infertilidade. Cerca de 50% das pacientes com FNC-21 apresentam distúrbio menstrual, com quadro clínico e laboratorial semelhante ao da SOP, enquanto as demais apresentam ciclos menstruais regulares e ovulatórios, quadro esse indistinguível do encontrado no hirsutismo idiopático.

A característica bioquímica marcante da D21OH é o aumento da concentração da 17-OHP, principal substrato dessa enzima. Na forma clássica, o valor basal, em geral, é > 5.000 ng/dℓ (50 ng/mℓ), enquanto, na FNC-21, a elevação da 17-OHP, basal ou após estímulo, é menos intensa, podendo resultar em um perfil hormonal basal indistinguível do encontrado na SOP. Alguns autores sugeriram que uma 17-OHP basal < 200 ng/dℓ (2 ng/mℓ) excluiria o diagnóstico, ao passo que concentração > 500 ng/dℓ (5 ng/mℓ) o confirmaria. Valores intermediários entre 200 e 500 ng/dℓ necessitariam do teste de estímulo com cortrosina (250 μg de cortrosina IV) para elucidação do diagnóstico. Entretanto, a incidência de falso-negativos e positivos foi de 10%. Ou seja, cerca de 10% das pacientes com FNC-21 apresentam uma concentração normal de 17-OHP em condições basais. Portanto, a determinação do valor da 17-OHP após cortrosina permite melhor discriminação entre portadores e não portadores da FNC-21. Nesse contexto, Marcondes et al. (1995) propõem que o achado de 17-OHP > 1.700 ng/dℓ (17 ng/mℓ), 60 min após cortrosina, é compatível com esse diagnóstico, ao passo que valores entre 1.000 e 1.700 ng/dℓ necessitam de confirmação por meio do sequenciamento do gene da 21-hidroxilase (**item II correto; item III incorreto**). Em contrapartida, valores < 1.000 ng/dℓ são indicativos de SOP ou hirsutismo idiopático. Na paciente em questão, a hiper-resposta da 17-OHP à cortrosina (2.300 ng/dℓ) aponta, pois, para o diagnóstico de FNC-21 (**item IV correto**).

✔ Resposta: C

➕ Referências: 59 a 64

138 Endocrinologia: Casos Clínicos Comentados

▷ **Na paciente deste caso, qual dos seguintes fármacos se mostraria mais eficaz para tratar o hirsutismo?**

a) Prednisona, em doses elevadas para suprimir ACTH.
b) Contraceptivo oral isolado e/ou um antiandrógeno (espironolactona ou finasterida).
c) Metformina.
d) Somente "a" e "b" estão corretas.

COMENTÁRIOS

O uso de glicocorticoides (GC) na HAC não clássica não é obrigatório e pode até mesmo ser prejudicial, se os efeitos cushingoides prevalecerem. O quadro clínico deve ser bem avaliado e somente se utilizam GC caso seja identificada a diminuição de reserva adrenal ou em mulheres com dificuldade para engravidar.

A exemplo do visto em mulheres com síndrome dos ovários policísticos (SOP), o uso de contraceptivos orais (elevando a SHBG e reduzindo os níveis de testosterona livre), isolado ou associado à espironolactona (pelo seu efeito antiandrogênico no nível do receptor de andrógenos), pode ser uma boa opção terapêutica para o hirsutismo. Uma alternativa à espironolactona seria a finasterida, a qual inibe a 5α-redutase e, assim, a conversão da testosterona em di-hidrotestosterona.

Opções mecânicas como depilação, eletrólise, *laser* e cremes tópicos (eflornitina) podem ser utilizadas, isoladas ou em combinação, para a melhora temporária do hirsutismo. A metformina melhora as alterações hormonais e os distúrbios menstruais na SOP, mas seu efeito sobre o hirsutismo é ausente ou mínimo.

✔ Resposta: **B**

⊕ Referências: **59 a 62**

CASO #45

Durante seminário com alunos do 10º período do curso médico, houve intenso debate sobre as características epidemiológicas, clínicas e laboratoriais da forma não clássica da deficiência de 21-hidroxilase (FNC-21).

▷ **Neste contexto, pode-se afirmar:**

I. A atividade residual da CYP21A2 é de 20 a 50%, contra < 1 a 2% na forma perdedora de sal.
II. No Brasil, a mutação mais prevalente entre as pacientes acometidas é a V281L.
III. Níveis basais de 17-OHP > 200 ng/dℓ (basais) e 1.000 ng/dℓ (após estímulo com ACTH sintético) são patognomônicos da FNC-21.
IV. Infertilidade é uma complicação comum e somente 1/3 das pacientes têm gravidez espontânea.
V. As pacientes devem ser orientadas quanto ao alto risco de terem uma filha com a forma clássica da doença caso venham a engravidar.

   a) Apenas os itens I e II estão corretos.
   b) Existe somente um item incorreto.
   c) Somente os itens I, III e V são corretos.
   d) Todos os itens estão corretos.

COMENTÁRIOS

Os diferentes fenótipos da deficiência de 21-hidroxilase (CYP21A2) estão relacionados ao percentual de atividade residual da enzima, a qual se mostra ausente ou mínima (< 1 a 2%) na forma perdedora de sal, baixa (3 a 7%) na forma virilizante e de 20 a 50% na forma não clássica (FNC-21) (**item I correto**).

De acordo com um recente estudo brasileiro, com 480 pacientes, a mutação mais frequente na forma perdedora de sal foi a IVS213A/C>G (33,2% dos alelos), na forma virilizante simples prevaleceu a I172N (32%), enquanto na FNC-21 predominou a V281L (**item II correto**).

Na FNC-21, os valores basais de 17-OHP podem não ser suficientes para estabelecimento do diagnóstico. Em geral, situam-se entre 200 e 1.000 ng/dℓ (2 e 10 ng/mℓ). Raramente, estão dentro da faixa normal (< 200 ng/dℓ). Valores entre 200 e 500 ng/dℓ podem, contudo, também ser observados em casos de SOP, bem como em mulheres saudáveis na fase lútea do ciclo menstrual (**item III incorreto**). Devido às limitações da 17-OHP basal, sua dosagem após estímulo com ACTH frequentemente se faz necessária. O procedimento consiste na administração intravenosa em *bolus* de 250 µg de ACTH sintético, com dosagem de 17-OHP antes e 60 min depois da injeção. Em mulheres saudáveis, a resposta ao estímulo, geralmente, não ultrapassa 300 ng/dℓ da 17-OHP, ao passo que, na FNC-21, se observam valores entre 1.000 e 10.000 ng/dℓ. Em casos de SOP, apenas muito raramente são vistos picos > 1.000 ng/dℓ (mas < 1.700 ng/dℓ).

A oligomenorreia em mulheres com FNC-21 pode levar a subfertilidade ou infertilidade. No entanto, as taxas de gravidez nessas mulheres mostraram-se semelhantes às da população geral em alguns estudos. Bidet et al. (2010) relataram que 57% das gestações foram espontâneas sem qualquer tratamento e 83% das mulheres que conceberam engravidaram dentro de 1 ano (**item IV incorreto**). Se a gravidez não for alcançada, o tratamento temporário com glicocorticoide poderá ser indicado para normalizar os níveis de progesterona. Deve-se dar preferência a hidrocortisona, prednisolona ou prednisona, visto que, diferentemente da dexametasona, são inativadas pela 11β-hidroxiesteroide desidrogenase tipo 2 da placenta e não atingem o feto. Em contrapartida, as taxas de abortos espontâneos são mais altas na FNC-21. Isso pode ser devido à disfunção do corpo-lúteo em mulheres com FNC-21. A produção de progesterona pelo corpo-lúteo é mais importante para a continuação da gravidez no primeiro trimestre, período em que ocorre a maioria dos abortos espontâneos.

Estima-se que pacientes com a forma clássica da deficiência de CYP21A2 tenham probabilidade de 1:120 de ter um filho um problema similar. Em casos da forma não clássica, pacientes sem genotipagem apresentam, teoricamente, um risco de 1:250 de ter uma criança com a forma clássica. Entretanto, em duas análises retrospectivas, esse risco foi maior (1,5 a 2,5%) (**item V incorreto**).

✔ **Resposta:** A

⊕ **Referências:** 59 a 63

CASO #46

Mulher, 26 anos, mesmo tendo nascido com genitália ambígua, teve diagnóstico tardio de hiperplasia adrenal congênita (HAC) por deficiência de 21-hidroxilase (HAC-21), aos 17 anos, quando iniciou reposição glicocorticoide. Desde então, segue regularmente as recomendações médicas, fez cirurgia de correção e, atualmente, utiliza prednisolona 3 mg/mℓ, 1,5 mg/mℓ no café da manhã (dose correspondente a 3,9 mg/m²/dia).

Refere que, há cerca de 2 anos, vem tentando engravidar, sem sucesso. Os ciclos menstruais estão regulares, com intervalos entre 28 e 32 dias, duração de 3 dias, com pouco fluxo. Relata presença de muco cervical detectada por volta do 15º ao 18º dia do ciclo.

▶ **Para uma boa avaliação diagnóstica e seguimento da fertilidade nessa paciente, é <u>correto</u> afirmar:**

a) A dosagem da progesterona sérica não tem utilidade direta, pela elevada possibilidade de erros analíticos e, por isso, não deve ser feita.

b) Um exame genital detalhado é obrigatório, visto que alterações no introito vaginal podem atrapalhar a fertilidade.

c) Para mulheres em idade fértil, não é indicado o uso de prednisolona, que deve ser trocada para dexametasona, elevando as chances de gestação.

d) A deficiência mineralocorticoide mesmo inaparente, por estar associada à forma clássica, justifica uso da fludrocortisona, independentemente do valor de renina.

COMENTÁRIOS

Pacientes com HAC-21 devem se preparar com antecedência para gestação, especialmente se submetidas à genitoplastia prévia, para uma avaliação detalhada da anatomia do introito vaginal. Em alguns casos, o uso de dilatadores vaginais pode ser útil, sobretudo para aquelas pacientes que não conseguem ter penetração completa. A prednisolona, geralmente, é adequada para o controle da doença, mas pode ser necessário seu uso em mais vezes/dia, evitando-se concentrações elevadas de progesterona. A dose habitual é de 3 a 5 mg/m^2/dia; entretanto, pode-se chegar até doses elevadas, como 4 mg de 8/8 h, visando manter níveis séricos de progesterona inferiores a 63 ng/dℓ. A dexametasona não é recomendada, porque não é inativada pela 11β-hidroxiesteroide tipo 2 placentária e pode causar danos ao feto. Recomenda-se, pois, usar glicocorticoides que sejam inativados pela placenta (hidrocortisona, prednisona ou prednisolona). Uma adequada reposição mineralocorticoide é essencial para ajudar nesse controle dos níveis de progesterona.

Algumas mulheres necessitarão de indutores de ovulação, como o clomifeno. A adrenalectomia bilateral tem sido descrita em casos extremos.

Não se deve usar os níveis séricos de 17-OHP para avaliar a eficácia do tratamento. O mais indicado é dar preferência à dosagem de andrógenos, eletrólitos e renina. Deve-se ajustar a dose do glicocorticoide para manter os valores de androstenediona e testosterona dentro da referência. Dependendo da genitoplastia prévia, o parto por cesariana pode ser preferível, para evitar distocias.

✔ **Resposta:** B

✚ **Referências:** 59 a 61

CASO #47

Em uma mulher de 42 anos, na investigação de dor abdominal, por tomografia computadorizada (TC), foi acidentalmente detectada massa sólida de 11 cm em seu maior diâmetro na adrenal direita, com valor de atenuação de – 64 HU (Figura 2.16), Ao **exame físico**, eram dignos de nota o IMC = 27,1 kg/m^2 e PA = 140 × 80 mmHg.

▶ **Qual a melhor conduta para este caso?**

a) Indicar adrenalectomia unilateral, independentemente do *status* funcional da lesão.

b) Encaminhar para cirurgia apenas se o incidentaloma for funcionante.

c) Fazer biópsia aspirativa percutânea com agulha fina (BAAF) para verificar se se trata de adenoma ou carcinoma adrenal.

d) Repetir a TC após 6 meses e encaminhar para cirurgia se tiver havido crescimento tumoral.

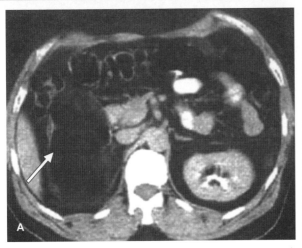 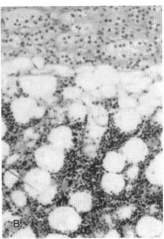

FIGURA 2.16 Mielolipoma volumoso na adrenal direita (**A**), com 11 × 5,5 cm (*seta*). Trata-se de um tumor benigno composto de gordura e células hematopoéticas em proporções variáveis (**B**).

COMENTÁRIOS

Em virtude do maior risco para malignidade, existe um consenso de que todo incidentaloma adrenal (IA) > 4 cm deva ser ressecado (com exceção dos cistos adrenais e mielolipomas). Mielolipomas são tumores benignos e não funcionantes, compostos de gordura e células hematopoéticas em proporções variáveis. Na TC sem contraste, aparecem com valor de atenuação de −20 HU a −120 HU, na dependência do teor de gordura.

Ademais, mielolipomas representam os tumores adrenais benignos mais frequentes após os adenomas. Cerca de 90% são diagnosticados como incidentalomas adrenais. A maioria mede 2 a 3 cm ao diagnóstico, mas eles respondem por 15 a 20% dos tumores adrenais > 4 cm. Na literatura, há relatos de mielolipomas gigantes (alguns com 20 cm ou mais), uni ou bilaterais. A concomitância com um adenoma, funcionante ou não, na mesma glândula ou na glândula contralateral ocorre em 6% dos casos. A remoção cirúrgica está indicada em casos de tumores > 7 cm, devido ao maior risco de hemorragia. A principal limitação da BAAF é não diferenciar os adenomas dos carcinomas adrenais.

● **Resposta: A**
● **Referências: 13 e 63**

CASO #48

Mulher, 52 anos, teve diagnóstico de FEO de 8,2 cm (critério de PASS = 10) à direita há 5 anos. Foi orientada de que estava curada e, assim, não realizou mais seguimento. Há 6 meses, voltou a apresentar crises paroxísticas de hipertensão, associadas a sudorese, cefaleia e palpitação.

Os últimos exames mostraram normetanefrinas plasmáticas = 5,3 nmol/ℓ (VR: < 0,9); metanefrinas plasmáticas = 0,9 nmol/ℓ (VR: < 0,5).

Nos exames de imagem, evidenciou-se massa interaortocaval à esquerda de 3 cm sugestiva de paraganglioma, bem como múltiplos nódulos hepáticos suspeitos de acometimento secundário.

▶ **Em relação a este caso, é <u>correto</u> afirmar:**

a) No diagnóstico inicial, o escore de PASS ≥ 4 já é suficiente para o diagnóstico de FEO maligno.
b) O sítio mais frequente de metástase a distância é o esqueleto, o que contribui para que a malignidade nos FEOs e paragangliomas seja subdiagnosticada.

142 Endocrinologia: Casos Clínicos Comentados

c) O tratamento de escolha para essa paciente é quimioterapia sistêmica com ciclofosfamida e dacarbazina.

d) Cintilografia com ^{131}I-MIBG-I é o método mais sensível para o diagnóstico de metástases a distância, sendo superior à PET/CT *scan* com DOTATATE marcado com ^{68}Ga.

COMENTÁRIOS

A maioria dos paragangliomas é benigna. Esse percentual seria de cerca de 10% para os tumores intra-adrenais e 20 a 30% para os extra-adrenais. Contudo, ele pode exceder 60% se houver mutações no gene da SDHB.

Nem o exame histopatológico nem a imuno-histoquímica são plenamente confiáveis na distinção entre FEO benignos e malignos. Um escore de PAAS ≥ 4 tem sensibilidade e especificidade de cerca de 50% para o diagnóstico de um FEO maligno. Portanto, esse achado não é suficiente para confirmar se o FEO é maligno. O melhor critério seria a presença de metástases a distância. Para se obter essa informação, o exame mais acurado é a ^{68}Ga-DOTATATE PET/CT *scan*.

✅ Resposta: B

➕ Referências: 32, 38 e 39

CASO #49

Uma adolescente de 17 anos foi encaminhada ao endocrinologista com suspeita de síndrome de Cushing (SC). Suas queixas principais incluíam ganho de peso recente (8 kg em 4 meses) e acne. Tinha histórico de epilepsia e fazia uso de fenobarbital. Há 2 anos, vem tomando um contraceptivo oral combinado que contém 30 µg de etinilestradiol. Ao **exame físico**, apresentava equimoses em membros inferiores. Trazia os seguintes **exames laboratoriais**:

- CS às 8 h após no teste de supressão noturna com 1 mg de dexametasona (1 mg-DST) = 10,8 µg/dℓ
- LNSC = 80 e 77 ng/dℓ (VR: < 100)
- ACTH = 46 pg/mℓ (VR: 7 a 63).

▶ **De acordo com esses dados, analise os itens a seguir e escolha a alternativa <u>correta</u>:**

I. A paciente deve ser submetida a uma ressonância magnética de sela túrcica.

II. O próximo passo é realizar teste de supressão com 8 mg de dexametasona (8 mg-DST).

III. O diagnóstico de SC não está confirmado.

IV. O teste de supressão com 2 mg de dexametasona durante 48 horas (2 mg-DST/48 h) poderá elucidar a dúvida diagnóstica.

    a) Apenas os itens I e II estão corretos.

    b) Somente os itens III e IV estão corretos.

    c) Apenas o item III está correto.

    d) Somente o item IV está correto.

COMENTÁRIOS

A paciente apresenta manifestações clínicas inespecíficas (ganho de peso, acne), que podem ser associadas a outras condições mais frequentes de que a SC (p. ex., síndrome dos ovários policísticos, estilo de vida sedentário, maus hábitos alimentares etc.). O resultado laboratorial que justificou o diagnóstico de SC foi o cortisol pós-1 mg-DST. No entanto, a paciente faz uso de fenobarbital, que causa liberação insuficiente da dexametasona na circulação, por aumentar sua metabolização hepática, mediante a indução do CYP3A4. Ademais, ela toma

Capítulo 2 • Doenças das Adrenais **143**

etinilestradiol e os estrogênios sabidamente aumentam a transcortina (CBG). As duas situações levam a resultado falso-positivo, ou seja, falta de supressão do CS nos testes de supressão com dexametasona, independentemente da dose empregada (**itens II e IV incorretos**). O fato de o LNSC estar normal em duas ocasiões torna o diagnóstico de DM altamente improvável (**item III correto**). O UFC, posteriormente mensurado, mostrou-se normal também, excluindo o diagnóstico de SC.

A investigação diagnóstica da SC inclui duas etapas, que não podem ser invertidas: (1) confirmar o hipercortisolismo; (2) determinar sua etiologia. A dosagem do ACTH, o 8 mg-DST e a RM de sela túrcica são exames para a segunda etapa. Portanto, não teriam indicação de serem solicitados antes de se confirmar o hipercortisolismo (**itens I e II incorretos**).

✅ Resposta: C

➕ Referências: 43 a 45

CASO #50

Uma mulher de 37 anos é encaminhada ao endocrinologista, por suspeita de doença de Addison. Há cerca de 6 meses, queixava-se de cansaço, fraqueza e astenia, seguidos de náuseas e vômitos frequentes. Nos últimos 3 meses, notara escurecimento de pele, sobretudo na face e nos membros superiores. Menstruações eram regulares. Trazia uma TC de tórax com a presença de dois nódulos pulmonares pequenos, calcificados e incaracterísticos e uma TC de abdome total, mostrando atrofia adrenal bilateral, sem calcificações. Ao **exame físico**, aparência emagrecida e apática, com PA = 90 × 50 mmHg, FC = 92 bpm; pele e mucosas com escurecimento evidente. Dor à palpação abdominal.

Os **exames laboratoriais** apontaram:

- Glicemia = 66 mg/dℓ (VR: 70 a 99)
- Sódio = 133 mEq/ℓ (VR: 135 a 145)
- Potássio = 5,7 mEq/ℓ (VR: 3,5 a 5,0)
- CS = 2,4 µg/dℓ (VR: 5 a 25)
- ACTH plasmático = > 1.250 pg/mℓ (VR: < 46)
- Aldosterona = 2,0 ng/dℓ (VR: 4 a 15)
- APR = 6,2 ng/mℓ/h (VR = 0,5 a 2,5)
- Teste tuberculínico com PPD = enduração de 18 mm após 72 h (VR para não reatores: < 5 mm)
- Anti-21OH = 37 U/mℓ (VR: < 1,0)
- Anti-TPO = 88 UI/mℓ (VR: < 35)
- Função tireoidiana = normal
- Anticorpos anti-GAD = negativos.

📗 **Qual o esquema terapêutico mais indicado para ser iniciado nessa paciente?**

a) Internação, hidratação com solução fisiológica e infusão IV de dexametasona (4 mg/dia, por 7 dias).
b) Reposição combinada com glicocorticoide (GC) e mineralocorticoide, e suplementação de sal na dieta.
c) Esquema tríplice com rifampicina, isoniazida e pirazinamida.
d) Reposição com estrógenos + progesterona e, se necessário, GC.

COMENTÁRIOS

A despeito de a paciente ser reatora forte no teste tuberculínico, a presença de glândulas adrenais atrofiadas aponta para o diagnóstico de adrenalite autoimune (responsável por 80% dos casos de doença de Addison), apoiado pela positividade para os anticorpos anti-TPO e anti-21OH. Na tuberculose adrenal, tipicamente observam-se glândulas de volume aumentado, frequentemente com calcificações.

Quando do diagnóstico, portadores de insuficiência adrenal (IA) primária crônica (doença de Addison), geralmente, já demonstram produção deficiente de cortisol, aldosterona e andrógenos adrenais que, dependendo da magnitude e duração, resulta em quadros de cansaço, fadiga, astenia, desconforto gastrintestinal, anorexia, perda de peso, avidez por sal, hipoglicemia, hipotensão arterial com lipotimia, redução da pilificação corporal em mulheres (em especial pubiana e axilar), ausência de libido e hiperpigmentação cutaneomucosa.

Caso não seja tratada, a IA é uma condição letal, e, antes da disponibilidade dos glicocorticoides (GC), a maioria dos pacientes com IA primária morria dentro de 2 anos após o diagnóstico.

Havendo "crise adrenal", que representa uma emergência endócrina potencialmente fatal, internação para hidratação intravenosa e administração de GC se faz mandatória (200 mg/dia de hidrocortisona em infusão venosa contínua ao longo de 24 h ou 50 mg IV a cada 6 h). Nos demais casos, o tratamento baseia-se na reposição continuada, VO, de GC (hidrocortisona, prednisona ou prednisolona) e mineralocorticoides (fludrocortisona), em esquemas variados, mas respeitando a fisiologia hormonal.

Após ser tratada por 3 meses com prednisolona, 5 mg/dia (7,5 mg/dia nas primeiras semanas), e fludrocortisona 0,1 mg/dia, a paciente refere melhora clínica evidente, com ganho de peso, desaparecimento dos sintomas gastrintestinais e da sensação de lipotimia e clareamento da pele e das mucosas. Na evolução, percebe que sua pilificação axilar e pubiana está rarefeita e salienta que a libido está praticamente ausente. Uma nova avaliação mostrou: DHEA-S < 10 µg/dℓ (VR: 55 a 320); testosterona = 34 ng/dℓ (VR: 20 a 65); LH, FSH e PRL normais.

◗ **Qual seria a conduta mais apropriada?**

a) Introdução de terapia cíclica de reposição hormonal com estrógenos + progesterona.
b) Teste terapêutico com DHEA, 50 mg VO/dia.
c) Administração de decanoato de nandrolona, 25 mg IM a cada 3 a 4 semanas.
d) As opções "b" e "c" estão corretas.

COMENTÁRIOS

Embora controversa, a reposição androgênica na mulher, especialmente se jovem, visa restaurar a libido e a atividade sexual, a promoção de efeitos anabólicos e a pilificação corporal, além de benefícios na esfera emocional. Estudos mostram que a reposição oral com de-hidroepiandrosterona (DHEA), em doses de 25 a 50 mg/dia, pode propiciar resultados positivos no bem-estar geral, na libido e na qualidade de vida em algumas pacientes com IA. Efeito semelhante, se não melhor, pode ser obtido pela administração de anabólicos esteroides, como a nandrolona, em doses de 25 a 50 mg IM a cada 3 a 4 semanas. Acompanhamento é importante, uma vez que o uso de DHEA e anabolizantes eleva os níveis séricos de andrógenos e estrógenos, podendo, em teoria, aumentar o risco de cânceres hormônio-dependentes, como próstata, mamas e ovários. Efeitos colaterais são infrequentes (dose-dependentes e reversíveis após descontinuação da terapia) e incluem: aumento da sudorese, seborreia, acne facial, hirsutismo e alopecia. Caso os benefícios esperados com esses fármacos não sejam observados dentro de 3 a 6 meses, suspensão do tratamento seria recomendável.

✓ Respostas: B e C

⊕ Referências: 1 a 6

Capítulo 2 • Doenças das Adrenais **145**

CASO #51

Mulher de 29 anos recebeu diagnóstico de hiperplasia adrenal congênita, forma clássica virilizante simples aos 7 anos, quando então iniciou o tratamento. Somente aos 24 anos, passou a apresentar ciclos menstruais regulares, com a presença dos sinais de ovulação (mudanças da temperatura basal e das características do muco cervical no meio do ciclo). Vem sendo tratada com prednisolona, na dose de 3,2 mg/m²/dia. Recentemente, retornou ao consultório e informou que se encontra na sua primeira gestação, com idade gestacional de, aproximadamente, 5 semanas.

▷ **Sobre o tratamento dessa paciente, podemos afirmar:**

I. Uma vez tendo engravidado, não existe necessidade de cuidados adicionais, visto que a fertilidade da paciente se encontra restabelecida.
II. Diabetes melito gestacional pode ser mais frequente em pacientes nessa condição e deve ser monitorado.
III. O tratamento será manter a prednisolona, que é inativada pela 11β-hidroxiesteroide desidrogenase tipo II placentária.
IV. A via de parto poderá variar, devendo ser considerada a possibilidade de se recorrer à cesariana.

    a) Existe apenas um item incorreto.
    b) Somente o item II está correto.
    c) Somente os itens I e III estão corretos.
    d) Apenas os itens II e IV estão corretos.

COMENTÁRIOS

É bastante conhecida a dificuldade em engravidar apresentada por portadoras de HAC, mesmo quando se encontram compensadas, laboratorialmente, do hiperandrogenismo. É importante um rigoroso acompanhamento conjunto entre endocrinologistas e obstetras, já que vômitos e estados de desidratação podem descompensar a função adrenal, sendo, assim, obrigatório se investigar a necessidade de ajuste de doses do glico e mineralocorticoide, quando utilizados.

Vários autores sugerem que a grávida portadora de HAC seja pertencente a um grupo de mais probabilidade de desenvolvimento de diabetes melito gestacional; dessa forma, reforça-se a necessidade de um acompanhamento em equipe. Pode ser mantida a medicação previamente utilizada, caso ela seja um glicocorticoide que seja inativado pela 11β-OHSD tipo 2 da placenta, como é o caso da prednisolona e da hidrocortisona. Desse modo, não é recomendado o uso de dexametasona, visando, assim, evitar interferências na adrenal fetal. A pacientes que foram submetidas à genitoplastia, bem como àquelas que apresentem uma bacia androide, pode-se indicar a realização de parto por cesariana, visando-se evitar distocias por desproporção cefalopélvica.

✅ Resposta: **A**

➕ Referências: **59 e 61**

CASO #52

Homem, 55 anos, pneumologista, tabagista desde os 17 anos, sabe ter diabetes melito tipo 2 há cerca de 10 anos. Cinco anos após, submeteu-se a PAAF em nódulo tireoidiano e a citologia foi indicativa de carcinoma papilífero (CPT). O paciente foi tratado com tireoidectomia total e radioiodoterapia (50 mCi). Durante o seguimento do CPT, descobriu-se, acidentalmente, nódulo de 2,1 cm na adrenal direita, com características benignas à cintilografia. Nos últimos

40 dias, vinha evoluindo com tosse e febre vespertina ocasional. Fez tratamento empírico com levofloxacino durante 7 dias, sem melhora significativa. Submeteu-se à TC toracoabdominal, que mostrou lesão cavitária no terço superior do pulmão esquerdo (Figura 2.17A) e massa adrenal de 11 cm e valor de atenuação de 22 HU na adrenal esquerda (Figura 2.17B). O *washout* absoluto não foi calculado. A avaliação bioquímica e hormonal da nova massa adrenal mostrou-se normal. O paciente faz ambulatório específico para tuberculose (TB) 3 vezes/semana em hospital universitário. No teste tuberculínico, ele se mostrou reator forte.

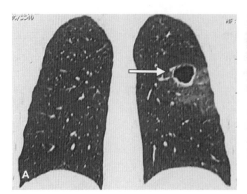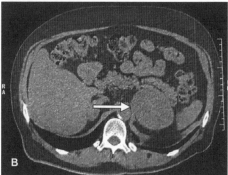

FIGURA 2.17 TC sem contraste mostra lesão cavitária no pulmão esquerdo (**A**) e massa de 11 cm na adrenal esquerda (22 HU) (**B**). O *washout* absoluto não foi calculado.

▶ Sobre este caso, avalie os itens a seguir e opine.

I. A lesão cavitária e a massa adrenal devem ter a mesma etiologia.
II. Biópsia adrenal poderia ser considerada.
III. Deve-se iniciar a terapia tríplice para TB, visto que o paciente é imunossuprimido, atende rotineiramente pessoas com essa doença e mostrou-se reator forte no teste tuberculínico.
IV. O paciente deve ser submetido, tão logo quanto possível, à adrenalectomia esquerda.
   a) Existe apenas um item incorreto.
   b) Somente o item I está correto.
   c) Somente os itens I e II estão corretos.
   d) Apenas os itens II e IV estão corretos.

COMENTÁRIOS

Trata-se de um caso de difícil condução, já que as lesões pulmonar e adrenal poderiam ter como origem tanto TB quanto o carcinoma pulmonar, considerando ser o paciente tabagista há mais de 3 décadas. Assim, é bastante provável que a lesão cavitária no pulmão e a massa adrenal estejam relacionadas à mesma etiologia (**item I correto**).

A biópsia de aspiração percutânea com agulha fina (BAAF) em massas adrenais, guiada por ultrassonografia (US) ou TC, é raramente indicada. Tem como indicação maior os casos cujos aspectos fenotípicos de imagem sugiram infecção, linfoma ou metástase. Portanto, ela seria potencialmente útil nesse caso (**item II correto**).

A principal limitação da BAAF é não conseguir diferenciar um adenoma de um carcinoma adrenal. Embora raras, as complicações da BAAF guiada por imagem são potencialmente graves e envolvem pneumotórax (a mais comum), hemotórax, hematoma adrenal, duodenal, hepático ou renal, hematúria, formação de abscesso adrenal, peritonite, pancreatite e disseminação tumoral ao longo do percurso da agulha.

A terapia tríplice para TB só estaria indicada se ela fosse mesmo a causa da lesão pulmonar do paciente (**item III incorreto**). A indicação da adrenalectomia só deveria ser considerada caso a massa adrenal fosse uma lesão metastática e houvesse indicação do oncologista (**item IV incorreto**).

Foi solicitada uma ^{18}F-FDG PET/CT *scan*, a qual mostrou intensa captação nas tumorações pulmonar e adrenal (Figura 2.18), compatível com etiologia maligna para estas. A biópsia da lesão pulmonar confirmou tratar-se de um adenocarcinoma.

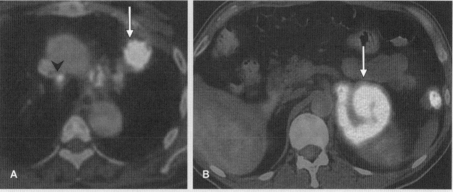

FIGURA 2.18 PET/CT *scan* mostra grande avidez pelo ^{18}F-FDG tanto pela lesão pulmonar (**A**) como pela massa adrenal (**B**), indicando uma etiologia maligna para ambas. (Esta figura encontra-se reproduzida em cores no Encarte.)

- Resposta: C
- Referências: 59 e 61

REFERÊNCIAS BIBLIOGRÁFICAS

1. Vilar L et al. Insuficiência adrenal – diagnóstico e tratamento. In: Vilar L, editor. Endocrinologia clínica. 7. ed. Rio de Janeiro: Guanabara Koogan; 2021. p. 442-59.
2. Hahner S et al. Adrenal insufficiency. Nat Rev Dis Primers. 2021;7(1):19.
3. Martin-Grace J et al. Adrenal insufficiency: Physiology, clinical presentation and diagnostic challenges. Clin Chim Acta. 2020;505:78-91.
4. Bornstein S et al. Diagnosis and treatment of primary adrenal insufficiency: an Endocrine Society Clinical practice guideline. J Clin Endocrinol Metab. 2016;101:364-89.
5. Burke CW. Adrenocortical insufficiency. Baillieres Clin Endocrinol Metab. 1985;14:947-76.
6. Silva RC et al. Insuficiência adrenal primária no adulto: 150 anos depois de Addison. Arq Brasil Endocrinol Metab. 2004;48:724-38.
7. Kahaly GJ, Frommer L. Polyglandular autoimmune syndromes. J Endocrinol Invest. 2018;4:91-8.
8. Burtman E, Regelmann MO. Endocrine dysfunction in X-linked adrenoleukodystrophy. Endocrinol Metab Clin North Am. 2016;45:295-309.
9. Cizza G et al. Clinical manifestations of highly prevalent corticosteroid-binding globulin mutations in a village in southern Italy. J Clin Endocrinol Metab. 2011;96(10):E1684-93.
10. Vilar L. Manejo dos incidentalomas adrenais. In: Vilar L, editor. Endocrinologia clínica. 7. ed. Rio de Janeiro: Guanabara Koogan; 2021. p. 399-416.
11. Fassnacht M et al. Management of adrenal incidentalomas: European Society of Endocrinology Clinical Practice Guideline in collaboration with the European Network for the Study of Adrenal Tumors. Eur J Endocrinol. 2016;175(2):G1-34.
12. Kebebew E. Adrenal incidentaloma. N Engl J Med. 2021;384(16):1542-51.
13. Vilar L et al. Adrenal incidentalomas: diagnostic evaluation and long-term follow-up. Endocr Pract. 2008;14(3):269-78.
14. Bancos I, Prete AJ. Approach to the patient with adrenal incidentaloma. J Clin Endocrinol Metab. 2021;106(11):3331-53.
15. Elhassan YS et al. Natural history of adrenal incidentalomas with and without mild autonomous cortisol excess: a systematic review and meta-analysis. Ann Intern Med. 2019;171:107-16.

16. Podbregar A et al. Natural history of nonfunctioning adrenal incidentalomas: a 10-year longitudinal follow-up study. Endocr Connect. 2021;10(6):637-45.
17. Sherlock M et al. Adrenal incidentaloma. Endocr Rev. 2020;41(6):775-820.
18. Bouys L et al. Update on primary bilateral macronodular adrenal hyperplasia (PBMAH). Endocrine. 2021;71(3):595-603.
19. Vassiliadi DA, Tsagarakis S. Diagnosis and management of primary bilateral macronodular adrenal hyperplasia. Endocr Relat Cancer. 2019;26(10):R567-81.
20. Carsote M. The entity of Connshing syndrome: primary aldosteronism with autonomous cortisol secretion. Diagnostics (Basel). 2022;12(11):2772.
21. Katabami T et al. Primary aldosteronism with mild autonomous cortisol secretion increases renal complication risk. Eur J Endocrinol. 2022;186(6):645-55.
22. Farinelli D et al. Hiperaldosteronismo primário. In: Vilar L, editor. Endocrinologia clínica. 7. ed. Rio de Janeiro: Guanabara Koogan; 2021. p. 537-51.
23. Funder JW et al. The management of primary aldosteronism: case detection, diagnosis, and treatment: an Endocrine Society Clinical Practice Guideline. J Clin Endocrinol Metab. 2016;101(5):1889-916.
24. Williams TA, Reincke M. Diagnosis and management of primary aldosteronism: The Endocrine Society Guideline 2016 revisited. Eur J Endocrinol. 2018;179(1):R19-29.
25. Vaidya A, Carey RM. Evolution of the primary aldosteronism syndrome: updating the approach. J Clin Endocrinol Metab. 2020;105(12):3771-8.
26. Kater CE. Rastreamento, comprovação e diferenciação laboratorial do hiperaldosteronismo primário. Arq Bras Endocrinol Metab. 2002;46:106-15.
27. Kater CE, Biglieri EG. The syndromes of low-renin hypertension: "separating the wheat from the chaff". Arq Bras Endocrinol Metabol. 2004;48(5):674-81.
28. Dutta RV et al. Genetics of primary hyperaldosteronism. Endocr Relat Cancer. 2016;23(10):R437-54.
29. Araujo-Castro M et al. Familial forms and molecular profile of primary hyperaldosteronism. Hipertens Riesgo Vasc. 2022;39(4):167-73.
30. Else T et al. Adrenocortical carcinoma. Endocr Rev. 2014;35(2):282-326.
31. Fishbein L. Pheochromocytoma and paraganglioma: genetics, diagnosis, and treatment. Hematol Oncol Clin North Am. 2016;30(1):135-50.
32. Bugalho MJ. Paragangliomas e feocromoctioma – diagnóstico, tratamento. In: Vilar L, editor. Endocrinologia clínica. 7. ed. Rio de Janeiro: Guanabara Koogan; 2021. p. 417-33.
33. Wachtel H, Fishbein L. Genetics of pheochromocytoma and paraganglioma. Curr Opin Endocrinol Diabetes Obes. 2021;28(3):283-90.
34. Hoff AO, Farias EC. Neoplasias endócrinas múltiplas tipo 1 e tipo 2. In: Vilar L, editor. Endocrinologia clínica. 7. ed. Rio de Janeiro: Guanabara Koogan; 2021. p. 1069-80.
35. Mathiesen JS et al. Multiple endocrine neoplasia type 2: a review. Semin Cancer Biol. 2022;79:163-79.
36. Rednam SP et al. Hereditary pheochromocytoma/paraganglioma syndromes: clinical features, genetics, and surveillance recommendations in childhood. Clin Cancer Res. 2017;23(12):e68-75.
37. Malindretos PM et al. Sustained hypotension complicating an extra-adrenal pheochromocytoma. Am J Hypert. 2008;21(7):840-2.
38. Farrugia FA, Charalampopoulos A. Pheochromocytoma. Endocr Regul. 2019 Jul 1;53(3):191-212.
39. Sbardella E, Grossman AB. Pheochromocytoma: an approach to diagnosis. Best Pract Res Clin Endocrinol Metab. 2020;34(2):101346.
40. Baudin E et al. Treatment of malignant pheochromocytoma and paraganglioma. Eur J Endocrinol. 2014;171(3):R111-22.
41. Bloomer ZW et al. Eletriptan (Relpaxa™) causing false positive elevations in urinary metanephrines. AACE Clinical Case Rep. 2020;6:e286-9.
42. Jain S et al. Adrenocortical carcinoma posing as a pheochromocytoma: a diagnostic dilema. J Surg Case Rep. 2014;2014(5):rju030.
43. Vilar L et al. Diagnóstico e diagnóstico diferencial da síndrome de Cushing. In: Vilar L, editor. Endocrinologia clínica. 7. ed. Rio de Janeiro: Guanabara Koogan; 2021. p. 442-59.
44. Nieman LK. Diagnosis of Cushing's syndrome in the modern era. Endocrinol Metab Clin North Am. 2018;47(2):259-27.
45. Fleseriu M. Consensus on diagnosis and management of Cushing's disease: a guideline update. Lancet Diabetes Endocrinol. 2021;9(12):847-75.
46. Alwani RA et al. Differentiating between Cushing's disease and pseudo-Cushing's syndrome: comparison of four tests. Eur J Endocrinol. 2014;170(4):477-86.

47. Rollin GAF et al. Evaluation of the DDAVP test in the diagnosis of Cushing's disease. Clin Endocrinol (Oxf). 2015;82:793-800.
48. Lacombe AMN, Fragoso MCBV. Manejo do carcinoma do córtex adrenal. In: Vilar L, editor. Endocrinologia clínica. 7. ed. Rio de Janeiro: Guanabara Koogan; 2021. p. 434-41.
49. Kiseljak-Vassiliades K et al. American Association of Clinical Endocrinology disease state clinical review on the evaluation and management of adrenocortical carcinoma in an adult: a practical approach. Endocr Pract. 2020;26(11):1366-83.
50. Ballav C et al. Mini-review: pheochromocytomas causing the ectopic ACTH syndrome. Endocrine. 2012;42(1):69-73.
51. Naeem Durrani M, Popal U. Cushing syndrome due to ectopic ACTH secreting pheochromocytoma. BMJ Case Rep. 2022;15(5):e248607.
52. Gabi JN et al. Severe Cushing's syndrome due to an ACTH-producing pheochromocytoma: a case presentation and review of the literature. J Endocr Soc. 2018;2(7):621-30.
53. Hamblin R et al. The diagnosis and management of Cushing's syndrome in pregnancy. J Neuroendocrinol. 2022;34(8):e13118.
54. Bronstein MD et al. Management of pregnant patients with Cushing's syndrome. Eur J Endocrinol. 2015;173(2):R85-91.
55. Caimari F et al. Cushing's syndrome and pregnancy outcomes: a systematic review of published cases. Endocrine. 2017;55(2):555-63.
56. Lindsay J et al. Cushing's syndrome during pregnancy: personal experience and review of the literature. J Clin Endocrinol Metabol. 2005;90:3077-83.
57. Lopes LM et al. Determination of nighttime salivary cortisol during pregnancy: comparison with values in non-pregnancy and Cushing's disease. Pituitary. 2016;19(1):30-8.
58. Fontenele R et al. 17α-hydroxylase deficiency is an underdiagnosed disease: high frequency of misdiagnoses in a large cohort of Brazilian patients. Endocr Pract. 2018;24(2):170-8.
59. Caldato MCF et al. Hiperplasia adrenal congênita: como diagnosticar e tratar. In: Vilar L, editor. Endocrinologia clínica. 7. ed. Rio de Janeiro: Guanabara Koogan; 2021. p. 460-71.
60. Merke DP, Auchus RJ. Congenital adrenal hyperplasia due to 21-hydroxylase deficiency. N Engl J Med. 2020;383(13):1248-61.
61. Speiser PW et al. Congenital adrenal hyperplasia due to steroid 21-hydroxylase deficiency: an Endocrine Society clinical practice guideline. J Clin Endocrinol Metab. 2018;103(11):4043-88.
62. Adriaansen BPH et al. Challenges in treatment of patients with non-classic congenital adrenal hyperplasia. Front Endocrinol (Lausanne). 2022;13:1064024.
63. Marcondes JAM et al. O espectro clínico e laboratorial da forma não clássica de hiperplasia adrenal congênita por deficiência da 21-hidroxilase. Arq Bras Endocrinol Metab. 1995;39:37-43.
64. Bidet M et al. Fertility in women with nonclassical congenital adrenal hyperplasia due to 21-hydroxylase deficiency. J Clin Endocrinol Metab. 2010;95(3):1182-90.
65. Ilanchezhian M et al. Pediatric adrenocortical carcinoma. Front Endocrinol (Lausanne). 2022;13:961650.
66. Hamblin R et al. The diagnosis and management of Cushing's syndrome in pregnancy. J Neuroendocrinol. 2022;34(8):e1311.
67. Bronstein MD et al. Management of Endocrine Disease: Management of pregnant patients with Cushing's syndrome. Eur J Endocrinol. 2015;173(2):R85-9.

3 Doenças da Tireoide

Luciano Albuquerque • Pedro Weslley Rosario • Marcos Almeida • Frederico Rangel Araujo Filho • Clarice Vilar • Rafaella Nelice de Holanda Cardoso • Fernanda Lima de Vasconcellos Farias • Jussana Ellen de Arruda Rangel • Aline Alves Lopes Albuquerque • Lucio Vilar

CASO #1

Homem, 46 anos, com antecedentes de hipertensão e dislipidemia, dá entrada na emergência com quadro de palpitações. Ele relata que há 3 meses começou a usar suplementos contendo iodo na tentativa de perder peso. Duas semanas antes teve infecção das vias respiratórias superiores. Perdeu 5 kg nesse período. Queixa-se também de piora de tremores das mãos, insônia e palpitações há cerca de 1 semana. Nega dor no pescoço ou febre, bem como história pessoal ou familiar de doenças da tireoide. Tem hipertensão há 6 anos, de difícil controle (no momento, em uso de três anti-hipertensivos).

Ao **exame físico**, eram dignos de nota:

- IMC = 27,1 kg/m^2
- RCR
- FC = 112 bpm
- PA = 140/90 mmHg
- Tireoide com discreto aumento difuso, sem sopro ou frêmito, indolor à palpação
- Ausência de *lid lag* e proptose ocular.

A **avaliação laboratorial** mostrou:

- Glicemia = 109 mg/dℓ
- Creatinina = 1,5 mg/dℓ (VR: 0,7 a 1,3)
- TFG-e = 54,65 mℓ/min/1,73 m^2 (VR: > 90)
- TSH = 0,02 mUI/mℓ (VR: 0,4 a 4,5)
- T$_4$ livre = 3,61 ng/dℓ (VR: 0,7 a 1,8)
- T$_3$ = 253 ng/dℓ (VR: 70 a 200)
- TRAb negativo.

A ultrassonografia (USG) mostrou presença de um nódulo no lobo direito (2,2 × 1,2 cm) e dois no lobo esquerdo, isoecoicos, com diâmetro máximo de 1,5 a 2,2 cm, TI-RADS-3. Captação do radioiodo nas 24 horas (RAIU/24 h) = 7% (VR: 15 a 35%).

▷ **Qual das sentenças a seguir explicaria melhor a tireotoxicose do paciente?**

a) Suplementos com iodo favorecem a ocorrência de mutações ativadoras no gene do receptor do hormônio tireoestimulante (TSH), gerando hipertireoidismo.

b) Sobrecarga de iodo é um fator de risco para a geração de autoanticorpos que podem estimular o receptor do TSH, gerando hipertireoidismo.

c) A infecção das vias respiratórias superiores ativou a imunidade celular e humoral; a semelhança entre antígenos virais e antígenos tireoidianos levou a um processo inflamatório, causando infiltração linfoplasmocitária, formação de granuloma e destruição das células foliculares.

d) Sobrecarga de iodo em indivíduos com doença tireoidiana prévia pode causar hipertireoidismo por produção aumentada dos hormônios tireoidianos, caracterizando o chamado "fenômeno de Jod-Basedow".

COMENTÁRIOS

Mutações ativadoras no gene do receptor do TSH favorecem o surgimento do bócio nodular tóxico (BNT), mas não há relação com sobrecarga de iodo. Ao contrário, BNT é mais frequente em regiões deficientes em iodo.

Hipertireoidismo secundário ao desenvolvimento de anticorpos contra o receptor do TSH é típico da doença de Graves (DG). Os fatos de o TRAb ser negativo e de a RAIU/24 h ser baixa tornam esse diagnóstico improvável.

Infiltração linfoplasmocitária da tireoide, formação de células gigantes e destruição de células foliculares são características da tireoidite subaguda granulomatosa (TSG) de etiologia viral. Nesse caso, a cintilografia mostraria RAIU/24 h muito baixa (< 5% nas 24 h), sem aspecto de bócio multinodular à USG. A ausência de dor à palpação da tireoide fala também contra o diagnóstico de TSG, ainda que casos indolores possam acontecer. Finalmente, o principal mecanismo da TSG não é mimetismo molecular, mas um efeito direto da infecção viral.

A síndrome de Jod-Basedow (SJB), também conhecida como hipertireoidismo induzido por iodo ou fenômeno de Jod-Basedow, é uma causa rara de tireotoxicose geralmente observada após a administração de iodo exógeno. Historicamente, a SJB era tipicamente observada em pacientes com deficiência de iodo quando expostos a quantidades aumentadas de iodo. No entanto, nos dias atuais, uma das causas mais frequentes é a exposição a meios de contraste iodados, comumente usados em vários exames radiológicos e procedimentos intervencionistas, resultando em exposição maciça de iodo. Também pode decorrer do uso da amiodarona, um antiarrítmico rico em iodo, ou da ingestão de suplementos contendo iodo, como no caso em questão. Condições subjacentes da tireoide, como tireoidite de Hashimoto, cirurgia prévia da tireoide, doença de Graves latente e bócio nodular ou difuso não tóxico, são fatores predisponentes para o desenvolvimento da SJB. Como a excreção de iodo ocorre pelos rins, a doença renal crônica e a doença renal terminal também são fatores de risco.

Pacientes com função tireoidiana e função renal normais geralmente não desenvolvem SJB quando expostos a uma sobrecarga de iodo. O paciente em questão tinha bócio multinodular e insuficiência renal como fatores de risco para a SJB.

✔ Resposta: D

➕ Referências: 1 a 3

CASO #2

Uma paciente de 75 anos, com diagnóstico de cardiopatia isquêmica, vem à consulta de rotina com seu geriatra e queixa-se bastante de adinamia, sonolência diurna, queda de cabelo e unhas quebradiças nos últimos meses. Foram realizados alguns **exames laboratoriais** que evidenciaram TSH = 13,6 mUI/ℓ (VR: 0,45 a 4,5) e T$_4$ livre = 0,88 ng/dℓ (VR: 0,7 a 1,8), sendo solicitado um parecer do endocrinologista.

▶ Sobre este caso, avalie os itens a seguir e opine sobre sua veracidade:

I. Os exames laboratoriais, somados ao quadro clínico muito sugestivo, são suficientes para o diagnóstico de hipotireoidismo primário.

II. A paciente tem hipotireoidismo subclínico grau II; caso os parâmetros laboratoriais mostrem-se persistentes, deve-se iniciar a levotiroxina.

III. Em virtude da cardiopatia, o tratamento deve ser iniciado imediatamente, na dose de 12,5 a 25 µg/dia.

IV. O hipotireoidismo subclínico tem se mostrado particularmente danoso em idosos. Neles, muitas vezes, é necessária a associação da levotiroxina com tri-iodotironina.

a) Todos os itens são verdadeiros.

b) Apenas o item II é verdadeiro.

c) Somente os itens II e III são verdadeiros.

d) Existe apenas um item falso.

COMENTÁRIOS

A paciente tem hipotireoidismo subclínico (HTSC), definido por concentrações séricas elevadas de TSH associadas a valores normais dos hormônios tireoidianos. Já no hipotireoidismo primário franco, a redução do T_4 livre acompanha a elevação do TSH.

Como o HTSC é frequentemente transitório, recomenda-se repetir os exames após 1 a 3 meses, antes de considerar o tratamento. Se o TSH inicial for $\geq$ 15 mUI/ℓ, a repetição deve acontecer após 1 a 2 semanas. O tratamento está apenas indicado para os pacientes com doença persistente, após exclusão de causas não tireoidianas de aumento do TSH (p. ex., obesidade grave). Por isso, o primeiro passo é sempre a confirmação de distúrbio hormonal mediante a repetição dos exames.

De acordo com os níveis do TSH, o HTSC pode ser classificado em grau I (TSH entre 4,5 e 9,9 mUI/ℓ) ou grau II (TSH $\geq$ 10 mUI/ℓ). No grau II, o tratamento é recomendado para todos os indivíduos < 65 anos (independentemente do risco cardiovascular), em virtude do maior risco de progressão para o hipotireoidismo franco e de morbimortalidade cardiovascular. Já na faixa etária entre 65 e 79 anos, a recomendação é "considerar" tratar. Deve-se evitar, contudo, o tratamento para aqueles muito idosos, particularmente com idade > 85 anos.

Em geral, nenhum tratamento é recomendado para pacientes com HTSC grau I (TSH entre 4,5 e 9,9 mUI/ℓ). Entretanto, ele deve ser considerado nos pacientes com idade < 65 anos e TSH sérico $\geq$ 7 mUI/ℓ nas seguintes situações: (1) presença de doença cardiovascular preexistente ou risco cardiovascular elevado; (2) pacientes com maior risco de progressão para o hipotireoidismo franco (p. ex., sexo feminino; pacientes muito sintomáticos; aumento progressivo do TSH; anti-TPO positivo ou ultrassonografia típica de autoimunidade). Em contraste, a conduta expectante é a mais indicada em indivíduos > 65 anos com HTSC grau I.

Estudos epidemiológicos mostraram aumento nos níveis séricos de TSH (geralmente < 8 mUI/ℓ) em idosos saudáveis, sem evidência clínica ou bioquímica de doença intrínseca da tireoide. A causa do aumento do TSH é incerta, mas é claro que indivíduos mais velhos que têm TSH sérico levemente elevado, na ausência de doença da tireoide, não correm risco de morbimortalidade aumentada. Alguns estudos sugerem que aumento leve dos níveis do TSH (< 10 mUI/ℓ) associa-se com maior expectativa de vida em octogenários.

A maioria dos pacientes com HTSC necessitará de doses relativamente baixas (25 a 75 µg/dia) para alcançar normalização do TSH. Em idosos ou cardiopatas, deve-se iniciar o tratamento com doses baixas de levotiroxina (12,5 a 25 µg/dia), com reajustes após 6 semanas, de acordo com os níveis de TSH.

Não há qualquer evidência para o tratamento combinado de levotiroxina com tri-iodotironina em casos de HTSC. Pacientes não tratados devem manter seguimento ambulatorial semestral ou anual.

✓ Resposta: B

➕ Referências: 4 e 5

CASO #3

Mulher, 40 anos, apresenta-se com quadro de perda de peso não aferida, irritabilidade extrema, labilidade emocional, sudorese constante e palpitações. Ao **exame físico**, eram dignos de nota:

- Pele quente e úmida
- Tremor fino nas mãos
- Tireoide difusamente aumentada, indolor à palpação, com sopro e frêmito presentes
- FC = 120 bpm
- Ausência de orbitopatia.

Os **exames laboratoriais** iniciais mostraram:

- TSH < 0,01 mUI/ℓ (VR: 0,5 a 4,78)
- T_4 livre = 3,1 ng/dℓ (VR: 0,7 a 1,5)
- T_3 livre = 0,73 ng/dℓ (VR: 0,23 a 0,42)
- VHS = 62 mm/h (VR: 0 a 15)
- Anticorpo anti-TPO = 64 UI/mℓ (VR: até 9,0).

O resultado do TRAb ainda era aguardado. A ultrassonografia (USG) revelou tireoide aumentada difusamente, com alteração da textura, sem nódulos.

▶ Sobre este caso, avalie os itens a seguir e opine sobre sua veracidade:

I. A cintilografia de tireoide seria um exame fundamental para elucidação diagnóstica, uma vez que não houve resultado do TRAb para diferenciar a doença de Graves (DG) de outras causas de hipertireoidismo.
II. A paciente muito provavelmente tem DG, mesmo não havendo resultado do TRAb ou orbitopatia.
III. Se a paciente não apresentasse características clínicas típicas de DG e a USG evidenciasse a presença de nódulos, uma cintilografia de tireoide deveria ser solicitada.
IV. O tratamento deve ser iniciado com metimazol e mantido por 12 meses, segundo a diretriz da European Thyroid Association (ETA) de 2018, sendo essa mesma recomendação para crianças e adolescentes.
   a) Todos os itens estão corretos.
   b) Apenas os itens II e III estão corretos.
   c) Existe somente um item incorreto.
   d) Apenas o item II está correto.

COMENTÁRIOS

Doença de Graves (DG), de etiologia autoimune, é a causa mais frequente de hipertireoidismo, seguida do bócio nodular tóxico (doença de Plummer, DP). Esta última tem seu diagnóstico confirmado pela cintilografia, na qual se observa captação do radioisótopo apenas em nódulos autônomos. O diagnóstico de DG se confirma na presença de orbitopatia ou de títulos elevados de TRAb. Não há indicação de cintilografia de tireoide em casos suspeitos de DG.

Na DG, bócio caracteristicamente difuso é observado em 97% dos casos (< 50% em idosos). Por isso, qualquer paciente com bócio difuso e hipertireoidismo tem DG até que se prove o contrário. Oftalmopatia ou orbitopatia clinicamente evidente ocorre em 20 a 50% dos pacientes. Portanto, sua ausência não exclui o diagnóstico. Além disso, em alguns pacientes, há frêmito e sopro sobre a glândula, produzidos por notável aumento do fluxo sanguíneo, sendo esse achado exclusivo da DG.

Na USG, observam-se um ou mais nódulos na DP, enquanto na DG verificam-se achados sugestivos de doença tireoidiana autoimune, sobretudo alteração difusa na textura da glândula.

Segundo as diretrizes de 2018 da European Thyroid Association (ETA), em caso de DG o tratamento com metimazol deve ser mantido por 18 meses em adultos e ao menos 36 meses em crianças e adolescentes. Tal recomendação baseia-se no fato de que a recidiva do hipertireoidismo após a suspensão da medicação é maior no grupo pediátrico do que em adultos.

✅ Resposta: B

➕ Referências: 1, 7 e 8

A paciente deste caso teve o diagnóstico de doença de Graves (DG) confirmado por títulos elevados de TRAb. Ela foi medicada com metimazol (30 mg/dia) e propranolol (40 mg de 8/8 h). Após 30 dias, retorna à consulta relatando melhora dos sintomas, com recuperação de parte do peso, melhora da insônia e agitação, sentindo-se menos ansiosa e não se queixando mais das palpitações. Com 60 dias do início do tratamento, ela liga para você informando febre e dores de garganta, mas afirma que está bem. Ela pergunta se deve tomar a medicação normalmente.

▶ **Qual sua orientação?**

a) A medicação deve ser suspensa e a paciente orientada a colher um leucograma.
b) A medicação deve ter sua dose aumentada, em virtude da baixa absorção em períodos de infecção.
c) Em virtude do bom estado geral da paciente, a medicação deve ser mantida sem alteração na dose.
d) A medicação deve ter sua dose reduzida em 50% enquanto durar o processo infeccioso.

COMENTÁRIOS

Dentre os efeitos colaterais (EC) das tionamidas, os mais usuais são de natureza alérgica (p. ex., prurido, erupção cutânea, febre e artralgias), observados em 5% dos pacientes. Entre os EC mais temidos destacam-se a hepatotoxicidade (mais frequente e mais grave com o uso de propiltiouracila do que com o metimazol) e a agranulocitose. Esta, de suposta etiologia autoimune, representa a mais grave reação adversa às tionamidas e caracteriza-se pelo achado de contagem absoluta de granulócitos < 500/mm³. Desenvolve-se em 0,2 a 0,5% dos pacientes e mostra-se potencialmente fatal, sendo recomendada a suspensão do tratamento.

Os sintomas de agranulocitose geralmente estão relacionados com infecções da orofaringe (dor de garganta e/ou febre); entretanto, sepse, infecções de pele e outras infecções sistêmicas, bem como diarreia e mialgias, são possíveis formas adicionais de apresentação. Monitoramento de rotina da contagem leucocitária não é recomendado pelas diretrizes atuais, uma vez que a agranulocitose geralmente surge de maneira súbita. Daí a importância de se fazer um leucograma antes do início da terapia. Os pacientes em uso de tionamidas devem ser alertados a descontinuar a medicação e a contatar seu médico para realização de um leucograma, caso haja ocorrência de febre, dor de garganta, úlceras de boca ou outros sintomas de infecção.

✅ Resposta: A

➕ Referências: 1, 2, 7 e 8

CASO #4

Mulher, 22 anos, assintomática, foi encaminhada ao endocrinologista devido a alteração na função tireoidiana. Apresentava-se sem anormalidade ao **exame físico**. Entre os antecedentes familiares relevantes destacava-se o fato de sua mãe ter hipotireoidismo primário, causado por tireoidite de Hashimoto (TH). Negava uso de qualquer medicação.

156 Endocrinologia: Casos Clínicos Comentados

A **avaliação laboratorial** trazida mostrava TSH = 73 mUI/ℓ (VR: 0,45 a 4,4) e T_4 livre (T_4L) = 0,82 ng/dℓ (VR: 0,7 a 1,8). Foi prescrita a reposição de levotiroxina na dose de 50 µg/dia. A paciente retornou 3 meses após, permanecendo assintomática e trazendo os seguintes exames:

- TSH = 61 mUI/ℓ
- T_4L = 1,72 ng/dℓ
- T_4 total = 10,9 µg/dℓ (VR: 4,5 a 12)
- T_3 = 135 ng/dℓ (VR: 7 a 190)
- Anti-TPO = 5,2 UI/mℓ (VR < 9,0).

A ultrassonografia de tireoide mostrou textura homogênea com volume tireoidiano normal. Foi então aumentada a dose de levotiroxina para 75 µg/dia. Nova consulta foi realizada após 3 meses, com o mesmo padrão de exames da consulta anterior. A paciente foi então encaminhada ao endocrinologista.

▶ **Entre as opções a seguir de hipóteses diagnósticas, qual a mais plausível para o caso?**

a) Hipotireoidismo subclínico.
b) Uso de biotina.
c) Macro-TSH.
d) Resistência aos hormônios tireoidianos.

COMENTÁRIOS

O hipotireoidismo subclínico (HTSC) caracteriza-se por aumento dos valores do TSH associado a valores normais de T_3 e T_4 (grau I, TSH entre 4,0 e 9,9 mUI/ℓ; grau II, TSH ≥ 10 mUI/ℓ). Na maioria dos casos, o TSH não excede 20 mUI/ℓ. A ausência de evidência sorológica ou ultrassonográfica de distúrbio autoimune tireoidiano, a marcante elevação isolada do TSH (73 mUI/ℓ) e, sobretudo, a pobre resposta do TSH à levotiroxina falam contra o diagnóstico de HTSC.

Biotina é uma vitamina do complexo B (vitamina B_7) que, em doses elevadas, pode ser um fator de interferência em certas plataformas de imunoensaios, resultando em valores falsamente baixos de TSH, bem como níveis falsamente elevados de T_4 e T_3. Pseudoelevação do TRAb e dos anticorpos antitireoperoxidase também pode ocorrer. Deve-se, pois, suspender a tomada da biotina por ao menos 3 dias antes da coleta de novos exames.

A síndrome de sensibilidade diminuída aos hormônios tireoidianos (HT), também conhecida como síndrome de resistência aos HT, é uma condição hereditária que ocorre em um em 40 mil nascidos vivos. Caracteriza-se por uma capacidade de resposta reduzida dos tecidos-alvo aos HT, devido a mutações em genes dos receptores dos HT. Os pacientes podem apresentar sintomas de hipertireoidismo ou hipotireoidismo. Eles geralmente têm HT elevados e níveis normais ou aumentados do TSH. Ocasionalmente, apenas o TSH está elevado, mas tal alteração geralmente é discreta.

No caso do macro-TSH, alguns indivíduos produzem um anticorpo anti-TSH que atua como um artefato na dosagem laboratorial, atrapalhando a leitura correta do ensaio. Uma vez que circula ligado a uma imunoglobulina G, não produz efeitos clínicos, pois a macromolécula não atravessa a membrana celular, mas é reconhecida pelos anticorpos do ensaio como se fosse o hormônio peptídeo. Já na análise por cromatografia, é possível diferenciar o hipotireoidismo com TSH real do macro-TSH. O padrão-ouro para o diagnóstico é a cromatografia em gel de filtração. Trata-se, contudo, de exame caro e não disponível na maioria dos laboratórios comerciais. Uma alternativa mais simples e mais barata, porém bem menos acurada, seria a dosagem do TSH após precipitação do soro com polietilenoglicol (PEG), a exemplo do que se faz na pesquisa da macroprolactina. Recuperação < 25% aponta para o diagnóstico de macro-TSH. No paciente em questão, após a precipitação com PEG dosou-se o TSH no sobrenadante do tubo e obteve-se o valor de 4,3 mUI/ℓ, confirmando o diagnóstico de macro-TSH.

✅ Resposta: C

➕ Referências: 9 a 12

CASO #5

Mulher, 53 anos, chegou à emergência com queixa de palpitações que vinham piorando na última semana. Referia também labilidade emocional, irritabilidade e tremor nas mãos. Vinha em uso de pembrolizumabe há 2 meses para tratamento de melanoma metastático. Ao **exame físico**:

- PA: 130×73 mmHg
- FC = 124 bpm
- Tremor fino de extremidades
- Ausência de exoftalmia
- Tireoide normal à palpação.

Nos **exames admissionais** do internamento apresentou:

- TSH = 0,01 mUI/ℓ (VR: 0,4 a 4,5)
- T_4 livre = 3,95 ng/dℓ (VR: 0,7 a 1,8)
- Anti-TPO = 35 UI/mℓ (VR: até 9).

Sua pasta de exames mostrava exames, de 8 semanas atrás, com função tireoidiana normal.

▶ **Sobre o caso clínico da paciente, é <u>correto</u> afirmar:**

a) A principal hipótese diagnóstica é doença de Graves, e o tratamento com metimazol deve ser iniciado de forma imediata.
b) A paciente deve estar na fase de tireotoxicose da tireoidite de Hashimoto, devendo ser tratada com betabloqueador, pois deverá evoluir para hipotireoidismo em poucas semanas.
c) A paciente apresenta tireotoxicose secundária a tireoidite pelo pembrolizumabe, e o tratamento inicial deve ser feito com betabloqueador.
d) Como a paciente é oncológica, o ideal é promover o tratamento definitivo da doença de Graves com o uso de radioiodo.

COMENTÁRIOS

O diagnóstico mais provável para o caso dessa paciente é tireotoxicose devida ao pembrolizumabe, que é um inibidor de *checkpoint* imunológico (ICI) anti-PD-1 (*programmed cell death protein 1*). As alterações tireoidianas são as mais frequentes associadas à terapia com ICI, manifestando-se geralmente como tireoidite silenciosa, com uma fase inicial de tireotoxicose seguida por hipotireoidismo.

O tratamento depende da gravidade e da etiologia. Em caso de paciente assintomático, pode-se apenas monitorar os níveis de T_4 livre e TSH. Caso contrário, deve-se iniciar betabloqueador (propranolol ou atenolol), na ausência de contraindicação.

✓ Resposta: C

➕ Referências: 13 e 15

CASO #6

Homem, 62 anos, queixa-se de tremores e irritabilidade. Ele vem em uso de amiodarona (200 mg/dia) há 3 meses, devido à fibrilação atrial.

Ao **exame físico** apresentava:

- Tremor fino nas mãos
- Ritmo cardíaco regular
- Tireoide normopalpável
- Ausência de exoftalmia e sinais inflamatórios em ambos os olhos
- FC = 108 bpm
- PA = 140/90 mmHg.

A **avaliação laboratorial** mostrou:

- TSH = 0,01 mUI/ℓ (VR: 0,4 a 4,5)
- T_4 livre = 2,9 ng/dℓ (VR: 0,7 a 1,9)
- T_3 livre = 0,28 ng/dℓ (VR: 0,23 a 0,42).

A ultrassonografia (USG) de tireoide com Doppler mostrou ausência de vascularização, bócio ou nódulo. A cintilografia de tireoide mostrou captação de 0%.

▶ **Quanto a este caso, é <u>correto</u> afirmar:**

a) O paciente apresenta tireotoxicose induzida por amiodarona (AIT), na qual caracteristicamente observam-se melhora espontânea dos sintomas e normalização da função tireoidiana dentro de 2 semanas após a suspensão da medicação.
b) O paciente tem AIT tipo 1 e deve ser tratado com metimazol em altas doses (pelo menos, 40 mg/dia).
c) O paciente tem AIT tipo 2, devendo ser medicado com prednisona (40 mg/dia).
d) Deve-se obrigatoriamente suspender a amiodarona de imediato e administrar prednisona (40 mg/dia) e um betabloqueador.

COMENTÁRIOS

A amiodarona, um dos arrítmicos mais usados no mundo todo, tem elevado teor de iodo (cada comprimido de 200 mg contém 75 g de iodo) e estrutura semelhante à dos hormônios tireoidianos (HT). A desiodação da amiodarona libera grande quantidade de iodo que pode prejudicar a função da tireoide, causando hipotireoidismo ou tireotoxicose em indivíduos suscetíveis, o que pode ocorrer em cerca de 20% dos pacientes tratados. Não apenas o excesso de iodo, mas também a própria amiodarona (ou seu metabólito, a desetilamiodarona) pode causar disfunção tireoidiana por citotoxicidade direta nas células tireoidianas. Além disso, a elevada concentração de iodo pode bloquear a produção dos HT, situação denominada "efeito Wolff-Chaikoff", favorecendo a ocorrência de hipotireoidismo. Sobrecarga de iodo na tireoide pode também resultar no chamado "fenômeno de Jod-Basedow" ou tireotoxicose induzida por iodo, sobretudo em regiões com baixa ingestão de iodo.

A incidência de tireotoxicose induzida por amiodarona é maior em áreas com depleção de iodo (10%), enquanto o hipotireoidismo predomina em áreas suficientes em iodo (22%). Entre os pacientes com AIT, a do tipo 2 é mais prevalente em áreas suficientes em iodo.

A AIT tipo 1 (AIT-1) é sobretudo observada em indivíduos com doença tireoidiana prévia. É causada por produção excessiva de hormônio tireoidiano por hiperfunção glandular em resposta à sobrecarga de iodo. A exemplo da AIT tipo 2 (AIT-2), tireotoxicose induzida por amiodarona tipo 1 (AIT-1) cursa com supressão do TSH e elevação do T_4 livre, com T_3 normal, já que a amiodarona interfere na ação da D1 e inibe a conversão de T_4 em T_3; pode também se manifestar apenas com TSH suprimido. Seu tratamento é feito com o uso de tionamidas, de preferência o metimazol. Nesse contexto, altas doses (40 a 60 mg/dia, em dose única) são normalmente necessárias; porém, nos casos mais graves, uma dosagem mais agressiva pode eventualmente ser requerida (p. ex., 30 mg a cada 6 h). Já a AIT-2 é tratada com um glicocorticoide para reduzir a destruição tecidual. É principalmente observada em pacientes sem doença tireoidiana prévia.

Capítulo 3 • Doenças da Tireoide **159**

A AIT-1 acomete o paciente de forma mais precoce (1 a 2 anos de uso do fármaco); não remite de forma espontânea; apresenta vascularização aumentada na ultrassonografia com Doppler; a captação na cintilografia de tireoide pode ser baixa, normal ou alta. Já a AIT-2 geralmente manifesta-se após 2 anos de uso do fármaco; pode apresentar remissão após meses da suspensão do fármaco; mostra vascularização normal ou diminuída na ultrassonografia com Doppler; a captação na cintilografia é < 1%. Essas características são encontradas no paciente em questão.

A lipossolubilidade da amiodarona permite seu armazenamento prolongado em altas concentrações no tecido adiposo e muscular. Essa característica, combinada com meia-vida plasmática muito longa (cerca de 60 a 142 dias), explica por que os efeitos adversos tendem a persistir por várias semanas após a descontinuação do tratamento. Pela mesma razão, ocasionalmente eles apenas surgem após a retirada da amiodarona.

Em AIT tipo 1, recomenda-se a suspensão da amiodarona, mas isso não se aplica a todos os casos. De fato, ela pode ser mantida em pacientes com graves arritmias cardíacas ou naqueles com doença crítica e mau prognóstico, conforme sugerido pelas diretrizes da ETA. No entanto, se a amiodarona for suspensa, o metimazol deve ser continuado até que os níveis de iodo na urina voltem ao normal, o que pode levar de 6 a 18 meses. Caso, no futuro, a amiodarona precise ser reintroduzida, o monitoramento rigoroso é fundamental, visto que 75% dos pacientes correm o risco de ter outro episódio de AIT.

A continuação do tratamento com amiodarona parece ser viável na AIT-2, pois a natureza destrutiva do distúrbio tireoidiano frequentemente é autolimitada. A taxa de recorrência de AIT-2 em pacientes que continuam com amiodarona é bastante variável (6 a 75%).

✅ Resposta: C

➕ Referências: 16 e 17

CASO #7

Mulher, 26 anos, apresenta-se, na 20ª semana de sua primeira gravidez, com queixas de perda de 2 kg, tremores, irritabilidade, insônia e palpitações. Ao **exame físico** apresenta tireoide difusamente aumentada de volume, sem palpação de nódulos e sinais de orbitopatia. A **avaliação hormonal** mostrou:

- TSH = 0,01 mUI/ℓ (VR: 0,45 a 4,5)
- T_4 livre = 2,8 ng/dℓ (VR: 0,7 a 1,8)
- T_3 livre = 0,55 ng/dℓ (VR: 0,23 a 0,42).

O resultado do TRAb ainda está sendo aguardado. A USG mostrou tireoide aumentada de volume, com alterações da textura, sem nódulos.

▶ Em relação ao caso, é <u>correto</u> afirmar:

a) A paciente apresenta alterações laboratoriais compatíveis com o período gestacional e sintomas que podem estar presentes na gravidez.
b) A paciente apresenta hipertireoidismo transitório gestacional e deve ser tratada com betabloqueador.
c) A paciente tem doença de Graves e deve iniciar o tratamento com metimazol.
d) A paciente tem doença de Graves e deve iniciar o tratamento com propiltiouracila.

COMENTÁRIOS

As gestantes podem apresentar manifestações clínico-laboratoriais sugestivas de hipertireoidismo: calor excessivo, labilidade emocional, bócio difuso, aumento de T_3 e T_4 (devido ao hiperestrogenismo de origem placentária) e supressão do TSH no primeiro trimestre, em decorrência de aumento da fração livre dos hormônios tireoidianos, induzida pela gonadotrofina coriônica humana (hCG). Por isso, no primeiro trimestre gestacional, os valores de referência do TSH devem ser de 0,1 a 0,4 mUI/ℓ.

160 Endocrinologia: Casos Clínicos Comentados

A doença de Graves (DG) e o hipertireoidismo transitório da gestação (HTG) são as duas causas mais comuns de hipertireoidismo na gravidez, com prevalências estimadas de 0,05 e 2 a 11%, respectivamente.

O HTG representa a principal causa de redução dos níveis de TSH na gestante, sendo consequente aos níveis elevados de hCG, que atua nos receptores de TSH da tireoide. É uma condição mais prevalente em mulheres com hiperêmese gravídica, uma vez que, nestas, os níveis de hCG são mais elevados. Em geral, o HTG cursa apenas com hipertireoidismo subclínico e apresenta resolução espontânea com a queda dos níveis de hCG, que ocorre em torno da 10ª e 12ª semanas da gravidez.

A DG tem etiologia autoimune e seu diagnóstico confirma-se pela detecção de níveis séricos elevados do TRAb (normais no HTG). A presença de orbitopatia (manifestada por exoftalmia, edema periorbital e inflamação conjuntival) é um achado quase patognomônico, mas está ausente em cerca de 50% dos casos de DG. Na paciente em questão, os achados à USG, bem como a riqueza de sintomas, também apontam para a DG, cujo tratamento de escolha em gestante são as tionamidas: PTU, no primeiro trimestre, e metimazol nos demais.

O uso de iodo radioativo para tratamento é contraindicado na gravidez. Ele não é teratogênico, mas pode destruir a tireoide fetal, levando a hipotireoidismo congênito. Tireoidectomia está indicada apenas em caso de efeitos colaterais graves secundários ao uso das tionamidas ou situações específicas, como oftalmopatia ativa grave, e deve ser realizada, quando indicada, no segundo trimestre de gravidez.

✔ Resposta: C

➕ Referências: 1, 3, 8 e 18

CASO #8

Mulher, 32 anos, encontra-se na 16ª semana de gravidez e retorna ao seu endocrinologista por indicação do obstetra na consulta de pré-natal. A paciente tem antecedente de hipertireoidismo por doença de Graves, tratada com tireoidectomia total há 3 anos, devido à alergia ao metimazol e à presença de oftalmopatia ativa na época. Atualmente, vem em uso de levotiroxina (112 µg/dia). Ao **exame físico**, eram dignos de nota: bom estado geral, FC = 64 bpm, PA = 106 × 68 mmHg.

Os exames laboratoriais mostraram:

- TSH = 1,28 mUI/ℓ (VR: 0,4 a 4,5)
- T_4 livre = 1,2 ng/dℓ (VR: 0,8 a 1,9)
- T_3 = 307 ng/dℓ (VR: 70 a 200).

▶ **Em relação ao caso apresentado, é <u>correto</u> afirmar:**

a) Diminuição da dose da levotiroxina está indicada, uma vez que o TSH está na metade inferior da normalidade.

b) Deve-se acompanhar o TSH quinzenalmente, pois pacientes tireoidectomizadas têm maior propensão à piora do hipotireoidismo na gravidez.

c) Não é necessário a solicitação de TRAb, uma vez que, após tireoidectomia total, o estímulo antigênico se tornou ausente.

d) É recomendada a dosagem do TRAb; se positivo, deve-se monitorar o feto para eventuais sinais de hipertireoidismo. Nova dosagem do TRAb deve ser feita na 20ª semana de gestação.

COMENTÁRIOS

Se a paciente tiver história pregressa de doença de Graves (DG) tratada com radioiodo ou cirurgia, é recomendada a dosagem sérica do TRAb no início da gravidez. Se a concentração de TRAb materno for elevada no início da gravidez, o teste deverá ser repetido entre a 18ª e a 22ª semana. Se o TRAb for indetectável ou baixo no início da gravidez, não há necessidade de ser repetido. Se o TRAb estiver elevado entre a 18ª e a 22ª semana ou se a mãe estiver tomando metimazol no terceiro trimestre, uma nova dosagem de TRAb deve ser realizada no fim da gravidez (entre as semanas 30 e 34) para avaliar a necessidade de monitoramento neonatal e pós-natal. Caso a paciente tenha tido remissão da DG com uso de tionamidas antes do início da gestação, não há necessidade da dosagem do TRAb.

✔ Resposta: D

⊕ Referências: 1, 3, 18 e 19

CASO #9

Mulher, 67 anos, chega ao consultório com queixa de astenia e insônia, trazendo os seguintes exames solicitados pela sua médica ginecologista:

- TSH = 0,03 mUI/ℓ (VR: 0,45 a 4,5)
- T_4 livre = 1,5 ng/dℓ (VR: 0,7 a 1,8)
- T_3 = 1,5 ng/mℓ (VR: 70 a 200)
- TRAb = 4,0 UI/ℓ (VR: < 1,75)
- Ultrassonografia da tireoide com aumento difuso da glândula.

De comorbidades, refere diabetes melito tipo 2 (tratado com metformina e dapagliflozina), hipertensão (tratada com valsartana e anlodipino) e doença arterial coronariana (em uso de rosuvastatina e AAS), tendo sido submetida a angioplastia com colocação de *stent* há 7 anos. Nega uso de vitaminas e outras medicações. Ao **exame físico**, PA = 120 × 75 mmHg; FC = 94 bpm.

Últimos **exames laboratoriais** mostraram:

- Glicemia = 118 mg/dℓ
- HbA1c = 7,1%
- LDL-c = 73 mg/dℓ
- Função tireoidiana normal.

▷ A melhor conduta para o caso é:

a) Iniciar levotiroxina 25 µg/dia e metimazol 10 mg/dia; dosar TSH após 30 dias.
b) Iniciar fármaco antiarrítmico profilaticamente e programar radioiodoterapia.
c) Iniciar metimazol 10 mg/dia e reavaliar função tireoidiana após 45 dias.
d) Apenas observar, pois parece haver erro laboratorial nos exames da paciente.

COMENTÁRIOS

Existem evidências que associam o hipertireoidismo subclínico (HTSC; TSH suprimido + HT normais) com o desenvolvimento de fibrilação atrial e a progressão para hipertireoidismo clínico. Nesse contexto, nos pacientes com idade ≥ 65 anos recomenda-se: (1) sempre tratar o HTSC se o TSH estiver < 0,1 mUI/ℓ e (2) considerar tratar o HTSC diante de TSH entre 0,1 e 0,4 mUI/ℓ. Nos pacientes com idade < 65 anos recomenda-se tratar o HTSC diante da combinação de TSH suprimido (< 0,1 mUI/ℓ) e presença de sintomas de hipertireoidismo, doença cardíaca ou osteoporose, bem como em mulheres menopausadas que não estejam em terapia com estrógeno ou bisfosfonatos. Nessas mesmas condições, pode-se considerar o tratamento em pacientes com TSH entre 0,1 e 0,4 mUI/ℓ. Em contrapartida, nos indivíduos assintomáticos < 65 anos, deve-se apenas observar se o TSH estiver entre 0,1 e 0,4 mUI/ℓ e considerar tratar se o TSH for suprimido (< 0,1 mUI/ℓ) (Tabela 3.1).

TABELA 3.1 Indicação para o tratamento de hipertireoidismo subclínico.

Fator	TSH < 0,1 mUI/ℓ	TSH entre 0,1 e 0,44
Idade ≥ 65 anos	Tratar	Considerar tratar
Idade < 65 anos com comorbidades (doença cardíaca, osteoporose, menopausa sem uso de estrógenos ou bisfosfonatos, sintomas de hipertireoidismo)	Tratar	Considerar tratar
Idade < 65 anos sem comorbidades	Considerar tratar	Observar

Adaptada de Sgarbi e Ward, 2021.

✅ Resposta: C

➕ Referências: 3, 4 e 20

CASO #10

Homem, 45 anos, com queixa de perda de 10 kg nos últimos 3 meses associada a palpitações e insônia. Refere ter percebido aumento progressivo do volume da região cervical anterior nas últimas semanas.

Ao **exame físico** apresentava:

- Tireoide aumentada de volume à custa do lobo direito
- Olhar assustado e retração palpebral bilateral, sem orbitopatia
- Presença de tremor fino de extremidades
- FC = 120 bpm
- PA = 150/75 mmHg.

Trouxe os seguintes **exames laboratoriais**:

- TSH = 0,01 mUI/ℓ (VR: 0,45 a 4,5)
- T_4 livre = 2,4 ng/dℓ (VR: 0,7 a 1,8)
- T_3 = 2,8 ng/mℓ (VR: 70 a 200)
- TRAb = 0,3 UI/ℓ (VR: < 1,75).

Ultrassonografia de tireoide indicava nódulo sólido isoecoico no lobo direito medindo 4,5 × 4,8 × 4,2 cm, e a cintilografia de tireoide apresentava área focal de hipercaptação nos dois terços superiores do lobo direito com hipocaptação no restante da glândula.

▶ **Sobre a doença deste paciente, é <u>correto</u> afirmar:**

a) Essa doença tem na sua patogênese uma mutação que inativa o receptor transmembrana do TSH.

b) Tireoidectomia está contraindicada pelo fato de o paciente apresentar sintomas de tireotoxicose.

c) Pode ser usado o metimazol para controle inicial do paciente enquanto se programa o tratamento definitivo com radioiodo.

d) O uso de levotiroxina levará à redução do volume do nódulo, bem como diminuirá seu risco de malignidade.

Capítulo 3 • Doenças da Tireoide

COMENTÁRIOS

O adenoma tóxico, ou doença de Plummer, é um tumor benigno, autônomo e de crescimento lento, que produz altas quantidades de T_3 e T_4. Suspeita-se de adenoma tóxico em pacientes que se apresentam com hipertireoidismo e nódulo tireoidiano solitário ou bócio multinodular. Acomete predominantemente mulheres; pode ocorrer em qualquer faixa etária, mas geralmente se desenvolve em idades > 40 anos. Na sua patogênese está envolvida uma mutação ativadora do receptor transmembrana do TSH ou uma mutação ativadora no gene da proteína G do receptor do TSH. A terapia com iodo radioativo é a primeira opção de tratamento (10 a 30 mCi), pois é segura, eficaz e custo-efetiva. A tireoidectomia também é uma opção terapêutica. Antes do tratamento definitivo pode-se controlar os sintomas do paciente com o uso de um betabloqueador e, mesmo, de metimazol.

✓ **Resposta:** C

➕ **Referências:** 3 e 21

CASO #11

Homem, 45 anos, procura o endocrinologista devido a hipertireoidismo. Refere que começou a apresentar perda de peso, insônia, irritabilidade e olhos inflamados há 4 meses. Já vem em uso de metimazol 20 mg/dia e propranolol 80 mg/dia há 2 meses, prescritos pelo médico clínico. Refere que nas últimas semanas apresenta dor por trás dos olhos e, quando os movimenta, intolerância à claridade, sensação de areia nos olhos e diplopia.

Exames laboratoriais coletados há 1 semana mostraram:

- TSH = 0,9 mUI/ℓ (VR: 0,45 a 4,5)
- T_4 livre = 1,65 ng/dℓ (VR: 0,7 a 1,8)
- T_3 = 172 ng/dℓ (VR: 70 a 200)
- TRAb = 15,4 UI/ℓ (VR: < 1,75).

Ao **exame físico** o paciente apresenta:

- FC: 76 bpm
- PA: 110 × 70 mmHg
- Tireoide aumentada de volume à palpação, de consistência fibroelástica e indolor
- Proptose bilateral e simétrica, que impede a oclusão completa da fenda palpebral quando o paciente fecha os olhos
- Edema e hiperemia de pálpebras
- Hiperemia de conjuntiva bilateralmente.

▷ **Com base na descrição deste caso, o Escore de Atividade Clínica (CAS) da oftalmopatia e sua classificação são, respectivamente:**

a) 3 e leve.
b) 4 e moderada/grave.
c) 5 e moderada/grave.
d) 6 e muito grave.

▷ **A conduta terapêutica mais apropriada nesse momento é:**

a) Prednisona, na dose de 1 mg/kg/dia, a qual se mostra efetiva na melhora dos sinais inflamatórios e da proptose.

164 Endocrinologia: Casos Clínicos Comentados

b) Pulsoterapia com metilprednisolona intravenosa, 500 mg/semana, associada ao micofenolato de sódio (720 mg/dia, por 6 semanas).
c) Tratamento definitivo do hipertireoidismo com radioiodo, para evitar o risco de perda de visão.
d) Correção cirúrgica da orbitopatia, seguida de tireoidectomia total.

COMENTÁRIOS

O Escore de Atividade Clínica (CAS) da oftalmopatia analisa os seguintes achados, considerando um ponto para cada um deles: dor retrobulbar; dor à movimentação dos olhos; edema palpebral; quemose ou edema de conjuntiva; edema da carúncula; hiperemia conjuntival; hiperemia palpebral. O paciente apresenta cinco desses achados, apresentando então CAS 5. O ponto de corte do CAS que define a oftalmopatia como ativa é ≥ 3.

Quanto à gravidade, a oftalmopatia é classificada como:

- Leve – caracterizada pela presença de um ou mais dos seguintes achados: pequena retração da pálpebra (< 2 mm), envolvimento leve dos tecidos moles, exoftalmia < 3 mm acima do normal para raça e sexo; ausência ou aparecimento intermitente de diplopia e exposição da córnea responsiva a lubrificantes.
- Moderada a grave – caracterizada pela presença de dois ou mais dos seguintes achados: retração da pálpebra ≥ 2 mm, envolvimento moderado ou grave dos tecidos moles, exoftalmia ≥ 3 mm acima do normal para raça e sexo, e diplopia constante ou inconstante.
- Muito grave ou com risco de perda da visão – presença de neuropatia óptica e/ou colapso da córnea.

O paciente do caso clínico apresenta oftalmopatia moderada a grave.

O tratamento da oftalmopatia de Graves (OG) deve ser feito com controle da tireotoxicose, com o cuidado de não induzir hipotireoidismo, o qual pode agravar a OG. Em caso de OG leve, é indicado tratamento sintomático, como lágrima artificial e/ou gel lubrificante ocular. Pode-se também fazer terapia com suplementação de selênio por 6 meses. Em caso de OG moderada a grave, a primeira linha de tratamento é a pulsoterapia com metilprednisolona associada ao uso de micofenolato. Corticoterapia por via oral (VO) tem eficácia inferior à pulsoterapia. A corticoterapia (oral ou intravenosa) melhora as manifestações inflamatórias, mas seu efeito sobre a proptose é mínimo.

Os glicocorticoides sistêmicos em altas doses apresentam potentes efeitos anti-inflamatórios e imunossupressores. Já o micofenolato é um inibidor poderoso, seletivo, não competitivo e reversível da inosina monofosfato desidrogenase. Desse modo, ele atua por meio da inibição da via *de novo* da síntese do nucleótido da guanosina sem incorporação no DNA, levando à diminuição da produção de anticorpos pelas células B e efeito antiproliferativo duplo nas células B e T. Além disso, também induz a apoptose de células T ativadas, inibe a expressão de moléculas de adesão e a proliferação de fibroblastos.

A radioiodoterapia deve ser cautelosamente considerada para pacientes com OG, uma vez que o radioiodo está contraindicado para pacientes com OG grave. Nos casos moderados, se for indicado, deve-se utilizar glicocorticoide como profilaxia de piora da doença orbitária.

✅ Respostas: C e B

➕ Referências: 22 e 23

CASO #12

Paciente do sexo feminino, 43 anos, veio ao serviço de pronto atendimento por queixas de febre, mialgia, tosse e odinofagia com 5 dias de evolução. Foi diagnosticada com quadro de infecção por covid-19 por meio de reação em cadeia da polimerase por transcriptase reversa (RT-PCR) em coleta de *swab* nasal, sem necessidade de internação. Posteriormente, após o uso de sintomáticos, apresentou melhora do quadro. Após 20 dias do início dos sintomas, a paciente retorna com queixas de astenia, mal-estar, febre, taquicardia, tremores, irritabilidade associada à sensação de incômodo cervical.

Ao **exame físico**:

- FC = 116 bpm
- PA = 140 × 80 mmHg
- Ausência de ausculta pulmonar e cardíaca
- Tireoide com discreto aumento de volume e dolorosa à palpação.

> **Diante do diagnóstico mais provável, qual assertiva a seguir está <u>correta</u>?**

a) A hipótese diagnóstica mais plausível do caso é recorrência do quadro viral, devendo avaliar dessa vez a necessidade de internação hospitalar.
b) A paciente pode estar apresentando quadro de tireoidite subaguda relacionada à covid-19.
c) Nesse caso, o diagnóstico etiológico é síndrome do eutireóideo doente, pois não há infecção direta do SARS-CoV-2 na glândula tireoidiana.
d) A evolução da paciente é típica da doença de Graves, devendo-se solicitar o TRAb, pois a etiologia mais comum de hipertireoidismo tem origem autoimune.

COMENTÁRIOS

A pandemia de covid-19 trouxe implicações importantes no manejo de diversas condições endócrinas e metabólicas.

A relação entre doença tireoidiana e covid-19 pode se basear em sua fisiopatologia, pois a enzima conversora da angiotensina 2 tipo 2 (ECA-2), que funciona como receptor de entrada do SARS-CoV-1 e do SARS-CoV-2 na célula hospedeira, tem alta expressão na tireoide, maior do que em tecido pulmonar, por exemplo. Dessa forma, a tireotoxicose pode ser resultado da infecção direta pelo SARS-CoV-2 na glândula, como já descrito em outras infecções virais.

O acometimento viral da tireoide tipicamente causa tireoidite subaguda granulomatosa (TSG), também chamada de tireoidite subaguda de De Quervain. Entre os vírus mais envolvidos está o vírus da parotidite. Em função da ação direta do vírus ou por mecanismo de mimetismo molecular entre antígenos dos vírus e aqueles da tireoide, ocorre destruição dos folículos tireoidianos (FT), com liberação dos hormônios tireoidianos estocados na glândula, o que leva a quadro de hipertireoidismo, que tem duração variável (semanas ou meses). A evolução clássica da TSG consiste em quatro fases: hipertireoidismo, eutireoidismo e hipotireoidismo (secundário à destruição dos FT) seguido de posterior restauração espontânea da função tireoidiana. Contudo, nem todos os pacientes seguem exatamente essa evolução; por exemplo, muitos pacientes, quando atendidos, já estão na fase de hipotireoidismo; ademais, o hipotireoidismo pode ser permanente em cerca de 10% dos casos. Outra característica da TSG é a dor, presente em mais de 90% dos casos. Além disso, na fase aguda da doença, a captação do radioiodo nas 24 horas (RAIU/24 h) mostra-se muito baixa (< 5%).

Durante a pandemia de covid-19 causada pelo SARS-CoV-2, observou-se que os pacientes acometidos podiam desenvolver um quadro semelhante à TSG, porém em uma forma atípica (indolor), em cerca de 20% dos casos. Houve, também, alguns relatos de doença de Graves, hipotireoidismo primário e hipotireoidismo central. Por último, a síndrome do eutireóideo doente foi detectada em pacientes com as formas mais graves de covid-19.

✅ Resposta: B

➕ Referências: 24 a 26

> **Sobre a doença tireoidiana relacionada à covid-19, assinale a alternativa <u>incorreta</u>:**

a) A síndrome do eutireóideo doente é frequente nas formas graves da infecção.
b) Hipotireoidismo central pode resultar de hipofisite.
c) A forma de tireotoxicose mais frequente é a de uma tireoidite subaguda atípica, indolor.
d) Tireotoxicose foi também relatada após vacinação contra o SARS-CoV-2.

166 Endocrinologia: Casos Clínicos Comentados

COMENTÁRIOS

Distúrbios tireoidianos são frequentes em pacientes com covid-19, uma vez que a ECA-2, receptora de entrada do SARS-CoV-1 e do SARS-CoV-2 na célula hospedeira, tem alta expressão na tireoide, maior até do que a observada nos pulmões. Desse modo, a ação direta do SARS-CoV-2 na glândula poderia causar tireoidite aguda destrutiva, a exemplo do que já foi relatado em outras infecções virais. Na maioria dos casos, essa tireoidite muito se assemelha à tireoidite subaguda granulomatosa (TSG), com quadro de dor; porém, em cerca de 20% dos casos, ela pode se manifestar como tireoidite aguda atípica, sem dor e associada à elevação de reagentes de fase aguda, como a proteína C reativa ultrassensível (PCR-us).

O acometimento da tireoide pode resultar, também, das respostas imunoinflamatórias do hospedeiro contra o vírus. Nesse contexto, existem alguns relatos de doença de Graves relacionada à covid-19. Hipotireoidismo primário, sobretudo na forma subclínica, igualmente pode acontecer, assim como hipotireoidismo central decorrente de hipofisite.

Há também um pequeno número de casos de tireotoxicose pós-vacinação para o SARS-CoV-2, manifestada na forma de doença de Graves, TSG ou tireoidite subaguda atípica. Várias hipóteses foram propostas para explicar a correlação potencial entre a vacinação contra SARS-CoV-2 e tireotoxicose, incluindo hiperestimulação do sistema imunológico, mimetismo molecular e síndrome autoimune/inflamatória induzida por adjuvantes (síndrome ASIA).

✅ Resposta: C

➕ Referências: 24 a 27

CASO #13

Paciente de 32 anos, gestação de 9 semanas, realizou dosagem sérica de TSH que se mostrou em 3,5 mUI/ℓ (VR: 0,45 a 4,5). O exame foi repetido com resultado de 3,1 mUI/ℓ e T_4 livre, normal. Anticorpos antitireoperoxidase e antitireoglobulina positivos.

▶ **Assinale a alternativa <u>correta</u>:**

a) O valor de referência do TSH na gestação deve ser interpretado da mesma maneira para a população não gestante.

b) Pode ocorrer elevação do TSH no primeiro trimestre da gestação por estímulo da gonadotrofina coriônica humana (hCG), com declínio a partir do segundo trimestre. Portanto, a alteração observada é fisiológica e não necessita de tratamento.

c) O tratamento com levotiroxina está indicado no caso dessa paciente, com alvo terapêutico de manter os valores de TSH abaixo de 2,5 mUI/ℓ.

d) Mesmo que a paciente apresentasse anticorpos negativos, estaria indicado o tratamento com levotiroxina, pois se trata de hipotireoidismo subclínico que, se não tratado, acarretará desfechos obstétrico-fetais desfavoráveis.

COMENTÁRIOS

Durante a gestação, ocorrem diversos mecanismos adaptativos na função tireoidiana: aumento na necessidade e na excreção renal de iodo, aumento nas proteínas de ligação à tiroxina, maior estímulo do eixo hipotalâmico-hipofisário-tireoidiano, aumento na produção de hormônios tireoidianos e efeitos estimuladores da tireoide pela hCG, produzida pela placenta. Todos esses fatores influenciam os testes de função tireoidiana na gestante, que, portanto, diferem daqueles de mulheres saudáveis não grávidas. Além disso, os intervalos de referência para os testes mais amplamente aplicados, TSH e tiroxina livre, podem variar significativamente em diferentes populações.

Um deslocamento para baixo da faixa de referência do TSH ocorre durante a gravidez, com redução tanto no limite inferior (diminuído em cerca de 0,1 a 0,4 mUI/ℓ) quanto no limite superior do TSH materno (diminuído em cerca de

0,5 a 1,0 mUI/ℓ), relativo ao intervalo de referência típico de TSH não grávida. A maior diminuição no TSH sérico é observada durante o primeiro trimestre devido aos níveis séricos elevados de hCG, a qual se liga ao receptor de TSH e estimula a produção dos hormônios tireoidianos. A partir daí, o TSH sérico e seu intervalo de referência aumentam gradualmente no segundo e terceiro trimestres, mas permanecem mais baixos do que em mulheres não grávidas.

Muitos estudos prospectivos e retrospectivos demonstraram risco aumentado de complicações materno-fetais associadas a concentrações maternas de TSH levemente elevadas, especialmente em mulheres positivas para anticorpos antitireoperoxidase (anti-TPO), como aborto, prematuridade, retardo do desenvolvimento neurológico.

Em gestante com concentrações de TSH ≥ 2,5 mUI/ℓ, deve-se dosar o anti-TPO. A conduta recomendada está na Figura 3.1.

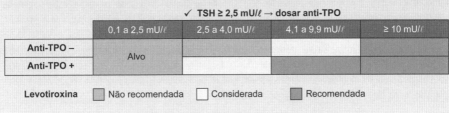

FIGURA 3.1 Indicações para o tratamento do hipotireoidismo subclínico na gestação.

Nos casos em que se iniciou o tratamento com L-tiroxina, a determinação de TSH e T_4 livre é recomendada mensalmente até a metade da gestação (no mínimo, na 26ª e 32ª semanas). O TSH deve ser mantido < 2,5 mUI/ℓ.

● Resposta: C
⊕ Referências: 28 e 29

CASO #14

Mulher, 30 anos, tem hipotireoidismo primário por tireoidite de Hashimoto há 7 anos. Vem bem controlada, usando dose estável de levotiroxina (100 μg/dia). Não apresenta queixas, mas pretende engravidar e está preocupada com o tratamento do hipotireoidismo. A tireoide é discretamente reduzida, com ecotextura difusamente heterogênea, sem nódulos. Seus últimos exames mostraram TSH = 2,1 mUI/ℓ (VR: 0,45 a 4,5) e T_4 livre = 1,25 ng/dℓ (VR: 0,7 a 1,8).

▶ Qual seria a recomendação ideal à paciente assim que ela souber que está grávida?

a) Manter a mesma dose de levotiroxina (L-T_4) durante a gravidez, pois seus exames da função tireoidiana estão normais, com o TSH no alvo entre 0,1 e 2,5 mUI/ℓ.
b) Reduzir a dose de levotiroxina em 20% para evitar a tireotoxicose gestacional devido à ativação cruzada da hCG no receptor de TSH, contribuindo para o aumento da produção dos hormônios tireoidianos.
c) Aumentar a dose de L-T_4 em 30%, pois no primeiro trimestre há aumento da demanda dos hormônios tireoidianos.
d) O tratamento mais adequado seria a combinação de L-T_4 e tri-iodotironina (T_3), com o objetivo de simular a reposição hormonal mais semelhante à que ocorre em uma gestante normal.

COMENTÁRIOS

O hipotireoidismo franco ou clínico não adequadamente tratado na gestação associa-se com desfechos obstétricos (pré-eclâmpsia, aumento do peso placentário e hipertensão gestacional), fetais (aborto espontâneo, aborto e retardo de crescimento intrauterino) e neonatais desfavoráveis, incluindo déficit intelectual irreversível na prole.

Diante disso, é necessário ter um tratamento eficaz no período gestacional a fim de reduzir as complicações maternas e fetais. Se o hipotireoidismo já tiver sido diagnosticado antes da gestação, a dose de levotiroxina deve ser ajustada ainda na preconcepção para garantir que, no diagnóstico de gravidez, os níveis de TSH estejam na faixa considerada alvo e ideal para uma gestante (0,1 a 2,5 mUI/ℓ).

Quando a gravidez for confirmada em mulheres que já usam levotiroxina, a dose deve ser imediatamente aumentada em 25 a 30%, referente às maiores demandas de hormônios tireoidianos na gestação. Nesse período ocorre grande transferência transplacentária desses hormônios, sendo que até a 16ª semana de gestação o desenvolvimento fetal é dependente desse processo.

Na gestação, a levotiroxina é a única forma aceitável de reposição dos hormônios tireoidianos. Tri-iodotironina é contraindicada. Posteriormente, a dose de levotiroxina pode ser modificada de acordo com as concentrações séricas do TSH, que devem ser monitoradas a cada 6 a 8 semanas. No período pós-parto, a dose deve ser reduzida para os níveis preconcepção, e o TSH reavaliado após 6 a 8 semanas.

✔ Resposta: C

➕ Referência: 28

CASO #15

Mulher, 30 anos, tem distúrbio bipolar, sendo tratada com risperidona e citalopram. Um exame de rotina mostrou elevação do TSH = 45,4 mUI/ℓ (VR: 0,3 a 5,0), com T_4 livre baixo (0,61 ng/dℓ; VR: 0,7 a 1,8) e anti-TPO elevado (160 UI/mℓ (VR: < 35). A paciente foi tratada com doses crescentes de L-tiroxina (25, 50 e 100 μg/dia), mas os níveis de TSH não normalizaram (mínimo de 21,7 mUI/ℓ), a despeito da boa adesão ao tratamento (a medicação é administrada pelo marido diariamente em jejum), enquanto o T_4 livre se elevou para 0,82 ng/dℓ. A paciente não faz uso de nenhuma outra medicação e não tem queixas gastrintestinais. A pesquisa dos anticorpos antiendomísio e antigliadina, empregados no diagnóstico da doença celíaca, foi negativa. O exame parasitológico de fezes foi positivo para *Giardia lamblia*.

▌ Sobre este caso, podemos afirmar:

I. A dose de L-tiroxina deve ser aumentada para 100 μg/dia.
II. A paciente possivelmente tem resistência à L-tiroxina.
III. O aumento do TSH poderia estar associado ao uso da risperidona.
IV. O tratamento da giardíase poderá ser útil na normalização do TSH.
    a) Existe apenas um item incorreto.
    b) Somente o item IV está correto.
    c) Somente os itens I e III estão corretos.
    d) Apenas os itens II e IV estão corretos.

COMENTÁRIOS

Resistência à L-tiroxina nunca foi descrita e praticamente 100% dos pacientes com hipotireoidismo tratados com esse fármaco obtêm normalização do TSH e do T_4 livre, desde que a dose correta seja tomada e não existam fatores que interfiram com a metabolização e a absorção da L-tiroxina. Diante da não normalização do TSH, a despeito

Capítulo 3 • Doenças da Tireoide **169**

do uso de doses progressivas da L-tiroxina, deve-se considerar sobretudo má adesão ao tratamento, bem como a presença de condições que aumentem a metabolização hepática (p. ex., uso de rifampicina, fenobarbital, estrógenos, carbamazepina, fenitoína, sertralina etc.) ou reduzam a absorção da L-tiroxina (p. ex., cirurgia bariátrica, síndrome de má absorção, doença celíaca, giardíase, uso concomitante de fármacos como sulfato ferroso, sais de cálcio, colestiramina etc.). A giardíase da paciente foi tratada com nitazoxanida (Annita® 500 mg – 2 vezes/dia durante 3 dias) e 4 meses após TSH e T_4 livre mantinham-se normais com a dose de 75 µg/dia de L-tiroxina. A giardíase estava prejudicando a absorção da L-tiroxina, daí a dificuldade no tratamento. A risperidona eleva a prolactina, mas não o TSH.

✓ **Resposta:** B

⊕ **Referências:** 30 e 31

CASO #16

Mulher, 30 anos, foi solicitada por uma ginecologista investigação da função tireoidiana, que mostrou elevação do T_4 livre (2,7 µg/dℓ) e supressão do TSH (0,001 mUI/ℓ). Uma avaliação posterior, solicitada pelo endocrinologista, evidenciou:

- TSH = 0,001 (VR: 0,45 a 4,5)
- T_4 livre = 2,6 ng/dℓ (VR:0,7 a 1,8)
- T_3 = 240 ng/dℓ (VR:70 a 200)
- Anti-TPO = 127 UI/mℓ (VR: < 9)
- TRAb = 8,2 UI/mℓ (VR: < 1,75).

A USG mostrou tireoide aumentada de volume, com alteração difusa na sua textura.

A paciente faz uso de TRH oral, escitalopram e suplemento vitamínico, cujo nome não recorda, sugerido por uma amiga, visando reduzir a queda de cabelos. Ao exame físico: tireoide aumentada difusamente (2/4+); RCR de 2T; FC = 90 bpm; sem oftalmopatia infiltrativa ou retração palpebral.

▶ **Sobre este caso, podemos afirmar:**

I. A paciente, muito possivelmente, tem doença de Graves (DG) e deve-se considerar o tratamento com metimazol (20 a 30 mg/dia).
II. A paciente, muito possivelmente, tem DG e, alternativamente, pode-se considerar a radioiodoterapia (12 a 15 mCi).
III. A elevação do anti-TPO e as alterações à USG apontam para doença tireoidiana autoimune.
IV. A repetição dos exames, 4 a 7 dias após a retirada do complexo vitamínico, torna-se mandatória.

COMENTÁRIOS

A ausência de sinais de sintomas adrenérgicos (tremor, insônia, irritabilidade, taquicardia, tremor fino nas mãos, retração palpebral etc.) em paciente jovem torna o diagnóstico de hipertireoidismo altamente improvável (**itens I e II incorretos**).

Alteração difusa da textura da tireoide e elevação do anti-TPO são características das doenças tireoidianas autoimunes: tireoidite de Hashimoto (TH) e doença de Graves (**item III correto**).

A paciente fazia uso de um complexo vitamínico que continha altas doses de biotina, as quais podem ter interferência em qualquer ensaio laboratorial que empregue a biotina como parte do método de testagem. De forma prática, o uso de altas doses de biotina aumenta a concentração sérica desta vitamina, atrapalhando os ensaios baseados na reação biotina-estreptavidina. Quando ensaios imunométricos, ou do tipo sanduíche, são utilizados, as dosagens podem ficar falsamente baixas, o que acontece, por exemplo, com a do TSH. Nos ensaios competitivos, por outro lado, ocorrem valores falsamente elevados, como nas dosagens de T_4 e T_3 (totais e livres) e T_4 livre. Outros ensaios que empregam a biotina incluem os de FSH, LH, PTH, testosterona, ferritina e marcadores tumorais, entre outros.

No caso dos testes de função tireoidiana, o uso de biotina em doses elevadas pode causar valores falsamente baixos de TSH e valores falsamente elevados de T_4, T_3, anti-TPO e TRAb, mimetizando o diagnóstico de doença de Graves (**item IV correto**). Assim, recomenda-se suspender o uso de biotina pelo menos 72 h antes da coleta dos exames.

Na paciente em questão, os exames laboratoriais foram repetidos 7 dias após a suspensão da biotina, mostrando níveis normais de TSH, T_3, T_4 livre e TRAb. Somente o anti-TPO permaneceu elevado (82 UI/mℓ), confirmando o diagnóstico de TH.

➕ **Referências:** 32 e 33

CASO #17

Duas pacientes com doença de Graves (M.P.F., 30 anos; J.C.S., 41 anos) lhe foram encaminhadas para tratamento de hipertireoidismo. Ambas foram previamente tratadas com metimazol (MMI), mas desenvolveram efeitos colaterais graves: agranulocitose (M.P.F.) e hepatite (J.C.S.). Os **exames laboratoriais** confirmaram o hipertireoidismo nos dois casos, com TSH suprimido e elevação de T_4 livre e T_3. M.P.F. refere ser alérgica ao iodo.

▶ **Qual a melhor conduta para essas pacientes?**

a) ^{131}I para as duas pacientes.
b) ^{131}I para M.P.F. e tireoidectomia para J.C.S.
c) Propiltiouracila (PTU) para as duas pacientes.
d) ^{131}I para M.P.F. e PTU para J.C.S.

COMENTÁRIOS

Alergia ao iodo não contraindica o uso de ^{131}I. Contraindicações absolutas para ^{131}I são gravidez e amamentação. Entre as contraindicações relativas incluem-se bócio muito volumoso, recusa do paciente e oftalmopatia infiltrativa grave.

As tionamidas (MMI e PTU) geralmente são bem toleradas. As reações mais usuais são de natureza alérgica (p. ex., prurido, erupção cutânea, febre e artralgias) e epigastralgia, observadas em 5 a 10% dos pacientes. Ocasionalmente, também são observadas cãibras, dores musculares, edema, fadiga geral, queda ou pigmentação anormal dos cabelos e alteração do paladar (mais comum com o MMI). Entre os efeitos colaterais graves das tionamidas, destacam-se as alterações hematológicas (sobretudo a agranulocitose) e a hepatotoxicidade (colestase, sobretudo com o MMI, e hepatite tóxica, sobretudo com o PTU). A hepatite pode evoluir com insuficiência hepática aguda, potencialmente fatal. Além disso, elevação transitória das transaminases ocorre em 15 a 30% dos pacientes medicados com PTU (nos primeiros 2 meses de tratamento).

Em caso de efeitos colaterais leves (p. ex., erupção cutânea, febre, artralgia etc.), pode-se trocar uma tionamida por outra, de forma cautelosa. Às vezes, a adição de um anti-histamínico permite a resolução espontânea da erupção cutânea dentro de poucos dias, a despeito da manutenção do fármaco.

Pacientes que desenvolvam reação adversa grave (p. ex., vasculite, hepatite, aplasia medular ou agranulocitose) com uma tionamida não devem ser medicados com outro composto do mesmo grupo. A melhor opção para as duas pacientes seria, portanto, o radioiodo.

✔ **Resposta:** A

➕ **Referências:** 1, 3 e 8

CASO #18

Mulher, 36 anos, vem em uso de metimazol há 18 meses para tratar a doença de Graves. Seus últimos **exames laboratoriais** mostravam:

- TSH = 0,9 mUI/ℓ (VR: 0,45 a 4,5)
- T_4 livre = 1,3 ng/dℓ (VR: 0,7 a 1,8)
- T_3 = 123 ng/dℓ (VR: 70 a 200)
- Anti-TPO = 100 UI/mℓ (VR: < 9,0)
- TRAb = 7,5 UI/mℓ (VR: < 1,75).

▶ **Sobre este caso, podemos afirmar:**

I. O tratamento deve ser mantido por pelo menos 24 meses, caso contrário, a chance de recidiva do hipertireoidismo após retirada do metimazol será muito mais elevada.
II. Considera-se remissão: TSH, T_4 livre e T_3 normais por, pelo menos, 1 ano após a suspensão do metimazol ou propiltiouracila.
III. Pacientes com mais chances de remissão são os do sexo feminino, com doença leve a moderada, bócio pequeno e TRAb negativo.
IV. Se o hipertireoidismo não recidivar após 24 meses da descontinuação da tionamida, a paciente pode ser considerada curada.

   a) Existe apenas um item correto.
   b) Existe apenas um item incorreto.
   c) Somente os itens III e IV estão corretos.
   d) Apenas os itens II e III estão corretos.

COMENTÁRIOS

A diretriz da American Thyroid Association (ATA) recomenda que o tratamento da doença de Graves com tionamidas tenha duração de 12 a 18 meses, enquanto a diretriz da European Thyroid Association (ETA) sugere 18 meses em adultos e ao menos 36 meses em crianças e adolescentes (pelo maior risco de recidiva). Não existe evidência de que o tratamento em adultos por 24 meses seja mais eficaz do que aquele por 18 meses (**item I incorreto**). Após a suspensão da tionamida, existe um risco de cerca de 50% de recidiva do hipertireoidismo. Esse risco é significativamente maior em pacientes com TRAb elevado, como é o caso da paciente. Nessa situação, pode-se manter o metimazol por tempo maior, na menor dose que mantenha a paciente eutireóidea. Após 6 a 12 meses, havendo normalização do TRAb, o tratamento será suspenso. Uma alternativa terapêutica seria a radioiodoterapia, que teria o importante inconveniente de causar hipotireoidismo na maioria dos pacientes a médio ou longo prazo.

Remissão do hipertireoidismo é definida como a persistência do eutireoidismo 12 meses após a interrupção do medicamento (**item II correto**). Pacientes com mais chances de remissão são os do sexo feminino, com doença leve a moderada, bócio pequeno e TRAb negativo (**item III correto**). A recidiva do hipertireoidismo geralmente ocorre nos primeiros 12 meses após a suspensão da tionamida (75% nos primeiros 6 meses; somente 10% após 18 meses). Contudo, ela pode raramente manifestar-se bem mais tardiamente (p. ex., após 4 a 5 anos) (**item IV incorreto**).

✔ Resposta: D

➕ Referências: 3 e 8

CASO #19

Homem, 37 anos, branco, chegou à emergência de um hospital geral com história de cãibras e fraqueza muscular progressiva (sem dor) há aproximadamente 48 horas. Há 3 horas não conseguia caminhar ou levantar-se do leito e estava com dificuldade para urinar e respirar. Pelo contexto, foi internado na UTI para monitoramento. O paciente referia que, nos últimos 2 meses, "estava mais nervoso que o normal, dormindo pouco, suando muito e com taquicardia; tinha perdido alguns quilos". Negava doenças prévias, uso de medicações, tabagismo e etilismo.

Ao **exame físico**, o paciente estava consciente, orientado, afebril e taquicardíaco. Apresentava fraqueza muscular importante, principalmente em membros inferiores. Estava taquipneico, porém com boa perfusão periférica e saturação de oxigênio normal. Tinha tireoide discreta e difusamente aumentada, indolor, de consistência fibroelástica. Sem exoftalmia. RCR, FC = 120 bpm; PA = 140 × 100 mmHg (em uso de ramipril, 5 mg/dia).

Na **avaliação laboratorial** inicial foram realizados um estudo do LCR e uma tomografia computadorizada da coluna lombar na investigação da síndrome de Guillain-Barré e de compressão medular, respectivamente. Os dois exames revelaram-se sem alterações dignas de nota. Uma eletroneuromiografia de membros inferiores e superiores também se mostrou normal.

Os **exames bioquímicos** mostraram:

- Glicemia de jejum = 96 mg/dℓ
- T_4 livre = 2,8 ng/dℓ (VR: 0,7 a 1,8)
- TSH = 0,002 mUI/ℓ (VR: 0,35 a 5,5)
- Anti-TPO = 240 UI/mℓ (VR: < 35)
- Sódio = 140 mEq/ℓ (VR: 136 a 145)
- Potássio = 1,8 mEq/ℓ (VR: 3,5 a 5,1).

▌ Sobre este caso, podemos afirmar:

I. Deve ser investigado hiperaldosteronismo primário (pela hipertensão e hipocalemia).
II. O paciente provavelmente tem doença de Graves, associada a miastenia grave.
III. Deve-se iniciar a administração de metimazol.
IV. O tratamento do hipertireoidismo reverterá a hipocalemia e toda a sintomatologia do paciente.
   a) Existe apenas um item incorreto.
   b) Somente o item III está correto.
   c) Somente itens II e III estão corretos.
   d) Apenas os itens II e IV estão corretos.

COMENTÁRIOS

A paralisia periódica hipocalêmica tireotóxica (PPHT) é uma rara forma de paralisia periódica adquirida que ocorre na presença de excesso de hormônios tireoidianos circulantes. Ela acomete 0,1 a 0,2% dos norte-americanos tireotóxicos (frequência em torno de 2% entre asiáticos). Todas as causas de tireotoxicose (uso de doses excessivas de L-tiroxina, tireoidites, bócio multinodular, tireotropinoma etc.) podem causar a PPHT, porém a doença de Graves é a etiologia mais frequente.

Embora o hipertireoidismo seja mais comum em mulheres, a PPHT predomina em homens (90 a 95% dos casos), jovens (20 a 40 anos) e de ascendência asiática que apresentam episódios súbitos, recorrentes, com intervalos variáveis, de fraqueza muscular proximal, acometendo principalmente os membros inferiores, com nível de consciência preservado. Os pacientes apresentam, ainda, taquicardia e taquipneia, com sensação de desconforto respiratório, embora a necessidade de intubação orotraqueal e ventilação mecânica seja rara.

Capítulo 3 • Doenças da Tireoide **173**

A fisiopatologia da PPHT não está totalmente elucidada, mas se acredita que haja aumento do estímulo sobre os receptores beta-adrenérgicos nos músculos estriados (com hiperatividade da bomba de cotransporte sódio/potássio e entrada do potássio no intracelular), aumento de resistência à insulina com hiperinsulinemia compensatória e aumento adicional na atividade da bomba de sódio/potássio estimulada pela testosterona, associada com predisposição genética.

O diagnóstico da PPHT é baseado na história clínica, no exame físico e nos achados de hipocalemia (de graus variáveis), TSH suprimido e elevação dos hormônios tireoidianos. Os principais diagnósticos diferenciais são síndrome de Guillain-Barré, crise miastênica, mielite transversa e compressão medular, além da paralisia periódica hipopotassêmica familiar, uma condição autossômica dominante que acomete sobretudo caucasianos, na ausência de hipertireoidismo.

O tratamento da PPHT consiste basicamente em reposição de potássio, inicialmente pela via intravenosa, seguida de manutenção oral e monitoramento frequente. O propranolol pode ajudar na manutenção dos níveis de potássio e reversão dos sintomas mediante o bloqueio dos receptores beta 2 e diminuição da atividade da bomba de sódio e potássio. O tratamento do hipertireoidismo vai depender da etiologia.

O diagnóstico do paciente é doença de Graves complicada por PPHT. Deve-se, pois, iniciar o metimazol.

✓ **Resposta:** B

➕ **Referências:** 34 e 35

CASO #20

Em um menino de 8 anos foi diagnosticada a doença de Graves, em função da presença de pequeno bócio difuso e dos seguintes **achados laboratoriais**:

- TSH = 0,003 mUI/mℓ (VR: 0,3 a 5,0)
- T$_4$ livre = 2,5 ng/dℓ (VR: 0,7 a 1,8)
- T$_3$ = 292 ng/dℓ (VR: 105 a 269)
- Anti-TPO = 144 UI/mℓ (VR: < 35)
- TRAb = 6,5 U/ℓ (VR: < 1,75).

▶ **Sobre o tratamento dessa criança, podemos afirmar:**

I. O uso do radioiodo está formalmente contraindicado.
II. A terapia com tionamidas tende a ser menos eficaz e a causar mais efeitos colaterais do que em adultos.
III. O tratamento de escolha é a tireoidectomia.
IV. O tratamento de escolha é o metimazol (MMI).
   a) Existe apenas um item incorreto.
   b) Somente o item IV está correto.
   c) Somente os itens I e III estão corretos.
   d) Apenas os itens II e IV estão corretos.

COMENTÁRIOS

Em crianças de 5 a 10 anos, as tionamidas (particularmente o metimazol) representam a terapia de escolha para a doença de Graves. O radioiodo pode ser administrado (em doses < 10 mCi) se as tionamidas não forem bem toleradas. No grupo > 10 anos, a terapia inicial pode ser feita com MMI ou radioiodo. Já em crianças menores de 5 anos, não se recomenda o uso do ^{131}I, já que nesse grupo etário ele teoricamente implicaria maior risco para câncer de tireoide. Nessa situação, MMI é o tratamento de escolha e, eventualmente, pode ser mantido, em doses baixas, até uma idade em que o uso do radioiodo seja mais adequado. A cirurgia (tireoidectomia total ou quase total) ou mesmo o radioiodo (caso não se disponha de um cirurgião experiente) pode ser utilizado nos casos em que as tionamidas não sejam bem toleradas.

O uso de tionamidas em crianças, por 1 a 2 anos, em geral propicia taxas de remissão de 20 a 30% (em torno de 50% em adultos). A frequência de efeitos colaterais também é maior em crianças e adolescentes. A diretriz da ETA sugere manter o uso de metimazol, se bem tolerado, por ao menos 36 meses (3 a 6 anos), na dependência da gravidade do caso e do valor do TRAb. Esse tratamento estendido pode aumentar a taxa de remissão para 50%.

✓ Resposta: D

✚ Referências: 1 e 8

CASO #21

Em uma mulher branca, 27 anos, foi solicitada, por uma ginecologista, investigação da função tireoidiana, que mostrou elevação do T_4 total (16,8 µg/dℓ; VR: 4,5 a 12) e níveis normais do TSH e T_3. Uma avaliação posterior feita por endocrinologista evidenciou:

- TSH = 3,2 mUI/ℓ (VR: 0,45 a 4,5)
- T_4 = 16,2 µg/dℓ
- T_4 livre = 1,1 ng/dℓ (VR: 0,6 a 1,3)
- T_3 = 120 ng/dℓ (VR: 70 a 200)
- Anti-TPO = 16 UI/mℓ (VR: < 35).

A paciente usou um anticoncepcional oral até 4 meses atrás.

▶ Qual é o diagnóstico mais provável?

a) Adenoma hipofisário produtor de TSH (*tireotropinoma*).
b) Produção excessiva de proteína ligadora dos hormônios tireoidianos (TBG).
c) Autoanticorpo anti-T_4.
d) Hipertiroxinemia disalbuminêmica familiar (HDF).

COMENTÁRIOS

A paciente mais provavelmente tem HDF, observada em até 1,8% da população caucasiana. Trata-se de um distúrbio autossômico dominante que decorre de mutações no gene da albumina. Caracteriza-se pela presença, no plasma, de uma albumina anormal (25% do total) com elevada afinidade pelo T_4 (mas não pelo T_3). Em consequência, ocorre elevação dos níveis do T_4 total, mas TSH, T_3 total, T_3 livre e T_4 livre permanecem normais.

Nas condições que cursam com excesso de TBG (gravidez, estrogenoterapia, hepatite etc.), elevam-se os níveis de T_3 e T_4, permanecendo normais a fração livre desses hormônios e o TSH. Na presença de autoanticorpos anti-T_4, tanto o T_3 como o T_4 livre estão aumentados.

✓ Resposta: D

✚ Referência: 36

Capítulo 3 • Doenças da Tireoide **175**

CASO #22

Mulher, 33 anos, procurou o clínico geral com queixa de irritabilidade e insônia. Ao **exame físico**, tireoide indolor à palpação, ausculta cardíaca normal e FC = 80 bpm. Os **exames laboratoriais** mostravam:

- TSH = 2,2 mUI/ℓ (VR: 0,45 a 4,5)
- T_4 = 11,8 ng/dℓ (VR: 4,5 a 12)
- T_3 = 640 ng/dℓ (VR: 70 a 200)
- Anti-TPO = 460 UI/mℓ (VR < 35)
- T_4 livre = 1,21 ng/dℓ (VR: 0,7 a 1,8)
- T_3 livre = 680 ng/dℓ (VR: 0,23 a 0,42).

A ultrassonografia tireoidiana mostrou alteração difusa na textura da glândula. A paciente faz uso de contraceptivo oral combinado.

▶ **Qual a etiologia mais provável para a elevação do T_3?**

a) T_3-toxicose.
b) Presença de autoanticorpo anti-T_3.
c) Tireotropinoma.
d) Aumento da TBG.

▶ **Qual a melhor opção de tratamento para essa paciente?**

a) Dose terapêutica com 15 mCi de ^{131}I.
b) Cirurgia transesfenoidal.
c) Metimazol (20 mg/dia).
d) Nenhum tratamento específico se faz necessário.

COMENTÁRIOS

Caracteristicamente, a tireotoxicose tem como alteração mais precoce e obrigatória a supressão do TSH. As únicas duas exceções são os raros casos de tireotropinomas ou resistência hipofisária aos hormônios tireoidianos, caracterizados por TSH elevado ou normal. Elevação isolada do T_3, associada a níveis normais de TSH e T_4 (total e livre), é um achado típico da presença no soro de autoanticorpos anti-T_3, os quais podem falsamente aumentar ou diminuir os valores do T_3 (total e livre), na dependência do método utilizado para a dosagem hormonal. Trata-se de uma condição que é mais frequente em mulheres com doenças tireoidianas autoimunes; não causa sintomas e, assim, não necessita de tratamento. Aumento da TBG determinaria aumento de T_3 e T_4 totais, sendo normais as frações livres desses hormônios. Em caso de tireotropinomas, observa-se elevação de T_3 e T_4 (totais e livres); o TSH é elevado (em 70%) ou normal. A T_3-toxicose, ocasionalmente observada em casos de doença de Graves e bócio nodular tóxico, manifesta-se por supressão do TSH e elevação do T_3, com T_4 normal.

✔ Respostas: B e D

➕ Referências: 1 e 37

CASO #23

Em mulher de 24 anos com queixas de emagrecimento, irritabilidade e insônia foi diagnosticado bócio nodular tóxico (BNT), com nódulo de 2,8 cm no lobo esquerdo. Ao **exame físico**, eram dignos de nota:

- Tireoide aumentada à custa do lobo esquerdo
- Discreta retração palpebral bilateral
- FC = 108 bpm.

Os **exames laboratoriais** mostravam:

- TSH = 0,003 mUI/mℓ (VR: 0,45 a 4,5)
- T_4 livre = 2,35 ng/dℓ (VR: 0,7 a 1,8)
- T_3 = 255 ng/dℓ (VR: 60 a 190)
- Anti-TPO = 12 UI/mℓ (VR: < 35).

A ultrassonografia mostrou nódulo sólido de 2,2 × 1,6 cm no lobo esquerdo tireoidiano. A cintilografia com tecnécio mostrou captação no lobo esquerdo, sem visualização do resto da glândula (Figura 3.2).

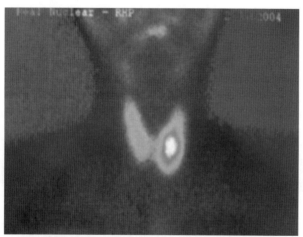

FIGURA 3.2 Cintilografia com tecnécio mostrando aspecto característico do bócio nodular tóxico (doença de Plummer), com captação do radioisótopo restrita ao nódulo autônomo no lobo esquerdo. (Esta figura encontra-se reproduzida em cores no Encarte.)

▶ **Sobre o tratamento dessa paciente:**

I. A cirurgia seria atraente pela elevada eficácia e rápida reversão do hipertireoidismo.
II. O radioiodo (^{131}I) seria preferível, pois normalizaria a função tireoidiana, com baixo risco de hipotireoidismo, uma vez que o lobo contralateral se encontra suprimido.
III. Antes da terapia com ^{131}I se deveria obrigatoriamente tentar alcançar o eutireoidismo com o metimazol.
IV. Medidas terapêuticas alternativas incluem a ablação térmica a *laser* e a ablação por radiofrequência.

   a) Existe apenas um item incorreto.
   b) Apenas o item I está correto.
   c) Somente os itens I e IV estão corretos.
   d) Apenas os item II e III estão corretos.

COMENTÁRIOS

Para o tratamento do BNT, as principais opções são a cirurgia e a terapia com ^{131}I. As vantagens da cirurgia são a eliminação completa dos nódulos, a obtenção do eutireoidismo com maior rapidez e a retirada de áreas com malignidade associada (excepcionalmente vistas). Ela está particularmente indicada para pacientes com bócios tóxicos volumosos, quando há compressão de traqueia ou esôfago, principalmente nos mais jovens. As principais desvantagens são o risco anestésico e o alto custo. A recorrência da doença nos casos de nódulo único é pequena, e o hipotireoidismo definitivo se desenvolve em cerca de 10 a 20% dos pacientes.

Para a maioria dos endocrinologistas, a terapia com o ^{131}I é a melhor opção para tratar o BNT. Ela está particularmente indicada para indivíduos com idade > 20 anos e nódulos até 3 cm. Contudo, até mesmo bócios volumosos que causam disfagia, disfonia ou dispneia podem ter seu tamanho suficientemente reduzido após a dose, aliviando os sintomas. As **principais vantagens** do ^{131}I são o fato de não ser um procedimento invasivo, ter baixo custo e boa resposta terapêutica. As **principais desvantagens** são a demora em se obter o eutireoidismo e a alta incidência de hipotireoidismo (até 72%, com 26 anos de seguimento) quando há autoimunidade associada ou quando, eventualmente, doses múltiplas ou elevadas são necessárias para se conseguir a cura da doença. Entre 105 pacientes com BNT único submetidos à radioiodoterapia, a incidência cumulativa de hipotireoidismo foi de 11% após 1 ano, 33% após 5 anos e 49% após 10 anos.

Em pacientes jovens não há obrigatoriamente necessidade da terapia prévia com metimazol antes de se administrar o ^{131}I. Além disso, em alguns estudos, o uso prévio de metimazol ou PTU aumentou o risco de hipotireoidismo pós-^{131}I. Em contrapartida, nos pacientes mais idosos, a liberação dos hormônios tireoidianos pela tireoidite actínica teoricamente poderia favorecer uma descompensação cardíaca naqueles com latente comprometimento da função miocárdica.

Ablação por radiofrequência tem sido usada no manejo de alguns tumores, como adenomas adrenais e tireoidianos. No caso do BNT, a taxa de normalização da função tireoidiana varia de 24 a 82%, enquanto a taxa de redução do volume do nódulo excede 50%. Ablação térmica por *laser* (ATL) é outra alternativa terapêutica, cuja eficácia depende do volume da lesão (menor nos adenomas maiores). Serviços italianos têm a maior experiência mundial com esse procedimento, antes do qual os pacientes são tratados com metimazol. Entre 361 pacientes avaliados por Mauri et al. (2022), a medicação pôde ser suspensa em 33% após 2 meses, em 39% após 6 meses e em 41% com 12 meses. Com 12 meses, a interrupção da medicação foi maior nos nódulos pequenos (< 10 mℓ; 74%) do que nos médios (49%) e nos grandes (> 30 mℓ; 19%). A redução mediana no volume dos nódulos foi de 58 e 60% com 6 e 12 meses, respectivamente.

A paciente foi tratada com 20 mCi de ^{131}I, o que resultou em eutireoidismo dentro de 2 meses. Uma nova cintilografia, realizada após 6 meses, mostrou retorno da função normal da tireoide, com captação bilateral e homogênea do tecnécio (Figura 3.3).

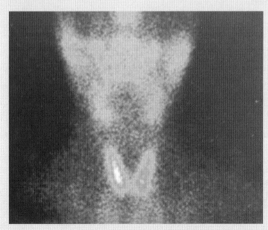

FIGURA 3.3 Bócio nodular, 6 meses após a terapia com 20 mCi de ^{131}I. Notar a recuperação funcional da glândula, com captação bilateral e homogênea do ^{99m}Tc-pertecnetato. (Esta figura encontra-se reproduzida em cores no Encarte.)

Resposta: C

Referências: 1, 3, 8, 38 e 39

CASO #24

Em mulher de 32 anos foram constatados, em exame de rotina, aumento da frequência cardíaca (112 bpm) e IMC de 27,1 kg/m². Como a tireoide estava discreta e difusamente aumentada à palpação, avaliou-se a função tireoidiana:

- TSH = 0,001 mcUI/mℓ (VR: 0,35 a 5,5)
- T_4 livre = 0,46 ng/dℓ (VR: 0,7 a 1,8)
- T_3 = 310 ng/dℓ (VR: 60 a 190)
- Anti-TPO = 145 UI/mℓ (VR: < 35).

▷ **Qual a hipótese diagnóstica mais provável para justificar a anormalidade na função tireoidiana?**

a) Tireotoxicose factícia (por ingestão de T_3).
b) Presença de autoanticorpo anti-T_3.
c) Tireoidite de Hashimoto (TH).
d) T_3-toxicose.

COMENTÁRIOS

Aumento dos valores do T_3, associado a níveis baixos de TSH e T_4 livre (T_4L), somente é observado em pacientes fazendo uso de tri-iodotironina, ainda frequente e erroneamente prescrita para o tratamento de sobrepeso e obesidade. Em pacientes com autoanticorpo anti-T_3, é comum o achado de elevação do T_3 sérico (total e livre), mas não há alteração de TSH e T_4L. A T_3-toxicose caracteriza-se por aumento do T_3 (total e livre) e supressão do TSH, com T_4L normal. É ocasionalmente observada em pacientes com doença de Graves ou doença de Plummer. A TH é a causa de elevação do anti-TPO e do bócio difuso nessa paciente.

Resposta: A

Referências: 1 e 40

CASO #25

Mulher, 32 anos, com diagnóstico de doença de Graves, retorna a seu médico na 10ª semana de gestação em uso de metimazol (MMI), 20 mg/dia. Ao **exame físico**, apresentava tireoide difusamente aumentada, RCR e FC = 92 bpm.

Os **exames laboratoriais** mostravam:

- TSH = 0,03 mUI/ℓ (VR: 0,45 a 4,5)
- T_4 livre = 1,72 ng/dℓ (VR: 0,7 a 1,8)
- T_3 = 220 ng/dℓ (VR: 70 a 220)
- TRAb = 3,5 UI/mℓ (VR: < 1,75)
- Anti-TPO = 370 UI/mℓ (VR: < 35).

Capítulo 3 • Doenças da Tireoide

▶ Sobre o manejo dessa paciente, avalie os itens a seguir e opine:

I. Deve-se manter o MMI até o fim da gestação.
II. Deve-se trocar o MMI pela propiltiouracila (PTU), a ser mantida durante toda a gestação.
III. Recomenda-se trocar o MMI pela PTU durante o primeiro trimestre da gestação.
IV. O radioiodo está formalmente contraindicado por ser teratogênico.
V. MMI ou PTU deve ser suspenso durante a amamentação.

    a) Existe apenas um item incorreto.
    b) Apenas o item I está correto.
    c) Somente os itens III e IV estão corretos.
    d) Apenas os itens III, IV e V são corretos.

COMENTÁRIOS

O hipertireoidismo não controlado na gestação implica riscos maternos e fetais. Entre estes últimos incluem-se abortos e malformações congênitas.

Devido a sua maior eficácia e melhor tolerabilidade (sobretudo, menor hepatotoxicidade), o metimazol é quase sempre preferível ao PTU no manejo da DG. Uma importante exceção é o primeiro trimestre da gestação, em função do risco da rara embriopatia induzida pelo MMI, cujas manifestações incluem aplasia cútis, atresia de cóanas, atresia de esôfago etc. Embriopatia já foi também descrita com o PTU, mas com menor frequência.

Como a gestação é um estado de imunossupressão, doses menores de antitireoidianos são requeridas para manter a paciente eutireóidea. O controle deve ser periódico, com dosagens hormonais a cada 2 semanas inicialmente. Com a melhora clínica e a queda dos níveis séricos de T_4 livre, essa avaliação pode ser feita mensalmente. O objetivo é manter o T_4 livre no limite superior da normalidade. Quando o eutireoidismo for alcançado, é recomendado tentar a descontinuação do tratamento no último trimestre da gestação, já que as tionamidas podem inibir a tireoide do feto. Tal conduta não é, contudo, indicada se o TRAb estiver presente em títulos elevados, devido ao maior risco de hipertireoidismo neonatal, já que o TRAb pode atravessar a placenta e estimular a tireoide do feto.

Caso o controle do hipertireoidismo não seja alcançado com as tionamidas, a melhor opção de tratamento definitivo durante a gestação é a tireoidectomia, preferencialmente realizada no segundo trimestre. O tratamento com radioiodo está formalmente contraindicado em gestantes, não por ser teratogênico, mas porque pode destruir a tireoide fetal.

A amamentação não contraindica o uso de PTU ou MMI, mas as doses máximas recomendadas nesse período são de 450 mg/dia e 20 mg/dia, respectivamente.

✓ Resposta: A

⊕ Referências: 1, 3 e 8

CASO #26

Mulher, 35 anos, procurou o endocrinologista com queixas de emagrecimento, irritabilidade e insônia. Referia também dor na região cervical anterior, com irradiação para a área retro-auricular.

Ao **exame físico**, apresentava:

- RCR, FC = 108 bpm
- PA = 120 × 80 mmHg
- Dor intensa à palpação da tireoide, dificultando o exame da glândula
- Discreta retração palpebral bilateral, sem exoftalmia.

Os **exames laboratoriais** mostravam:

- TSH = 0,01 µUI/mℓ (VR: 0,4 a 5,0)
- T_4 livre = 2,5 ng/dℓ (VR: 0,7 a 2,1)
- T_3 = 268 ng/dℓ (VR: 70 a 200)
- RAIU/24 h = 3% (VR: 15 a 40)
- Anti-TPO = 91 UI/mℓ (VR: < 35).

A ultrassonografia mostrou nódulo sólido de 1,1 × 0,6 cm no lobo esquerdo (LE) tireoidiano.

▶ Qual a hipótese diagnóstica mais provável?

a) Doença de Plummer.
b) Tireotoxicose factícia por ingestão de T_3.
c) Tireoidite subaguda granulomatosa.
d) Tireoidite subaguda linfocítica.

COMENTÁRIOS

O quadro clínico-laboratorial é sugestivo de tireoidite subaguda granulomatosa (TSG), também denominada tireoidite de De Quervain, de suposta origem viral. Caracteriza-se por bócio nodular ou difuso, quase sempre doloroso. A destruição dos folículos com liberação dos hormônios tireoidianos estocados na glândula para a circulação causa tireotoxicose com RAIU/24 h muito baixa (< 5%). Esses mesmos achados laboratoriais estão presentes na tireoidite subaguda linfocítica que, contudo, tem etiologia autoimune e é indolor. Elevação transitória do anti-TPO e/ou da antitireoglobulina pode ocasionalmente também ocorrer na TSG.

Na tireotoxicose factícia secundária ao uso de tri-iodotironina encontramos T_3 elevado, porém baixos T_4 livre, TSH e RAIU/24 h. Na doença de Plummer, a RAIU/24 h é elevada ou normal e não há dor.

✔ Resposta: C

➕ Referências: 1, 3 e 41

> **Qual das opções a seguir seria mais útil no controle da tireotoxicose na paciente da questão anterior?**

a) Propranolol.
b) Prednisona.
c) Metimazol.
d) Metimazol + propranolol.

COMENTÁRIOS

Os fármacos mais eficazes no controle da tireotoxicose, em caso de tireoidite subaguda, são os betabloqueadores, uma vez que antagonizam os efeitos periféricos dos hormônios tireoidianos (HT). Como consequência, temos melhora rápida da sintomatologia dos pacientes. As tionamidas (metimazol e propiltiouracila) não estão indicadas, já que nesses casos a tireotoxicose resulta de grande liberação dos HT na circulação (secundária à destruição dos folículos), e não de síntese excessiva dos mesmos.

Anti-inflamatórios não hormonais (AINH) são usados no alívio da dor em pacientes com TSG. Glicocorticoides são reservados para os casos refratários aos AINH.

✓ Resposta: A

➕ Referências: 1, 3 e 41

CASO #27

Mulher, 34 anos, queixa-se de nervosismo e insônia ocasionais, de leve intensidade. Ao **exame físico**, apresenta:

- Aparência clinicamente eutireóidea, sem tremor de mãos
- RCR, FC = 86 bpm
- PA = 120 × 85 mmHg
- Tireoide aumentada difusamente (+/2+) à palpação, com superfície irregular.

    Os **exames laboratoriais** mostram:

- TSH = 0,75 mUI/ℓ (VR: 0,45 a 4,5)
- T_4 = 13,6 µg/dℓ (VR: 4,5 a 12)
- T_4 livre = 1,4 ng/dℓ (VR: 0,7 a 1,8)
- T_3 = 270 ng/dℓ (VR: 60 a 190)
- Anti-TPO = 460 UI/mℓ (VR: < 35).

    Nega comorbidades. Faz uso de desogestrel + etinilestradiol (Microdiol®).

> **Sobre este caso, assinale a alternativa <u>correta</u>:**

a) A paciente tem hashitoxicose e deve ser tratada com metimazol.
b) Aumento da TBG seria a mais provável causa da elevação do T_3.
c) Anticorpo anti-T_3 é a mais provável explicação para a elevação do T_3.
d) Tireotropinoma é uma possibilidade diagnóstica que deve ser bastante considerada, levando-se em conta o achado de TSH normal, com T_3 e T_4 elevados.

COMENTÁRIOS

Estados hiperestrogênicos, como gravidez e estrogenoterapia, doenças como hepatite e algumas medicações aumentam a concentração sérica da TBG (proteína ligadora dos hormônios tireoidianos), gerando aumento da fração total de T_3 e T_4, sem interferir com a fração livre desses hormônios. A paciente em questão usa contraceptivo oral composto por desogestrel e etinilestradiol, o qual justificaria a elevação de T_3 e T_4 totais, estando normal o T_4 livre. Os níveis normais do TSH praticamente descartam a possibilidade de hipertireoidismo, considerando a raridade dos tireotropinomas. Estes últimos cursam com TSH elevado (em 70%) ou normal, associado a aumento de T_3 e T_4 (totais e livres).

✅ Resposta: B

➕ Referências: 1, 3 e 40

CASO #28

Mulher, 35 anos, procura o endocrinologista devido a amenorreia há 2 anos, após parto por via vaginal em que houve intenso sangramento uterino, tendo sido necessária transfusão de sangue. Refere também que não conseguiu amamentar seu filho por falta de leite (*sic*).

Os **exames laboratoriais** mostram:

- TSH = 9,8 mUI/ℓ (VR: 0,45 a 4,5)
- T_4 livre = 0,55 ng/dℓ (VR: 0,7 a 1,8)
- T_3 livre = 0,25 ng/dℓ (VR: 0,23 a 0,43)
- Anti-TPO = 16 UI/mℓ (VR: < 35)
- PRL = 1,5 ng/mℓ (VR: 2,8 a 29,2)
- LH = 1,1 UI/ℓ
- FSH = 1,5 UI/ℓ
- Estradiol = 8,2 pg/mℓ
- Cortisol = 6,1 µg/dℓ (VR: 5 a 25).

A ultrassonografia tireoidiana mostrou nódulo sólido de 1,5 cm no lobo direito tireoidiano (TI-RADS 2).

▶ **Sobre este caso, assinale a afirmativa <u>correta</u>:**

a) A ressonância magnética (RM) da sela túrcica faz-se mandatória.
b) A paciente tem síndrome de Sheehan (SH) associada a hipofunção tireoidiana primária.
c) Na SH, os níveis de TSH podem estar baixos, normais ou discretamente elevados.
d) Existe mais de uma alternativa correta.

COMENTÁRIOS

No hipotireoidismo primário não tratado, os níveis séricos do TSH estão sempre elevados. Em contrapartida, no hipotireoidismo central podem estar baixos, normais ou discretamente elevados (geralmente < 10 mUI/ℓ). Trata-se, contudo, de um TSH com baixa atividade biológica, ainda que imunologicamente ativo. A paciente em questão tem hipopituitarismo decorrente de necrose hipofisária pós-parto (síndrome de Sheehan). Nessa situação, há aumento do teor de ácido siálico no TSH, que resulta em aumento de sua meia-vida. O nódulo tireoidiano apresenta características benignas e não tem relação com o quadro clínico-laboratorial da paciente. A RM mostrou sela túrcica vazia, achado presente na maioria dos casos de SH. Há escassos relatos de casos em que a SH mostra-se transitória e a paciente acometida volta a procriar espontaneamente.

✅ Resposta: D

➕ Referências: 30 e 42

CASO #29

Mulher, 27 anos, procurou o clínico geral com queixas de palpitações, insônia e irritabilidade. Há 2 meses, submetera-se à curetagem uterina devido a aborto espontâneo.

Ao **exame físico**, apresentava:

- Tireoide palpável, indolor à palpação
- RCR
- FC = 108 bpm
- PA = 120/80 mmHg
- Ausculta pulmonar normal.

Os **exames laboratoriais** indicavam:

- TSH = 0,01 mUI/ℓ (VR: 0,45 a 4,5)
- T_4 livre = 2,2 ng/dℓ (VR: 0,7 a 1,8)
- T_3 livre = 0,55 ng/dℓ (VR: 0,23 a 0,42)
- Anti-TPO = 320 UI/mℓ (VR: < 35)
- RAIU/24 h = 3% (VR: 15 a 40%)
- Tireoglobulina = 89,6 ng/mℓ (VR: 2 a 170).

A USG mostrou nódulo de 0,7 × 0,4 cm no lobo esquerdo tireoidiano.

▶ **Qual o diagnóstico mais provável?**

a) Bócio nodular tóxico.
b) Tireoidite subaguda granulomatosa (TSAG).
c) Tireoidite pós-parto.
d) Doença de Graves.

▶ **Como deveria ser tratada a tireotoxicose neste caso?**

a) Betabloqueador.
b) Metimazol ou PTU.
c) Metimazol + betabloqueador.
d) Metimazol.

COMENTÁRIOS

A paciente mais provavelmente tem tireoidite pós-parto (TPP), que também pode surgir após abortos espontâneos ou induzidos, sobretudo em mulheres positivas para o anti-TPO ou com doenças autoimunes, como o diabetes melito tipo 1. Nas tireoidites subagudas, caracteristicamente a RAIU/24 h está < 5% na fase de tireotoxicose; em contraste, encontra-se elevada na doença de Graves (DG) e no bócio nodular tóxico. O TRAb é o exame mais acurado na distinção entre TPP e DG (elevado apenas nesta última). A TSAG quase sempre é dolorosa, enquanto as tireoidites subagudas linfocíticas (esporádica e pós-parto) são sempre indolores.

O controle da tireotoxicose nesses casos é feito apenas com betabloqueador. Tionamidas estão contraindicadas porque não há síntese excessiva de hormônios tireoidianos, mas liberação na circulação dos hormônios estocados na glândula.

✔ Respostas: C e A

➕ Referências: 1 e 41

CASO #30

Mulher, 55 anos, tem hipotireoidismo primário, resultante de tireoidite de Hashimoto e diagnosticado há 5 anos. Há 3 anos, ela vinha em uso de 100 μg/dia de L-tiroxina (L-T_4), que a mantinham assintomática e com níveis normais de TSH e T_4 livre. Nos últimos 3 meses, a paciente vem apresentando astenia e sonolência progressivas, o que a levou a procurar um endocrinologista. Foram solicitados novos exames, que mostraram TSH = 25 μUI/mℓ (VR: 0,45 a 4,5) e T_4 livre = 0,61 ng/dℓ (VR: 0,7 a 1,8). Outras medicações usadas pela paciente incluem anlodipino (há 1 ano), carbonato de cálcio (há 4 meses), sertralina (há 4 meses), sulfato ferroso (há 3 meses) e sinvastatina (há 12 meses). O carbonato de cálcio e o sulfato ferroso foram prescritos por um médico que se dizia "nutrólogo".

▌ **Sobre este caso, pode-se afirmar:**

I. Sertralina acelera o *clearance* hepático da L-T_4.
II. Carbonato de cálcio reduz a absorção intestinal de L-T_4.
III. O sulfato ferroso reduz a absorção intestinal de L-T_4.
IV. A função tireoidiana deve normalizar, caso seja possível interromper o uso dos fármacos supracitados.
V. Deve-se aumentar a dose de L-T_4 para 175 μg/dia.

   a) Apenas o item V é incorreto.
   b) Apenas o item II está correto.
   c) Somente os itens II e III são corretos.
   d) Somente os itens I, II e IV estão corretos.

COMENTÁRIOS

Diversas condições podem resultar na necessidade de doses diárias maiores ou menores de L-tiroxina (Tabela 3.2). Enquanto sertralina, rifampicina e anticonvulsivantes aceleram a depuração hepática de T_3 e T_4, sulfato ferroso e carbonato de cálcio (por efeito quelante) diminuem a absorção intestinal de L-T_4. Na paciente em questão, a simples suspensão do carbonato de cálcio e do sulfato ferroso foi suficiente para normalizar o T_4 livre dentro de 15 dias e o TSH dentro de 6 semanas.

TABELA 3.2 Condições que podem determinar necessidade de aumento da dose da levotiroxina (L-T_4).

Diminuição da absorção intestinal de L-T_4
• Doenças intestinais inflamatórias: doença de Crohn, doença celíaca etc.
• Giardíase crônica, outras parasitoses intestinais
• Cirurgias: derivação gástrica em Y de Roux, jejunostomia etc.
• Enteropatia diabética
• Intolerância à lactose
• Gastrite atrófica, infecção pelo *Helicobacter pylori*
• Síndrome do intestino curto
• Fármacos: sulfato ferroso, carbonato de cálcio, inibidores da bomba de prótons (uso crônico), colestiramina, colesevelam, sucralfato, orlistate, hidróxido de alumínio ou magnésio, raloxifeno, sevelâmer etc.
• Hábitos nutricionais: dieta rica em fibras ou proteína de soja; café expresso; suco de toranja, frutas cítricas etc.

Aumento do metabolismo hepático de L-T_4 (estímulo do CYP3A4)
• Fármacos: rifampicina, fenobarbital, estrógenos, carbamazepina, fenitoína, sertralina etc.

Inibição da secreção dos hormônios tireoidianos
• Fármacos: amiodarona, lítio, tionamidas, iodeto, contrastes radiológicos contendo iodo, sulfonamidas etc.

(continua)

Capítulo 3 • Doenças da Tireoide **185**

TABELA 3.2 Condições que podem determinar necessidade de aumento da dose da levotiroxina (L-T$_4$). (*Continuação*)

Bloqueio da síntese de deiodinases

- Deficiência de selênio, cirrose
- Aumento da TBG
- Fármacos: estrógenos, tamoxifeno, raloxifeno, mitotano, heroína/metadona etc.

Deiodinação de T$_4$ + aumento da TBG

- Gravidez

Mecanismos desconhecidos ou complexos

- Agentes antidiabéticos: metformina, meglitinidas, sulfonilureias, glitazonas, insulina
- Antidepressivos: tricíclicos (p. ex., amitriptilina), inibidores seletivos da recaptação de serotonina (SSRI) (p. ex., sertralina) etc.
- Anticoagulantes orais: derivados da cumarina ou da indandiona
- Inibidores de tirosinoquinase: sunitinibe, sorafenibe
- Outros: diazepam, etionamida, diuréticos tiazídicos, hormônio do crescimento recombinante humano (hrGH), simpaticomiméticos etc.

✔ Resposta: D

➕ Referências: 30 e 40

CASO #31

Mulher, 30 anos, tomou 15 mCi de ^{131}I para o tratamento da doença de Graves. Sete meses após, submeteu-se à avaliação laboratorial que revelou T$_3$ e T$_4$ livres em níveis normais, com supressão do TSH (0,03 mUI/ℓ [VR: 0,45 a 4,5]). Na ocasião, permanecia sem usar metimazol ou propiltiouracila (PTU). Ao **exame físico**, apresentava tireoide difusamente aumentada (+/2+) e ritmo cardíaco regular (FC = 84 bpm).

▌ **Com base nestes dados, podemos afirmar:**

a) A paciente está curada do hipertireoidismo.
b) Deve-se repetir o ^{131}I devido, sobretudo, ao risco de arritmias.
c) Deve-se iniciar metimazol ou PTU.
d) Acompanhar a paciente com avaliações periódicas da função tireoidiana seria a conduta mais razoável no momento.

COMENTÁRIOS

Na doença de Graves, a supressão do TSH é a alteração laboratorial mais precoce, porém também a última a reverter após a radioiodoterapia. De fato, o TSH comumente leva algumas semanas ou bem mais (às vezes, até 1 ano) para se normalizar, a despeito da queda de T$_4$ e T$_3$ para os valores normais. Portanto, persistência prolongada de níveis baixos de TSH não indica necessariamente falha do tratamento. A paciente está assintomática e sem evidências clínicas de hipertireoidismo, não necessitando, pois, de qualquer tratamento no momento.

✔ Resposta: D

➕ Referências: 1, 3 e 8

CASO #32

Mulher, 27 anos, procurou o endocrinologista devido a irregularidades menstruais nos últimos 6 meses. Nega galactorreia ou sintomas de disfunção tireoidiana. Não apresenta bócio, e os reflexos profundos são normais. Os exames iniciais mostraram:

- Prolactina = 17,9 ng/mℓ (VR: 1,2 a 29,9)
- TSH = 42,4 mUI/ℓ (VR: 0,45 a 4,5)
- T_4 livre e T_3 normais.

A paciente foi diagnosticada como tendo hipotireoidismo subclínico e tratada com L-tiroxina (88 µg/dia). Retornou 2 meses depois, queixando-se de nervosismo, palpitações, insônia e perda de peso (2 kg). Nessa ocasião, o TSH era de 37 mUI/ℓ, T_4 livre de 1,91 ng/dℓ (VR: 0,7 a 1,8) e T_3 livre de 0,42 ng/dℓ (VR: 0,23 a 0,42).

▶ **Sobre o possível ou possíveis diagnósticos neste caso, avalie as opções a seguir e opine:**

I. Resistência aos hormônios tireoidianos (RHT).
II. Macro-TSH.
III. Presença de anticorpos heterofílicos.
IV. Tireotropinomas.
   a) Apenas os itens II e III estão corretos.
   b) Há somente um item correto.
   c) Somente os itens I e II estão corretos.
   d) Existe somente um item incorreto.

COMENTÁRIOS

Anticorpos heterofílicos contra imunoglobulinas de camundongos e macro-TSH são as mais prováveis causas da elevação do TSH nessa paciente. Tais anticorpos podem predispor a falsas elevações nos níveis séricos do TSH quando o hormônio é dosado por ensaios imunométricos que utilizem anticorpos de camundongos. Esse problema pode, em geral, ser prevenido pela inclusão nos ensaios de imunoglobulinas não específicas de camundongo. Com isso, será detectado o TSH no seu valor real. O macro-TSH nada mais é que uma imunoglobulina IgG ligada à molécula do TSH, o que lhe confere alto peso molecular e, consequentemente, menor excreção renal e menores biodisponibilidade e bioatividade. No caso em questão, a dosagem do TSH foi repetida após precipitação do soro com polietilenoglicol, obtendo-se 5,2 mUI/mℓ como resultado, o que confirma o diagnóstico de macro-TSH.

Níveis normais de T_4 livre antes da terapia com L-tiroxina falam contra o diagnóstico de tireotropinoma, que cursa habitualmente com elevação de T_4 e T_3, associada a valores elevados (em 70%) ou normais do TSH. Em caso de resistência aos hormônios tireoidianos, frequentemente encontra-se aumento discreto de TSH, T_4 e T_3. Ocasionalmente, só o TSH está elevado. Os pacientes tendem a apresentar sintomas de hipotireoidismo e taquicardia.

✔ **Resposta:** A

➕ **Referência:** 40

CASO #33

Na investigação de bócio em uma adolescente de 14 anos, foram observadas as seguintes alterações laboratoriais:

- TSH = 14,8 mUI/ℓ (VR: 0,3 a 5,0)
- T_4 livre = 2,35 ng/dℓ (VR: 0,7 a 1,8)

- T_3 = 226 ng/dℓ (VR: 72 a 214)
- Anti-TPO = < 10 UI/mℓ (VR: < 35).

Ao **exame físico**, eram dignos de nota discreto bócio difuso e taquicardia (FC = 120 bpm). A ressonância magnética da hipófise foi normal.

▶ **Qual a hipótese diagnóstica mais plausível?**

a) Microadenoma hipofisário secretor de TSH (*tireotropinoma*).
b) Síndrome de resistência aos hormônios tireoidianos (SRHT).
c) Produção excessiva de TBG.
d) Síndrome de Pendred.

COMENTÁRIOS

A paciente mais provavelmente tem a rara SRHT (cerca de três mil casos descritos na literatura), de herança autossômica dominante, caracterizada por reduzida responsividade dos tecidos-alvo aos hormônios tireoidianos. Resulta, em 85% dos pacientes, de mutações no gene da isoforma β do receptor dos hormônios tireoidianos (HT). Os pacientes apresentam sintomas de hipotireoidismo associados a taquicardia, decorrente de estímulo do receptor α no coração pelos HT.

Já os pacientes com mutação no gene da isoforma α apresentam-se com baixa estatura, distúrbios psiconeuromotores, síndrome dismórfica (face e extremidades dos membros inferiores), constipação intestinal e bradicardia. Até o momento, menos de 10 casos foram relatados na literatura.

✅ Resposta: B

➕ Referências: 40, 43 e 44

▶ **Sobre o hipotireoidismo consuntivo (HC), assinale a alternativa <u>correta</u>:**

a) Trata-se de uma condição observada em pacientes com distúrbios crônicos graves, como desnutrição, insuficiência renal crônica ou neoplasias.
b) É potencialmente reversível com a melhora do estado nutricional.
c) Caracteriza-se por elevação do TSH e redução marcante de T_4 e T_3, decorrente de catabolismo aumentado desses hormônios.
d) O HC resulta de expressão tumoral excessiva da deiodinase tipo 3.

COMENTÁRIO

Inicialmente descrito em crianças com hemangiomas hepáticos, o HC posteriormente foi descrito em adultos com outros tipos de tumores. Ele resulta da expressão tumoral excessiva da deiodinase tipo 3, enzima que inativa o T_4 (convertendo-o em T_3 reverso) e o T_3 (convertendo-o em T_2).

✅ Resposta: D

➕ Referência: 45

CASO #34

Mulher, 73 anos, está em tratamento quimioterápico por causa de linfoma não Hodgkin. A detecção casual de um nódulo de 0,6 cm no lobo direito da tireoide motivou a avaliação da função tireoidiana:

- TSH = 0,8 mUI/ℓ (VR: 0,35 a 5,5)
- T_4 livre = 2,3 ng/dℓ (VR: 0,58 a 1,64)
- T_3 livre = 45 ng/dℓ (VR: 0,23 a 0,42)
- Anticorpo anti-TPO = 26 UI/mℓ (VR: < 35).

▌ **Qual a hipótese diagnóstica mais provável para a disfunção tireoidiana?**

a) Hipotireoidismo central.
b) Síndrome do eutireoideo doente.
c) T_4-toxicose.
d) Excesso de TBG.

COMENTÁRIOS

A paciente provavelmente tem a síndrome do eutireóideo doente (SED), também conhecida como síndrome do T_3 baixo ou síndrome da doença não tireoidiana. Ela representa uma resposta adaptativa do sistema neuroendócrino a uma doença grave ou trauma e é observada em aproximadamente 70% dos pacientes hospitalizados. Inicialmente, observam-se aumento do T_4, diminuição do T_3 e incremento do T_3 reverso (RT_3), atribuídos à inibição da deiodinase tipo 1, que converte T_4 em T_3. Posteriormente, também se reduzem o T_4 livre e, em uma fase mais avançada, o TSH, como consequência de hipotireoidismo central funcional. Na fase de recuperação, normalizam-se o T_3 e o T_4 livre, enquanto os níveis de TSH podem transitoriamente aumentar, porém geralmente não excedem 20 mUI/mℓ.

Caracteristicamente, no hipotireoidismo central, estão baixos o T_3 e o T_4 livre, ao passo que os valores de TSH podem estar baixos, normais ou mesmo discretamente elevados (em geral, < 10 mUI/ℓ). Ainda que imunologicamente ativo, trata-se de TSH biologicamente inativo.

T_4-toxicose não existe, enquanto excesso de TBG apenas eleva a fração total de T_3 e T_4.

✅ **Resposta:** B

➕ **Referências:** 30 e 40

▌ **Sobre as medicações potencialmente associadas com hipotireoidismo primário (HTP), escolha a alternativa <u>incorreta</u>:**

a) Interferona-α.
b) Ipilimumabe e nivolumabe.
c) Sorafenibe.
d) Bexaroteno.

COMENTÁRIOS

Bexaroteno é um *agonista seletivo do receptor do retinoide X*, usado no tratamento do linfoma cutâneo de células T. Hipotireoidismo central ocorre em até 70% dos pacientes tratados com doses > 300 mg/m²/dia. Os inibidores do *checkpoint* imune (p. ex., ipilimumabe e nivolumabe), interferona-α e sorafenibe por mecanismos distintos podem causar HTP.

✓ **Resposta: D**
⊕ **Referências:** 30 e 40

CASO #35

Mulher, 45 anos, foi encaminhada ao endocrinologista para investigação de nódulo tireoidiano, detectado em ultrassonografia cervical solicitada pelo clínico geral. O exame revelou nódulo sólido de 0,8 × 0,7 cm no lobo esquerdo, marcadamente hipoecoico, mais alto que largo, com margens lobuladas e calcificações puntiformes, mas sem extensão extratireoidiana (Figura 3.4). TSH e T_4 livre normais. Nega história pessoal ou familiar de câncer de tireoide.

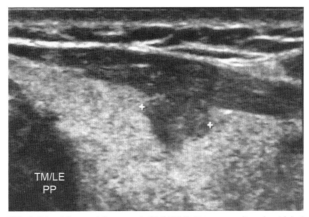

FIGURA 3.4 Nódulo sólido de 0,8 × 0,7 cm no lobo esquerdo (TI-RADS 5). Notar que a altura do nódulo é maior que sua largura.

A **avaliação laboratorial** mostrou:

- TSH = 3,7 mUI/ℓ (VR: 0,45 a 4,5)
- T_4 livre = 1,2 ng/dℓ (VR: 0,7 a 1,8)
- Calcitonina = 7,3 pg/mℓ (VR: até 9,8).

▶ **Qual a conduta mais adequada para este caso clínico?**

a) Seguimento clínico e de imagem sem biópsia, pois as entidades científicas (ATA e ACR TI-RADS) não recomendam punção para nódulos < 1 cm, exceto se houver suspeita de carcinoma medular de tireoide (CMT).
b) Mesmo pequeno, o nódulo apresenta aspectos sugestivos de malignidade. Deve-se, pois, realizar punção aspirativa por agulha fina (PAAF) e, em caso de microcarcinoma papilífero, submeter a paciente a tireoidectomia total, seguida de iodo radioativo.
c) PAAF do nódulo e, diante de microcarcinoma papilífero, propor vigilância ativa à paciente, associada à terapia com levotiroxina, objetivando TSH entre 0,5 e 2,0 mUI/ℓ.
d) PAAF no nódulo e, diante de microcarcinoma papilífero, propor lobectomia à paciente, seguida do uso de levotiroxina, visando ao TSH > 2,5 mUI/ℓ.

COMENTÁRIOS

Trata-se de um nódulo de tireoide com vários aspectos sugestivos de malignidade, como nódulo marcadamente hipoecoico, presença de microcalcificações, altura > largura e extensão extratireoidiana, sendo classificado como TI-RADS 5 (Figura 3.5). Nesse caso, as entidades médicas sugerem que a PAAF pode ser realizada (Tabela 3.3). Caso um microcarcinoma papilífero de tireoide (mCPT) seja confirmado, alguns casos podem ser candidatos à vigilância ativa: nódulo único, de localização favorável na tireoide (sem proximidade da traqueia ou nervo laríngeo recorrente), idade > 40 anos, ausência de metástases (linfonodos ou a distância), bem como ausência de variantes agressivas e/ou de extensão extratireoidiana (Tabela 3.4). Ao adotar vigilância ativa, deve-se fazer terapia supressiva com levotiroxina para pacientes com TSH > 2,5 mUI/ℓ (< 65 anos) ou > 4 mUI/ℓ (> 65 anos), objetivando TSH entre 0,5 e 2,0 mUI/ℓ. A conduta é cirúrgica na presença de fatores de risco, como tireoglobulina suprimida > 30 ng/mℓ, extensão extratireoidiana ou mutações (principalmente BRAF ou TERT). Nesses casos, a preferência recai sobre a lobectomia. Na confirmação de extensão extratireoidiana grosseira, invasão vascular ou histologia agressiva, fica recomendada a totalização da tireoidectomia (Tabela 3.5).

TABELA 3.3 Indicações de PAAF em nódulos < 1 cm TI-RADS 5.

- Idade < 40 anos
- Extensão extratireoidiana, adjacente à traqueia ou ao nervo laríngeo recorrente, ou múltiplos nódulos suspeitos
- Linfonodos suspeitos
- Níveis elevados de calcitonina
- TSH > 2,5 mUI/mℓ (< 65 anos) ou > 4 mUI/mℓ ($\geq$ 65 anos)
- Desejo do paciente

TABELA 3.4 Candidatos à vigilância ativa.

- Idade > 40 anos
- Sem metástases linfonodais ou a distância
- USG: tumor único, não adjacente à traqueia ou ao laríngeo recorrente, sem extensão extratireoidiana
- Citologia ou testes moleculares sem variantes agressivas
- Calcitonina normal

TABELA 3.5 Indicações para completar a tireoidectomia.

- Nódulo suspeito contralateral
- T3*b* (extensão para a musculatura); invasão capsular, subtipo agressivo; margem cirúrgica ou linfonodos comprometidos
- Tireoglobulina suprimida > 30 ng/mℓ

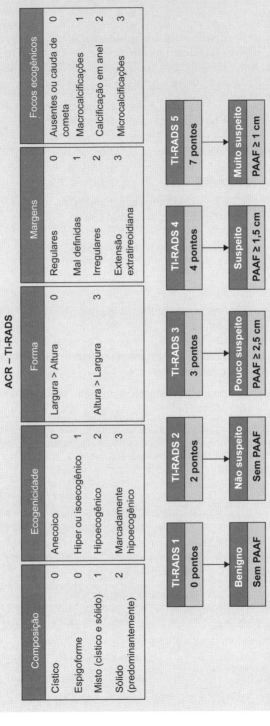

FIGURA 3.5 Definição do TI-RADS e critérios para indicação de punção aspirativa por agulha fina (PAAF). ACR: American College of Radiology; TI-RADS: *Thyroid Imaging Reports and Data System*.

✓ **Resposta: C**
✚ **Referências: 46 a 49**

CASO #36

Mulher, 39 anos, vem à consulta devido a nódulos tireoidianos. A USG revelou nódulo de 2,4 cm, sólido, hipoecoico, com margens regulares, sem calcificações no lobo esquerdo. No lobo direito havia um nódulo sólido, isoecogênico, com 1 cm de diâmetro. Não foram verificadas linfonodomegalias. Realizou-se PAAF com citologia Bethesda III.

Na **avaliação hormonal** verificou-se:

- TSH = 2,8 mUI/ℓ (VR: 0,45 a 4,5)
- T_4 livre = 1,2 ng/dℓ (VR: 0,70 a 1,80)
- Calcitonina = 45 pg/mℓ (VR: até 9,8).

▶ **Qual a melhor conduta para este caso?**

a) Observação; reavaliar USG, TSH e calcitonina após 6 meses.
b) Tireoidectomia total + dissecação do compartimento central.
c) Lobectomia.
d) Repetir PAAF e dosagem de calcitonina no lavado da agulha.

COMENTÁRIOS

Nos casos de citologia indeterminada, especialmente quando a cirurgia for considerada, deve-se avaliar a calcitonina (Ct). Quando sua concentração sérica for > 20 pg/mℓ, mas < 100 pg/mℓ, não podemos fechar o diagnóstico de carcinoma medular de tireoide (CMT). Nessa situação, deve-se excluir causas de hipercalcitoninemia (p. ex., hipercalcemia, uso de inibidores da bomba de prótons, tumores neuroendócrinos, anticorpos heterófilicos etc.) (Tabela 3.6) e realizar dosagem da Ct após estímulo com cálcio.

TABELA 3.6 Causas de hipercalcitoninemia não relacionadas ao carcinoma medular de tireoide (CMT).

- Condições fisiológicas: atividade física
- Fármacos/substâncias: inibidores da bomba de prótons; glicorticoides; betabloqueadores; glucagon; pancreozimina etc.
- Distúrbios não tireoidianos: hipergastrinemia; hipercalcemia; insuficiência renal; tumores não endócrinos (FEO, insulinoma, tumores enteropancreáticos, carcinoma pulmonar de pequenas células etc.)
- Doenças tireoidianas: carcinomas folicular e papilífero; tireoidite linfocítica crônica (?)

Adaptada de Toledo et al. (2009).

Valores basais de Ct > 100 pg/mℓ implicam risco de 90 a 100% para CMT, sendo esse risco moderado (25%) para valores ≥ 50 e < 100 pg/ℓ, e baixo (cerca de 8%) para níveis ≥ 20 e < 50 pg/mℓ (Tabela 3.7). Após o estímulo com cálcio, tipicamente observam-se valores de Ct > 100 pg/mℓ no CMT, com elevações mínimas ou ausentes nas outras situações. Lembrar que a sensibilidade da PAAF para diagnóstico de CMT é baixa (cerca de 50%), podendo nesses casos realizar-se a dosagem da Ct no lavado da agulha da PAAF.

TABELA 3.7 Valores de calcitonina e risco para o carcinoma medular de tireoide (CMT).

Valor (pg/mℓ)	Risco para CMT
> 100	Muito alto (90 a 100%)
≥ 50 e < 100*	Moderado (25%)
≥ 20 e < 50*	Baixo (8%)

*Nessas situações, deve-se sistematicamente investigar outras causas de elevação da calcitonina. (Adaptada de Toledo et al., 2009.)

✅ Resposta: D

➕ Referências: 50 a 52

Capítulo 3 • Doenças da Tireoide **193**

CASO #37

Paciente de 45 anos, sexo masculino, tem nódulo sólido de 3,2 × 2,2 cm no lobo esquerdo da tireoide. À ultrassonografia (USG), o nódulo se mostra hipoecoico, com margens bem definidas e padrão vascular predominantemente periférico. O paciente foi submetido, em um período de 18 meses, a três PAAFs guiadas por USG, mas todas as amostras citológicas foram consideradas insatisfatórias.

▶ **Qual seria a melhor conduta para este caso?**

a) Manter o paciente sob terapia supressiva com L-tiroxina e repetir PAAF anualmente.
b) Encaminhar o paciente para cirurgia.
c) Acompanhar o paciente por meio de USG anuais.
d) Existe mais de uma alternativa correta.

COMENTÁRIOS

Um dos aspectos mais importantes da avaliação da doença nodular é a exclusão de neoplasia. Os principais fatores que sugerem o diagnóstico de carcinoma tireoidiano incluem: história familiar de carcinoma medular de tireoide (CMT) ou neoplasia endócrina múltipla (NEM), crescimento tumoral rápido, nódulo muito firme, fixação em estruturas adjacentes, paralisia de cordas vocais, linfadenopatia regional, metástases a distância, idade < 20 ou > 60 anos, sexo masculino, história de irradiação da cabeça ou pescoço, textura firme – possivelmente fixação, nódulo > 4 cm em diâmetro e parcialmente cístico, sintomas compressivos como disfagia, disfonia, rouquidão, dispneia ou tosse. De acordo com os consensos, os nódulos acima de 1 cm devem ser puncionados a fim de se afastar a possibilidade de neoplasia. As características ultrassonográficas também devem ser consideradas na decisão terapêutica, sendo mais sugestivos de malignidade nódulos irregulares, sem halo, com vascularização central, altura maior que a largura e especialmente com microcalcificações. A pouca experiência do operador da USG, a intensa vascularização, o componente cístico predominante do nódulo e os critérios utilizados para a avaliação da qualidade da amostra são alguns dos fatores que contribuem para amostras inadequadas. Se a reaspiração não obtiver sucesso, a retirada cirúrgica do nódulo deverá ser considerada, principalmente se a lesão for > 4 cm, sólida ou apresentar outros critérios de malignidade. A terapia supressiva não é recomendada. Assim, nesse caso, a melhor conduta seria o acompanhamento ultrassonográfico, já que o nódulo tem características benignas, não há sintomas compressivos ou outros fatores de risco para malignidade. No entanto, como o paciente se submeteu a três PAAFs e todas obtiveram material insuficiente, a cirurgia poderia ser considerada, especialmente se o paciente desejar.

✓ Resposta: D

⊕ Referências: 46, 47 e 49

CASO #38

Mulher, 36 anos, realizou USG de tireoide de rotina que evidenciou um nódulo de 1,8 cm no seu maior diâmetro, no lobo esquerdo, com presença de macrocalcificação que impedia a avaliação da composição e ecogenicidade do nódulo (Figura 3.6).

▶ **De acordo com a classificação TI-RADS, este nódulo:**

a) É classificado como TI-RADS 4 e tem indicação de PAAF.
b) É classificado como TI-RADS 3 e não tem indicação de PAAF.
c) É classificado como TI-RADS 5 e tem indicação de cirurgia.
d) Não é possível utilizar o TI-RADS na avaliação desse nódulo.

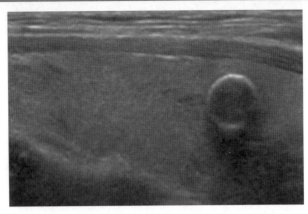

FIGURA 3.6 Nódulo de 1,8 cm, no lobo esquerdo, com macrocalcificação.

COMENTÁRIOS

De acordo com a classificação TI-RADS devemos atribuir 2 pontos na composição quando esta não puder ser avaliada pela presença de macrocalcificação. Para a ecogenicidade atribuímos 1 ponto nesses casos. Como a macrocalcificação também soma 1 ponto, teríamos o total de 4 pontos, classificando o nódulo como TI-RADS 4. Nesse caso, a PAAF estaria indicada para nódulos com diâmetro ≥ 1,5 cm.

Resposta: A

Referência: 48

CASO #39

Paciente do sexo feminino, 24 anos, previamente hígida, encaminhada pelo ginecologista já portando resultado de ultrassonografia de tireoide a pedido da própria paciente. Negava uso de medicamentos e relatava histórico familiar de carcinoma papilífero de tireoide. A função tireoidiana (TSH e T_4 livre) era normal.

A USG trazida pela paciente mostrava:

- Tireoide de tamanho normal, contornos regulares e textura homogênea, exceto pela presença de formações nodulares descritas a seguir. Ausência de linfonodos cervicais atípicos.
    - N1 – nódulo misto predominantemente sólido, com componente sólido isoecoico em terço médio de lobo direito (LD), sem calcificações, margens regulares, mais largo que alto, medindo 1,4 × 1,0 × 1,2 cm
    - N2 – nódulo sólido, isoecoico, em terço superior de lobo esquerdo (LE), sem calcificações, margens regulares, mais largo que alto, medindo 1,7 × 0,7 × 0,9 cm
    - N3 – nódulo sólido, hipoecoico, em terço inferior de LE, presença de macrocalcificações, margens regulares, mais largo que alto, medindo 1,8 × 0,9 × 1,4 cm.

▶ **A partir das informações do caso, julgue as proposições a seguir e opine sobre a veracidade de cada uma delas:**

I. De acordo com a classificação ACR TI-RADS, haveria indicação de realizar PAAF apenas dos nódulos N2 e N3.

II. De acordo com as recomendações da American Thyroid Association (ATA), os três nódulos descritos apresentam indicação de PAAF.
III. O nódulo N2 teria indicação de realizar PAAF segundo as recomendações da ATA, mas não de acordo com a classificação ACR TI-RADS.
   a) Há apenas uma proposição correta.
   b) Há duas proposições corretas.
   c) Todas as proposições estão corretas.
   d) Nenhuma proposição está correta.

COMENTÁRIOS

A punção aspirativa por agulha fina (PAAF) é um método diagnóstico invasivo utilizado para diferenciar lesões nodulares tireoidianas benignas e malignas. Idealmente, os critérios utilizados para definir a necessidade da PAAF devem ser capazes de identificar nódulos de maior risco de malignidade ao mesmo tempo que evita punções desnecessárias em nódulos benignos. Antes de se indicar PAAF, é fundamental a avaliação da função tireoidiana, uma vez que, em casos de TSH suprimido, caracterizando hipertireoidismo, a cintilografia de tireoide é o exame de investigação indicado inicialmente.

A ATA propõe a realização de PAAF a partir de uma estratificação ultrassonográfica de risco a partir de diferentes pontos de corte, resumidos na Tabela 3.8.

TABELA 3.8 Critérios para PAAF segundo a ATA.

Classificação	Características ultrassonográficas	Tamanho que indica PAAF
Padrão benigno	Nódulos completamente císticos com paredes bem definidas	Não indicada
Padrão de muito baixa suspeição	Nódulos espongiformes ou císticos interceptados, sem outra característica de risco	$\geq 2,0$ cm (ou seguimento ultrassonográfico)
Padrão baixa suspensão	Nódulo sólido isoecoico ou hiperecoico, ou nódulo parcialmente cístico com área de componente sólido excêntrico, sem característica de risco (margem irregular, microcalcificação, extensão extratireoidiana ou formato mais alto que largo)	$\geq 1,5$ cm
Padrão de suspeição intermediária	Nódulo sólido hipoecoico sem característica de risco (margem irregular, microcalcificação, extensão extratireoidiana ou formato mais alto que largo)	$\geq 1,0$ cm
Padrão de alta suspeição	Nódulo sólido ou componente sólido de nódulo parcialmente cístico com uma ou mais características: margem irregular, microcalcificações, formato mais alto que largo, extensão extratireoidiana ou calcificação periférica com componente extrusivo	$\geq 1,0$ cm

ATA: American Thyroid Association; PAAF: punção aspirativa por agulha fina.

Já o American College of Radiology (ACR) recomenda a PAAF a partir de uma classificação baseada em pontos denominada ACR TI-RADS. Cinco características ultrassonográficas são avaliadas, sendo feito então o somatório dos pontos e, a partir daí, a classificação em TI-RADS de 1 a 5, com diferentes pontos de corte em relação ao tamanho para realização da PAAF, resumidas na Tabela 3.9.

A classificação ACR TI-RADS é mais conservadora na indicação de realização de PAAF, uma vez que apresenta pontos de corte de tamanhos maiores que os recomendados pela ATA. Em termos comparativos, a classificação ACR TI-RADS tende a apresentar maiores acurácia e especificidade na detecção de nódulos malignos, porém menor sensibilidade do que a classificação proposta pela ATA.

Endocrinologia: Casos Clínicos Comentados

TABELA 3.9 Critérios para PAAF segundo o ACR TI-RADS.

Composição	Ecogenicidade	Formato	Margens	Calcificação
Cístico ou quase completamente cístico: 0 ponto	Anecoico: 0 ponto	Mais largo que alto: 0 ponto	Lisas: 0 ponto	Ausente ou artefato em cauda de cometa longa: 0 ponto
Espongiforme: 0 ponto	Isoecoico ou hiperecoico: 1 ponto	Mais alto que largo: 3 pontos	Mal definidas: 0 ponto	Macrocalcificação: 1 ponto
Misto sólido-cístico: 1 ponto	Hipoecoico: 2 pontos		Lobulada ou irregular: 2 pontos	Calcificações periféricas: 2 pontos
Sólido ou quase completamente sólido: 2 pontos	Muito hipoecoico: 3 pontos		Extensão extratireoidiana: 3 pontos	Microcalcificação: 3 pontos

TI-RADS 1, 0 ponto – PAAF não indicada. TI-RADS 2, 1 a 2 pontos – PAAF não indicada. TI-RADS 3, 3 pontos – PAAF se tamanho ≥ 2,5 cm. TI-RADS 4, 4 a 6 pontos – PAAF se tamanho ≥ 1,5 cm. TI-RADS 5, 7 pontos ou mais – PAAF se tamanho ≥ 1,0 cm.

Avaliando os nódulos do caso clínico, observa-se que N1 não tem indicação de realização de PAAF nem pelos critérios da ATA (nódulo de baixa suspeição < 1,5 cm) nem pelos critérios da ACR TI-RADS (TI-RADS 3 < 2,5 cm). Por sua vez, N2 teria indicação de PAAF de acordo com a ATA (nódulo de baixa suspeição ≥ 1,5 cm), mas não pelo TI-RADS (TI-RADS 3 < 2,5 cm). Já N3 deve ser puncionado tanto pela recomendação da ATA (nódulo de baixa suspeição ≥ 1,5 cm) quanto pelo TI-RADS (TI-RADS 4 ≥ 1,5 cm).

✅ **Resposta:** A

➕ **Referências:** 46, 48, 53 e 54

CASO #40

Paciente do sexo masculino, 28 anos, com história de linfoma de Hodgkin em região cervical e mediastinal quando tinha 22 anos (tratado com quimioterapia e radioterapia), e atualmente em remissão. Realizou ultrassonografia cervical de rotina solicitada pela oncologista assistente, a qual detectou nódulo tireoidiano, sendo então encaminhado ao endocrinologista para avaliar a necessidade de realização de punção aspirativa por agulha fina (PAAF). Não havia história familiar de tireoidopatias.

A ultrassonografia mostrava nódulo em terço inferior de lobo direito, adjacente à traqueia, medindo 0,9 × 0,8 × 0,6 cm, hipoecoico, paralelo à pele, com margens regulares e presença de microcalcificações (TI-RADS 5). Não foram descritas adenomegalias cervicais suspeitas. A função tireoidiana se encontrava normal.

▶ **Sobre o caso relatado, analise se as proposições a seguir são verdadeiras (V) ou falsas (F).**

I.   É contraindicada a realização de PAAF, já que nódulos classificados como TI-RADS 5 só devem ser puncionados quando tiverem tamanho > 1 cm.
II. A localização adjacente à traqueia, associada ao aspecto ultrassonográfico de alto risco, favorece a realização de PAAF mesmo que o tamanho do nódulo seja < 1 cm.
III. Embora não deva ser solicitada rotineiramente, caso a dosagem de calcitonina sérica tivesse sido realizada e se encontrasse elevada, a PAAF estaria indicada, pela maior chance de carcinoma medular de tireoide.
IV. A história de radioterapia de região cervical é considerada fator de risco para malignidade em pacientes com nódulo de tireoide, devendo ser levada em conta na decisão de realização de PAAF juntamente com os dados da ultrassonografia cervical.

a) V - F - V - V.
b) V - F - F - V.
c) F - V- V - V.
d) F - V - F - V.
e) F - V - V - F.

COMENTÁRIOS

A maioria dos nódulos de tireoide < 1 cm não necessitará de realização de PAAF. No entanto, existem exceções que indicam o procedimento. Essa indicação ocorre naqueles casos em que há risco mais elevado de malignidade ou quando a localização do nódulo tem maior potencial de complicações caso ocorra crescimento.

O primeiro pré-requisito para indicação de PAAF, nesses casos, é que o nódulo tenha classificação ultrassonográfica de alto risco de malignidade. São classificados como alto risco, pela ATA, os nódulos sólidos ou componente sólido de nódulos parcialmente císticos com uma ou mais características seguintes: margem irregular, microcalcificações, formato mais alto que largo, extensão extratireoidiana ou calcificação periférica com componente extrusivo). Pela classificação do American College of Radiology (ACR TI-RADS), são considerados nódulos de alto risco aqueles classificados como TI-RADS 5.

Alguns parâmetros, citados na Tabela 3.10, favorecem realização de PAAF em nódulos de alto risco TI-RADS 5, a despeito de medirem menos de 1 cm. No caso relatado, o paciente apresenta três desses parâmetros: idade < 40 anos, localização do nódulo adjacente à traqueia e história de irradiação de cabeça e pescoço.

TABELA 3.10   Parâmetros que favorecem realização de PAAF em nódulos < 1 cm com classificação ultrassonográfica de alto risco (TI-RADS 5 ou ATA alto risco).

Idade < 40 anos
Metástases a distância já conhecidas
Presença de extensão extratireoidiana
Nódulos adjacentes à traqueia ou ao nervo laríngeo recorrente
Múltiplos nódulos suspeitos
Presença de linfonodos cervicais suspeitos
Hipercalcitoninemia (caso a calcitonina tenha sido dosada)
Situações em que a presença de um microcarcinoma papilífero confirmada pela citologia da PAAF indicaria terapia com levotiroxina*
História pessoal ou familiar de câncer de tireoide
História de radioterapia em cabeça ou pescoço

*Terapia com levotiroxina indicada para manter TSH entre 0,5 e 2 mUI/ℓ pode ser prescrita para pacientes < 65 anos com TSH entre 2,5 e 4,0 mUI/ℓ e é recomendada para aqueles com TSH > 4,90 mUI/ℓ.

✔ Resposta: C

➕ Referências: 46 a 49, 55

CASO #41

Mulher, 43 anos, procurou endocrinologista por conta de aumento do volume cervical notado há alguns meses. Nega sintomas compressivos. Trazia resultado de função tireoidiana, que era normal, e de USG de tireoide que mostrava bócio multinodular com cinco nódulos sólidos descritos a seguir, ausência de linfonodos cervicais:

a) N1: sólido, isoecoico, paralelo à pele, margens regulares e sem calcificações, medindo 0,9 × 0,7 cm em terço médio do lobo direito (TI-RADS 3).

b) N2: sólido, hipoecoico, paralelo à pele, margens regulares e sem calcificações, medindo 0,8 × 0,5 cm em terço inferior do lobo direito (TI-RADS 3).

198 Endocrinologia: Casos Clínicos Comentados

c) N3: nódulo misto, predominantemente sólido, isoecoico, paralelo à pele, margens regulares e sem calcificações, medindo 1,7 × 1,2 cm entre istmo e lobo esquerdo (TI-RADS 3).

d) N4: nódulo misto, predominantemente sólido, isoecoico, paralelo à pele, margens regulares e sem calcificações, medindo 1,6 × 1,8 cm em terço médio do lobo esquerdo (TI-RADS 3).

e) N5: nódulo sólido, hipoecoico, paralelo à pele, margens regulares e sem calcificações, medindo 3,5 × 2,8 cm (TI-RADS 4).

Seguindo as recomendações do ACR TI-RADS, foi solicitada PAAF do nódulo N5 com resultado: atipia de significado indeterminado – Bethesda III.

▶ **Sobre o caso descrito, marque a alternativa <u>incorreta</u>:**

a) Uma opção de conduta para esse caso seria a repetição da PAAF do nódulo, em geral após período de 3 a 6 meses, na tentativa de obter uma categoria citológica diagnóstica.

b) Como o risco de malignidade em nódulo Bethesda III é baixo, < 5%, a conduta mais apropriada seria o seguimento clínico e ultrassonográfico anual.

c) Caso houvesse características ultrassonográficas de alto risco, como presença de microcalcificações, linfonodos cervicais suspeitos ou extensão extratireoidiana, poderia ser indicado tratamento cirúrgico sem necessidade de repetir a PAAF.

d) Se a citologia tivesse apontado nódulo Bethesda IV, o encaminhamento para cirurgia seria a conduta mais frequentemente indicada.

e) Testes moleculares podem ser utilizados nos casos de citologia indeterminada, Bethesda III ou IV, para auxiliar na decisão de indicar cirurgia ou seguimento clínico.

COMENTÁRIOS

A citologia indeterminada compreende as categorias III, IV e V do sistema Bethesda. Nódulos com citologia Bethesda V, suspeita para malignidade, têm indicação de tratamento cirúrgico por apresentarem muito alto risco de malignidade. Já para as categorias III e IV, esse risco pode variar, mas em geral situa-se entre 10 e 30% para Bethesda III e entre 25 e 40% para Bethesda IV.

A conduta tradicional para nódulos Bethesda IV é a cirurgia, geralmente lobectomia, especialmente na presença de fatores de risco clínicos ou ultrassonográficos para malignidade. No entanto, a cirurgia poderia não ser indicada como tratamento inicial de pacientes de baixo risco quando houver disponibilidade para realizar testes moleculares. Nessa situação, se for realizado teste com elevado valor preditivo negativo (teste *rule-out*), com resultado excluindo malignidade, o seguimento clínico e ultrassonográfico pode ser realizado. Os testes atualmente disponíveis para esse propósito incluem: Afirma® GSC, mir-THYpe®, ThyroSeq® v2 e v3 ou ThyGenX/ThyraMIR®.

Para nódulos Bethesda III, diferentes condutas são possíveis. O manejo mais comum é a repetição da PAAF, pois uma segunda citologia pode indicar o diagnóstico em mais da metade dos casos. Outra opção, antes de repetir a PAAF, seria a revisão da lâmina por citopatologista mais experiente em tireoide ou a realização de testes moleculares, conforme descrito anteriormente. Nódulos Bethesda III que não sejam submetidos à repetição de PAAF ou à análise molecular podem ser manejados apenas com seguimento clínico e ultrassonográfico, desde que não haja características clínicas ou ultrassonográficas de alto risco. Da mesma maneira, na presença dessas características de risco para a malignidade ou se for preferência do paciente, pode ser feito também o encaminhamento diretamente para tratamento cirúrgico.

O risco de malignidade em nódulos Bethesda III, IV, V e VI é de 10 a 30%, 25 a 40%, 50 a 75% e 97 a 99%, respectivamente.

✔ Resposta: B

➕ Referências: 46, 47, 55 a 58

CASO #42

Homem, 41 anos, sem comorbidades, apresentou em USG de tireoide, no terço superior do lobo esquerdo, nódulo sólido, hipoecoico, com calcificação central com PAAF Bethesda VI. Foi submetido a tireoidectomia total e esvaziamento cervical de nível VI por carcinoma papilífero de tireoide (CPT). O laudo do anatomopatológico mostrou carcinoma papilífero 3,2 cm no maior diâmetro em lobo esquerdo de tireoide, ausência de extensão extratireoidiana, sem invasão vascular, com 6 de 10 linfonodos acometidos por carcinoma papilífero, cuja maior dimensão da metástase era < 2 cm. Não havia evidência de metástases a distância.

Diante do caso exposto, de acordo com a 8ª edição do American Joint Committee on Cancer (AJCC), quais TNM, estádio clínico e risco de recorrência de acordo com a ATA desse paciente?

a) T1bN1bM0 – estádio I – baixo risco.
b) T1bN1aM0 – estádio II – risco intermediário.
c) T2N1aM0 – estádio I – baixo risco.
d) T2N1bM0 – estádio II - risco intermediário.

COMENTÁRIOS

O sistema TNM (*tumor-node-metastasis*) do American Joint Committee on Cancer/Union for International Cancer Control (AJCC/UICC) (Tabela 3.11), recentemente atualizado (Figura 3.7), é o estadiamento mais amplamente utilizado na estratificação de risco inicial pós-operatório como preditor de risco de morte por câncer de tireoide. Apesar disso, não é um bom preditor de risco de recorrência/persistência tumoral.

A sobrevida estimada para os estádios I, II, III e IV, pela 8ª edição, é de 98 a 100%, 85 a 95%, 60 a 77% e < 50%, respectivamente.

TABELA 3.11 Sistema TNM do AJCC/UICC para estadiamento do carcinoma diferenciado de tireoide (8ª edição).

(T) Tumor primário	(N) Metástases linfonodais	(M) Metástases distantes
Tx – Não pode ser avaliado	Nx – não pode ser avaliado	Mx – não pode ser avaliado
T1a – ≤ 1 cm, limitado à tireoide	N0 – ausente	M0 – ausente
T1b – > 1 e ≤ 2 cm limitado à tireoide	N1a – metástases em linfonodos no nível VI ou VII (pré-traqueal, paratraqueal, pré-laríngeo)	M1 – presença de metástases a distância
T2 – > 2 e ≤ 4 cm limitado à tireoide	N1b – metástase cervical unilateral, bilateral ou contralateral ou mediastinal superior	
T3a – > 4 cm T3b – extensão mínima para fora da tireoide (músculos infra-hióideos)		
T4a – extensão para tecido subcutâneo, laringe, traqueia, esôfago ou nervo laríngeo recorrente		
T4b – invade a fáscia pré-vertebral ou envolvendo carótida ou vasos mediastinais		

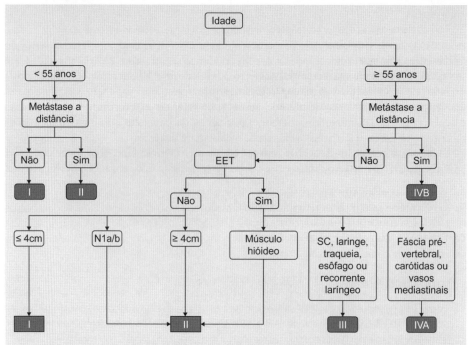

FIGURA 3.7   Estadiamento de acordo com o TNM. EET: extensão extratireoidiana; SC: tecido subcutâneo.

A fim de avaliar adequadamente o risco de recorrência/persistência tumoral, diferentes estratificações de risco foram desenvolvidas pelas instituições American Thyroid Association (ATA), Sociedade Brasileira de Endocrinologia e Metabologia (SBEM), European Society of Endocrinology (ETA) e Latin American Thyroid Society (LATS). A estratificação de risco mais utilizada na atualidade é a da ATA, que define três categorias de risco (baixo, intermediário e alto) que estão associadas a risco de recorrência/persistência de doença estrutural de < 1 a 8%, 10 a 30% e > 40%, respectivamente.

Baixo risco:
- Carcinoma papilífero com todas as seguintes características: ausência de metástases locorregionais ou a distância, ressecção tumoral completa, ausência de invasão tumoral a tecidos locorregionais, ausência de histologia agressiva (variantes células altas, variante *hobnail*, células colunares, esclerosante difusa), ausência de invasão vascular, N0 ou N1 com ≤ 5 micrometástases linfonodais < 0,2 cm, ausência de captação de radioiodo fora do leito tireoidiano nos casos que realizaram pesquisa de corpo inteiro (PCI)
- Carcinoma folicular bem diferenciado, intratireoidiano, com invasão capsular mínima e invasão vascular mínima (< 4 focos de invasão vascular)
- Microcarcinoma papilífero de tireoide, intratireoidiano, uni/multifocal, incluindo os casos com mutação BRAF (quando disponível).

Risco intermediário:
- Invasão microscópica do tumor nos tecidos peritireoidianos
- Focos metastáticos em região cervical na PCI após RAI
- Histologia agressiva (variantes células altas, *hobnail*, células colunares, esclerosante difusa)
- Carcinoma papilífero com invasão vascular
- Metástases linfonodais clinicamente evidentes (N1) ou > 5 linfonodos acometidos com < 3,0 cm em suas maiores dimensões
- Microcarcinoma papilífero multifocal com extensão extratireoidiana e mutação BRAF (quando disponível).

Capítulo 3 • Doenças da Tireoide 201

> **Alto risco:**
> - Invasão macroscópica do tumor nos tecidos peritireoidianos (extensão extratireoidiana grosseira)
> - Ressecção tumoral incompleta
> - Metástases a distância
> - Tg sérica pós-operatória sugestiva de metástases
> - Metástases linfonodais (N1) com qualquer linfonodo $\geq$ 3,0 cm
> - Carcinoma folicular com invasão vascular extensa ($\geq$ 4 focos de invasão vascular).

✅ **Resposta:** D

➕ **Referências:** 46, 59 e 60

O paciente do caso anterior retorna para seguimento pós-operatório, após 3 meses da cirurgia, em uso de levotiroxina 100 µg/dia, com exames: tireoglobulina (Tg) = 0,1 ng/dℓ; anticorpos anti-Tg negativos; USG cervical: ausência da tireoide, sem outras alterações. Pergunta se necessitará realizar alguma complementação terapêutica.

📘 **Qual a conduta recomendada?**

a) Ecografia cervical seriada, dosagem de tireoglobulina, antitireoglobulina são os principais exames complementares no seguimento de paciente com baixo risco, sem indicação de realizar radioiodoterapia.

b) Devido às características anatomopatológicas e à presença de linfonodos acometidos pelo carcinoma papilífero, o paciente é considerado de risco intermediário e, portanto, necessita realizar dose ablativa de iodo.

c) Devido ao acometimento linfonodal, necessita realizar dose terapêutica de radioiodoterapia ($\geq$ 100 mCi).

d) O paciente em questão apresenta, segundo a classificação dinâmica de risco, resposta indeterminada devido à positividade da tireoglobulina.

COMENTÁRIOS

A avaliação pós-operatória do *status* da doença é de grande importância na seleção adequada dos pacientes para radioiodo (RAI) e deve ser realizada por meio da dosagem de Tg sérica e exames de imagem, como US cervical, cintilografia de tireoide e PCI com ^{131}I ou ^{123}I.

Os níveis séricos de Tg têm relação com a extensão cirúrgica, o tamanho do remanescente tireoidiano e/ou presença de doença tumoral residual. A dosagem sérica deve ser realizada 8 semanas após a cirurgia, devendo ser acompanhada pela dosagem de anticorpos anti-Tg (AATg), pois na presença deles pode haver interferência na determinação da Tg. Além destes, deve ser realizada USG da região cervical para avaliar presença de remanescentes ou linfonodos cervicais.

A atividade de iodo administrada deve considerar o objetivo primário da RAI, a estratificação de risco do paciente e os níveis séricos de Tg.

RAI não está indicada de rotina no baixo risco, pois não esteve associada à melhora do prognóstico.

Nos pacientes de risco intermediário, o radioiodo pode ser indicado em casos selecionados, principalmente nos tumores > 2 cm, com extensão extratireoidiana ou com níveis de Tg detectáveis. Geralmente são indicadas doses ablativas (30 mCi) ou adjuvantes (100 a 150 mCi).

RAI está indicada de rotina nos pacientes com carcinoma diferenciado de tireoide (CDT) de alto risco com tumores captantes. Nesses casos, RAI adjuvante ou terapêutica está associada a aumento de sobrevida e sobrevida livre de doença.

As estratificações dinâmicas de risco permitem a modificação contínua do risco e do prognóstico ao longo do acompanhamento por meio da incorporação da resposta ao tratamento e de novos dados clínicos obtidos durante o acompanhamento (Tabela 3.12).

Podemos apresentar quatro tipos de resposta:

- Resposta excelente ao tratamento: corresponde à ausência de evidências clínicas, bioquímicas ou estruturais de doença tumoral
- Resposta bioquímica incompleta: presença de Tg anormalmente elevada e/ou Tg em ascensão e/ou anticorpos anti-Tg em ascensão e ausência de evidências de doença estrutural nos exames de imagem
- Resposta estrutural incompleta: presença de recorrência/persistência tumoral locorregional ou metástase a distância
- Resposta indeterminada ao tratamento: corresponde a achados bioquímicos e/ou estruturais em exames de imagem não específicos, que não permitem classificação nas demais categorias.

TABELA 3.12 Estratificação dinâmica de risco de acordo com os níveis de tireoglobulina.

	Tireoidectomia total + radioiodo	Tireoidectomia total sem iodo	Lobectomia
Resposta excelente	Tg < 0,2 ng/mℓ	Tg < 0,2 ng/mℓ	Tg estável ou caindo Tg < 30 ng/mℓ
Resposta indeterminada	Tg 0,2 a 1,0 ng/mℓ	Tg 0,2 a 5,0 ng/ℓ	–
Bioquímica incompleta	Tg > 1,0 ng/mℓ e/ou Tg crescente com mesmo TSH	Tg > 5,0 ng/mℓ e/ou Tg crescente com mesmo TSH	Tg > 30 ng/mℓ e/ou Tg crescente com mesmo TSH

✅ Resposta: A

➕ Referências: 46 e 61

CASO #43

Paciente de 42 anos, sexo masculino, tem nódulo sólido de 4,8 cm no lobo esquerdo da tireoide, hipoecoico, sem calcificações e com fluxo sanguíneo aumentado difusamente ao Doppler. A função tireoidiana está normal. Foi submetido, em um período de 18 meses, a três PAAFs guiadas por ultrassonografia (USG), mas todas as amostras citológicas mostraram-se insatisfatórias.

▶ Qual seria a melhor conduta para este caso?

a) Manter o paciente sob terapia supressiva com L-tiroxina indefinidamente.
b) Encaminhar o paciente para cirurgia de imediato, devido ao potencial impacto negativo do atraso do tratamento de um eventual carcinoma > 4 cm.
c) Encaminhar o paciente para cirurgia de imediato, devido ao comprovado aumento no risco para malignidade em nódulos sólidos > 4 cm.
d) Submeter o paciente a cirurgia na dependência dos achados da PET/CT *scan*.

COMENTÁRIOS

Em nódulos > 4 cm, pelo impacto que pode ter o atraso do tratamento de um eventual carcinoma com essa dimensão, a cirurgia somente não será recomendada quando a probabilidade de malignidade for muito baixa, o que exige necessariamente que a citologia seja benigna. Como, no caso em questão, as citologias foram repetidamente

Capítulo 3 • Doenças da Tireoide **203**

"insatisfatórias", a cirurgia é a melhor opção. Em nódulos grandes, as investigações adicionais discutidas no caso anterior dificilmente são capazes de dispensar a tireoidectomia; portanto, após a confirmação de citologia "não diagnóstica", um paciente com nódulo > 4 cm deve ser encaminhado para cirurgia.

A opção "c" não estaria correta, pois não há evidências de correlação significativa entre tamanho do nódulo e risco de malignidade. Mesmo quando a citologia for benigna, existe muita controvérsia se a taxa de falso-negativo é realmente maior em nódulos > 4 cm.

✓ **Resposta:** B

⊕ **Referências:** 62 a 64

CASO #44

Em mulher de 28 anos foi diagnosticado um carcinoma papilífero em nódulo tireoidiano de 2 cm na 22ª semana de gestação. Não há história familiar de câncer tireoidiano. A avaliação da função tireoidiana mostrou-se normal, bem como os níveis de calcitonina. Tampouco foram visualizados linfonodos cervicais à ultrassonografia (USG).

▌ **Qual seria a melhor conduta para este caso?**

a) Encaminhar a paciente para cirurgia de imediato.
b) Encaminhar a paciente para cirurgia logo após o parto.
c) Encaminhar a paciente para cirurgia, 4 a 6 meses após o parto.
d) Encaminhar a paciente para cirurgia quando se decidir pela suspensão da amamentação.
e) Existe mais de uma opção correta.

COMENTÁRIOS

Primeiro, nessa situação — carcinoma papilífero não volumoso (2 cm) e aparentemente não metastático ou invasivo —, não há dados sugerindo que o atraso da terapia por alguns meses possa comprometer a chance de cura. Também não está demonstrado que a gestação interfira negativamente na progressão natural desses tumores.

Segundo, é conhecido que a tireoidectomia durante a gravidez apresenta riscos; no primeiro trimestre, aumenta a chance de abortamento e, no terceiro trimestre, de parto prematuro. No caso em questão, pelo período gestacional (22ª semana), o risco seria menor.

Assim, considerando improvável prejuízo em adiar o tratamento para depois do parto, somado ao risco de complicações, postergar a tireoidectomia neste caso (tumor bem diferenciado, 2 cm, aparentemente não agressivo) seria a melhor opção.

Quando a citologia é maligna (carcinoma papilífero), embora não haja estudos mostrando o benefício especificamente nessa situação, a supressão do TSH (< 0,5 mU/ℓ) com levotiroxina, que é segura na gestação, é interessante enquanto as pacientes aguardam a cirurgia.

As alternativas "b" e "c" estariam corretas. Optando-se por esta última, além da supressão do TSH, acompanhamento com USG é necessário, indicando-se prontamente a tireoidectomia caso ocorra aparente progressão tumoral (crescimento do nódulo e/ou aparecimento de linfonodos metastáticos).

✓ **Resposta:** E

⊕ **Referências:** 65 a 67

CASO #45

Mulher, 38 anos, teve citologia positiva para carcinoma papilífero em nódulo único de 2 cm em lóbulo esquerdo da tireoide. Nega passado de tratamento radioterápico em região cervical, sem história de familiar com doença neoplásica da tireoide. Após tireoidectomia total, o histopatológico traz o seguinte resultado: carcinoma papilífero de tireoide de 2 cm no seu maior diâmetro, sem evidência de invasão vascular, neural, linfática ou extratireoidiana.

▶ Qual a melhor conduta frente ao caso?

a) Iniciar supressão com levotiroxina no pós-operatório, realizar ultrassonografia 12 semanas após o ato operatório para determinar remanescente tireoidiano; caso o mesmo seja < 2 g, indicar ablação com ^{131}I, 30 mCi, após estímulo com TSH sob hipotireoidismo ou TSH recombinante humano.

b) Não iniciar supressão com levotiroxina no pós-operatório, indicar imediatamente ablação com ^{131}I, 100 mCi, após estímulo com TSH em hipotireoidismo.

c) Iniciar supressão com levotiroxina no pós-operatório, indicar imediatamente ablação com ^{131}I, 100 mCi, após uso de TSH recombinante.

d) Iniciar supressão com levotiroxina no pós-operatório, realizar ultrassonografia 12 semanas após o ato operatório, caso remanescente seja maior que 2 g, indicar ablação com ^{131}I, 30 mCi, após estímulo com TSH sob hipotireoidismo ou TSH recombinante.

COMENTÁRIOS

Em pacientes de baixo risco para doença persistente ou recorrente, desde que a tireoidectomia total tenha sido adequadamente realizada, 30 mCi de [131]I são eficazes para ablação de remanescentes, com baixa taxa de recidiva em médio e longo prazos. Na indicação do ^{131}I, também devem ser considerados o custo da terapia e seus potenciais efeitos adversos, a saber: alterações transitórias da função gonadal, sialoadenite aguda, adiantamento da menopausa, xerostomia e xeroftalmia persistentes. Portanto, quanto menor for a dose aplicada, mais benefícios tem o paciente, além do maior risco de um segundo câncer.

Dois grandes estudos randomizados, com 438 e 756 pacientes, respectivamente, merecem destaque. Ambos mostraram claramente que a eficácia da atividade de 30 mCi foi a mesma que 100 mCi para ablação, independentemente do preparo usado, se suspensão da levotiroxina ou TSH recombinante.

Havendo dúvida quanto ao tamanho do remanescente tireoidiano, avaliação de seu volume pela ultrassonografia (≤ 2 g), captação em leito tireoidiano ≤ 2% ou Tg pós-operatória podem ser usados como parâmetros para prescrição da atividade de 30 mCi.

✔ **Resposta:** A

➕ **Referências:** 62, 68 e 69

CASO #46

Uma paciente de 35 anos procura ambulatório de endocrinologia encaminhada por ginecologista após realização de ultrassonografia (USG) de tireoide. Nega história de neoplasia ou doença tireoidiana na família, bem como tratamento com radioterapia ou contato com radiação. No exame físico constata-se um nódulo móvel em lobo direito de tireoide, não aderido a planos profundos e sem presença de gânglios palpáveis. Na USG viu-se um nódulo hipoecoico, com margens regulares, diâmetro anteroposterior menor que o transverso, vascularização periférica no Doppler e 2,0 cm no seu maior diâmetro em lobo direito da tireoide. Traz também TSH de 0,8 mUI/ℓ (VR 0,45 a 4,5) e T_4 livre de 1,5 ng/dℓ (VR: 0,7 a 1,8). Foi indicada PAAF e, ao exame citológico, encontraram-se atipias e lesões foliculares de significado indeterminado (categoria III de Bethesda).

▷ **Diante do caso, indique a conduta mais adequada.**

a) Tireoidectomia total devido à presença de atipias celulares e às características de malignidade à USG.

b) Nova PAAF com intervalo de 3 a 6 meses; caso o resultado se mantenha, pode-se fazer seguimento de forma conservadora devido às características benignas do nódulo à USG e seu tamanho ser apenas de 2 cm.

c) Nova PAAF com intervalo de 3 a 6 meses; caso o resultado se mantenha, deve-se indicar tireoidectomia total imediatamente, mesmo com as características benignas do nódulo à USG e seu tamanho ser de 2 cm.

d) Nova PAAF com intervalo de 12 meses; caso o resultado se mantenha, deve-se indicar tireoidectomia total imediatamente, devido às características indeterminadas do nódulo à USG e seu tamanho ser de 2 cm.

COMENTÁRIOS

O National Cancer Institute (NCI, EUA) promoveu uma conferência multidisciplinar, sendo estabelecido que o resultado da citopatologia deva refletir de modo sucinto e claro a impressão diagnóstica do citopatologista, não permitindo confusões interpretativas. A classificação proposta é conhecida como Sistema Bethesda.

Essa classificação descreve seis tipos citopatológicos distintos: I, amostra não diagnóstica; II, benigno; III, atipias e lesões foliculares de significado indeterminado; IV, suspeito ou neoplasia folicular; V, suspeito para malignidade; VI. maligno. A importância dessa classificação está em determinar condutas para cada subtipo. Por exemplo, I necessitará de nova punção em 3 a 6 meses; II indica apenas seguimento ultrassonográfico; IV, cirurgia se TSH não estiver suprimido e/ou se cintilografia não mostrar nódulo hiperfuncionante; V e VI, cirurgia imediata, pelos riscos de malignidade, que variam de 66 a 99%, respectivamente.

Se a citologia revelar lesão folicular ou atipia de significado indeterminado (categoria III de Bethesda), recomenda-se a repetição da PAAF com intervalo de 3 a 6 meses. Caso esse resultado persista, a cirurgia está indicada em pacientes com alta suspeita clínica ou ultrassonográfica de malignidade ou nódulo > 2 cm. Pacientes com nódulo ≤ 2 cm e baixa suspeita clínica e ultrassonográfica para câncer devem ser acompanhados.

✅ Resposta: B

➕ Referências: 46 e 62

CASO #47

Um homem de 58 anos vem com história de bócio multinodular com dois nódulos de 1,8 e 2,9 cm. A citologia do maior nódulo foi compatível com carcinoma medular de tireoide (CMT). Calcitonina = 420 pg/mℓ, USG sem linfonodomegalias. O paciente foi submetido a tireoidectomia total e esvaziamento do compartimento central. Não há história familiar de doença similar.

A histologia confirma CMT associado a hiperplasia disseminada de células C, sem metástases linfonodais. O paciente pergunta sobre seu prognóstico e, estando ciente de que o CMT pode ser hereditário, pergunta ao médico sobre seu prognóstico e a necessidade de rastreio familiar.

206 Endocrinologia: Casos Clínicos Comentados

▶ **Sobre a(s) resposta(s) a ser(em) dada(s) pelo médico, qual das seguintes afirmações estaria <u>correta</u>?**

a) Seu prognóstico é bom, com provável longa sobrevida; a triagem genética do *RET* deve ser restrita, inicialmente, ao paciente.

b) O prognóstico do CMT é sempre reservado, e os parentes devem ser imediatamente rastreados com dosagem de calcitonina sérica.

c) Seu prognóstico é bom e, como não há história de outros casos na família, não há necessidade de rastreio entre os parentes.

d) Seu prognóstico depende da natureza esporádica ou hereditária verificada pelo teste genético. O rastreio em familiares fica reservado aos casos com mutação germinativa confirmada.

COMENTÁRIOS

O prognóstico do CMT pode variar bastante de acordo com a extensão da doença ao diagnóstico. Geralmente, tumores intratireoidianos têm bom prognóstico, e valor de calcitonina sérica < 500 pg/mℓ é compatível com doença limitada ao compartimento cervical. O prognóstico não é determinado pela natureza esporádica ou hereditária, mas todos os pacientes devem ser rastreados para variantes patogênicas do proto-oncogene *RET*. Se verificada uma variante patogênica *RET*, seus familiares podem fazer o teste para a mesma mutação.

✔ Resposta: A

➕ Referências: 46, 70 e 71

CASO #48

Um homem de 59 anos vem em acompanhamento há 4 anos por carcinoma medular de tireoide (CMT). Foi submetido inicialmente a tireoidectomia total e esvaziamento linfonodal dos compartimentos central e lateral. Tem metástases detectadas em linfonodos mediastinais e pulmões, evoluindo com estabilidade nos últimos anos. Nesse período, a calcitonina variou entre 250 e 360 pg/mℓ. Nos últimos meses, a calcitonina vem em elevação (580 e 740 pg/mℓ). Realizou nova TC que revelou aumento do tamanho da maioria das lesões já conhecidas. O paciente está em bom estado geral de saúde, exceto pelo desenvolvimento recente de diarreia persistente.

▶ **Qual dos seguintes achados <u>não</u> pode ser utilizado para indicar início de tratamento com inibidor de tirosinoquinase no CMT?**

a) *Doubling-time* de calcitonina.

b) Progressão pelo RECIST.

c) Sintomatologia clínica.

d) Todos os anteriores podem indicar início de terapia sistêmica.

COMENTÁRIOS

No CMT metastático, o início da terapia sistêmica pode ser indicado pelos seguintes critérios: *doubling-time* de calcitonina ou CEA (necessitando de quatro medidas nos últimos 2 anos), progressão radiológica pelo RECIST (aumento de 20% na soma dos menores diâmetros ou surgimento de novas lesões) ou presença de sintomas persistentes relacionados ao CMT (diarreia, *flushing* etc.). Atualmente, são aprovados o vandetanibs (Caprelsa®) e o cabozantinibe (Cometriq®).

✔ Resposta: D

➕ Referências: 70 e 71

CASO #49

Mulher, 35 anos, procura avaliação 1 ano após lobectomia por carcinoma papilífero de 1,3 cm. Traz exames realizados 3 meses após a cirurgia: tireoglobulina (Tg) = 35 ng/mℓ; anti-Tg, negativo; anti-TPO, positivo. A USG evidencia nódulo espongiforme no lobo residual de 0,5 cm, sem linfadenopatia. A última **avaliação laboratorial** mostrou:

- TSH = 3,2 mUI/ℓ (VR: 0,40 a 4,4)
- Tg (ensaio diferente) = 55 ng/mℓ
- Anti-Tg = negativo.

A USG revelou parênquima heterogêneo, nódulo espongiforme 0,9 cm, sem linfonodomegalias.

▶ **Qual das condutas seria melhor indicar?**

a) TC de tórax para avaliar doença metastática.
b) PAAF do nódulo tireoidiano direito.
c) Iniciar levotiroxina 50 μg/dia + seguimento laboratorial + USG em 6 meses.
d) Completar tireoidectomia + ablação com iodo radioativo.

COMENTÁRIOS

Após lobectomia recomenda-se alvo de TSH entre 0,5 e 2 mUI/ℓ, devendo ser iniciada levotiroxina. Embora as diretrizes classifiquem níveis de Tg > 30 ng/mℓ como resposta bioquímica incompleta, o segundo exame foi realizado com metodologia diferente, dificultando a comparação. A paciente é portadora de tireoidite de Hashimoto, que pode dificultar o correto seguimento baseado em Tg nos pacientes submetidos a lobectomia. Considerando a classificação inicial como de baixo risco e a USG sem achados de linfonodopatias (principal localização de metástases), a proposta seria apenas de acompanhamento. Caso os níveis de Tg seguissem em ascensão seria recomendado rastreio de metástases a distância. Se lesões forem detectadas, deve ser realizada retirada cirúrgica do lobo remanescente, com posterior radioiodoterapia.

✓ **Resposta: C**
➕ **Referências: 46, 72 e 73**

CASO #50

Um homem de 42 anos foi submetido a lobectomia por carcinoma folicular da tireoide há 4 meses. Traz anatomopatológico com tumor único de 1,2 cm sem invasão de extensão extratireoidiana, sem invasão neural, com cinco focos de invasão vascular. Traz exames:

- Tg = 20 ng/mℓ
- Anti-Tg negativos
- TSH = 2,1 mUI/ℓ
- USG sem anormalidades no lobo remanescente e sem linfonodomegalias.

▶ **Qual a melhor recomendação?**

a) Início de levotiroxina + vigilância contínua com USG, Tg, anti-Tg e TSH semestralmente.
b) Completar tireoidectomia e considerar iodo radioativo.
c) PCI com [131]I.
d) TC de tórax para avaliar doença metastática.

208 Endocrinologia: Casos Clínicos Comentados

COMENTÁRIOS

A presença de quatro ou mais focos de invasão vascular classifica o carcinoma folicular como de alto risco para recorrência. Neste caso, fica indicada a complementação cirúrgica. O radioiodo provavelmente será indicado, devendo ser avaliada a dose de acordo com os níveis de Tg e exames de imagem após a complementação cirúrgica. Lembrar que a PCI não pode ser realizada sem que ocorra a retirada total da tireoide.

✅ Resposta: B

➕ Referências: 46, 49 e 74

CASO #51

Mulher, 42 anos, submetida a tireoidectomia total após a realização de PAAF em nódulo de 2,5 cm no lobo direito (LD) da tireoide, que mostrou categoria citopatológica V de Bethesda. O histopatológico revelou CA papilífero variante folicular, sem invasão de cápsula, mas com invasão vascular e presença de um linfonodo acometido por metástase de 0,1 cm. Não havia extensão extratireoidiana nem metástase a distância.

▶ De acordo com a classificação de risco de recorrência, como você classificaria essa paciente e que dose de iodo estaria mais indicada?

a) Baixo risco, não havendo necessidade de [131]I.
b) Risco intermediário, sendo indicada dose de 30 mCi de [131]I.
c) Alto risco, sendo indicada dose de 150 mCi de [131]I.
d) Baixo risco, sendo indicada dose de 30 mCi de [131]I.

COMENTÁRIOS

A presença de invasão vascular classifica os carcinomas papilíferos como de risco intermediário. O uso do radioiodo poderia ser dispensável caso a tireoglobulina fosse negativa na avaliação de 8 semanas. No mesmo raciocínio, a dose seria maior no caso de valores > 5 ng/mℓ. Como não há informação no caso, pode-se optar pela dose de 30 mCi de [131]I.

✅ Resposta: B

➕ Referência: 46

CASO #52

Mulher, 64 anos, com histórico de câncer de tireoide há 8 anos, submetida inicialmente a tireoidectomia total. O anatomopatológico evidenciou carcinoma papilífero de 2,1 cm com extensão extratireoidiana, dois linfonodos na cadeia VI (1,0 e 0,8 cm) e dois na cadeia IV (1,2 e 0,9 cm), positivos para metástases. Ela recebeu iodo radioativo adjuvante (RAI) 150 mCi e seguiu em acompanhamento.

Há 4 anos, evoluiu com elevação de tireoglobulina (Tg), sendo submetida a ultrassonografia e tomografia computadorizada (TC) com contraste de pescoço e tórax. Foram achados micronódulos pulmonares esparsos. Ela foi novamente tratada com RAI, com cintilografia (PCI) mostrando captação modesta bilateralmente. Após uma queda inicial, seus níveis de Tg começaram a aumentar 6 meses após a dose. Nova TC mostrou estabilidade dos nódulos pulmonares. Um ano após a dose, os níveis de Tg voltaram a aumentar (Tg = 325 ng/mℓ; TSH = 0,01 mU/ℓ) e as imagens sugeriam progressão, com nódulos > 1 cm. A paciente evoluía assintomática e sem grandes comorbidades.

▶ **Sobre o caso, assinale a alternativa <u>correta</u>:**

a) Deve ser solicitada ^{18}F-FDG PET/CT *scan*. A captação de glicose está relacionada a maior agressividade, sendo parâmetro para tratamento sistêmico.

b) Deve ser solicitado painel genético. A presença de mutações específicas direciona o tratamento sistêmico.

c) Deve ser administrada nova dose de [131]I. A última PCI indicou captação, indicando a utilidade da repetição do tratamento.

d) A paciente está assintomática. Deve ser acompanhada com Tg e TC de tórax semestralmente.

COMENTÁRIOS

Há uma série de alterações genéticas que podem contribuir para a oncogênese nas neoplasias de tireoide. As mais frequentes em carcinomas papilíferos incluem mutações BRAF e RAS, bem como rearranjos no *RET*. Embora raro, outro evento oncogênico importante é o rearranjo do *NTRK*. A frequência de mutações em pacientes adultos com câncer de tireoide é de aproximadamente 2%, enquanto os pacientes pediátricos demonstram frequência de aproximadamente 18 a 26%.

As diretrizes atuais recomendam testes genômicos para todos os pacientes com carcinoma papilífero de tireoide metastático e refratário ao radioiodo. Como a recidiva pode ocorrer muitos anos ou mesmo décadas após a cirurgia, frequentemente o tecido tumoral original não está disponível para testes. Nessa situação, é necessária uma biópsia da lesão metastática. O sequenciamento de próxima geração (NGS) é ideal, pois permite a avaliação de múltiplas alterações genômicas simultaneamente, incluindo mutações BRAF e RAS; fusões ALK, RET e NTRK; instabilidade de microssatélites e carga mutacional tumoral (TMB).

Existem várias opções de terapia sistêmica para pacientes com neoplasia de tireoide avançada, incluindo os inibidores de tirosinoquinase (ITQs) lenvatinibe, sorafenibe e cabozantinibe, bem como agentes direcionados, como inibidores do TRK (larotrectinibe e entrectinibe), agentes direcionados ao RET (selpercatinibe) ou terapias com inibidores de *checkpoint* imune (pembrolizumabe).

A indicação do ^{18}F-FDG PET/CT *scan* fica restrita a casos em que não encontramos lesões metastáticas nos exames usuais. Outra possível indicação seria nos casos em que lesões não captam o radioiodo, quando a avidez por FDG indicaria indiferenciação e pior prognóstico. Entretanto, essa não é indicação formal (**alternativa A incorreta**).

Quando uma lesão não capta o radioiodo na PCI ou apresenta progressão, apesar da captação positiva, temos critério de refratariedade à radioiodoterapia. Nesses casos, não seria indicada nova dose (**alternativa C incorreta**).

Mesmo nos casos refratários, nem todos os pacientes precisam iniciar a terapia sistêmica imediatamente, e o monitoramento rigoroso da doença é apropriado para aqueles com doença assintomática e indolente. No caso de progressão, particularmente com lesões > 1 cm ou mutação que indique terapia-alvo, o tratamento deve ser indicado.

✔ Resposta: B

➕ Referências: 46, 48, 49 e 75

210 Endocrinologia: Casos Clínicos Comentados

▶ **Em relação ao carcinoma medular da tireoide (CMT), julgue as assertivas como verdadeiras (V) ou falsas (F) e marque a alternativa <u>correta</u>:**

I.   O CMT caracteriza-se por elevados níveis séricos de calcitonina (Ct) em cerca de 20% dos pacientes. Valores > 10 pg/mℓ já são altamente sugestivos desse tipo de carcinoma.

II. Associam-se com mutações no gene *RET*, podendo estar associadas com as neoplasias endócrinas múltiplas (MEN) tipo 2. Na MEN-2A, o hiperparatireoidismo é a característica mais comum.

III. Os locais mais comuns de metástase a distância (MD) são fígado, ossos e pulmões.

IV. O tratamento é realizado com tireoidectomia total associada à dissecção de linfonodos do compartimento central. Níveis de Ct pós-cirúrgicos acima de 150 pg/mℓ sugerem MD.

    a) F - F - V - V.
    b) F - F - V - F.
    c) V - V - F - F.
    d) V - V - F - V.

COMENTÁRIOS

I. CMT é um tumor raro (2% das neoplasias malignas da tireoide) com origem nas células C ou parafoliculares, cujo principal produto de secreção é a Ct, utilizada tanto para diagnóstico quanto para acompanhamento laboratorial. A elevação da Ct se observa na maioria dos pacientes, e valores > 100 pg/mℓ basais são altamente sugestivos desse carcinoma, na ausência de insuficiência renal. O risco de metástases linfonodais é quase nulo quando a calcitonina pré-operatória está abaixo de 20 pg/mℓ. Os valores do CEA também são úteis para estratificação de risco. De fato, níveis > 30 ng/mℓ são sugestivos de metástases em linfonodos nos compartimentos ipsilaterais centrais e laterais do pescoço, enquanto valores > 100 ng/mℓ correlacionam-se com metástases em linfonodos contralaterais e MD.

II. O CMT se apresenta de duas formas: esporádica ou familiar. Na forma esporádica, cerca de 50% dos casos apresentam mutações somáticas do gene *RET*. A forma familiar é causada por mutação germinativa no gene *RET*, associada ao desenvolvimento da neoplasia endócrina múltipla do tipo 2 (MEN-2):

- MEN-2A: CMT (95%), feocromocitoma (50%) e hiperparatireoidismo (20%)
- MEN-2B: CMT (90%), feocromocitoma (45%), ganglioneuromatose (100%), hábito marfanoide (65%), além de anormalidades oculares.

III. MD são detectadas em 7 a 17% de todos os casos ao diagnóstico e frequentemente surgem em múltiplos locais. Os mais frequentes são fígado (49%), ossos (45%) e pulmões (35%). A tomografia computadorizada é o exame mais acurado para visualizar metástases no pulmão e em linfonodos mediastinais, enquanto a ressonância magnética (RM) com contraste revela até 100% das lesões hepáticas. A cintilografia óssea e a RM do esqueleto axial são complementares na investigação de metástases ósseas. Vale a pena ressaltar que a detecção de MD é improvável quando os valores de calcitonina forem < 250 pg/mℓ.

IV. Por não se originarem nas células foliculares (produtoras de tireoglobulina e responsivas ao TSH), no manejo desse carcinoma não se utilizam doses supressivas de levotiroxina ou o radioiodo pós-cirúrgico. A tireoidectomia total associada à dissecção de linfonodos do compartimento central é, portanto, o procedimento de escolha. Níveis de Ct pós-cirúrgicos acima de 150 pg/mℓ são sugestivos de MD, enquanto valores < 150 pg/mℓ indicam metástases locorregionais. Outro marcador utilizado é o CEA. Se os níveis de Ct forem indetectáveis, o paciente está bioquimicamente em remissão e seu seguimento será feito com dosagens semestrais ou anuais de Ct por um período de tempo indeterminado.

✔ Resposta: A

➕ Referências: 49, 70 e 71

Capítulo 3 • Doenças da Tireoide **211**

▶ Em relação ao proto-oncogene *RET*, é <u>correto</u> afirmar:

a) Mutações inativadoras nesse gene ocorrem em pequena porcentagem de casos do carcinoma medular de tireoide (CMT) esporádicos.

b) O exame molecular desse gene deve ser realizado apenas nos casos suspeitos de CMT hereditário (história familiar, diagnóstico em paciente jovem e tumores multicêntricos).

c) Carreadores das mutações M918T são classificados como de risco moderado, sendo recomendado o seguimento rigoroso com calcitonina.

d) Carreadores das mutações C634F/G/R/S/W/Y e A883F são classificados como de alto risco, sendo recomendada a tireoidectomia antes dos 5 anos.

COMENTÁRIOS

Na forma esporádica, cerca de 50% dos casos apresentam mutações somáticas do gene *RET*.

Todos os pacientes com diagnóstico de carcinoma medular de tireoide (CMT) devem ser submetidos à pesquisa genética da mutação do gene *RET*, assim como os familiares de primeiro grau de pacientes com MEN-2, considerando a possibilidade de diagnóstico precoce e cirurgia profilática. Em pacientes com CMT hereditário, o principal fator preditor de sobrevida e cura é a realização de tireoidectomia profilática.

A ATA propõe uma classificação para o risco de desenvolvimento precoce de CMT com base no tipo de mutação do RET: carreadores da mutação M918T são classificados como de muito alto risco, devendo ser realizada tireoidectomia profilática no primeiro ano de vida.

Carreadores das mutações C634F/G/R/S/W/Y e A883F são realmente classificados como de alto risco. Devem, pois, ser submetidos à tireoidectomia profilática antes da idade de 5 anos. Todas as demais mutações são classificadas como de risco moderado, devendo-se realizar seguimento com dosagens de calcitonina a cada 6 a 12 meses.

✅ **Resposta:** D

➕ **Referências:** 49, 70 e 71

CASO #53

Paciente do sexo masculino, 72 anos, portador de diabetes melito tipo 2, hipertensão arterial e com sequela motora (hemiparesia) após acidente vascular cerebral isquêmico, ocorrido 3 meses antes. Refere que, durante a realização de uma ultrassonografia com Doppler de artérias carótidas, foi detectado incidentalmente um nódulo tireoidiano, sendo então realizada ultrassonografia específica da tireoide, com a seguinte descrição:

- Tireoide de tamanho normal, contornos regulares e textura homogênea
- Lobo direito 3,4 × 1,3 × 1,1 cm (vol. 2,5 cm≥)
- Lobo esquerdo 3,6 × 1,3 × 1,2 cm (vol. 2,9 cm≥)
- Istmo com espessura de 0,2 cm
- Nódulo sólido, hipoecoico, contornos regulares, paralelo à pele e com microcalcificações, medindo 0,9 × 0,7 × 0,8 cm, localizado em terço médio de lobo direito (TI-RADS 5).

O paciente vem para a consulta já trazendo resultado da punção aspirativa por agulha fina (PAAF), sugestivo para carcinoma papilífero de tireoide (Bethesda VI). Você solicita a dosagem de TSH com resultado de 4,8 mUI/ℓ.

212 Endocrinologia: Casos Clínicos Comentados

▶ **Sobre o caso descrito, julgue as alternativas a seguir como verdadeiras (V) ou falsas (F):**

I. O paciente deve ser encaminhado ao cirurgião de cabeça e pescoço para realização de lobectomia por não ser um bom candidato para a vigilância ativa devido à idade acima de 60 anos.

II. Caso houvesse extensão extratireoidiana e presença de metástase linfonodal ou se a localização do nódulo fosse próximo da traqueia ou nervo laríngeo recorrente, o tratamento cirúrgico estaria formalmente indicado.

III. Desde que o paciente concorde, ele é um bom candidato para vigilância ativa se houver boa equipe multiprofissional que o acompanhe regularmente. O seguimento deve ser feito, nesses casos, com avaliação clínica, ultrassonográfica e de função tireoidiana a cada 12 meses.

IV. Em caso de se optar pela estratégia de vigilância ativa, pode ser utilizada terapia supressiva com levotiroxina para manter o TSH entre 0,5 e 2,0 mUI/ℓ, uma vez que o paciente apresenta TSH acima de 4,0 mUI/ℓ.

V. Se durante a vigilância ativa houver crescimento significativo, surgimento de metástases ou invasão de estruturas extratireoidianas, fica indicado o tratamento cirúrgico.

a) F - V - V - F - V.
b) V - V - F - F - F.
c) F - V - F - V - V.
d) F - V - V - V - V.

COMENTÁRIOS

A vigilância ativa é uma estratégia de seguimento indicada para casos selecionados de microcarcinoma papilífero de tireoide (tumor < 1,0 cm). Nessa decisão, levam-se em conta os aspectos ultrassonográficos, clínicos e também o suporte do sistema de saúde ao qual o paciente tem acesso.

O candidato *ideal* para a vigilância ativa apresenta nódulo único, com margens bem definidas, tamanho estável em ultrassonografias anteriores, envolto em pelo menos 2 mm de tecido tireoidiano normal, distantes da cápsula, da traqueia e do nervo laríngeo recorrente, sem metástase linfonodal e a distância. Adicionalmente, sua idade deve ser de pelo menos 60 anos, deve compreender e aceitar a estratégia de vigilância ativa, ciente de que a cirurgia pode ser necessária no futuro e ter acesso a uma equipe multiprofissional experiente, com ultrassonografia cervical de boa qualidade.

Para pacientes mais jovens, entre 18 e 59 anos, com microcarcinoma multifocal ou com localização subcapsular, mas não adjacente à traqueia ou ao nervo laríngeo recorrente, a vigilância ativa também pode ser apropriada, desde que haja concordância e adesão do paciente, e que a estrutura de saúde permita o acompanhamento adequado.

Fica contraindicada a vigilância ativa quando houver evidência de citologia agressiva na PAAF, localização subcapsular próxima à traqueia ou ao nervo laríngeo recorrente, presença de extensão extratireoidiana ou metástase linfonodal ou a distância. Adicionalmente, não é possível esse tipo de estratégia em pacientes com baixa probabilidade de aderir ao acompanhamento periódico ou quando o sistema de saúde não estiver estruturado para prover o atendimento e/ou os exames necessários no seguimento.

O acompanhamento é feito com avaliação clínica, dosagem da função tireoidiana e realização de ultrassonografia cervical a cada 6 meses durante o primeiro ano e depois a cada 12 meses, podendo ser espaçada posteriormente se o nódulo se mantiver estável. O paciente deve ser encaminhado para cirurgia, durante o seguimento, caso aconteçam: metástases linfonodais ou a distância; invasão de estruturas extratireoidianas; crescimento > 3 mm em alguma dimensão; aumento de pelo menos 50% no volume do nódulo.

A terapia supressiva com levotiroxina está indicada para pacientes em estratégia de vigilância ativa, desde que o TSH seja maior que 4,0 mUI/ℓ, objetivando-se mantê-lo entre 0,5 e 2,0 mUI/ℓ. Em pacientes com idade < 65 anos, terapia supressiva pode também ser utilizada quando TSH estiver entre 2,5 e 4,0 mUI/ℓ.

Analisando as afirmativas da questão, identificamos que estão incorretas as assertivas I e III, uma vez que a idade acima de 60 anos é considerada fator a favor da vigilância ativa e que, no primeiro ano, o seguimento é semestral e não anual. As demais afirmativas são verdadeiras.

Resposta: C

Referências: 47, 76 e 77

CASO #54

Mulher, 38 anos, sem queixas compressivas, realizou uma USG de tireoide de "rotina" que evidenciou um nódulo tireoidiano sólido, hipoecoico, com margens regulares, mais alto do que largo, sem microcalcificações, localizado em terço superior do lobo direito, medindo $1,0 \times 0,8 \times 0,9$ cm (TI-RADS 5).

Optou-se por realização de PAAF, e a citologia teve como resultado Bethesda categoria 5. A paciente foi encaminhada ao cirurgião de cabeça e pescoço, que optou por realizar apenas lobectomia à direita. O anatomopatológico evidenciou microcarcinoma papilífero, medindo $1,0 \times 0,9$ cm, variante clássica, unifocal, sem extensão extratireoidiana e sem metástase linfonodal.

Após 2 meses da cirurgia, a paciente estava em uso de levotiroxina 50 μg/dia e retorna trazendo os seguintes exames:

- TSH = 0,4 mUI/ℓ (VR: 0,45 a 4,5)
- T_4 livre = 1,2 ng/dℓ (VR: 0,7 a 1,8)
- Tg não estimulada = 40 ng/mℓ
- AATg negativo.

Trouxe também USG de tireoide que mostrava *status* pós-lobectomia direita; lobo esquerdo sem nódulos; ausência de linfonodomegalia.

> Em relação ao seguimento dessa paciente, de acordo com a estratificação dinâmica de risco da ATA 2016, qual a resposta <u>correta</u>?

a) A paciente apresenta resposta excelente, necessitando manter TSH entre 0,5 e 2,0 mUI/ℓ.

b) A paciente apresenta resposta indeterminada, pois a Tg não estimulada está > 30 ng/mℓ com AATg negativo e exame de imagem negativo, necessitando manter TSH entre 0,1 e 0,5 mUI/ℓ.

c) A paciente apresenta resposta bioquímica incompleta, pois Tg não estimulada está > 30 ng/mℓ com AATg negativo e exame de imagem negativo, necessitando manter TSH < 0,1 mUI/ℓ.

d) A paciente apresenta resposta estrutural incompleta, necessitando manter TSH < 0,1 mUI/ℓ.

COMENTÁRIOS

De acordo com as diretrizes de 2016 da ATA, a estratificação dinâmica de risco após lobectomia é:
- Resposta excelente (manter TSH entre 0,5 e 2,0 mUI/ℓ):
  - Tg não estimulada estável ou em queda (< 30 ng/mℓ) + AATg indetectável + exame de imagem negativo
- Resposta indeterminada (manter TSH entre 0,1 e 0,5 mUI/ℓ):
  - AATg positivo estável ou em queda e/ou exame de imagem com achado inespecífico
- Resposta bioquímica incompleta (manter TSH < 0,1 mUI/ℓ):
  - Tg não estimulada > 30 ng/mℓ e/ou aumento de Tg (mesmos níveis de TSH) e/ou AATg em ascensão + exame de imagem negativo
- Resposta estrutural incompleta (manter TSH < 0,1 mUI/ℓ):
  - Evidência de doença estrutural em exames de imagem

Resposta: C

Referência: 46

CASO #55

Paciente do sexo feminino, 52 anos, com diagnóstico de carcinoma papilífero de tireoide após tireoidectomia total. Apresentava no anatomopatológico carcinoma papilífero medindo 2,5 × 1,4 cm, variante células altas, com extensão extratireoidiana grosseira e sem metástase linfonodal. Após 45 dias da cirurgia, a paciente retorna com exames:

- Tg não estimulada = 10 ng/mℓ
- AATg negativo
- TSH = 0,2 mUI/ℓ
- USG cervical = *status* pós-tireoidectomia total, sem linfonodomegalia atípica.

A paciente está em uso de levotiroxina 125 µg/dia.

▶ **Em relação ao seguimento dessa paciente, de acordo com a indicação de radioiodoterapia, qual a resposta <u>correta</u>?**

a) A paciente apresenta risco alto de recorrência, necessitando de dose terapêutica de 300 mCi para tratamento de metástase.

b) A paciente apresenta risco intermediário de recorrência, necessitando de terapia adjuvante com dose de 100 mCi para destruição de possíveis focos tumorais cervicais microscópicos.

c) A paciente apresenta risco intermediário de recorrência, necessitando de dose ablativa de 30 mCi para destruição de restos tireoidianos.

d) A paciente apresenta risco baixo de recorrência, não necessitando de dose de radioiodoterapia.

COMENTÁRIOS

A indicação de radioiodoterapia no pós-operatório depende da avaliação do risco de recorrência do CDT.

Diante de risco baixo de recorrência, a radioiodoterapia não está indicada de rotina. Deve ser considerada a dose ablativa de radioiodoterapia para destruição de restos tireoidianos, com dose de 30 a 100 mCi, em pacientes com TNM (T3aN0M0) e níveis detectáveis de Tg não estimulada no pós-operatório.

Havendo risco intermediário de recorrência, a radioiodoterapia deve ser considerada de forma individualizada, considerando histopatológico, níveis séricos de Tg não estimulada no pós-operatório e USG cervical. Se a Tg for indetectável, pode ser considerada a dose ablativa de radioiodoterapia com 30 mCi ou mesmo não fazer radioiodoterapia. Diante de nível detectável baixo de Tg, deve ser considerada a dose ablativa com 30 a 100 mCi. Se nível de Tg for elevado, deve-se considerar uma dose adjuvante de 100 a 150 mCi.

Quando o risco de recorrência for alto, a radioiodoterapia sempre deve ser indicada, mas a dose dependerá da avaliação no pós-operatório, podendo ser realizada dose adjuvante (100 a 150 mCi) ou dose terapêutica (dose de acordo com o local da metástase). Na presença de metástase linfonodal pequena e não acessível por cirurgia, dose de 150 mCi; metástase pulmonar, 200 mCi; metástase óssea, 200 a 300 mCi.

✔ Resposta: B

➕ Referência: 46

CASO #56

Mulher, 60 anos, veio à primeira consulta informando que recebeu diagnóstico de carcinoma papilífero de tireoide há 1 ano. Na época realizou tireoidectomia total e após 3 meses tomou dose de radioiodoterapia de 150 mCi (PCI pós-RAI: captação em região cervical anterior – tireoglobulina (Tg) estimulada = 50, anti-Tg negativo, TSH = 40). Trazia o resultado do anatomopatológico

Capítulo 3 • Doenças da Tireoide **215**

(carcinoma papilífero, medindo 1,5 × 2,0 cm no LD e 2,3 × 1,0 cm no LE, variante clássica, com extensão extratireoidiana grosseira e sem metástase linfonodal) e exames complementares:

- Tg = 5 ng/ml
- Anti-Tg negativo, TSH = 0,01 mUI/l
- USG cervical = *status* pós-tireoidectomia total, com presença de linfonodos atípicos (ausência de hilo, arredondados, hiperecoicos e com microcalcificações) em cadeia cervical nível II à direita, sendo os maiores de 2,0 cm e 1,5 cm. PAAF dos linfonodos evidenciou metástase do carcinoma papilífero.

▶ **Em relação ao seguimento do tratamento da metástase linfonodal desta paciente, qual a resposta <u>correta</u>?**

a) O tratamento de escolha é uma nova dose de radioidoterapia com 150 mCi para o tratamento de metástase linfonodal cervical.
b) O tratamento de escolha é uma nova dose de radioidoterapia com 200 mCi para o tratamento de metástase linfonodal cervical.
c) O tratamento de escolha é uma nova dose de radioidoterapia com 300 mCi para o tratamento de metástase linfonodal cervical.
d) O tratamento de escolha é a ressecção cirúrgica do compartimento cervical acometido pela metástase.

COMENTÁRIOS

De acordo com a ATA 2015, o tratamento de escolha para metástases cervicais é a ressecção cirúrgica se linfonodos centrais ≥ 8 mm e linfonodos laterais ≥ 10 mm no menor diâmetro e/ou compressão de estruturas nobres. Após a retirada, o paciente deve ser reavaliado, não sendo indicado radioiodo de rotina. Pode ser considerada vigilância ativa ou dose de radioiodoterapia (150 mCi) se houver metástases pequenas e/ou inacessíveis.

✅ Resposta: D

➕ Referência: 46

CASO #57

Paciente do sexo feminino, 30 anos, com diagnóstico de carcinoma folicular de tireoide há 5 anos. Na época do diagnóstico realizou tireoidectomia total e, após 4 meses, tomou dose de radioidoterapia de 150 mCi, pois foi classificada como alto risco de recorrência. Durante o acompanhamento, manteve resposta bioquímica incompleta, sendo solicitados exames de imagem para rastreio de metástase. A TC de tórax evidenciou micronódulos pulmonares distribuídos difusamente por ambos os hemitóraces, sendo submetida a nova dose de 150 mCi com PCI negativa (Tg estimulada = 78 ng/ml, AATg negativo, TSH = 35 mUI/l). O ^{18}F-FDG PET-CT *scan* mostrou captação pulmonar (nódulos < 1 cm). Após 6 meses, a paciente retornou assintomática com nova TC de tórax evidenciando micronódulos pulmonares estáveis.

▶ **Em relação ao seguimento dessa paciente, qual a resposta <u>correta</u>?**

a) O tratamento de escolha é nova dose de radioidoterapia de 200 mCi.
b) O tratamento de escolha é manter vigilância ativa, pois a paciente apresenta metástase de pequeno volume tumoral, estável e assintomática.

c) O tratamento de escolha é iniciar um inibidor de tirosinoquinase (sorafenibe), pois a paciente já apresenta metástase pulmonar refratária à iodoterapia.

d) O tratamento de escolha é nova dose de radioiodoterapia de 300 mCi.

COMENTÁRIOS

De acordo com a ATA 2015, o tratamento de escolha para metástases pulmonares responsivas à radioiodoterapia deve ser a RAI na dose de 100 a 200 mCi a cada 6 a 12 meses, enquanto houver resposta bioquímica ou estrutural incompleta com comprovação de captação de iodo pela lesão. A remissão completa é observada, em geral, na presença de micrometástases pulmonares e na dose acumulada < 600 mCi. Entretanto, se as metástases pulmonares forem refratárias à radioiodoterapia está indicada a vigilância ativa nos casos de pequeno volume tumoral, estáveis ou com progressão lenta. Já se a metástase pulmonar for rapidamente progressiva (aumento de 20% em 12 a 14 meses), com grande volume tumoral (mínimo de 1 a 2 cm) ou sintomática, deve ser indicada terapia sistêmica com inibidor de tirosinoquinase.

✓ **Resposta:** B

⊕ **Referência:** 46

CASO #58

Paciente do sexo feminino, 70 anos, sabidamente DM tipo 2, HAS e com IAM prévio, está em acompanhamento de nódulo tireoidiano único, sólido, isoecoico, margens bem definidas, mais largo que alto, com microcalcificações, em terço médio do lobo esquerdo, medindo $1,0 \times 0,7 \times 0,5$ cm (TI-RADS 5). Realizou PAAF do nódulo que evidenciou Bethesda categoria 5. Considerando um microcarcinoma papilífero de baixo risco, o endocrinologista explica à paciente que no momento não há necessidade cirúrgica imediata, podendo ficar apenas em vigilância ativa com USG de tireoide e cervical, o que foi aceito. A paciente retorna após 6 meses, angustiada com o resultado de nova USG de tireoide, que mostrava crescimento discreto do nódulo (< 20% do volume), mas sem mudança das características.

▶ **Em relação ao seguimento dessa paciente, qual a resposta <u>correta</u>?**

a) Neste caso pode ser orientada a ablação por radiofrequência do nódulo, já que houve crescimento, e a paciente encontra-se angustiada em relação à vigilância ativa, mas apresenta risco cirúrgico elevado.

b) A ablação por radiofrequência não pode ser orientada para essa paciente devido ao rápido crescimento tumoral.

c) A ablação por radiofrequência não pode ser o tratamento inicial em casos de microcarcinoma papilífero de baixo risco, sendo a primeira escolha sempre a lobectomia.

d) Considerando a idade da paciente, associada a maior gravidade, estaria recomendada a tireoidectomia total, seguida de radioiodo 100 mCi.

COMENTÁRIOS

Em caso de microcarcinoma papilífero de baixo risco existe a possibilidade de tratamento inicial menos agressivo que a cirurgia, como a vigilância ativa (se ≥ 60 anos, comorbidades graves, compreensão de que a cirurgia pode ser necessária no futuro e adesão ao acompanhamento) e a ablação por radiofrequência (RFA) se o paciente estiver receoso sobre a vigilância ativa e não desejar cirurgia. Além disso, nesses casos, a RFA pode ser usada como tratamento intensificador após crescimento local tumoral que esteja sob vigilância ativa. A RFA é uma técnica não cirúrgica, minimamente invasiva, que se baseia em corrente eletromagnética alternada para causar aquecimento por fricção molecular e controlar massa tecidual. Em revisão sistemática e metanálise de estudos conduzidos na China e Coreia publicada em 2022, observou-se que 79% dos microcarcinomas papilíferos de tireoide submetidos à RFA tiveram desaparecimento completo do tecido tumoral.

✔ **Resposta: A**

➕ **Referências:** 78 e 79

CASO #59

Mulher, 32 anos, apresentou um nódulo palpável no lobo direito da tireoide. A USG mostra um nódulo marcadamente hipoecoico de 2 cm. A citologia tireoidiana foi compatível com Bethesda VI e sugestiva de câncer medular de tireoide (CMT). Solicitou-se calcitonina plasmática pré-operatória, cujo resultado foi de 542 pg/mℓ (VR: 12 pg/mℓ).

▶ **De acordo com a diretriz da ATA 2015, qual exame deveria ser feito antes da cirurgia?**

a) PET/CT FDG.
b) PET/CT gálio DOTATATE.
c) TC de tórax, RM hepática e cintilografia óssea ou RM de coluna.
d) PET/CT DOPA.

▶ **Qual a conduta proposta pelas diretrizes da ATA 2015?**

a) Tireoidectomia total.
b) Tireoidectomia total com dissecção central e ipsilateral.
c) Tireoidectomia total com dissecção central e bilateral.
d) Tireoidectomia total com dissecção central.

COMENTÁRIOS

A cirurgia é o procedimento de escolha no tratamento do CMT esporádico ou hereditário, bem como nos tumores associados a MEN-2A e MEN-2B. A possibilidade de cura da CMT dependerá do estágio clínico no momento do diagnóstico e da ressecção completa do tumor. Se o diagnóstico for feito antes da cirurgia, o tratamento cirúrgico é tireoidectomia total mais dissecção central. A extensão da cirurgia dependerá da presença de adenopatias e dos níveis de Ct:

- Se Ct for > 20 pg/mℓ, a dissecção do compartimento laterocervical ipsilateral pode ser considerada
- Se Ct for > 200 pg/mℓ, a dissecção do compartimento laterocervical ipsilateral e contralateral pode ser considerada
- Se Ct for > 500 pg/mℓ, a chance de cura bioquímica após a cirurgia geralmente é baixa e exames de imagem devem ser feitos para procurar metástases a distância.

A USG representa o exame de imagem mais importante no pré-operatório para ver as características do tumor, bem como para se pesquisar a presença de metástase de linfonodos no pescoço. Diante de valores pré-operatórios de Ct > 500 pg/mℓ, a ATA recomenda estudo de imagem com TC de pescoço e tórax com contraste, RM de fígado ou TC de abdome com contraste trifásico, RM axial de esqueleto ou cintilografia óssea. Essas diretrizes indicam que nem ^{18}F-FDG PET/CT *scan* nem ^{18}F-DOPA PET/CT *scan* são recomendadas para a detecção de metástases a distância, devido à menor sensibilidade em comparação a outros exames citados. Em contraste, as diretrizes da ESMO 2019 classificam a ^{18}F-DOPA PET/CT *scan* como um teste recomendado (quando disponível) para o diagnóstico de focos secundários.

Respostas: C e C

Referências: 70 e 80

REFERÊNCIAS BIBLIOGRÁFICAS

1. Freitas MC et al. Diagnóstico e tratamento da doença de Graves. In: Vilar L (editor). Endocrinologia clínica. 7. ed. Rio de Janeiro: Guanabara Koogan; 2021. p. 326-43.
2. Farebrother J et al. Excess iodine intake: sources, assessment, and effects on thyroid function. Ann NY Acad Sci. 2019;1446(1):44-65.
3. Ross DS et al. 2016 American Thyroid Association guidelines for diagnosis and management of hyperthyroidism and other causes of thyrotoxicosis. Thyroid. 2016;26(10):1343-421.
4. Sgarbi JA et al. Manejo da disfunção tireoidiana subclínica. In: Vilar L (editor). Endocrinologia clínica. 7. ed. Rio de Janeiro: Guanabara Koogan; 2021. p. 361-43.
5. Biondi B et al. Subclinical hypothyroidism: A review. JAMA. 2019;322(2):153-60.
6. Peeters RP. Subclinical hypothyroidism. N Engl J Med. 2017;376(26):2556-79.
7. Lane LC et al. New therapeutic horizons for Graves' hyperthyroidism. Endocr Rev. 2020;41(6): 873-84.
8. Kahaly G et al. 2018 European Thyroid Association Guideline for the management of Graves' hyperthyroidism. Eur Thyroid J. 2018;7(4):167-86.
9. Anyfantakis A et al. Syndrome of reduced sensitivity to thyroid hormone: Two case reports and a literature review. Case Rep Endocrinol. 2016;2016:7546453.
10. Larsen CB et al. Macro-TSH: A diagnostic challenge. Eur Thyroid J. 2021;10(1):93-7.
11. Ylli D et al. Biotina interference in assays for thyroid hormones, thyrotropin and thyroglobulin. Thyroid. 2021;31(8):1160-70.
12. Favresse J et al. Interferences with thyroid function immunoassays: clinical implications and detection algorithm. Endocr Rev. 2018;39(5):830-50.
13. Ferrari SM et al. Thyroid disorders induced by checkpoint inhibitors. Rev Endocr Metab Disord. 2018;19(4):325-33.
14. Castinetti F et al. French Endocrine Society Guidance on endocrine side-effects of immunotherapy. Endocr Relat Cancer. 2019;26(2):G1-G18.
15. Hryniewicki AT et al. Management of immune checkpoint inhibitor toxicities: a review and clinical guideline for emergency Physicians. J Emerg Med. 2018;55(4):489-502.
16. Ylli D et al. Evaluation and treatment of amiodarone-induced thyroid disorder. J Clin Endocrinol Metab. 2021;106(1):226-36.
17. Bartalena L et al. 2018 European Thyroid Association (ETA) guidelines for the management of amiodarone-associated thyroid dysfunction. Eur Thyroid J. 2018;7(2):55-66.
18. Lee SY, Pearce EN. Assessment and treatment of thyroid disorders in pregnancy and the postpartum period. Nat Rev Endocrinol. 2022; 18(3): 158-71.
19. Ramos HE et al. Tireoide e gestação. In: Vilar L (editor). Endocrinologia clínica. 7. ed. Rio de Janeiro: Guanabara Koogan; 2021. p. 371-80.
20. Donangelo I, Suh SY. Subclinical hyperthyroidism: when to consider treatment. Am Fam Phys. 2017;95(11):710-6.
21. Carvalho GA, Fighera TM. Manejo do bócio nodular tóxico. In: Vilar L (editor). Endocrinologia clínica. 7. ed. Rio de Janeiro: Guanabara Koogan; 2021. p. 354-60.
22. Bartalena L et al. The 2021 European Group on Graves' orbitopathy (EUGOGO) clinical practice guidelines for the medical management of Graves' orbitopathy. Eur J Endocrinol. 2021;185(4):G43-G67.
23. Ramos HE et al. Tratamento da orbitopatia de Graves. In: Vilar L (editor). Endocrinologia clínica. 7. ed. Rio de Janeiro: Guanabara Koogan; 2021. p. 344-53.
24. Dworakowska D, Grossman AB. Thyroid disease in the time of Covid-19. Endocrine. 2020;68(3):471-4.
25. Scappaticcio L et al. Impact of Covid-19 on the thyroid gland: an update. Rev Endocr Metab Disord. 2021;22(4):803-15.
26. Muller I et al. SARS-CoV-2-related atypical thyroiditis. Lancet Diabetes Endocrinol. 2020;8:739-41.
27. Pla Peris B et al. Thyrotoxicosis following SARS-COV-2 vaccination: a case series and discussion. J Endocrinol Invest. 2022;45(5):1071-7.
28. Alexander EK et al. 2017 Guidelines of the American Thyroid Association for the diagnosis and management of thyroid disease during pregnancy and the postpartum. Thyroid. 2017;27(3):315-89.
29. Andersen SL, Knøsgaard L. Management of thyrotoxicosis during pregnancy. Best Pract Res Clin Endocrinol Metab. 2020;34(4):101414.

30. Freitas MC et al. Diagnóstico e tratamento do hipotireoidismo. In: Vilar L (editor). Endocrinologia clínica. 7. ed. Rio de Janeiro: Guanabara Koogan; 2021. p. 313-25.

31. Radaeli RF, Diehl LA. Increased levothyroxine requirement in a woman with previously well-controlled hypothyroidism and intestinal giardiasis. Arq Bras Endocrinol Metab. 2011;55(1):81-4.

32. Dasgupta A. Immunoassay design and biotin interference. Adv Clin Chem. 2022;109:165-83.

33. Elston MS et al. Factitious Graves' disease due to biotin immunoassay interference: A case and review of the literature. J Clin Endocrinol Metab. 2016;101(9):3251-5.

34. Iqbal QZ et al. A literature review on thyrotoxic periodic paralysis. Cureus. 2020;12(8):e10108.

35. Patel M, Ladak K. Thyrotoxic periodic paralysis: A case report and literature review. Clin Med Res. 2021;19(3):148-51.

36. Dieu X et al. Familial dysalbuminemic hyperthyroxinemia: An underdiagnosed entity. J Clin Med. 2020 Jul 3;9(7):210.

37. Pietras SM, Safer JD. Diagnostic confusion attributable to spurious elevation of both total thyroid hormone and thyroid hormone uptake measurements in the setting of autoantibodies: case report and review of related literature. Endocr Pract. 2008;14(6):738-42.

38. Bernardi S et al. 12-month efficacy of a single radiofrequency ablation on autonomously functioning thyroid nodules. Endocrine. 2017;57(3):402-8.

39. Mauri G et al. Image-guided thermal ablation in autonomously functioning thyroid nodules. A retrospective multicenter three-year follow-up study from the Italian Minimally Invasive Treatment of the Thyroid (MITT) Group. Eur Radiol. 2022;32(3):1738-4.

40. Gadelha PS et al. Fatores de interferência na avaliação de função tireoidiana. In: Vilar L (editor). Endocrinologia clínica. 7. ed. Rio de Janeiro: Guanabara Koogan; 2021. p. 253-64.

41. Pearce EM et al. Thyroiditis. N Engl J Med. 2003;348(26):2646-55.

42. Diri H et al. Sheehan's syndrome: new insights into an old disease. Endocrine. 2016;51(1):22-31.

43. Anyfantakis A et al. Syndrome of reduced sensitivity to thyroid hormones: two case reports and a literature review. Case Rep Endocrinol. 2016;2016:754645.

44. Vlaeminck-Guillem V et al. TRα receptor mutations extend the spectrum of syndromes of reduced sensitivity to thyroid hormone. Presse Med. 2015;44(11):1103-12.

45. Luongo C et al. Type 3 deiodinase and consumptive hypothyroidism: a common mechanism for a rare disease. Front Endocrinol (Lausanne). 2013;4:11.

46. Haugen BR et al. 2015 American Thyroid Association management guidelines for adult patients with thyroid nodules and differentiated thyroid cancer: the American Thyroid Association guidelines task force on thyroid nodules and differentiated thyroid cancer. Thyroid. 2016; 26:1-133.

47. Rosario PW et al. Thyroid nodules ≤ 1 cm and papillary thyroid microcarcinomas: Brazilian experts opinion. Arch Endocrinol Metab. 2019; 63:456-61.

48. Tessler FN et al. ACR thyroid imaging, reporting and data system (TI-RADS): white paper of the ACR TI-RADS committee. J Am Coll Radiol. 2017; 14:587-95.

49. National Comprehensive Cancer Network. Thyroid Carcinoma (Version 2.2022). [Cited 2022 May 28] Available from: https://www.nccn.org/professionals/physician_gls/pdf/thyroid.pdf.

50. Wells SA et al. Revised American Thyroid Association guidelines for the management of medullary thyroid carcinoma. Thyroid. 2015;25(6):567-610.

51. Oliveira DHAD et al. Is there a place for measuring serum calcitonin prior to thyroidectomy in patients with a non-diagnostic thyroid nodule biopsy? Arch Endocrinol Metab. 2021;65:40-8.

52. Toledo SPA et al. Hypercalcitoninemia is not pathognomonic of medullary thyroid carcinoma. Clinics (Sao Paulo). 2009; 64(7): 699-706.

53. Middleton WD et al. Comparison of performance characteristics of American College of Radiology TI-RADS, Korean Society of Thyroid Radiology TIRADS, and American Thyroid Association guidelines. AJR Am J Roentgenol. 2018;210:1148-54.

54. Ahmadi S et al. A direct comparison of the ATA and TI-RADS ultrasound scoring systems. Endocr Pract. 2019;35(5):413-22.

55. Lebouleux S et al. Papillary thyroid microcarcinoma: time to shift from surgery to active surveillance? Lancet Diabetes Endocrinol. 2016;4(11):933-42.

56. Rosario PW. Thyroid nodules with atypia or follicular lesions of undetermined significance (Bethesda category III): importance of ultrasonography and cytological subcategory. Thyroid. 2014;24(7):1115-20.

57. Valderrabano P & McIver B. Evaluation and management of indeterminate thyroid nodules: The revolution of risk stratification beyond cytological diagnosis. Cancer Control. 2017;24(5)1-14.

58. Allen L et al. The role of repeat fine needle aspiration in managing indeterminate thyroid nodules. J Otolaryngol Head Neck Surg. 2019;48(1):16.

59. Tuttle RM et al. Updated American Joint Committee on Cancer/Tumor-Node-Metastasis Staging System for differentiated and anaplastic thyroid cancer. 8th ed. What changed and why? Thyroid. 2017; 27:751-6.

60. Kim M et al. Comparison of the 7th and 8th edition of the AJCC/TNM staging system for differentiated thyroid cancer. Thyroid. 2017; 27:1149-55.

61. Tuttle RM et al. Controversies, consensus, and collaboration in the use of ^{131}I therapy in differentiated thyroid cancer: a joint statement from the American Thyroid Association, the European Association of Nuclear Medicine, the Society of Nuclear Medicine and Molecular Imaging, and the European Thyroid Association. Thyroid. 2019 29(4):461-70.

62. Rosário PW et al. Thyroid nodules and differentiated thyroid cancer: update on the Brazilian consensus. Arq Bras Endocrinol Metabol. 2013; 57(4):240-64.

63. Rosário P et al. Predictive factors of malignancy in thyroid nodules with repeatedly nondiagnostic cytology (Bethesda category I): Value of ultrasonography. Horm Metab Res. 2014; 46(4):294-8.

64. Rosário PW. Thyroid nodules with benign cytology: Is size ≥ 4 cm an indication for surgery? World J Surg. 2014; 38(6):1554-5.

65. Mestman JH et al. Thyroid disorders of pregnancy. Endocrinol Metab Clin North Am. 1995; 24:41-71.

66. Moosa M, Mazzaferri EL. Outcome of differentiated thyroid cancer diagnosed in pregnant women. J Clin Endocrinol Metab. 1997; 82:2862-6.

67. Kuy S et al. Outcomes following thyroid and parathyroid surgery in pregnant women. Arch Surg. 2009; 144:399-406.

68. Schlumberger M et al. Strategies of radioiodine ablation in patients with low-risk thyroid cancer. N Engl J Med. 2012;366:1663-73.

69. Rosário PW, Xavier AC. Recombinant human thyroid stimulating hormone in thyroid remnant ablation with 1.1 GBq 131iodine in low-risk patients. Am J Clin Oncol. 2012;35:101-4.

70. Wells SA Jr et al. Revised American Thyroid Association guidelines for the management of medullary thyroid carcinoma. Thyroid. 2015;25(6):567-610.

71. Thomas CM et al. Diagnosis and pathologic characteristics of medullary thyroid carcinoma – review of current guidelines. Curr Oncol. 2019; 26(5):338-44.

72. Momesso DP al. Dynamic risk stratification in patients with differentiated thyroid cancer treated without radioactive iodine. J Clin Endocrinol Metab. 2016;101(7):2692-700.

73. Ritter A et al. Detecting recurrence following lobectomy for thyroid cancer: Role of thyroglobulin and thyroglobulin antibodies. J Clin Endocrinol Metab. 2021; 105(6): e2145-e2151.

74. Yamazaki H et al. Encapsulated angioinvasive follicular thyroid carcinoma: prognostic impact of the extent of vascular invasion. Ann Surg Oncol. 2022 (Online ahead of print).

75. Cabanillas ME et al. Targeted therapy for advanced thyroid cancer: kinase inhibitors and beyond. Endocr Rev. 2019;40(6):1573-604.

76. Tuttle R, Alzahrani AS. Risk stratification in differentiated thyroid cancer: from detection to final follow-up. J Clin Endocrinol Metab. 2019;104(9):4087-100.

77. Sugitani I et al. Indications and strategy for active surveillance of adult low-risk papillary thyroid microcarcinoma: consensus statement from the Japan Association of Endocrine Surgery Task Force on Management of Papillary Thyroid Microcarcinoma. Thyroid. 2021;31(2):183-92.

78. Zhang M et al. Efficacy and safety of ultrasound-guided radiofrequency ablation for treating low-risk papillary thyroid microcarcinoma: a prospective study. Thyroid. 2016;26:1581-7.

79. Muhammad H et al. Radiofrequency ablation and thyroid cancer: review of the current literature. Am J Otolaryngol. 2022;43(1):103204.

80. Filetti S et al. Thyroid cancer: ESMO clinical practice guidelines for diagnosis, treatment and follow-up. Ann Oncol 2019;30:1856-83.

4 Doenças do Pâncreas Endócrino

Ruy Lyra • Luciano Albuquerque • Alberto J. S. Ramos • Ana Carolina Thé Garrido • Clarice Vilar • Raíssa Lyra • Frederico Rangel Araujo Filho • Marcos Almeida • George Robson Ibiapina • Daniela Zago Ximenes • Rosália de Oliveira Nunes • Maíra Melo da Fonseca • Rafaella Nelice de Holanda Cardoso • Jardelina Brena Rocha • Illana Mary S. Carvalho • Thaise Borges Britto de Souza • Lucio Vilar

---

CASO #1

Mulher, 37 anos, IMC de 27,1 kg/m^2, teve o diagnóstico de diabetes melito (DM) há 3 anos em exames de rotina. A paciente manteve-se bem controlada em uso de metformina e dapagliflozina durante 2 anos, quando passou a apresentar elevação progressiva da glicemia e da HbA1c, refratária à combinação de três medicações orais e semaglutida. Normalização desses parâmetros somente foi obtida quando o tratamento foi modificado para o esquema basal-*bolus*, utilizando-se a insulina degludeca matinal e a insulina asparte pré-prandial.

▶ **Sobre este caso, assinale a alternativa <u>correta</u> no tocante ao diagnóstico e à conduta mais apropriada:**

a) MODY, devendo ser feitos testes genéticos, incluindo pesquisa de mutação nos genes *HNF1A*, da glicoquinase e do *HNF4A*.

b) LADA, mas não será possível confirmar o diagnóstico, pois com 3 anos de diagnóstico provavelmente já houve negativação dos autoanticorpos. Por outro lado, o excesso de peso e a obesidade abdominal falam contra esse diagnóstico. Manter a insulinoterapia.

c) DM tipo 1 (DM1), pela rápida evolução para necessidade de insulina. Manter a insulinoterapia.

d) LADA, deve ser feita pesquisa de anticorpo anti-GAD. Se positivo, confirma o diagnóstico. Manter a insulinoterapia.

COMENTÁRIOS

O DM autoimune é heterogêneo e pode surgir em qualquer idade. A Immunology of Diabetes Society (IDS) define LADA (diabetes autoimune latente do adulto) pelo início do DM na idade adulta (> 30 anos), independência de insulina por pelo menos 6 meses após o diagnóstico e presença de ao menos um autoanticorpo contra as células beta, a despeito da especificidade do título, do número ou epítopo. O anticorpo contra a descarboxilase do ácido glutâmico (anti-GAD) está presente em até 90% dos casos ao diagnóstico. Em crianças e adolescentes com DM tipo 1, os anticorpos anti-insulina geralmente são aqueles que surgem inicialmente, enquanto os anti-GAD são os que se mantêm positivos por mais tempo.

O LADA apresenta características genéticas similares às observadas no DM1 e no DM tipo 2 (DM2). Clinicamente assemelha-se mais ao DM2, podendo inclusive estar presentes achados como obesidade e resistência insulínica.

✔ **Resposta:** D

➕ **Referências:** 1 e 2

CASO #2

Em exame de rotina, em mulher de 20 anos com IMC de 24,2 kg/m^2, foram observadas glicemia de jejum de 140 mg/dℓ e HbA1c de 6,8%. Exames subsequentes mostraram resultados similares, enquanto a pesquisa do anti-GAD foi negativa. Ela relatou que um de seus irmãos, bem como sua mãe e sua avó materna, também tinha diabetes melito (DM).

▶ **Qual o diagnóstico mais provável?**

a) DM tipo 1 de início tardio.
b) MODY 2.
c) Diabetes Flatbush.
d) LADA.

COMENTÁRIOS

MODY (*maturity onset diabetes of youth*) representa a forma mais comum de DM monogênico. Trata-se de DM familiar multigeracional com surgimento precoce e transmissão autossômica dominante, associado a defeitos na secreção de insulina. Tipicamente se manifesta na infância, adolescência ou adultos jovens (< 25 anos). Até o momento, são conhecidos 14 subtipos de MODY secundários a mutações em 14 diferentes genes (*MODY-1* a *MODY-14*). Muitos indivíduos com diagnóstico de MODY não têm mutações em nenhum dos 14 genes relacionados ao MODY. Para essa situação, alguns autores usam a terminologia "MODY-X". Estima-se que MODY afete 2 a 5% dos supostos casos de DM2 e 10% dos aparentes casos de DM1.

MODY 1, 2 e 3 respondem por cerca de 85% do total de casos. MODY 2 é causado por mutações no gene da glicoquinase, uma enzima-chave no controle da secreção de insulina. Cursa com hiperglicemia leve, não progressiva, controlada com dieta ou sulfonilureias. Menos de 2% dos pacientes necessitarão de insulinoterapia. Já MODY 1 e MODY 3 tendem a cursar com hiperglicemia progressiva, e até 40% dos pacientes precisarão do uso de insulina a médio ou longo prazo.

✅ Resposta: **B**

➕ Referências: **1, 3 e 4**

CASO #3

Homem, 30 anos, sabe ter diabetes melito (DM) há 10 anos. Ultimamente, vem em uso de gliclazida MR (120 mg/dia) e metformina XR (1,5 g/dia). Refere que seu pai e avô paterno também têm DM. Ao **exame físico**, não foram encontradas anormalidades.

Os últimos exames mostraram:

- Glicemia = 136 mg/dℓ
- HbA1c = 7,3%
- Creatinina = 1,3 mg/dℓ (VR: 0,7 a 1,3)
- Relação albumina/creatinina na urina = 37 mg/g (VR: < 30).

A ultrassonografia de vias urinárias revelou a presença de rim único à esquerda, com cistos.

▶ **Qual é o mais provável tipo de MODY e o gene mutado neste paciente?**

a) Tipo 3, mutação do gene da glicoquinase.
b) Tipo 3, mutação no gene *HNF1B*.
c) Tipo 5, mutação no gene da glicoquinase.
d) Tipo 5, mutação no gene *HNF1B*

Capítulo 4 • Doenças do Pâncreas Endócrino **223**

COMENTÁRIOS

A associação de lesões anatômicas e funcionais dos rins, bem como malformações urogenitais, é característica do MODY 5, causado por mutações no gene *HNF1B*. Mutações no gene da glicoquinase causam o MODY 2, o qual cursa com hiperglicemia leve. MODY 3, decorrente de mutações no gene *HNF1A*, pode inicialmente se manifestar com glicosúria, na ausência de hiperglicemia. Outras características do MODY 3 incluem deterioração progressiva da função das células β, risco de desenvolvimento de complicações crônicas e níveis elevados do HDL-colesterol. A médio ou longo prazo, até 40% dos pacientes precisarão de insulinoterapia.

✅ Resposta: D

➕ Referências: 1, 3 e 4

▶ **Sobre as características do MODY 3, resultante de mutações no gene *HNF1A*, escolha a alternativa <u>incorreta</u>:**

a) Glicosúria com glicemia relativamente normal.
b) Deterioração progressiva da função das células β, com necessidade frequente de insulinoterapia.
c) Risco de desenvolvimento de complicações crônicas.
d) Associação com cistos renais e malformações genitais.

COMENTÁRIOS

A associação entre cistos renais e malformações urogenitais é característica do MODY 5, causado por mutações no gene *HNF1B*. Outras manifestações do MODY 3 incluem glicosúria renal (precedendo a hiperglicemia), aumento do HDL-colesterol e diminuição da proteína C reativa ultrassensível (PCR-us).

✅ Resposta: D

➕ Referências: 1, 3 e 4

CASO #4

Mulher, 34 anos, sabe ter diabetes melito (DM) há 6 anos. Atualmente em uso de metformina XR 2 g/dia e gliclazida MR 120 mg/dia. Ao **exame físico**, chamavam a atenção:

- IMC = 26,2 kg/m^2
- Lipoatrofia em tronco e membros, hipertrofia muscular aparente nessas regiões
- Acúmulo de gordura na face, com sinal do duplo queixo (Figura 4.1)
- PA = 145/95 mmHg.

Os últimos **exames laboratoriais** mostraram:

- Glicemia = 140 mg/dℓ
- HbA1c = 7,4%
- Triglicerídeos = 1.900 mg/dℓ.

▶ **Sobre o caso apresentado, assinale a opção <u>incorreta</u>:**

a) Trata-se de uma forma monogênica de DM, de herança autossômica dominante.
b) Essa condição é provocada por mutações no gene *lamin A/C*.
c) As alterações físicas descritas geralmente tornam-se aparentes apenas após a puberdade.
d) Outras características clínicas importantes dessa doença são grave resistência à insulina, acantose *nigricans* e hipoandrogenismo.

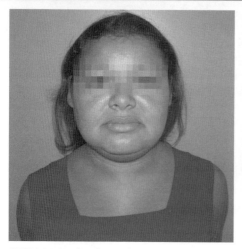 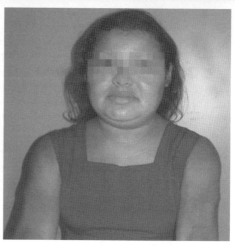

FIGURA 4.1 Lipodistrofia parcial congênita. Notar o acúmulo de gordura na face e no queixo, bem como a aparente hipertrofia muscular decorrente da escassez de tecido adiposo subcutâneo. (Esta figura encontra-se reproduzida em cores no Encarte.)

> **COMENTÁRIOS**
>
> Os achados de lipoatrofia em tronco e membros, hipertrofia muscular aparente nessas regiões e acúmulo de gordura na face, com sinal do duplo queixo, são característicos da lipodistrofia parcial familiar (síndrome de Dunnigan ou de Kobberling-Dunnigan). De herança autossômica dominante, é causada por mutações no gene *lamin A/C* (ou *LMNA*), resultando em lipodistrofia e intensa resistência insulínica, daí alterações como diabetes melito tipo 2, dislipidemia, acantose *nigricans* e hiperandrogenismo.

- Resposta: D
- Referências: 1 e 6

CASO #5

Paciente do sexo feminino, 18 anos, foi encaminhada ao endocrinologista devido ao não desenvolvimento adequado das mamas. Menarca aos 17 anos. Diabetes melito e acantose *nigricans* diagnosticados à idade de 14 anos. Refere que seus pais são primos de primeiro grau. Atualmente em uso irregular de metformina e insulinoterapia em esquema basal-*bolus*.

Ao **exame físico**, chamavam a atenção:

- IMC de 23,5 kg/m^2
- Acantose *nigricans* na fossa axilar e região inguinal
- Escassez generalizada de tecido adiposo subcutâneo, com aparente hipertrofia muscular e saliência venosa nos membros superiores
- Atrofia mamária bilateral
- Face em formato triangular devido à ausência de bolsas de Bichat e de tecido adiposo em região zigomática, além de cristas orbitais proeminentes
- Fígado palpável abaixo do rebordo costal (Figura 4.2).

Na **avaliação laboratorial** eram notórios:

- Glicemia = 140 mg/dℓ
- HbA1c = 7,7%; triglicerídeos = 350 mg/dℓ

- Insulina = 82 mU/ℓ (VR: 2 a 13)
- HOMA-IR = 28,4 (VR: ≤ 3,4)
- Anti-GAD e anticorpo anti-insulina = negativos
- Função tireoidiana, prolactina e LH/FSH = normais.

A ultrassonografia mostrou hepatomegalia e achados compatíveis com esteatose hepática.

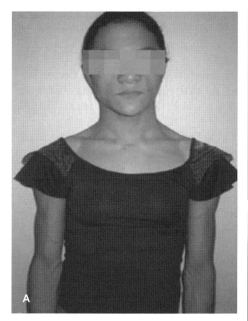
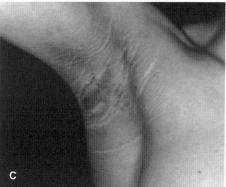

FIGURA 4.2 Lipodistrofia generalizada congênita. Notar o formato triangular da face (**A**), devido à ausência de bolsas de Bichat e de tecido adiposo em região zigomática; a escassez de tecido adiposo subcutâneo, com atrofia das mamas (**B**); e a acantose *nigricans* axilar (**C**). (Esta figura encontra-se reproduzida em cores no Encarte.)

▶ Qual dos genes a seguir menos provavelmente está envolvido na síndrome apresentada pela paciente?
a) *Lamin A/C*.
b) *AGPAT2*.
c) *BSCL2*.
d) *CAV1*.

COMENTÁRIOS

Os achados da paciente são sugestivos da síndrome de Berardinelli-Seip (SBS), também denominada lipodistrofia generalizada congênita (LGC). Trata-se de distúrbio genético bastante raro (até 2016, havia cerca de 500 casos relatados na literatura), de herança autossômica recessiva, que tem relação direta com consanguinidade entre os pais. Sua prevalência estimada é de 1:10.000.000 nascidos vivos. Porém, em determinadas regiões do Ceará e Rio Grande do Norte, nas quais há uma grande frequência de casamentos consanguíneos, tal prevalência é bem maior.

Existem pelo menos quatro tipos distintos de LGC: tipo 1 (mutações no gene *AGPAT2*); tipo 2 (mutações no gene *BSCL2*); tipo 3 (mutações no gene *BSCL3* ou *CAV1*); tipo 4 (mutações no gene *PTRF*). Os genes *AGPAT2* e *BSCL2* são responsáveis por 95% dos casos descritos até o momento. Já no Nordeste brasileiro há predomínio da LGC tipo 2 (> 90 dos casos). Mutações no gene *lamin A/C* (ou *LMNA*) causam lipodistrofia parcial familiar.

A LGC caracteriza-se por marcante redução da gordura corporal, decorrente de atrofia completa do tecido adiposo subcutâneo, e extrema resistência à insulina. Diabetes melito tipo 2, hepatomegalia secundária a esteatose hepática, dislipidemia com significativa hipertrigliceridemia e pseudo-hipertrofia da musculatura esquelética compõem clinicamente sua apresentação. Discreto retardo mental e dificuldade de aprendizado podem também ser observados. No sexo feminino, hiperandrogenismo, por aumento da produção ovariana de andrógenos (secundário à hiperinsulinemia), também é frequente.

Entre 54 pacientes avaliados por Lima et al. (2016), 72% tinham consanguinidade entre os pais. Ao exame físico, fácies acromegaloide, bochechas atróficas (por perda da bola de gordura de Bichat), prognatismo, flebomegalia, hipertrofia muscular e acantose *nigricans* foram os achados mais comuns. A avaliação bioquímica mostrou que 95% dos pacientes tinham hipertrigliceridemia, 79% hiperinsulinemia, 79% resistência insulínica (HOMA-IR > 2,7), 68% DM e 1/3 elevação de transaminases. Entre os pacientes com DM, 47% faziam uso de insulina. A idade média de início do DM foi de $15,8 \pm 7,1$ anos (nenhum caso < 10 anos).

Os pacientes com LGC têm uma importante redução na expectativa de vida, e as principais causas de morte são doença hepática crônica grave e infecções. Manifestações cardiovasculares precoces podem também ser vistas. Um dos pacientes avaliados por Lima et al. (2016) sofreu infarto agudo do miocárdio aos 18 anos.

✅ Resposta: A

➕ Referências: 1, 6 a 9

CASO #6

Criança de 9 anos foi encaminhada ao endocrinologista devido a baixa estatura e diabetes melito (DM) recém-diagnosticado. Não havia história familiar de casamentos consanguíneos, tampouco outros casos na família de DM com surgimento na infância. Ao **exame físico**, eram dignos de nota face acromegaloide, dentição anormal, acantose *nigricans* na axila e região cervical (Figura 4.3).

A **avaliação laboratorial** revelou:

- Glicemia = 181 mg/dℓ
- HbA1c = 7,3%
- Insulina = 190 mU/ℓ (VR: 2 a 13)
- HOMA-IR = 84,4 (VR: ≤ 3,4)
- Pesquisa de anti-GAD e anticorpo anti-insulina = negativa
- Funções renal, hepática e tireoidiana e IGF-1 = normais.

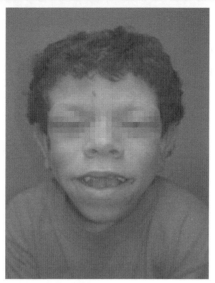

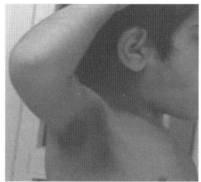
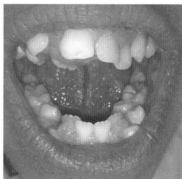

FIGURA 4.3 Síndrome de Rabson-Mendenhall, causada por mutação no gene do receptor da insulina (transmissão autossômica recessiva). Caracteriza-se por intensa resistência insulínica e manifesta-se por baixa estatura, retardo mental, face acromegaloide, dentição anormal, hiperandrogenismo e hipertricose. (Esta figura encontra-se reproduzida em cores no Encarte.)

▶ **Qual é o diagnóstico mais provável?**

a) DM tipo 1 idiopático.
b) Síndrome de Rabson-Mendenhall.
c) Síndrome de Kobberling-Dunnigan.
d) Síndrome de Berardinelli-Seip.

COMENTÁRIOS

O diagnóstico mais provável é a síndrome de Rabson-Mendenhall, que cursa com extrema resistência insulínica e DM. No sexo feminino, hiperandrogenismo e ovários policísticos também estão presentes. Essa rara condição tem transmissão autossômica recessiva e é causada por mutações no gene do receptor da insulina.

✅ Resposta: B
➕ Referências: 10 e 11

CASO #7

Mulher, 18 anos, IMC de 24,4 kg/m², teve o diagnóstico de diabetes melito (DM) em exame de rotina (glicemia de jejum = 136 mg/dℓ; HbA1c = 6,9%). Sumário de urina sem glicosúria ou cetonúria. Anti-GAD negativo. Sua mãe e sua avó materna também têm DM.

▶ **Sobre a provável etiologia do DM neste caso, assinale a alternativa <u>correta</u>:**

a) MODY 1, causado por mutação no gene *HNF4A*, normalmente cursa com hiperglicemia leve e não está associado a complicações micro ou macrovasculares.

b) MODY 5, causado por mutação no gene *HNF1A*, cursa com glicosúria e tem boa resposta às sulfonilureias.

c) MODY 3, causado por mutação no gene *HNF1B*, associado a cistos renais, atrofia pancreática e hipomagnesemia.

d) MODY 2, causado por mutação no gene da glicoquinase; a hiperglicemia costuma ser leve, presente desde a infância, mas insulinoterapia faz-se necessária em até 20% dos casos.

COMENTÁRIOS

A forma monogênica mais comum do DM é o MODY (*maturity onset diabetes of the young*), de herança autossômica dominante, causado por mutação em genes que, direta ou indiretamente, participam da secreção de insulina.

Os critérios clássicos para o MODY incluem início antes dos 25 anos em pelo menos um membro da família, presença de DM em duas gerações consecutivas, ausência de autoanticorpos das células beta, ausência de sinais de resistência à insulina e secreção endógena de insulina sustentada, evidenciada por peptídio C detectável (> 0,6 ng/dℓ) após 5 anos do diagnóstico de DM.

Para um diagnóstico preciso, podem ser realizados testes genéticos para pesquisa das mutações já identificadas. MODY 1 é causado por mutação no gene *HNF4A* e cursa com hiperglicemia progressiva que exige tratamento farmacológico, com excelente resposta às sulfonilureias, e está associado ao risco de complicações micro e macrovasculares. MODY 2 é relacionado com mutação no gene da glicoquinase e cursa com hiperglicemia leve, que pode surgir já na infância, controlável apenas com dieta e não está associado a complicações micro e macrovasculares. MODY 3 é relacionado com mutação no gene *HNF1A*, com risco de complicações micro e macrovasculares, caracterizado por baixo limiar renal da glicose (glicosúria) e boa resposta às sulfonilureias. MODY 5 é relacionado à mutação no gene *HNF1B*, subtipo mais raro, e cursa com hiperglicemia que habitualmente exige insulina para adequado controle glicêmico; está associado a cistos renais, atrofia pancreática, hipomagnesemia, alteração em exames de função hepática e renal.

✅ **Resposta:** D

➕ **Referências:** 1 e 3

CASO #8

Adolescente de 15 anos, com diagnóstico de diabetes melito tipo 1 (DM1) desde a idade de 6 anos, deu entrada no pronto-socorro queixando-se de mal-estar, náuseas, vômitos e dor abdominal. O paciente vinha em uso irregular de insulina glargina associada à insulina lispro pré-prandial.

Ao **exame físico**, eram dignos de nota:

- Desidratação
- Taquipneia
- FC = 120 bpm
- PA = 110/80 mmHg
- Dor difusa à palpação do abdome que se exacerbava à sua descompressão súbita no quadrante inferior direito.

Os **exames laboratoriais** iniciais mostraram:

- Glicemia = 250 mg/dℓ
- Ureia = 80 mg/dℓ (VR: 1 a 45)
- Creatinina = 1,4 mg/dℓ (VR: 0,7 a 1,2)
- TGO = 82 U/ℓ (VR: 5 a 40)
- TGP = 91 U/ℓ (VR: 7 a 56)
- Amilase = 250 U/ℓ (VR: até 125)
- Leucograma com 18.000 leucócitos e desvio à esquerda (10% de bastonetes).

▷ **Sobre este caso, marque a alternativa <u>correta</u>:**

a) A presença de leucocitose indica possível infecção como fator desencadeante da emergência apresentada pelo paciente.
b) Dor abdominal associada a náuseas e vômitos indica possível quadro intra-abdominal como fator desencadeante para a emergência apresentada pelo paciente.
c) Deve-se determinar os níveis séricos do ácido beta-hidroxibutírico.
d) A possibilidade de pancreatite aguda deve ser fortemente considerada, levando-se em conta a hiperamilasemia.

COMENTÁRIOS

O quadro clínico da paciente é muito sugestivo de cetoacidose diabética (CAD) que, não raramente, é a manifestação inicial do diabetes melito tipo 1. Leucocitose (com ou sem desvio à esquerda) é um achado frequente na CAD, mesmo na ausência de infecção. Febre ou contagem de leucócitos $\geq$ 25.000 aponta para a presença de infecção como possível fator precipitante da CAD. Por outro lado, pacientes com CAD podem eventualmente mostrar-se eutérmicos ou mesmo com leve hipotermia, a despeito da existência de um processo infeccioso. Esse achado resultaria da vasodilatação periférica que acompanha a acidose metabólica.

Dor abdominal, náuseas e vômitos estão presentes em 40 a 75% dos casos de CAD. A dor abdominal pode simular abdome agudo em 50 a 75% dos casos. Não há correlação da dor com a intensidade da hiperglicemia ou da desidratação, mas, sim, com a gravidade da acidose metabólica (pouco frequente com bicarbonato sérico > 15 mmol/ℓ). Na série de Umpierrez e Freire (2002), dor abdominal estava presente em 86% dos pacientes com bicarbonato sérico < 5 mmol/ℓ, em 66% quando entre 5 e 10 mmol/ℓ, em 36% quando entre 10 e 14,9 mmol/ℓ e em 13% quando entre 15 e 18 mmol/ℓ.

Outro achado comum é dor abdominal que, ocasionalmente, pode mimetizar abdome agudo. Conforme mostrado por Umpierrez e Freire (2002), ela está relacionada sobretudo à gravidade da acidose metabólica: frequência de 86% se bicarbonato sérico < 5 mmol/ℓ; 66% entre 5 e < 10 mmol/ℓ; 36% entre 10 e < 15 mmol/ℓ; e 13% entre 15 e 18 mmol/ℓ.

Cetonemia e cetonúria são achados característicos da CAD, mas podem ocasionalmente ser encontradas em pequena quantidade na síndrome hiperglicêmica hiperosmolar. A melhor forma de diagnosticar a CAD, bem como monitorar seu tratamento, é mediante a dosagem no sangue do ácido beta-hidroxibutírico (BHB), principal corpo cetônico encontrado na CAD. Níveis > 0,6 mmol/ℓ indicam hipercetonemia, enquanto valores > 3 a 3,5 mmol/ℓ confirmam CAD.

Na CAD podemos observar algumas alterações bioquímicas, como hiperamilasemia e elevação de transaminases, reversíveis com a correção da CAD. Ademais, desidratação pode levar a aumento de ureia e creatinina séricas.

✓ Resposta: C
⊕ Referências: 12 e 13

CASO #9

Homem, 43 anos, é encaminhado pela dermatologista devido a diabetes melito (DM) de diagnóstico recente. Era saudável, praticava exercícios regulares e mantinha peso adequado até começar a apresentar diarreia, depressão e lesões cutâneas eritematosas migratórias há alguns meses (Figura 4.4).

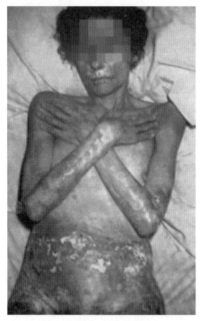

FIGURA 4.4 Aspecto característico do eritema necrolítico migratório. (Esta figura encontra-se reproduzida em cores no Encarte.)

▷ Considerando as possíveis causas secundárias de DM, qual o próximo exame a ser solicitado a esse paciente?

a) Ferritina.
b) Glucagon.
c) IGF-1.
d) Cortisol salivar à meia-noite.

COMENTÁRIOS

DM (presente em até 80% dos casos) + anemia + eritema necrolítico migratório é a tríade característica dos glucagonomas. Estes são tumores muito raros, com incidência anual de 1:20 a 40 por milhão. A maioria (80%) é esporádica e 20% associados à neoplasia endócrina múltipla tipo 1 (MEN-1). Pelo menos 60% são malignos. Surgem, em geral, na sexta década de vida (16 a 88 anos). DM está presente em até 80% dos casos e vem associado a lesões cutâneas denominadas "eritema necrolítico migratório". Outras manifestações dos glucagonomas incluem anemia, glossite e transtornos psiquiátricos, como depressão. Raramente, os pacientes acometidos apresentam hipoglicemia hiperinsulinêmica, devido à secreção tumoral de GLP-1 e GLP-2.

Capítulo 4 • Doenças do Pâncreas Endócrino **231**

✅ Resposta: B

➕ Referências: 1 e 14

CASO #10

Homem, 31 anos, médico, IMC de 27,2 kg/m², foi atendido na emergência com cetoacidose diabética (sem diagnóstico prévio de diabetes melito). Sem história familiar de DM.

Teve alta 5 dias depois, em uso de insulina glargina e insulina lispro pré-prandial. As doses das insulinas puderam ser reduzidas progressivamente, com posterior substituição pela metformina. A pesquisa de anti-GAD foi negativa.

▶ Qual o diagnóstico mais provável?

a) Diabetes melito tipo 1 em fase de lua de mel.
b) MODY 3.
c) Diabetes Flatbush.
d) LADA.

COMENTÁRIOS

Em alguns países, sobretudo nos EUA, tem-se descrito, com frequência crescente, um subgrupo de pacientes, na maioria negros ou hispânicos e obesos, que apresentam cetoacidose diabética como manifestação inicial de DM, sem aparente fator precipitante. Evoluem, contudo, de modo atípico. Dentro de poucos meses, a insulinoterapia pode ser interrompida, e os pacientes tratados com hipoglicemiantes orais ou, eventualmente, apenas com dieta. Tais indivíduos têm a pesquisa de autoanticorpos negativa, porém antígenos HLA classe II DRB1*03 e/ou DRB1*04 podem estar presentes.

Essa condição foi inicialmente chamada de "diabetes Flatbush", em alusão ao distrito de Nova York onde os primeiros casos foram descritos. A denominação atualmente mais aceita é diabetes melito tipo 2 com tendência a cetose (DM2TC). Estima-se que, nos EUA, o DM2TC responda por 20 a 50% dos casos novos de DM em negros e hispânicos, e cerca de 10% em brancos e asiáticos. O DM2TC predomina no sexo masculino (2:1 a 8:1). Sua fisiopatologia ainda não está bem esclarecida. Contudo, é provável uma importante participação da glicotoxicidade.

✅ Resposta: C

➕ Referências: 1, 15 e 16

CASO #11

Homem, 55 anos, IMC de 28 kg/m², foi atendido na UPA com queixas de poliúria, polidipsia e perda de 4 kg nos últimos 2 meses. Foi obtida glicemia capilar que se mostrou em 220 mg/dℓ. Sua última refeição havia sido 3 horas antes.

▶ Sobre este caso, assinale a alternativa <u>correta</u>:

a) Deve-se colher glicemia de jejum (GJ).
b) Deve-se submeter o paciente ao teste oral de tolerância à glicose (TOTG) com 75 g de glicose anidra.
c) É fundamental a coleta em jejum da GJ e da HbA1c.
d) O diagnóstico de diabetes melito (DM) já está confirmado e o paciente deve ser inicialmente tratado com metformina.

232 Endocrinologia: Casos Clínicos Comentados

> **COMENTÁRIOS**
>
> A detecção de glicemia ao acaso > 200 mg/dℓ em paciente com sintomas clássicos de DM já é suficiente para confirmação do diagnóstico de DM. Muito provavelmente, ele tem DM tipo 2, considerando sua idade e o fato de apresentar sobrepeso. Metformina é a medicação de escolha neste caso.

✅ Resposta: D

➕ Referências: 1 e 17

CASO #12

Mulher, 25 anos, tem diagnóstico de diabetes melito tipo 1 (DM1) há 15 anos. Ela pariu há 10 dias e, com receio do risco de DM1 em seu filho, solicitou que fossem mensurados no recém-nascido os autoanticorpos anti-GAD e anti-insulina, que se mostraram positivos.

▷ **O que você recomendaria para este caso?**

a) Repetir os testes após 9 meses de idade para estratificação adequada do risco para DM1.
b) Repetir os testes de 6 em 6 meses para estratificação adequada do risco de DM1.
c) Solicitar a dosagem de anti-ZnT8. A presença de três autoanticorpos positivos implica maior risco para o surgimento de DM1.
d) Avaliar a titulação dos anticorpos, a qual é mais importante que o número de anticorpos positivos.

> **COMENTÁRIOS**
>
> Em gestantes com DM1, os anticorpos transferidos através da placenta podem permanecer positivos no sangue do bebê por, pelo menos, 9 meses após o nascimento. Portanto, a dosagem desses autoanticorpos deve ser realizada somente após esse período.
>
> O risco de surgimento de DM1 está mais relacionado ao número de autoanticorpos positivos do que com sua titulação.

✅ Resposta: A

➕ Referência: 1

CASO #13

A uma mulher de 50 anos, com diagnóstico recente de diabetes melito tipo 2 (DM2), foi prescrita a metformina. Ela está muita ansiosa porque, aos 10 anos, teve glomerulonefrite aguda e leu na internet sobre os potenciais riscos dessa medicação em pacientes com insuficiência renal.

▷ **Neste contexto, sobre as orientações adequadas a serem repassadas para a paciente, assinale a alternativa <u>incorreta</u>:**

a) A dose deve ser reduzida em 50% quando a taxa de filtração glomerular estimada (TFG-e) estiver entre 30 e 45 mℓ/min/1,73 m^2.
b) Trata-se de um fármaco seguro, com baixo risco de hipoglicemia, além do benefício de retardar a progressão do DM2. Pode ser mantida no ambiente hospitalar, objetivando reduções importantes na glicemia do paciente internado.
c) Rastreio de deficiência de vitamina B_{12} deve ser realizado anualmente após 4 anos de início da terapia.
d) Deve ser suspensa quando a TFG-e for < 30 mℓ/min/1,73 m^2.

COMENTÁRIOS

A terapia padrão-ouro para controle glicêmico no ambiente hospitalar ainda é a insulinoterapia. A metformina pode aumentar o risco de acidose láctica em paciente internado, especialmente se estiver com quadro infeccioso ou descompensação de alguma doença de base. A dose da metformina deve ser ajustada de acordo com a TFG-e, sendo suspensa quando estiver abaixo de 30 mℓ/min/1,73 m^2. Na presença de valores entre 30 e 45 mℓ/min/1,73 m^2, deve-se reduzir a dose à metade, não ultrapassando 1 g/dia. A metformina interfere na absorção da vitamina B$_{12}$; sendo assim, a dosagem de vitamina B$_{12}$ deve ser feita anualmente após 4 anos de uso ou antes desse período se o paciente desenvolver sinais ou sintomas de sua deficiência.

✔ Resposta: B

➕ Referências: 20 a 22

▸ **Dentre as situações a seguir, assinale a alternativa em que a metformina <u>não</u> deve ser utilizada:**

a) Pré-diabetes em paciente com idade < 65 anos e com HbA1c > 6%.
b) DM gestacional em mulheres em uso de altas doses de insulina (> 2 U/kg/dia) e sem controle glicêmico adequado ou com ganho excessivo de peso materno ou fetal.
c) DM mitocondrial.
d) Mulheres com síndrome dos ovários policísticos (SOP) e glicemia de 2 h no TOTG de 163 mg/dℓ.

COMENTÁRIOS

A metformina deve ser evitada em pacientes com DM mitocondrial (diabetes associado a surdez neurossensorial), pelo elevado risco de acidose láctica. DM e surdez herdada de herança materna são um distúrbio mitocondrial raro causado predominantemente por uma mutação genética na posição 3243 no RNA de transferência para leucina. Embora a expressão fenotípica seja variável, os indivíduos universalmente apresentam tanto defeito na secreção de insulina, que evolui para dependência de insulina, quanto perda auditiva neurossensorial. A idade média de início do DM e da perda auditiva é entre 30 e 40 anos. Outras anormalidades observadas incluem defeitos de condução cardíaca, diabetes gestacional, proteinúria e neuropatia. Os indivíduos acometidos podem ser tratados com secretagogos de insulina até que a dependência de insulina se desenvolva. Já a metformina deve ser evitada por ser menos eficaz e, sobretudo, por apresentar risco maior de acidose láctica nessa população.

✔ Resposta: C

➕ Referências: 20 a 22

CASO #14

Durante seminário com médicos-residentes (MR) em endocrinologia de um hospital universitário sobre o tratamento do diabetes melito tipo 2 (DM2), o preceptor percebe que um dos MR deu uma informação incorreta sobre as características e os potenciais benefícios cardiovasculares dos agonistas do receptor do GLP-1 (GLP1-AR).

234 Endocrinologia: Casos Clínicos Comentados

▶ Neste contexto, marque a alternativa <u>incorreta</u>:

a) Liraglutida mostrou redução de 13% no desfecho cardiovascular composto com redução significativa de mortalidade.

b) Dulaglutida reduziu em 12% a chance de desfecho cardiovascular composto no estudo REWIND, porém sem redução na mortalidade.

c) Semaglutida é o análogo que alcançou maior redução de MACE, a qual atingiu 26% no estudo SUSTAIN 6. Adicionalmente, ela diminuiu significativamente a ocorrência de IAM não fatal e a mortalidade cardiovascular.

d) Os GLP1-AR devem ser usados no tratamento inicial do DM2 nos pacientes em que o excesso de peso for fator preponderante.

COMENTÁRIOS

No estudo LEADER, envolvendo uma população com 82% de doença cardiovascular (DCV) prévia, a liraglutida reduziu o 3P-MACE (*3-point major cardiovascular event outcome* – morte cardiovascular, infarto do miocárdio não fatal, acidente vascular cerebral não fatal) em 13% e a morte cardiovascular (CV) em 22%. No estudo REWIND, que avaliou 9.901 pacientes com DM2, com DCV estabelecida (31,5%) ou fatores de risco cardiovascular, após seguimento médio de 5 anos a dulaglutida reduziu em 12% o desfecho CV composto. Entre os componentes individuais, não houve redução significativa na ocorrência de AVC. No SUSTAIN 6, que envolveu pacientes com DM2 (83% com DCV), o uso da semaglutida (1 mg/semana por via subcutânea) levou à redução do 3P-MACE (desfecho primário) em 26% e de AVC não fatal (desfecho secundário). Não houve, contudo, redução de mortalidade nem na ocorrência de IAM não fatal.

No estudo PIONEER-6, a semaglutida oral se mostrou não inferior ao placebo na redução do 3P-MACE. Finalmente, as diretrizes atuais colocam os GLP1-AR como fármacos preferenciais para casos com DCV estabelecida, independentemente da HbA1c, e para os pacientes nos quais o excesso de peso seja fator preponderante.

✅ Resposta: **C**

➕ Referências: **20 a 23**

CASO #15

Durante seminário com médicos-residentes (MR) sobre os efeitos adversos e os benefícios cardiovasculares dos inibidores do SGLT-2 (iSGLT-2) em pacientes com diabetes melito tipo 2 e doença cardiovascular estabelecida, um dos MR colocou uma informação indevida.

▶ Assinale a alternativa que traz a informação <u>incorreta</u>.

a) O estudo da empagliflozina (Empa-REG) envolveu uma população com doença cardiovascular estabelecida, demonstrando redução de 14% do desfecho cardiovascular composto nos pacientes do grupo da empagliflozina, impulsionada especialmente por redução de morte cardiovascular.

b) O estudo da dapagliflozina (DECLARE) envolveu também uma população com doença cardiovascular estabelecida e houve redução de 17% no desfecho cardiovascular composto.

c) O estudo da canagliflozina (CANVAS) envolveu população com doença cardiovascular estabelecida e com alto risco cardiovascular, demonstrando redução de 14% no desfecho cardiovascular composto, sem redução dos componentes individuais.

d) Cetoacidose diabética é o efeito adverso mais temido dos iSGLT-2.

COMENTÁRIOS

O estudo DECLARE envolveu população com doença cardiovascular estabelecida, bem como população de alto risco cardiovascular, mas sem doença estabelecida. Não demonstrou redução de desfecho cardiovascular composto, houve redução em 17% no segundo desfecho primário (morte por causa cardiovascular e internação por descompensação de insuficiência cardíaca).

✔ **Resposta: B**

➕ **Referências:** 20 a 25

CASO #16

Paciente do sexo feminino, 68 anos, com história de diabetes melito tipo 2 (DM2) há 18 anos, vem à consulta com queixas de perda de peso (6 kg em 2 meses), poliúria e nictúria. No momento em uso de metformina XR 2 g/dia e glibenclamida 10 mg/dia. Nega histórico de hipertensão, doença cardiovascular ou doença renal. Há 2 anos não comparece às consultas oftalmológicas, mas relata borramento visual. Ao **exame físico**, eram dignos de nota IMC = 30,4 kg/m² e PA = 120 × 90 mmHg.

Os últimos **exames laboratoriais** evidenciaram:

- Glicemia de jejum = 340 mg/dℓ
- HbA1c = 10,4%
- Creatinina = 1,4 mg/dℓ (VR: 0,7 a 1,2)
- TFG-e; CKD-EPI = 39 mℓ/min/1,73 m²
- Relação albumina/creatinina urinária = 227 mg/g (VR: < 30)
- Colesterol total = 230 mg/dℓ
- LDL-colesterol = 130 mg/dℓ
- HDL-colesterol 40 mg/dℓ
- Triglicerídeos = 300 mg/dℓ.

▶ **Qual das alternativas abrange o tratamento mais adequado para a paciente mencionada?**

a) Incluir um inibidor do SGLT-2 devido ao seu benefício renal. Também seria necessário associar estatina de moderada potência, como sinvastatina, na dose de 20 a 40 mg/dia, com meta de LDL-c < 70 mg/dℓ.

b) Manter os antidiabéticos orais, iniciar insulina basal *bedtime* e associar estatina de alta potência, como rosuvastatina (20 a 40 mg/dia) ou atorvastatina (40 a 80 mg/dia).

c) Suspender os antidiabéticos orais e iniciar insulina basal (p. ex., degludeca ou glargina) associada a um análogo do GLP-1 (p. ex., semaglutida ou liraglutida), associar uma estatina de alta potência, visando ao LDL-c < 70 mg/dℓ.

d) Priorizar tratamento com análogos de GLP-1 de ação semanal, devido ao benefício no controle glicêmico e na perda de peso, além da simplicidade posológica, associado à estatina, com o objetivo de reduzir LDL-c para níveis < 70 mg/dℓ. Suspender glibenclamida e reduzir a dose de metformina para 1 g/dia.

COMENTÁRIOS

A paciente encontra-se em franca descompensação do DM2, representada pelos sintomas de insulinopenia (poliúria e perda de peso) e marcada hiperglicemia, com recomendação de tratamento baseado em insulina. A insulinoterapia pode ser iniciada na forma de insulina basal (p. ex., análogos de insulina de longa ação) em associação à insulina prandial ou análogos do GLP-1. A dose máxima da metformina deveria ser 1 g/dia devido à TFG-e entre 30 e 45 mℓ/min.

A paciente em questão também apresenta doença renal crônica (DRC), classificada como G3aA1. Pacientes com DM2 e DRC desenvolvem proteção renal com a associação dos inibidores do SGLT-2 ao seu esquema terapêutico (independentemente da HbA1c). No entanto, a paciente tem sintomas de insulinopenia, e a gliflozina não estaria indicada nesse momento, considerando inclusive o risco de cetoacidose diabética euglicêmica, podendo ter seu uso indicado posteriormente, após resolução da insulinopenia e a obtenção de melhor controle glicêmico.

Quanto à estratificação de risco cardiovascular, a paciente apresenta alto risco cardiovascular (DM2 > 10 anos, sexo feminino com idade > 56 anos e DRC G3aA1), devendo receber estatina de alta potência (rosuvastatina 20 a 40 mg/dia ou atorvastatina 40 a 80 mg/dia), com meta de LDL-c < 70 mg/dℓ.

✅ **Resposta: C**

➕ **Referências:** 20 a 23, 26

CASO #17

A escolha do hipoglicemiante é o ponto crucial no manejo de qualquer caso de diabetes melito, em especial no paciente com doença renal crônica (DRC). Acerca dessa situação, analise os casos a seguir em que constam pacientes com diagnóstico de DM tipo 2 firmado adequadamente:

- Paciente 1 – mulher, 59 anos, com obesidade, insuficiência cardíaca (IC), hipertensão e taxa de filtração glomerular estimada (TFG-e) de 43 mℓ/min.
- Paciente 2 – homem, 44 anos, hipertensão arterial, em hemodiálise 3 vezes/semana. TFG-e de 10 mℓ/min. Diurese residual de 700 mℓ/24 h. DRC por doença renal policística do adulto.

▶ **A escolha dos hipoglicemiantes dos pacientes 1 e 2 poderá recair, respectivamente, na seguinte alternativa:**

a) Dapagliflozina e insulina.
b) Pioglitazona e insulina.
c) Gliclazida e semaglutida.
d) Insulina e metformina.

COMENTÁRIOS

Para pacientes com DM e DRC existe recomendação para uso de um inibidor do SGLT-2 (iSGLT-2) no intuito de reduzir albuminúria e progressão da queda da taxa de filtração glomerular (TFG). A melhora do controle glicêmico *per se* já está associada à redução de albuminúria. Os iSGLT-2 estão indicados para início com TFG-e acima de 30 mℓ/min (algumas recomendações já alcançam valores de até 20 mℓ/min), podendo ser continuados até o início de diálise.

Para o paciente do caso 1, estaria indicado o uso de um iSGLT-2, com benefícios tanto para a DRC quanto para a IC. A classe está associada à redução do desfecho composto de mortalidade e hospitalização por IC. A pioglitazona estaria contraindicada em casos de IC sintomática. Gliclazida e insulina poderiam ser usadas, com potencial benefício sobre a albuminúria, porém sem redução na progressão da queda da TFG.

Para o caso 2, temos uma DRC grau 5 (TFG-e < 15 mℓ/min). Neste caso, o agente preferencial é a insulina. Metformina (até 30 mℓ/min) e semaglutida (até 15 mℓ/min) não poderiam ser usadas. Os inibidores da dipeptidil-peptidase IV podem ser usados mediante ajuste de dose (exceto a linagliptina, que não requer ajuste) (Tabela 4.1). Lembrar que os iSGLT-2 não têm benefício na doença renal policística.

TABELA 4.1 Agentes antidiabéticos na doença renal crônica.

Classe	Agente	Estágio 1	Estágio 2	Estágio 3a	Estágio 3b	Estágio 4	Estágio 5
TFG (mℓ/min/1,73m^2)		>90	89 a 60	59 a 45	44 a 30	29 a 15	<15
BIGUANIDAS	METFORMINA	0,5 a 2 g/dia			Até 1 g/dia	Evitar	
SULFONILUREIAS	GLICLAZIDA	30 a 120 mg/dia				Experiência limitada	
	GLIMEPIRIDA	1 a 8 mg/dia			Experiência limitada		
	GLIPIZIDA	2,5 a 20 mg/dia				Experiência limitada	
	GLIBENCLAMIDA	2,5 a 20 mg/dia	Titular	Evitar			
GLINIDAS	REPAGLINIDA	0,5 a 2 mg/dia				Experiência limitada	
	NATEGLINIDA	60 a 120 mg/dia			Evitar		
Inibs. α-GLICOSIDASE	ACARBOSE	50 a 300 mg/dia			Evitar		
GLITAZONAS	PROGLITAZONA	15 a 45 mg/dia					Experiência limitada
IDPP-4	ALOGLIPTINA	25 mg/dia		12,5 mg/dia	6,25 mg/dia		
	LINAGLIPTINA	5 mg/dia					
	SAXAGLIPTINA	2,5 a 5 mg/dia			2,5 mg/dia		
	SITAGLIPTINA	100 mg/dia			50 mg/dia		
	VILDAGLIPTINA	100 mg/dia			50 mg/dia		
GLP1-AR	EXENATIDA	5 a 20 µg/dia	5 a 10 µg/dia		Evitar		
	LIRAGLUTIDA	0,6 a 1,8 mg/dia					Evitar
	DULAGLUTIDA	0,75 a 1,5 mg/semana				Evitar	
	SEMAGLUTIDA SC	0,25 a 1 mg/semana				Experiência limitada	Evitar
	SEMAGLUTIDA OR	3,14 mg/dia				Experiência limitada	Evitar
iSGLT-2	DAPAGLIFLOZINA	10 mg até 25 mℓ/min/1,73m^2					Evitar
	CANAGLIFLOZINA	100 a 300 mg				Evitar	
	EMPAGLIFLOZINA	10 a 25 mg				Evitar	
INSULINA		Dose usual		Reduzir 25%			

Fonte: Diretriz da Sociedade Brasileira de Diabetes (SBD), 2022.

238 Endocrinologia: Casos Clínicos Comentados

✅ Resposta: A

➕ Referência: 27

CASO #18

Você atendeu uma mulher de 50 anos, IMC de 30,7 kg/m², com diagnóstico de diabetes melito tipo 2 (DM2) e HbA1c de 7,7%, em uso de metformina XR 2 g/dia. Uma médica da UPA lhe prescreveu semaglutida SC.

▶ **Durante a consulta, você identifica uma informação equivocada passada à paciente sobre a semaglutida. Assinale-a.**

a) Trata-se de um análogo de GLP-1 de aplicação semanal com dose inicial de 0,25 mg, progredindo para 0,5 e 1 mg após intervalos de 4 semanas.
b) A aplicação pode ser feita a qualquer momento do dia, acompanhada ou não de refeição. Caso não seja feita no dia programado, pode ser realizada em até 3 dias, com ajuste nas doses subsequentes.
c) Quando adicionada à terapia existente de sulfonilureia ou insulina, a redução na dose desses medicamentos deve ser considerada para reduzir o risco de hipoglicemia.
d) É metabolizada por clivagem proteolítica e betaoxidação, com participação das endopeptidases, não sofrendo interferência na insuficiência hepática ou renal.
e) No estudo de segurança cardiovascular, houve aumento não significativo nas hospitalizações por insuficiência cardíaca (IC), estando seu uso contraindicado em pacientes com IC grave.

COMENTÁRIOS

A semaglutida SC (Ozempic®) é um análogo de GLP-1 de uso semanal. A dose inicial é de 0,25 mg, progredindo para 0,5 mg após 4 semanas. A progressão para 1 mg está indicada apenas nos casos em que seja necessário melhorar o controle glicêmico. Não está relacionada a episódios de hipoglicemia, porém, quando associada a agentes que tenham tal efeito (insulina ou sulfonilureias), as doses devem ser reduzidas.

No estudo SUSTAIN 6, houve redução significativa dos desfechos cardiovasculares compostos (3P-MACE – morte cardiovascular, AVC e IAM não fatais), principalmente à custa da redução dos eventos cerebrovasculares. Houve aumento das hospitalizações por IC, porém sem significância estatística.

Atualmente, semaglutida é o agente que propicia maior redução do peso e da HbA1c (superada apenas pela tirzepatida, que aguarda aprovação pela Anvisa) em indivíduos com DM2. Foi aprovada para o tratamento da obesidade na dose de 2,4 mg/semana. A tirzepatida, agonista duplo dos receptores de GLP-1 e GIP, foi aprovada pela FDA em maio de 2022 para tratamento de DM2.

✅ Resposta: A

➕ Referências: 20 a 22, 28 a 30

CASO #19

Homem, 55 anos, IMC de 31,6 kg/m², submeteu-se a exames de rotina que mostraram:

- Glicemia de jejum = 210 mg/dℓ
- Glicemia pós-prandial = 220 mg/dℓ
- HbA1c = 10,7%
- Triglicerídeos = 310 mg/dℓ.

Sem queixas de poliúria ou polidipsia. Sua mãe, já falecida, tinha diabetes melito tipo 2 (DM2).

Capítulo 4 • Doenças do Pâncreas Endócrino **239**

▶ **Sobre o tratamento inicial desse paciente, é <u>correto</u> afirmar:**

a) A combinação de metformina e insulina NPH *bedtime* poderia ser tentada como terapia inicial.

b) Deveria ser iniciado um esquema basal-*bolus*, com insulina basal e lispro antes das refeições.

c) Poderia ser administrado um esquema tríplice: metformina + inibidor de SGLT-2 + semaglutida SC.

d) A combinação de metformina + pioglitazona + alogliptina seria a opção ideal.

COMENTÁRIOS

Em adultos com DM2 sintomáticos (poliúria, polidipsia, perda de peso) e que apresentam HbA1c > 9% ou glicemia de jejum > 250 a 300 mg/dℓ, a terapia à base de insulina é recomendada para melhorar o controle glicêmico, mesmo que de forma transitória. A associação de metformina e NPH *bedtime* teria pouco efeito na redução de peso, e o maior efeito seria sobre a glicemia antes do café da manhã, considerando a meia-vida curta da NPH. Como o paciente é assintomático, mas tem obesidade, a associação de metformina com um inibidor de SGLT-2 e um análogo do GLP-1 seria muito eficaz. Os análogos de insulina de ação longa (p. ex., glargina e degludeca) acarretam menor variabilidade glicêmica e menor risco de hipoglicemia em relação à insulina NPH. Como o paciente tem obesidade e precisa perder peso, a combinação de metformina (com efeito discreto na redução ponderal) + pioglitazona (induz ganho de peso) + alogliptina (efeito neutro sobre o peso) seria pouco atraente.

✅ **Resposta:** D

➕ **Referências:** 20 a 22

CASO #20

Mulher, 40 anos, teve o diagnóstico de doença de Cushing, causada por adenoma secretor de ACTH que media 9 mm. A paciente foi submetida a cirurgia transesfenoidal, com regressão do hipercortisolismo. Dois anos após, voltou a apresentar ganho de peso, amenorreia e hipertensão. A avaliação hormonal mostrou recidiva do hipercortisolismo, com elevação do ACTH, cortisol livre urinário (UFC) e cortisol salivar no fim da noite (LNSC, do inglês *late night salivary cortisol*). Uma nova ressonância magnética mostrou a sela túrcica parcialmente vazia. A paciente foi tratada com pasireotida LAR (30 mg a cada 28 dias), com normalização do UFC e do LNSC. Dois meses após, a avaliação bioquímica mostrou glicemia de 172 mg/dℓ e HbA1c de 7,7%.

▶ **Sobre o caso, avalie os itens a seguir e classifique cada um como <u>correto</u> ou <u>incorreto</u>:**

I. Diminuição da sensibilidade da insulina responde por 1/3 do efeito hiperglicêmico da pasireotida.

II. Menor secreção de insulina e das incretinas é o mecanismo principal.

III. Inibidores da DPP-4 em combinação com metformina e análogos do GLP-1 são imprescindíveis no controle da hiperglicemia.

IV. O uso de inibidores do SGLT-2 ou metformina não é recomendado.

a) Todos os itens são corretos.

b) Somente o item II é correto.

c) Apenas os itens II e III estão corretos.

d) Há somente um item incorreto.

COMENTÁRIOS

Nos adenomas corticotróficos predominam o receptor da somatostatina subtipo 5 (SSTR5). A *pasireotida* é um ligante do receptor da somatostatina ou análogo da somatostatina que tem elevada afinidade de ligação para SSTR1, SSTR2, SSTR3 e sobretudo SSTR5. Em contraste, os análogos da somatostatina octreotida e lanreotida têm eficácia limitada na doença de Cushing devido a sua maior afinidade pelo SSTR2, com reduzida afinidade pelo SSTR5 (40 vezes menor em comparação à pasireotida). Ademais, a expressão do SSTR2 é inibida pelo hipercortisolismo.

Normalização do UFC com pasireotida LAR ocorre em cerca de 40% dos pacientes em ambos os grupos (10 ou 30 mg/mês), sendo observada queda nos seus níveis a partir do primeiro mês. Normalização do UFC foi alcançada em 50% dos indivíduos com doença leve e em 1/3 daqueles com UFC, 2 a 5 vezes o limite superior da normalidade (LSN).

O mecanismo da hiperglicemia parece ser uma diminuição na produção de insulina e incretinas (polipeptídio inibitório gástrico [GIP] e peptídio semelhante ao glucagon 1 [GLP-1]) (**item II correto**), em vez de mudança na sensibilidade à insulina *per se* (**item I incorreto**). Maior ativação do SSTR5 em relação ao SSTR2 explicaria a maior ocorrência de hiperglicemia com pasireotida, comparada com octreotida e lanreotida.

Em função do mecanismo da hiperglicemia, inibidores da DPP-4 e análogos do GLP1 seriam as melhores opções de tratamento (**item III correto**). No entanto, há relatos de casos em que a glicemia somente foi normalizada quando se adicionou um inibidor do SGLT-2 (**item IV incorreto**).

✅ Resposta: C

➕ Referência: 31

CASO #21

Mulher de 28 anos tem diabetes melito tipo 1 (DM1) desde os 15 anos, sem fatores de risco cardiovascular. Ela faz atividade física regular e procura atendimento para informação sobre o manejo da glicemia durante competição de *triathlon*, da qual participará no próximo mês.

▶ **Sobre o exercício físico em pacientes com DM1, de acordo com as recomendações da diretriz de 2022 da Sociedade Brasileira de Diabetes, marque a alternativa <u>incorreta</u>.**

a) Pessoas de risco alto ou muito alto devem ser submetidas a um rastreamento que inclua, pelo menos, um eletrocardiograma antes do início de exercícios de moderada ou alta intensidade.

b) O exercício resistido pode reduzir a glicemia durante sua execução, determinando maior risco de hipoglicemia, tanto agudamente quanto pós-exercício, em comparação ao exercício aeróbico.

c) Em caso de glicemia capilar < 90 mg/dℓ pré-exercício, a paciente deve ingerir 15 a 30 g de carboidrato, em especial nas atividades prolongadas (> 30 a 45 min).

d) Se glicemia capilar > 350 mg/dℓ, testar para cetonas, se disponível; não realizar exercícios físicos caso estejam presentes em moderada a grande quantidade.

COMENTÁRIOS

Antes de prescrever exercício físico para pessoas com DM1 é importante avaliar o risco cardiovascular e a intensidade do exercício. De acordo com a SBD, pessoas de risco alto e muito alto devem ser submetidas a um rastreamento que inclua, pelo menos, um ECG antes do início de exercícios de moderada ou alta intensidade. Outro ponto importante é a avaliação da glicemia pré-exercício, visando à prevenção de hiperglicemia e hipoglicemia. Se a glicemia capilar pré-exercício for < 90 mg/dℓ, a paciente deve ingerir 15 a 30 g de carboidrato, principalmente nas atividades prolongadas (> 30 a 45 min). Caso a glicemia capilar esteja > 350 mg/dℓ, deve-se testar cetonas se disponíveis

Capítulo 4 • Doenças do Pâncreas Endócrino **241**

e não realizar exercícios físicos se estiverem presentes em moderada a grande quantidade. Se houver cetonas negativas (ou apenas traços), considerar correção de glicemia com doses mais baixas de insulina (50% da dose). Evitar exercícios intensos até redução dos níveis de glicemia.

O item incorreto é a alternativa "b", pois o exercício resistido pode aumentar a glicemia durante sua execução, determinando menor risco de hipoglicemia, tanto agudamente quanto pós-exercício, em comparação ao exercício aeróbico.

✅ Resposta: B

➕ Referência: 32

CASO #22

P.C.B., 18 anos, estudante de medicina, teve o diagnóstico de diabetes melito tipo 1 (DM1) recentemente. Ele vem em uso de insulinoterapia basal-*bolus* (com degludeca e asparte) e tem apresentado hipoglicemias e hiperglicemias frequentes, o que motivou consulta com um professor de endocrinologia.

▶ **Em relação às orientações a serem dadas ao estudante sobre o manejo e a prevenção da hipoglicemia induzida pela insulinoterapia, marque a alternativa <u>correta</u>:**

a) Pacientes com sintoma de hipoglicemia capazes de engolir devem ingerir 15 g de carboidrato de absorção rápida.

b) Não é necessário medida de glicemia capilar após a correção, pois sempre há melhora da glicemia.

c) Mesmo o paciente estando sonolento, deve-se tentar correção por via oral (VO), pois é mais eficaz.

d) Não existe associação entre o local de aplicação da insulina antes da atividade física e o risco de hipoglicemia.

COMENTÁRIOS

Pacientes com sintoma de hipoglicemia que se mostrem conscientes e não torporosos devem ingerir 15 g de carboidrato de absorção rápida. É necessário avaliar a glicemia capilar 15 min após a correção; se não houver reversão da hipoglicemia, recomenda-se repetir o processo. Caso o paciente esteja torporoso ou em coma, é contraindicada a administração de alimentos VO, devido ao risco de broncoaspiração. A insulina não deve ser aplicada em local que será muito trabalhado durante a atividade física, devido ao aumento da absorção da insulina no tecido subcutâneo.

✅ Resposta: A

➕ Referência: 32

CASO #23

Homem, 55 anos, sedentário, IMC de 35,2 kg/m², foi encaminhado ao endocrinologista devido a hiperglicemia (glicemia de jejum de 109 mg/dℓ e HbA1c de 6,4%). Refere infarto agudo do miocárdio há 2 anos; está em uso de sinvastatina (40 mg/dia) e AAS (100 mg/dia).

242 Endocrinologia: Casos Clínicos Comentados

▶ **Qual das condutas a seguir teria o maior potencial de reduzir a chance de o paciente evoluir para diabetes melito tipo 2 (DM2)?**

a) Iniciar acarbose.
b) Reduzir a dose da sinvastatina.
c) Mudar o estilo de vida, com perda de pelo menos 7% do peso corporal.
d) Usar análogos do GLP-1.

COMENTÁRIOS

O ensaio clínico randomizado DPP (Diabetes Prevention Program) comparou o efeito de um programa de modificação intensiva de estilo de vida com o uso isolado de metformina e com placebo na prevenção da progressão para DM2, mostrando menor incidência de DM2 (redução de 58% na progressão para DM2 de 58% em 3 anos) no grupo com intervenção intensiva no estilo de vida, com perda de, pelo menos, 7% do peso corporal. Essa redução foi de 31% no grupo da metformina.

✅ Resposta: **C**

➕ Referências: **33 e 34**

CASO #24

Mulher, 64 anos, com diagnóstico de diabetes melito tipo 2 (DM) há 14 anos, foi internada devido a sepse de foco urinário. Na admissão, apresentava glicemia capilar de 370 mg/dℓ.

▶ **Sobre o manejo da hiperglicemia em ambiente hospitalar, marque a alternativa <u>correta</u>.**

a) Não é necessário solicitar hemoglobina glicada (HbA1c) na admissão.
b) Infusão contínua de insulina é a forma ideal de insulinoterapia, exceto nos pacientes submetidos à nutrição enteral ou parenteral contínua.
c) Caso a paciente faça uso de gliflozinas, pode-se manter durante a internação.
d) Pode-se usar como opção as tabelas progressivas de insulina (*sliding scale*) no controle glicêmico hospitalar.

COMENTÁRIOS

Em todos os pacientes hospitalizados, recomenda-se a realização de pelo menos um teste de glicemia admissional. Naqueles com diagnóstico prévio de DM ou com hiperglicemia detectada na admissão, indica-se a dosagem imediata da HbA1c, exceto se ela tiver sido realizada nos últimos 3 meses. No ambiente hospitalar, a insulina é o padrão-ouro no tratamento da hiperglicemia. Em raras situações, pode-se considerar a manutenção do tratamento ambulatorial com fármacos orais, principalmente nos pacientes não críticos e que serão submetidos a procedimentos pouco invasivos, de baixo risco e sem modificação de seu estado nutricional.

Não é recomendada a utilização isolada das tabelas progressivas de insulina (*sliding scale*) no controle glicêmico hospitalar, por induzir grande variabilidade glicêmica e também repetidos episódios de hipoglicemia.

A utilização da nutrição parenteral (NP) tem sido associada a agravamento de hiperglicemia, independentemente de história anterior de diabetes, bem como maior risco de complicações, infecções, sepses e morte. Nessa situação, costuma-se adicionar a insulina regular às soluções de NP, iniciando com a dose de 0,1 U por grama de dextrose em pacientes não diabéticos e 0,15 U por grama de dextrose em pacientes com história de diabetes. Nos pacientes com nutrição enteral, para a correção da hiperglicemia o esquema com baixa dose de insulina basal, em associação à insulina regular (a cada 6 h) ou a análogos insulínicos de ação ultrarrápida (a cada 4 h), é frequentemente usado.

Capítulo 4 • Doenças do Pâncreas Endócrino **243**

✅ **Resposta:** B

➕ **Referências:** 35 e 36

CASO #25

Mulher, 50 anos, internada em UTI em pós-operatório de cirurgia abdominal, recebendo dieta por via enteral, com hiperglicemia persistente, usando insulina apenas de resgate.

▶ **Sobre o caso, avalie os itens a seguir e classifique cada um como <u>correto</u> ou <u>incorreto</u>:**

I. Em pacientes em uso de dieta enteral contínua, pode-se usar análogos de insulina subcutânea rápida ou ultrarrápida a cada 4 a 6 horas.

II. Recomendam-se como meta glicêmica para paciente críticos valores de glicemia entre 140 e 180 mg/dℓ, podendo a meta ser mais ou menos rigorosa, a depender das comorbidades associadas.

III. Anemia, acidose e hipoperfusão podem interferir nos valores de glicemia capilar.

V. O uso de inibidores do SGLT-2 ou metformina não é recomendado.

    a) Todos os itens estão corretos.
    b) Somente o item IV está incorreto.
    c) Apenas os itens I e II estão corretos.
    d) Apenas o item III está incorreto.

COMENTÁRIOS

No tratamento da hiperglicemia hospitalar, o uso de insulina subcutânea de ação rápida ou ultrarrápida deve ser feito a cada 4 a 6 h se o paciente estiver recebendo nutrição enteral ou parenteral contínua. A terapia com insulina deve ser iniciada para o tratamento de hiperglicemia persistente começando em um limiar ≥ 180 mg/dℓ (verificado em duas ocasiões). Uma vez que a terapia com insulina seja iniciada, uma faixa-alvo de glicemia entre 140 e 180 mg/dℓ é recomendada para a maioria dos pacientes críticos e não críticos. As metas podem ser reduzidas para 110 a 140 mg/dℓ ou aumentadas para 180 a 250 mg/dℓ, na dependência das comorbidades associadas. A dosagem da glicemia capilar pode sofrer interferência de algumas situações clínicas, como perfusão, edema e anemia.

Hipoglicemiantes orais devem ser evitados, já que não têm potência suficiente para o adequado controle da hiperglicemia intra-hospitalar. Adicionalmente, metformina aumenta o risco de acidose lática e deve ser suspensa 48 h antes de procedimentos cirúrgicos de médio ou grande porte.

✅ **Resposta:** A

➕ **Referências:** 35 e 37

CASO #26

Mulher, 37 anos, procura a endocrinologista 8 semanas após o parto. Na anamnese, informou que teve diabetes melito gestacional (DMG) e necessitou usar insulina, a qual foi suspensa antes da alta hospitalar. Ao **exame físico**, apresentava IMC de 32 kg/m^2. O TOTG recém-realizado mostrou glicemia de jejum = 107 mg/dℓ e, 2 h após, 172 mg/dℓ. HbA1c = 6,1%.

Endocrinologia: Casos Clínicos Comentados

▌ **Sobre o quadro da paciente, marque a alternativa <u>correta</u>:**

a) Nas pacientes com diabetes gestacional, é recomendada a realização do TOTG com 75 g de glicose anidra, 3 meses após o parto, para o diagnóstico de diabetes melito tipo 2.

b) A paciente tem pré-diabetes, mas deve ser submetida apenas a modificações no estilo de vida, visando ao IMC de 27 kg/m².

c) Os exames indicam pré-diabetes, e deve-se iniciar tratamento com metformina.

d) Pode-se usar qualquer dos inibidores da DPP-4 na prevenção do diabetes melito tipo 2 (DM2).

COMENTÁRIOS

Mulheres que desenvolvem DMG devem se submeter a um TOTG, com 75 g de glicose anidra, 6 semanas após o parto para avaliar o *status* glicêmico. O uso da metformina, associado a medidas de estilo de vida, deve ser considerado na prevenção do DM2 em adultos com pré-diabetes nas seguintes situações: idade < 60 anos, obesos com IMC > 35 kg/m², mulheres com história de DMG, bem como quando a glicemia de jejum for > 110 mg/dℓ. Os inibidores de cotransportador sódio-glicose tipo 2 (iSGLT-2) e os inibidores da DPP-4 não têm sido considerados na prevenção do DM2 por falta de evidências em estudos clínicos.

✔ Resposta: C

⊕ Referências: 33, 38 e 39

CASO #27

Mulher, 33 anos, com história de obesidade há vários anos, encontra-se na 27ª semana de gravidez. Foi encaminhada pelo pré-natal de alto risco para o ambulatório de endocrinologia devido a hiperglicemia persistente. Refere diagnóstico de diabetes melito tipo 2 (DM2) desde a gestação anterior. Fez uso de metformina por um período de 4 meses, mas parou por conta própria. Traz em mãos um resultado de HbA1c (7,7%), obtido 2 meses antes da gestação. Traz também algumas medidas de glicemia capilar 2 h após as refeições, todas variando entre 200 e 400 mg/dℓ ao longo do dia.

▌ **Sobre o diabetes na gestação, marque a alternativa <u>correta</u>.**

a) A paciente deveria ter sido desaconselhada a engravidar, pois estava com HbA1c bem acima do desejado.

b) Iniciar insulina glargina, visto que é nível de evidência A na gestação e tem a facilidade de aplicação 1 vez/dia.

c) Iniciar insulinização plena com insulina detemir e lispro apenas se não forem alcançadas as metas de controle glicêmico com o tratamento não farmacológico (glicemia de jejum > 110 mg/dℓ; glicemia pós-prandial 1 h > 140 mg/dℓ ou glicemia pós-prandial 2 h > 120 mg/dℓ).

d) A ultrassonografia (USG) fetal não deve ser utilizada como parâmetro para indicar terapia farmacológica na gestação.

COMENTÁRIOS

O aconselhamento preconceptivo deve abordar a importância de alcançar níveis de glicemia o mais próximos possível do normal, idealmente HbA1c < 6,5%, a fim de reduzir o risco de anomalias congênitas, pré-eclâmpsia, macrossomia, parto prematuro e outras complicações. Aconselha-se evitar gestação se HbA1c > 9% até que se consiga ter melhor controle glicêmico.

Capítulo 4 • Doenças do Pâncreas Endócrino **245**

> É recomendado o início da terapia farmacológica na mulher com DM gestacional quando duas ou mais medidas de glicemia avaliadas após 7 a 14 dias de terapia não farmacológica estiverem acima da meta. Para DM tipo 2 pré-gestacional, como é o caso dessa paciente, o tratamento farmacológico é mandatório desde o diagnóstico da gravidez, caso a paciente não o esteja fazendo.
>
> A insulina é a primeira escolha para tratamento, sendo a detemir e a asparte/*fast*-asparte consideradas nível de evidência A na gestação; lispro, NPH e regular são nível B; glargina, degludeca e glulisina, nível C.
>
> É recomendado que gestantes com DM1, DM2 ou DMG tenham como meta valores de glicemia pré-prandiais entre 70 e 95 mg/dℓ, 1 h pós-prandial entre 110 e 140 mg/dℓ e 2 h pós-prandial entre 100 e 120 mg/dℓ. Os limites inferiores são baseados na média de glicemia normal na gravidez e não se aplicam ao DM2 controlado por dieta. Na prática, pode ser um desafio para as mulheres com DM1 atingirem essas metas sem hipoglicemia, particularmente aquelas com histórico de hipoglicemia recorrente ou hipoglicemia não reconhecida. Se não for possível para gestantes com DM1 atingir tais metas sem hipoglicemia significativa, a ADA sugere metas menos rigorosas, com base na experiência clínica e na individualização do tratamento.
>
> Outro critério para o início da insulinoterapia, independentemente dos valores da glicemia, é o achado de circunferência abdominal fetal igual ou superior ao percentil 75 em USG realizada entre a 29ª e a 33ª semana de gestação.

✓ Resposta: A

⊕ Referências: 38 e 39

CASO #28

Mulher, 34 anos, com diagnóstico de diabetes melito (DM) tipo 1 há cerca de 20 anos, fazendo uso de insulina NPH e insulina regular, porém sem acompanhamento médico há alguns anos. Procura atendimento no posto de saúde com queixa de piora progressiva da acuidade visual, o que foi atribuído à retinopatia diabética (RD).

▶ **Sobre a RD, é <u>incorreto</u> afirmar:**

a) Para confirmar o diagnóstico é necessário que o paciente apresente sintomas oftalmológicos.
b) O edema macular é a causa mais comum de baixa visual em pacientes com diabetes.
c) A presença de neovascularização caracteriza a RD não proliferativa e deve ser tratada com panfotocoagulação retiniana (PFR) antes da gravidez.
d) A gravidez, com frequência, causa agravamento da RD, sendo tal situação habitualmente irreversível.

COMENTÁRIOS

Nos estágios iniciais da RD, os pacientes são assintomáticos, devendo aqueles com DM1 iniciar a avaliação oftalmológica após a puberdade ou ao completarem 5 anos de doença. Em contraste, nos pacientes com DM2 essa avaliação deve ser feita imediatamente após o diagnóstico, o qual é frequentemente feito com atraso de 3 a 6 anos.

O edema macular é a principal causa de baixa visual em pacientes com RD não proliferativa e um importante fator adicional para a baixa visual naqueles com a forma proliferativa. Ocorre por dano aos capilares retinianos e consequente quebra da barreira hematorretiniana, permitindo o extravasamento para o espaço extracelular de líquido, proteínas e lipídios.

As manifestações mais características da RD não proliferativa leve, RD não proliferativa grave e RD proliferativa (RDP) são os microaneurismas, as anormalidades microvasculares intrarretinianas (IRMAs) e os neovasos, respectivamente. Pacientes com RDP devem receber PFR antes da gravidez.

A gravidez é um fator de risco para surgimento e piora da RD, estando esse risco diretamente relacionado com a gravidade da RD pré-gestacional, bem como, durante a gestação, com mau controle glicêmico e hipertensão arterial. O Diabetes in Early Pregnancy Study mostrou que, em pacientes com retinopatia diabética não proliferativa (RDNP) moderada no início do estudo, 55% apresentaram retinopatia e 29% progrediram para RD proliferativa. Contudo, em muitos casos, pode haver regressão da piora da RD dentro de 12 meses após o parto.

✅ Resposta: A

➕ Referências: 40 a 42

CASO #29

Homem, 58 anos, encaminhado ao endocrinologista com história de diabetes melito tipo 2 (DM2), hipertensão arterial e sobrepeso há cerca de 10 anos. Teve infarto agudo do miocárdio (IAM) aos 55 anos. Atualmente em uso de glibenclamida (10 mg/dia), metformina XR (1,5 g/dia), atenolol (50 mg/dia), AAS (100 mg/dia) e rosuvastatina (40 mg/dia). O paciente nega-se a usar qualquer tipo de insulina e, confessadamente, não segue adequadamente a dieta prescrita pela nutricionista, com elevada ingestão de carboidratos e cerveja.

Ao **exame físico**, eram notórios edema de membros inferiores com cacifo 3+/4+, IMC = 28 kg/m^2 e PA = 150/95 mmHg. Os últimos **exames laboratoriais** mostraram:

- GJ = 214 mg/dℓ
- HbA1c = 8,9%
- Colesterol total = 214 mg/dℓ
- HDL-c = 34 mg/dℓ
- LDL-c = 120 mg/dℓ
- Triglicerídeos = 300 mg/dℓ
- Creatinina = 2,4 mg/dℓ (VR: 0,7 a 1,2)
- Ureia = 88 mg/dℓ (VR: 10 a 40)
- TFG-e = 28,7 mℓ/min/1,73 m^2
- Relação albumina/creatinina urinária = 340 mg/g (VR: < 30).

▶ **Em relação às condutas que podem ser tomadas para o tratamento desse paciente, avalie os itens a seguir e escolha a alternativa correta:**

I. Aumentar a dose da glibenclamida (para 20 mg/dia) e metformina (2 g/dia); acrescentar hidroclorotiazida (25 mg/dia); manter a dose da estatina.

II. Orientar mudança do estilo de vida; substituir glibenclamida por qualquer um dos inibidores da DPP-4 (iDPP-4) nas suas doses habituais; trocar a metformina pela pioglitazona; aumentar a dose da rosuvastatina (para 40 mg/dia).

III. Trocar glibenclamida por gliclazida MR (60 mg/dia); suspender metformina; substituir atenolol por um inibidor da ECA (iECA) ou bloqueador do receptor da angiotensina (BRA); iniciar um inibidor do SGLT-2 (iSGLT-2) e um análogo do receptor do GLP-1 (p. ex., semaglutida ou liraglutida).

IV. Orientar redução da ingestão proteica para 0,8 g/kg/dia; substituir atenolol pela combinação de um iECA com um BRA; iniciar um iSGLT-2 e a semaglutida; manter a dose da rosuvastatina e associar ezetimiba (10 mg/dia).

a) Os itens I e IV estão incorretos.
b) Existe somente um item incorreto.
c) Os itens III e IV estão corretos.
d) Somente o item III está correto.

COMENTÁRIOS

A metformina é excretada de forma inalterada pelos rins, e sua concentração plasmática eleva-se em pacientes com doença renal crônica (DRC). Dessa forma, em função do risco de acidose láctica, ela é contraindicada se a TFG-e for < 30 mℓ/min/1,73 m^2 e sua dose deve ser reduzida para o máximo de 1 g/dia ou não iniciada se a TFG-e estiver entre 30 e 44 mℓ/min/1,73 m^2.

Apesar de a pioglitazona ser metabolizada completamente pelo fígado, não necessitar de ajuste da dose na doença renal e ser uma opção em substituição à metformina, seu uso é limitado pelos potenciais riscos de retenção hídrica, ganho de peso e insuficiência cardíaca.

A glibenclamida é contraindicada quando a TFG-e for < 60 mℓ/min/1,73 m^2, já que é a sulfonilureia que mais se associa a quadros graves de hipoglicemia, sendo esse risco aumentado na insuficiência renal. Dessa forma, a gliclazida MR e a glimepirida seriam as sulfonilureias de escolha em casos de DRC, uma vez que são excretadas como metabólitos inativos, sem necessidade de ajuste de dose.

Com exceção da linagliptina, os demais iDPP-4 são excretados predominantemente pelo rim, necessitando de ajuste de dose na presença de DRC. No tocante aos análogos do GLP-1, liraglutida, semaglutida e dulaglutida podem ser utilizadas se a TFG-e for ≥ 15 mℓ/min/1,73 m^2.

Os iSGLT-2 dependem da habilidade renal de filtrar a glicose, tendo eficácia limitada no controle glicêmico quando a TFG-e for < 45 mℓ/min/1,73 m^2. Entretanto, empagliflozina e dapagliflozina são aprovadas pela FDA para uso com TFG-e entre 25 e 45 mℓ/min/1,73 m^2. Nessa situação, benefícios renais e cardiovasculares foram relatados com esses fármacos em pacientes com a doença renal do diabetes (DRD).

BRA e iECA são os fármacos de escolha para o tratamento da hipertensão em caso de DRD. No entanto, o uso combinado desses fármacos não está indicado, já que pode induzir hipercalemia e agravamento da função renal. Redução da ingestão proteica para 0,8 g/kg/dia é recomendada na presença de albuminúria grave (> 300 mg/g).

✅ Resposta: D

➕ Referências: 20, 21, 27 e 43

CASO #30

Homem, 50 anos, sabe ter DM tipo 2 há 10 anos. Recentemente, foi-lhe dito que ele tem a doença renal do diabetes (DRD). Muito preocupado, procurou um nefrologista pouco experiente em DRD que lhe passou uma informação incorreta.

▶ **Que informação indevida seria essa entre as alternativas a seguir?**

a) Vários fatores interferem na excreção urinária de albumina e, assim, não se deve basear em um único exame para definir se ela está aumentada.

b) Inibidores da enzima conversora de angiotensina (iECA) ou bloqueadores do receptor de angiotensina II (BRA) não são recomendados para prevenção primária da DRD.

c) De acordo com a ADA (2022), em pacientes com DRD é recomendado o uso de inibidores do SGLT-2, visando à redução do risco cardiovascular quando a taxa de filtração glomerular (TFG) estimada (TFG-e) e a relação albumina/creatinina (RAC) urinária forem ≥ 25 mℓ/min/1,73 m^2 e ≥ 300 mg/g, respectivamente.

d) De acordo com o estadiamento proposto pela KDIGO para a DRD, um paciente no estágio G3bA2 é considerado de risco intermediário para progressão da perda da TFG.

COMENTÁRIOS

A dosagem de albuminúria pode apresentar grande variabilidade diária, além de sofrer influência de fatores como febre, exercício intenso, insuficiência cardíaca descompensada, hiperglicemia grave e infecção em seus valores. Ademais, albuminúria regride em cerca de 30% dos pacientes, independentemente da intervenção terapêutica. Portanto, não se pode basear em um único exame, e é recomendado repeti-lo após, pelo menos, 3 meses.

iECA ou BRA não são recomendados para prevenção primária da DRD, ou seja, em pacientes com diabetes normotensos, com relação albumina/creatinina (RAC) < 30 mg/g creatinina e TFG estimada normal. Para aqueles com TFG-e < 60 mℓ/min/1,73 m² e/ou RAC 300 mg/g creatinina, tais medicações estão indicadas. Ensaios clínicos randomizados, como o CREDENCE (Canagliflozin and Renal Events in Diabetes with Established Nephropathy Clinical Evaluation) e o DAPA-CKD (Dapagliflozin and Prevention of Adverse Outcomes in Chronic Kidney Disease) avaliaram os inibidores do SGLT-2 em pacientes com DM2 e DRD, comprovando a redução de desfechos primários renais, como a progressão para doença renal avançada, a necessidade de diálise e morte renal. Assim, a ADA (2022) recomenda o uso de um inibidor do iSGLT-2 em pacientes com taxa de filtração glomerular estimada ≥ 25 mℓ/min/1,73 m² e RAC urinária ≥ 300 mg/g de creatinina, para reduzir progressão da doença renal e morte. A Diretriz 2022 da SBD recomenda seu uso, com essas finalidades, em pacientes com TFG-e entre 30 e 60 mℓ/min/1,73 m² ou albuminúria > 200 mg/g creatinina. O erro está na "a", pois o estágio G3bA2 (TFG-e entre 30 e 44 mℓ/min/1,73 m² e albuminúria entre 30 e 300 mg/g) é considerado de muito alto risco para progressão da DRD, segundo a KDIGO.

✅ Resposta: D

➕ Referências: 24, 25, 27 e 43

CASO #31

Homem, 60 anos, IMC de 28 kg/m², sabe ter diabetes melito tipo 2 (DM2) há cerca de 20 anos. Refere ter também retinopatia diabética e hipertensão. O motivo principal da consulta atual foi o surgimento, nos últimos meses, de queimor intenso em membros inferiores (MMII) com piora noturna, associado a parestesias frequentes e desequilíbrio. Relatou, ainda, urgência miccional, plenitude pós-prandial, diarreia alternada com constipação intestinal, dificuldade em manter a ereção e, ocasionalmente, orgasmo sem ejaculação. Não fuma nem ingere bebidas alcoólicas. Relata que até 3 meses atrás costumava fazer longas caminhadas, 3 vezes/semana, sem sentir dor ou desconforto precordiais.

Informou uso regular da associação de degludeca + liraglutida 20 unidades SC/dia, metformina 2 g/dia, vildagliptina 100 mg/dia, valsartana 160 mg/dia e rosuvastatina 10 mg/dia. Submeteu-se a eletroneuromiografia de membros inferiores que evidenciou neuropatia bilateral. Ao **exame físico**, eram dignos de nota:

- IMC = 30,7 kg/m²
- PA = 150 × 90 mmHg (deitado) e 110 × 80 mmHg (de pé)
- FC = 116 bpm
- Presença de úlcera na sola do pé esquerdo com acentuada hiperqueratose
- Redução da propriocepção.

Os últimos **exames laboratoriais** mostraram:

- GJ = 152 mg/dℓ
- HbA1c = 7,4%
- Creatinina = 1,5 mg/dℓ (VR: 0,7 a 1,3)
- Ureia = 55 mg/dℓ (VR: 10 a 50)
- Colesterol total = 218 mg/dℓ

Capítulo 4 • Doenças do Pâncreas Endócrino **249**

- HDL-c = 38 mg/dℓ
- LDL = 120 mg/dℓ
- Triglicerídeos= 250 mg/dℓ
- TFG-e = 48,2 mℓ/min/1,73 m^2.

Outros exames laboratoriais sem alterações.

▶ **Sobre este caso, avaliando os itens a seguir podemos afirmar:**

I. Ocorreu lesão de fibras finas (tipos C e A-delta) e grossas (A-beta e A-alfa).
II. As fibras finas são precocemente lesionadas, e os nervos mais longos são inicialmente atingidos, justificando a instalação distal-proximal da polineuropatia diabética.
III. Há evidências clínicas de neuropatia autonômica cardiovascular e geniturinária.
IV. A ausência de dor torácica à atividade física torna pouco provável a existência de insuficiência coronariana.
V. O foco do tratamento é o controle rigoroso da glicemia, mas a pregabalina e a duloxetina devem ser consideradas como abordagem inicial no tratamento sintomático da dor.
   a) Os itens II, IV e V estão corretos.
   b) Somente os itens II e V estão corretos.
   c) Há somente um item incorreto.
   d) Todos os itens estão corretos.

COMENTÁRIOS

O acometimento de fibras grossas causa dormência, formigamento e desequilíbrio (quedas), enquanto o envolvimento de fibras finas causa dor (**item I correto**). As fibras finas são precocemente lesionadas, e os nervos mais longos são inicialmente atingidos, justificando a instalação distal-proximal da polineuropatia diabética (**item II correto**).

As queixas de parestesia e dor em membros inferiores, com piora à noite, são típicas da polineuropatia diabética (PND), caracterizada por redução da velocidade da condução do estímulo nervoso, com consequente perda da sensibilidade termotátil dolorosa. Em até 1/3 dos casos, a forma dolorosa da PND está presente.

Devido à PND, infarto agudo do miocárdio sem dor é bem mais frequente em pacientes com DM2 do que na população geral. Da mesma forma, ausência de angina do peito à atividade física não exclui doença coronariana (**item IV incorreto**).

O paciente apresenta evidências de neuropatia autonômica cardiovascular (taquicardia em repouso e hipotensão postural), gastrintestinal (plenitude gástrica e diarreia alternada com constipação intestinal) e geniturinária (disfunção erétil e ejaculação retrógrada [**item III correto**]).

As três opções de escolha para o manejo da PND dolorosa são pregabalina, duloxetina e amitriptilina (**item V correto**).

✅ Resposta: C

➕ Referências: 44 e 45

CASO #32

Paciente de 62 anos, trabalhador rural, tabagista, hipertenso, portador de diabetes há mais de 15 anos, com retinopatia diabética e doença renal do diabetes em estágio terminal. Realiza hemodiálise 3 vezes/semana. Encontra-se em insulinoterapia e em uso de losartana 50 mg 12/12 h. Foi encaminhado ao endocrinologista para avaliação. Ao **exame físico**:

- IMC = 22,6 kg/m^2
- PA = 125 × 80 mmHg
- Extremidades com pulsos reduzidos
- Pé frio

250 Endocrinologia: Casos Clínicos Comentados

- Pele fina e brilhante com rarefação de pelos
- Unhas atrofiadas
- Presença de anidrose com rachaduras e fissuras
- Atrofia de músculos interósseos
- ITB = 0,8
- Ausência de claudicação intermitente
- Presença de úlcera necrótica úmida na planta do antepé esquerdo.

▶ **Sobre este caso, avaliando os itens a seguir podemos afirmar:**

  I. O quadro clínico do paciente é consistente com pé diabético isquêmico.
 II. O quadro clínico do paciente é consistente com pé diabético neuropático.
III. O quadro clínico do paciente é consistente com pé diabético neuroisquêmico.
IV. Deve ser iniciada antibioticoterapia com ciprofloxacino e clindamicina.
 V. Não há necessidade de iniciar antibioticoterapia neste momento.
VI. Não é necessário solicitar radiografia do pé para afastar osteomielite.
VII. Neste caso, deve ser prescrita bota não removível até o joelho para descarga do peso e cicatrização da úlcera do antepé.
  a) Os itens I, IV, VI e VII estão corretos.
  b) Os itens I, V e VII estão corretos.
  c) Os itens II, V e VI estão corretos.
  d) Os itens III e IV estão corretos.

COMENTÁRIOS

A tríade da ulceração do pé diabético consiste na polineuropatia diabética com deformidades associada a traumatismo. A doença arterial obstrutiva periférica (DAOP) reduz o fluxo para as extremidades inferiores, observando-se claudicação intermitente apenas em 30% dos pacientes, e constitui fator de risco independente para ulceração do pé diabético e amputação, além de estar associada a maior risco cardiovascular. As lesões são dolorosas na ausência de polineuropatia diabética, mas, em geral, existe concomitância entre DAOP e polineuropatia diabética, resultando em ulcerações neuroisquêmicas sem dor em repouso. O ITB é a relação da maior pressão sistólica das artérias distais de ambos os pés (artérias tibiais posteriores e pediosas) aferida com Doppler manual pela maior pressão sistólica aferida nas artérias braquiais. O ponto de corte do ITB normal é > 0,9 e < 1,15 a 1,3. Valor < 0,9 é indicativo de isquemia. A gangrena seca resulta em tecido seco e enegrecido, sem infecção. Quando o tecido é infectado, acompanhado de putrefação e celulite circundante, denomina-se gangrena úmida.

Nas infecções leves devem ser prescritas penicilinas semissintéticas ou cefalosporinas de primeira geração por 1 a 2 semanas. Nas infecções moderadas, deve-se dar preferência aos carbapenêmicos ou à penicilina + inibidor da penicilinase ou à combinação de fluoroquinolona + clindamicina por 2 a 4 semanas na ausência de envolvimento ósseo. Diante de infecções graves, o tratamento é urgente com hospitalização e antibióticos intravenosos por 2 a 4 semanas. A osteomielite está presente em 50 a 60% dos pacientes com ulceração do pé diabético e em 20 a 30% dos pacientes em tratamento ambulatorial. Deve ser uma suspeita clínica obrigatória se a úlcera estiver localizada sobre proeminência óssea, se ocorrer falha na cicatrização apesar de descarga do peso, se existir hiperemia e edema em pododáctilo (dedo em salsicha), se existir exposição do osso e se a úlcera exceder 2 cm^2, pois a osteomielite pode ocorrer na ausência de sinais inflamatórios. A bota removível até o joelho para descarga do peso e cicatrização da úlcera só deve ser indicada em caso de ausência de isquemia ou infecção.

✔ Resposta: D

➕ Referência: 46

CASO #33

Paciente de 15 anos, com diagnóstico de diabetes melito tipo 1 (DM1) há 5 anos, deu entrada na emergência bastante sonolenta, referindo dor abdominal de moderada intensidade há algumas horas. Evoluiu com rebaixamento do nível de consciência, necessitando de intubação orotraqueal. A genitora informou uso irregular das insulinas, alimentação muito rica em carboidratos, piora da poliúria há uns 2 dias e vômitos há algumas horas. Ao **exame físico**:

- Paciente desidratada, afebril, com hálito cetônico
- Abdome distendido com ruídos hidroaéreos presentes (RHA+) e sem sinais de irritação peritoneal
- PA = 80 × 60 mmHg.

Os **exames laboratoriais** mostraram:

- Glicemia = 500 mg/dℓ
- Leucócitos = 16.000 com aumento de bastonetes
- Creatinina = 1,1 mg/dℓ (VR: 07 a 1,1)
- pH = 6,9 (VR: 7,35 a 7,45)
- Bicarbonato = 6,1 mEq/ℓ (VR: 22 a 28)
- Na^+ = 146 mEq/ℓ (VR: 135 a 145)
- K^+ = 4,5 mEq/ℓ (VR: 3,5 a 5,1)
- Cloro = 105 mEq/ℓ (VR: 100 a 108)
- Sumário de urina com corpos cetônicos ++ e glicose ++++.

USG de abdome, Rx de tórax e ECG = normais.

▌ **Sobre a melhor conduta para o caso, avalie os itens a seguir e opine:**

I. Deve-se procurar reduzir a glicemia o mais rápido possível.
II. É recomendado infundir 1.000 mℓ/hora de SF 0,9% nas primeiras 2 horas. Quando a glicemia atingir 250 mℓ, deve-se iniciar SG a 5%, visando diminuir o risco de hipoglicemia.
III. Deve-se administrar insulina regular em bomba de infusão venosa (0,14 U/kg/h), independentemente dos níveis séricos de potássio.
IV. Deve-se administrar cloreto de potássio (KCl), 20 mEq em cada litro de SF 0,9%, para manter potássio entre 4 e 5 mEq/ℓ.
V. Alternativamente, poderiam ser utilizados análogos insulínicos de ação ultrarrápida (lispro ou asparte) SC em substituição à bomba de infusão de insulina regular.
VI. Deve-se prescrever antibioticoterapia empírica de largo espectro, devido à leucocitose com desvio à esquerda.
VII. Seria prudente administrar bicarbonato de sódio (50 mmol, diluídos em 400 mℓ de SF a 0,45%).
   a) Existem três itens corretos.
   b) Todos os itens estão corretos.
   c) Há somente dois itens corretos.
   d) Existe somente um item incorreto.

COMENTÁRIOS

A cetoacidose diabética (CAD) resulta de uma deficiência de insulina intensa, ocorrendo produção de corpos cetônicos e acidose metabólica com hiato aniônico (*anion gap*) elevado. Pode ser a manifestação inicial do DM1 em 15 a 20% dos adultos e 30 a 40% das crianças, adolescentes e adultos jovens. Os principais fatores precipitantes são baixa adesão ao tratamento e infecções. Outros possíveis fatores são fármacos (p. ex., glicocorticoides, inibidores do SGLT-2, antipsicóticos atípicos etc.), drogas ilícitas (cocaína, *ecstasy* etc.), doenças agudas (p. ex., apendicite, pancreatite etc.), medicações (glicocorticoides; inibidores do *checkpoint* imune; antipsicóticos atípicos etc.), ingestão excessiva de álcool, desidratação etc. (Tabela 4.2).

TABELA 4.2 Fatores precipitantes da cetoacidose diabética e estado hiperglicêmico hiperosmolar.

Tratamento inadequado
- Interrupção da administração da insulina ou de hipoglicemiantes orais, omissão da aplicação da insulina, mau funcionamento de bomba de infusão de insulina

Doenças agudas
- Infecções (pulmonar, trato urinário, influenza), infarto agudo do miocárdio, acidente vascular cerebral, hemorragia gastrintestinal, queimaduras, pancreatite etc.

Medicações
- Glicocorticoides, inibidores do SGLT-2, antipsicóticos atípicos, inibidores do *checkpoint* imune, tiazídicos, agonistas adrenérgicos, betabloqueadores, diazóxido, fenitoína, pentamidina etc.

Distúrbios endócrinos
- Hipertireoidismo, feocromocitoma, síndrome de Cushing, acromegalia, diabetes gestacional (*muito raramente*)

Drogas
- Álcool (*consumo excessivo*), *ecstasy*, cocaína, maconha, cetamina etc.

Desidratação
- Oferta inadequada de água, uremia, diálise, diarreia, sauna etc.

Outros
- Ingestão excessiva de refrigerantes ou líquidos contendo açúcar

A reposição de líquidos é o primeiro passo no manejo da CAD, restaurando o volume intravascular e a perfusão renal, além de reduzir os níveis dos hormônios contrarreguladores e a hiperglicemia. Deve-se infundir em solução salina ou fisiológica (SF) a 0,9%, 1.000 a 1.500 mℓ/h por via intravenosa (IV) nas primeiras 2 h (**item II correto**). A seguir, infundem-se 250 a 500 mℓ/h de SF 0,9% (se o sódio estiver baixo) ou SF 0,45% (se o sódio estiver alto ou normal).

Contudo, o pilar do tratamento é o uso de insulina regular em baixas doses, em infusão venosa contínua (0,14 U/kg/h ou 0,1 U/kg/h, se for feito *bolus* de 0,1 U/kg IV), o que reduz glicemia de forma gradual, suprime lipólise, neoglicogênese e cetogênese. Solução glicosada a 5% deve ser iniciada quando a glicemia atingir 200 a 250 mg/dℓ, com o intuito de minimizar o risco de hipoglicemia e edema cerebral (**item II correto**). Reduzir a glicemia muito rapidamente também acarreta essas complicações muito indesejadas (**item I incorreto**).

O potássio corporal total quase sempre está baixo, porém seus níveis séricos podem estar falsamente normais ou elevados devido à acidose metabólica. À medida que esta vai sendo corrigida, o K^+ sérico começa a cair. Por isso deve-se sempre administrar cloreto de potássio (KCl) (exceto se o K^+ sérico estiver elevado), visando manter o K^+ sérico 4 e 5 mEq/ℓ (**item IV correto**).

É importante lembrar que, se potássio (K^+) estiver < 3,3 mEq/ℓ, deve-se repor KCl e apenas iniciar a infusão de insulina quando o K^+ estiver $\geq$ 3,3 mEq/ℓ (**item III incorreto**). Tal recomendação baseia-se no fato de que a insulinoterapia pode agravar hipocalemia por aumentar o fluxo intracelular de K^+.

O uso de análogos insulínicos de ação ultrarrápida (lispro ou asparte) SC somente está indicado para casos de CAD leve a moderada não complicada. A paciente tem CAD grave (pH < 7, bicarbonato < 10 mmol/ℓ e *anion gap* > 12) (**item V incorreto**).

Na CAD, costuma-se encontrar leucocitose com desvio para a esquerda, provavelmente causada pelo aumento dos níveis circulantes de catecolaminas, cortisol e citocinas pró-inflamatórias. Contudo, valores $\geq$ 25.000 leucócitos/mm^3 sugerem infecção associada. Somente nessa situação, bem como na presença de febre ou de algum foco infeccioso, deve-se iniciar antibioterapia de amplo espectro (**item VI incorreto**).

Estudos prospectivos randomizados não observaram benefícios na administração de bicarbonato de sódio em pacientes com CAD e pH $\geq$ 6,9 (**item VII incorreto**).

✅ **Resposta:** C

➕ **Referências:** 47 a 49

CASO #34

Paciente de 64 anos, hipertenso, obeso, sabe ter diabetes melito (DM) tipo 2 há mais de 15 anos. Apresenta alimentação rica em carboidratos e controle irregular das glicemias. Informou esquecer ocasionalmente de aplicar a insulina glargina. Encontra-se também em uso de metformina 2 g/dia, empagliflozina 25 mg/dia, losartana 50 mg 12/12 h e rosuvastatina 10 mg/dia. Foi internado recentemente com quadro agudo de vômitos e rebaixamento do nível de consciência.

Ao **exame físico**, o paciente mostrava-se afebril, taquipneico, desidratado e sonolento. Ausculta cardíaca normal, com FC de 120 bpm, PA = 80/60 mmHg. Ausculta pulmonar e exame do abdome sem anormalidades.

Os **exames laboratoriais** apontavam:

- Glicemia = 190 mg/dℓ
- Hb = 13,7 g/dℓ
- Leucócitos = 13.600
- Plaquetas = 260.000
- Na^+ = 140 mEq/ℓ
- K^+ = 3,2 mEq/ℓ
- Creatinina = 1,2 mg/dℓ
- Ureia = 55 mg/dℓ
- pH = 7,0
- Bicarbonato = 12 mmol/ℓ
- *Anion gap* = 18 mEq/ℓ
- Sumário de urina com glicose +++ e cetona ++++.

Rx de tórax e ECG normais.

▶ **Sobre este caso, é possível afirmar:**

   I. Trata-se de um caso de estado hiperglicêmico hiperosmolar (EHH).
  II. Trata-se de um caso de cetoacidose diabética euglicêmica.
 III. Reposição com solução glicofisiológica deve ser iniciada.
  IV. Deve-se iniciar insulina regular em bomba de infusão (0,1 U/kg/h) após correção dos níveis séricos de potássio.
   V. Antibioticoterapia empírica de largo espectro deve ser iniciada.
   a) Existe somente um item incorreto.
   b) Somente II e IV estão corretos.
   c) Apenas II e III estão corretos.
   d) Somente os itens I e V estão incorretos.

COMENTÁRIOS

No EHH, tipicamente observam-se osmolalidade plasmática > 320 mOsm/ℓ, glicemia > 400 a 600 mg/dℓ, cetonemia ausente ou mínima e pH normal (**item I incorreto**).

A cetoacidose diabética euglicêmica (CAD-E) é uma condição pouco comum, mas potencialmente grave e com relatos crescentes. Ocorre quase exclusivamente em pessoas com DM2, mas há também relatos no DM1 e mesmo em indivíduos sem DM. A CAD-E é definida pela presença de glicemia quase normal ou moderadamente aumentada (< 200 mg/dℓ), hipercetonemia, pH < 7,3 e bicarbonato < 18 mEq/ℓ (**item II correto**).

A ocorrência de CAD-E aumentou após a introdução dos inibidores do SGLT-2 para o tratamento do DM2 (atualmente, a etiologia mais frequente), uma vez que esses fármacos inibem a reabsorção de glicose renal no túbulo contorcido proximal, estimulam a secreção de glucagon e diminuem o *clearance* renal de corpos cetônicos. Condições como cirurgias, exercícios intensos, jejum prolongado, gravidez e etilismo podem também desencadear o quadro.

No manejo da CAD-E deve-se administrar SF a 0,9% para correção da desidratação. Adicionalmente, é fundamental introduzir solução glicosada a 5% desde o início do tratamento, visto que os níveis glicêmicos iniciais são sempre pouco elevados (**item III correto**). A correção com insulina e a hidratação venosa são feitas de forma semelhante nos casos de CAD clássica (**item IV correto**). O rastreamento para infecção deve sempre ser realizado, sendo a antibioticoterapia necessária apenas se houver indícios de processo infeccioso (**item V incorreto**).

✓ Resposta: D

⊕ Referências: 47 a 49

CASO #35

Mulher, 55 anos, não diabética, IMC de 31,6 kg/m^2, foi submetida há 6 meses a um transplante renal (doador cadáver) devido a nefropatia hipertensiva. Está em imunossupressão com tacrolimo, micofenolato de mofetila e prednisona 10 mg/dia. Exames realizados há 2 meses mostraram: glicemia de jejum (GJ) = 163 mg/dℓ e HbA1c = 7,3%. Exames atuais mostram GJ = 136 mg/dℓ e HbA1c de 7%.

▶ **Sobre este caso, assinale a alternativa <u>correta</u>:**

a) São considerados como fatores de risco para o desenvolvimento de diabetes melito pós-transplante (DMPT) nesse paciente: idade > 40 anos, enxerto renal oriundo de doador cadáver, obesidade e imunossupressão crônica com tacrolimo e prednisona.

b) O micofenolato de mofetila é um fármaco imunossupressor com potencial elevado de desenvolvimento de DMPT, tendo como principal mecanismo a redução da secreção de insulina mediante o comprometimento de vias de sinalização intracelular.

c) Não se pode afirmar ainda que a paciente tenha diagnóstico de DMPT, visto que a HbA1c não representa um método confiável de diagnóstico no primeiro ano após o transplante.

d) Doses baixas de glicocorticoides, como observado na apresentação do caso, têm baixo impacto no desenvolvimento de DMPT.

COMENTÁRIOS

São considerados fatores de risco para DMPT: idade > 40 anos (particularmente > 60), obesidade, história familiar de DM, prévia tolerância diminuída à glicose, presença de rins policísticos, etnia (afro-americanos e hispânicos), doador cadáver, incompatibilidade do HLA-DR entre doador e receptor, HLA-B27 no doador, infecção pelos vírus da hepatite C ou citomegalovírus e uso do imunossupressor tacrolimo. Em contraste, o uso de micofenolato de mofetila ou azatioprina não aumenta o risco para DMPT. Esse risco é também menor em pacientes que tomam prednisona em doses < 10 mg/dia.

Os critérios diagnósticos de DMPT são os mesmos de DM tipo 1 e DM tipo 2, porém a HbA1c não é um método plenamente confiável nos primeiros 12 meses após o transplante. Dois valores de GJ ≥ 126 mg/dℓ confirmam o diagnóstico de DM.

✓ Resposta: A

⊕ Referências: 50 a 51

CASO #36

Mulher, 30 anos, tem DM1 há 16 anos e engravidou recentemente. Ela tem retinopatia não proliferativa leve, estável há vários anos, mas leu na internet que a gravidez pode agravar a retinopatia e que isso poderia eventualmente cegá-la (*sic*). Ao **exame físico**, PA = 125/85 mm/Hg.

Os últimos **exames laboratoriais** mostraram:

- Glicemia = 120 mg/dℓ
- HbA1c = 6,6%
- Creatinina e função tireoidiana = normais
- RACu = 55 mg/g (VR: < 30)
- TFG estimada = 82 mℓ/min (VR: > 90).

▶ **Qual recomendação você daria à paciente com relação à retinopatia?**

a) Informaria que a retinopatia pode se agravar durante a gravidez e que deverá fazer controles frequentes com oftalmologista durante todo o período gestacional.
b) Recomendaria que ela retornasse ao oftalmologista logo após o parto, pois nesse período a probabilidade de agravo da retinopatia é maior.
c) Informaria que sua retinopatia está estável e não haverá risco de piora durante a gravidez.
d) Informaria sobre os grandes riscos sobre a visão durante a gravidez e recomendaria que ela pensasse em interrompê-la.

COMENTÁRIOS

A gravidez é sabidamente um fator de risco para surgimento e piora da RD, estando esse risco diretamente relacionado com a gravidade da RD pré-gestacional, bem como, durante a gestação, com mau controle glicêmico e hipertensão arterial. O Diabetes in Early Pregnancy Study mostrou que, em pacientes com RD não proliferativa moderada no início do estudo, 55% apresentaram retinopatia e 29% progrediram para RD proliferativa. Contudo, em muitos casos, pode haver regressão da piora da RD dentro de 12 meses após o parto.

Mulheres com DM1 ou DM2 que venham a engravidar devem, pois, fazer controles frequentes com oftalmologista durante todo o período gestacional.

✅ Resposta: A

➕ Referências: 40 a 42

CASO #37

Homem, 61 anos, IMC de 31,6 kg/m², foi hospitalizado com quadro de pneumonia no pulmão direito. Ele não havia realizado nenhum atendimento médico nos últimos 3 anos e negava história prévia de diabetes melito (DM).

Na **avaliação laboratorial** inicial eram dignos de nota os seguintes achados:

- GA = 217 mg/dℓ
- Leucocitose (13.600 leucócitos)
- Creatinina e função tireoidiana = normais.

Nas 48 h seguintes a glicemia capilar pré-prandial (GPP) permaneceu entre 160 e 180 mg/dℓ e nos outros horários do dia entre 230 e 260 mg/dℓ. O paciente segue fazendo três refeições por dia.

Endocrinologia: Casos Clínicos Comentados

▷ **Além de modificar a dieta e tratar a pneumonia, qual seria a conduta mais adequada?**

a) Administrar insulina regular de 6/6 horas por via subcutânea (SC), de acordo com o valor da glicemia capilar, visando manter GPP e GA entre 140 e 180 mg/dℓ.
b) Iniciar hipoglicemiante oral para manter GA entre 140 e 180 mg/dℓ.
c) Iniciar insulina basal (IB) e insulina de ação rápida para manter GA < 140 mg/dℓ.
d) Iniciar IB e insulina de ação ultrarrápida para manter GA < 180 mg/dℓ e GPP < 140 mg/dℓ.

COMENTÁRIOS

A hiperglicemia em pessoas com e sem diabetes internadas no hospital está associada a aumento substancial na morbidade e mortalidade. As sociedades profissionais recomendam a terapia com insulina como a pedra angular do manejo farmacológico do paciente internado. A terapia com insulina intravenosa (com bomba de infusão) é o tratamento de escolha no ambiente de terapia intensiva. Em ambientes de cuidados não intensivos, vários protocolos de insulina foram propostos para controlar pacientes com hiperglicemia. No entanto, o esquema de insulina regular ou análogos de insulina a cada 4 a 6 h é mais indicado para pacientes não diabéticos que estejam em jejum, o que não é o caso do nosso paciente. É importante salientar que esse esquema não é recomendado para corrigir a glicemia em pacientes com diabetes, uma vez que tal abordagem resulta em elevada e indesejável ocorrência de hipoglicemia e hiperglicemia. Para a maioria dos pacientes, a melhor opção é o esquema basal-*bolus* (insulina basal + análogos de insulina de ação rápida antes das refeições). As diretrizes clínicas recomendam interromper os medicamentos antidiabéticos orais durante a hospitalização.

Para os pacientes criticamente enfermos, a maioria das sociedades recomenda alvos de glicemia < 180 mg/dℓ, com o limite inferior entre os valores de 110 a 150 mg/dℓ para pacientes submetidos a cirurgia cardíaca. Para os pacientes em ambientes fora da UTI (enfermaria, centro cirúrgico e pronto atendimento), a Endocrine Society e as diretrizes práticas da American Diabetes Association (ADA) e da American Association of Clinical Endocrinology (AACE) recomendam níveis de glicemia antes da refeição < 140 mg/dℓ e, se checados aleatoriamente, < 180 mg/dℓ. Metas de glicemia mais elevadas (< 200 mg/dℓ) podem ser aceitáveis em pacientes terminais ou com comorbidades graves.

Para os pacientes em ambientes fora da UTI, o esquema basal-bolus caracterizado pela combinação de insulina basal (p. ex., degludeca) com insulina de ação ultrarrápida (p. ex., lispro ou asparte), administradas por via subcutânea, é a melhor opção. É importante salientar que, nessa situação, não se recomenda a utilização intermitente de insulina Regular ou análogos de insulina por via subcutânea, como o único esquema para corrigir a glicemia em pacientes com diabetes melito, uma vez que tal abordagem resulta em elevada e indesejável ocorrência de hipoglicemia e hiperglicemia. Já para pacientes em UTI, a infusão contínua de insulina Regular é a melhor opção para o controle da glicemia.

✅ **Resposta: D**

➕ **Referências: 35 a 37**

CASO #38

Mulher, 46 anos, IMC de 28 kg/m², não diabética, recebeu há 7 meses transplante renal (oriundo de doador cadáver), em decorrência de doença renal crônica secundária a glomerulonefrite lúpica. Seu esquema atual de imunossupressão inclui tacrolimo, micofenolato de mofetila e prednisona 7,5 mg/dia. A paciente já teve hepatite C, mas foi devidamente tratada.

Os últimos **exames laboratoriais** mostraram:

- GJ = 172 mg/dℓ
- HbA1c = 7,3%
- Creatinina = 1,2 mg/dℓ
- Função tireoidiana = normal.

Capítulo 4 • Doenças do Pâncreas Endócrino **257**

▶ **Sobre este caso, assinale a alternativa <u>correta</u>:**

a) Idade < 40 anos é considerado um fator protetor contra o desenvolvimento do diabetes melito pós-transplante (DMPT).
b) As três medicações usadas pela paciente aumentam o risco para DMPT.
c) Infecções virais não têm influência como fator de risco para o desenvolvimento de DMPT nessa paciente.
d) O transplante renal oriundo de doador cadáver parece diminuir os riscos para DMPT em relação ao doador vivo.

COMENTÁRIOS

São considerados fatores de risco para DMPT: idade > 40 anos (particularmente > 60), obesidade, história familiar de DM, prévia tolerância diminuída à glicose, presença de rins policísticos, etnia (afro-americanos e hispânicos), doador cadáver, incompatibilidade do HLA-DR entre doador e receptor, HLA-B27 no doador, infecção pelos vírus da hepatite C ou citomegalovírus e uso do imunossupressor tacrolimo. Em contraste, o uso de micofenolato de mofetila ou azatioprina não aumenta o risco para DMPT. Esse risco é também menor em pacientes que tomam prednisona em doses < 10 mg/dia. Da mesma forma, idade < 40 anos é considerada fator protetor contra o desenvolvimento de DMPT.

Na paciente em questão, os dois principais fatores de risco seriam o fato de o rim transplantado ser oriundo de doador cadáver e o uso do tacrolimo.

✔ Resposta: A

⊕ Referências: 50 a 51

CASO #39

M.F.C., 15 anos, tem diabetes melito tipo 1 há 8 anos e faz uso de insulina degludeca pela manhã e insulina asparte antes das refeições. Ele mora em cidade do interior e deu entrada em coma em um serviço de emergência no qual não havia fitas para determinação da glicemia capilar.

▶ **Qual seria a conduta mais prudente neste caso, após colher-se amostra de sangue para dosagem da glicemia?**

a) Administrar 2 ampolas de glicose a 50% IV.
b) Administrar 8 unidades de insulina regular IV.
c) Administrar 8 unidades de insulina regular SC.
d) Administrar 10 unidades de insulina glargina SC.

COMENTÁRIOS

Coma hipoglicêmico é uma emergência potencialmente fatal, e responde prontamente à injeção IV de duas ampolas de glicose a 50%. Diante de coma hiperglicêmico com tal conduta, a piora da hiperglicemia seria discreta, sem impacto sobre o quadro neurológico. Em contraste, em paciente com coma hipoglicêmico, a administração de insulina regular poderia levá-lo à morte ou a uma grave lesão neurológica.

✔ Resposta: A

⊕ Referência: 48

CASO #40

Mulher, 55 anos, IMC de 28 kg/m², descobriu ter diabetes melito (DM) em avaliação bioquímica de rotina. Os exames iniciais mostraram:

- Glicemia = 220 mg/dℓ (VR: 70 a 99)
- HbA1c = 8,2% (VR: 4,5 a 5,6)
- Triglicerídeos = 350 mg/dℓ (VR: < 150)
- LDL-c = 135 mg/dℓ
- Creatinina = 1,1 mg/dℓ (VR: 0,7 a 1,3)
- TSH, T$_4$ livre, relação albumina/creatinina urinária e taxa de filtração glomerular estimada = normais
- Ecocardiograma normal.

> **De acordo com as recomendações da Sociedade Brasileira de Diabetes (SBD), como essa paciente deveria ser inicialmente tratada?**

a) Somente com modificações do estilo de vida (MEV).
b) Com MEV + combinação de metformina e insulina basal.
c) Com MEV + combinação de metformina e um inibidor do SGLT-2.
d) Somente com a metformina + MEV.

COMENTÁRIOS

De acordo com as recomendações de 2022 da SBD e da American Association of Clinical Endocrinology (AACE), pacientes com HbA1c ≥ 7,5% ao diagnóstico devem ser medicados com terapia dupla (p. ex., metformina + inibidor de SGLT-2) associada à MEV; o mesmo se aplica àqueles com doença renal do diabetes, insuficiência cardíaca ou doença cardiovascular aterosclerótica estabelecida.

✔ **Resposta: C**

➕ **Referências: 20 e 21**

CASO #41

Homem, 55 anos, IMC de 27 kg/m², sabe ter diabetes melito (DM) há 15 anos. Atualmente em uso de metformina (2 g/dia), dapagliflozina (10 mg/dia), gliclazida MR (60 mg/dia) e rosuvastatina (40 mg/dia). Queixa-se de dor e dormência em membros inferiores (MMII) que se exacerbam à noite. Também relatou visão turva, além de diarreia alternada com constipação intestinal.

Ao **exame físico**:

- RCR de 2T
- FC = 120 bpm (*em repouso*)
- PA = 160/95 mmHg (*em posição deitada*) e 120/60 mmHg (*de pé*).

Os últimos **exames laboratoriais** mostraram:

- Glicemia = 140 mg/dℓ
- HbA1c = 7,5%
- Triglicerídeos = 250 mg/dℓ (VR: < 150)
- LDL-c = 65 mg/dℓ
- HDL-c = 35 mg/dℓ
- Creatinina = 0,9 mg/dℓ (VR: 0,7 a 1,3).

Capítulo 4 • Doenças do Pâncreas Endócrino **259**

▶ **Sobre este caso, marque a alternativa <u>correta</u>:**

a) A HbA1c do paciente supostamente manteve-se adequada nos últimos anos.
b) Diminuição da sensibilidade termotátil dolorosa é improvável estar presente.
c) Mais provavelmente, a queixa de visão turva está relacionada à existência de retinopatia diabética não proliferativa (RDNP) leve.
d) O paciente supostamente tem neuropatia autonômica cardiovascular.

COMENTÁRIOS

Existe uma relação inversa entre os níveis de HbA1c e o risco de complicações crônicas micro e macrovasculares do DM. Esse risco é maior ainda com valores ≥ 7%, como bem demonstrado nos estudos DCCT e UKPDS.

O paciente tem sintomas de polineuropatia diabética (dor e dormência em MMII que se exacerbam à noite), caracterizada por diminuição da sensibilidade termotátil dolorosa. Apresenta, também, manifestações das neuropatias autonômicas cardiovascular (taquicardia de repouso e hipotensão postural) e gastrintestinal (diarreia alternada com constipação intestinal). Visão turva em pacientes com DM resulta geralmente de aumento da viscosidade do humor vítreo induzida pela hiperglicemia. RDNP leve ou moderada não causa sintomas visuais.

✔ Resposta: **C**

➕ Referências: **40, 44 e 52**

CASO #42

Mulher, 28 anos, foi encaminhada ao endocrinologista por apresentar episódios de hipoglicemia frequentes nos últimos 5 meses. Negou etilismo, uso de qualquer medicação ou consumo de drogas ilícitas. Foi internada para realização de teste de jejum de 72 h. No momento do quadro sugestivo de hipoglicemia, foram colhidos **exames laboratoriais** que mostraram:

- Glicemia = 44 mg/dℓ
- Insulina = 6,1 mU/ℓ (VR: 2 a 13)
- Peptídio C = 1,6 ng/mℓ (VR: 1,1 a 4,4)
- Proinsulina = 7 pmol/ℓ (VR: 0,5 a 3,5)
- Anticorpo anti-insulina = negativo
- Sulfonilureia plasmática negativa
- Funções tireoidiana, renal e hepática = normais
- GH e cortisol sérico = normais.

▶ **Diante dos exames laboratoriais citados, avalie os itens a seguir e opine:**

I. As hipoglicemias da paciente provavelmente são decorrentes de um insulinoma, mas nesidioblastose seria uma possível causa adicional.
II. O quadro pode estar relacionado com neoplasia endócrina múltipla tipo 2 (MEN-2).
III. A tomografia computadorizada e a ressonância magnética têm limitada eficácia na visualização dos insulinomas. Em contraste, uma ultrassonografia pancreática endoscópica normal tornaria pouco provável o diagnóstico de insulinoma.
IV. Para o tratamento, diazóxido, hidroclorotiazida, verapamil ou pasireotida podem ser considerados.

    a) Há somente um item correto.
    b) Apenas os itens I e IV são corretos.
    c) Os itens II, III e IV estão corretos.
    d) Somente os itens I e III estão corretos.

COMENTÁRIOS

Os achados laboratoriais da paciente são indicativos de hipoglicemia hiperinsulinêmica (HH), ou seja, insulina ≥ 3,0 mU/ℓ, peptídio C ≥ 0,2 ng/mℓ e proinsulina ≥ 5 pmol/ℓ, na presença de glicemia < 54 mg/dℓ.

Em pacientes que não façam uso de insulina ou sulfonilureias, os insulinomas representam a etiologia mais importante de HH. Embora raros, com incidência estimada em 1 caso por cada 250 mil pessoas/ano, eles representam uma causa curável de hipoglicemia potencialmente fatal. Em cerca de 98% dos casos, o tumor situa-se no pâncreas. A nesidioblastose, caracterizada por hipertrofia das ilhotas pancreáticas, às vezes com hiperplasia, clínica e laboratorialmente assemelha-se ao insulinoma. Em geral, surge na infância, sendo bem rara sua ocorrência em adultos (0,5 a 5% dos casos de hiperinsulinemia orgânica) (**item I correto**).

Em geral, os insulinomas são esporádicos, mas 4 a 6% dos casos são observados em pacientes com a neoplasia endócrina múltipla tipo 1 (MEN-1), não com a MEN-2 (**item II incorreto**).

Uma vez realizado o diagnóstico de insulinoma, a segunda etapa consiste em identificar a localização do tumor para que seja possível sua ressecção. O pequeno tamanho habitual dos insulinomas (75% medem < 2 cm) pode dificultar sua visualização pelos exames de imagem. Os procedimentos convencionais (não invasivos) têm sensibilidade limitada: ultrassonografia (USG) abdominal, 13 a 67%; TC, 44 a 74%; e RM, 56 a 90%. Resultados melhores foram relatados com a TC de multifase com contraste e cortes finos (sensibilidade de 83 a 94%). Também mais recentemente passou-se a dispor da USG com contraste de microbolhas (sensibilidade de 89%) e da USG pancreática endoscópica (UPE), a qual tem sido considerada a ferramenta diagnóstica mais precisa, visto que fornece informações sobre os linfonodos adjacentes e dispõe de excelente capacidade para detecção de lesões da cabeça e do corpo do pâncreas, com sensibilidade de até 95 e 98%, respectivamente. Permite também realizar biópsia ou punção aspirativa por agulha fina do tumor. Suas principais limitações incluem: ser operador-dependente, ser invasiva e frequentemente mostrar-se pouco efetiva na detecção de tumores na cauda do pâncreas (sensibilidade em torno de 50%) (**item III incorreto**). Acurácia diagnóstica maior (de até 100%) para os insulinomas é obtida quando se combina a UPE com a TC multifase ou, preferencialmente, a RM.

No paciente em questão, a UPE visualizou tumor na cabeça do pâncreas, com 1,9 cm no seu maior diâmetro. Esse achado foi ratificado pela RM e pelo ^{68}Ga-DOTATATE PET/CT (Figura 4.5).

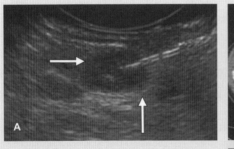
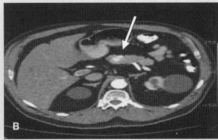
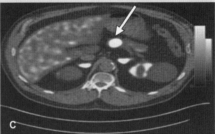

FIGURA 4.5 A. A ultrassonografia pancreática endoscópica (UPE) visualizou tumor na cabeça do pâncreas, com 1,9 cm no seu maior diâmetro. Esse achado foi ratificado pela TC multifase (**B**) e pela ^{68}Ga-DOTATATE PET/CT (**C**) (*setas*). (A Figura C encontra-se reproduzida em cores no Encarte.)

A cirurgia é o tratamento de escolha para os insulinomas. A farmacoterapia é indicada para os pacientes com nesidioblastose e para aqueles com insulinoma quando a cirurgia for recusada pelo paciente ou malsucedida, ou diante de eventual contraindicação cirúrgica. Entre as opções farmacológicas incluem-se: diazóxido, hidroclorotiazida, antagonistas dos canais de cálcio e análogos da somatostatina. Entre estes últimos, a pasireotida seria mais eficaz, já que frequentemente causa hiperglicemia, por inibir a secreção de insulina e do GLP-1 (**item IV correto**).

Capítulo 4 • Doenças do Pâncreas Endócrino **261**

✅ **Resposta:** B

➕ **Referências:** 53 a 55

CASO #43

Joana, 19 anos, foi internada devido a episódios frequentes de hipoglicemia sintomática com glicemia < 55 mg/dℓ nos últimos 3 meses, ocasionalmente associada a perda de consciência. Essas hipoglicemias não apresentavam horário específico para o surgimento. Seu pai e seu irmão caçula têm diabetes melito tipo 1. Negou fazer uso de bebida alcoólica ou de drogas ilícitas, bem como de qualquer medicamento nos últimos meses.

Os **exames laboratoriais** realizados na admissão hospitalar revelaram:

- Glicemia = 52 mg/dℓ
- Peptídio C = 0,1 ng/mℓ (VR: 1,1 a 4,4)
- Insulina = 55 mU/ℓ (VR: 4 a 13)
- Anticorpos anti-insulina e anti-ilhotas = negativos
- Pesquisa de sulfonilureia plasmática = negativa
- Funções hepática e renal = normais
- IGF-1 e cortisol às 8 h = também normais.

▶ **Diante deste quadro, qual a hipótese diagnóstica mais plausível?**

a) Insulinoma.
b) Hipoglicemia autoimune.
c) Hipoglicemia factícia.
d) Nesidioblastose.

COMENTÁRIOS

O nome hipoglicemia factícia (HF) diz respeito à hipoglicemia resultante do uso intencional, pelos pacientes, de insulina ou secretagogos de insulina (sobretudo as sulfonilureias), visando ter hipoglicemia, sem o conhecimento do médico assistente. Muitas vezes, é observada em indivíduos com transtornos psiquiátricos ou com grande necessidade de atenção.

O padrão laboratorial da HF por uso de sulfonilureias é similar ao observado em casos de insulinomas ou nesidioblastose (glicemia baixa e elevação de insulina e peptídio C). Nesses casos, a dosagem de sulfonilureias é a única maneira de fazer o diagnóstico diferencial com insulinoma/nesidioblastose. Já em casos decorrentes da autoaplicação de insulina, os níveis de peptídio C encontram-se suprimidos (< 0,2 nmol/ℓ) e desproporcionalmente baixos em relação aos de insulina, que costuma ser mais elevada que a observada em pacientes com insulinomas. Uma característica marcante da HF é que as hipoglicemias surgem com um padrão anárquico, com horários variados ao longo do dia.

✅ **Resposta:** C

➕ **Referências:** 55 e 56

CASO #44

Mulher, 30 anos, foi internada devido a episódios frequentes de hipoglicemias sintomáticas com glicemia < 50 mg/dℓ nas últimas 2 semanas. Essas hipoglicemias eram mais frequentes no início da manhã, mas também houve episódios no meio da tarde. A paciente iniciou tratamento para doença de Graves há 40 dias com metimazol (no momento tomando 20 mg/dia).

Os **exames laboratoriais** realizados na admissão hospitalar revelaram:

- Glicemia = 52 mg/dℓ
- Peptídio C = 9,1 ng/mℓ (VR: 1,1 a 4,4)
- Insulina = 370 mU/ℓ (VR: 2 a 13)
- Anticorpos anti-insulina= 82 U/mℓ (VR: < 10,0)
- TSH = 0,01 mUI/ℓ (VR: 0,45 a 4,5)
- T_4 livre = 1,72 ng/dℓ (VR: 0,7 a 1,8)
- T_3 livre = 0,41 ng/dℓ (VR: 0,23 a 0,42)
- TRAb = 7,3 UI/mℓ (VR: < 1,75).

▶ **Diante deste quadro, qual a hipótese diagnóstica mais plausível?**

a) Insulinoma.
b) Hipoglicemia autoimune.
c) Hipoglicemia factícia.
d) Nesidioblastose.

COMENTÁRIOS

Níveis de insulina > 100 mU/ℓ, dosados por quimioluminescência, podem raramente ocorrer em casos de insulinomas ou hipoglicemia factícia por uso de insulina. Esse achado é uma característica da hipoglicemia autoimune, na qual valores > 1.000 mU/ℓ não são excepcionais. A proinsulina e o peptídio C também estão elevados.

A hipoglicemia autoimune é subdividida em dois tipos. Um deles é a *síndrome autoimune da insulina* (doença de Hirata), que predomina em indivíduos de origem ou ascendência asiática e caracteriza-se por hipoglicemia hiperinsulinêmica, títulos elevados de autoanticorpos anti-insulina, sem exposição anterior à insulina exógena nem anormalidades patológicas das ilhotas pancreáticas. Está relacionada ao uso de medicações contendo o grupo sulfidrila, tais como metimazol, carbimazol, captopril, isoniazida, hidralazina, imipeném, clopidogrel, ácido α-lipoico etc. Entre esses fármacos, o mais frequentemente envolvido é, de longe, o metimazol, com quase 200 relatos na literatura. A formação desses autoanticorpos ocorre após a interação da insulina com o grupo sulfidrila. A hipoglicemia manifesta-se em jejum ou como hipoglicemia pós-prandial tardia.

O teste da precipitação com polietilenoglicol (PEG) pode ser útil no diagnóstico da doença de Hirata. Em um caso recentemente relatado de hipoglicemia associada ao uso do clopidogrel, após precipitação com PEG, a insulina caiu de 488 para 20,3 µUI/mℓ (Zhu et al., 2022).

Na paciente em questão, o metimazol foi substituído por propiltiouracila (300 mg/dia). Dois meses após, os níveis de insulina estavam normais e os anticorpos anti-insulina negativaram (< 10 mU/ℓ).

O outro tipo de hipoglicemia autoimune é a *síndrome de resistência à insulina tipo B*, a qual é causada pela presença de autoanticorpos contra o receptor de insulina.

✅ **Resposta: B**

➕ **Referências:** 55, 57 a 60

CASO #45

Mulher, 70 anos, tem diabetes melito tipo 2 (DM2) há mais de 20 anos. Adicionalmente apresenta hipertensão, hipotireoidismo primário e transtorno de ansiedade. Foi internada no hospital com quadro de rebaixamento do nível de consciência após caminhada em um parque. Seu esposo referiu que ela teve vários episódios aleatórios de hipoglicemia nos últimos 2 meses, nos quais ocasionalmente precisou de sua ajuda para reverter o quadro (aplicação de glucagon intramuscular).

A paciente faz uso de insulina NPH 38 U por via subcutânea (SC) pela manhã e 32 U SC às 21 h, insulina regular 14 U SC antes das principais refeições, metformina 2 g/dia, olmesartana 40 mg/dia, rosuvastatina 10 mg/dia e fluoxetina 20 mg/dia. Também toma levotiroxina 100 µg/dia, de modo irregular, segundo seu marido. Há 4 dias iniciou tratamento com levofloxacino no tratamento de uma sinusite (*sic*).

Os exames mostraram:

- PA = 110/80 mmHg
- GJ = 52 mg/dℓ
- GPP = 142 mg/dℓ
- HbA1c = 5,6%
- Creatinina = 1,1 mg/dℓ
- TSH = 21,1 mUI/ℓ (VR: 0,45 a 4,5)
- T_4 livre = 0,64 ng/dℓ (VR: 0,7 a 1,8)
- Eletrólitos normais
- ECG normal.

▶ **Diante do quadro de hipoglicemia da paciente, podemos afirmar:**

I. A paciente tem hipoglicemia nível 3, segundo a nova classificação da ADA.
II. Em idosos com *status* funcional e cognitivo intacto e sem doenças sistêmicas graves, a meta de HbA1c pode ser um valor < 7,5%. Em outras situações, HbA1c < 8% ou mesmo < 8,5% é aceitável.
III. Como a HbA1c da paciente encontra-se dentro dos valores normais de referência, não é apropriado trocar a insulina NPH pela glargina ou degludeca e a insulina regular por um análogo de ação ultrarrápida.
IV. Deve-se reduzir as doses de insulinas em uso com o intuito de elevar os níveis de glicemia média e HbA1c.
V. A paciente deve aumentar o número de pequenos lanches ao longo do dia e incrementar o automonitoramento da glicemia.
VI. O mau controle do hipotireoidismo da paciente pode ter contribuído para a ocorrência das hipoglicemias.

    a) Existem quatro itens incorretos.
    b) Existe apenas um item incorreto.
    c) Existem quatro itens corretos.
    d) Todos os itens estão corretos.

COMENTÁRIOS

Em 2017, a ADA e outras sociedades médicas propuseram uma nova classificação da hipoglicemia por níveis: *nível 1*, definido como glicemia entre < 70 mg/dℓ (3,9 mmol/ℓ) e ≥ 54 mg/dℓ (3,0 mmol/ℓ); *nível 2*, definido como glicemia < 54 mg/dℓ); e *nível 3*, definido como evento grave, caracterizado por alteração do *status* mental ou físico que exige assistência de outra pessoa para recuperação (**item I correto**).

Hipoglicemia é a complicação mais frequente do tratamento de DM e pode ser fatal. Hipoglicemias graves podem resultar em elevação da pressão arterial, isquemia miocárdica recorrente, prolongamento do intervalo QT e arritmias ventriculares. O risco dessas complicações é maior em idosos.

Ademais, idosos com DM podem ter sintomas atípicos de hipoglicemia, sendo recomendado controle glicêmico menos rigoroso nesses pacientes como meta aceitável. Por exemplo, podem ser aceitáveis níveis de HbA1c de 8% ou mesmo 8,5% na presença das seguintes situações: (1) padrão alimentar errático (com frequente omissão de refeições); (2) história de hipoglicemias de repetição; (3) pacientes com doença de Alzheimer ou outros tipos de demência; (4) presença de doença cardiovascular estabelecida; (5) história de hipoglicemias de repetição; (6) doença sistêmica grave etc. Já em idosos com *status* cognitivo e funcional intactos, sem doença grave, pode-se ter como metas HbA1c < 7,5% e glicemia de jejum de até 130 mg/dℓ, desde que isso não implique hipoglicemias frequentes (**item II correto**).

Análogos de insulina de ação lenta (glargina, detemir e degludeca) ou ultrarrápida (lispro, asparte e glulisina) têm diminuído bastante o risco de hipoglicemias na prática clínica, em comparação às insulinas NPH e regular, respectivamente. Desse modo, a substituição da NPH por degludeca ou glargina, bem como da regular pelos análogos de insulina de ação rápida, seria recomendável (**item III incorreto**).

Os pacientes com hipoglicemias recorrentes devem reduzir as doses de insulinas em uso, com o intuito de elevar os níveis de glicemia média a serem alcançados, aumentar o número de pequenos lanches ao longo do dia e incrementar automonitoramento da glicemia (**Itens IV e V corretos**).

Em pacientes tratados com insulina, diante do surgimento de hipoglicemias frequentes em diabético que vinha apresentando controle glicêmico satisfatório e estável, deve-se sempre investigar possibilidade da coexistência de condições que impliquem menor necessidade diária de insulina, como hipotireoidismo, doença de Addison, insuficiência renal ou síndrome de má absorção intestinal. Daí a importância do controle adequado do hipotireoidismo. Na paciente em questão, o tratamento inadequado do hipotireoidismo poderia contribuir para a maior ocorrência de hipoglicemias (**item VI correto**).

✔ Resposta: B

⊕ Referências: 48, 61 a 63

CASO #46

Em uma atividade de TBL (*team-based learning*) com alunos de medicina, o professor de endocrinologia percebeu que eles tinham muitas dúvidas sobre a história natural do pré-diabetes.

▶ **Neste contexto, avalie os itens a seguir e opine:**

I.   A maioria dos pacientes com pré-DM progredirá para DM2 em um período de 3 a 5 anos.
II. O risco de progressão é maior em pacientes com glicemia de jejum (GJ) alterada (GJA) do que naqueles com tolerância diminuída à glicose (TDG).
III. O risco de progressão é maior diante de GJ entre 110 e 125 mg/dℓ ou HbA1c entre 6,0 e 6,4%.
IV. Mulheres com pré-DM e histórico de diabetes melito gestacional (DMG) têm risco aumentado para progressão.
   a) Existe somente I item incorreto.
   b) Somente II e IV estão corretos.
   c) Apenas II e III são corretos.
   d) Somente os itens I e II estão incorretos.

Capítulo 4 • Doenças do Pâncreas Endócrino

COMENTÁRIOS

O termo pré-diabetes (pré-DM) inclui GJA (GJ entre 100 e 125 mg/dℓ) e TDG (glicemia de 2 h no TOTG entre 140 e 199 mg/dℓ).

Pacientes com pré-DM têm risco elevado para desenvolverem DM2. Em um período observacional de 3 a 5 anos, cerca de 25% dos pacientes progridem para DM2, 50% permanecem como estão, enquanto 25% revertem para a normalidade (**item I incorreto**). Indivíduos mais idosos, com sobrepeso ou outros fatores de risco, por sua vez, tendem a evoluir para DM2 em maior proporção. Da mesma forma, o risco de progressão para DM2 parece ser levemente maior em pacientes com TDG do que naqueles com GJA (**item II incorreto**). Pacientes com GJ entre 110 e 125 mg/dℓ ou com HbA1c entre 6,0 e 6,4% também têm risco maior (**item III correto**). O mesmo se aplica às mulheres com pré-DM e histórico de DMG (**item IV correto**).

✅ **Resposta:** D

➕ **Referências:** 64 a 69

CASO #47

João e Maria são irmãos e procuraram o endocrinologista devido a hiperglicemia e excesso de peso. João tem 61 anos, IMC de 35,1 kg/m², circunferência abdominal de 96 cm, PA = 140/90 mmHg (em uso de anlodipino). Ele trouxe duas **avaliações bioquímicas** realizadas com intervalo de 30 dias:

- GJ = 108 e 112 mg/dℓ
- HbA1c = 6,1 e 6,2%
- CT = 199 e 216 mg/dℓ
- HDL-c = 35 e 38 mg/dℓ
- LDL-c = 120 e 130 mg/dℓ
- Triglicerídeos = 220 e 240 mg/dℓ.

Maria tem 43 anos e histórico de diabetes melito gestacional (DMG) na idade de 37 anos. Ao *exame físico*, eram dignos de nota: IMC = 27,1 kg/m², circunferência abdominal = 83 cm e PA = 120/00 mmHg (sem uso de anti-hipertensivos). Ela também trouxe os seguintes exames:

- GJ = 106 e 107 mg/dℓ
- HbA1c = 5,71 e 5,8%
- Triglicerídeos = 145 e 159 mg/dℓ.

▶ **De acordo com os resultados do DPP (Diabetes Prevention Program) e as recomendações das diretrizes da SBD (2022), qual seria a melhor conduta para João e Maria, visando reduzir o risco de progressão para diabetes melito tipo 2 (DM2)?**

a) Apenas modificação no estilo de vida (MEV) para ambos.
b) MEV + metformina para ambos.
c) MEV + metformina para João; apenas MEV para Maria.
d) MEV + cirurgia bariátrica para João; MEV + metformina para Maria.

COMENTÁRIOS

O estudo clínico randomizado DPP (Diabetes Prevention Program) comparou o efeito de um programa intensivo de mudanças no estilo de vida (MEV) com o uso isolado de metformina (850 mg, 2 vezes/dia) e com placebo na prevenção da progressão do pré-diabetes (pré-DM) para DM2. A incidência de DM2 foi reduzida em 58% (IC 95%: 48 a 66%) no grupo de MEV e em 31% (IC 95%: 17 a 43%) no grupo metformina, comparativamente ao placebo. Por outro lado, uma análise de subgrupo do DPP mostrou que os indivíduos que mais se beneficiaram com o uso da metformina foram os que apresentavam: idade < 60 anos, IMC > 35 kg/m², glicemia de jejum (GJ) entre 110 e 125 mg/dℓ ou síndrome metabólica. Ademais, mulheres com histórico de diabetes melito gestacional (DMG) que tomaram metformina tiveram redução de 50% no surgimento de DM2, em comparação ao placebo.

As diretrizes da SBD (2022) recomendam que o uso da metformina associado às MEV e medidas de estilo de vida devem ser considerados na prevenção do DM2 em adultos com pré-DM nas seguintes situações: idade < 60 anos, obesos com IMC acima de 35 kg/m², mulheres com história de diabetes gestacional, na presença de síndrome metabólica, com hipertensão ou quando a glicemia de jejum for > 110 mg/dℓ.

Portanto, MEV e uso de metformina estão indicados tanto para João (presença de síndrome metabólica, IMC > 35 kg/m² e GJ entre 110 e 125 mg/dℓ) quanto para Maria (histórico de DMG).

✅ **Resposta:** B

➕ **Referências:** 64 e 69

CASO #48

Mulher, 70 anos, foi encontrada inconsciente em sua casa e levada pelo SAMU à UPA mais próxima. Segundo uma de suas filhas, ela vinha apresentando episódios de confusão mental nos últimos 2 meses que melhoravam quando se alimentava ou tomava algum suco de frutas contendo açúcar. A paciente também se queixava um pouco de dispneia aos esforços maiores. Nos últimos dias, estava com resfriado muito forte e não aceitava bem a alimentação.

Na admissão na UPA, a paciente estava inconsciente e afebril. Na ausculta cardíaca, eram dignas de nota: FC de 120 bpm, PA = 100/70 mmHg. Na ausculta pulmonar, havia diminuição acentuada do murmúrio vesicular no hemitórax esquerdo. A glicemia capilar estava em 28 mg/dℓ e a paciente foi medicada com três ampolas de glicose a 50% IV, recuperando logo após a consciência.

Foi solicitada radiografia de tórax, que mostrou extenso derrame pleural à esquerda (Figura 4.6A). Realizou-se punção transtorácica e foi diagnosticado tumor de origem pleural. Na tomografia computadorizada sem contraste, foi observada, além do derrame pleural, grande massa pulmonar esquerda com realce heterogêneo e maior diâmetro de 12 cm (Figura 4.6B).

A citologia obtida por PAAF foi inconclusiva e a *core* biópsia foi indicativa de tumor fibroso solitário ou tumor carcinoide de células fusiformes. Os exames histopatológico e imuno-histoquímico confirmaram tratar-se de um tumor fibroso solitário da pleura (SFTP).

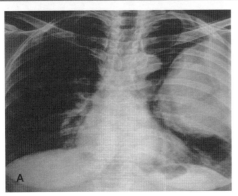
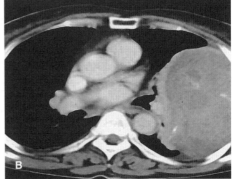

FIGURA 4.6 **A.** Radiografia do tórax mostra extenso derrame pleural no pulmão esquerdo. **B.** TC mostra volumosa massa pulmonar esquerda com realce heterogêneo e maior diâmetro de 12 cm. Os exames histopatológico e imuno-histoquímico confirmaram tratar-se de um tumor fibroso solitário da pleura.

▶ Quais a etiologia e o mecanismo principal prováveis da hipoglicemia nesse caso?
a) Síndrome de Lynch/secreção ectópica de insulina.
b) Síndrome de Li-Fraumeni/secreção tumoral de IGF-1.
c) Síndrome de Doege-Potter/secreção de IGF-2.
d) Síndrome de Beckwith-Wiedemann/secreção ectópica de GLP-1.

COMENTÁRIOS

As síndromes de Li-Fraumeni, Lynch e Beckwith-Wiedemann são hereditárias, associadas ao carcinoma do córtex adrenal e a outros tipos de tumores não endócrinos, sem relação específica com hipoglicemia.

A síndrome de Doege-Potter (SDP) é uma síndrome paraneoplásica que se apresenta como a hipoglicemia hipoinsulinêmica decorrente da secreção de uma forma aberrante do fator de crescimento semelhante à insulina-2 (IGF-2) por tumores fibrosos solitários, raras neoplasias mesenquimais que se manifestam mais frequentemente como tumores da pleura.

A SDP faz parte da rara condição que se costuma denominar "hipoglicemia causada por tumores de células não ilhotas (NICTH)". Esses tumores podem ter origem mesenquimal (p. ex., sarcomas, hemangiopericitoma, neurofibroma etc.) ou epitelial (p. ex., carcinomas hepatocelular e gástrico; tumores carcinoides [íleo, brônquios ou pâncreas]). Os tumores mesenquimais podem ter localização retroperitoneal (mais de 1/3 dos casos), intra-abdominal (cerca de 1/3) ou intratorácica. Têm tamanho variável (0,3 a 20 kg), mas geralmente são volumosos e facilmente detectáveis pela TC ou RM. Em uma série de 78 casos de NICTH, os tumores mais envolvidos foram os carcinomas hepatocelular e gástrico. Em 70% dos casos, os tumores mediam mais de 10 cm.

A patogênese da NICTH pode diferir entre pacientes e ser multifatorial em determinado paciente. Contudo, na maioria dos casos, a hipoglicemia resulta da produção excessiva de IGF-2, mais especificamente de uma forma incompletamente processada (*big* IGF-2 "pró-IGF-2"), a qual não se acopla às proteínas de ligação e, assim, mais facilmente tem acesso aos tecidos-alvo. O IGF-2 tem homologia com a insulina e consegue ligar-se a seu receptor. Assim, a hipoglicemia na NICTH resulta de (1) inibição da glicogenólise, gliconeogênese e, consequentemente, da produção hepática de glicose; (2) aumento da captação de glicose pelo músculo esquelético; (3) inibição da secreção de glucagon e GH.

Os pacientes com NICTH apresentam níveis muito baixos de insulina e peptídio C, enquanto os do IGF-2 estão elevados ou normais. A razão molar IGF-2/IGF-1 é caracteristicamente > 10.

✓ **Resposta:** C
✚ **Referências:** 55, 70 e 71

268 Endocrinologia: Casos Clínicos Comentados

CASO #49

Um homem de 22 anos foi encaminhado para avaliação de hipoglicemia assintomática (glicemia de jejum [GJ] = 46 mg/dℓ) encontrada incidentalmente durante investigação de obesidade (IMC de 45,1 kg/m^2).

Na **avaliação laboratorial** inicial foram dignos de nota:

- GJ = 43 mg/dℓ
- Insulina = 17,8 mU/ℓ (VR: 3 a 25)
- Peptídio C = 3,1 mg/mℓ (VR: 1,1 a 4,4)
- Proinsulina = 36,1 pmol/ℓ (VR: < 13)
- Beta-hidroxibutirato = 0,01 mmol/ℓ (VR: 0 a 0,61)
- Pesquisas de sulfonilureias e de anticorpos anti-insulina = negativas.

Com base nesses resultados, fez-se o diagnóstico de hipoglicemia hiperinsulinêmica. Os exames de imagem (ultrassonografia endoscópica, TC multifase e RM) mostraram-se negativos. Nada foi visualizado tampouco com a ^{68}Ga-DOTATATE PET/CT. Um teste de estimulação arterial seletiva com cálcio sugeriu produção focal anormal de insulina na região do corpo e cauda (território da artéria esplênica distal) do pâncreas.

O paciente foi encaminhado para cirurgia, durante a qual nem a palpação nem a USG identificaram qualquer nodulação pancreática. Optou-se, então, por pancreatectomia distal com ressecção do corpo e cauda do pâncreas. A histopatologia revelou ilhotas levemente hiperplásicas, pleomorfismo nuclear e ilhotas periductulares.

Lamentavelmente, a hipoglicemia persistiu e mostrou-se refratária à terapia tríplice com diazóxido, verapamil e hidroclorotiazida, bem como, posteriormente, ao uso de octreotida, um análogo somatostatínico (SA) de 1ª geração com maior afinidade pelo subtipo de receptor 2 (SSR-2). Decidiu-se, pois, pelo uso de pasireotida, SA de 3ª geração, que ativa os subtipos de receptores 1, 2, 3 e 5. Ele causa hiperglicemia por inibir mais efetivamente a secreção de insulina e GLP-1. Com esse tratamento, houve melhora expressiva das hipoglicemias.

Na avaliação do *pedigree* familiar, descobriu-se que o paciente apresentara hipoglicemia neonatal (HN) e que fez uso de diazóxido até a idade de 3 anos. Um de seus sobrinhos também teve HN. Da mesma forma, sua mãe fez uma pancreatectomia parcial à idade de 6 anos devido a convulsões hipoglicêmicas. Sua irmã teve episódios de hipoglicemia durante a gravidez. Uma avaliação genética foi realizada na família.

▶ **Sobre este intrigante caso, o que você esperaria encontrar na avaliação genética familiar?**

a) Mutações ativadoras no gene *GNAS1*.
b) Mutações ativadoras no gene da glicoquinase.
c) Mutações no gene *KCNJ11*.
d) Mutações no gene *PRKAR1A*.

COMENTÁRIOS

A glicoquinase (gene *GCK*) desempenha papel crucial na regulação da secreção de insulina. Ela facilita a fosforila-ção da glicose em glicose-6-fosfato e é o principal sensor de glicose da célula beta pancreática e dos hepatócitos, controlando a secreção de insulina estimulada pela glicose e a glicogênese.

A avaliação genética mostrou que tanto o paciente quanto sua mãe, sua irmã e seu sobrinho tinham uma mutação ativadora heterozigótica no gene da glicoquinase, *c.269A>C (p.Lys90Thr)*. Trata-se de uma rara causa de hipoglicemia hiperinsulinêmica, que habitualmente se manifesta no recém-nascido. Contudo, eventualmente pode surgir mais tardiamente na infância ou mesmo na idade adulta. Essas mutações respondem por cerca de 7% dos

Capítulo 4 • Doenças do Pâncreas Endócrino **269**

> casos de hiperinsulinismo congênito, também oriundo de mutações em outros oito genes. Mutações inativadoras do *GCK* causam MODY.
>
> Mutações no gene *PRKAR1A* são a causa do corpo de Carney, cujas principais manifestações incluem mixomas no coração e pele, lentiginose e hiperatividade endócrina: hipercortisolismo (doença adrenocortical nodular pigmentada primária — PPNAD), acromegalia, hiperprolactinemia e hipertireoidismo. Mutações no *KCNJ11* representam a principal causa de diabetes melito neonatal. Mutações ativadoras no gene *GNAS1* causam a síndrome de McCune-Albright, cujas manifestações mais características incluem puberdade precoce, manchas café com leite e displasia fibrosa óssea.

✅ **Resposta:** B

➕ **Referências:** 55, 72 e 73

CASO #50

Mulher, 61 anos, com história de DM tipo 2 (DM2) há 10 anos tratado com metformina XR 2 g/dia e empagliflozina (10 mg/dia), e hipertensão, tratada com losartana 100 mg/dia, anlodipino 10 mg/dia e hidroclorotiazida. Ao **exame físico**, eram dignos de nota: IMC = 26,8 kg/m^2 e PA = 155 × 95 mmHg.

Os últimos **exames laboratoriais** evidenciaram:

- Glicemia de jejum = 127 mg/dℓ
- HbA1c = 7%
- Creatinina = 1,2 mg/dℓ (VR: 0,7 a 1,2)
- TFG-e; CKD-EPI = 51,5 mℓ/min/1,73 m^2 (VR: ≥ 90)
- Relação albumina/creatinina urinária = 310 mg/g (VR: < 30)
- Colesterol total = 171 mg/dℓ
- LDL-c = 91 mg/dℓ
- HDL-c = 40 mg/dℓ
- TG = 200 mg/dℓ; TSH e T$_4$ livre normais.

▶ **Sobre este caso, avalie os itens a seguir e opine.**

I. A paciente tem alto risco cardiovascular e deve tomar estatina de alta intensidade, visando LDL-c < 70 mg/dℓ.
II. A PA está fora da meta (> 120/80 mmHg). Uma boa alternativa seria associar perindopril ou ramipril.
III. A adição de finerenona poderia ser benéfica concernente a desfechos renais e cardiovasculares.
IV. A dose de metformina deve ser reduzida em função da queda na TFG-e.
    a) Existe somente um item incorreto.
    b) Somente II e IV estão corretos.
    c) Todos os itens estão corretos.
    d) Somente os itens I e III estão corretos.

COMENTÁRIOS

Como apresenta DM2, a paciente tem alto risco cardiovascular devido à idade > 56 anos e à presença de albuminúria muito elevada (≥ 300 mg/g), previamente chamada de macroalbuminúria (**item I correto**). Nesse contexto, deve tomar estatina de alta intensidade (rosuvastatina 20 a 40 mg/dia; atorvastatina 40 a 80 mg/dia ou sinvastatina 40 mg/dia + ezetimiba 10 mg/dia).

270 Endocrinologia: Casos Clínicos Comentados

> A meta da PA em pacientes com DM é 130/80 mmHg; na presença de DRD, essa meta é 120/80 mmHg. A combinação de bloqueadores do receptor de angiotensina (BRA) com inibidores da ECA (iECA) não deve ser feita porque resultou em risco aumentado para síncope, hipercalemia e piora da função renal (**item II incorreto**).
>
> Finerenona é um novo antagonista não esteroide do receptor mineralocorticoide. No estudo randomizado e duplo-cego FIDELIO-CKD, o uso de finerenona, em comparação ao placebo, reduziu em 18% o risco para decréscimo de pelo menos 40% na TFG e morte por causas renais. Da mesma forma, diminuiu em 14% o risco combinado para morte de causas cardiovasculares, infarto do miocárdio não fatal, acidente vascular cerebral não fatal ou hospitalização por insuficiência cardíaca (**item III correto**).
>
> A dose da metformina só precisa ser reduzida (máximo de 1 g/dia) quando a TFG estiver entre 30 e 45 mg/dia (**item IV incorreto**).

✅ Resposta: B

➕ Referências: 74 e 75

CASO #51

Homem, 50 anos, foi hospitalizado em dezembro de 2019 na investigação de episódios repetidos de hipoglicemia nos últimos 30 dias (em duas ocasiões, a glicemia capilar estava entre 40 e 45 mg/dℓ). O paciente refere também redução do apetite e perda de 6 kg nos últimos 6 meses. Em novembro de 2018, ele teve o diagnóstico de câncer gástrico tratado com gastrectomia total e quimioterapia.

No atual internamento, durante um episódio de hipoglicemia foram colhidos **exames bioquímicos e hormonais** que mostraram:

- Glicemia = 40 mg/dℓ
- Insulina = < 1,0 mU/ℓ (VR: 4 a 13)
- Peptídio C = < 1,0 ng/mℓ (VR: 1,1 a 4,4)
- Proinsulina = 0,43 pmol/ℓ (VR: 0,5 a 3,5)
- TGO e TGP, creatinina e função tireoidiana = normais
- Albumina = 2,8 g/dℓ (VR: 3,5 a 5,2)
- Anticorpo anti-insulina = negativo
- Pesquisa de sulfonilureia plasmática = negativa
- Funções tireoidiana, renal e hepática = normais
- GH e cortisol sérico = normais.

▶ **Diante dos exames laboratoriais citados, avalie os itens a seguir e opine:**

I. Deve-se realizar a pesquisa sérica de sulfonilureias, bem como de anticorpos anti-insulina.
II. Deve-se solicitar TC toracoabdominal, à procura de tumores de células não ilhotas.
III. O paciente deve ser submetido a um teste de jejum prolongado.
IV. Os exames laboratoriais excluem a possibilidade de tumor pancreático secretor de insulina.
    a) Há somente um item incorreto.
    b) Apenas os itens II e IV estão corretos.
    c) Os itens I, II e IV estão corretos.
    d) Somente os itens I e III estão corretos.

COMENTÁRIOS

Os achados laboratoriais da paciente são indicativos de hipoglicemia hipoinsulinêmica, em função dos níveis séricos muito baixos de insulina, peptídio C e proinsulina, na presença de hipoglicemia. Não há, portanto, indicação do teste de jejum prolongado (HH) (**item III incorreto**). Tampouco faz-se necessário pesquisar sulfonilureias ou anticorpos anti-insulina porque essas duas condições cursam com hipoglicemia hiperinsulinêmica (**item I incorreto**).

A pesquisa de hipoglicemia causada por tumores de células não ilhotas se impõe nesse caso (**item 4 correto**). A TC abdominal mostrou múltiplos nódulos hepáticos, cujo achado foi ratificado pela ^{68}Ga-DOTATATE PET/CT (Figura 4.7). Diagnóstico final: hipoglicemia induzida pelas múltiplas metástases hepáticas. Não há, portanto, indicação do teste de jejum prolongado (HH) (**item III incorreto**).

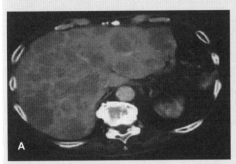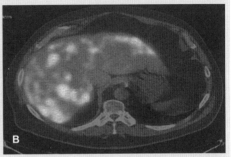

FIGURA 4.7 Múltiplas metástases hepáticas vistas pela TC computadorizada (**A**) e pela ^{68}Ga-DOTATATE PET/CT (**B**). (A Figura B encontra-se reproduzida em cores no Encarte.)

● Resposta: B
● Referências: 53, 55 e 76

CASO #52

Mulher, 46 anos, foi encaminhada com suspeita de insulinoma. Ela foi hospitalizada após ter sido atendida com hipoglicemia por três vezes, em um período de 2 meses, em serviços de emergência. A paciente foi submetida a um teste de jejum prolongado (TJP), o que foi interrompido após 10 horas, em função da queda da glicemia para 37 mg/dℓ.

No momento do quadro sugestivo de hipoglicemia, foram colhidos **exames laboratoriais** que mostraram:

- Glicemia = 37 mg/dℓ
- Insulina = 25,3 mU/ℓ (VR: 4 a 13)
- Peptídio C = 7,3 ng/mℓ (VR: 1,1 a 4,4)
- Proinsulina = 8,2 pmol/ℓ (VR: 0,5 a 3,5)
- Anticorpo anti-insulina = negativo
- Pesquisa de sulfonilureia plasmática = negativa
- Funções tireoidiana, renal e hepática = normais
- GH e cortisol sérico = normais.

Endocrinologia: Casos Clínicos Comentados

▶ **Diante dos exames laboratoriais citados, avalie os itens a seguir e opine:**

I. A paciente deve incialmente ser submetida a dois exames, de preferência a combinação de RM e ultrassonografia pancreática endoscópica (UPE).

II. A PET/CT *scan* com ^{68}Ga-DOTATATE deve sempre ser considerada em caso de tumor não visualizado pela combinação de UPE e RM ou UPE e TC multifase.

III. A PET/CT *scan* com ^{68}Ga-DOTATATE ou ^{18}F-DOPA é bastante útil na visualização de metástases a distância dos insulinomas.

IV. Exames de imagem que usam análogos do GLP-1 (p. ex., exendina-4) são altamente eficazes na detecção de insulinomas benignos e malignos.

V. A ^{18}F-FDG PET/CT visualiza pelo menos 70% dos insulinomas.

   a) Há somente um item incorreto.

   b) Apenas os itens I e IV estão corretos.

   c) Os itens I, II e III estão corretos.

   d) Somente os itens I e III estão corretos.

COMENTÁRIOS

Os achados laboratoriais da paciente são indicativos de hipoglicemia hiperinsulinêmica (HH), ou seja, insulina $\geq$ 3,0 mU/ℓ, peptídio C $\geq$ 0,2 ng/mℓ e proinsulina $\geq$ 5 pmol/ℓ, na presença de glicemia < 54 mg/dℓ. Sendo negativas as pesquisas para sulfonilureias e anticorpos anti-insulina, insulinomas são a principal hipótese diagnóstica, já que são a causa mais frequente de HH em indivíduos sem diabetes melito. A próxima etapa da investigação serão exames de imagem, na tentativa de localização do tumor, a qual é conseguida em 70 a 80% dos casos com os exames convencionais. A maioria dos insulinomas (66 a 90%) mede < 2 cm (20% têm menos de 1 cm) e pode estar localizado em qualquer parte do pâncreas, além da possibilidade de serem múltiplos em até 10% dos casos. Por isso, o ideal é a combinação de dois exames de imagem, por exemplo, UPE e TC multifase ou, de preferência, UPE e RM (**item I correto**).

Os tumores neuroendócrinos pancreáticos contêm receptores para a somatostatina, sobretudo o tipo 2 (SSTR2). No entanto, esses receptores têm baixa expressão nos insulinomas benignos. A melhor opção de exame de medicina nuclear é a tomografia com emissão de pósitrons acoplada à tomografia computadorizada (PET/CT) usando novos análogos da somatostatina, com maior afinidade pelo SSTR2 do que a pentetreotida (DOTATATE, DOTATOC ou DOTANOC) marcados com gálio-68 (^{68}Ga) (ver Figura 4.7). Sua sensibilidade em diferentes estudos variou de 61 a 90% (**item II correto**). Esses exames são também bastante úteis na visualização de metástases a distância (**item III correto**).

Outro alvo diagnóstico é o receptor de GLP-1 (GLP-1R), presente em mais de 90% dos casos de insulinomas. A exendina-4, um análogo estável do GLP-1, pode ser marcada com diferentes radioisótopos e tem sido usada também como novo método diagnóstico mais recentemente. Na série de Luo et al. (2016), a PET/CT com ^{68}Ga-NOTA-exendina-4 detectou corretamente insulinomas em 42 de 43 pacientes (97,7%). Em contrapartida, o receptor de GLP-1 tem baixa expressão em insulinomas malignos, limitando a utilidade desse exame nesses casos (**item IV incorreto**). Insulinomas malignos têm maior expressão do SSTR2 (Tabela 4.3).

TABELA 4.3 Procedimentos para localização de insulinomas.

Procedimento	Sensibilidade (%)
Tomografia computadorizada abdominal multifase	60 a 80
US abdominal	13 a 67
Ultrassonografia pancreática endoscópica	75 a 90
Ressonância magnética abdominal	85 a 90
Ultrassonografia pancreática transoperatória (UPTO)	75 a 90
UPTO + palpação	85 a 95

(continua)

TABELA 4.3 Procedimentos para localização de insulinomas. (*Continuação*)

Procedimento	Sensibilidade (%)
Palpação pancreática transoperatória	75 a 90
^{68}Ga-DOTATATE PET/CT	61 a 90
^{68}Ga-NOTA-exendina-4 PET/CT	94 a 97
^{18}F-DOPA PET/CT	50 a 73
Estímulo seletivo arterial com cálcio e coleta venosa hepática	77 a 100

Insulinomas apresentam baixa taxa de proliferação e, consequentemente, a ^{18}F-FDG PET/CT tem pouca utilidade (**item V incorreto**). Melhor desempenho é observado com os tumores malignos.

✅ Resposta: C

➕ Referências: 53, 55 e 76

REFERÊNCIAS BIBLIOGRÁFICAS

1. Lira R et al. Diabetes melito – classificação e diagnóstico. In: Vilar L (editor). Endocrinologia clínica. 7. ed. Rio de Janeiro: Guanabara Koogan; 2021. p. 665-81.
2. Rodacki M et al. Classificação do diabetes. Diretriz Oficial da Sociedade Brasileira de Diabetes (2022).
3. Pieralice S, Pozzilli P. Latent autoimmune diabetes in adults: a review on clinical implications and management. Diabetes Metab J. 2018;42(6):451-64.
4. Broome DT et al. Approach to the patient with MODY-monogenic diabetes. J Clin Endocrinol Metab. 2021;106(1):237-50.
5. Gaál Z, Balogh I. Monogenic forms of diabetes mellitus. Exp Suppl. 2019;111:385-416.
6. Montenegro Junior RM L et al. Lipodistrofias herdadas e adquiridas. In: Vilar L (editor). Endocrinologia clínica. 7. ed. Rio de Janeiro: Guanabara Koogan; 2021. p. 1092-104.
7. Hussain I, Garg A. Lipodystrophy syndromes. Endocrinol Metab Clin North Am. 2016;45(4):783-97.
8. Araújo-Vilar D, Santini F. Diagnosis and treatment of lipodystrophy: a step-by-step approach. J Endocrinol Invest. 2019;42(1):61-73.
9. Lima JG et al. Clinical and laboratory data of a large series of patients with congenital generalized lipodystrophy. Diabetol Metab Syndr. 2016;8:23.
10. Musso C et al. Clinical course of genetic diseases of the insulin receptor (type A and Rabson-Mendenhall syndromes) – A 30-year prospective. Medicine. 2004; 83(4):209-22.
11. Rojek A, Niedziela M. Insulin receptor defect as a cause of Rabson-Mendenhall syndrome and other rare genetic insulin resistance syndromes. Pediatr Endocrinol Diabetes Metab. 2010;16(3):205-12.
12. Umpierrez G, Korytkowski M. Diabetic emergencies – ketoacidosis, hyperglycaemic hyperosmolar state and hypoglycaemia. Nat Rev Endocrinol. 2016; 12:22232.
13. Umpierrez G, Freire AX. Abdominal pain in patients with hyperglycemic crises. J Crit Care. 2002; 17:637.
14. Fernandes CJ et al. Gastroenteropancreatic neuroendocrine tumors. Gastroenterol Clin North Am. 2022;51(3):625-47.
15. Lima Ramaldes LA et al. The first series of cases of ketosis-prone type 2 diabetes (Flatbush diabetes) in Brazilian adults. Arch Endocrinol Metab. 2021;65(2):231-6.
16. Sjöholm Å. Ketosis-prone type 2 diabetes: A case series. Front Endocrinol (Lausanne). 2019;10:684.
17. American Diabetes Association Professional Practice Committee. Classification and Diagnosis of Diabetes: Standards of Medical Care in Diabetes-2022. Diabetes Care. 2022;45(Suppl 1):S17-S38.
18. Rovira-Llopis S et al. Mitochondrial dynamics in type 2 diabetes: Pathophysiological implications. Redox Biol. 2017;11:637-45.
19. Karaa A, Goldstein A. The spectrum of clinical presentation, diagnosis, and management of mitochondrial forms of diabetes. Pediatr Diabetes. 2015;16(1):1-9.
20. Albuquerque L et al. Tratamento do diabetes melito tipo 2. In: Vilar L (editor). Endocrinologia clínica. 7. ed. Rio de Janeiro: Guanabara Koogan; 2021. p. 682-710.

21. Lyra R. Tratamento farmacológico da hiperglicemia no DM2. Diretriz Oficial da Sociedade Brasileira de Diabetes (2022).
22. American Diabetes Association Professional Practice Committee. Pharmacologic approaches to glycemic treatment: Standards of Medical Care in Diabetes-2022. Diabetes Care. 2022;45(Suppl 1):S125-S143.
23. Moreira R, Bertoluci MC. Prevenção de doença cardiovascular no paciente com diabetes melito tipo 2. In: Vilar L (editor). Endocrinologia clínica. 7. ed. Rio de Janeiro: Guanabara Koogan; 2021. p. 718-26.
24. Vallon V et al. Effects of SGLT2 inhibitors on kidney and cardiovascular function. Annu Rev Physiol. 2021;83:503-52.
25. Tentolouris A et al. SGLT2 inhibitors: A review of their antidiabetic and cardioprotective effects. Int J Environ Res Public Health. 2019;16(16):2965.
26. Izar M et al. Manejo do risco cardiovascular: dislipidemia. Diretriz Oficial da Sociedade Brasileira de Diabetes (2022).
27. Sá J et al. Doença renal do diabetes. Diretriz Oficial da Sociedade Brasileira de Diabetes (2022).
28. Goldenberg RM, Steen O. Semaglutide: review and place in therapy for adults with type 2 diabetes. Can J Diabetes. 2019;43(2):136-45.
29. Fornes A et al. Once-weekly semaglutide for weight management: A clinical review. J Pharm Technol. 2022;38(4):239-46.
30. Frías JP Tirzepatide versus semaglutide once weekly in patients with type 2 diabetes. Engl J Med. 2021;385(6):503-15.
31. Scharf M et al. Insulinoterapia no diabetes melito tipo 1. In: Vilar L (editor). Endocrinologia clínica. 7. ed. Rio de Janeiro: Guanabara Koogan; 2021. p. 734-44.
32. Wolf P et al. Impairment in insulin secretion without changes in insulin resistance explains hyperglycemia in patients with acromegaly treated with pasireotide LAR. Endocr Connect. 2022;11(12):e220296.
33. Giacaglia L et al. Tratamento farmacológico do pré-diabetes. Diretriz Oficial da Sociedade Brasileira de Diabetes (2022).
34. Knowler WC et al. Diabetes Prevention Program Research Group: reduction in the incidence of type 2 diabetes with lifestyle intervention or metformin. N Engl J Med. 2002;346:393-403.
35. Leite SA et al. Controle glicêmico no ambiente hospitalar. In: Vilar L (editor). Endocrinologia clínica. 7. ed. Rio de Janeiro: Guanabara Koogan; 2021. p. 745-53.
36. Umpierrez GE et al. Safety and efficacy of sitagliptin therapy for the inpatient management of general medicine and surgery patients with type 2 diabetes: a pilot, randomized, controlled study. Diabetes Care. 2013; 36:3430-5.
37. Pasquel FJ et al. Management of diabetes and hyperglycaemia in the hospital. Lancet Diabetes Endocrinol. 2021;9(3):174-88.
38. Zajdenverg L et al. Tratamento farmacológico do diabetes na gestação. Diretriz Oficial da Sociedade Brasileira de Diabetes (2022).
39. Negrato CA et al. Diabetes melito e gestação. In: Vilar L (editor). Endocrinologia clínica. 7. ed. Rio de Janeiro: Guanabara Koogan; 2021. p. 754-68.
40. Lira RPC. Retinopatia diabética. In: Vilar L (editor). Endocrinologia clínica. 7. ed. Rio de Janeiro: Guanabara Koogan; 2021. p. 769-79.
41. Chandrasekaran PR et al. Diabetic retinopathy in pregnancy – A review. Indian J Ophthalmol. 2021;69(11):3015-25.
42. Chew EY et al. Metabolic control and progression of retinopathy. The Diabetes in Early Pregnancy Study. National Institute of Child Health and Human Development Diabetes in Early Pregnancy Study. Diabetes Care. 1995;18:631-7.
43. Kidney Disease: Improving Global Outcomes (KDIGO). KDIGO 2022 Clinical Practice Guideline for diabetes management in chronic kidney disease. Diabetes Work Group. Kidney Int. 2022;102(5S):S1-S127.
44. Pedrosa HC et al. Neuropatia diabética: classificação, diagnóstico e tratamento: In: Vilar L (editor). Endocrinologia clínica. 7. ed. Rio de Janeiro: Guanabara Koogan; 2021. p. 789-812.
45. Ziegler D et al. Current concepts in the management of diabetic polyneuropathy. J Diabetes Investig. 2021;12(4):464-75.
46. Pedrosa HC et al. Pé diabético: avaliação e tratamento. In: Vilar L (editor). Endocrinologia clínica. 7. ed. Rio de Janeiro: Guanabara Koogan; 2021. p. 813-25.
47. Dhatariya KK et al. Diabetic ketoacidosis. Nat Rev Dis Primers. 2020;6(1):40.
48. Ramos AJS et al. Crises hiperglicêmicas e hipoglicemia. In: Vilar L (editor). Endocrinologia clínica. 7. ed. Rio de Janeiro: Guanabara Koogan; 2021. p. 826-42.
49. Santomauro AT et al. Diagnóstico e tratamento da cetoacidose diabética euglicêmica. Diretriz da Sociedade Brasileira de Diabetes (2021).
50. Shivaswamy V et al. Post-transplant diabetes mellitus: causes, treatment, and impact on outcomes. Endocr Rev. 2016;37:37-61.

51. Chowdhury TA. Post-transplant diabetes mellitus. Clin Med (Lond). 2019;19(5):392-5.
52. Lotfy M et al. Chronic complications of diabetes mellitus: A mini review. Curr Diabetes Rev. 2017;13(1):3-10.
53. Giannis D et al. Insulinomas: from diagnosis to treatment. A review of the literature. J BUON. 2020;25(3):1302-14.
54. Oziel-Taieb S et al. Pasireotide for refractory hypoglycemia in malignant insulinoma – Case report and review of the literature. Front Endocrinol (Lausanne). 2022;13:860614.
55. Vilar L et al. Hipoglicemia em adultos não diabéticos. In: Vilar L (editor). Endocrinologia clínica. 7. ed. Rio de Janeiro: Guanabara Koogan; 2021. p. 843-59.
56. Marks V, Teale JD. Hypoglycemia: factitious and felonious. Endocrinol Metab Clin North Am. 1999; 28:579601.
57. Censi S et al. Insulin autoimmune syndrome: from diagnosis to clinical management. Ann Transl Med. 2018; 6:335.
58. Jain N et al. Methimazole-induced insulin autoimmune syndrome. Ther Adv Endocrinol Metab. 2016; 7(4):178-81.
59. Zhu Q et al. Case report: recurrent autoimmune hypoglycemia induced by non-hypoglycemic medications. Front Immunol. 2022;13:855350.
60. Lupsa BC et al. Autoimmune forms of hypoglycemia. Medicine (Baltimore). 2009; 88:14153.
61. Bansal N et al. Management of diabetes in the elderly. Med Clin North Am. 2015;99(2):351-77.
62. Sircar M et al. Review of hypoglycemia in the older adult: clinical implications and management. Can J Diabetes. 2016;40(1):66-72.
63. Chelliah A, Burge MR. Hypoglycaemia in elderly patients with diabetes mellitus: causes and strategies for prevention. Drugs Aging. 2004;21(8):511-30.
64. Giacaglia L et al. Tratamento farmacológico do pré-diabetes. Diretriz Oficial da Sociedade Brasileira de Diabetes (2022).
65. Knowler WC et al. Diabetes Prevention Program Research Group: reduction in the incidence of type 2 diabetes with lifestyle intervention or metformin. N Engl J Med. 2002;346:393-403.
66. Meamar R et al. Severity of the metabolic syndrome as a predictor of prediabetes and type 2 diabetes in first degree relatives of type 2 diabetic patients: a 15-year prospective cohort study. World J Diabetes. 2020;11:202-12.
67. Ratner RE et al. Prevention of diabetes in women with a history of gestational diabetes: effects of metformin and lifestyle interventions. J Clin Endocrinol Metab. 2008;93:4774-9.
68. Nathan DM et al. Impaired fasting glucose and impaired glucose tolerance. Diabetes Care. 2007;30:753-9.
69. Morris DH et al. Progression rates from HbA1c 6.0-6.4% and other prediabetes definitions to type 2 diabetes: a meta-analysis. Diabetologia. 2013;56:1489-93.
70. Dynkevich Y et al. Tumors, IGF-2 and hypoglycemia: insights from the clinic, the laboratory and the historical archive. Endocr Rev. 2013;34:798-826.
71. Livingstone C. IGF2 and cancer. Endocr Relat Cancer. 2013;20(6):R321-39.
72. Ajala ON et al. Glucokinase mutation – a rare cause of recurrent hypoglycemia in adults: a case report and literature review. J Community Hosp Intern Med Perspect. 2016; 6(5): 10.3402/jchimp.v6.32983.
73. Koneshamoorthy A et al. Case report: Hypoglycemia due to a novel activating glucokinase variant in an adult – a molecular approach. Front Endocrinol (Lausanne). 2022;13:842937.
74. Bakris GL et al. Effect of finerenone on chronic kidney disease outcomes in type 2 diabetes. N Engl J Med. 2020;383(23):2219-29.
75. Banerjee D et al. Management of hypertension and renin-angiotensin-aldosterone system blockade in adults with diabetic kidney disease: Association of British Clinical Diabetologists and the Renal Association UK guideline update 2021. BMC Nephrol. 2022;23(1):9.
76. Luo Y et al. Glucagon-like peptide-1 receptor PET/CT with ^{68}Ga-NOTA-exendin-4 for detecting localized insulinoma: A prospective cohort study. J Nucl Med. 2016;57(5):715-20.

5 Dislipidemia e Obesidade

Ruy Lyra • Luciano Albuquerque • Lúcia Helena de Oliveira Cordeiro • Fabiano M. Serfaty • Luciana Belém • Ana Tereza Bezerra de Melo • Karoline Matias Medeiros • José Coelho Mororó Neto • Camila Ribeiro Coutinho Madruga • Aline Alves Lopes Albuquerque • Yanna Queiroz Pereira de Sá • Clarice Vilar • Saulo Cavalcanti • Renata de Oliveira Campos • Raíssa Lyra • Viviane Canadas • Lucio Vilar

CASO #1

Mulher de 40 anos, IMC de 28 kg/m², procura o endocrinologista devido a excesso ponderal. Relata que vem brigando com a balança (*sic*) há mais de 10 anos. Nesse período submeteu-se a várias dietas e fez uso de sibutramina e liraglutida, as quais não foram bem toleradas. Recentemente, ficou entusiasmada ao ler na internet que a associação naltrexona/bupropiona propicia peso de peso > 5% em mais de 50% dos pacientes tratados. A paciente procurou o endocrinologista com o intuito de obter mais informações sobre os mecanismos de ação e a eficácia da referida medicação.

▶ **Neste contexto, assinale a alternativa <u>incorreta</u>:**

a) A bupropiona tem efeito direto em neurônios da via POMC, aumentando o α-MSH, que atua no receptor MC4R.
b) Na clivagem da POMC, temos maior liberação de β-endorfina, que sinaliza *feedback* negativo, reduzindo a atividade dos próprios neurônios POMC no núcleo paraventricular.
c) A naltrexona atua como antagonista opioide em regiões mesolímbicas, reduzindo a atividade de vias de recompensa alimentar.
d) A combinação naltrexona + bupropiona tem ação sinérgica na perda de peso, com perda superior à soma da obtida com os dois agentes isoladamente.

COMENTÁRIOS

A associação naltrexona + bupropiona (Contrave®) tem ação sinérgica. Supõe-se que seu efeito anorexígeno resulte da ativação dos neurônios da POMC no núcleo arqueado. A bupropiona estimularia a POMC hipotalâmica, enquanto a naltrexona bloquearia a autoinibição da POMC por meio de betaendorfinas endógenas. Ademais, a naltrexona reduz a recompensa alimentar, de forma que a associação teria efeitos no apetite hedônico e homeostático. Perda de peso ≥ 5% é observada em 48 a 56% dos pacientes tratados.

No programa de desenvolvimento COR (Contrave Obesity Research), em dois estudos, a proporção de pacientes com redução do peso inicial ≥ 5% foi significativamente maior com a medicação em relação ao placebo (48 a 56% *versus* 16 a 17%).

278 Endocrinologia: Casos Clínicos Comentados

✅ Resposta: B

➕ Referências: 1 a 4

CASO #2

Mulher, 40 anos, apresenta hipotireoidismo por tireoidite autoimune desde os 28 anos e história de ganho progressivo de peso desde a adolescência. Aos 37 anos tinha IMC de 40,6 kg/m² e foi submetida à derivação gástrica em Y de Roux (DGYR). Nessa ocasião, ela pesava 140 kg, e a dose diária de levotiroxina (L-T$_4$) necessária para manter o TSH em níveis normais era de 150 μg/dia. Atualmente, 3 anos depois, a paciente pesa 70 kg e vem mantendo o TSH em níveis normais com apenas 100 μg/dia.

▶ **Sobre a relação entre hipotireoidismo, obesidade e cirurgia bariátrica, assinale a alternativa correta:**

a) A eventual suplementação de sais de cálcio e ferro após a DGYR pode reduzir a absorção da L-T$_4$.

b) A perda de peso com a DGYR não guarda relação com a redução das necessidades de L-T$_4$.

c) É mais comum haver necessidade de aumento da dose da L-T$_4$ após DGYR em pacientes com hipotireoidismo instalado decorrente de doença tireoidiana autoimune, em função da dificuldade de absorção do hormônio.

d) Geralmente a dose de L-tiroxina e a função tireoidiana (FT) pouco se alteram após a perda de peso induzida pela DGYR.

COMENTÁRIOS

Os dados sobre o efeito da cirurgia bariátrica (CB) sobre a dose da L-T$_4$ são limitados e variáveis, geralmente oriundos de estudos retrospectivos. Pacientes obesos podem apresentar elevação isolada dos níveis de TSH, simulando hipotireoidismo subclínico. Tal achado, reversível com a perda de peso, estaria relacionado à hiperleptinemia observada na obesidade. Supostamente, muitos desses pacientes podem ter sido incluídos na categoria de hipotireóideos. Nesses casos, o TSH costuma normalizar após CB, sem alteração significativa no T$_4$ livre.

Em pacientes com hipotireoidismo franco, há tendência à redução da dose da L-T$_4$ após a perda de peso. Contudo, esse efeito é contrabalançado pela disabsorção relacionada à DGYR. Além disso, a eventual suplementação de sais de cálcio e ferro após a DGYR pode reduzir a absorção da L-T$_4$, devido a um efeito quelante. Tais medicações devem, pois, ser ingeridas pelo menos 4 h após a tomada da L-T$_4$.

Um grupo de 93 indivíduos obesos com hipotireoidismo (IMC médio de 45,9 ± 5,6 kg/m²) foi avaliado antes e 28 ± 8 meses após a cirurgia bariátrica. Em média, após a perda de peso, foi documentada redução significativa da dose total da L-T$_4$ (de 130,6 ± 48,5 para 116,2 ± 38,6 μg/dia; p < 0,001). Essa dose teve de ser reduzida em 47 pacientes, manteve-se inalterada em 34, mas precisou ser aumentada em 12 pacientes que tinham tireoidite autoimune. A redução da dose de L-T$_4$ foi proporcional à redução da massa corporal magra.

Entre 36 pacientes com hipotireoidismo franco submetidos a gastrectomia vertical, melhora da função tireoidiana (FT) foi observada em 16 (44,4%) após acompanhamento médio de 12 ± 7 meses. Resolução completa do hipotireoidismo foi constatada em 8 casos (22,2%) que puderam descontinuar a L-T$_4$. Em um terço dos pacientes, a FT e a dose da L-T$_4$ permaneceram inalteradas. Já na série de Raftopoulos et al. (2014) (n = 23), após seguimento de 5,5 a 31 meses após a DGYR, resolução e melhora do hipotireoidismo ocorreram 8,7% e 34,8%, respectivamente. Nos restantes 56,5%, a FT não se modificou.

Uma recente metanálise incluiu 28 estudos envolvendo 1.284 pacientes submetidos a CB. O hipotireoidismo subclínico foi completamente resolvido em 87% dos pacientes após a CB. Além disso, houve diminuição estatisticamente significativa da dose de levotiroxina em pacientes com hipotireoidismo franco (diferença média $= -13,20$ µg/dia, IC 95% [$-19,69$, $-6,71$]). Na metanálise de rede, verificou-se que a interrupção ou diminuição da dose de levotiroxina foi significativa após o *bypass* gástrico em Y de Roux (OR $= 31,02$, IC 95% [10,34, 93,08]) e a gastrectomia vertical (OR $= 104,03$, IC 95% [35,79, 302,38]).

✅ Resposta: A

➕ Referências: 5 a 8

CASO #3

Homem, 29 anos, não fumante, com queixa de falta de ar, sonolência durante o dia, fadiga, dificuldade para se concentrar e dor de cabeça matinal. Mora só e não percebe se ronca. Nega doenças respiratórias e musculares. IMC de 32 kg/m². Não tem deformidades torácicas. Uma polissonografia não evidenciou apneias obstrutivas, mas mostrou 41 hipopneias por hora de sono com saturação de oxigênio mínima durante o sono de 76%. A pressão parcial de gás carbônico no sangue arterial foi 58 mmHg, a de oxigênio foi 65 mmHg e a saturação de oxigênio foi 89%.

▶ **Sobre o diagnóstico e o tratamento do problema de saúde desse paciente, assinale a alternativa** <u>correta</u>:

a) Para confirmar o diagnóstico de síndrome da hipoventilação da obesidade (SHO) seria necessária uma radiografia de tórax normal.
b) O paciente tem SHO, mas não a síndrome de apneia obstrutiva do sono (SAOS), devendo ser tratado com BiPAP noturno.
c) A SHO é caracterizada por hipercapnia ($Pa_{CO_2} > 45$ mmHg) diurna, excluídas outras causas de hipoventilação.
d) O tratamento da SAOS e da SHO é fundamentado no uso de dispositivos de pressão positiva durante a noite, sendo o CPAP indicado nos casos mais graves desta última condição.

COMENTÁRIOS

O diagnóstico de SHO é baseado na presença de obesidade e hipercapnia diurna ($PaCO_2 > 45$ mmHg), excluídas outras causas de hipoventilação. Não é necessária a realização de exames de imagem. A maioria dos pacientes com SHO tem SAOS associada, a qual pode ser diagnosticada pela detecção de índice de apneia e hipopneia (IAH) ≥ 5 na polissonografia (contando episódios de apneia ou hipopneia). O tratamento das duas condições é o uso de CPAP noturno, podendo ser usado o BiPAP nos casos mais graves de SHO.

✅ Resposta: C

➕ Referências: 9 e 10

CASO #4

Homem com obesidade grau II foi submetido a uma dieta de baixas calorias, tendo redução de cerca de 10% do peso corporal em 12 semanas.

▶ **Em relação às alterações esperadas na produção de peptídios periféricos sinalizadores do balanço energético produzidos em células do trato gastrintestinal, assinale a alternativa <u>correta</u>:**

a) Aumento de GLP-1, oxintomodulina e peptídio YY, produzidos principalmente no intestino distal.
b) Aumento de grelina não acilada, que ativa o receptor GHS1, produzida no fundo gástrico.
c) Redução da colecistoquinina, ligante do receptor CCK1R, produzida principalmente no fígado e, em menor quantidade, na vesícula biliar.
d) Redução da amilina, que é cossecretada com a insulina no pâncreas e inibe o esvaziamento gástrico.

COMENTÁRIOS

GLP-1, oxintomodulina e peptídio YY são anorexígenos produzidos no intestino distal, sendo responsabilizados, em parte, pela perda de peso nas cirurgias disabsortivas. De fato, a chegada mais rápida de alimento menos digerido no intestino distal levaria a aumento desses peptídios. No entanto, em pacientes com perda de peso induzido por dieta, não observamos esse efeito.

Obesos que perdem peso cursam com aumento dos níveis de grelina, porém a forma acilada seria a responsável pelos efeitos centrais.

A colecistoquinina é secretada por células presentes no duodeno e jejuno proximal em resposta à presença de alimentos no estômago, principalmente ácidos graxos e pequenos peptídios.

Com a perda de peso, ocorre redução da resistência insulínica, com diminuição da hiperinsulinemia relacionada à síndrome metabólica. Consequentemente, também ocorre redução dos níveis de amilina.

✔ Resposta: D

➕ Referências: 11 e 12

CASO #5

Homem, 60 anos, apresenta vômitos repetidos 6 meses após ser submetido a uma derivação gástrica em Y de Roux (DGYR) para tratamento de obesidade grave. Na endoscopia digestiva atual apresenta estenose da anastomose gastrojejunal, com dificuldade para passagem do aparelho.

▶ **Qual a melhor conduta no momento?**

a) Manter o paciente sob tratamento clínico com inibidor da bomba de prótons (IBP).
b) Utilizar uma prótese endoscópica temporária.
c) Realizar dilatação endoscópica.
d) Realizar revisão cirúrgica com confecção de nova anastomose gastrojejunal.

Capítulo 5 • Dislipidemia e Obesidade **281**

> **COMENTÁRIOS**
>
> Estenoses de anastomose são complicações tardias da cirurgia bariátrica. A anastomose gastrojejunal é acessível por endoscopia, podendo ser tratada inicialmente por dilatação endoscópica. Caso o procedimento não tenha sucesso, é realizada revisão cirúrgica.

✅ Resposta: C

➕ Referências: 13 e 14

CASO #6

Mulher, 39 anos, IMC de 39 kg/m², mantém seguimento regular com endocrinologista e nutricionista há cerca de 3 anos, porém com dificuldade em manter as perdas ponderais alcançadas. No último ano, evoluiu também com queixa de pirose e dor retroesternal, sendo solicitada endoscopia digestiva alta. O exame evidenciou esôfago de calibre aumentado, presença de resíduos alimentares, esofagite distal Los Angeles B e volumosa hérnia de hiato de 6 cm.

Como antecedentes pessoais, tem DM2 (em uso de metformina, empagliflozina e insulina) e HAS (tratada com losartana). Também faz uso de rosuvastatina (20 mg/dia).

Os últimos **exames laboratoriais** mostraram:

- Glicemia = 127 mg/dℓ
- HbA1c = 7,7%
- Triglicerídeos = 220 mg/dℓ
- LDL-c = 82 mg/dℓ.

▸ **Em relação ao caso, assinale a alternativa <u>correta</u>:**

a) Considerando a presença de obesidade grau II associada às comorbidades, a paciente é candidata à cirurgia bariátrica. Por conta dos achados endoscópicos, a avaliação pré-operatória deve ser complementada com exames funcionais do esôfago.

b) A hérnia de hiato pode ser considerada gigante, pois tem mais de 5 cm, e a melhor conduta seria indicar hiatoplastia e fundoplicatura à Nissen.

c) A paciente preenche critérios para indicação de cirurgia bariátrica, e a técnica mais adequada seria a de gastrectomia vertical (GV).

d) A paciente está com DM2 controlado; portanto, não há indicação para cirurgia bariátrica.

> **COMENTÁRIOS**
>
> Obesidade grau II associada a comorbidades preenche critérios para indicação de cirurgia bariátrica, de acordo com as recomendações do Conselho Federal de Medicina. A presença de alterações esofágicas pode favorecer a indicação do *bypass* em Y de Roux, considerando a possibilidade de piora do refluxo gastresofágico após a GV.

✅ Resposta: A

➕ Referências: 15 e 16

CASO #7

Você foi consultado sobre a utilização de cirurgia bariátrica para o tratamento do diabetes melito tipo 2 (DM2) em quatro pacientes adultos. Nessa situação, utiliza-se a terminologia cirurgia metabólica (CM). Em 2017, o Conselho Federal de Medicina (CFM) aprovou a cirurgia metabólica em portadores de diabetes melito tipo 2 (DM2) com IMC entre 30 e 34,9 kg/m².

▶ **Com base nas recomendações do Conselho Federal de Medicina (CFM), para qual ou quais dos pacientes que o procuraram você indicaria a CM?**

I. Sílvia, 52 anos, com IMC de 32,5 kg/m², diabética há 6 anos, HbA1c de 6,8%, em uso de metformina, liraglutida e gliclazida MR.

II. Adriano, 28 anos, 34,6 kg/m², diabético há 3 anos, HbA1c de 8%, em uso de metformina, sitagliptina e insulina glargina.

III. Milton, 50 anos, IMC de 33,4 kg/m², diabético há 8 anos, HbA1c de 9,1%, em uso de metformina, dapagliflozina e semaglutida.

IV. Madalena, IMC de 32,2 kg/m², com diagnóstico de DM2 há 12 anos, HbA1c de 9,1%, em uso de metformina, empagliflozina e liraglutida.

    a) Todos os pacientes teriam indicação para CM.

    b) Apenas Milton e Sílvia teriam.

    c) Somente Adriano e Madalena teriam.

    d) Somente Milton deveria ser encaminhado à CM.

COMENTÁRIOS

De acordo com a Resolução 2.172/2017 do CFM, a CM pode ser realizada em pacientes com DM2 que preencham todos os seguintes critérios: (1) IMC entre 30 kg/m² e 34,9 kg/m²; (2) idade mínima de 30 anos e idade máxima de 70 anos; (3) diagnóstico do DM2 há menos de 10 anos; (4) refratariedade ao tratamento clínico, caracterizada por ausência de controle metabólico após acompanhamento regular com endocrinologista por, no mínimo, 2 anos, abrangendo mudanças no estilo de vida, com dieta e exercícios físicos, além do tratamento clínico com antidiabéticos orais e/ou injetáveis. A cirurgia de escolha é o *bypass* gástrico em Y de Roux (BGYR). A única alternativa recomendada é a gastrectomia vertical, a ser indicada diante de contraindicação ou desvantagem do BGYR.

Com base no exposto na citada resolução, Madalena não teria indicação para CM, já que a duração de sua doença excede 10 anos. O mesmo se aplicaria a Adriano, por ter idade < 30 anos, e a Sílvia, por estar com controle glicêmico adequado. Portanto, somente Milton deveria ser encaminhado à CM.

✔ **Resposta: D**

➕ **Referência: 15**

CASO #8

Paciente masculino, 55 anos, advogado aposentado, queixa-se de sonolência excessiva diurna, escala de sonolência de Epworth de 13. Tem histórico de hipertensão arterial sistêmica há 6 anos, diabetes melito tipo 2 há 4 anos e dislipidemia.

Encontra-se em uso de metformina XR 2 g/dia, ácido acetilsalicílico (AAS) 100 mg/dia, hidroclorotiazida 25 mg/dia, enalapril 20 mg/dia, atorvastatina 40 mg/dia, alprazolam 0,25 mg à noite e escitalopram 10 mg pela manhã.

Ao **exame físico**, são dignos de nota:

- PA = 140/87 mmHg
- IMC = 31,6 kg/m^2
- Circunferência cervical = 46 cm
- Circunferência abdominal = 108 cm.

A mais recente **avaliação laboratorial** mostrou:

- Glicemia = 136 mg/dℓ
- HbA1c = 7,4%
- CT = 184 mg/dℓ
- TG = 280 mg/dℓ
- LDL-c = 91 mg/dℓ
- HDL-c = 37 mg/dℓ.

Neuroimagem feita no último mês evidenciou atrofia cortical limítrofe para a idade e microangiopatia leve em substância branca difusamente. Submeteu-se também à polissonografia, que revelou pausas respiratórias obstrutivas, com índice de apneia e hipopneia (IAH) acentuadamente elevado (58,9/hora), associadas a dessaturação (Sa$_{O_2}$ mínima de 75%).

▶ **Sobre este caso, marque a alternativa <u>incorreta</u>:**

a) O paciente tem a síndrome da apneia obstrutiva do sono (SAOS).
b) Deve-se suspender o AAS e associar anlodipino e semaglutida.
c) O paciente tem indicação para cirurgia metabólica.
d) Deve-se trocar a atorvastatina por rosuvastatina 40 mg/dia, visando LDL-c < 70 mg/dℓ.

COMENTÁRIOS

A escala de Epworth é um instrumento de triagem pela qual pontuações a partir de 7 indicam sonolência. O paciente preenche os critérios da UFD para síndrome metabólica (obesidade central, hipertensão, hiperglicemia e dislipidemia). Nesse contexto, diante de IAH acima de cinco eventos/h, fica estabelecido o diagnóstico de SAOS. O tratamento de escolha é o uso de CPAP no período noturno.

O uso de AAS está recomendado para pacientes em prevenção secundária, não se aplicando ao caso. O alvo de PA para diabéticos seria < 130/80 mmHg, sendo recomendada associação de um bloqueador de canal de cálcio para o caso.

O controle do DM2 está inadequado, e o paciente necessita otimizar o controle glicêmico, visto que apenas faz uso de metformina. Como o paciente é obeso, deve-se dar preferência a um agente que ajude na perda de peso. Em estudo recente, tirzepatida, agonista do GLP-1 e GIP, mostrou-se mais eficaz que a semaglutida em induzir perda de peso em pacientes com DM2. Portanto, no momento, o paciente não teria indicação de cirurgia metabólica.

Como tem alto risco, sua meta de LDL-c seria um valor < 70 mg/dia. Assim, poderia ser aumentada a dose da atorvastatina para 80 mg/dia ou substituí-la por rosuvastatina, 40 mg/dia.

✔ Resposta: C

➕ Referências: 16 a 18

CASO #9

Mulher, 34 anos, vem para consulta devido a ganho progressivo de peso. Ganhou 16 kg nos últimos 2 anos, desenvolveu hipertrigliceridemia e agravamento de acne. Ela quer avaliar possível causa endócrina para sua obesidade. Mudou seu método anticoncepcional há 3 anos e tem insônia frequente. Refere, também, tratamento para dor neuropática e depressão.

Ao **exame físico**, eram notórios: peso = 82 kg; IMC = 31,8 kg/m^2 e circunferência abdominal = 91 cm. A mais recente **avaliação laboratorial** mostrou:

- TSH = 8,2 mUI/ℓ (VR: 0,4 a 4,5)
- T$_4$ livre e anti-TPO = normais
- Cortisol sérico após 1 mg de dexametasona (DMS) = 3,7 µg/dℓ (VR: < 1,8).

Ultrassonografia tireoidiana sem anormalidades.

▶ **Sobre possíveis fatores que possam estar contribuindo para o ganho de peso da paciente, assinale a alternativa** incorreta:

a) O uso de amitriptilina para dor neuropática e depressão.
b) O uso de difenidramina como antialérgico e para auxiliar no sono.
c) O hipotireoidismo subclínico e o hipercortisolismo verificados nos exames complementares.
d) O uso de medroxiprogesterona injetável como contraceptivo.

COMENTÁRIOS

O ganho de peso relacionado a medicações não é incomum. Antidiabéticos (pioglitazona, insulina e sulfonilureias) e glicocorticoides (GC), além de antipsicóticos atípicos (p. ex., olanzapina, clozapina, risperidona etc.) e antidepressivos (p. ex., mirtazapina, paroxetina, amitriptilina etc.), são exemplos de fármacos sabidamente associados a ganho ponderal.

Medroxiprogesterona de depósito está também associada a incremento de massa gorda; o mesmo ocorre em relação aos anti-histamínicos mais antigos, incluindo a difenidramina.

A histamina hipotalâmica suprime o apetite mediante ação no receptor de histamina-1 (H1R) no hipotálamo ventromedial e núcleo paraventricular. Antagonistas desse receptor estão associados com aumento da ingestão alimentar e ganho de peso. Alguns neurolépticos com maior afinidade para o H1R (olanzapina e clozapina) estão associados com maior ganho de peso.

O mecanismo pelo qual os GC aumentam o apetite é relativamente bem compreendido. Ocorre supressão da pró-opiomelanocortina (POMC), com consequente redução do α-MSH e menor ativação do receptor MC4R, importante via anorexígena. O oposto ocorre com a doença de Addison, na qual a deficiência de cortisol resulta em superprodução de POMC, ACTH e α-MSH, resultando em anorexia extrema.

O mecanismo relacionado ao ganho de peso pela medroxiprogesterona não é totalmente esclarecido. Há estudos sugerindo que a nesfatina-1, um peptídio hipotalâmico envolvido no controle de apetite e no metabolismo energético, possa ser regulada por esteroides sexuais.

Por fim, podemos observar algumas alterações hormonais relacionadas ao excesso de peso. A elevação do TSH, simulando hipotireoidismo subclínico, é frequente em pacientes obesos. Acredita-se que estaria relacionada à hiperleptinemia característica da obesidade. Anticorpos antitireoidianos negativos e USG sem alterações reforçam a ausência de doença tireoidiana. Frequentemente, essa alteração é revertida com a perda de peso. A obesidade também está relacionada à não supressão do cortisol no teste de supressão com 1 mg de dexametasona. Até 20% dos pacientes com IMC > 30 kg/m^2 podem apresentar resultado falso-positivo. Nesses casos, fica recomendada a realização do teste de supressão com 2 mg de dexametasona (teste de Liddle 1), no qual tipicamente se observa queda do CS para valores < 1,8 µg/dℓ em obesos.

✔ Resposta: **C**

➕ Referências: 18 e 19

CASO #10

Homem, 55 anos, com história de diabetes melito tipo 2 (DM2) e excesso de peso há mais de 10 anos. Não fuma nem ingere bebidas alcoólicas. Atualmente em uso de metformina XR, dapagliflozina e semaglutida. Também toma rosuvastatina (20 mg/dia) e, para hipertensão, a combinação de perindopril e indapamida. Ao **exame físico**, eram notórios: IMC = 30,7 kg/m^2, circunferência abdominal = 100 cm e PA = 140/90.

Exames bioquímicos mostraram:

- Glicemia = 127 mg/dℓ
- HbA1c = 7,3%
- Triglicerídeos = 250 mg/dℓ
- LDL-c = 91 mg/dℓ
- AST (TGO) = 85 U/ℓ (VR: até 40)
- ALT (TGP) = 60 U/ℓ (VR: até 40)
- Plaquetas = 160.000/mm^3 (VR: 151.000 a 304.000).

Os marcadores para hepatite viral foram negativos. A ultrassonografia foi sugestiva de esteatose moderada.

▷ **Sobre este caso, avalie os itens a seguir e opine:**

I. Um escore FIB-4 > 3,25 indicaria fibrose avançada.
II. Biópsia hepática está indicada para confirmar a presença de fibrose.
III. A elastografia por ressonância magnética (elasto-RM) seria fundamental na definição da conduta.
IV. O paciente deve ser tratado com pioglitazona.
   a) Todos os itens estão corretos.
   b) Somente os itens I e IV estão corretos.
   c) Há apenas um item incorreto.
   d) Existe somente um item correto.

COMENTÁRIOS

Rastreamento de doença hepática gordurosa não alcoólica, mais recentemente também denominada doença hepática gordurosa metabólica (DHGM), está indicado em pacientes com DM2 ou obesidade. Tal rastreamento pode ser realizado mediante USG hepática e dosagem de aminotransferases (transaminases). Em metanálise com dados de 24 estudos, envolvendo 35.599 indivíduos, demonstrou-se prevalência média de DHGM de 60% em pacientes com DM2 e de 80% naqueles com obesidade. Pacientes com DM2 e síndrome metabólica também têm risco aumentado para esteato-hepatite (ESH).

Pessoas com ESH podem evoluir com diferentes graus de fibrose, podendo chegar à cirrose (5%) e apresentar complicações, como hipertensão portal ou carcinoma hepatocelular. Entre os que desenvolvem cirrose, o risco de hepatocarcinoma é estimado entre 5 e 7%.

Uma vez identificada a DHGM em indivíduos com DM pela USG e/ou aminotransferases, sugere-se a investigação para pesquisa de fibrose, utilizando uma ou mais das seguintes modalidades: escores clínico-laboratoriais (p. ex., APRI, *NAFLD fibrosis score ou Fibrosis-4 index* [*FIB-4*]), elastografia hepática ultrassônica, elasto-RM e/ou biópsia hepática.

Entre os escores clínico-laboratoriais úteis para estratificação do risco de fibrose avançada (F3/F4) destaca-se o escore FIB-4, calculado a partir de dados clínicos e laboratoriais: idade do paciente, níveis de ALT e AST, e contagem de plaquetas. Ele representa um dos testes de melhor acurácia, com valor preditivo negativo > 90% para descartar fibrose avançada. O ponto de corte de 3,25 apresentou sensibilidade de 31% e especificidade de 96% para detecção

> de fibrose avançada. O FIB-4 pode ser obtido acessando-se o *link* <https://www.hepatitisc.uw.edu/page/clinical-calculators/fib-4>.
>
> Além dos escores clínico-laboratoriais, a quantificação de fibrose e de esteatose pode ser realizada por meio da elastografia hepática, a qual pode discriminar os seguintes estágios: fibrose ausente ou leve (F0-F1), moderada (F2), avançada (F3) e cirrose (F4). Dentre as elastografias ultrassônicas, a elastografia hepática transitória (Fibroscan®) constitui a tecnologia não invasiva mais validada atualmente. Já a elasto-RM, embora apresente boa acurácia para quantificar gordura hepática e avaliar fibrose, tem como principais limitações o alto custo e a baixa disponibilidade.
>
> O FIB-4 do paciente mostrou-se de 3,77, caracterizando fibrose avançada, o que foi ratificado pelo Fibroscan®. Portanto, não haveria necessidade de biópsia hepática. Está indicado o uso de pioglitazona, uma vez que é a medicação mais eficaz para melhorar a ESH e a fibrose hepática.

✔ **Resposta:** B

➕ **Referências:** 20 a 22

CASO #11

Homem, 52 anos, procura endocrinologista com desejo de fazer cirurgia bariátrica. O paciente tem diagnóstico prévio de hipertensão arterial sistêmica (no momento em uso de telmisartana e anlodipino) há 6 anos e diabetes melito tipo 2 (tratado com metformina XR, gliclazida MR e empagliflozina) há 11 anos. O paciente relata uso prévio de vários medicamentos para o tratamento da obesidade, com resultados insatisfatórios, sempre recuperando o peso perdido. Nega etilismo ou tabagismo.

Ao **exame físico** são dignos de nota: IMC = 36,9 kg/m²; circunferência abdominal = 103 cm; PA = 145/95 mmHg.

Os **exames laboratoriais** mais recentes mostram:

- Glicemia de jejum = 140 mg/dℓ
- HbA1c = 8,4%
- Triglicerídeos = 280 mg/dℓ (VR: < 150)
- TGO = 61 U/ℓ (VR: até 40)
- TGP = 64 U/ℓ (VR: até 41)
- Ferritina = 610 µg/ℓ (VR: 26 a 446)
- Plaquetas = 220.000
- Escore FIB-4 = 3,48.

A USG abdominal mostrou esteatose hepática moderada. A elastografia foi compatível com fibrose grau III (F3).

▶ **Sobre esse paciente, podemos afirmar:**

I. O paciente tem indicação de CB que supostamente teria efeito benéfico sobre o DM2, a hipertensão e a doença hepática gordurosa metabólica.

II. O paciente tem esteato-hepatite (NASH) e fibrose avançada; nesse contexto, a CB seria bastante temerária por poder agravar a doença hepática.

III. Deve-se dar preferência ao *bypass* gástrico, já que se mostra mais eficaz que a gastrectomia vertical na perda de peso e na melhora da esteatose hepática.

IV. Após a CB, seria esperada melhora da glicemia antes que ocorra perda de peso significativa.

COMENTÁRIOS

A cirurgia bariátrica está indicada em pacientes com IMC $\geq$ 40 kg/m^2 ou naqueles com IMC $\geq$ 35 kg/m^2 que apresentem comorbidades. Além da perda de peso, ela possibilita melhora ou remissão das complicações metabólicas, incluindo DM2, hipertensão, dislipidemia, doença hepática gordurosa, bem como da síndrome da apneia obstrutiva do sono e da doença do refluxo gastresofágico.

Embora, raramente, a função hepática possa piorar após a CB, a maioria dos pacientes se beneficia, mesmo aqueles com NASH e fibrose. Entre 196 pacientes com NASH avançada avaliados por Pais et al. (2022), a CB propiciou expressiva melhora histológica: (1) 29% dos pacientes apresentavam histologia normal na biópsia de acompanhamento; (2) 74% tiveram resolução da NASH sem progressão da fibrose; e (3) 70% tiveram $\geq$ 1 estágio de regressão da fibrose. No entanto, fibrose avançada persistiu em 47% dos pacientes, apesar da resolução da NASH. Melhores resultados foram observados em um estudo francês que envolveu 180 pacientes com obesidade grave e NASH comprovada por biópsia. Resolução da NASH foi observada em 1 ano após a CB em biópsias de 84% dos pacientes, sem recorrência significativa entre 1 e 5 anos (p = 0,17) (Lassailly et al., 2020). A fibrose começou a diminuir 1 ano após a cirurgia e continuou regredindo até 5 anos (p < 0,001). Na avaliação após 5 anos, a fibrose, em comparação com a linha de base, havia melhorado em amostras de 70,2% dos pacientes e desaparecido em 56%. A persistência da NASH associou-se a nenhuma diminuição na fibrose e a menor perda de peso.

Recentemente foi publicado o primeiro estudo randomizado que comparou os efeitos da GV e do BGYR no conteúdo de gordura hepática e fibrose. Após 1 ano, a redução da gordura hepática foi similar nos dois grupos, e quase todos os pacientes não apresentavam mais esteatose ou esteatose de baixo grau. A categoria do escore ELF permaneceu estável em 77% dos pacientes, mas 18% apresentaram piora da fibrose, sem diferença substancial entre os grupos.

Na maioria dos estudos, a perda ponderal a médio e longo prazos mostrou-se similar com a DGYR e a GV. Já em alguns estudos, a perda de peso foi mais rápida ou mais intensa nos primeiros 12 meses após cirurgia no grupo da DGYR. Melhora ou mesmo remissão do DM2 pode ocasionalmente ocorrer antes mesmo que haja perda de peso significativa. Isso se justifica pela melhora da resposta incretínica das células beta.

Com base nessas informações, estão corretas as afirmativas I e IV.

➕ **Referências:** 23 a 29

CASO #12

Mulher, 46 anos, IMC de 35,2 kg/m^2, com história de excesso de peso e diabetes melito tipo 2 (DM2) – atualmente tratado com metformina XR e dapagliflozina – há mais de 10 anos. Nesse período submeteu-se a várias "dietas milagrosas" e tomou fórmulas manipuladas para emagrecer, sem grande sucesso duradouro. Tentou usar semaglutida, porém a medicação não foi bem tolerada. Faz uso de dois anti-hipertensivos (telmisartana e anlodipino) e rosuvastatina (20 mg/dia). Dois irmãos também têm obesidade e DM2.

Últimos **exames laboratoriais** mostraram:

- Glicemia = 120 mg/dℓ
- HbA1c = 7,3%
- CT = 170 mg/dℓ
- Triglicerídeos = 280 mg/dℓ
- HDL-c = 46 mg/dℓ
- LDL-c = 68 mg/dℓ
- Transaminases, função tireoidiana e função renal = normais.

A ultrassonografia foi sugestiva de esteatose moderada.

A paciente resolveu fazer cirurgia bariátrica e procurou um famoso cirurgião de sua cidade, que propôs que ela se submetesse à gastrectomia vertical (GV), em função de sua maior simplicidade e similares eficácia e segurança, em comparação à derivação gástrica em Y de Roux (DGYR).

▶ **Em relação aos prós e contras da DGYR e da GV, avalie os itens a seguir e opine:**

I. A perda de peso tende a ser mais rápida com a DGYR.
II. A perda do excesso de peso a médio e longo prazos mostrou-se maior com a DGYR em alguns estudos randomizados.
III. A chance de remissão do DM2 e de outras comorbidades é bem maior com a DGYR.
IV. O risco de doença do refluxo gastresofágico é maior com a GV.
  a) Todos os itens estão corretos.
  b) Somente os itens I e IV estão corretos.
  c) Há apenas um item incorreto.
  d) Há somente um item correto.

COMENTÁRIOS

Perda de peso e melhora das comorbidades metabólicas são mais expressivas com as derivações biliopancreáticas — cirurgia de Scopinaro (CS) e *duodenal switch* — por serem técnicas predominantemente disabsortivas. Contudo, associam-se a número bem maior complicações, sobretudo a CS, que foi abandonada.

Em comparação à GV, a perda de peso tende a ser mais rápida com a DGYR, sobretudo no primeiro ano após a cirurgia. Contudo, a médio e longo prazos, os achados são semelhantes. Na maioria dos estudos e em metanálises, a chance de melhora ou remissão de DM2, dislipidemia e apneia obstrutiva do sono, no seguimento a médio e a longo prazo (até 10 anos), revelou-se comparável com a DGYR e a GV.

A análise combinada de quatro estudos clínicos randomizados mostra que a taxa de remissão do DM2 foi ligeiramente superior com a DGYR (60%), em comparação à GV (55%). Já no estudo Oseberg, taxa de remissão do DM2, 12 meses após a cirurgia, foi significativamente maior com a DGYR (74% *versus* 47%, p = 0,0054).

No seguimento de 10 anos do estudo SLEEVEPASS, o percentual da perda do excesso de peso foi 8,4% (IC 95%, 3,1 a 13,6) maior com a DGYR laparoscópica (DGYR-L) em comparação à GV laparoscópica (GV-L). Já os percentuais de remissão para DM2, dislipidemia e apneia obstrutiva do sono, embora mais elevados com DGYR-L, não diferiram significativamente com os dois procedimentos (Tabela 5.1). Em contraste, a remissão da hipertensão foi superior com DGYR-L (24% *versus* 8%; p = 0,04). Também se observou que esofagite foi mais prevalente após a GV-L (31% *versus* 7%; p < 0,001). Contudo, a frequência de esôfago de Barrett não diferiu nos dois grupos.

TABELA 5.1 Comparação de derivação gástrica em Y de Roux (DGYR) e gastrectomia vertical (GV).

	DGYR	GV	p
Remissão do DM2	33%	26%	0,63
Remissão da dislipidemia	35%	19%	0,63
Remissão da hipertensão	24%	16%	0,004
Remissão da apneia obstrutiva do sono	31%	16%	0,30
Esofagite	7%	31%	< 0,001
Esôfago de Barrett	4%	4%	0,29

Adaptada de Salminen et al. (2022).

✔ Resposta: A

➕ Referências: 23 a 25, 30 a 33

CASO #13

Mulher, 55 anos, vem à consulta com queixa de ganho de peso progressivo nos últimos 5 anos, após a menopausa. Ela relatou que já tentou várias formas para perder peso (acompanhamento com nutricionista e educador físico, além do uso de fórmulas para emagrecer, prescritas por um médico que se dizia nutrólogo), sem resultados satisfatórios duradouros. Refere padrão beliscador e humor deprimido. Ao **exame físico** eram notórios pressão arterial de 135/92 mmHg e IMC de 28 kg/m².

Os **exames laboratoriais** mostram:

- Glicemia de jejum = 109 mg/dℓ
- HbA1c = 5,8%
- Triglicerídeos = 250 mg/dℓ
- LDL-c = 136 mg/dℓ
- Creatinina, transaminases e função tireoidiana normais.

🔹 **Sobre o tratamento farmacológico dessa paciente, marque a alternativa <u>correta</u>:**

a) A paciente poderia se beneficiar da associação bupropiona-naltrexona. A naltrexona potencializa os efeitos da bupropiona, que também é antidepressivo.
b) A sibutramina estaria contraindicada, visto que no estudo SCOUT aumentou a frequência de desfechos cardiovasculares fatais em pacientes com risco cardiovascular elevado.
c) Liraglutida ou semaglutida, agonistas do receptor de GLP-1, seriam uma opção terapêutica muito atraente e eficaz. Contudo, antes do início do tratamento seria indicada a dosagem de amilase e lipase, pelo potencial risco de pancreatite.
d) O uso de orlistate, a ser tomado 1 h antes das refeições principais, poderia também ser muito útil.

COMENTÁRIOS

A Endocrine Society recomenda o tratamento medicamentoso para pacientes com IMC ≥ 30 kg/m² ou para aqueles com comorbidades e IMC ≥ 27 kg/, quando não houver resposta satisfatória às mudanças no estilo de vida. A sibutramina está contraindicada em pacientes com alto risco cardiovascular por ter aumentado o número de eventos não fatais no estudo SCOUT. Sua dose máxima é de 15 mg/dia. O uso de liraglutida ou semaglutida é muito eficaz na perda de peso, porém não tem associação comprovada com aumento no risco de pancreatite. Portanto, não está indicado avaliar enzimas pancreáticas antes do início do tratamento. O orlistate reduz a absorção intestinal de gorduras por inibir a ação das lipases, mas deve ser tomado juntamente com a refeição ou até uma hora após (não uma hora antes).

✔ Resposta: B

➕ Referências: 1 a 4, 34 e 35

CASO #14

Homem de 45 anos procura o endocrinologista devido à obesidade. O médico explica que para o tratamento é fundamental iniciar mudanças no estilo de vida, sobretudo a adoção de dieta hipocalórica a ser seguida regularmente. Atualmente, existem diversos debates na mídia sobre várias dietas, colocando algumas como milagrosas no processo de emagrecimento.

▶ **Sobre este assunto, marque a alternativa correta:**

a) O jejum intermitente é uma boa estratégia para os pacientes diabéticos insulinodependentes, pois há melhora no controle glicêmico.
b) A dieta mediterrânea tem como principal característica o consumo de gorduras poli-insaturadas, como azeite e castanhas, além de vegetais e cereais integrais. Redução de eventos cardiovasculares, mesmo em população de baixo risco, já foi demonstrada em estudo randomizado.
c) A dieta cetogênica apresenta redução de carboidratos superior à dieta *low carb*, com maior perda de peso no seguimento a longo prazo.
d) Consumo de carboidratos abaixo de 40% e acima de 70% do total de calorias diárias foi associado a maior mortalidade em estudos populacionais.

COMENTÁRIOS

No contexto de dieta com o objetivo de perda de peso, o objetivo em comum é a restrição calórica diária, sendo esse o maior fator de sucesso junto com a capacidade de adesão ao tratamento proposto. Até o momento, não foi demonstrada superioridade entre diferentes composições de dieta nesse objetivo. Para pacientes diabéticos, a perda de peso está associada à melhora dos níveis glicêmicos, porém são desaconselhadas dietas com tempo de jejum prolongado, pelo aumento do risco de hipoglicemias.

A dieta mediterrânea foi associada à redução de eventos no estudo PREDIMED, em uma população de alto risco cardiovascular, em prevenção primária. Ao lado da dieta DASH, tem sido recomendada como principal opção nesses indivíduos. A dieta cetogênica tem redução do consumo de carboidratos, perfazendo menos de 10% do valor calórico total. Nela há baixa adesão, com alta frequência de eventos adversos, como constipação intestinal, halitose e cãibras.

Um estudo americano, avaliando 15.428 adultos, demonstrou maior mortalidade em indivíduos com ingestão abaixo de 40% de carboidratos e acima de 70%. Segundo os achados, a zona mais segura seria entre 50 e 55% da ingestão diária recomendada na forma de carboidratos (exatamente o que recomenda a OMS) (Figura 5.1).

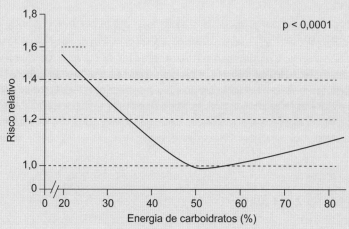

FIGURA 5.1 Relação entre mortalidade geral (em *odds ratio*) e proporção de carboidratos na dieta. (Adaptada de Estruch et al., 2018.)

✅ Resposta: D
➕ Referências: 36 a 38

CASO #15

Homem, 52 anos, IMC de 27,2 kg/m², submeteu-se *bypass* gástrico em Y de Roux há 7 anos, devido à obesidade. Nos últimos 3 meses, queixa-se de dificuldade de concentração associada a fraqueza muscular e parestesias. Vem em uso regular de polivitamínicos, além de vitamina D_3 (4.000 UI/dia), citrato de cálcio (1.000 mg/dia), além de injeção mensal de 5.000 µg de vitamina B_{12}. Refere, também, uso regular de suplemento de zinco (30 mg/dia) nos últimos 6 meses para melhorar a imunidade. Nas últimas 2 semanas vem apresentando diarreia e vômitos ocasionais.

No hemograma havia 3.400 leucócitos com neutropenia absoluta e relativa (40%), Hb de 9,1 g/dℓ, VCM de 91 fℓ (VR: 80 a 98) e HCM de 31 g/dℓ (VR: 28 a 34). A **avaliação laboratorial** adicional mostrou estarem normais glicemia, creatinina, transaminases e função tireoidiana.

▶ **Sobre o quadro clínico do paciente, assinale a alternativa <u>correta</u>:**

a) Em função do relato de sintomas gastrintestinais e do padrão de anemia, deficiência de ferro seria a causa mais provável.

b) Anemia associada a neutropenia e parestesias é bastante sugestiva de deficiência de B_{12}. O paciente deveria estar usando injeções semanais.

c) O quadro de diarreia, desconforto abdominal e alterações laboratoriais sugerem toxicidade pelo zinco.

d) O cobre é fator para formação da ceruloplasmina, essencial no metabolismo do ferro. Sua deficiência é a provável causa do quadro.

COMENTÁRIOS

As técnicas cirúrgicas disabsortivas são associadas a carências nutricionais, sendo recomendada suplementação contínua. De modo geral, as deficiências mais prevalentes após a cirurgia bariátrica são: ferro, vitamina B_{12}, folato, cálcio, vitamina D e proteínas. A recomendação mínima diária de reposição inclui duas cápsulas de complexos multivitamínicos/multiminerais, 1.200 a 1.500 mg de cálcio elementar (de preferência, o citrato de cálcio, por não depender da acidez gástrica para a absorção), 2.000 UI de vitamina D (buscando alcançar níveis de 25-hidroxivitamina D [25OHD] > 30 ng/mℓ), vitamina B_{12} (de acordo com as necessidades) e 45 a 60 mg de ferro total. O paciente em questão vem em uso regular dos suplementos indicados. O quadro clínico apresentado poderia ser compatível com deficiência de vitamina B_{12}, associada a deficiência de ferro, o que justificaria a anemia normocítica. Porém, o paciente vem em suplementação adequada de vitamina B_{12}. A deficiência isolada de ferro teria padrão de anemia microcítica e não justificaria completamente os sintomas neurológicos.

O cobre é componente principal da ceruloplasmina, uma ferro-oxidase necessária à reciclagem de ferro no fígado, sistema reticuloendotelial e células da glia. A deficiência pode causar diarreia, vômitos, déficit cognitivo, fadiga, neutropenia, perda de massa óssea, mielopatia, neuropatia e anemia não responsiva a suplementos de ferro. Como compete com o zinco pelo mesmo transportador na sua absorção, a suplementação de zinco pode desencadear deficiência de cobre.

✅ Resposta: D

➕ Referências: 39 e 40

CASO #16

Mulher, 37 anos, com obesidade grau I (IMC de 32,5 kg/m^2), vem à consulta relatando dificuldades para perda de peso, mesmo após ter iniciado dieta e atividade física regular nos últimos 2 meses. Refere uso prévio de sibutramina e orlistate, sem resultado satisfatório. Nega comorbidades. Traz alguns questionamentos acerca de um novo agente farmacológico, tirzepatida, sobre o qual viu algumas postagens no Instagram.

▶ **Sobre essa medicação, qual informação você poderia adequadamente fornecer?**

a) Diferencia-se dos análogos do GLP-1 (aGLP-1) por também ser agonista do peptídio inibitório gástrico (GIP), o que potencializa a perda de peso pelo maior retardo no esvaziamento gástrico, porém sem efeito regulador do apetite, visto que não tem receptores no sistema nervoso central (SNC).

b) Em pacientes com diabetes melito tipo 2 (DM2), possibilitou redução significativa de desfechos cardiovasculares em comparação à insulina glargina.

c) A exemplo dos aGLP-1, tem como reações adversas mais frequentes sintomas gastrintestinais, que apresentam relação direta com a dose utilizada.

d) Na dose de 15 mg/semana, propiciou a maior redução de peso já relatada com qualquer agente farmacológico, com redução média de 20,9% (–25% em 36,2% dos pacientes).

COMENTÁRIOS

A exemplo dos GLP-1, o GIP tem receptores no SNC que influenciam a formação da memória hipocampal e modulam o apetite e a saciedade. Assim, a tirzepatida também tem ação sobre esses parâmetros.

No estudo SURPASS-4, que envolveu pacientes com DM2, tirzepatida foi comparada à insulina glargina. A ocorrência de eventos cardiovasculares foi similar nos dois grupos. O estudo de proteção cardiovascular, SURPASS CVOT, ainda está em andamento.

Em pacientes com diabetes melito tipo 2, a tirzepatida (em doses de 5, 10 e 15 mg) foi superior à semaglutida 1 mg, ambas aplicadas semanalmente SC, na redução média da HbA1c e na perda de peso. Efeitos gastrintestinais, com intensidade leve a moderada, foram os mais prevalentes, com frequência similar nos dois grupos. No caso da tirzepatida, não apresentaram incidência relacionada à dose, ocorrendo sobretudo durante a fase de escalonamento da dose.

No estudo SURMOUNT-1, em não diabéticos, a variação percentual média no peso na semana 72 foi de −15% com doses semanais de 5 mg de tirzepatida, −19,5% com 10 mg e −20,9% com 15 mg *versus* −3,1% com o placebo (p < 0,001). Na dose de 15 mg/semana, perda ponderal de 20% ou mais ocorreu em 57% dos pacientes (3% com o placebo; p < 0,001). No estudo STEP, a mudança média no peso corporal desde o início até a semana 68 foi de −14,9% no grupo semaglutida (na dose de 2,4 mg/semana) em comparação com −2,4% com placebo (p < 0,001). Ainda não há, contudo, estudo desenhado para diretamente comparar a eficácia das duas medicações em obesos.

✅ **Resposta:** D

➕ **Referências:** 41 a 44

Capítulo 5 • Dislipidemia e Obesidade **293**

CASO #17

Mulher de 32 anos, IMC de 40,2 kg/m², procurou um professor de endocrinologia devido à obesidade. Desde a adolescência tem dificuldade de perder peso, com relato de hábito alimentar beliscador e episódios de polifagia. Nega tratamento medicamentoso prévio, apenas comportamental. Refere estar no maior peso da vida (98 kg). Durante a consulta, foram realizadas orientações sobre mudanças no estilo de vida e prescrita a liraglutida. A paciente manteve acompanhamento regular. Após 6 meses, havia perdido 14 kg, com melhora do controle alimentar em uso de 2,4 mg/dia por via subcutânea (SC). Na ocasião, seu IMC era de 34,5 kg/m². A paciente reclamou que não conseguiu perder peso desde a última consulta, 5 semanas antes.

▶ **Considerando a nova classificação de obesidade proposta pela SBEM e pela ABESO, qual a proposta mais adequada para essa paciente?**

a) A paciente tem obesidade grau I controlada, já tendo atingido o menor peso. A dose da liraglutida deve ser progressivamente reduzida, objetivando manter o peso.

b) A paciente tem obesidade grau III reduzida, devendo ser tentada progressão da dose para 3 mg/dia, objetivando maior perda de peso.

c) A paciente tem obesidade grau I reduzida, podendo ser tentada a troca para semaglutida 1 mg, 2 vezes/semana SC, buscando alcançar obesidade controlada.

d) A paciente tem obesidade grau III reduzida, sendo candidata à cirurgia bariátrica, já que a resposta ao tratamento farmacológico foi insuficiente.

COMENTÁRIOS

A nova classificação de obesidade proposta pela SBEM e pela ABESO tem como objetivo valorizar a evolução da perda de peso, reforçando os benefícios da redução de determinado percentual em relação ao maior peso do indivíduo. Pacientes com obesidade graus I e II (IMC inicial entre 30 e 39,9 kg/m²) que perdem de 5 a 10% do peso inicial são classificados como obesidade reduzida, enquanto aqueles com perda > 10% do peso, como obesidade controlada. Para pacientes com obesidade grau III (IMC ≥ 40 kg/m²), fala-se em obesidade reduzida quando perdem de 10 a 15% do peso, enquanto obesidade controlada caracteriza-se por > 15%. A classificação inicial baseada no IMC (Tabela 5.2) fica mantida.

TABELA 5.2 Classificação inicial baseada no IMC.

IMC máximo (kg/m²)	Mantida	Reduzida	Controlada
30 a 39,9	< 5%	5 a 10%	> 10%
≥ 40	< 10%	10 a 15%	> 15%

No caso apresentado, estamos diante de uma paciente com obesidade grau III, tendo perdido 14,3% de seu peso. Nesse caso, classificaremos a paciente com obesidade reduzida. A classificação inicial do IMC é mantida; no caso, obesidade grau III reduzida. Como a paciente não atingiu a dose máxima da liraglutida (3 mg), a proposta de progredir a dose seria indicada. Alternativamente, poderia ser usada a semaglutida, cuja aplicação SC é semanal, com dose máxima de 2,4 mg. Para a indicação de cirurgia bariátrica, segue a classificação baseada no IMC atual; dessa forma, a paciente, no momento, tem obesidade grau I, sem indicação cirúrgica.

Endocrinologia: Casos Clínicos Comentados

✅ **Resposta:** B

➕ **Referência:** 45

CASO #18

Paciente de 62 anos, sexo masculino, não tabagista e sem história familiar de doença arterial coronariana, sabe ter diabetes melito tipo 2 (DM2) há cerca de 12 anos. Atualmente vem em uso de metformina XR (2 g/dia), empagliflozina (10 mg/dia), sinvastatina (40 mg/dia) e AAS (100 mg/dia). Relata ter tido infarto agudo do miocárdio há 2 anos.

Os últimos **exames laboratoriais** mostraram:

- Glicemia = 118 mg/dℓ
- HbA1c = 7,1%
- CT = 174 mg/dℓ
- LDL-c = 90 mg/dℓ
- HDL-c = 34 mg/dℓ
- TG = 250 mg/dℓ.

▶ **Qual seria o alvo do LDL-c e do não HDL-c para este paciente e que ajuste seria indicado na prescrição?**

a) LDL-c < 70 mg/dℓ, não HDL-c < 100 mg/dℓ; associar ezetimiba (10 mg/dia).

b) LDL-c < 50 mg/dℓ, não HDL-c < 80 mg/dℓ; trocar sinvastatina por atorvastatina (40 mg/dia) ou rosuvastatina (20 mg/dia).

c) LDL-c < 50 mg/dℓ, não HDL-c < 70 mg/dℓ; associar ezetimiba (10 mg/dia) e fenofibrato (200 mg/dia).

d) LDL-c < 30 mg/dℓ, não HDL-c < 50 mg/dℓ; associar um inibidor da PCSK9 e ômega-3 4 g/dia.

COMENTÁRIOS

Trata-se de paciente com DM2 e história de doença cardiovascular prévia; portanto, tem muito alto risco para um novo evento. Segundo as recomendações mais recentes, os alvos para esse paciente devem ser de LDL-c < 50 mg/dℓ e não HDL-c < 80 mg/dℓ. Além disso, o paciente deverá estar em uso de estatina de alta potência (rosuvastatina 20 a 40 mg/dia ou atorvastatina 40 a 80 mg/dia). Como alternativa, poderia tomar a associação de sinvastatina 40 mg/dia + ezetimiba 10 mg/dia. Caso a meta não seja atingida em 3 meses, em uso isolado de estatinas pode-se associar ezetimiba (10 mg/dia).

Os inibidores da PCSK9 (alirocumabe e evolocumabe) podem ser considerados para casos de intolerância às estatinas ou quando as metas não forem atingidas com a máxima dose tolerada de estatina associada à ezetimiba.

Nos casos de alto ou muito alto risco, usando estatinas em doses máximas toleradas e com triglicerídeos elevados, a adição de icosapente etil (Vascepa®) é recomendada para reduzir o risco cardiovascular. Trata-se de um éster purificado do ácido eicosapentaenoico (EPA), cuja administração na dose de 4 g/dia associou-se à redução de eventos cardiovasculares no estudo REDUCE-IT. Esse fármaco ainda não está disponível no Brasil, e os resultados obtidos não podem ser extrapolados para outras apresentações de ômega-3.

Os fibratos são indicados para hipertrigliceridemia grave (TG > 880 mg/dℓ), na prevenção de pancreatite aguda. Podem também ser considerados para pacientes com TG > 400 mg/dℓ quando houver falha na implementação de medidas dietéticas. Em pessoas de risco alto ou muito alto, com TG > 204 mg/dℓ associado a valor de HDL-c < 34 mg/dℓ, a combinação de fibrato com estatina pode ser considerada para redução adicional do risco cardiovascular.

✓ **Resposta: B**
⊕ **Referências:** 47 a 50

CASO #19

Mulher, 45 anos, foi encaminhada ao endocrinologista devido a diabetes melito tipo 2 (DM2) e hipertrigliceridemia, associados a lesões cutâneas em antebraços, coxas e região glútea há 7 anos. Refere dificuldade no controle da glicemia, mesmo quando tomava três antidiabéticos orais (ADOs). Atualmente, encontra-se em uso de dois ADOs – metformina (2 g/dia) e pioglitazona (30 mg/dia) – e insulinoterapia. Esta última consiste em insulina NPH (50 UI antes do café da manhã e 30 UI antes do jantar) e insulina regular (10 UI antes de cada refeição), totalizando 1,5 U/kg/dia de insulina.

Nega casos semelhantes na família. Refere ser tabagista desde os 20 anos.

Ao **exame físico** chamava a atenção a presença de acantose *nigricans* na região cervical e axilas, bem como nódulos hipercrômicos em antebraços, coxas, nádegas e região escapular (Figura 5.2). Era notória também a redução de tecido adiposo nos membros e região glútea, associada à aparente hipertrofia muscular. A gordura abdominal estava preservada.

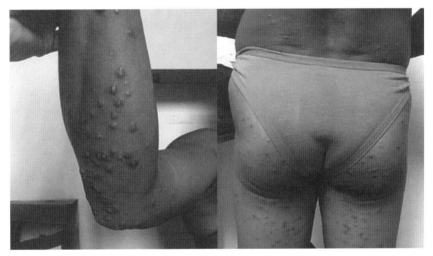

FIGURA 5.2 Lesões papulonodulares em antebraços, região escapular, coxas e glúteos (*xantomas eruptivos*). Era notória também a redução de tecido adiposo nos membros e na região glútea, associada à aparente hipertrofia muscular. (Esta figura encontra-se reproduzida em cores no Encarte.)

Na avaliação da gordura corporal foram observados: percentual de gordura total de 20,8% e relação do percentual gordura tronco/membros de 1,11.

Esteatose hepática moderada foi demonstrada à USG.

O teste genético evidenciou mutação em heterozigose para o gene *PPARγ*.

296 Endocrinologia: Casos Clínicos Comentados

▶ **Sobre este caso, assinale a alternativa <u>correta</u>:**

a) As lesões cutâneas são chamadas xantomas tuberosos e estão associadas a hipertrigliceridemia grave.
b) A mutação descrita no caso faz o diagnóstico de lipodistrofia familiar tipo 2.
c) Esses pacientes podem apresentar níveis de triglicerídeos acima de 1.000 mg/dℓ e risco de pancreatite aguda.
d) A associação com aumento do risco cardiovascular é infrequente nos pacientes com mutação no gene *PPARγ*.

COMENTÁRIOS

As lipodistrofias parciais familiares (LPF) são doenças raras, com prevalência estimada de 2,84 casos por milhão. As mais frequentes são o tipo 2 (variante Dunnigan), o tipo 3 (mutação no gene *PPARG*) e o tipo 4 (mutação no gene *PLIN1*). As menos frequentes são tipo 1 (variante Kobberling), tipo 5 (CIDEC), tipo 6 (LIPE) e tipo 7 (ADRA2A). As LPF são causa de hipertrigliceridemia com risco de pancreatite aguda recorrente. As alterações cutâneas mais frequentemente associadas com a hipertrigliceridemia grave (> 1.000 mg/dℓ) são os xantomas eruptivos, lesões papulosas com gordura na superfície, que podem estar presentes em membros, tronco e nádegas. Já as manifestações da hipercolesterolemia grave incluem xantelasmas, xantomas tuberosos e, em caso de hipercolesterolemia familiar, xantomas tendinosos.

Tanto o excesso como a escassez do tecido adiposo causam resistência insulínica (RI). Desse modo, é frequente que pacientes com LPF apresentem outras condições também associadas à RI, tais como diabetes melito tipo 2, dislipidemia, hipertensão arterial, doença hepática gordurosa metabólica (previamente chamada de doença hepática gordurosa não alcoólica), síndrome dos ovários policísticos, como também risco aumentado para doença cardiovascular.

✔ Resposta: C

➕ Referências: 51 a 53

CASO #20

Mulher, 25 anos, com história de edema generalizado, proteinúria nefrótica e anemia, fez ampla investigação para colagenoses que se mostrou negativa. De antecedentes familiares, apresentava duas irmãs com achado oftalmológico semelhante.

Ao **exame físico** chamavam a atenção opacidade corneana (Figura 5.3) e palidez cutaneomucosa com hipertrofia amigdaliana e coloração normal; PA = 100/60 mmHg e FC = 70 bpm. Na **avaliação laboratorial**, eram notórios:

- Anemia grave (Hb de 6,5 g/dℓ)
- Htco de 22%
- Dislipidemia caracterizada por hipertrigliceridemia (280 mg/dℓ) e valores muito baixos de HDL-c (6 mg/dℓ) e LDL-c (37 mg/dℓ)
- Marcante proteinúria de 24 h (6 g)
- Hipoalbuminemia (2,8 g/dℓ)
- Creatinina, ionograma, transaminases e TSH = normais
- Taxa de filtração glomerular estimada = 73 mℓ/min.

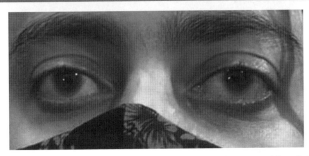

FIGURA 5.3 Além de palidez cutaneomucosa, a paciente apresentava opacidade corneana bilateral. As amígdalas estavam hipertrofiadas, mas de coloração normal. (Esta figura encontra-se reproduzida em cores no Encarte.)

▶ Com base no quadro clínico e laboratorial da paciente, qual o diagnóstico mais provável?
a) Hipoalfalipoproteinemia familiar.
b) Deficiência de lecitina colesterol acil transferase (LCAT).
c) Doença do olho de peixe.
d) Doença de Tangier.

COMENTÁRIOS

A *hipoalfalipoproteinemia familiar* tem transmissão autossômica dominante e caracteriza-se por deficiência parcial de HDL (mutações nos genes *Apo-AI*, *Apo-CIII* e *Apo-AIV*). É comum (prevalência de 1:400), manifestando-se por níveis baixos de HDL-c (geralmente entre 20 e 30 mg/dℓ) e doença arterial coronariana (DAC) prematura. Não há achados físicos característicos.

A lecitina-colesterol aciltransferase (LCAT) é sintetizada, principalmente, pelo fígado e desempenha papel essencial na maturação das lipoproteínas de alta densidade (HDL) e no transporte reverso do colesterol. A deficiência dessa enzima resulta, assim, em diminuição da esterificação do colesterol para ésteres de colesterol nas partículas de HDL, fazendo com que o colesterol livre se acumule nas partículas de lipoproteínas e tecidos periféricos, como córnea, membrana das hemácias e glomérulos renais.

Existem duas raras síndromes autossômicas recessivas associadas à deficiência de LCAT, causadas por mutações no gene da LCAT: a *deficiência familiar de LCAT* (FLD) e a *doença do olho de peixe* (FED). Ambas as síndromes se caracterizam por opacidade corneana precoce e níveis marcadamente reduzidos de HDL-c. A FLD é mais grave, e adicionalmente cursa com anemia e doença renal crônica (DRC) precoce e progressiva. Proteinúria e hematúria são os primeiros sinais da disfunção renal na FLD, seguidas por rápido declínio da função renal. A FED apresenta um fenótipo mais brando, sem anemia ou doença renal.

A *doença de Tangier* (DT) é causada por uma mutação do gene *ABCA-1*, codificador do *ATP-binding cassette transporter A1*. Este é uma proteína transmembrana que tem grande importância na geração de partículas de HDL e no transporte reverso do colesterol. Laboratorialmente, a DT caracteriza-se por níveis muito baixos de HDL-c e da apolipoproteína AI (Apo-AI), o principal componente proteico da HDL. O LDL-colesterol mostra-se baixo ou normal. A manifestação clínica mais marcante são amígdalas aumentadas e de coloração alaranjada (por depósito de colesterol). Outras possíveis manifestações são opacificação da córnea, hepatoesplenomegalia, neuropatia periférica e doença aterosclerótica prematura.

✓ Resposta: B
➕ Referências: 46, 56 e 57

CASO #21

Homem, 42 anos, procura o endocrinologista devido a dislipidemia detectada em exames de rotina. Ele trouxe os **exames laboratoriais** nos quais eram notórios:

- CT = 130 mg/dℓ
- HDL-c = 6,1 mg/dℓ
- TG = 210 mg/dℓ
- LDL-c = 82 mg/dℓ.

Refere beber em pequena quantidade nos fins de semana. Ao **exame físico** eram dignos de nota:

- IMC = 26,2 kg/m²
- Amígdalas hipertrofiadas e de coloração alaranjada (Figura 5.4)
- PA = 140/90 mmHg
- Ausculta cardíaca normal.

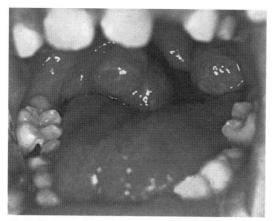

FIGURA 5.4 Notar as amígdalas hipertrofiadas e com cor alaranjada (em decorrência de depósito de colesterol), achado característico da doença de Tangier. (Esta figura encontra-se reproduzida em cores no Encarte.)

▶ Sobre a doença que acometeu esse paciente, é <u>incorreto</u> afirmar:

a) Está associada a risco aumentado para doença cardiovascular aterosclerótica prematura.
b) Resulta de mutações no gene *ABCA1*.
c) Hepatomegalia é encontrada em cerca de 1/3 dos casos, geralmente sem disfunção hepática.
d) Elevação do LDL-colesterol é vista em aproximadamente 20% dos pacientes.

COMENTÁRIOS

A combinação de níveis séricos muito baixos de HDL-c associados a amígdalas hipertrofiadas e de coloração alaranjada ou amarelada (por depósito de colesterol) é a característica mais marcante da doença de Tangier (DT). Essa rara doença (cerca de 150 casos descritos na literatura) é causada por uma mutação do gene *ABCA-1*, codificador do *ATP binding cassette transporter A1*. Este é uma proteína transmembrana que tem grande importância na geração de partículas de HDL e no transporte reverso do colesterol, o qual fica muito comprometido. Por isso, as manifestações clínicas da DT resultam de acúmulo de ésteres de colesterol em muitos tecidos do corpo, incluindo amígdalas, fígado, baço, linfonodos, timo, mucosa intestinal, nervos periféricos e córnea.

Laboratorialmente, a DT caracteriza-se por níveis muito baixos de HDL-c e da apolipoproteína AI (Apo-AI), o principal componente proteico da HDL. Em indivíduos homozigóticos, observam-se, na maioria das vezes, valores de HDL-c < 5 mg/dℓ e de Apo-AI ≤ 10 mg/dℓ. O LDL-colesterol mostra-se baixo ou normal. Embora os pacientes tendam a ter níveis reduzidos de LDL-c, frequentemente eles têm doença arterial coronariana prematura. Outras possíveis manifestações são hepatomegalia (presente em cerca de 1/3 dos casos), esplenomegalia (associada a trombocitopenia e/ou reticulocitose), opacificação da córnea e neuropatia periférica. A denominação desse distúrbio é uma alusão ao local onde ele foi inicialmente descrito (em 1961), acometendo dois irmãos residentes na Ilha Tangier, na Baía de Chesapeake, no estado americano da Virginia.

Resposta: D

Referências: 46, 56 e 57

CASO #22

Homem, 37 anos, foi admitido na emergência com quadro de pancreatite aguda. Na investigação da causa, evidenciaram-se níveis de triglicerídeos (TG) muito elevados (7.300 mg/dℓ). Após ser colocado na geladeira por 24 horas, o soro do paciente apresentava uma camada superior cremosa e uma infranadante límpida.

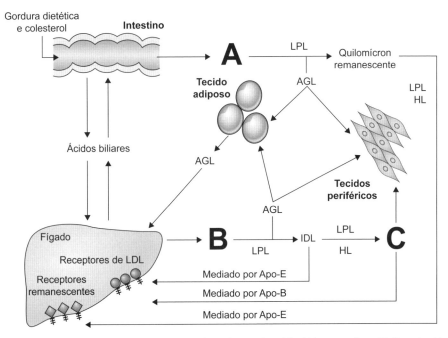

FIGURA 5.5 Metabolismo endógeno e exógeno dos lipídios e lipoproteínas. AGL: ácidos graxos livres; HL: lipase hepática; IDL: lipoproteína de densidade intermediária; LPL: lipase hipoproteica.

Analise a Figura 5.5 e escolha a letra que corresponde à lipoproteína correta. Em seguida, marque a alternativa em que está apropriada a associação entre o distúrbio lipídico e o tratamento sugerido:

a) A = quilomícron, dieta + volanesorsen, se necessário.
b) A = quilomícron, dieta + fibrato.
c) B = VLDL-colesterol, fibrato + estatina.
d) C = LDL-colesterol, estatina.

COMENTÁRIOS

Os principais lipídios são triglicerídeos (TG), ácidos graxos, colesterol e fosfolipídios. Como não são hidrossolúveis, para serem transportados pelo plasma necessitam de ligação com lipoproteínas. O metabolismo dos lipídios e lipoproteínas está dividido em ciclos exógeno e endógeno. O primeiro passo, no ciclo exógeno, é a formação dos quilomícrons (QM), moléculas ricas em triglicerídeos. Os QM sofrem ação da lipoproteína lipase (LPL), formando remanescente dos QM removidos pelo fígado. No ciclo endógeno, o tecido hepático sintetiza e secreta a lipoproteína de densidade muito baixa (VLDL). Esta, que é rica em colesterol e TG, sofre ação da LPL endotelial, liberando TG e originando os remanescentes da VLDL, também chamados de lipoproteínas de densidade intermediária (IDL). As IDL, por sua vez, seguem dois caminhos: são removidas pelo fígado (via receptor específico que interage com a Apo-E) ou originam a lipoproteína de densidade baixa (LDL) mediante a ação da lipase hepática, localizada na superfície sinusoidal dos hepatócitos.

O paciente em questão apresenta hiperquilomicronemia, evidenciada pelos níveis muito elevados de TG e pelo resultado do "teste da geladeira". Este último é um método clássico e simples de demonstrar o aumento dos QM. Como eles têm densidade muito baixa, após 18 a 24 h em geladeira ficarão na superfície do tubo; assim, o soro se mostrará com uma camada superior "cremosa" e um infranadante límpido. Atualmente, existe recomendação para a realização de teste genético para definir o diagnóstico. O tratamento da hiperquilomicronemia é especificamente a dieta. Os TG caem vertiginosamente e costumam alcançar valores de 200 a 600 mg/dℓ em 3 a 4 dias. A volanesorsena é um inibidor da Apo-CIII, levando a aumento da ação da LPL. Ela pode ser utilizada nos casos refratários à dieta.

✅ **Resposta:** A

➕ **Referências:** 46 e 58

CASO #23

Mulher, 46 anos, IMC de 27,1 kg/m², vem ao endocrinologista devido a excesso de peso que vem se exacerbando nos últimos anos. Hipertensão diagnosticada há 3 anos. Nega tabagismo, mas costuma tomar cerveja e vinho nos fins de semana.

Trouxe **exames laboratoriais** solicitados pelo clínico geral que mostraram:

- Glicemia de jejum = 88 mg/dℓ
- Colesterol total = 410 mg/dℓ
- HDL-colesterol = 50 mg/dℓ
- LDL-c = 310 mg/dℓ
- Triglicerídeos = 150 mg/dℓ
- Creatinina = 0,9 mg/dℓ
- TGO = 82 U/ℓ (VR: < 34)
- TGP = 61 U/ℓ (VR: 10 a 49)
- Sódio = 133 mEq/ℓ (VR: 136 a 145)
- TSH = 43 mUI/ℓ (VR: 0,4 a 4,5)
- T_4 livre = 0,55 ng/dℓ (VR: 0,7 a 1,8)
- Anti-TPO = 91 UI/mℓ (VR: < 9).

▶ **Sobre este caso, avalie os itens a seguir e opine:**

I. Os níveis tão elevados de LDL-c sugerem hipercolesterolemia familiar e deve-se iniciar estatina com alta potência (p. ex., 20 mg de rosuvastatina ou 40 mg de atorvastatina), juntamente com levotiroxina (100 μg/dia).

II. Deve-se iniciar apenas levotiroxina (100 μg/dia), e a normalização da função tireoidiana normalizará o LDL-c, caso a dislipidemia seja secundária ao hipotireoidismo.

III. A normalização de TSH e T_4 livre provavelmente propiciará marcante redução do IMC.

IV. Devido à elevação das transaminases, a paciente deveria ser avaliada pelo hepatologista.

a) Todos os itens estão corretos.
b) Somente os itens II e III estão corretos.
c) Existe apenas um item incorreto.
d) Somente o item II está correto.

COMENTÁRIOS

A paciente tem hipotireoidismo primário (HTP) causado por tireoidite de Hashimoto. O hipotireoidismo não tratado ou descompensado é causa frequente de hipercolesterolemia. O mecanismo principal é a redução T_3-dependente da expressão do gene dos receptores hepáticos para a LDL. Elevação dos TG pode ocasionalmente estar presente. O aumento do LDL-c geralmente é leve a moderado, eventualmente atingindo valores indicativos de hipercolesterolemia familiar ($\geq$ 190 mg/dℓ). Uma vez normalizada a função tireoidiana, os lipídios também normalizarão, caso a dislipidemia seja causada por hipotireoidismo. Diante da detecção de dislipidemias, deve-se, pois, descartar causas secundárias antes do início do tratamento hipolipemiante. É importante destacar que o hipotireoidismo pode aumentar o risco de miosite induzida por estatina, mesmo com o uso de doses baixas da medicação.

Ganho de peso é também frequente no hipotireoidismo não tratado ou descompensado, estando mais relacionado à retenção de líquidos e, na maioria dos casos, não excede 5 kg. A correlação de hipotireoidismo com excesso de peso é, portanto, mais mito do que fato. Lembrar que excesso de peso afeta cerca de 60% da população adulta no Brasil, enquanto algum grau de hipofunção tireoidiana é vista em 10% das mulheres com 35 anos ou mais. Da mesma forma, anorexia é observada em até 50% dos pacientes com hipotireoidismo. Ao diagnóstico de 100 adultos com hipotireoidismo primário, 41 (41%) relataram ganho de peso, entre os quais 35 (85,4%) ganharam até 5 kg (Vilar et al., 2022). Assim, o impacto da correção isolada do hipotireoidismo sobre o IMC é pequeno.

Além de dislipidemia, outras alterações bioquímicas são comuns no hipotireoidismo. No citado estudo, foram encontrados: hipercolesterolemia em 41%, aumento de creatinoquinase em 23% e de transaminases em 20%, além de hiponatremia em 13%.

A paciente em questão foi tratada com 100 μg/dia de levotiroxina. Após 4 meses, apresentava-se com TSH e T_4 livre normais, bem como com reversão completa de todas as alterações bioquímicas detectadas ao diagnóstico.

✓ **Resposta:** D

⊕ **Referências:** 59 e 60

CASO #24

Paciente, 32 anos, procura o endocrinologista após episódio de dor torácica típica com detecção de estenose em artéria coronariana direita que levou à colocação de *stent* há 3 meses. Atualmente em uso de AAS, clopidogrel, enalapril 10 mg e atenolol 50 mg.

Nega tabagismo e etilismo, mas é sedentário. Como antecedentes familiares, seu pai teve infarto agudo do miocárdio fatal aos 45 anos, enquanto um de seus irmãos colocou um *stent* coronariano na idade de 41 anos.

Os últimos **exames laboratoriais** mostraram:

- Glicemia = 72 mg/dℓ
- Creatinina = 0,8 mg/dℓ
- Colesterol total = 312 mg/dℓ
- HDL-colesterol = 46 mg/dℓ
- LDL-colesterol = 230 mg/dℓ
- Triglicerídeos = 180 mg/dℓ
- TSH = 2,1 mUI/ℓ (VR: 0,4 a 4,5)
- T_4 livre = 1,5 ng/dℓ (VR: 0,7 a 1,8)
- Sumário de urina = normal.

302 Endocrinologia: Casos Clínicos Comentados

▶ **Sobre este caso, assinale alternativa <u>correta</u>:**

a) No exame físico deve-se procurar a presença de xantomas eruptivos.
b) Arco córneo e espessamento do tendão aquileu devem estar presentes nesses pacientes para que o diagnóstico seja confirmado.
c) Pode ser utilizado o critério holandês, na ausência do teste genético, para o diagnóstico clínico desses pacientes.
d) A mutação mais comum nos casos de hipercolesterolemia familiar é no gene *PCSK9*.

COMENTÁRIOS

O aparente diagnóstico desse paciente é a forma heterozigótica da hipercolesterolemia familiar (HF), uma condição associada com aterosclerose prematura e risco cardiovascular muito elevado. Dados mais recentes mostram que a prevalência de HF é maior do que previamente acreditado: 1:250 na forma heterozigótica (HF-he) e 1:300.000 na forma homozigótica (HF-ho). Esta última cursa com níveis de LDL-c extremamente elevados – geralmente > 300 mg/dℓ, podendo chegar até 600 mg/dℓ ou mais – e a maioria dos pacientes acometidos, sem tratamento, morrerá nas primeiras duas décadas de vida.

O nível sérico de colesterol total para suspeitar de HF em adultos deve ser superior a 300 mg/dℓ e LDL-c superior a 190 mg/dℓ. A HF-he deve ser suspeitada em qualquer pessoa com doença cardiovascular aterosclerótica prematura ou presença de xantomas tendinosos, sobretudo no tendão aquileu. As situações em que a HF deve ser suspeitada são:

- Presença de doença cardiovascular aterosclerótica prematura
- Níveis de LDL-c em jejum > 190 mg/dℓ em adultos após exclusão de causas secundárias de LDL-c elevado (hipotireoidismo, síndrome nefrótica)
- Níveis de LDL-c em jejum não tratados e com probabilidade de 80% para HF na população geral:
  - ≥ 250 mg/dℓ em adultos ≥ 30 anos
  - ≥ 220 mg/dℓ em adultos de 20 a 29 anos
  - ≥ 190 mg/dℓ em pacientes com menos de 20 anos
- Presença de arco corneano completo antes dos 40 anos
- Presença de xantomas tendinosos
- História familiar de doença cardiovascular aterosclerótica prematura
- História familiar de níveis elevados de colesterol.

Na HF, o receptor de LDL está ausente ou tem capacidade diminuída de eliminar o LDL-c da circulação. Sua etiologia mais comum (85 a 90% dos casos) são mutações no gene do receptor da LDL, com mais de duas mil já identificadas. A segunda causa são mutações no gene da Apo-B; causas raras incluem mutações com ganho de função no gene *PCSK9* (que levam a maior degradação do receptor da LDL) ou mutações no gene da proteína adaptadora do receptor de LDL (*LDLRAP1*).

Na ausência do teste genético, pode ser utilizado o critério holandês, para o diagnóstico clínico da HF (Tabela 5.3).

TABELA 5.3 Critérios diagnósticos da hipercolesterolemia familiar (HF), com base nos critérios da Dutch Lipid Clinic Network (Dutch MEDPED).

	Parâmetros	Pontos
História familiar	Parente de 1º grau portador de doença vascular/coronária prematura (homens <55 anos, mulheres < 60 anos) <u>ou</u>	1
	Parente adulto com colesterol total > 290 mg/dℓ	1
	Parente de 1º grau portador de xantoma tendíneo e/ou arco corneano <u>ou</u>	2
	Parente de 1º grau <16 anos com colesterol total > 260 mg/dℓ	2

(continua)

TABELA 5.3 Critérios diagnósticos da hipercolesterolemia familiar (HF), com base nos critérios da Dutch Lipid Clinic Network (Dutch MEDPED). (*Continuação*)

	Parâmetros	Pontos
História clínica	Paciente portador de doença coronária prematura (homens < 55 anos, mulheres < 60 anos)	2
	Paciente portador de doença cerebral ou periférica prematura (homens < 55 anos, mulheres < 60 anos)	1
Exame físico	Xantoma tendíneo	6
	Arco corneano <45 anos	4
Níveis de LDL-c (mg/dℓ)	≥330	8
	250 a 329	5
	190 a 249	3
	155 a 189	1
Análise do DNA	Presença de mutação funcional dos genes do LDLR, da Apo-B100 ou da PCSK9	8
Diagnóstico de HF		Certeza se > 8 Provável se 6 a 8 Possível se 3 a 5

✅ Resposta: C

➕ Referências: 46, 61 a 63

CASO #25

Mulher, 47 anos, IMC de 26,2 kg/m^2, hipertensa e diabética, faz uso de estatina há 3 anos. No momento em uso de metformina XR, gliclazida MR, telmisartana, fluoxetina (20 mg/dia) e sinvastatina (40 mg/dia). Há 20 dias, iniciou terapia com fluconazol (150 mg/semana) para tratamento de onicomicose em mãos e pés. A paciente procurou o clínico geral referindo dores e cãibras frequentes nos membros inferiores nas últimas 2 semanas. Recebeu o diagnóstico de miotoxicidade induzida pela estatina e a orientação de suspender a medicação.

Os últimos **exames laboratoriais** mostraram:

- Glicemia = 120 mg/dℓ
- HbA1c = 6,9%
- Creatinina = 0,8 mg/dℓ
- Colesterol total = 178 mg/dℓ
- HDL-colesterol = 46 mg/dℓ
- LDL-colesterol = 82 mg/dℓ
- Triglicerídeos = 200 mg/dℓ
- Função tireoidiana, função renal e CK = normais.

Endocrinologia: Casos Clínicos Comentados

▷ **Sobre este caso, assinale a alternativa <u>correta</u>:**

a) Os sintomas musculares associados às estatinas (SAMS) são bastante comuns e representam a causa mais frequente de interrupção do tratamento.
b) Deve-se trocar a sinvastatina pela rosuvastatina, já que o fluconazol e a fluoxetina podem elevar os níveis séricos da sinvastatina, por inibição do citocromo P450 3A4.
c) Os SAMS são mais comuns em pacientes do sexo masculino, com idade < 50 anos, com hipotireoidismo ou em uso de doses elevadas de estatinas.
d) É recomendada a dosagem periódica da CK nos pacientes em uso de estatinas.

COMENTÁRIOS

A incidência exata dos SAMS é desconhecida, e isso se deve principalmente à falta de critérios objetivos para seu diagnóstico. Estudos randomizados com estatina relataram incidência muito baixa de SAMS ($\leq$ 5%, em geral em torno de 3%), enquanto em estudos observacionais essa incidência variou de 7 a 29%. As altas taxas de SAMS em estudos observacionais podem ser parcialmente atribuídas ao efeito nocebo (inverso do efeito placebo). Já em muitos estudos randomizados, indivíduos com maior risco para desenvolverem SAMS foram excluídos. A maioria dos especialistas sugere que a incidência de SAMS na prática clínica seria de 5 a 10%.

O espectro clínico de SAMS é altamente heterogêneo e varia de fraqueza leve, cãibras e dores musculares até a rabdomiólise, que é muito rara e implica risco à vida. Um painel de consenso da European Atherosclerosis Society (EAS) definiu três tipos principais de SAMS: (1) mialgia – sintomas musculares com níveis normais ou levemente elevados de creatinoquinase (CK); (2) miosite – sintomas musculares com níveis de CK (geralmente) > 10 $\times$ limite superior do normal (LSN), mas < 40 $\times$ LSN; (3) rabdomiólise – sintomas musculares graves com elevação acentuada de CK (geralmente > 40 $\times$ LSN) e lesão renal. O tipo mais comum de SAMS (> 80%) é a mialgia.

Os SAMS podem ser avaliados pelo índice clínico proposto pela National Lipid Association. Os critérios são: quadro álgico simétrico em grupamentos musculares proximais, iniciando nas primeiras 4 semanas do tratamento, com melhora nos primeiros 15 dias de retirada da medicação. Caso nova estatina seja utilizada, a recorrência é observada novamente nas primeiras 4 semanas. Um escore entre 9 e 11 indica ser provável que os sintomas musculares sejam causados pela estatinoterapia (< 7, improvável) (Tabela 5.4).

TABELA 5.4 Índice clínico proposto para a suspeição de sintomas musculares associados às estatinas (SAMS) pela National Lipid Association.

Características clínicas	Escore
Localização e padrão dos sintomas musculares*	
Simétricos em flexores do quadril ou coxas	3
Simétricos nas panturrilhas	2
Simétricos na região proximal das extremidades posteriores	2
Assimétricos, intermitentes ou não	1
Padrão temporal	
Início dos sintomas < 4 semanas	3
Início dos sintomas de 4 a 12 semanas	2
Início dos sintomas > 12 semanas	1
Melhora dos sintomas após suspensão da estatina	
< 2 semanas	2
2 a 4 semanas	1

(continua)

TABELA 5.4 Índice clínico proposto para a suspeição de sintomas musculares associados às estatinas (SAMS) pela National Lipid Association. (*Continuação*)

Características clínicas	Escore
Sem melhora após 4 semanas	0
Recorrência de sintomas similares após reinício de terapia com estatina	
< 4 semanas	3
4 a 12 semanas	1
Acima de 12 semanas ou ausência de recorrência	0
Probabilidade da SAMS	
Provável	9 a 11
Possível	7 a 8
Improvável	2 a 6

Entre os fatores predisponentes para SAMS incluem-se: idade > 80 anos, sexo feminino, coadministração de genfibrozila ou inibidores do citocromo P-4503A4 (macrolídios, ciclosporina, colchicina, antifúngicos azólicos, inibidores de protease etc.), comorbidades (hipotireoidismo, insuficiência renal ou hepática, diabetes melito, deficiência de vitamina D, miopatia preexistente e infecção aguda), uso de doses elevadas, ingestão excessiva de álcool, altos níveis de atividade física etc.

Em vista da raridade de significativa elevação da CK durante a terapia com estatinas, não está recomendado monitoramento de rotina dos níveis da CK, mas ela deve ser dosada se houver sintomas musculares. Sugere-se a suspensão da estatina por 2 semanas em caso de elevação sintomática de CK > 4 vezes o LSN ou por 6 semanas se > 10 vezes o LSN. Após serem afastadas causas secundárias e interações medicamentosas, pode-se reiniciar a estatina em dose menor, trocar de estatina ou administrá-la alguns dias da semana, em conjunto com o uso diário de ezetimiba.

Na paciente em questão, como a CK estava normal, o mais recomendado seria trocar a sinvastatina por rosuvastatina, cujo metabolismo hepático não é afetado pela fluoxetina e o fluconazol.

✓ Resposta: B

⊕ Referências: 64 a 66

CASO #26

Homem, 60 anos, IMC de 27,1 kg/m², tem doença renal crônica (DRC) em tratamento conservador, causada por diabetes melito e hipertensão. No momento, em uso de três antidiabéticos orais – metformina XR (1 g/dia), dapagliflozina (10 mg/dia) e gliclazida MR (60 mg/dia) – e dois anti-hipertensivos – losartana (100 mg/dia) e anlodipino (10 mg/dia).

Os últimos **exames laboratoriais** mostraram:

- Glicemia = 140 mg/dℓ
- HbA1c = 7,7%
- Creatinina = 2,2 mg/dℓ (VR: 0,7 a 1,2)
- TFG-e = 36,39 mℓ/min/1,73 m² (VR: > 90)
- Relação albumina:creatinina = 280 mg/g (VR: < 30)
- Colesterol total = 225 mg/dℓ
- LDL-colesterol (LDL-c) = 130 mg/dℓ
- HDL-c = 35 mg/dℓ
- TG = 250 mg/dℓ.

306 Endocrinologia: Casos Clínicos Comentados

▶ **Sobre este caso, assinale a alternativa <u>correta</u>:**

a) O paciente tem risco cardiovascular elevado devido à DRC e deveria tomar uma estatina, de preferência rosuvastatina, por ser mais potente e não necessitar de ajustes de dose, seja qual for a TFG-e.

b) Estatinas mostram-se eficazes na redução de eventos e mortalidade cardiovascular na DRC, independentemente da taxa de filtração glomerular.

c) Em pacientes com DRC, sem doença arterial clínica, não está recomendado iniciar estatinas. Contudo, o tratamento pode ser considerado diante de LDL-c > 145 mg/dℓ e/ou doença coronariana estabelecida.

d) De acordo com as recomendações da Kidney Disease Improving Global Outcomes (KDIGO), o paciente deveria receber associação de estatina com um fibrato, já que LDL-c e TG estão elevados.

COMENTÁRIOS

Os pacientes com DRC devem ser considerados como elevado risco cardiovascular, sendo essa a principal causa de morte nessa população. Todas as estatinas são seguras e eficazes, mediante ajuste de dose, porém a preferência deve ser dada à atorvastatina em função de sua menor excreção renal (Tabela 5.5).

TABELA 5.5 Dose máxima das estatinas de acordo com a taxa de filtração glomerular estimada (TFG-e). Atorvastatina é opção de escolha: tem baixa excreção renal e não necessita de reajuste de dose, independentemente da TFG-e.

Estatina	TFG-e mℓ/min/1,73 m^2				
	60 a 89	45 a 59	30 a 44	15 a 29	< 15
Atorvastatina					
Lovastatina				20	20
Pitavastatina		2	2	2	2
Pravastatina		10	10	10	10
Rosuvastatina				10	10
Sinvastatina				10	10
Fluvastatina					
Sinvastatina/ezetimiba		20/10	20/10	20/10	20/10

Em pacientes com doença renal do diabetes (DRD) e TFG < 60 mℓ/min/1,73 m^2 (não dialítica) e pacientes pós-transplante renal, é recomendado o uso de estatinas de alta potência com o objetivo de reduzir eventos cardiovasculares. Já nos pacientes com DRD avançada (TFG-e < 30 mℓ/min), o uso de estatinas diminui o número de eventos cardiovasculares (desfecho combinado), sem diminuir a mortalidade geral ou cardiovascular, independentemente das doses utilizadas.

Aos pacientes em doença renal terminal que já estejam em tratamento dialítico, não se recomenda iniciar a terapia com estatina, porém os que já faziam seu uso devem manter o tratamento. Tal recomendação baseia-se na falta de benefícios em termos de redução de desfechos e mortalidade cardiovascular. Em contrapartida, segundo as diretrizes da SBD (2022), o uso de estatina pode ser considerado em pacientes em hemodiálise com LDL-c > 145 mg/dℓ e/ou com doença coronariana estabelecida. De fato, análise *post-hoc* de 731 pacientes com DM2 revelou redução do risco de eventos cardíacos fatais e não fatais com o uso de rosuvastatina (Holdaas et al., 2011). Da mesma forma, análise de subgrupo do estudo 4D mostrou que, nos pacientes com LDL-c > 145 mg/dℓ, houve benefício do uso da atorvastatina, com redução de mortalidade cardiovascular, IAM não fatal, morte por qualquer causa e morte súbita (Wanner et al., 2005).

Capítulo 5 • Dislipidemia e Obesidade **307**

O uso de ezetimiba não está contraindicado na DRC. No estudo SHARP, evidenciou-se que a redução do LDL-colesterol com sinvastatina 20 mg/dia associada à ezetimiba 10 mg/dia reduziu significativamente a incidência de eventos ateroscleróticos maiores em pacientes com DRC avançada.

O uso de fibratos pode estar associado a discreta queda da TFG-e, a qual é revertida com a suspensão do fármaco. O risco de desenvolver miopatia aumenta com a perda de função renal e com a combinação com estatinas, especialmente com a genfibrozila. O uso de fenofibrato deve ser evitado se TFG < 30 mℓ/min/1,73 m^2. Assim, os fibratos somente devem ser usados no caso de TG muito elevados (> 880 mg/dℓ), visando reduzir o risco de pancreatite aguda.

✅ Resposta: **C**

➕ Referências: **69 a 72**

CASO #27

Homem, 55 anos, tem diagnóstico de AIDS e vem recebendo terapia antirretroviral (TARV): ritonavir + lamivudina + dolutegravir. Apresenta dislipidemia mista, com elevação do LDL-c (160 mg/dℓ) e triglicerídeos (250 mg/dℓ). Nos últimos 12 meses, tem evoluído com perda da gordura periférica e aumento da gordura abdominal. Placas ateroscleróticas na carótida direita foram evidenciadas na USG.

▶ **Sobre este caso, marque a alternativa <u>correta</u>:**

a) O tecido adiposo é considerado reservatório da replicação viral do HIV, e a infeção crônica do vírus pode causar lipodistrofia adquirida.

b) Nelfinavir e indinavir são inibidores de proteases de primeira geração, sendo os preferenciais para evitar o risco de lipodistrofia.

c) Em caso de lipodistrofia e dislipidemia, a substituição por fármacos com padrão menos inflamatório pode reverter completamente as alterações físicas e metabólicas.

d) A estatina de escolha para o tratamento da dislipidemia mista seria a sinvastatina.

COMENTÁRIOS

O tecido adiposo funciona como reservatório da replicação viral do HIV, e a infeção crônica do vírus pode causar lipodistrofia adquirida.

O aumento da expectativa de vida dos indivíduos infectados pelo HIV e a melhora do tratamento com os TARVs mudaram o perfil de mortalidade dessa população. Tais pacientes ficam expostos por mais tempo aos fatores de risco cardiovascular mais prevalentes, como tabagismo, alcoolismo, dieta não saudável, bem como a ações diretas do vírus e dos fármacos usados como TARV. A principal causa de morte acaba não sendo diretamente relacionada à infecção, mas às complicações metabólicas do tratamento, como diabetes melito e doença isquêmica cardíaca. O próprio vírus tem uma ação direta sobre o sistema circulatório, incluindo a parede vascular arterial sistêmica, pulmonar e também o miocárdio, além de mudanças na distribuição de gordura, gerando um quadro de lipodistrofia. As medicações usadas no tratamento podem contribuir diretamente para as alterações do perfil lipídico.

Os inibidores de protease (IP) são preferencialmente metabolizados pelo CYP3A4 e apresentam interações com as estatinas. Assim, deve-se dar preferência a estatinas que atuem em sítios de metabolização distintos, como pitavastatina e pravastatina, evitando aquelas com metabolização exclusiva por essa via metabólica hepática, como a sinvastatina. Rosuvastatina e atorvastatina também foram utilizadas com segurança nesse grupo populacional, com ajuste de doses. Pitavastatina não interage com nenhum dos IP e pode ser a opção de escolha em caso de prevenção primária, reservando-se atorvastatina ou, de preferência, rosuvastatina (até 20 mg/dia) em caso de prevenção secundária. Em pacientes tratados com os inibidores não nucleosídios da transcriptase reversa, somente a fluvastatina pode precisar de redução de dose.

Os fibratos (à exceção de genfibrozila) podem ser administrados em concomitância aos IP e/ou em associação com estatinas, nos casos de dislipidemia mista grave.

308 Endocrinologia: Casos Clínicos Comentados

✅ **Resposta:** A

➕ **Referências:** 70 e 73

CASO #28

Paciente de 25 anos, na 31ª semana de gestação, realizou exames laboratoriais que detectaram colesterol total de 220 mg/dℓ e triglicerídeos de 1.230 mg/dℓ. Ela foi orientada por sua obstetra a procurar um endocrinologista com a maior brevidade possível.

▶ **Neste contexto, avalie os itens a seguir e opine:**

I. A principal anormalidade lipídica em gestantes é a elevação do LDL-colesterol, cujos níveis séricos podem duplicar ao longo da gravidez.

II. A terapia com estatinas apresenta-se sem restrição durante a gestação, já que não foi demonstrado risco de teratogenicidade.

III. A principal modificação lipídica decorrente da gestação é a elevação das concentrações de TG e VLDL, que se mostram mais intensas no terceiro trimestre.

IV. A paciente poderia ser medicada com fenofibrato 160 mg/dia.

    a) Existe somente um item incorreto.

    b) Somente os itens III e IV estão corretos.

    c) Apenas os itens I e II estão corretos.

    d) Somente o item III está correto.

COMENTÁRIOS

Estatinas estão contraindicadas durante a gestação e a amamentação, e seu uso deve ser evitado em mulheres em idade fértil que não estejam em contracepção. Elas devem ser suspensas uma vez confirmada a gestação, mesmo em paciente com hipercolesterolemia familiar. Ezetimiba e iPCSK9 tampouco devem ser usados, sendo os sequestrantes de sais biliares os únicos que podem ser prescritos para o tratamento da hipercolesterolemia em gestantes.

A dislipidemia mais frequente durante a gravidez é a hipertrigliceridemia. Ela resulta da inibição da atividade da lipase lipoproteica induzida pelo estrogênio placentário, inibição que se mostra mais intensa no terceiro trimestre. A hipertrigliceridemia geralmente é leve a moderada, mas eventualmente pode ser bastante expressiva, como na paciente em questão. O principal temor da hipertrigliceridemia grave (> 880 mg/dℓ) é o risco de pancreatite aguda, cuja ocorrência na gravidez pode trazer sérias complicações para mãe e feto, inclusive aumento de mortalidade. Por esse motivo, alguns autores recomendam iniciar um fibrato quando os TG excederem 10 mmol/ℓ (880 mg/dℓ) (Goldberg e Hegele, 2012). O fenofibrato, assim como os demais fibratos, é considerado como fármaco "categoria C" para uso durante a gestação. Essa categoria implica que os fármacos somente devem usados quando os benefícios do tratamento superarem seus riscos.

✅ **Resposta:** B

➕ **Referências:** 74 e 75

Capítulo 5 • Dislipidemia e Obesidade **309**

▶ **Sobre a relação entre o LDL-colesterol e a doença aterosclerótica, assinale a alternativa incorreta:**

a) O número de partículas de LDL tem maior relação com o risco de eventos cardiovasculares que os níveis séricos de LDL colesterol.
b) Um mesmo nível de LDL-colesterol pode superestimar níveis de partículas grandes (menos aterogênicas) ou subestimar níveis de partículas pequenas (mais aterogênicas).
c) Partículas pequenas e densas têm maior exposição do domínio de ligação Apo-B-receptor de LDL, permanecendo menos tempo na circulação.
d) Níveis séricos de Apo-B têm correlação com o número de partículas aterogênicas no plasma.

COMENTÁRIOS

Partículas pequenas e densas têm menor exposição do domínio de ligação da Apo-B ao receptor de LDL, aumentando o tempo de circulação e facilitando sua deposição subendotelial. Tais partículas também são mais suscetíveis a fagocitose e oxidação, desencadeando o processo de aterogênese. Pacientes diabéticos têm maior número de partículas pequenas e densas, de forma que, para uma mesma concentração de LDL-colesterol, existe maior número de partículas circulantes. Tal fato elucida o maior risco cardiovascular em um mesmo patamar de LDL-colesterol. Em situações em que sabidamente possam estar associadas a partículas pequenas, os níveis de Apo-B podem ser utilizados para auxiliar na estratificação de risco, por estarem relacionados ao número de partículas aterogênicas (VLDL, IDL e LDL).

✅ Resposta: C

➕ Referências: 76 e 77

CASO #29

Você foi procurado por advogado de 40 anos devido a dislipidemia e excesso de peso. Ele foi atendido 2 semanas antes por um médico não especialista que o alertou sobre seu alto risco cardiovascular e lhe prescreveu rosuvastatina (20 mg/dia) devido às alterações nos níveis séricos de HDL-c, triglicerídeos e lipoproteína(a) (Lp[a]). O paciente não ficou convencido e resolveu ouvir a opinião de um médico mais experiente. Ele refere que é meio sedentário e não fumante, bebendo ocasionalmente nos fins de semana.

Ao **exame físico**, os seguintes achados chamavam a atenção:

- IMC = 27,1 kg/m²
- Circunferência abdominal = 94 cm
- PA = 135/85 mmHg.

Nos **exames laboratoriais** trazidos pelo paciente eram dignos de nota:

- CT = 195 mg/dℓ
- LDL-c = 100 mg/dℓ
- HDL-c= 35 mg/dℓ
- TG = 300 mg/dℓ
- Lp(a) = 64 mg/dℓ (VR: até 30).

Endocrinologia: Casos Clínicos Comentados

▶ **Sobre este caso e a lipoproteína(a), avalie os itens a seguir e opine:**

I. Por ser similar à LDL e ao plasminogênio, a Lp(a) tem ações proaterogênica e protrombótica. Seus níveis sofrem forte influência genética e baixa influência ambiental.

II. Níveis elevados de Lp(a) são fator de risco independente para eventos cardiovasculares e estenose aórtica.

III. As novas diretrizes recomendam que a dosagem de Lp(a) seja considerada em indivíduos com risco cardiovascular intermediário ou elevado.

IV. Estatinas de alta potência reduzem os níveis de Lp(a) em 30 a 40%.

    a) Há apenas um item correto.

    b) Somente os itens I e II estão corretos.

    c) Apenas os itens III e IV são corretos.

    d) Existe somente um item incorreto.

COMENTÁRIOS

A lipoproteína(a) é uma partícula similar à LDL, da qual difere pela ligação à apolipoproteína(a). Ela tem também semelhança estrutural com o plasminogênio. Esse novo marcador de doença cardiovascular (DCV) atua por meio da indução de inflamação vascular, aterogênese, calcificação e trombose. Seus níveis séricos são praticamente determinados por fatores genéticos (> 90% de influência genética), com mínima influência da dieta e de outros fatores ambientais.

Níveis elevados de Lp(a) acometem 20 a 30% da população (dislipidemia genética mais frequente). Em função dessa elevada prevalência, alguns especialistas recomendam a dosagem de Lp(a) pelo menos uma vez na vida em todos os pacientes. Caso esteja normal, não se faz necessário repetir o exame novamente. A maior parte dos especialistas considera que a Lp(a) esteja aumentada quando seus níveis excedem 30 mg/dℓ. No entanto, o risco de eventos cardiovasculares é mais evidente com valores $\geq$ 50 mg/dℓ. As diretrizes da American Heart Association (AHA) consideram esse ponto de corte para reestratificar o risco cardiovascular (RCV).

Elevação de Lp(a) é um preditor independente para doença coronariana, acidente vascular cerebral e morte cardiovascular, além de estenose valvar aórtica (por calcificação). Contudo, nenhuma diretriz recomenda a dosagem rotineira de Lp(a) em paciente com dislipidemia ou doença cardiovascular. As principais indicações para a dosagem estão listadas na Tabela 5.6, com destaque para pacientes rotulados como de risco intermediário ou alto, história pessoal ou familiar de doença cardiovascular prematura (DCVP), história familiar de Lp(a) elevada e história pessoal de eventos cardiovasculares recorrentes, apesar do uso de estatinas.

TABELA 5.6 Indicações para dosagem da Lp(a).

1. Paciente com doença cardiovascular precoce
2. Paciente com risco cardiovascular intermediário ou alto
3. História familiar de doença cardiovascular prematura
4. História familiar de Lp(a) elevada
5. Paciente com hipercolesterolemia familiar
6. Paciente com eventos cardiovasculares recorrentes, a despeito do uso de estatinas

Existem poucas opções de tratamento para níveis elevados de Lp(a). Fibratos e estatinas não têm valor; aliás, as estatinas podem até aumentar a Lp(a) em 10 a 20%! Tal fato poderia ser um dos motivos pelos quais alguns pacientes, a despeito da redução importante do LDL-c com o uso de estatinas, ainda apresentam eventos cardiovasculares. O anacetrapib (inibidor da CETP), apesar de diminuir em até 30% os níveis de Lp(a) e o LDL-c, não se mostrou eficaz em reduzir eventos em estudos clínicos. Niacina, estrogênio oral e ácido acetilsalicílico são outros fármacos que podem levar a pequena redução da Lp(a). Os inibidores da PCSK9 parecem ser as opções mais promissoras; de fato, eles reduzem os níveis de Lp(a) em até 30%. Finalmente, aférese pode reduzir a Lp(a) em até 35%.

Capítulo 5 • Dislipidemia e Obesidade **311**

Portanto, somente o item IV está incorreto.

De acordo com a calculadora de RCV proposta pela AHA, o paciente tem risco cardiovascular limítrofe e não precisaria de estatinoterapia. Contudo, como tem dois fatores de aumento de risco (bastaria um) – síndrome metabólica e Lp(a) $\geq$ 50 mg/dℓ –, deveria ser tratado com uma estatina de moderada intensidade (p. ex., rosuvastatina 5 a 10 mg/dia; atorvastatina 10 a 20 mg/dia; pitavastatina 2 a 4 mg/dia; ou sinvastatina 20 a 40 mg/dia), visando à redução de 30 a 50% no LDL-c. Portanto, a dose prescrita de rosuvastatina (20 mg/dia) está acima do sugerido pela AHA.

✔ Resposta: D

✚ Referências: 78 a 80

▶ **Marque a alternativa que indica uma classe terapêutica ou medicação que não tenha efeito na redução dos níveis séricos da lipoproteína(a).**

a) Inibidores da PCSK9.
b) Inclisirana e pelacarsen.
c) Niacina e anacetrapib.
d) Estatinas e fibratos.

COMENTÁRIOS

A lipoproteína(a) é um preditor independente de risco cardiovascular, em função de suas propriedades pró-aterogênicas, pró-trombóticas, pró-inflamatórias e pró-oxidativas. Ela apresenta dois componentes principais. O primeiro tem estrutura semelhante à da LDL e contém a apolipoproteína B100. O segundo é semelhante ao plasminogênio e contém a apolipoproteína(a) (Apo[a]).

Até o momento, nenhuma medicação foi aprovada pela FDA para redução da Lp(a). Entre os fármacos comercialmente disponíveis, os inibidores da PCSK9 parecem os mais eficazes (redução de aproximadamente 25%). Redução de 17 a 25% foi também relatada com a inclisirana, uma nova classe de fármacos que reduz o LDL-c em 44 a 54%, por bloquear a produção de PCSK9 nos hepatócitos mediante a degradação do RNA mensageiro dessa proteína. De acordo com o estudo de fase 2, o oligonucleotídio *antisense* AKCEA-APO(a)-LRx (pelacarsen) reduz em até 80% os níveis séricos de Lp(a), ao prejudicar a síntese da Apo(a). Outras medicações capazes de diminuir a Lp(a) são niacina, anacetrapib, estrogênio oral e ácido acetilsalicílico. Já estatinas, fibratos e ezetimiba são ineficazes.

✔ Resposta: D

✚ Referências: 80 a 82

CASO #30

Uma mulher de 51 anos, afrodescendente, hipertensa (em uso de ramipril, 5 mg/dia), vem para avaliação de hipercolesterolemia. Há história familiar de hipercolesterolemia, e seu avô materno teve um AVC aos 58 anos. Ao exame físico, IMC = 23,2 kg/m² e PA = 140/80 mmHg.

Últimos exames laboratoriais:

• Glicemia = 96 mg/dℓ
• Colesterol total = 235 mg/dℓ
• LDL-c = 140 mg/dℓ
• HDL-c = 45 mg/dℓ
• TG = 250 mg/dℓ.

312 Endocrinologia: Casos Clínicos Comentados

Com base na calculadora de risco da American Heart Association, seu risco estimado é de 5,2%.

> **Sobre o caso, assinale a alternativa <u>correta</u>:**

a) Considerando o risco cardiovascular intermediário, podemos iniciar atorvastatina 20 mg/dia.
b) Se Apo-B ou Lp(a) estiverem elevadas, podemos iniciar rosuvastatina 10 mg/dia.
c) Se o escore de cálcio for > 100, podemos iniciar sinvastatina 40 mg/dia + ezetimiba 10 mg/dia.
d) Considerando o histórico familiar de doença coronariana (DAC) precoce e a elevação dos TG, deve-se associar o fenofibrato a uma estatina.

COMENTÁRIOS

De acordo com a diretriz da AHA/ACC de 2018, o risco cardiovascular é estratificado da seguinte forma: < 5%: baixo risco; entre 5% e < 7,5%: risco limítrofe; entre 7,5% e < 20%: risco intermediário; ≥ 20%: alto risco. A paciente em questão tem risco limítrofe (5 a 7,5%), não intermediário. Nesse caso, na presença de um ou mais fatores de estratificação que aumentem o risco cardiovascular – por exemplo, síndrome metabólica; TG persistentemente ≥ 175 mg/dℓ; doença renal crônica; Lp(a) ≥ 50 mg/dℓ ou ≥ 125 nmol/ℓ; Apo-B ≥ 130 mg/dℓ; proteína C reativa (PC-R) ultrassensível ≥ 2,0 mg/ℓ –, pode ser iniciada uma estatina de moderada intensidade (p. ex., rosuvastatina 5 a 10 mg/dia; atorvastatina 10 a 20 mg/dia; ou sinvastatina 20 a 40 mg/dia). Escore de cálcio > 100 seria indicativo de aterosclerose subclínica, o que implicaria o uso de estatina de moderada intensidade, não de alta intensidade (sinvastatina 40 + ezetimiba 10). Histórico familiar de DAC precoce (< 55 anos em homens e < 65 anos em mulheres) não se aplicaria nesse caso. Tampouco há evidência robusta de que a combinação de estatina e fibrato seja mais eficaz do que a estatinoterapia isoladamente. Isso só foi demonstrado em um subgrupo de pacientes do estudo ACCORD (indivíduos com diabetes melito tipo 2 que tinham TG > 204 mg/dℓ e HDL-c < 34 mg/dℓ).

✔ Resposta: B

➕ Referências: 80 e 83

> **Dislipidemias primárias são condições de difícil diagnóstico e, muitas vezes, têm pobre resposta ao tratamento habitual. Considerando o tema, escolha a alternativa com as associações <u>corretas</u>:**

a) Hipercolesterolemia familiar heterozigótica – mutação na Apo-B – inclisirana – anticorpo anti-PCSK9.
b) Hiperquilomicronemia – mutação na Apo-CII – volanesorsena – oligonucleotídio anti-Apo CII.
c) Hipercolesterolemia familiar homozigótica – mutação no receptor de LDL – evinacumab – anticorpo anti-ANGPTL3.
d) Doença de Tangier – mutação na ABC-A1 – anacetrapib – inibidor da CETP.

COMENTÁRIOS

A hipercolesterolemia familiar (HF) resulta em 80 a 90% dos casos de mutação no gene do receptor de LDL (ou receptor B-E). A herança é autossômica dominante, sendo a maioria dos casos heterozigótica. Mutações nos genes da Apo-B ou PCSK9 podem também estar envolvidas. Em caso de HF, é indicada terapia com estatinas de alta potência. Não alcançando as metas desejadas, deve-se associar a ezetimiba. Se a terapia oral não funcionar adequadamente, deve-se associar um dos inibidores da PCSK9. Nessa categoria incluem-se os anticorpos monoclonais alirocumabe e evolocumabe. A inclisirana é um dinucleotídio de RNA que silencia a expressão do mRNA da PCSK9 (*small interfering RNA* – siRNA), reduzindo sua síntese pelo hepatócito (**alternativa A incorreta**).

Capítulo 5 • Dislipidemia e Obesidade **313**

A hiperquilomicronemia é caracterizada por níveis muito elevados de triglicerídeos, com aumento do risco de pancreatite. Está principalmente associada à mutação no gene da lipase lipoproteica (LPL), porém existem casos associados à mutação de seu cofator (Apo-CII) ou de outras partículas essenciais à sua ação (Apo-A-V, LMF1 e GPIHBP1). O tratamento é com dieta pobre em lipídios (não responde aos fibratos ou ômega-3). A volanesorsena é um oligonucleotídio *antisense* da Apo-CIII (**alternativa B incorreta**), que inibe a ação da LPL, e foi recentemente aprovada para o tratamento da hiperquilomicronemia familiar.

A HF homozigótica é uma condição rara, extremamente grave, com morte por evento cardiovascular precoce (geralmente antes dos 20 anos). Não responde aos agentes farmacológicos habituais, sendo geralmente usada a plasmaférese. O evinacumab, anticorpo monoclonal anti-ANGPTL3, foi testado nessa condição, com redução média de 49% nos níveis de LDL-c (**alternativa C correta**). O medicamento aguarda aprovação pelas agências reguladoras e ainda não está disponível comercialmente.

A doença de Tangier é causada por mutação no gene da *ATP-binding cassette transporter A1* (ABCA1), proteína envolvida na saída do colesterol celular e incorporação nas partículas de HDL para o transporte reverso ao fígado. O anacetrapib inibe a proteína de transferência de colesterol esterificado (CETP – *cholesteryl ester transfer protein*), a qual está envolvida na troca de triglicerídeos e colesterol entre as partículas de HDL e VLDL. Apesar de elevar significativamente os níveis de HDL-c, não teria indicação no tratamento da doença de Tangier (**alternativa D incorreta**).

✓ Resposta: C

⊕ Referências: 84 a 87

CASO # 31

Paciente do sexo masculino, 66 anos, com diagnóstico de diabetes melito tipo 2 (DM2) há 6 anos, vem à consulta preocupado com seu perfil lipídico. Nega outras comorbidades. Não apresenta evidência de complicações microvasculares. Faz uso de rosuvastatina, 20 mg/dia. Trouxe **exames laboratoriais** recentes que evidenciaram:

- CT = 145 mg/dℓ
- HDL-c = 35 mg/dℓ
- Triglicerídeos = 215 mg/dℓ
- LDL-c = 67 mg/dℓ
- Não-HDL-c = 110 mg/dℓ.

▶ **Com base nestes dados, é <u>correto</u> afirmar:**

a) O paciente está na meta do LDL-colesterol (LDL-c) e do não HDL-colesterol (não HDL-c), mas não dos triglicerídeos.
b) O paciente não está na meta nem do LDL-c nem do não HDL-c.
c) O paciente está na meta do LDL-c, mas não do não HDL-c.
d) O paciente está na meta do LDL-c e do colesterol não HDL-c.

COMENTÁRIOS

Na presença de DM2, a idade é o principal determinante do risco cardiovascular. O paciente em questão é classificado como de alto risco (idade ≥ 50 anos para homens e ≥ 56 anos para mulheres). Logo, tem meta de LDL-c < 70 mg/dℓ e não HDL-c < 100 mg/dℓ. Ao calcular o LDL-c, encontra-se o valor de 67 mg/dℓ, estando o mesmo, pois, dentro da meta programada. Porém, o não HDL-c do paciente (CT-HDL-c) foi de 110 mg/dℓ, valor superior ao desejável (97 mg/dℓ). Logo, faz-se necessário associar ezetimiba 10 mg/dia ou aumentar a dose da estatina.

✓ Resposta: C

⊕ Referência: 88

Marque a alternativa correta sobre os tipos de lipodistrofia parcial:

a) A origem do tipo 1 é poligênica e faz diagnóstico diferencial com acromegalia.
b) O tipo 2 é mais evidente após a puberdade, pois tem início gradual. Além disso, a história familiar é positiva.
c) O tipo 3 está relacionado à mutação autossômica recessiva do PPAR-alfa, fazendo diagnóstico diferencial com síndrome de Cushing.
d) O tipo 4 tem início progressivo na infância e apresenta perfil lipídico mais brando do que as outras lipodistrofias parciais.

COMENTÁRIOS

A lipodistrofia parcial familiar (LPF) é uma forma de lipodistrofia herdada caracterizada por perda de tecido adiposo nos membros e tronco, com acúmulo de gordura em região cervical, facial e intra-abdominal. Diversos genes encontram-se envolvidos na regulação do tecido adiposo e no desenvolvimento da LPF. Atualmente, são descritos vários subtipos de LPF com base genética conhecida. Na alternativa A, a LPF do tipo 1 (Kobberling) não tem caráter poligênico (na verdade, sua origem genética não é bem definida). A acromegalia tem característica parecida com as lipodistrofias generalizadas, pela perda difusa de gordura subcutânea relacionada aos níveis elevados de GH/IGF1. A alternativa C também está incorreta, pois a LPF do tipo 3 tem herança autossômica dominante e está relacionada à mutação do PPAR-gama e não alfa; além disso, o diagnóstico diferencial com síndrome de Cushing é mais bem descrito com a LPF do tipo 2. A alternativa D também está incorreta, pois a LPF do tipo 4 apresenta-se com hipertrigliceridemia importante, e não com perfil lipídico mais brando que as demais LPF. Por fim, a alternativa B encontra-se correta, e a LPF do tipo 2 tem história familiar positiva, com herança autossômica dominante e apresenta-se mais evidente na puberdade.

✅ Resposta: B

➕ Referência: 89

CASO #32

Homem, 64 anos, sem antecedentes conhecidos, veio à consulta de rotina e trouxe **exames laboratoriais** que mostravam:

- Colesterol total = 175 mg/dℓ
- HDL-c = 55 mg/dℓ
- Triglicerídeos = 135 mg/dℓ.

Após avaliação, foi evidenciado que o paciente apresentava risco cardiovascular intermediário.

De acordo com diretriz de prevenção cardiovascular de 2019, qual parâmetro modificaria a categoria do paciente para ALTO RISCO?

a) Índice tornozelo-braquial = 1,1.
b) Taxa de filtração glomerular estimada = 56 mℓ/min.
c) Doppler de carótida com espessura íntima média = 1,2 mm.
d) Escore de cálcio coronariano = 55 U Agatston.

Capítulo 5 • Dislipidemia e Obesidade **315**

COMENTÁRIOS

De acordo com a diretriz de prevenção cardiovascular de 2019, os pacientes serão caracterizados como alto risco cardiovascular se tiverem pelo menos um critério descrito a seguir: (1) homens com escore de risco global > 20% ou mulheres com esse escore > 10%; (2) aterosclerose subclínica documentada por ultrassonografia de carótidas com presença de placa > 1,5 mm (**alternativa C incorreta**); (3) índice tornozelo-braquial < 0,9 (**alternativa A incorreta**); (4) escore de cálcio coronariano > 100 U Agatston (**alternativa D incorreta**); (5) presença de placas ateroscleróticas na angiotomografia coronariana; (6) aneurisma de aorta abdominal; (7) doença renal crônica (DRC), definida como TFG < 60 mℓ/min, em fase não dialítica (**alternativa C correta**); (8) LDL-c > 190 mg/dℓ ou (9) DM tipo 1 ou 2, com LDL-c entre 70 e 189 mg/dℓ, associado à presença de estratificadores de risco ou doença aterosclerótica subclínica.

✅ Resposta: B

➕ Referência: 88

CASO #33

Homem, 34 anos, foi encaminhado ao endocrinologista em função do recente diagnóstico de dislipidemia grave. Nega doenças prévias ou uso de medicações regulares. Diz praticar atividade física regularmente. Refere história familiar de doença cardiovascular, com relato de pai falecido por infarto agudo do miocárdio aos 45 anos. Estudo genético evidenciou uma mutação com ganho de função do gene que codifica a *PCSK*9 (pró-proteína convertase subtilisina/kexina tipo 9).

▶ **Qual seria o mais provável perfil lipídico esperado para este paciente?**

a) LDL-c normal, Apo-B normal, VLDL-c normal e Apo-A1 normal.
b) LDL-c elevado, Apo-B normal, VLDL-c elevado e Apo-A1 baixa.
c) LDL-c elevado, Apo-B elevada, VLDL-c normal e Apo-A1 normal.
d) LDL-c normal, Apo-B elevada, VLDL-c elevado e Apo-A1 baixa.

COMENTÁRIOS

O paciente em questão apresenta hipercolesterolemia familiar decorrente de mutação com ganho de função no gene *PCSK9*, proteína que é responsável pela degradação do receptor da LDL (LDL-R). Na presença de tais mutações, haverá maior degradação do LDL-R e, consequentemente, menos LDL-c será retirado da circulação. Laboratorialmente, o paciente apresentará aumento importante de LDL-c, bem como da Apo-B, já que ela é a apolipoproteína estrutural da LDL (mais especificamente, a Apo-B100). Com relação à VLDL, a mesma estará sendo produzida de forma normal, por ser sintetizada antes da produção da LDL. Os níveis de Apo-A1 estarão normais, sendo essa apolipoproteína fundamental para a HDL, o que justifica os níveis normais do HDL-c nesses pacientes.

✅ Resposta: C

➕ Referências: 88 e 90

CASO #34

Após anamnese detalhada, um paciente de 37 anos, com IMC de 36,1 kg/m^2, recebe o diagnóstico de transtorno de compulsão alimentar (TCA) moderado. No Brasil, atualmente existe um único fármaco com aprovação em bula para TCA.

Endocrinologia: Casos Clínicos Comentados

▶ **Sobre esse fármaco, pode-se afirmar <u>corretamente</u>:**

a) Trata-se de um inibidor seletivo de recaptação de serotonina com alta afinidade para receptores do hipotálamo nos centros de saciedade e recompensa.

b) Como é metabolizado pelo citocromo P450, deve ser evitado em pacientes que usam estatinas metabolizadas por essa via.

c) Tem múltiplas indicações e pode ser utilizado como coadjuvante no tratamento de paciente com transtorno bipolar.

d) É contraindicado em pacientes com doença cardiovascular sintomática, hipertensão arterial moderada a grave e doença aterosclerótica avançada.

COMENTÁRIOS

O fármaco em discussão é a lisdexanfetamina, que é uma anfetamina (**alternativa A incorreta**). Trata-se de um profármaco que é convertido em dextroanfetamina, de forma limitada e gradual, para exercer seus efeitos. Não é metabolizado pelo citocromo P450, não interferindo, portanto, no metabolismo de estatinas (**alternativa B incorreta**). Suas únicas indicações são o "transtorno de compulsão alimentar periódica" e o "déficit de atenção e hiperatividade". Não tem eficácia no transtorno bipolar (**alternativa C incorreta**). Como ainda não há estudos de segurança cardiovascular, ele não deve ser indicado a pacientes com doença aterosclerótica estabelecida ou hipertensão moderada a grave (**alternativa D correta**).

✅ Resposta: D

➕ Referências: 91 e 92

CASO #35

Um grupo de estudantes de medicina ficou encantado com as amplas ações da leptina, que é uma adipocina que sinaliza a suficiência energética corporal e exerce efeitos no controle metabólico, puberdade e fertilidade. Na presença de obesidade, seus níveis estão elevados, sendo esse um dos mecanismos implicados na antecipação da puberdade em crianças com excesso de peso, principalmente meninas.

▶ **Sobre a influência desse peptídio no eixo gonadotrófico, assinale a alternativa <u>correta</u>:**

a) Ele atua diretamente nos neurônios de GnRH, estimulando a liberação hipofisária de LH e FSH.

b) Neurônios de kisspeptina, localizados na adeno-hipófise, expressam o receptor desse peptídio (LEPR) e medeiam sua ação no eixo gonadotrófico.

c) Sua influência na secreção de GnRH é mediada indiretamente por meio da kisspeptina e outros moduladores metabólicos, como o NPY.

d) A inibição da secreção de gonadotrofinas por esse peptídio na obesidade está associada à infertilidade.

COMENTÁRIOS

A ação da leptina é indireta, estimulando no hipotálamo a atividade dos neurônios de kisspeptina, a qual estimula a pulsatilidade do GnRH.

✅ Resposta: C

➕ Referência: 93

CASO #36

Mulher, 37 anos, procura o endocrinologista com história de aumento progressivo de peso nos últimos 10 anos. Nesse período, submeteu-se a algumas dietas, sem efeito satisfatório duradouro. Relata ter doença celíaca e padrão alimentar beliscador. Diz também ser sedentária e etilista social. Queixa-se, ainda, de desinteresse sexual. Tem diagnóstico de epilepsia e faz uso crônico de anticonvulsivantes. Ciclos menstruais regulares, sem uso de anticoncepcionais hormonais.

Ao **exame físico**:

- IMC = 31,6 kg/m^2
- FC = 88 bpm
- PA = 130 × 80 mmHg
- Circunferência abdominal = 91 cm.

Na **avaliação laboratorial** eram dignos de nota:

- Glicemia = 109 mg/dℓ
- HbA1c = 6,1%
- Triglicerídeos = 244 mg/dℓ
- Função tireoidiana e cortisol salivar no fim da noite = normais.

▷ **A associação entre bupropiona e naltrexona não seria recomendada neste caso. Por quê?**

a) Epilepsia.
b) Redução da libido.
c) Doença celíaca.
d) Padrão alimentar beliscador.

COMENTÁRIOS

A bupropiona é um antidepressivo com ação serotoninérgica e dopaminérgica. Ela foi aprovada para tratamento da obesidade em associação fixa com a naltrexona, que atua bloqueando a retroalimentação negativa da β-endorfina na via POMC. No entanto, a clássica contraindicação ao uso de bupropiona é a presença de epilepsia, uma vez que ela reduz o limiar convulsivo, podendo predispor a novas crises.

✅ Resposta: A

➕ Referências: 1 a 4

CASO #37

Mulher, 37 anos, IMC de 42,4 kg/m^2, pretende se submeter à cirurgia bariátrica. Ela foi aconselhada por seu marido, que é médico, a colocar um balão intragástrico inicialmente. Muito ansiosa, ela procurou o cirurgião para obter mais informações sobre esse procedimento.

▷ **Entre as informações que poderiam ser passadas à paciente, qual seria a <u>incorreta</u>?**

a) Os novos tipos de balão intragástrico, colocados por via endoscópica, podem ser mantidos, sem complicações, por pelo menos 12 meses.
b) A colocação do balão está contraindicada em pacientes com esofagite de refluxo ou hérnia hiatal volumosa.
c) Perfuração gástrica, embora rara, é a complicação mais temida.
d) Pacientes positivos para *Helicobacter pylori* e úlcera péptica devem ser tratados clinicamente antes da colocação do balão.

COMENTÁRIOS

O balão intragástrico (BIG) está sobretudo indicado para pessoas com sobrepeso (IMC > 27 kg/m²) ou obesidade que não tenham indicação ou não desejem se submeter à cirurgia bariátrica. Costuma-se recomendar que BIG seja esvaziado e retirado endoscopicamente após um período máximo de 6 meses. Na experiência brasileira, publicada em 2018, com relatos de cerca de 42 mil BIG colocados, a perda total de peso média foi de 18,4% ± 2,9%.

✓ Resposta: A

⊕ Referências: 94 e 95

▶ No tocante à fisiologia e à morfologia do tecido adiposo humano, é <u>correto</u> afirmar:

a) O grande marcador da diferenciação terminal do adipócito marrom maduro é a presença da proteína desacopladora mitocondrial 1.
b) O processo de diferenciação de um adipócito depende da ativação de proteínas que estimulam a adipogênese, entre as quais se destacam Wnt e betacatenina.
c) Nas situações de lipodistrofia, como a congênita e a relacionada à AIDS, existe redução da produção de leptina e aumento da adiponectina.
d) O maior gasto energético basal observado em homens está relacionado aos maiores depósitos de tecido adiposo marrom em comparação às mulheres.

COMENTÁRIOS

O tecido adiposo marrom (BAT) é especializado na produção de calor. Tem a coloração marrom pelo grande número de mitocôndrias, as quais, por não disporem do complexo enzimático necessário para a síntese de ATP, utilizam a energia liberada pela oxidação de metabólitos, principalmente ácidos graxos, para gerar calor. A proteína desacopladora-1 (UCP-1, termogenina) atua como um canal de prótons que descarrega a energia gerada nas mitocôndrias, "desviando" da via do ATP.

O BAT está presente em maior quantidade em neonatos, porém tem depósitos em região interescapular e supraclavicular em adultos. Sua ação sofre controle pelo sistema adrenérgico, principalmente via receptor β3, e pelos hormônios tireoidianos. Sua expressão é estimulada pela via PPAR-gama que desvia a diferenciação das células mesenquimais para tecido adiposo.

A ativação da via Wnt betacatenina está envolvida na diferenciação do tecido ósseo com inibição da formação de tecido adiposo. Nas lipodistrofias encontramos redução de leptina e de adiponectina. O maior gasto energético em homens está associado à maior massa muscular.

✓ Resposta: A

⊕ Referências: 96 e 97

CASO #38

Os alunos do internato ficaram encantados com uma aula sobre a evolução da cirurgia bariátrica e metabólica. Muito lhes chamaram a atenção as informações sobre a gastrectomia vertical (GV) laparoscópica, atualmente a técnica mais realizada nos EUA e cada vez mais utilizada em nosso meio.

Capítulo 5 • Dislipidemia e Obesidade **319**

▶ **Neste contexto, avalie os itens a seguir sobre essa técnica cirúrgica e opine:**

I. Apresenta complicações nutricionais, tais como deficiência de ferro, vitaminas B_1, B_6 e B_{12}, de forma mais intensa e frequente que o *bypass* gástrico em Y de Roux (BGYR).

II. Tem como complicação frequente o refluxo gastresofágico.

III. Apresenta boa redução ponderal a longo prazo; em caso de perda de peso insatisfatória, pode ser convertida para o BGYR.

IV. Por ser uma cirurgia fundamentalmente restritiva, não afeta os níveis séricos dos hormônios intestinais (GLP-1 e peptídio YY).

    a) Todos os itens estão corretos.

    b) Somente os itens II e III estão corretos.

    c) Existe apenas um item incorreto.

    d) Apenas os itens II e IV são corretos.

COMENTÁRIOS

Em comparação ao BGYR (também chamado *bypass* gastrintestinal), as complicações nutricionais são menos frequentes após a GV, frequentemente chamada de "*sleeve*", devido à nomenclatura em inglês (*sleeve gastrectomy*), uma vez que não tem o componente disabsortivo (**item I incorreto**). O refluxo gastresofágico é uma das complicações frequentes da GV (**item II correto**).

A GV possibilita boa redução no peso corporal a médio e longo prazos, comparável à obtida com o BGYR (**item III correto**). Contudo, em alguns estudos randomizados, a perda do excesso de peso foi maior com o *bypass*.

Durante a GV, a parte exclusa do estômago é retirada pelo orifício da laparoscopia. Assim, a cirurgia não pode ser revertida. Contudo, ela pode ser convertida para o BGYR (**item III correto**). As principais indicações para isso são perda insatisfatória do peso com comorbidades não melhoradas e refluxo gastresofágico clinicamente intratável.

Após a GV, os níveis de grelina em jejum diminuem, enquanto se observa elevação pós-prandial do GLP-1 e do PYY, permanecendo estáveis os valores do GIP (**item IV incorreto**). O(s) mecanismo(s) da elevação desses hormônios após a GV ainda necessita(m) de melhor compreensão.

✔ Resposta: B

➕ Referências: 98 e 99

CASO #39

Durante atividade teórica (TBL – *team-based learning*) envolvendo um grupo de 50 alunos de medicina, foram discutidas a segurança e a eficácia da liraglutida no tratamento da obesidade. Durante a discussão, foram emitidos conceitos corretos e incorretos sobre o tema.

▶ **Neste contexto, avalie os itens a seguir e opine:**

I. A perda de peso induzida pelo fármaco é diretamente determinada pela incidência de náuseas e vômitos, sendo maior nos indivíduos com mais efeitos colaterais.

II. Pode ocorrer discreto aumento da frequência cardíaca, aparentemente não relacionado à hiperativação do sistema nervoso autônomo (SNA) simpático.

III. Não se recomenda monitoramento de amilase e lipase em pacientes com risco aumentado para pancreatite.

IV. A dosagem de calcitonina deve ser realizada em todo paciente com bócio nodular em uso de liraglutida, em função do potencial risco de carcinoma medular de tireoide (CMT).

    a) Somente os itens II e III estão corretos.

    b) Existe apenas um item correto.

    c) Apenas os itens III e IV estão corretos.

    d) Existe apenas um item incorreto.

COMENTÁRIOS

A liraglutida é um análogo do GLP-1, incretina secretada pelas células L intestinais e liberada na circulação em resposta à alimentação. Interfere no esvaziamento gástrico, aumenta a secreção pancreática de insulina e reduz a de glucagon, além de aumentar a saciedade e diminuir o apetite. Esse conjunto de efeitos justifica a indicação do fármaco no tratamento de obesidade e do diabetes melito tipo 2 (DM2).

Embora sabidamente tenha como efeitos colaterais náuseas e vômitos, decorrentes do alentecimento do esvaziamento gástrico, não são esses sintomas os principais determinantes da perda ponderal (**item I incorreto**).

Foi demonstrado em alguns estudos que o tratamento com liraglutida, comparativamente ao placebo, induziu um pequeno, mas significativo, aumento da frequência cardíaca média. Esse efeito cronotrópico parece ser mediado por receptor de GLP-1 no nó sinoatrial, e não por hiperativação do SNA simpático (**item II correto**).

A ocorrência de pancreatite aguda (PA) em pacientes tratados com análogos do GLP-1 foi evidenciada em estudos observacionais, e há pelo menos 13 relatos de casos isolados, mas tal relação ainda carece de estudos adicionais, uma vez que não foi constatada em estudos prospectivos randomizados. Além disso, em comparação aos indivíduos sem diabetes, os pacientes com DM2 têm risco 1,74 vez maior para pancreatite aguda (PA) e 1,4 vez maior para pancreatite crônica. A incidência de PA é também maior em indivíduos obesos. Desse modo, não há recomendação de dosagem de amilase e lipase na vigência do uso da liraglutida, mesmo em pacientes com fatores de risco para pancreatite (**item III correto**).

Na bula da liraglutida, nos EUA, consta que a medicação não deve ser utilizada em pacientes com história de pancreatite. Tal restrição não aparece na bula brasileira, mas há a orientação de instruir os pacientes para suspenderem o fármaco caso surjam sintomas sugestivos de PA.

Estudos em ratos e camundongos mostraram o desenvolvimento de tumores de células C tireoidianas quando expostos a doses proporcionalmente 8 vezes maiores das que seriam usadas em humanos. Tal complicação não foi demonstrada em estudos clínicos e não há recomendação de investigação de CMT em candidatos ao uso de liraglutida que tenham nódulos tireoidianos (**item IV incorreto**). Contudo, a US Food and Drug Administration (FDA) contraindica o uso da liraglutida em pacientes com história pessoal ou familiar de CMT ou naqueles com neoplasia endócrina múltipla tipo 2 (MEN-2).

✅ **Resposta:** A

➕ **Referências:** 100 a 103

CASO #40

Mulher, 64 anos, IMC de 26,2 kg/m^2, foi encaminhada ao endocrinologista devido a dislipidemia. Há 12 anos, ela teve os diagnósticos de DM tipo 2 e hipertensão. Sem história de eventos cardiovasculares prévios. A paciente faz uso de metformina, dapagliflozina, gliclazida MR e atorvastatina (40 mg/dia). Ela trouxe duas **avaliações laboratoriais** recentes realizadas com o intervalo de 30 dias:

- Glicemia de jejum = 90 e 95 mg/dℓ
- HbA1c = 7,2 e 7,3%
- CT = 176 e 185 mg/dℓ
- HDL-c = 40 e 43 mg/dℓ
- HDL-c = 88 e 91 mg/dℓ
- TG = 240 e 255 mg/dℓ
- TSH e creatinina normais
- TGF-e = 82 mℓ/min (VR: < 90)
- Relação albumina/creatinina na urina = 64 mg/g (VR: < 30).

Capítulo 5 • Dislipidemia e Obesidade 321

▶ **Com base nas recentes diretrizes publicadas pela Sociedade Brasileira de Endocrinologia e Metabologia e pela Sociedade Brasileira de Cardiologia, quais o risco cardiovascular da paciente, a opção medicamentosa adequada e a meta de LDL-c a ser alcançada?**

a) Risco intermediário; sinvastatina 40 mg/dia; LDL-c < 100 mg/dℓ.
b) Baixo risco; ciprofibrato 100 mg/dia; LDL-c < 130 mg/dℓ.
c) Risco alto; atorvastatina 80 mg/dia; LDL-c < 70 mg/dℓ.
d) Risco muito alto; rosuvastatina 40 mg/dia; LDL-c < 50 mg/dℓ.

COMENTÁRIOS

De acordo com a diretriz da Sociedade Brasileira de Cardiologia e da SBD, os pacientes com DM podem ser classificados, quanto ao risco cardiovascular, como de baixo, intermediário, alto ou muito alto risco (Tabela 5.7). O grupo de risco ALTO tem taxa anual de eventos cardiovasculares entre 2 e 3% e é definido, tanto para DM1 como para DM2, quando, em qualquer idade, apresentar até dois estratificadores de alto risco (EAR) (ver Tabela 5.7), na ausência de estratificador de muito alto risco (EMAR). Indivíduos com DM2 também podem, mesmo na ausência de qualquer estratificador de risco, atingir a faixa de risco alto apenas pela idade, ou seja, ≥ 50 anos nos homens e ≥ 56 anos nas mulheres (ver Tabela 5.7). Portanto, a paciente tem risco alto e deve ser tratada com uma estatina de alta potência (rosuvastatina 20 a 40 mg/dia; atorvastatina 40 a 80 mg/dia; ou sinvastatina 40 mg + ezetimiba 10 mg) (Tabela 5.8), objetivando LDL-c < 70 mg/dia ou colesterol não HDL < 100 mg/dℓ.

TABELA 5.7 Categorias de risco cardiovascular em pacientes com diabetes melito.

| Categorias de risco | Taxa anual de DCV | Idade (anos) | | Condição necessária |
		DM2	DM1	
BAIXO	< 1%	Homem: < 38 Mulher: < 46	Usar calculadora *Steno* se DM1 < 20 anos de duração	Sem EAR Sem EMAR
INTERMEDIÁRIO	1 a 2%	Homem: 38 a 49 Mulher: 46 a 56		
ALTO	2 a 3%	Homem: 50 ou mais Mulher: 56 ou mais		1 EAR ou 2 EAR Sem EMAR
		DM1 e DM2: qualquer idade se EAR		
MUITO ALTO	> 3%	Qualquer idade, se EMAR		EMAR ou > 3 EAR

EAR: estratificador(es) de alto risco; EMAR: estratificador de muito alto risco. (Fonte: Bertoluci et al., 2017; Izar et al., 2022.)

TABELA 5.8 Terapia estatínica de alta, moderada ou baixa intensidade.

Alta intensidade	Moderada intensidade	Baixa intensidade
• Reduz LDL-c, em média, em ≥50%	• Reduz LDL-c, em média, em aproximadamente 30 a 50%	• Reduz LDL-c, em média, em <30%
• Rosuvastatina (20 a 40 mg/dia) • Atorvastatina (40 a 80 mg/dia) • Sinvastatina (40 mg/dia) + Ezetimiba (10 mg/dia)	• Rosuvastatina (5 a 10 mg/dia) • Atorvastatina (10 a 20 mg/dia) • Sinvastatina (20 a 40 mg/dia) • Pravastatina (40 a 80 mg/dia) • Pitavastatina (2 a 4 mg/dia)	• Sinvastatina (10 mg/dia) • Pravastatina (10 a 20 mg/dia) • Pitavastatina (1 mg/dia)

✔ Resposta: C

⊕ Referência: 88

CASO #41

Homem, 64 anos, sabe ter diabetes melito tipo 2 (DM2) há 7 anos, atualmente tratado com metformina XR, empagliflozina e gliclazida MR. Também faz uso de rosuvastatina 20 mg/dia. Nega hipertensão, tabagismo ou eventos cardiovasculares prévios. Sem qualquer evidência de complicação microvascular.

Ao **exame físico**, eram dignos de nota:

- IMC = 26,2 kg/m^2
- PA = 130/80 mmHg
- FC = 88 bpm
- CA = 88 cm.

Os últimos exames laboratoriais mostravam:

- Glicemia = 136 mg/dℓ
- HbA1c = 7,3%;
- Colesterol total = 145 mg/dℓ
- HDL-c = 35 mg/dℓ
- Triglicerídeos = 215 mg/dℓ
- TFG estimada = 82 mℓ/min
- RACu = 35 mg/g.

▶ **Sobre o tratamento da dislipidemia neste caso, é <u>correto</u> afirmar:**

a) O paciente está na meta do LDL-colesterol e do colesterol não HDL, e não necessita de ajuste na sua terapia.

b) O paciente está na meta do LDL-colesterol, mas não do colesterol não HDL, e deveria ser associada ezetimiba 10 mg ou ter aumentada a dose da estatina.

c) O paciente não está na meta nem do LDL-colesterol nem do colesterol não HDL e deveria ser associada ezetimiba 10 mg ou ter aumentada a dose da estatina.

d) O paciente está na meta do LDL-colesterol e do colesterol não HDL, mas não dos triglicerídeos, e deveria ser associado um fibrato.

COMENTÁRIOS

O paciente tem alto risco cardiovascular somente pelo fato de ter DM2 e idade ≥ 50 anos. Nessa situação, as metas do tratamento são LDL-c < 70 mg/dℓ e não HDL-c < 100 mg/dℓ. De acordo com fórmula de Friedewald ([LDL-c = CT − (HDL-c + TG/5)], o valor do LDL-c é de 67 mg/dℓ. Já o valor do não HDL-c (obtido pela subtração do valor do HDL-c do CT) está em 110 mg/dℓ; portanto, fora da meta. Nessa situação, deve-se aumentar a dose da rosuvastatina para 40 mg/dia ou associar ezetimiba 10 mg/dia.

✔ **Resposta:** B

➕ **Referência:** 88

CASO #42

Mulher, 59 anos, há 8 anos sabe ter diabetes melito tipo 2 (DM2), atualmente tratado com metformina XR (1 g/dia) e dapagliflozina (10 mg/dia). Faz uso também de perindopril e indapamida para hipertensão. Nega tabagismo ou eventos cardiovasculares prévios. Refere ser vegetariana. Sem queixas de polineuropatia diabética. Não tem retinopatia.

Ao **exame físico**, eram dignos de nota:

- IMC = 24,8 kg/m^2
- PA = 130/80 mmHg
- FC = 88 bpm
- CA = 79 cm.

Os **exames laboratoriais** mais recentes mostraram:

- Glicemia = 120 mg/dℓ
- HbA1c = 7%
- Colesterol total = 154 mg/dℓ
- HDL-c = 60 mg/dℓ
- Triglicerídeos = 180 mg/dℓ
- TFG estimada = 82 mℓ/min
- RACu = 28 mg/g.

▶ **Sobre o tratamento da dislipidemia neste caso, é <u>correto</u> afirmar:**

a) A paciente está na meta do LDL-colesterol e do colesterol não HDL, e não necessita de terapia adicional.
b) A paciente está na meta do LDL-colesterol, mas não do colesterol não HDL, e deveria ser medicada com atorvastatina (40 mg/dia).
c) A paciente não está na meta nem do LDL-colesterol nem do colesterol não HDL, e deveria ser prescrita uma estatina de alta potência (p. ex., sinvastatina 40 mg + ezetimiba 10 mg).
d) A paciente está na meta do LDL-colesterol e do colesterol não HDL, mas deveria tomar rosuvastatina 20 a 40 mg/dia.

COMENTÁRIOS

A paciente tem alto risco cardiovascular somente pelo fato de ter DM2 e idade ≥ 56 anos. Nessa situação, as metas do tratamento são LDL-c < 70 mg/dℓ e não HDL-c < 100 mg/dℓ. De acordo com fórmula de Friedewald ([LDL-c = CT − (HDL-c + TG/5)], o valor do LDL-c é de 68 mg/dℓ. Já o valor do não HDL-c (obtido pela subtração do valor do HDL-c do CT) está em 94 mg/dℓ. Portanto, ambos os parâmetros estão dentro das metas. Mesmo assim, por ser de alto risco, à paciente deve ser prescrita uma estatina de alta potência (p. ex., rosuvastatina, 20 a 40 mg/dia), visando à redução ≥ 50% no LDL-c.

✔ Resposta: D

➕ Referência: 88

CASO #43

Homem, 55 anos, foi encaminhado ao endocrinologista devido a dislipidemia. Há 10 anos, foi diagnosticado como tendo DM tipo 2 (tratado com metformina e empagliflozina) e hipertensão arterial (tratada com perindopril e indapamida). Faz uso também de rosuvastatina. Sem história de eventos cardiovasculares prévios.

Ao **exame físico** eram dignos de nota:

- IMC = 27,1 kg/m^2
- Circunferência abdominal = 95 cm
- PA = 130/85 mmHg.

A última **avaliação laboratorial** mostrou:

- Glicemia de jejum = 109 mg/dℓ
- HbA1c = 7,3%
- CT = 240 e 245 mg/dℓ
- HDL-c = 35 mg/dℓ
- LDL-c = 82 mg/dℓ
- TG = 250 mg/dℓ
- TSH e creatinina = normais
- TFG = 82 mℓ/min
- TFG-e = 41,50 mℓ/min (VR: < 90)
- RACu = 190 mg/g (VR: < 30).

▸ **Com base nas recentes diretrizes publicadas pela Sociedade Brasileira de Endocrinologia e Metabologia e pela Sociedade Brasileira de Cardiologia, quais o risco cardiovascular do paciente, a opção medicamentosa adequada e a meta de LDL-c a ser alcançada?**

a) Risco alto; atorvastatina 80 mg/dia; LDL-c < 70 mg/dℓ.
b) Risco muito alto; rosuvastatina 40 mg/dia + ezetimiba 10 mg; LDL-c < 50 mg/dℓ.
c) Risco alto; rosuvastatina 40 mg/dia + ezetimiba 10 mg; LDL-c < 70 mg/dℓ.
d) Risco muito alto; alirocumabe 75 mg SC, de 15/15 dias; LDL-c < 50 mg/dℓ.

COMENTÁRIOS

O paciente tem risco cardiovascular muito alto, o que implica uma taxa anual de eventos cardiovasculares > 3%. Para essa definição são necessários três ou mais estratificadores de alto risco (EAR) (Tabela 5.9) ou um ou mais estratificadores de muito alto risco (EMAR). O paciente apresenta três EAR (HA, síndrome metabólica e TFG-e < 60 mℓ/min) e um EMAR (estágio G3b da doença renal crônica, caracterizado por TFG-e entre 30 e 44 mℓ/min e relação Alb/Cr entre 30 e 299 mg/g). Valores dessa relação ≥ 299 mg/g também caracterizam muito alto risco, mesmo que a TFG-e seja normal (Figura 5.6).

TABELA 5.9 Estratificador(es) de alto risco cardiovascular em diabéticos.

Tradicionais
- DM2 há mais de 10 anos
- História familiar de doença arterial coronariana prematura
- Síndrome metabólica (definida pela IDF)
- Hipertensão arterial (tratada ou não)
- Tabagismo ativo
- Neuropatia autonômica cardiovascular incipiente (1 teste TAC alterado)
- Retinopatia diabética não proliferativa leve

Renal
- Doença renal estratificada como risco alto (EAR)

Doença aterosclerótica subclínica (DASC)
- Escore de cálcio coronário > 10 U Agatston
- Placa carotídea com espessura íntima média > 1,5 mm
- Angiotomografia coronariana computadorizada com placa aterosclerótica
- Índice tornozelo-braquial < 0,9
- Aneurisma de aorta abdominal

Fonte: Bertoluci et al., 2017; Izar et al., 2022.

Estratificadores renais (EAR e EMAR)

Estágios da DRD TFG (mℓ/min/1,73m²)			Categorias de albuminúria (Alb/Cre)		
			Normal	Moderadamente aumentada (microalbuminúria)	Muito aumentada (macroalbuminúria)
			< 30 mg/g	30 a 299 mg/g	≥ 300 mg/g
G1	Normal ou alta	≥ 90	Ver idade, EAR e EMAR		
G2	Levemente reduzida	89 a 60			
G3a	Leve a moderadamente reduzida	59 a 45			
G3b	Moderadamente reduzida	44 a 30			
G4	Muito reduzida	29 a 15			
G5	Falência renal	< 15			

Risco baixo   Risco intermediário   Risco alto (EAR)   Risco muito alto (EMAR)

FIGURA 5.6 Risco cardiovascular de acordo com os estratificadores renais de alto risco (EAR) e de muito alto risco (EMAR) em pacientes com DM. (Fonte: Bertoluci et al., 2017; Izar et al., 2022.) (Esta figura encontra-se reproduzida em cores no Encarte.)

Os pacientes com muito alto risco cardiovascular devem ser tratados com uma estatina de alta potência (rosuvastatina 20 a 40 mg/dia; atorvastatina 40 a 80 mg/dia; ou sinvastatina 40 mg + ezetimiba 10 mg), objetivando LDL-c < 50 mg/dia. Se, com alguma dessas opções, a meta do LDL-c não for atingida, deve-se administrar rosuvastatina associada à ezetimiba; posteriormente, pode-se adicionar um inibidor da PCSK9 (p. ex., alirocumabe e evolocumabe), se necessário. Uma alternativa aos inibidores da PCSK9 poderia ser a inclisirana (aprovada pela FDA em 2021 [Leqvio®]), ainda não disponível no Brasil em março de 2023. Ela reduz o LDL-c em 44 a 54%, por bloquear a produção de PCSK9 nos hepatócitos mediante a degradação do RNA mensageiro dessa proteína. A dose recomendada da inclisirana é de 284 mg administrados em dose única SC. Repete-se após 3 meses e depois a cada 6 meses.

🗸 Resposta: B

➕ Referências: 88, 104 e 105

O índice de massa corpórea (IMC) é utilizado para diagnóstico de obesidade. Seus valores de referência variam conforme a faixa etária e a etnia.

▶ Neste contexto, escolha a alternativa <u>correta</u> que mostra a faixa de valor normal de IMC (em kg/m²) em crianças/adolescentes (desvio-padrão do IMC ou Z-IMC), adultos ocidentais, adultos de origem asiática e idosos, respectivamente:

a) −1 a +2; 18,5 a 25; 18,5 a 25; 18,5 a 26,9.
b) −2 a +1; 18,5 a 24,9; 18,5 a 22,9; 22 a 26,9.
c) −1 a +1; 18,5 a 24,9; 18,5 a 24,9; 20 a 24,9.
d) −2 a +2; 18,5 a 24,9; 18,5 a 22,9; 20 a 24,9.

COMENTÁRIOS

O valor do IMC é obtido dividindo-se o peso pelo valor da altura ao quadrado. Entre os adultos ocidentais, o valor normal varia de 18,5 a 24,9 kg/m^2 (22 a 26,9 kg/m^2 em idosos). Valores entre 25,9 e 29,9 kg/m^2, 30 e 34,9 kg/m^2, 35 e 39,9 kg/m^2 e $\geq$ 40 kg/m^2 correspondem a sobrepeso, obesidade grau I, obesidade grau II e obesidade grau III, respectivamente. Em adultos de origem asiática que caracteristicamente têm menor adiposidade, o valor normal do IMC situa-se entre 18,5 e 22,9 kg/m^2. Já em crianças/adolescentes, o desvio-padrão normal do IMC é −2 a +1 (Tabela 5.10).

TABELA 5.10 Classificação da adiposidade em crianças e adolescentes.

Percentil	Escore-z	Até 5 anos	5 a 19 anos
3 a 84	−2 e +1	Normal	Normal
85 a 97	> +1 e ≤ +2	Risco de sobrepeso	Sobrepeso
97 a 99,9	> +2 e ≤ +3	Sobrepeso	Obesidade
>99,9	> +3	Obesidade	Obesidade grave

✅ Resposta: B

➕ Referências: 106 e 107

CASO #44

Mulher, 34 anos, procura o endocrinologista com queixa de ganho progressivo de peso após a última gestação, há 4 anos. Nega tabagismo e etilismo, mas refere ser sedentária. Teve o diagnóstico de hipertensão há 1 ano e faz uso da combinação de perindopril e indapamida. Nos últimos 3 anos, evoluiu com ciclo menstrual irregular (oligomenorreia), que só normalizou quando iniciou um contraceptivo oral (ACO) contendo 30 µg de etinilestradiol e 75 µg de gestodeno.

Ao **exame físico**:

- IMC = 32,5 kg/m^2
- PA = 13 × 80 mmHg
- FC 80 bpm
- CA = 88 cm.

Os **exames laboratoriais** mostram:

- Glicemia de jejum= 95 mg/dℓ
- Colesterol total = 276 mg/dℓ
- HDL-c = 45 mg/dℓ
- LDL-c = 181 mg/dℓ
- Triglicerídeos = 250 mg/dℓ
- Creatinina = 0,7 mg/dℓ
- TGP e TGP normais
- CS às 8 h = 28 µg/dℓ (VR: 5 a 25)
- CS após supressão noturna com 1 mg de dexametasona (1 mg-DST) = 3,7 µg/dℓ (VR: ≤ 1,8).

Capítulo 5 • Dislipidemia e Obesidade **327**

▶ **Neste contexto, avalie os itens a seguir e opine:**

I. A paciente tem síndrome metabólica, o que justificaria as anormalidades lipídicas encontradas.

II. Deve-se dosar TSH e T_4 livre.

III. Elevação do cortisol salivar no fim da noite (LNSC) é esperada em função da elevação do cortisol sérico e de sua não supressão durante 1 mg-DST.

IV. Os níveis normais de transaminases tornam o diagnóstico de doença hepática gordurosa não alcoólica pouco provável.

  a) Apenas o item II está correto.

  b) Somente os itens I e III estão corretos.

  c) Exclusivamente os itens III e IV estão corretos.

  d) Existe apenas um item incorreto.

COMENTÁRIOS

De acordo com critérios da International Diabetes Federation (IDF), a paciente tem síndrome metabólica (SM), definida pela presença de obesidade abdominal (CA > 80 cm) associada a pelo menos dois dos seguintes parâmetros: hiperglicemia, dislipidemia e hipertensão. A dislipidemia na SM caracteriza-se por hipertrigliceridemia e redução do HDL-c, enquanto o LDL-c mostra-se normal ou apenas levemente aumentado **(item I incorreto)**. Há, contudo, aumento das partículas de LDL pequenas e densas, que são mais aterogênicas. Portanto, o LDL-c de 181 mg/dℓ não seria esperado e deve ter outra causa, por exemplo, hipercolesterolemia poligênica ou hipotireoidismo primário. Daí a importância da dosagem do TSH e do T_4 livre **(item II correto)**.

A elevação do CS mais paravelmente decorre do estrogênio contido no ACO. O estrogênio aumenta a globulina carreadora do cortisol (CBG), falsamente elevando os níveis do CS e contribuindo para não supressão do CS durante 1 mg-DST. Obesidade é também causa de resultado falso-positivo para esse teste. Desse modo, em indivíduos obesos, bem como naqueles em uso de estrogênio ou de medicações que acelerem o metabolismo da dexametasona, deve-se sempre dar preferência ao LNSC na investigação de hipercortisolismo, já que ele não sofre interferência desses fatores **(item III incorreto)**.

A doença hepática gordurosa não alcoólica, mais recentemente denominada doença hepática gordurosa metabólica, caracteriza-se pelo aumento do conteúdo hepático de gordura (quando ultrapassa 5% do parênquima). Ela inicialmente manifesta-se como esteatose, quando há apenas excesso de gordura no fígado, com mínima inflamação. Nessa situação, somente 20% dos pacientes terão elevação de transaminases **(item IV incorreto)**. Cerca de 10 a 20% dos pacientes com esteatose podem progredir para esteato-hepatite (NASH), caracterizada por inflamação lobular e balonização de hepatócitos, com ou sem fibrose. Já entre os pacientes com NASH, cerca de 90% terão elevação de transaminases, tipicamente com a relação TGP (ALT)/ TGO (AST) > 1.

✔ **Resposta:** A

➕ **Referências:** 20 e 22, 46

CASO #45

Homem, 52 anos, com história de excesso de peso há pelo menos duas décadas. Nesse período já fez várias dietas. Há 7 anos teve o diagnóstico de diabetes melito tipo 2 (DM2), no momento tratado com metformina (1,5 g/dia), dapagliflozina (10 mg/dia) e gliclazida MR (60 mg/dia). Tem também hipertensão, tratada com perindopril e indapamida.

Ao **exame físico**:

- IMC = 32,5 kg/m^2
- PA = 140 × 90 mmHg
- FC = 80 bpm
- CA = 92 cm.

Os **exames laboratoriais** mostraram:

- Glicemia de jejum= 140 mg/dℓ
- HbA1c = 8,2%
- Colesterol total = 276 mg/dℓ
- HDL-c = 45 mg/dℓ
- LDL-c = 120 mg/dℓ
- Triglicerídeos = 280 mg/dℓ
- Creatinina = 0,7 mg/dℓ
- TGO (AST) = 55 U/ℓ (VR: até 40)
- TGP = 82 U/ℓ (VR: até 41)
- Cortisol salivar no fim da noite e TSH = normais.

A USG foi compatível com esteatose hepática moderada. A elastografia por USG foi compatível com fibrose grau III (F3). O paciente foi submetido a uma biópsia hepática, com diagnóstico de esteato-hepatite.

▌ Sobre o tratamento deste paciente, avalie os itens a seguir e opine:

I. Deve-se adicionar pioglitazona (45 mg/dia), visando reverter a NASH e reduzir a fibrose.
II. Liraglutida ou semaglutida seriam excelentes opções para ajudar o paciente na perda de peso, o que traria um impacto positivo sobre sua doença.
III. O paciente já está em uso de duas medicações (metformina e dapagliflozina) que podem melhorar a NASH.
IV. Cirurgia metabólica seria uma atraente forma de tratamento, permitindo reversão do DM2 e melhora significativa da NASH.

a) Todos os itens estão corretos.
b) Somente os itens I e II estão corretos.
c) Exclusivamente os itens III e IV estão corretos.
d) Existe apenas um item incorreto.

COMENTÁRIOS

O paciente tem doença hepática gordurosa metabólica (DHGM), para a qual a medida mais eficaz na melhora histológica é a perda de peso. Perdas > 5% são necessárias para reduzir a inflamação e estabilizar a fibrose. Reduções de peso ≥ 7%, quando sustentadas, podem resolver a DHGM em até 65 a 90% dos pacientes. No estudo de Vilar-Gomez et al. (2015), entre os pacientes que evoluíram para perda ponderal > 10%, 90% tiveram resolução da DHGM e 45%, regressão da fibrose.

A pioglitazona é o fármaco mais eficiente na resolução da NASH e na redução da fibrose. O resultado de uma metanálise de oito estudos com as glitazonas, envolvendo indivíduos com e sem DM2, sugere que esses agentes podem reduzir a fibrose avançada (OR 3,15; 1,25 a 7,93; p = 0,01; $I^2 = 0\%$) e resolver a DHGM (OR 3,22; 2,17 a 4,79; p < 0,001; $I^2 = 0\%$). A significância desse efeito foi restrita à pioglitazona (**item I correto**).

Semaglutida e liraglutida se mostram eficientes na resolução da NASH, sem que houvesse piora da fibrose à biópsia hepática. No estudo LEAN, o desfecho primário (resolução da DHGM sem piora da fibrose) foi observado em 39% do grupo da liraglutida e em 9% do grupo placebo (RR 4,3; 1,0 a 17,7; p = 0,019) (**item II correto**).

Os poucos dados disponíveis com as gliflozinas mostram que elas podem levar à diminuição da gordura hepática e dos níveis séricos das enzimas do fígado. A metformina (MET) não está associada a benefícios específicos relacionados à DHGM. Na metanálise de Musso et al. (2017), incluindo cinco estudos em pessoas com DM2 e DHGM, o uso da MET, apesar de reduzir peso e HbA1c, não propiciou melhora nos parâmetros inflamatórios, radiológicos e histológicos da DHGM (**item III incorreto**).

Neste paciente, a cirurgia metabólica (gastrectomia vertical ou *bypass* gástrico em Y de Roux) seria muito bem-vinda por possibilitar resolução da obesidade e suas comorbidades (DM2, dislipidemia, DHGM e HA) (**item IV correto**).

✅ Resposta: D

➕ Referências: 20, 22, 108 a 112

CASO #46

Mulher, 25 anos, encontra-se na 22ª semana de gestação. Ela foi encaminhada ao endocrinologista devido a hipercolesterolemia. Refere que sempre teve colesterol elevado. Um irmão tem colesterol muito alto e seu pai infartou aos 44 anos. Nega etilismo e tabagismo. Faz exercícios regulares e sempre manteve peso adequado. Ao **exame físico**, discretos xantomas tendinosos nos tornozelos, PA = 110 × 71 mmHg e FC = 88 bpm.

Os **exames laboratoriais** apontavam:

- Colesterol total = 358 mg/dℓ
- HDL-c = 42 mg/dℓ
- Triglicerídeos = 200 mg/dℓ
- LDL-c = 276 mg/dℓ
- Glicemia = 82 mg/dℓ
- TSH e T$_4$ livre normais.

📖 **Qual é a melhor conduta neste caso?**

a) Iniciar estatina após a 30ª semana de gestação.
b) Iniciar estatina logo após o término da gestação se a paciente não for amamentar o bebê.
c) Iniciar ezetimiba de imediato.
d) Fazer plasmaférese do LDL-c.

COMENTÁRIOS

A paciente tem hipercolesterolemia familiar (HF), baseando-se na sua história familiar e na presença de xantomas tendinosos. Estatinas são contraindicadas durante a gravidez por serem teratogênicas. Tampouco recomenda-se seu uso em mulheres que estejam amamentando. Em crianças, o uso de estatinas pode ser considerado a partir da idade de 10 anos (> 7 anos naquelas com hipercolesterolemia familiar). Somente os sequestrantes de sais biliares (p. ex., colestiramina e colesevelam) são indicados para diminuir o LDL-c em gestantes, já que não são absorvidos no trato intestinal.

✅ Resposta: B

➕ Referência: 113

Endocrinologia: Casos Clínicos Comentados

▶ **Em relação à ezetimiba, assinale a alternativa correta:**

a) Apresenta mecanismos de ação distintos das estatinas, na medida em que atua sobre a inibição da lipase pancreática, diminuindo a absorção das gorduras intestinais.

b) Embora seu mecanismo primário seja a redução do LDL-colesterol, estudos sugerem que essa medicação possa ter benefício também no tratamento da esteatose hepática não alcoólica.

c) Subanálise do grupo de diabéticos no estudo IMPROVE-IT demonstrou que a adição de ezetimiba a estatinas causava maior redução de eventos CV, porém com mais sintomas musculares.

d) O seu uso está comumente relacionado à ocorrência de sintomas gastrintestinais, sobre os quais os pacientes devem estar esclarecidos.

COMENTÁRIOS

A ezetimiba atua na borda em escova das células intestinais, inibindo a ação de NPC1 L1 e, com isso, reduz a absorção intestinal de colesterol. Inibição da lipase pancreática é o mecanismo de ação do orlistate, não da ezetimiba. No estudo IMPROVE-IT, que envolveu pacientes com prévios infarto agudo do miocárdio e revascularização, a combinação sinvastatina 40 mg/dia + ezetimiba 10 mg mostrou-se significativamente mais eficaz que sinvastatina 40 mg/dia + placebo, tanto na redução no LDL-c como na diminuição da ocorrência de eventos cardiovasculares: IAM (−24%) e AVC isquêmico (−39%). Não houve diferença de efeitos colaterais nos dois grupos. Ezetimiba é muito bem tolerada e não causa sintomas gastrintestinais. Existem evidências limitadas de que a ezetimiba possa ser útil também no tratamento da esteatose hepática não alcoólica.

✅ **Resposta:** B

➕ **Referências:** 47 e 114

CASO #47

Homem, 48 anos, raça negra, maratonista recreacional, teve mal-estar durante um treino e realizou vários exames. Vem para a consulta preocupado com o resultado de um exame de escore de cálcio coronariano (ECC) de 125. Nega tabagismo; bebe socialmente nos fins de semana.

Ao **exame físico**, eram dignos de nota IMC = 23,5 kg/m^2; PA = 120 × 80 mmHg (em uso de losartana, 50 mg/dia); ausência de xantomas ou xantelasmas e circunferência abdominal = 80 cm.

Os **exames laboratoriais** mostravam:

- CT = 211 mg/dℓ
- HDL-c = 43 mg/dℓ
- TG = 190 mg/dℓ
- LDL-c = 130 mg/dℓ
- Glicemia = 80 mg/dℓ
- HbA1c = 5,3%
- TSH = 1,9 mUI/ℓ (VR: 0,45 a 4,5).

O risco cardiovascular obtido por calculadora de risco (ASCVD) foi 7,51%.

Com base na diretriz de ACC/AHA de 2018, qual a melhor conduta neste caso?

a) Dosar apolipoproteína B, proteína C reativa ultrassensível (PC-R-us), lipoproteína(a) e, se algum deles estiver elevado, iniciar estatina.

b) Repetir o exame de escore de cálcio coronariano após 6 meses e, se estiver aumentado, iniciar estatina.

c) Mesmo o paciente sendo atleta, deve-se iniciar estatina, sem necessidade de outros exames.

d) Reavaliar em 3 a 6 meses. Devido ao baixo risco cardiovascular estimado, ainda não é necessário estatina.

COMENTÁRIOS

De acordo com a calculadora de risco (ASCVD), o paciente tem risco intermediário ($\geq 7,5\%$ a < 20). Nessa situação, o tratamento com estatina estaria indicado na presença de potenciadores de risco para doença aterosclerótica cardiovascular (DAC), que são:

- História familiar de DAC prematura
- Níveis de LDL-c persistentemente ≥ 160 mg/dℓ
- Doença renal crônica
- Síndrome metabólica
- Condições específicas das mulheres (p. ex., pré-eclâmpsia; menopausa precoce)
- Doenças inflamatórias (especialmente artrite reumatoide, psoríase, HIV)
- Etnia (p. ex., ancestralidade sul-asiática)
- Níveis de TG persistentemente elevados (≥ 175 mg/dℓ)
- Em indivíduos selecionados, se dosados:
  - Lp(a) ≥ 50 mg/dℓ
  - Apo-B ≥ 130 mg/dℓ
  - PC-R-us ≥ 2 mg/dℓ.

Diante de indecisão entre o início ou não do tratamento, faz-se o exame de ECC. No caso do paciente, esse exame foi realizado precocemente e o valor > 100 o torna de alto risco. Deve, pois, ser medicado com estatina de alta potência. Caso não houvesse informação sobre o ECC, a alternativa correta seria "a". Nesse contexto, diante da detecção de Lp(a) ≥ 50 mg/dℓ, Apo-B ≥ 130 mg/dℓ ou PC-R-us ≥ 2 mg/dℓ, a terapia estatínica estaria indicada.

✔ **Resposta: C**

✚ **Referência: 80**

CASO #48

Homem, 52 anos, hipertenso e diabético, realizou revascularização miocárdica há 3 anos. Ele tem hipertensão (tratada com telmisartana, anlodipino e atenolol), diabetes melito tipo 2 (em uso de metformina e empagliflozina) e dislipidemia (em uso de atorvastatina). Também toma AAS (100 mg/dia).

Os exames laboratoriais apontam:

- Glicemia de jejum= 145 mg/dℓ
- LDL-c= 114 mg/dL.
- HbA1c = 7,3%
- Colesterol total = 200 mg/dℓ
- HDL-c = 50 mg/dℓ
- TG = 180 mg/dℓ

332 Endocrinologia: Casos Clínicos Comentados

▶ **Sobre este caso, avalie os itens a seguir e opine:**

I. Deve-se adicionar ezetimiba.
II. Poder-se-ia tratar o paciente com rosuvastatina 40 mg + inclisiran.
III. Poder-se-ia tratar o paciente com rosuvastatina 40 mg + ácido bempedoico.
IV. Poder-se-ia tratar o paciente com rosuvastatina 40 mg + volanesorsena.
V. Se o paciente estiver usando 40 mg/dia de atorvastatina, dobrar a dose da medicação muito provavelmente seria suficiente para a obtenção da meta desejada de LDL-c.

    a) Todos os itens estão corretos.
    b) Existe somente um item incorreto.
    c) Exclusivamente os itens I e III estão corretos.
    d) Os itens IV e V estão incorretos.

COMENTÁRIOS

Trata-se de paciente com histórico de diabetes melito tipo 2 e doença cardiovascular prévia, sendo considerado, portanto, como de muito alto risco cardiovascular. Para essa situação, fica recomendado o uso de estatina de alta potência, objetivando LDL-c < 50 mg/dℓ. O paciente já usa atorvastatina na dose de 40 mg/dia (alta potência), porém segue com níveis de LDL-c muito acima da meta. Nesse caso, seria indicada a associação com outros agentes hipolipemiantes. O primeiro deles seria a **ezetimiba**, que inibe o transportador NPC1L1, reduzindo a absorção intestinal de colesterol e aumentando a disponibilidade do receptor de LDL-c. A associação leva à redução adicional de 15 a 20% nos níveis de LDL-c (**item I correto**). O **inclisiran** é um siRNA que atua bloqueando a síntese da PCSK9. A medicação leva à redução de 35 a 50% no LDL-c. Tem como grande vantagem a administração semestral por via subcutânea (as duas primeiras doses têm intervalo de 3 meses). A medicação foi recentemente aprovada pela ANVISA (**item II correto**).

O **ácido bempedoico** atua inibindo a ATP citrato liase, enzima envolvida na via de síntese do colesterol, em etapa anterior à HMGcoA redutase (alvo da ação das estatinas). Tem como vantagem a menor incidência de miopatia. No recente estudo CLEAR, o uso da medicação reduziu a frequência de desfechos cardiovasculares. Usada principalmente nos casos de intolerância (completa ou parcial) às estatinas, a medicação também pode ser usada em associação (**item III correto**). O volanesorsen é um oligonucleotídio antisense da apo C3, que aumenta a atividade da lipase lipoproteica, indicado para casos de quilomicronemia familiar ou lipodistrofia parcial, para redução dos níveis de triglicerídios, não se aplicando ao caso (**item IV incorreto**). Dobrar a dose da estatina levaria à redução adicional de 6% no LDL-c, o que não seria suficiente para alcançar a meta (**item V Incorreto**).

✔ **Resposta:** D

➕ **Referências:** 115 a 118

CASO #49

▶ Correlacione as figuras a seguir com as características de diagnóstico, etiologia e/ou seu tratamento especificados nos itens 1 a 4. Depois escolha a alternativa com a sequência <u>correta</u>. (Estas figuras encontram-se reproduzidas em cores no Encarte.)

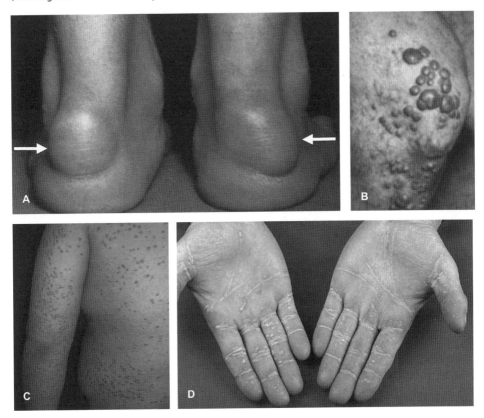

1. Mutação no gene da Apo-E; risco aumentado para doença aterosclerótica prematura.
2. Etilista; glicemia de 400 mg/dℓ; tratamento com volanesorsena.
3. Mutação no receptor de LDL; LDL-c = 400 mg/dℓ; tratamento com evinacumab.
4. Coexistência com arco corneano e xantelasma; doença poligênica.
    a) A, B, C, D.
    b) B, A, D, C.
    c) B, C, D, A.
    d) D, C, A, B.

COMENTÁRIOS

A **Figura A** mostra xantomas nos tendões de Aquiles, bilateralmente. Xantomas tendinosos são quase patognomônicos da hipercolesterolemia familiar, causada, em até 90% dos casos, por mutações no gene dos receptores de LDL. A **Figura B** mostra xantomas tuberosos que podem ser observados em múltiplas etiologias de hipercolesterolemia, podendo ser concomitantes com xantelasmas e arco corneano. Na **Figura C** visualizam-se xantomas eruptivos, encontrados em casos de hipertrigliceridemia grave (geralmente > 2.000 mg/dℓ). O paciente tinha triglicerídeos de 4.600, decorrentes de hiperquilomicronemia multifatorial, a qual pode ser tratada, nos casos mais graves, com volanesorsena, um anticorpo antiapo-CIII. A **Figura D** mostra xantomas palmares, achado quase patognomônico da disbetalipoproteinemia, dislipidemia primária associada a risco aumentado para doença aterosclerótica prematura e decorrente de mutações no gene da Apo-E.

✅ Resposta: D

➕ Referência: 46

CASO #50

Homem, 50 anos, IMC de 30,7 kg/m^2, sabe ter diabetes melito tipo 2 (DM2) há 10 anos. Faz uso de metformina, emplagliflozina e semaglutida, além de rosuvastatina. Ele leu na internet sobre um novo fármaco muito eficiente no tratamento do DM2 e da obesidade, que é agonista de receptores de três hormônios do trato gastrintestinal.

Sobre essa medicação, é incorreto afirmar:

a) É aplicada, uma vez por semana, por via subcutânea
b) Funciona com agonista dos receptores do GLP-1, GIP e glucagon.
c) Possibilita peso ponderal maior ou igual a 15% em cerca de 80% dos pacientes.
d) Tem efeito limitado sobre a esteato-hepatite não alcoólica.

COMENTÁRIOS

A medicação citada pelo paciente é o retatrutide, um agonista triplo dos receptores de GLP-1, GIP e glucagon. Em estudos de fase 2 randomizados e duplos-cegos, ele tem se mostrado muito eficaz no manejo da obesidade e do DM2. É aplicado uma vez por semana por via subcutânea.

No estudo conduzido por Jastreboff et al. (2023), após 48 semanas de tratamento, a redução de peso de 5% ou mais, 10% ou mais e 15% ou mais ocorreu em 92%, 75% e 60%, respectivamente, dos participantes que receberam 4 mg de retatrutide; 100%, 91% e 75% daqueles que receberam 8 mg; 100%, 93% e 83% daqueles que receberam 12 mg; e 27%, 9% e 2% daqueles que receberam placebo. Entre os pacientes do grupo de 12 mg, a perda ponderal média foi de 24,2%. Em outro estudo randomizado e duplo-cego de fase 2, a redução da HbA1c após 36 semanas mostrou-se significativamente maior com retatrutide, em comparação à dulaglutida ou ao placebo. A medicação também mostrou-se altamente eficaz no manejo da doença hepática gordurosa metabólica, com reversão do quadro em cerca de 90% dos casos na dose semanal de 12 mg.

✅ Resposta: D

➕ Referências: 119 e 120

REFERÊNCIAS BIBLIOGRÁFICAS

1. Mancini M, Lyra R. Tratamento medicamentoso da obesidade. In: Vilar L (Editor). Endocrinologia clínica. 7. ed. Rio de Janeiro: Guanabara Koogan; 2021, p. 716-27.
2. Greenway FL et al. Effect of naltrexone plus bupropion on weight loss in overweight and obese adults (COR-I): a multicentre, randomised, double-blind, placebo-controlled, phase 3 trial. Lancet. 2010; 376:595-605.
3. Apovian CM et al. A randomized, phase 3 trial of naltrexone SR/bupropion SR on weight and obesity-related risk factors (COR-II). Obesity (Silver Spring). 2013; 21:935-43.
4. Coulter AA et al. Centrally acting drugs for obesity: Past, present, and future. Drugs. 2018; 78:1113-32.

5. Fierabracci P et al. Weight loss and variation of levothyroxine requirement in hypothyroid obese patients after bariatric surgery Thyroid. 2016;26(4):499-503.
6. Almunif DS et al. Effect of laparoscopic sleeve gastrectomy on serum thyroid-stimulating hormone levels in obese patients with overt and subclinical hypothyroidism: a 7-year retrospective study. Obes Surg. 2020;30(4):1491-7.
7. Raftopoulos Y et al. Improvement of hypothyroidism after laparoscopic Roux-en-Y gastric bypass for morbid obesity. Obes Surg. 2004;14(4):509-13.
8. Azran C et al. Hypothyroidism and levothyroxine therapy following bariatric surgery: a systematic review, meta-analysis, network meta-analysis, and meta-regression. Surg Obes Relat Dis. 2021;17(6):1206-17.
9. Brock JM et al. Obesity and the lung: what we know today. Respiration. 2021;1:1-11.
10. Kuvat N, Tanriverdi H, Armutcu F. The relationship between obstructive sleep apnea syndrome and obesity: a new perspective on the pathogenesis in terms of organ crosstalk. Clin Resp J. 2020;14(7):595-604.
11. Nauck MA, Meier JJ. Incretin hormones: Their role in health and disease. Diabetes Obes Metab. 2018;20 Suppl 1:5-21.
12. Wachsmuth HR et al. Role of the gut-brain axis in energy and glucose metabolism. Exp Mol Med. 2022;54(4):377-92.
13. Chang SH et al. Early major complications after bariatric surgery in the USA, 2003-2014: a systematic review and meta-analysis. Obes Rev. 2018;19(4):529-37.
14. Mierzwa AS et al. Characterizing timing of postoperative complications following elective roux-en-y gastric bypass and sleeve gastrectomy. Obes Surg. 2021; 31:4492-501.
15. Conselho Federal de Medicina. Resolução do CFM n.º 2.172, de 27 de dezembro de 2017. Available from: https://sistemas.cfm.org.br/normas/arquivos/resolucoes/BR/2017/2172_2017.pdf.
16. Veasey SC, Rosen IM. Obstructive sleep apnea in adults. N Engl J Med. 2019;380:1442-9.
17. Lyra R et al. Tratamento farmacológico da hiperglicemia no DM2. Diretriz Oficial da Sociedade Brasileira de Diabetes (2022).
18. American Diabetes Association Professional Practice Committee, American Diabetes Association Professional Practice Committee. 8. Obesity and weight management for the prevention and treatment of type 2 diabetes: Standards of Medical Care in Diabetes-2022. Diabetes Care. 2022;45:S113-S124.
19. Ness-Abramof R, Apovian CM. Drug-induced weight gain. Drugs Today (Barc). 2005;41(8):547-55.
20. Saunders KH et al. Drug-induced weight gain: Rethinking our choices. J Fam Pract. 2016;65(11):780-8.
21. Godoy-Matos A et al. Doença hepática gordurosa metabólica (DHGM). Diretriz Oficial da Sociedade Brasileira de Diabetes (2022).
22. Dai W et al. Prevalence of nonalcoholic fatty liver disease in patients with type 2 diabetes mellitus: a meta-analysis. Medicine. 2017;96:e8179.
23. Marjot T et al. Nonalcoholic fatty disease in adults: current concepts in etiology, outcomes, and management. Endocr Rev. 2020;41:66-117.
24. Chaves FKP et al. Cirurgia bariátrica e metabólica. In: Vilar L et al. (Editor). Endocrinologia clínica. 7. ed. Rio de Janeiro: Guanabara Koogan; 2021. p. 940-950.
25. Hofsø D et al. Gastric bypass versus sleeve gastrectomy in patients with type 2 diabetes (Oseberg): a single-centre, triple-blind, randomised controlled trial. Lancet Diabetes Endocrinol. 2019;7(12):912-24.
26. Aminian A. Bariatric procedure selection in patients with type 2 diabetes: choice between Roux-en-Y gastric bypass or sleeve gastrectomy. Surg Obes Relat Dis. 2020;16(2):332-39.
27. Pais R et al. Persistence of severe liver fibrosis despite substantial weight loss with bariatric surgery. Hepatology. 2022;76(2):456-68.
28. Lassailly G et al. Bariatric surgery provides long-term resolution of nonalcoholic steatohepatitis and regression of fibrosis. Gastroenterology. 2020;159(4):1290-301.
29. Seeberg KA et al. Gastric bypass versus sleeve gastrectomy in type 2 diabetes: effects on hepatic steatosis and fibrosis: a randomized controlled trial. Ann Intern Med. 2022;175(1):74-83.
30. Schauer PR et al. Bariatric surgery versus intensive medical therapy for diabetes – 5-year outcomes. N Engl J Med. 2017;376(7):641-51.
31. Salminen P et al. The effect of laparoscopic sleeve gastrectomy vs Roux-en-Y gastric bypass on weight loss, comorbidities, and reflux at 10 years in adult patients with obesity: the SLEEVEPASS Randomized Clinical Trial. JAMA Surg. 2022;157(8):656-66.
32. Lee Y et al. Laparoscopic sleeve gastrectomy versus laparoscopic Roux-en-Y gastric bypass: A systematic review and meta-analysis of weight loss, comorbidities, and biochemical outcomes from randomized controlled trials. Ann Surg. 2021;273(1):66-74.
33. Lauti M et al. Definition determines weight regain outcomes after sleeve gastrectomy. Surg Obes Relat Dis. 2017;13(7):1123-9.

34. Lee Y et al. Laparoscopic sleeve gastrectomy versus laparoscopic Roux-en-Y gastric bypass: A systematic review and meta-analysis of weight loss, comorbidities, and biochemical outcomes from randomized controlled trials. Ann Surg. 2021;273(1):66-74.
35. Marso SP et al. Liraglutide and cardiovascular outcomes in type 2 diabetes. N Engl J Med. 2016;375:311-22.
36. James WP et al. Effect of sibutramine on cardiovascular outcomes in overweight and obese subjects. N Engl J Med. 2010, 363:905-17.
37. Sacks FM et al. Comparison of weight-loss diets with different compositions of fat, protein, and carbohydrates. N Engl J Med. 2009;360(9):859-73.
38. Estruch R et al. Primary prevention of cardiovascular disease with a mediterranean diet supplemented with extra-virgin olive oil or nuts. N Engl J Med. 2018;378(25):e34.
39. Ryan DH, Kahan S. Guideline recommendations for obesity management. Med Clin North Am. 2018;102(1):49-63.
40. Altarelli M et al. Copper deficiency: causes, manifestations, and treatment. Nutr Clin Pract. 2019;34(4):504-13.
41. Lewis CA et al. Iron, vitamin B12, folate and copper deficiency after bariatric surgery and the impact on anaemia: a systematic review. Obes Surg. 2020;30(11):4542-91.
42. Frías JP et al. Tirzepatide versus semaglutide once weekly in patients with type 2 diabetes. N Engl J Med. 2021;385:503-15.
43. Jastreboff AM et al. Tirzepatide once weekly for the treatment of obesity. N Engl J Med. 2022;387(3):205-16.
44. Del Prato S et al. Tirzepatide versus insulin glargine in type 2 diabetes and increased cardiovascular risk (SUR-PASS-4): A randomised, open-label, parallel-group, multicentre, phase 3 trial. Lancet. 2021;398(10313):1811-24.
45. Wilding JPH et al. Once-weekly semaglutide in adults with overweight or obesity. N Engl J Med. 2021; 384:989-1002.
46. Halpern B et al. Proposal of an obesity classification based on weight history: an official document by the Brazilian Society of Endocrinology and Metabolism (SBEM) and the Brazilian Society for the Study of Obesity and Metabolic Syndrome (ABESO). Arch Endocrinol Metab. 2022;66(2):139-51.
47. Valerio CM et al. Investigação diagnóstica das dislipidemias. In: Vilar L et al. (Editor). Endocrinologia clínica. 7. ed. Rio de Janeiro: Guanabara Koogan; 2021. p. 865-75.
48. Izar M et al. Manejo do risco cardiovascular: dislipidemia. Diretriz Oficial da Sociedade Brasileira de Diabetes (2022).
49. Zhang XL et al. Safety and efficacy of anti-PCSK9 antibodies: a meta-analysis of 25 randomized, controlled trials. BMC Med. 2015;13:123.
50. Bhatt DL et al. Cardiovascular risk reduction with icosapent ethyl for hypertriglyceridemia. N Engl J Med. 2019; 380(1):11-22.
51. Ginsberg HN et al., ACCORD Study Group. Effects of combination lipid therapy in type 2 diabetes mellitus. N Engl J Med. 2010;362:1563-74.
52. Fernández-Pombo A et al. Familial partial lipodystrophy syndromes. Presse Med. 2021;50(3):10407.
53. Hussain I, Garg A. Lipodystrophy syndromes. Endocrinol Metab Clin North Am. 2016;45(4):783-97.
54. Fourman LT, Grinspoon SK. Approach to the patient with lipodystrophy. J Clin Endocrinol Metab. 2022;107(6):1714-26.
55. Vitali C et al. A systematic review of the natural history and biomarkers of primary lecithin:cholesterol acyltransferase deficiency. J Lipid Res. 2022;63(3):100169.
56. Pavanello C, Calabresi L. Genetic, biochemical, and clinical features of LCAT deficiency: update for 2020. Curr Opin Lipidol. 2020;31(4):232-7.
57. Hooper AJ et al. Tangier disease: update for 2020. Curr Opin Lipidol. 2020;31(2):80-4.
58. Koseki M et al. Current diagnosis and management of Tangier disease. J Atheroscler Thromb. 2021;28(8):802-10.
59. Gouni-Berthold I et al. Efficacy and safety of volanesorsen in patients with multifactorial chylomicronaemia (COMPASS): A multicentre, double-blind, randomised, placebo-controlled, phase 3 trial. Lancet Diabetes Endocrinol. 2021;9(5):264-75.
60. Freitas MC et al. Hipotireodismo: diagnóstico e tratamento. In: Vilar L (editor). Endocrinologia clínica. 7. ed. Rio de Janeiro: Guanabara Koogan; 2021. p. 313-25.
61. Vilar L et al. Clinical and biochemical findings among 100 patients with primary hypothyroidism. Endocr Connect. 2022 [Submitted].
62. Turgeon RD et al. Familial hypercholesterolemia: Review of diagnosis, screening, and treatment. Can Fam Physician. 2016;62(1):32-7.
63. Bouhairie VE et al. Familial hypercholesterolemia. Cardiol Clin. 2015;33(2):169-79.
64. Izar COM et al. Atualização da Diretriz Brasileira de Hipercolesterolemia Familiar 2021. Arq Bras Cardiol. 2021; 117(4):782-844.

65. Rallidis LS. A practical algorithm for the management of patients with statin-associated muscle symptoms. Hellenic J Cardiol. 2020;61(2):137-40.
66. Stroes ES et al. Statin-associated muscle symptoms: impact on statin therapy-European Atherosclerosis Society Consensus Panel Statement on Assessment, Aetiology and Management. Eur Heart J. 2015;36:1012-22.
67. Banach M et al. Statin intolerance – an attempt at a unified definition. Position paper from an International Lipid Expert Panel. Arch Med Sci. 2015;11(1): 1-23.
68. Sá J et al. Doença renal do diabetes. Diretriz Oficial da Sociedade Brasileira de Diabetes (2022).
69. Rossing P et al. Executive summary of the KDIGO 2022 Clinical Practice Guideline for Diabetes Management in Chronic Kidney Disease: an update based on rapidly emerging new evidence. Kidney Intern. 2022;102: 990-9.
70. Bertoluci MC et al. Brazilian guidelines on prevention of cardiovascular disease in patients with diabetes: a position statement from the Brazilian Diabetes Society (SBD), the Brazilian Cardiology Society (SBC) and the Brazilian Endocrinology and Metabolism Society (SBEM). Diabetol Metab Syndr. 2017;9:53.
71. Borges RDP et al. Choosing statins: a review to guide clinical practice. Archives of Endocrinology and Metabolism. 2020; 64:639-3.
72. Holdaas H et al. Rosuvastatin in diabetic hemodialysis patients. J Am Soc Nephrol. 2011;22(7):1335-4.
73. Wanner C et al. Atorvastatin in patients with type 2 diabetes mellitus undergoing hemodialysis. N Engl J Med. 2005;353(3):238-48.
74. Myerson M et al. Management of lipid disorders in patients living with HIV. J Clin Pharmacol. 2015;55(9):957-74.
75. Wild R et al. Dyslipidemia in pregnancy. Cardiol Clin. 2015; 33(2):209-15.
76. Goldberg AS, Hegele RA. Severe hypertriglyceridemia in pregnancy. J Clin Endocr Metab. 2012;97(8):2589-96.
77. Holmes MV, Ala-Korpela M. What is "LDL cholesterol"? Nat Rev Cardiol. 2019;16(4):197-8.
78. Richardson TG et al. Evaluating the relationship between circulating lipoprotein lipids and apolipoproteins with risk of coronary heart disease: a multivariable mendelian randomisation analysis. PLoS Med. 2020; 17:e1003062.
79. Tsimikas S et al. Lipoprotein(a) reduction in persons with cardiovascular disease. N Engl J Med. 2020; 382:244-55.
80. Lau FD et al. Lipoprotein(a) and its significance in cardiovascular disease: a review. JAMA Cardiol. 2022;7(7):760-9.
81. Grundy SM et al. 2018 AHA/ACC/AACVPR/AAPA/ABC/ACPM/ADA/AGS /APhA/ASPC/NLA/PCNA Guideline on the Management of Blood Cholesterol. Circulation. 2019;139(25):e1082-e1143.
82. Korneva VA et al. Modern approaches to lower lipoprotein(a) concentrations and consequences for cardiovascular diseases. Biomedicines. 2021;9(9):1271.
83. Ray KK et al. Two phase 3 trials of inclisiran in patients with elevated LDL cholesterol. N Engl J Med. 2020;382:1507-19.
84. Action to Control Cardiovascular Risk in Diabetes Study Group. Gerstein HC et al. Effects of intensive glucose lowering in type 2 diabetes. N Engl J Med 2008; 358:2545-59.
85. Raal FJ et al. Inclisiran for the treatment of heterozygous familial hypercholesterolemia. N Engl J Med. 2020;382:1520-30.
86. Raal FJ et al. Evinacumab for homozygous familial hypercholesterolemia. N Engl J Med. 2020;383:711-20.
87. HPS3/TIMI55–Reveal Collaborative Group. Effects of anacetrapib in patients with atherosclerotic vascular disease. N Engl J Med. 2017;377(13):1217227.
88. Witztum JL et al. Volanesorsen and triglyceride levels in familial chylomicronemia syndrome. N Engl J Med. 2019;381(6):531-42.
89. Izar M et al. Manejo do risco cardiovascular: dislipidemia. Diretriz Oficial da Sociedade Brasileira de Diabetes (2022).
90. Montenegro RM Jr et al. Lipodistrofias herdadas e adquiridas. In: Vilar L (editor). Endocrinologia clínica. 7 ed. Rio de Janeiro: Guanabara Koogan; 2021. p. 1092-104.
91. Busatto S et al. Lipoprotein-based drug delivery. Adv Drug Deliv Rev. 2020;159:377-90.
92. Schneider E et al. Lisdexamfetamine and binge-eating disorder: A systematic review and meta-analysis of the preclinical and clinical data with a focus on mechanism of drug action in treating the disorder. Eur Neuropsychopharmacol. 2021;53:49-78.
93. Najib J et al. A review of lisdexamfetamine dimesylate in adults with attention-deficit/hyperactivity disorder. J Cent Nerv Syst Dis. 2017;9:1179573517728090.
94. Friedman J. 20 years of leptin: leptin at 20: an overview. J Endocrinol. 2014;223(1):T1-8.
95. Neto MG et al. Brazilian Intragastric Balloon Consensus Statement (BIBC): practical guidelines based on experience of over 40,000 cases. Surg Obes Relat Dis. 2018;14(2):151-9.
96. Silva LB, Neto MG. Intragastric balloon. Minim Invasive Ther Allied Technol. 2022;31(4):505-14.
97. Saely CH et al. Brown versus white adipose tissue: a mini-review. Gerontology. 2012;58(1):15-23.

98. Montanari T et al. Factors involved in white-to-brown adipose tissue conversion and in thermogenesis: A review. Obes Rev. 2017;18(5):495-51.
99. Arterburn DE et al. Benefits and risks of bariatric surgery in adults: a review. JAMA. 2020;324(9):879-87.
100. McCarty TR et al. Effect of sleeve gastrectomy on Ghrelin, GLP-1, PYY, and GIP gut hormones: A systematic review and meta-analysis. Ann Surg. 2020;272(1):72-80.
101. Kumarathurai P et al. Effects of liraglutide on heart rate and heart rate variability: a randomized, double-blind, placebo-controlled crossover study. Diabetes Care. 2016;40(1):117-24.
102. U.S. Food, Drug Administration (FDA). Liraglutide (marketed as Victoza) information. Disponível em: https://www.fda.gov/drugs/postmarket-drug-safety-information-patients-and-providers/liraglutide-marketed-victoza-information. Acesso em 9/1/2023.
103. Quesada-Vazquez N et al. A case of acute pancreatitis due to liraglutide. J Pancreas (Online) 2018;19(1):39-42.
104. Khatua B et al. Obesity and pancreatitis. Curr Opin Gastroenterol. 2017;33(5):374-82.
105. Bertoluci MC et al. Portuguese-Brazilian evidence-based guideline on the management of hyperglycemia in type 2 diabetes mellitus. Diabetol Metab Syndr. 2020;12:45.
106. Hardy J et al. A critical review of the efficacy and safety of inclisiran. Am J Cardiovasc Drugs. 2021;21(6):629-42.
107. Misra A. Ethnic-specific criteria for classification of body mass index: a perspective for Asian Indians and American Diabetes Association position statement. Diabetes Technol Ther. 2015; 17(9):667-71.
108. Estrella-Castillo DF, Gómez-de-Regil L. Comparison of body mass index range criteria and their association with cognition, functioning and depression: a cross-sectional study in Mexican older adults. BMC Geriatrics. 2019;19(1):339.
109. Vilar-Gomez E et al. Weight loss through lifestyle modification significantly reduces features of nonalcoholic steatohepatitis. Gastroenterology. 2015;149(2):367-78.e5.
110. Musso G et al. Impact of current treatments on liver disease, glucose metabolism and cardiovascular risk in non-alcoholic fatty liver disease (NAFLD): a systematic review and meta-analysis of randomised trials. Diabetologia. 2012;55(4):885-904.
111. Musso G et al. Thiazolidinediones and advanced liver fibrosis in nonalcoholic steatohepatitis: a meta-analysis. JAMA Intern Med. 2017;177(5):633-40.
112. Panunzi S et al. Pioglitazone and bariatric surgery are the most effective treatments for non-alcoholic steatohepatitis: A hierarchical network meta-analysis. Diabetes Obes Metab. 2021;23:980-90.
113. Armstrong MJ et al. Liraglutide safety and efficacy in patients with non-alcoholic steatohepatitis (LEAN): a multicentre, double-blind, randomised, placebo-controlled phase 2 study. Lancet. 2016;387(10019):679-90.
114. Kaur G, Gulati M. Considerations for treatment of lipid disorders during pregnancy and breastfeeding. Prog Cardiovasc Dis. 2022;75:33-9.
115. Giugliano RP et al. Benefit of adding ezetimibe to statin therapy on cardiovascular outcomes and safety in patients with versus without diabetes mellitus: Results from IMPROVE-IT (Improved Reduction of Outcomes: Vytorin Efficacy International Trial). Circulation. 2018;137(15):1571-82.
116. Ruscica M et al. Bempedoic acid: For whom and when. Curr Atheroscler Rep. 2022;24(10):791-801.
117. Ray KK et al. Safety and efficacy of bempedoic acid to reduce LDL cholesterol. N Engl J Med. 2019;380(11):1022-32.
118. Frampton JE. Inclisiran: A review in hypercholesterolemia. Am J Cardiovasc Drugs. 2023;23(2):219-30.
119. Jastreboff AM et al. Triple-hormone-receptor agonist retatrutide for obesity - a phase 2 trial. N Engl J Med. 2023 Jun 26 [Online ahead of print].
120. Rosenstock J et al. Retatrutide, a GIP, GLP-1 and glucagon receptor agonist, for people with type 2 diabetes: a randomised, double-blind, placebo and active-controlled, parallel-group, phase 2 trial conducted in the USA. Lancet. 2023:S0140-6736(23)01053-X [Online ahead of print].

6 Distúrbios Gonadais

Lucio Vilar • Erik Trovão Diniz • Thyciara Fontenele Marques • Maria da Conceição Raposo de Freitas • Clarice Vilar • Karoline Matias Medeiros • George de Souza Chagas • Carla Moura • Luiz Augusto Casulari

CASO #1

Mulher, 32 anos, com queixa de amenorreia há 6 meses. Refere ciclos menstruais irregulares até os 30 anos, quando começou a evoluir com oligomenorreia. Relata também fogachos e hirsutismo em face, queixo e braços. Nega galactorreia, acne, comorbidades ou uso de medicação. Tem dois filhos, uma menina, saudável, com 5 anos e um menino com 7 anos, acompanhado com neurologista pediátrico devido a um déficit mental de causa desconhecida. Ao **exame físico**, chamavam a atenção apenas o IMC de 28 kg/m^2, a circunferência abdominal de 93 cm e a escala de Ferriman-Gallwey de 9.

A **avaliação laboratorial** revelou:

- TSH = 1,8 µUI/mℓ (VR: 0,4 a 4,4)
- PRL = 14 ng/mℓ (VR: 2,8 a 29,2)
- Beta-hCG negativo; FSH = 39 UI/ℓ (VR: até 12)
- TT = 19 ng/dℓ (VR: 12,09 a 59,46)
- 17-hidroxiprogesterona = 112 ng/dℓ (VR: até 110)
- Glicemia de jejum = 102 mg/dℓ
- Triglicerídeos = 180 mg/dℓ
- CT = 214 mg/dℓ
- HDL-c = 32 mg/dℓ.

Exames repetidos e confirmados após 2 meses.

> **Qual a hipótese diagnóstica mais provável para a paciente?**

a) Síndrome dos ovários policísticos.
b) Síndrome do X frágil.
c) Ooforite autoimune.
d) Síndrome de Kallmann.

COMENTÁRIOS

A elevação confirmada do FSH em uma mulher com idade menor de 40 anos e amenorreia confirma o diagnóstico de insuficiência ovariana primária (IOP), independentemente de qualquer outro achado clínico. As únicas duas causas dessa condição entre as alternativas são a síndrome do X frágil e a ooforite autoimune. No caso clínico, há evidência

340 Endocrinologia: Casos Clínicos Comentados

apenas para a primeira: mulheres com a pré-mutação do X frágil costumam evoluir com falência ovariana antes dos 40 anos e têm parentes masculinos com déficit mental ou doenças psiquiátricas, já que os homens afetados costumam ter a mutação completa. Essa síndrome corresponde à mutação genética mais comumente associada à IOP e deve ser pesquisada em todas as mulheres com esse diagnóstico, mesmo que não exista história positiva de quadro neurológico em homens da família.

✓ Resposta: B

➕ Referências: 1 e 2

CASO #2

Jovem de 23 anos procura atendimento com um endocrinologista, referindo ciclos menstruais irregulares com intervalos de até 90 dias, além de queixas de acne, oleosidade da pele e aumento de pelos na face, confirmados no exame físico (escala de Ferriman-Gallwey de 13). Nega doenças crônicas, uso de medicamentos e doenças familiares dignas de nota. Seu IMC é de 24 kg/m². Foi solicitada ultrassonografia pélvica, que revelou ovário direito com 15 cm³ e ovário esquerdo com 9 cm³, porém sem presença de micropolicistos; útero normal. Os níveis séricos de testosterona, androstenediona, DHEA e DHEA-S 17-hidroxiprogesterona, prolactina, TSH, β-hCG e FSH encontravam-se dentro do limite da normalidade. O médico que a atendeu fez diagnóstico de síndrome dos ovários policísticos (SOP).

▌ **Com base nos dados supracitados, assinale a alternativa <u>correta</u>:**

a) A paciente não preenche critérios para SOP, pois não foram vistos micropolicistos ovarianos.
b) Mudanças de estilo de vida (MEV), incluindo atividade física, terão pouco impacto no tratamento da SOP dessa paciente, uma vez que ela não apresenta obesidade.
c) A paciente não preenche critérios para SOP, pois os androgênios plasmáticos estavam dentro dos limites da normalidade.
d) O uso de um contraceptivo oral combinado pode ser eficaz para o hiperandrogenismo dessa paciente, uma vez que reduzirá os níveis circulantes de LH.

COMENTÁRIOS

De acordo com os critérios do consenso de Rotterdam, para diagnóstico de SOP, são necessários pelo menos 2 dos seguintes 3 critérios: oligomenorreia, hiperandrogenismo clínico e/ou laboratorial e morfologia ovariana alterada (presença de policistos e/ou um dos ovários > 10 cm³). A paciente em questão tem hiperandrogenismo clínico, não havendo necessidade de níveis de androgênios plasmáticos alterados. Como um dos ovários mede mais de 10 cm³, o critério de morfologia ovariana alterada também está preenchido. Dessa forma, a paciente tem os três critérios. Além disso, uma vez que outras causas para as queixas apresentadas foram excluídas, o diagnóstico de SOP pode ser fechado. Em relação ao tratamento, além do efeito positivo do anticoncepcional sobre o hiperandrogenismo e sobre a proteção endometrial, vale lembrar que a SOP é uma doença metabólica, inclusive com maior risco de diabetes melito tipo 2. Portanto, MEV devem fazer parte da orientação terapêutica em todas as mulheres acometidas, inclusive naquelas sem excesso de peso, as quais representam até 1/3 das pacientes com SOP.

O uso estrógenos diminui a pulsatilidade do LH (resultando em menor produção ovariana de andrógenos) e aumenta a SHBG, com consequente redução da concentração da testosterona livre.

✓ Resposta: D

➕ Referência: 3

CASO #3

Mulher, 34 anos, vem tentando engravidar há 2 anos, sem sucesso. Apresenta ciclos menstruais regulares e nega qualquer outra queixa. Seu companheiro realizou três espermogramas, todos normais. A **avaliação hormonal**, realizada no 22º dia do ciclo menstrual, mostrou:

- TSH = 2,1 mUI/ℓ (VR: 0,45 a 4,5)
- T_4 livre = 1,18 ng/dℓ (VR: 0,6 a 1,3)
- PRL = 13 µg/ℓ (VR: até 29)
- FSH = 5,8 UI/ℓ (VR: até 12)
- E_2 = 6,92 ng/dℓ (VR: 2,2 a 34,1)
- Progesterona = 32,5 ng/mℓ (VR: 18,3 a 23,9)
- TT = 24 ng/dℓ (VR: até 63).

Ausência de anormalidades à histeroscopia.

▶ **Sobre a avaliação da reserva ovariana dessa paciente, marque a alternativa <u>correta</u>:**

a) O estradiol normal indica uma boa reserva ovariana.
b) A progesterona alta na fase lútea indica uma boa reserva ovariana.
c) Para melhor avaliação da reserva ovariana, deveria ser solicitado o hormônio antimülleriano (AMH) em qualquer fase do ciclo menstrual.
d) Deve-se complementar a avaliação com ultrassonografia (USG) para contagem de folículos antrais durante a fase lútea.

COMENTÁRIOS

A reserva ovariana reflete o potencial reprodutivo da mulher e o *pool* de folículos ainda presente nos ovários, cuja inexorável redução é acelerada a partir dos 35 anos. Na prática clínica, a quantidade de folículos pode ser avaliada por alguns exames específicos, que devem ser solicitados em mulheres com infertilidade que ainda mantêm ciclos menstruais regulares: (1) AMH (considerado o mais acurado, tendo como vantagem poder ser dosado em qualquer fase do ciclo menstrual); (2) FSH (colhido no início da fase folicular); (3) inibina B (colhida no início da fase folicular, mas com baixa acurácia); (4) contagem de folículos antrais pela USG (realizada no início da fase folicular). A dosagem de estradiol não reflete a reserva ovariana, assim como a dosagem de progesterona na fase lútea, cujo objetivo é determinar se ocorreu a ovulação (quando se observam valores > 10 ng/mℓ ou 1.000 ng/dℓ).

✔ Resposta: C

✚ Referência: 4

CASO #4

Mulher, 19 anos, procura endocrinologista devido a amenorreia primária. No **exame físico**, evidenciou-se ausência de desenvolvimento puberal (M1P3), altura de 1,70 m e PA de 110/70 mmHg. Os **exames laboratoriais** mostraram:

- E_2 = 0,55 ng/dℓ (VR: 1,2 a 23,3)
- FSH = 37 UI/ℓ (VR: até 12,0)
- LH = 43 UI/ℓ (VR: até 12,0)
- TT de 15 ng/dℓ (VR: até 63)
- TSH, T_4 livre e PRL normais.

Cariótipo: 46,XY. USG pélvica mostrou útero infantil e anexos em fita.

342 Endocrinologia: Casos Clínicos Comentados

▶ **Qual o mais provável diagnóstico para este caso?**

a) Insensibilidade androgênica completa.
b) Disgenesia gonadal XY.
c) Deficiência de 5α-redutase.
d) Hiperplasia adrenal congênita por deficiência de 17α-hidroxilase.

COMENTÁRIOS

Deficiência de 17α-hidroxilase em indivíduo XY, insensibilidade androgênica e deficiência de 5α-redutase são causas de amenorreia primária, na qual as gônadas masculinas desenvolvem-se, normalmente, durante a embriogênese, de forma que o hormônio antimülleriano (AMH) é sintetizado, levando à involução das estruturas müllerianas (o defeito está na síntese ou ação da testosterona, o que justifica o fenótipo externo feminino). Como a paciente tem útero, esses diagnósticos tornam-se pouco prováveis. Já, na disgenesia gonadal XY, a gônada primordial não se desenvolve a testículo, justificando a ausência de testosterona para virilizar a genitália e de AMH, o que justifica a presença de útero, como no caso em questão.

✔ Resposta: B

✚ Referências: 5 e 6

CASO #5

Mulher, 50 anos, procura o endocrinologista com desejo de fazer reposição hormonal. No entanto, ela expressa medo de câncer de mama e outras complicações. Queixa-se de fogachos intensos há cerca de 1 ano e refere ter notado, nos últimos 6 meses, piora importante da qualidade do sono e irritabilidade progressiva. Como antecedentes, a paciente relata ser hipertensa bem controlada, em uso de losartana (100 mg/dia) e hidroclorotiazida (25 mg/dia). Tabagista. Histerectomia há 8 anos (por miomatose uterina). Nega histórico familiar de câncer, assim como de tromboembolismo. Ao **exame físico**, eram dignos de nota IMC = 28 kg/m^2 e PA = 130/80 mmHg.

Mostraram-se normais as **avaliações bioquímica** (glicemia, HbA1c, perfil lipídico, creatinina e transaminases) e **hormonal** (TSH e T$_4$ livre). Tampouco se evidenciaram anormalidades nos exames de imagem realizados 1 mês antes (mamografia; ultrassonografias mamária e endovaginal).

▶ **Sobre este caso, assinale a alternativa <u>incorreta</u>:**

a) Como a paciente tem passado de histerectomia, deve ser orientada a repor estrógeno isolado (sem progesterona), podendo optar por via oral ou transdérmica. A via transdérmica tem o benefício de não ter passagem hepática, com menor potencial de estimular fatores de coagulação e menor risco de eventos tromboembólicos.
b) Além da redução do quadro de fogachos, a terapia hormonal da menopausa (THM) para essa paciente pode trazer vários outros benefícios, como prevenção da perda de massa óssea, redução de distúrbios metabólicos, como adiposidade visceral, e um potencial benefício cardiovascular, se iniciada dentro da janela de oportunidade.
c) Sangramento vaginal inexplicado, doença hepática aguda ou grave e diabetes melito (DM) seriam contraindicações absolutas para a THM.
d) Estudos recentes mostram que o aumento do risco de câncer de mama ocorreu apenas com uso de progesterona sintética, tendo a progesterona oral micronizada efeito protetor.

COMENTÁRIOS

DM, hipertrigliceridemia grave, enxaqueca com aura, meningioma benigno e endometriose prévia são contraindicações relativas da THM, devendo-se avaliar o custo-benefício do tratamento. Contraindicações absolutas incluem história de câncer de mama, doença coronariana, prévio evento tromboembólico venoso anterior ou acidente vascular cerebral, doença hepática ativa, sangramento vaginal inexplicável, câncer endometrial de alto risco ou ataque isquêmico transitório.

✅ **Resposta:** C

➕ **Referências:** 7 a 9

CASO #6

Mulher trans, 24 anos, procura endocrinologista para início de reposição hormonal cruzada. Incomoda-se bastante com os pelos em face e membros. Nega uso prévio de qualquer hormônio. Sem queixas clínicas. Não faz uso de qualquer medicação. Nega tabagismo. Exame físico normal.

A **avaliação laboratorial** mostrou:

- Glicemia = 86 mg/dℓ
- CT = 190 mg/dℓ
- LDL-c = 112 mg/dℓ
- HDL-c = 47 mg/dℓ
- TG = 138 mg/dℓ
- TT = 521 ng/dℓ
- E_2 = 18 pg/mℓ
- PRL = 16 ng/mℓ (VR: até 20).

▶ **Qual o melhor esquema de reposição cruzada para essa paciente?**

a) 17β-estradiol + progesterona micronizada.
b) Etinilestradiol + espironolactona.
c) Valerato de estradiol + levonorgestrel.
d) 17β-estradiol + espironolactona.

COMENTÁRIOS

Na mulher trans (identidade de gênero feminina em um corpo biologicamente masculino), deve-se fazer a reposição cruzada com 17-betaestradiol ou valerato de estradiol associado a um antiandrogênico, como espironolactona ou ciproterona. O uso de qualquer outra progesterona não tem indicação, por não haver benefício comprovado. O uso de etinilestradiol é contraindicado, uma vez que, comprovadamente, aumenta o risco cardiovascular em mulheres trans.

✅ **Resposta:** D

➕ **Referência:** 10

CASO #7

Mulher, 18 anos, foi encaminhada ao endocrinologista devido a amenorreia primária. Refere também dificuldade nas relações sexuais. Ao **exame físico**, eram dignos de nota: M4P1, genitália externa feminina, com vagina em fundo cego; nodulação palpável em região inguinal esquerda; altura de 1,74 m e PA de 120/80 mmHg. A **avaliação hormonal** mostrou:

- E_2 = 48 pg/mℓ
- FSH = 9,1 U/IL; LH = 4,6 UI/ℓ
- TT = 541 ng/dℓ
- TSH, T_4 livre e PRL = normais.

Cariótipo: 46,XY. Ausência de útero à USG pélvica.

▶ **Qual a conduta mais adequada para este caso?**

a) Corrigir cirurgicamente a vagina em fundo cego, identificar e ressecar as duas gônadas e, posteriormente, iniciar reposição estrogênica, sem progesterona.

b) Corrigir cirurgicamente a vagina em fundo cego, sem necessidade de mais nenhuma intervenção clínica ou cirúrgica adicional, já que se trata de agenesia mülleriana (síndrome de Rokitansky-Kuster-Hauser).

c) Iniciar reposição com glicocorticoide para reduzir a produção de testosterona pelo córtex da adrenal.

d) Corrigir cirurgicamente a vagina em fundo cego e iniciar reposição de estradiol associado à progesterona.

COMENTÁRIOS

O quadro clínico apresentado é típico de uma paciente com insensibilidade androgênica completa (*síndrome de Morris*): fenótipo externo feminino com cariótipo XY (pela incapacidade de a testosterona agir durante o período embrionário); ausência de estruturas müllerianas, com vagina em fundo cego (em virtude da produção de hormônio antimülleriano por testículos normais durante a embriogênese); elevação da testosterona após a puberdade (já que os testículos continuam presentes), mas sem conseguir causar virilização (ausência de pelos) e causando aumento das mamas (pela aromatização da testosterona não funcionante em estradiol). Nesse caso, deve-se tentar encontrar os dois testículos (um deles é, provavelmente, a nodulação em região inguinal) e ressecá-los pelo risco de malignização. Como será retirada a fonte de hormônio esteroide sexual, deve-se iniciar reposição estrogênica (sem progesterona, pois não há útero presente).

✔ Resposta: A

⊕ Referência: 5

CASO #8

Mulher, 35 anos, queixa-se de amenorreia há 8 meses, percebida após a interrupção do uso de seu contraceptivo oral combinado, associada a ondas de calor diárias, de moderada intensidade, com predomínio noturno e interferência negativa na qualidade de seu sono. O desenvolvimento dos seus caracteres sexuais secundários ocorreu de forma fisiológica, sua menarca surgiu aos 11 anos e seus ciclos menstruais posteriores foram regulares. Iniciou o uso de contraceptivo oral combinado à idade de 20 anos, interrompendo-o aos 29 anos para gestar. Após a gestação e o aleitamento materno, reintroduziu o método contraceptivo. Nega queixas geniturinárias, galactorreia ou diminuição da libido e deseja engravidar novamente. É sabidamente portadora de hipotireoidismo por tireoidite de Hashimoto (TH), tratado com 100 µg/dia de levotiroxina. Nega passado cirúrgico, tabagismo ou uso de medicamentos. Mãe e irmãs também apresentam TH.

Ao **exame físico**, eram dignos de nota IMC de 27,1 kg/m² e vitiligo em mãos e pés. Sem achados de hiperandrogenismo, estigmas de síndrome de Turner, galactorreia ou outras alterações.

A **avaliação laboratorial** revelou:

- β-hCG = negativo
- PRL = 17,3 ng/mℓ (VR: até 29)
- TSH = 1,2 µUI/mℓ (VR: 0,4 a 4,5)
- T_4 livre = 1,45 ng/dℓ (VR: 0,7 a 1,8)
- TT = 11,8 ng/dℓ (VR: até 63)
- 17OH-progesterona = 21 ng/dℓ (VR: até 112)
- E_2 = 18 pg/mℓ
- FSH = 43 UI/ℓ (VR: até 12,0)
- LH = 34 UI/ℓ (VR: até 12,0).

Cariótipo 46,XX sem alterações estruturais. A ultrassonografia transvaginal identificou ovários discretamente reduzidos, com forma e textura normais.

▶ I. Qual o diagnóstico mais provável?

a) Síndrome dos ovários policísticos.
b) Uso crônico de contraceptivo oral.
c) Amenorreia hipotalâmica funcional.
d) Síndrome poliglandular autoimune tipo 2.

▶ II. Ainda sobre o provável diagnóstico dessa paciente, é correto afirmar:

a) Não há possibilidade de uma nova gestação espontânea.
b) É recomendada a realização do sequenciamento genético.
c) A biópsia ovariana é o exame padrão-ouro para o diagnóstico.
d) Faz diagnóstico diferencial com a pré-mutação do gene *FMR1*.

COMENTÁRIOS

O caso em questão diz respeito ao surgimento de amenorreia secundária, decorrente de um hipogonadismo hipergonadotrófico, em uma paciente com idade inferior a 40 anos, o que sugere o diagnóstico de insuficiência ovariana precoce (IOP), condição que afeta 1% das mulheres nessa faixa etária. A paciente é, sabidamente, portadora de duas condições autoimunes, vitiligo e tireoidite de Hashimoto, o que sugere fortemente o diagnóstico de *ooforite linfocítica autoimune* (OLA), a qual corresponde a 5% dos casos de IOP, e encontra-se presente em até 25% dos casos de síndrome poliglandular autoimune tipo 2 (SPA-2).

A pré-mutação do gene *FMR1* é a principal mutação associada à IOP, com incidência estimada de 1:100 a 200 mulheres. Portanto, representa um importante diagnóstico diferencial da OLA. A mutação completa em homens leva à chamada *síndrome do X frágil*, caracterizada por retardo mental, distúrbios psiquiátricos e/ou manifestações do espectro autista. Em mulheres com a mutação completa, os sintomas cognitivos são mais leves e não ocorre IOP. No tocante às mulheres com a pré-mutação, estima-se que 15 a 24% desenvolverão IOP. Recomenda-se, pois, que toda mulher com IOP seja investigada para a presença de X frágil, já que a pré-mutação está presente em 11% dos casos de IOP familiar e 3% dos casos esporádicos. Uma vez identificada, o aconselhamento genético é recomendado, considerando o risco da prole masculina de desenvolver a mutação completa.

A biópsia ovariana não fornece informações úteis no tratamento da IOP e, assim, não é indicada; inclusive, gravidez pode ocorrer mesmo após o exame de uma amostra de biópsia ter mostrado ausência de folículos. Apesar de incomum, a probabilidade de concepção espontânea em portadoras de IOP varia entre 5 e 10%, sendo menor naquelas com maior tempo de amenorreia. Embora a principal etiologia da IOP seja idiopática e os estudos utilizando o exoma completo, ou o sequenciamento do genoma completo, tenham identificado as variantes genéticas em até 35% das mulheres com IOP anteriormente classificadas como idiopáticas, o estudo genético não é recomendado de rotina, visto que seu resultado não afeta a conduta a ser tomada.

✅ **Respostas:** D e D

➕ **Referências:** 11 e 12

CASO #9

Mulher trans, 28 anos, está em uso de valerato de estradiol (4 mg/dia) associado à espironolactona (50 mg/dia). Está satisfeita com os resultados do tratamento e refere significativa redução de pelos corporais, especialmente após ter iniciado tratamento estético com *laser*. No entanto, refere diminuição importante da libido e disfunção erétil, algo que a incomoda bastante, uma vez que ela utiliza o órgão genital para a prática de atividade sexual. Sem anormalidades ao exame físico.

A **avaliação laboratorial** mostrou:

- Glicemia de jejum = 90 mg/dℓ
- CT = 174 mg/dℓ
- LDL-c = 102 mg/dℓ
- HDL-c = 51 mg/dℓ
- TG = 124 mg/dℓ
- TR = 31 ng/dℓ
- E_2 = 102 pg/mℓ
- PRL = 41 ng/mℓ (VR: até 20).

▶ **Qual a melhor conduta para este caso, considerando as queixas de redução da libido e disfunção erétil?**

a) Iniciar testosterona em gel em baixa dosagem.
b) Iniciar sildenafila.
c) Suspender a espironolactona.
d) Iniciar cabergolina.

COMENTÁRIOS

O uso de antiandrogênicos (espironolactona ou ciproterona) pode reduzir a libido e as ereções, o que pode ser tanto um efeito desejado quanto um efeito adverso, a depender de cada paciente. Quando esse efeito é indesejado, recomenda-se reduzir a dose ou suspender a medicação, observando-se rápida melhora da disfunção sexual. O discreto aumento da prolactina é decorrente do uso de estradiol e não justifica nem as queixas clínicas, nem mudanças no esquema de reposição hormonal.

✅ **Resposta:** C

➕ **Referência:** 10

CASO #10

Mulher, 54 anos, com última menstruação há 2 anos, procura atendimento com endocrinologista, queixando-se de ondas de calor e secura vaginal. Nos antecedentes pessoais, ela refere tratamento prévio para câncer de mama há 8 anos.

▶ **Sobre o manejo dos sintomas dessa paciente, assinale a alternativa <u>correta</u>.**

a) A terapia padrão-ouro para este caso é repor estrógeno isolado, por via transdérmica.
b) Há contraindicação da introdução da THM, visto que a paciente está fora da janela de oportunidade.
c) Devido ao câncer de mama, está contraindicada a terapia hormonal sistêmica, devendo-se orientar terapêutica com antidepressivos para os sintomas vasomotores e uso de estrogênio vaginal para tratar a atrofia vaginal.
d) Para o tratamento da síndrome geniturinária, hidratantes não hormonais e tecnologias como *laser* íntimo são opções de tratamento.

> **COMENTÁRIOS**
>
> Devido ao câncer de mama, está contraindicada qualquer terapia hormonal – sistêmica ou tópica, devendo-se optar por vias alternativas não hormonais. A janela de oportunidade diz respeito a pacientes com menos de 60 anos e nos 10 primeiros anos de menopausa, período ideal para iniciar a THM, com benefícios superando os riscos. História pessoal de câncer de mama é contraindicação absoluta para THM.

✅ Resposta: D

➕ Referências: 7 a 9

CASO #11

Adolescente, 18 anos, sexo feminino, vem para consulta médica com relato de nunca ter menstruado. Além disso, queixa-se de não ter desenvolvido mamas e da ausência de pelos na região genital. Refere ter dificuldade de sentir o odor dos alimentos e perfumes. Nunca teve relação sexual. Ao **exame físico**, notam-se envergadura de 1,85 m e altura de 1,79 m, genitália feminina, Tanner M1P1.

A **avaliação hormonal** mostrou:

- E_2 = 10 pg/mℓ
- FSH = 0,7 UI/ℓ (VR: até 12)
- LH < 0,1 UI/ℓ (VR: até 12)
- PRL = 15 ng/mℓ (VR: até 29)
- T_4 livre = 0,93 ng/dℓ (VR: 0,6 a 1,3)
- TSH = 1,6 mUI/ℓ (0,45 a 4,5)
- Idade óssea compatível com a de uma adolescente de 14 anos.

A USG pélvica revelou útero e ovários presentes, hipotróficos. A ressonância magnética (RM) de encéfalo mostrou bulbos olfatórios hipoplásicos e sulcos olfatórios rasos, com hipófise e haste hipofisária de aspecto usual.

348 Endocrinologia: Casos Clínicos Comentados

▶ **Com base no caso, assinale a alternativa <u>correta</u>:**

a) Nota-se um hipogonadismo hipogonadotrófico associado a pan-hipopituitarismo.

b) A determinação do cariótipo é fundamental para a determinação da etiologia da síndrome apresentada pela paciente.

c) A reposição hormonal só deverá ser iniciada na paciente quando houver desejo de fertilidade.

d) A fertilidade nessa paciente pode ser conseguida.

COMENTÁRIOS

Este caso refere-se a uma paciente com amenorreia primária decorrente de um hipogonadismo hipogonadotrófico isolado, associado a defeito olfatório (anosmia ou hiposmia), o que caracteriza a *síndrome de Kallmann* (SK). Embora essa condição possa ser resultante da mutação em mais de 30 genes, não há alteração cromossômica, e, portanto, a realização do cariótipo não tem utilidade. Por outro lado, a RM pode revelar alterações do desenvolvimento dos bulbos olfatórios (ausência ou hipoplasia). Uma vez confirmado o hipogonadismo, deve-se iniciar a reposição hormonal. Curiosamente, reversão do hipogonadismo hipogonadotrófico pode ocorrer em 10 a 20% dos homens e, mais raramente, nas mulheres com SK, após a instituição da reposição androgênica ou estrogênica, respectivamente. Além disso, o uso de FSH recombinante humano e da gonadotrofina coriônica humana é capaz de restaurar a fertilidade em ambos os sexos.

✔ Resposta: D

➕ Referências: 13 e 14

CASO #12

Mulher, 55 anos, previamente hígida, queixa-se de diminuição da libido. Encontra-se em menopausa fisiológica há 3 anos, em uso atual de estradiol transdérmico (100 µg/dia) e progesterona natural micronizada (100 mg/dia) contínuo. Afirma desejo sexual satisfatório até 1 ano atrás. Desde então, tem percebido diminuição intensa no seu interesse sexual, o que promove angústia e desentendimentos com seu parceiro. Seu sono encontra-se preservado e nega fogachos, dispareunia, labilidade emocional, comorbidades, uso crônico de medicamentos, tabagismo ou etilismo. Ao **exame físico**: IMC = 28 kg/m²; circunferência abdominal = 98 cm; PA = 130 × 90 mmHg. Sua **avaliação laboratorial** revelou:

- Glicemia em jejum = 90 mg/dℓ
- HbA1c = 5,5%
- Colesterol total = 230 mg/dℓ
- HDL-c = 35 mg/dℓ
- LDL-c = 128 mg/dℓ
- Triglicerídeos = 280 mg/dℓ
- AST = 39 U/ℓ (VR: até 37)
- ALT = 42 U/ℓ (VR: até 41)
- Creatinina, TSH e T$_4$ livre e normais
- E$_2$ = 64 pg/mℓ
- FSH = 37 UI/ℓ (VR: até 12).

> **Sobre este caso, é possível afirmar:**

a) A dosagem dos hormônios androgênicos é necessária para a investigação etiológica.
b) O uso de de-hidroepiandrosterona (DHEA) promoverá melhora no interesse e na satisfação sexual.
c) O uso de flibanserina, um agonista/antagonista do receptor de serotonina de ação central, é recomendado.
d) A aplicação da testosterona transdérmica (300 µg/dia), por 6 meses, seria segura e eficaz, caso disponível comercialmente.

COMENTÁRIOS

O transtorno do desejo sexual hipoativo (TDSH) é uma condição de alta prevalência, caracterizada pela ausência ou diminuição do desejo sexual espontâneo ou em resposta aos estímulos, associada a angústia e sofrimento. Os níveis de hormônios androgênicos não predizem a função sexual das mulheres e, portanto, não são critérios de diagnóstico. Em alguns estudos, o uso de DHEA VO mostrou-se capaz de melhorar o interesse e a satisfação sexual de mulheres com insuficiência adrenal. Contudo, ele não foi eficaz em mulheres na pós-menopausa. A *flibanserina* é, atualmente, o único tratamento aprovado pela FDA para TDSH em mulheres na pré-menopausa nos EUA, porém ainda não foi aprovada para uso em mulheres na pós-menopausa. Em revisões sistemáticas de ensaios clínicos randomizados, verificou-se que a adição de testosterona à terapia estrogênica (com ou sem progesterona) em mulheres na pós-menopausa pode melhorar a função sexual, quando usada em dose transdérmica de 300 µg/dia durante 6 meses. A segurança a curto prazo foi relatada em vários estudos, e os eventos adversos mais comuns foram hirsutismo e acne. Idealmente, as formulações devem ser desenvolvidas especificamente para mulheres, não sendo recomendadas as preparações masculinas comercialmente disponíveis.

✅ Resposta: D

➕ Referência: 15

CASO #13

Paciente 22 anos, estudante, sedentária, vem para consulta com endocrinologista e relata irregularidade menstrual desde a menarca (aos 11 anos). Aos 14 anos, foi diagnosticada como tendo a síndrome dos ovários policísticos (SOP), por uma ginecologista. Nos últimos 12 meses, menstruou apenas 3 vezes. Queixa-se também de aumento de pelos na face, abdome e pernas. Não deseja engravidar no momento. Em uso de metformina (1 g/dia). Ao **exame físico**, notaram-se:

- IMC = 27,1 kg/m^2
- Ausência de estigmas cushingoides
- Acantose *nigricans* em região cervical
- Grau de hirsutismo pela escala de Ferriman-Gallwey = 14.

A **avaliação laboratorial** mostrou:

- GJ = 102 mg/dℓ
- HbA1c = 5,9%
- TSH = 2,02 mUI/ℓ (VR: 0,45 a 4,50)
- PRL = 12 µg/ℓ (VR: até 31,0)
- TT = 122 ng/dℓ (VR: até 63).

A USG transvaginal revelou ovário esquerdo com 11 cm^3 e direito com 7 cm^3.

Endocrinologia: Casos Clínicos Comentados

▶ **Sobre este caso, qual a alternativa <u>correta</u>?**

a) A paciente tem diagnóstico de SOP, não sendo necessário nenhum outro exame complementar.
b) A metformina, em uso pela paciente, é capaz de melhorar consideravelmente o hirsutismo.
c) Caso seja confirmado o diagnóstico de SOP e a paciente mude de ideia sobre o desejo de gestação, o tratamento considerado de primeira linha para a infertilidade é o letrozol.
d) Caso seja confirmado o diagnóstico de SOP, não será necessária intervenção medicamentosa para a oligomenorreia da paciente, uma vez que essa alteração não traz riscos para saúde.

COMENTÁRIOS

O diagnóstico de SOP é de exclusão. É necessário ainda solicitar beta-hCG para excluir gravidez e 17OH-progesterona para afastar hiperplasia adrenal congênita antes do fechamento do diagnóstico de SOP. Embora possa ser útil na regularização do ciclo menstrual, a metformina tem efeito discreto ou nulo na melhora do hirsutismo. Além da mudança de estilo de vida com início de atividade física regular e alimentação saudável, o letrozol, um inibidor da aromatase, é considerado, atualmente, o tratamento farmacológico de primeira linha em casos de infertilidade devido à anovulação crônica. A exposição crônica ao estrógeno sem o efeito protetor da progesterona (causado pela anovulação crônica) resulta em hiperplasia endometrial e risco aumentado de câncer de endométrio. Por isso, é importante garantir a proteção endometrial em mulheres com SOP. Esse objetivo pode ser atingido com o uso de um contraceptivo oral combinado ou de progesterona isoladamente.

✓ Resposta: **C**
⊕ Referência: **3**

CASO #14

Homem, 24 anos, refere que, há cerca de 2 anos, apresenta quadro de fadiga persistente, falta de motivação e concentração, ganho de peso e diminuição da força muscular. Refere também que, há 6 meses, vem apresentando redução da libido e dificuldade para manter ereções durante o ato sexual. Buscou atendimento com urologista e, após consulta, recebeu prescrição com tadalafila (5 mg/dia), requisição de exames e encaminhamento a endocrinologista. Sedentário, nega tabagismo ou etilismo, assim como o uso de outras medicações.

Ao **exame físico**:

- IMC = 31,5 kg/m^2
- Genitália G4P4
- Testículos com 9,1 cm^3 à direita e 12,6 cm^3 à esquerda
- PA = 150/77 mmHg.

Em duas **avaliações laboratoriais**, realizadas com intervalo de 20 dias, foram observados:

- FSH = 1,4 e 1,3 UI/ℓ (VR: até 10)
- LH = 1,1 e 1,2 UI/ℓ (VR: até 9)
- TT = 118 e 127 ng/dℓ (VR: 240 a 816)
- PRL = 22 µg/ℓ (VR: até 18)
- Ferritina = 640 µg/ℓ (VR: 26 a 446)
- TSH = 1,9 mUI/ℓ (VR: 0,45 a 4,5)
- T$_4$ livre = 1,4 ng/dℓ (VR: 0,7 a 1,8).

Capítulo 6 • Distúrbios Gonadais **351**

▶ **Em relação ao caso apresentado, avalie os itens a seguir e opine:**

I. Considerando a idade do paciente, torna-se imperiosa a realização de cariótipo na pesquisa da síndrome de Klinefelter.

II. A realização de ressonância magnética (RM) de sela túrcica faz parte da investigação etiológica do hipogonadismo apresentado pelo paciente.

III. O paciente possivelmente tem hipogonadismo funcional induzido pela obesidade.

IV. Orquites (bacterianas ou, mais frequentemente, virais), varicocele e traumatismo ou torção testiculares são causas prováveis para o hipogonadismo do paciente.

    a) Todos os itens estão corretos.

    b) Somente os itens II e III estão corretos.

    c) Existe somente um item incorreto.

    d) Há somente um item correto.

COMENTÁRIOS

O paciente apresenta hipogonadismo hipogonadotrófico (HH), caracterizado por níveis baixos de testosterona, associados a valores de FSH e LH baixos ou inapropriadamente normais. Pode resultar de distúrbios hipotalâmicos ou hipofisários, congênitos ou adquiridos, orgânicos ou funcionais. As principais etiologias do HH orgânico adquirido são tumores hipofisários/hipotalâmicos e seu tratamento (cirurgia e/ou radioterapia), doenças infiltrativas, infecciosas ou inflamatórias, traumatismo cranioencefálico etc. Pode também ser idiopático. O HH funcional tem como principal causa a obesidade, sendo potencialmente reversível com a perda de peso. Possivelmente, ela seria a causa do HH no paciente em questão, mas uma causa orgânica precisa ser excluída mediante a realização de RM de sela túrcica. Esta última deve ser solicitada em todo paciente com HH, pré- ou pós-puberal. Outras causas de HH funcional são hiperprolactinemia não tumoral e uso de esteroides anabolizantes.

Orquites, varicocele e traumatismo ou torção testiculares são causas prováveis para o hipogonadismo hipergonadotrófico do paciente. O cariótipo deve ser realizado em todo paciente com hipogonadismo primário pré-puberal, cuja etiologia mais prevalente é a síndrome de Klinefelter. O estadiamento puberal G4P4 indica que o hipogonadismo surgiu após o início da puberdade.

✅ **Resposta:** B

➕ **Referências:** 14, 16 e 17

CASO #15

Jovem, 16 anos, vem à consulta angustiado devido ao crescimento bilateral do volume mamário que iniciou nos últimos 18 meses. Afirma que não se sente incomodado fisicamente, pois o quadro é indolor, mas sofre *bullying* no colégio e nas aulas de natação. Relata que sua mãe teve câncer de mama aos 37 anos. Ao **exame físico** não apresenta estigmas de doença sistêmica; tem aumento bilateral assimétrico do volume mamário (Figura 6.1); leve dor à palpação; estágio puberal de Tanner G4P4. Palpação testicular sem anormalidades.

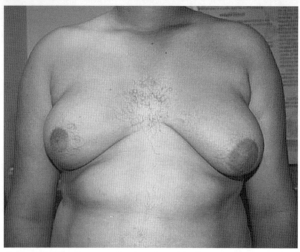

FIGURA 6.1 Volumosa ginecomastia bilateral apresentada pelo paciente. (Esta figura encontra-se reproduzida em cores no Encarte.)

▶ A respeito desse paciente, marque a alternativa <u>correta</u>:

a) O quadro apresentado não vai requerer nenhum tratamento específico, visto que tenderá a regredir em até 2 a 3 anos.
b) O tratamento com tamoxifeno teria grande probabilidade de promover uma boa resolução da ginecomastia.
c) Deve ser encaminhado para correção cirúrgica da ginecomastia, devido a um potencial risco de câncer de mama, considerando sua história familiar.
d) Deve ser submetido a uma investigação laboratorial que inclui dosagens de testosterona, LH, FSH, prolactina, estradiol, β-hCG, TSH, T_4 livre, transaminases e creatinina.

COMENTÁRIOS

O termo "ginecomastia" (de origem grega: *gyne* = mulher, *mastos* = mama) é designado para proliferação benigna de tecido glandular da mama masculina. Trata-se de uma condição frequente e pode surgir sempre que houver um desequilíbrio dos efeitos na mama da testosterona e do estradiol. Tem como principal diagnóstico diferencial a lipomastia (aumento de gordura na mama). Outros diagnósticos diferenciais incluem lipoma, neurofibroma e câncer de mama.

Ginecomastia pode ser patológica (p. ex., hipogonadismo, hipertireoidismo, insuficiência renal crônica, cirrose hepática, tumores testiculares secretores de estrógenos ou gonadotrofina coriônica etc.), induzida por fármacos/medicamentos (p. ex., espironolactona, estradiol, maconha etc.) ou ser fisiológica. Esta última é observada em recém-nascidos, na adolescência (*ginecomastia puberal*) e na senilidade.

A frequência da ginecomastia varia de acordo com a faixa etária dos pacientes. De fato, ela é encontrada em cerca de 60 a 90% dos recém-nascidos, em até 70% dos adolescentes, em um terço dos homens na faixa etária de 17 a 58 anos e em mais de 50% daqueles com mais de 44 anos. Pode ser uni ou bilateral, indolor ou dolorosa, e de tamanho variável, alcançando, às vezes, as proporções de uma mama feminina completamente desenvolvida. Crescimento rápido e progressivo, assim como massa unilateral, endurecida, com ou sem descarga sanguinolenta, sugere etiologia neoplásica. Ginecomastia estável é mais compatível com um processo benigno.

O exame clínico permanece como ferramenta mais importante para diagnóstico etiológico, mas não dispensa avaliação laboratorial, que deve conter: avaliação de função hepática e renal, testosterona, estradiol, β-hCG e função tireoidiana. Qualquer adolescente com aumento da glândula mamária tem a ginecomastia puberal até provado o contrário, mas isso não exclui que ele seja examinado e submetido à citada avaliação bioquímica e hormonal.

Fármacos com ação antiestrogênica (clomifeno, raloxifeno ou, sobretudo, tamoxifeno) podem ser úteis na redução da ginecomastia. A eficácia desse tratamento é, em geral, mais satisfatória quando ele é iniciado dentro dos 6 primeiros meses do aparecimento da ginecomastia. Depois desse período, começa a haver muito tecido fibroso que tende a não regredir somente com o tratamento clínico, sendo, às vezes, necessária a excisão cirúrgica do tecido mamário. Em casos de ginecomastia volumosa, o tratamento inicial deve ser a cirurgia.

Regressão espontânea da ginecomastia puberal é observada em mais de 90% dos casos, mas isso pode levar até 2 anos ou mais. Tal prazo pode ser longo demais para adolescentes submetidos a intenso *bullying* em suas atividades sociais. Nessa situação, o tratamento com tamoxifeno ou cirurgia deve ser prontamente considerado.

Com a possível exceção da síndrome de Klinefelter (cariótipo 47,XXY), pacientes com outras etiologias de ginecomastia não têm risco aumentado para câncer de mama, mesmo se houver história familiar para essa neoplasia.

✅ Resposta: D

➕ Referências: 14, 18 e 19

CASO #16

Homem, 59 anos, com diagnóstico de diabetes melito tipo 2 (DM2) há 15 anos, vem à consulta de rotina para avaliação do controle glicêmico. Ao ser questionado, referiu dificuldade em manter as ereções nas relações sexuais com a esposa há cerca de 12 meses. Há mais de 3 anos, faz uso de metformina XR (1,5 g/dia), dapagliflozina (10 mg/dia), alogliptina (25 mg/dia), losartana (100 mg/dia) e sinvastatina (40 mg/dia). Nos últimos 6 meses, iniciou o tratamento com bupropiona (150 mg/dia). Ao **exame físico**: IMC = 27,1 kg/m^2 e PA = 145/82 mmHg.

A **avaliação laboratorial** mostrou:

- Glicemia = 127 mg/dℓ
- HbA1c = 7,7%
- Colesterol total = 254 mg/dℓ
- HDL-c= 40 mg/dℓ
- LDL-c =164 mg/dℓ
- Triglicerídeos = 200 mg/dℓ
- TT = 356 ng/dℓ (VR: 240 a 816)
- Testosterona livre = 12,7 ng/dℓ (VR: 2,67 a 18,3)
- FSH = 12 UI/ℓ (VR: até 10,0)
- LH = 8 UI/ℓ (VR: até 9,0)
- SHBG = 22 nmol/ℓ (VR: 19 a 145)
- PRL = 19 ng/mℓ (VR: até 20)
- TSH = 1,1, μUI/mℓ (VR: 0,4 a 4,5)
- T$_4$ livre = 1,2 ng/dℓ (VR: 0,7 a 1,8)
- Creatinina e relação albumina/creatinina urinária = normais.

▶ Sobre o caso clínico descrito, marque a alternativa <u>correta</u>:

a) Até o momento, não podemos afirmar que o paciente tenha disfunção erétil (DE), pois ainda é capaz de obter ereções e até iniciar o ato sexual.

b) A DE do paciente deve ser de origem psicogênica, já que os níveis de testosterona sérica estão normais.

c) É mandatória a pesquisa de doença cardiovascular nesse paciente.

d) O uso da bupropiona deve estar contribuindo para a DE nesse paciente.

COMENTÁRIOS

Disfunção erétil (DE) classicamente é definida como a incapacidade persistente de se obter ou manter uma ereção adequada para a atividade sexual satisfatória. Ela pode ser classificada como psicogênica, orgânica (neurogênica, hormonal, vascular, cavernosa e induzida por medicamentos) ou, no seu tipo mais comum, a chamada disfunção sexual mista (psicogênica e orgânica). Causas orgânicas sempre devem ser questionadas, mas DE psicogênica é a causa mais comum nos indivíduos mais jovens. Tal situação resulta de temor na obtenção de um adequado desempenho sexual, constrangimento, ansiedade, estresse, depressão, psicoses e/ou problemas pessoais. A DE associada ao DM2 é multifatorial e inclui hiperglicemia, hipogonadismo hipogonadotrófico funcional, aterosclerose e acometimento dos nervos pudendos pela neuropatia diabética. DE pode também ser um fator de risco para doença coronariana silenciosa, provavelmente pela disfunção endotelial inerente às duas condições. Anorgasmia e DE são frequentes em pacientes tratados com inibidores seletivos da recaptação da serotonina (p. ex., citalopram, escitalopram, fluoxetina etc.), mas não com a bupropiona.

✅ **Resposta:** C

➕ **Referências:** 20 e 21

CASO #17

Homem, 35 anos, procura endocrinologista com queixa de redução da libido, disfunção erétil, fraqueza muscular e diminuição da frequência do barbear há 1 ano. Apresenta hipertensão arterial sistêmica e encontra-se em uso de enalapril (20 mg/dia). Seu pai desenvolveu câncer de próstata aos 61 anos.

Ao **exame físico**, eram dignos de nota:

- IMC = 31,6 kg/m²
- PA = 140/90 mmHg
- Circunferência abdominal = 106 cm
- Testículos diminuídos de tamanho, com volumes em torno de 13 cm³
- Altura de 1,74 m e envergadura de 1,76 m
- Ginecomastia bilateral.

A **avaliação laboratorial**, realizada em duas ocasiões, com intervalo de 4 semanas, mostrou:

- TT = 163 e 172 ng/dℓ (VR: 240 a 816)
- FSH = 2,2 e 3,1 UI/ℓ (VR: até 10,0)
- LH = 3,4 e 5,2 UI/ℓ (VR: até 9,0)
- Função tireoidiana, prolactina e ressonância magnética de sela túrcica = normais.

▶ **Sobre este caso, marque a resposta <u>correta</u>:**

a) A ginecomastia, o reduzido tamanho testicular e a medida da envergadura apontam para um início pré-puberal do hipogonadismo.

b) O paciente deve apresentar elevação da SHBG, e, portanto, a dosagem de testosterona livre deve ser realizada nesse momento.

c) Uma vez decidido pelo início da reposição de testosterona, o PSA deve ser monitorado, visto que o paciente é de alto risco para câncer de próstata.

d) Caso a preservação da fertilidade seja uma preocupação para o paciente, a reposição de testosterona deve ser contraindicada, podendo-se fazer uso do clomifeno.

COMENTÁRIOS

O paciente apresenta um hipogonadismo hipogonadotrófico, evidenciado pelos baixos níveis de testosterona associados à sintomatologia sugestiva e aos níveis inapropriadamente normais de gonadotrofinas. Contudo, obesidade pode falsear o diagnóstico de hipogonadismo, uma vez que é causa de queda nos níveis da SHBG, o que reduz os níveis séricos de testosterona total (TT), mantendo-se normais os níveis de testosterona livre (TL). Portanto, na investigação de hipogonadismo em obesos, torna-se mandatória a obtenção adicional da TL calculada, utilizando-se a fórmula de Vermeulen, que inclui a concentração sérica de albumina, SHBG e TT. Vale a pena ressaltar que, diante de uma TT < 150 ng/dℓ, a TL sempre se mostrará baixa quando calculada pela fórmula de Vermeulen. Nessa situação, o cálculo da TL seria desnecessário.

A envergadura do paciente aponta para um início pós-puberal do quadro, visto que sua diferença em relação à altura do paciente é de apenas 2 cm. Valores acima de 5 indicam atraso no fechamento da placa de crescimento e, portanto, início pré-puberal do hipogonadismo. O volume testicular está reduzido, mas também compatível com estágio pós-puberal (> 4 cm³).

O rastreio com PSA só deve ser iniciado a partir dos 40 anos em quem tem história de câncer de próstata em parentes de primeiro grau. Na ausência de fatores de risco, deve-se iniciar o rastreio a partir dos 55 anos.

O desejo de preservar fertilidade a curto prazo é contraindicação ao início da terapia de reposição de testosterona, já que ela inibe a secreção de gonadotrofinas, com consequentes queda dos níveis intratesticulares de testosterona e inibição da espermatogênese. Portanto, nesses casos, deve-se dar preferência a clomifeno, já que esse SERM bloqueia o *feedback* negativo do estradiol, aumentando a síntese de gonadotrofinas. Tal efeito possibilita tanto incremento da secreção testicular de testosterona quanto aumento da espermatogênese.

✔ Resposta: D

➕ Referências: 16 e 17

CASO #18

Homem, 19 anos, com queixa de baixa libido, ausência de pelos e testículos pequenos. Refere também hiposmia. Ao **exame físico**, eram dignos de nota:

- Estágio puberal de Tanner G1P1
- Testículo com 3 cm³ bilateralmente
- Estatura de 1,78 m e envergadura de 1,85 m
- IMC de 23 kg/m².

A **avaliação laboratorial** mostrou:

- TT = 46 e 52 ng/dℓ
- FSH = 0,9 e 1,3 UI/ℓ (VR: até 10,0)
- LH = 0,7 e 0,8 UI/ℓ (VR: até 9,0).

▶ I. Considerando a principal hipótese diagnóstica para esse paciente, assinale a alternativa <u>correta</u> sobre exames adicionais necessários para a definição da etiologia do hipogonadismo:

a) Cariótipo; dosagens de prolactina e de LH/FSH após estímulo com GnRH; ressonância magnética (RM) de rinencéfalo.

b) Avaliação genética, com pesquisa de mutação nos genes *KAL1*, *FGFR1*, *FGF8*, *PROK2*, *PROKR2* e *WDR11*; ressonância magnética (RM) de encéfalo para estudo do sistema olfatório, com ênfase nos cortes coronais.

c) Cariótipo; ultrassonografia testicular; dosagens de LH e FSH após estímulo com GnRH.

d) Cariótipo; avaliação genética, com pesquisa de mutação nos genes *KAL1*, *FGFR1* e *PRKAR1A*; RM de encéfalo.

356 Endocrinologia: Casos Clínicos Comentados

▶ **II. Ainda em relação ao caso anterior, marque a alternativa <u>correta</u>:**

a) O paciente deve ser esclarecido quanto à sua total incapacidade para procriar.
b) Deve-se fazer a correção cirúrgica da ginecomastia devido ao risco aumentado para câncer de mama.
c) Mutações nos genes *KAL1* e *FGFR1* seriam as mais esperadas na avaliação genética.
d) Existe um risco aumentado para mixomas cutâneos e cardíacos.

COMENTÁRIOS

O paciente apresenta um hipogonadismo hipogonadotrófico pré-puberal (testículos < 4 cm³) associado à anosmia, caracterizando a síndrome de Kallmann (SK), etiologia mais frequente de hipogonadismo hipogonadotrófico congênito (HHC). Neste último grupo, incluem-se a SK e o HHC normósmico (com olfato normal).

A SK decorre de um defeito embrionário na migração dos neurônios do bulbo olfatório e dos neurônios secretores de GnRH, que se originam no epitélio nasal e migram através da placa cribriforme em direção ao bulbo olfatório e à área pré-óptica do hipotálamo, respectivamente. O distúrbio dessa migração provoca alteração do olfato (hiposmia ou anosmia) e deficiente secreção de GnRH. Na maioria dos indivíduos acometidos, observa-se, à ressonância magnética, agenesia ou hipoplasia do bulbo olfatório. Os pacientes com SK, com frequência, apresentam anomalias congênitas adicionais, como fenda palatina, agenesia renal unilateral, mãos e pés divididos, metacarpos curtos, surdez e movimentos em espelho (sincinesia)

A SK é geneticamente heterogênea e a maioria dos casos (cerca de 60%) apresenta-se como casos esporádicos (apenas uma pessoa afetada na família). Na SK familiar, padrões de heranças autossômica recessiva, autossômica dominante e recessiva ligada ao cromossomo X já foram predominantes. Um modo oligogênico de herança também já foi mostrado. Mutações em mais de 30 genes já foram identificadas na SK, mas eles respondem por menos da metade dos casos de SK. Mutações inativadoras nos genes *ANOS1* (*KAL1*) e *FGFR1* são as mais frequentes.

Mutações no *PRKAR1A*, bem como risco aumentado para mixomas cutâneos e cardíacos, são características do complexo de Carney, não da SK. Diferentemente da síndrome de Klinefelter, a SK não é um distúrbio cromossômico; logo, não há indicação de realização do cariótipo.

O hipogonadismo é reversível em 10 a 20% dos pacientes com SK, seja espontaneamente, seja (mais em geral) após o início da reposição de testosterona. Ademais, o uso de FSH recombinante humano e gonadotrofina coriônica humana é capaz de estimular a função dos testículos, incluindo aumento do volume testicular, secreção de testosterona e espermatogênese. Portanto, os pacientes com SK são potencialmente férteis.

✔ **Respostas: B e C**

➕ **Referências: 13, 14, 22 a 24**

CASO #19

Homem, 29 anos, refere ginecomastia bilateral há cerca de 3 meses. Sem outras queixas. Nega uso de qualquer medicação. Hábitos de vida saudáveis. Faz musculação 3 vezes/semana. Ao **exame físico**, chamavam a atenção os seguintes achados:

- Tecido mamário palpável e aumentado bilateralmente, doloroso, sem secreção à expressão
- IMC = 27 kg/m²
- PA = 150/90 mmHg.

A **avaliação laboratorial** revelou:

- TT = 1.400 ng/dℓ (VR: 240 a 816)
- FSH = 0,3 UI/ℓ (VR: até 10)
- LH = 0,4 UI/ℓ (VR: até 9)

- PRL = 38 µg/ℓ (VR: até 18)
- TSH = 3,1 mUI/ℓ (VR: 0,45 a 4,5)
- T_4 livre = 1,1 ng/dℓ (VR: 0,7 a 1,8)
- E_2 = 7,7 ng/dℓ (VR = 1,1 a 4,3)
- Beta-hCG indetectável.

▶ I. Entre as alternativas a seguir, qual a mais provável causa para a ginecomastia do paciente?

a) Uso de éster de testosterona.
b) Tumor produtor de estradiol.
c) Prolactinoma.
d) Uso de esteroide anabolizante androgênico derivado da testosterona.

▶ II. Ainda sobre o caso anterior, qual alteração laboratorial, entre as alternativas a seguir, seria esperada?

a) Aumento dos níveis séricos de SHBG.
b) Redução dos níveis séricos de CBG.
c) Aumento do HDL-c.
d) Aumento da concentração total de espermatozoides no espermograma.

COMENTÁRIOS

Os esteroides anabolizantes androgênicos (EAA) são derivados sintéticos da testosterona ou da di-hidrotestosterona que, nos últimos anos, vêm sendo utilizados de forma abusiva e indiscriminada, para melhoria do desempenho esportivo e/ou para fins estéticos.

Tanto os ésteres de testosterona (ET) como os EAA são transformados em estradiol pela ação das aromatases, o que pode levar ao surgimento de ginecomastia, bem como à supressão da secreção de LH/FSH e da espermatogênese, além de alterações bioquímicas, como redução dos níveis séricos de HDL-colesterol, SHBG, CBG e cortisol sérico. Supressão de gonadotrofinas e inibição da espermatogênese associadas à elevação da testosterona somente são observadas em indivíduos em uso de ET. Em contraste, os achados laboratoriais habituais em homens em uso de EAA, bem como naqueles com hiperprolactinemia ou tumores secretores de estradiol, incluem níveis séricos baixos de testosterona e LH/FSH. No caso em questão, a discreta elevação da PRL poderia resultar do estímulo direto da secreção de PRL induzida pelo estradiol.

Considerando que o uso de EAA é frequentemente negado ou omitido pelos pacientes, alguns achados laboratoriais podem servir de pista diagnóstica em pacientes com hipogonadismo central: diminuição da SHBG, da CBG, do cortisol sérico e do HDL-c, bem como policitemia.

✓ **Respostas:** A e B

➕ **Referências:** 14, 25 e 26

CASO #20

Homem trans, 19 anos, procura o endocrinologista para início de reposição hormonal cruzada. Nega antecedentes mórbidos ou cirúrgicos. Deseja ter filho biológico no futuro. Refere diagnóstico de depressão há 2 anos, estando em tratamento com sertralina (50 mg/dia). O **exame físico** não apresentou anormalidades.

358 Endocrinologia: Casos Clínicos Comentados

▶ **Sobre este caso, marque a resposta <u>correta</u>:**

a) O início da reposição cruzada só é permitido, no Brasil, a partir dos 21 anos, de modo que, no momento, não é possível fazê-la.
b) A depressão contraindica a reposição hormonal cruzada, uma vez que pode ser agravada com o seu início.
c) O hematócrito deve ser acompanhado durante a reposição cruzada e o paciente deve ser orientado sobre a possibilidade de se tornar infértil no futuro.
d) A reposição hormonal cruzada deve ser adiada até o paciente ter pelo menos um filho biológico.

COMENTÁRIOS

O homem trans é aquele que tem identidade de gênero masculina, mas um corpo biologicamente feminino. Deve, portanto, iniciar reposição hormonal cruzada com testosterona. O principal efeito colateral é o aumento do hematócrito, que deve ser vigiado de perto. Não se sabe ao certo ainda o efeito da reposição de testosterona sobre a fertilidade, mas há descrições de infertilidade irreversível após longo tempo de uso, de forma que o ideal seria a congelação dos gametas antes do início. Sintomas de desconforto psiquiátrico costumam melhorar com o início da reposição, que, no Brasil, pode ser feita a partir dos 16 anos.

✅ Resposta: C

➕ Referência: 10

CASO #21

Homem, 32 anos, vem ao consultório de endocrinologia para investigação de infertilidade por estar, com a sua parceira, há 2 anos tentando uma gestação. Ele refere que sua infância foi normal, apesar de sempre ter tido dificuldades na aprendizagem, e que, durante a adolescência, embora fosse o mais alto da turma, demorou mais do que os colegas para desenvolver características sexuais secundárias. Ao **exame físico**, notam-se ausência de pilosidade facial andrógena, pilosidade pubiana triangular e reduzida, pênis de tamanho reduzido, testículos com 4 cm³ bilateralmente e ginecomastia importante.

A **avaliação laboratorial** mostrou:

- TT = 118 e 120 ng/dℓ (VR: 164,94 a 753,38)
- FSH = 34 e 37 mUI/mℓ (VR: 1,40 a 18,10)
- LH = 19 e 27 mUI/mℓ (VR: 1,50 a 9,30)
- PRL = 15 ng/mℓ (VR: 2,10 a 17,70)
- TSH: 1,9 µUI/mℓ (VR: 0,40 a 4,50)
- T_4 livre: 0,9 ng/dℓ (VR: 0,7 a 1,8)
- Glicemia de jejum = 116 mg/dℓ
- Espermograma com azoospermia.

▶ **Sobre este caso, é <u>correto</u> afirmar:**

a) A glicemia de jejum alterada não tem relação com a possível síndrome do paciente.
b) O cariótipo do paciente não ajudará na determinação etiológica de sua síndrome.
c) O manejo do paciente será baseado na terapia de reposição de testosterona e no acompanhamento pelo resto da vida, devido ao risco de complicações como diabetes melito (DM) e doenças autoimunes tireoidianas (DAT).
d) Caso seja investigado, o paciente possivelmente apresentará também hiposmia ou anosmia.
e) Esse paciente deve ser alertado sobre sua completa incapacidade para procriar.

COMENTÁRIOS

Diante de um hipogonadismo hipergonadotrófico de início pré-puberal, deve-se sempre pensar na principal causa de hipogonadismo masculino congênito, a síndrome de Klinefelter (SKI), que chega a acometer 1 a cada 10 homens inférteis com azoospermia e tem incidência de 1:500 a 1.000 meninos nascidos vivos. Como essa síndrome envolve um defeito genético caracterizado pela existência de um ou mais cromossomos X extras, a determinação do cariótipo do paciente é fundamental na definição do diagnóstico. O achado clássico é 47,XXY, porém alguns pacientes podem ter dois ou mais cromossomos X adicionais. Tipicamente, tais pacientes têm hialinização progressiva dos túbulos seminíferos, testículos pequenos e azoospermia, sendo, pois, inférteis. Contudo, cerca de 10 a 15% dos pacientes são mosaicos (46,XY/47,XXY) e, eventualmente, podem ser férteis. Ademais, alguns pacientes com azoospermia são capazes de procriar por meio de serviços de fertilidade assistida, especificamente, um procedimento chamado extração de esperma testicular com injeção intracitoplasmática de esperma (TESE-ICSI).

Ginecomastia e hábito eunucoide são também achados frequentes. Pacientes com SKI apresentam, igualmente, risco aumentado para algumas condições sistêmicas, como DM, DAT e lúpus eritematoso sistêmico. Distúrbios no olfato (hiposmia ou anosmia) são uma característica da síndrome de Kallmann, causa mais frequente de hipogonadismo hipogonadotrófico isolado congênito. Correção cirúrgica da ginecomastia é aconselhada em casos de SKI, devido a escassas evidências de aumento do risco de câncer de mama nessa população.

✓ **Resposta: C**

➕ **Referências: 14, 16, 27 e 28**

CASO #22

Homem de 67 anos procura o serviço de endocrinologia queixando-se de disfunção erétil há aproximadamente 6 meses. O paciente é casado, tem 3 filhos, e afirma que já há alguns anos se percebe com menos libido, queixando-se ainda de falta de energia para fazer atividades que antes eram mais fáceis, como jogar futebol e treinar – musculação. Ao ser questionado, negou a ocorrência de ereções matinais espontâneas. Negou também alcoolismo, tabagismo e uso de qualquer medicação.

Ao **exame físico**, percebe-se paciente com face depressiva, IMC de 26,2 kg/m^2, PA de 138/86 mmHg, pênis de aspecto normal e volume testicular diminuído bilateralmente (8 cm^3). As duas últimas **avaliações laboratoriais**, realizadas com intervalo de 30 dias, mostraram:

- Hb = 12,2 e 12,3 g/dℓ
- GJ = 108 e 112 mg/dℓ
- TT = 160,30 e 162,1 ng/dℓ (VR: 164,94 a 753,38)
- Testosterona livre calculada (TLC) = 4,0 e 4,3 ng/dℓ (VR: 4,69 a 13,62)
- FSH = 1,2 e 1,6 UI/ℓ
- LH = 2,2 e 4,2 UI/ℓ
- PRL = 16 e 19 ng/mℓ
- TSH, T$_4$ livre, prolactina e ferritina = normais.

Densitometria óssea com escore-T de –2,8 em coluna lombar (L1-L4) e –2,6 em colo do fêmur. Ressonância magnética de sela túrcica normal.

360 Endocrinologia: Casos Clínicos Comentados

▶ **Em relação ao caso clínico anterior, avalie os itens a seguir e opine.**

I. O paciente parece ter um hipogonadismo hipergonadotrófico, mas faz-se necessário calcular a testosterona disponível.

II. Seriam contraindicações à terapia de reposição de testosterona nesse paciente: PSA de 2,5 ng/mℓ e hematócrito de 51%.

III. O início da TRT independeria da intensidade de seus sintomas e poderia aumentar a densidade mineral óssea.

IV. Não é recomendado iniciar TRT em indivíduos > 65 anos por implicar risco aumentado de doença cardiovascular.

a) Todos os itens estão incorretos.
b) Somente os itens II e III estão corretos.
c) Existe somente um item incorreto.
d) Há somente um item correto.

COMENTÁRIOS

Deficiência de testosterona, sabidamente, favorece aterosclerose e disfunção endotelial, elevando o risco para DCV. De acordo com alguns estudos observacionais, isso também poderia ocorrer em indivíduos com idade ≥ 65 anos ao receberem TRT. Alguns poucos estudos prospectivos também mostraram o mesmo, mas apresentavam falhas metodológicas ou não tinham poder suficiente para chegar a uma conclusão definitiva.

Já no TRAVERSE, estudo multicêntrico, randomizado, duplo-cego, controlado por placebo, a terapia de reposição de testosterona (testosterona trandérmica em gel a 1,62%) não se mostrou inferior ao placebo em relação à incidência de eventos cardíacos adversos graves. Esse estudo envolveu 5.246 homens de 45 a 80 anos, com doença cardiovascular (DCV) preexistente ou alto risco para DCV e que apresentassem sintomas de hipogonadiamo e testosterona total < 300 ng/dl. Um evento de desfecho cardiovascular primário ocorreu em 182 pacientes (7%) no grupo testosterona e em 190 pacientes (7,3%) no grupo placebo (taxa de risco de 0,96; intervalo de confiança de 95%, 0,78 a 1,17; p <0,001 para não inferioridade).

Tendo em vista que se trata de um paciente idoso, com uma história prévia de fertilidade e desenvolvimento sexual normal, deve-se considerar a possibilidade de um hipogonadismo masculino de início tardio. Este, por sua vez, é definido como uma forma mista de hipogonadismo clínica e bioquimicamente relacionada ao próprio envelhecimento do indivíduo. A redução dos níveis de testosterona, por sua vez, além de trazer prejuízos para a função sexual do indivíduo, parece estar relacionada com uma predisposição maior à depressão e à osteopenia e à osteoporose. Assim, o tratamento desses indivíduos será baseado na terapia de reposição de testosterona caso haja pelo menos três sintomas na esfera sexual (p. ex., redução da libido, DE e ausência de ereções espontâneas durante o sono), na ausência de contraindicações. Entre estas, pode-se citar: hematócrito acima de 48%, PSA > 4,0 pg/mℓ, história de AVC e infarto do miocárdio nos últimos 6 meses, história de câncer de próstata ou câncer de mama etc. Entre os benefícios da reposição, pode ocorrer melhora da massa óssea, embora, em muitos casos, seja necessário, posteriormente, associar um fármaco antirreabsortivo. O envelhecimento causa elevação da SHBG, tornando importante a determinação da testosterona livre, mas a cálculo de testosterona biodisponível (TL + testosterona ligada à albumina) pouco acrescentaria à investigação diagnóstica.

✅ Resposta: A

➕ Referências: 14 e 17, 29, 30

CASO #23

Homem, 28 anos, procura o endocrinologista com queixas de infertilidade. Refere ter feito uso frequente de esteroides anabolizantes androgênicos durante 3 anos, prática interrompida há 15 meses. Nega outros sintomas de hipogonadismo no momento.

Ao **exame físico**, era notória a presença de testículos com volume diminuído (cerca de 13 mℓ, bilateralmente).

Na **avaliação laboratorial**, eram dignos de nota:

- TT (1ª e 2ª amostras = 163 e 181 ng/dℓ, respectivamente (VR: 240 a 816)
- LH = 1,3 mUI/mℓ (VR: 1,5 a 9,3)
- FSH = 0,8 mUI/mℓ (VR: 1,4 a 18)
- Espermograma com oligozoospermia
- Função tireoidiana e prolactina = normais.

▶ **Assinale a alternativa <u>correta</u> com relação à abordagem mais adequada para este caso:**

a) Iniciar citrato de clomifeno (CC) e posteriormente associar a hCG, se necessário. Não iniciar testosterona gel.
b) Iniciar FSH recombinante associado a CC e testosterona gel.
c) Iniciar FSH recombinante associado a hCG, CC e testosterona gel.
d) Iniciar CC associado ao FSH recombinante e não iniciar testosterona gel.

COMENTÁRIOS

A melhor conduta seria iniciar o citrato de clomifeno (50 mg/dia), visando religar o eixo hipotálamo-hipófise-gonadal e restaurar a fertilidade. Caso não ocorra resposta satisfatória em termos de aumento da testosterona e da contagem de espermatozoides dentro de um período de 60 dias, deve-se associar a gonadotrofina coriônica. Somente em último caso, seria feito o FSH recombinante humano.

Diante de pacientes muitos sintomáticos, pode-se usar testosterona em gel a 1% por poucos dias. Depois, suspende-se a testosterona e inicia-se o citrato de clomifeno.

✅ **Resposta: A**

➕ **Referências:** 25 e 26

CASO #24

Homem, 62 anos, teve diagnóstico de hipogonadismo primário há cerca de 2 anos. Na ocasião, foram detectados níveis de testosterona total (TT) baixos em duas ocasiões (112 e 109 ng/dℓ; VR: 240 a 816), associados à elevação de LH (22,6 e 25,3 UI/L) e FSH (37 e 38 UI/ℓ). Outros achados dignos de nota foram:

- PSA = 0,5 ng/mℓ
- Hematócrito = 45%
- Escores-T de –1,2 DP em L1-L4 e –1,5 DP no colo do fêmur.

Após 15 meses do uso de testosterona gel (100 mg/dia nos últimos 3 meses), uma nova avaliação do paciente revelou:

- TT = 541 ng/dℓ
- PSA = 2,2 ng/mℓ
- Htco = 52%.

Os escores-T na coluna lombar e no colo femoral mantiveram-se inalterados.

362 Endocrinologia: Casos Clínicos Comentados

▶ **No tocante à melhor conduta para esse paciente, avalie os itens a seguir e opine:**

I. Deve-se encaminhar o paciente ao urologista.

II. A dose da testosterona poderia ser aumentada, já que os níveis séricos da TT estão abaixo daqueles recomendados pelas atuais diretrizes da Endocrine Society.

III. Deve-se aumentar a dose da testosterona, visando-se a um menor risco de fraturas em colo do fêmur.

IV. Deve-se manter a testosterona em gel, já que o cipionato ou o enantato de testosterona causam maior elevação do Htco.

    a) Somente os itens I e IV estão corretos.

    b) Existe somente um item incorreto.

    c) Somente o item I está correto.

    d) Todos os itens estão corretos.

COMENTÁRIOS

De acordo com as recomendações das diretrizes da Endocrine Society (2018), durante a terapia de reposição de testosterona (TRT), devem ser encaminhados ao urologista pacientes que apresentem aumento do PSA > 1,4 ng/mℓ em um período de 12 meses, PSA > 4 ng/mℓ em qualquer momento ou piora dos sintomas obstrutivos naqueles com hiperplasia prostática benigna.

A dose inicial da testosterona em gel (Androgel®) é de 50 mg/dia, sendo a medicação aplicada 1 vez/dia, de preferência na parte da manhã. Essa dose pode ser ajustada pelo médico, dependendo da resposta clínica e laboratorial de cada paciente, não podendo exceder 100 mg/dia (10 g de gel/dia). Portanto, o paciente já está em uso da dose máxima recomendada. Os níveis séricos de TT do paciente (541 ng/dℓ) também estão de acordo com aqueles sugeridos como meta pelas citadas diretrizes durante a TRT (entre 350 e 600 ng/dℓ).

Existem evidências de que homens com baixos níveis de testosterona têm um risco maior de fratura do que aqueles com testosterona na faixa média de normalidade. No entanto, não está claro se a reposição de testosterona diminui o risco de fratura! Fármacos antirreabsortivos, como os bisfosfonatos, são a opção de escolha nesse sentido. Ademais, a avaliação da resposta à abordagem para tratamento ou prevenção da osteoporose deve se basear na melhora da densidade mineral óssea, e não do escore-T.

Eritrocitose, definida com valores de Htco > 54% é uma sabida complicação da TRT. Estudos mostram que ela está mais relacionada à oscilação dos níveis séricos da testosterona do que com os níveis médios do hormônio durante a TRT. Por isso, tal complicação é mais frequente com as preparações intramusculares de curta ação (p. ex., cipionato ou enantato de testosterona) do que com as preparações que possibilitem concentrações séricas mais estáveis (undecanoato de testosterona e testosterona em gel ou na forma de adesivos).

✔ **Resposta:** A

➕ **Referências:** 16, 17 e 29

CASO #25

Homem, 37 anos, desenvolveu pan-hipopituitarismo após cirurgia para ressecção de um craniofaringioma há 2 anos. Atualmente, faz uso de cipionato de testosterona (200 mg a cada 21 dias, por via intramuscular), L-tiroxina (150 µg/dia) e hidrocortisona (15 mg/dia).

Os últimos **exames laboratoriais** mostraram:

- TT = 460 ng/dℓ (VR: 240 a 816)
- T_4 livre = 1,6 ng/dℓ (VR: 0,7 a 1,8)
- IGF-1 = 127 ng/mℓ (VR: 112 a 282)
- Htco = 55%
- Glicemia, creatinina, lipídios e ionograma = normais.

Capítulo 6 • Distúrbios Gonadais **363**

▷ **Em relação a este caso e às complicações da TRT, avalie os itens a seguir e opine:**

I. Deveria ser substituído o cipionato de testosterona (CT) pelo enantato de testosterona.

II. Poderia ser substituído de imediato o CT pelo undecanoato de testosterona (UT) injetável.

III. O mais recomendado, contudo, seria suspender o CT; uma vez normalizado o hematócrito, seria utilizado o UT ou a testosterona em gel a 1%.

IV. Quanto mais elevados forem os níveis séricos de TT, maior será o risco de eritrocitose.

   a) Somente os itens III e IV estão corretos.

   b) Existe somente um item incorreto.

   c) Somente o item III está correto.

   d) Todos os itens estão corretos.

COMENTÁRIOS

Eritrocitose ou policitemia (excesso de hemácias no sangue) é, sabidamente, uma complicação da TRT e potencialmente aumenta o risco de fenômenos tromboembólicos e doenças cardiovasculares. Por isso, as diretrizes da Endocrine Society (2018) recomendam não iniciar a TRT em pacientes com Htco > 48% (ou > 50% em indivíduos que vivem em locais com elevada altitude), bem como suspender a TRT se o Htco exceder 54%. Nessa situação, após a normalização do Htco, pode-se reiniciar a TRT em uma dose menor ou, de preferência, utilizar uma preparação que cause menos policitemia, por exemplo, testosterona em gel ou undecanoato de testosterona (UT).

   O risco de policitemia parece estar mais relacionado às oscilações nos níveis séricos da testosterona do que aos valores absolutos desse hormônio. De fato, ele se mostra maior com ésteres de testosterona injetáveis de curta ação (p. ex., enantato ou cipionato de testosterona) do que com as formulações que possibilitam concentrações séricas mais estáveis (p. ex., testosterona transdérmica ou UT).

   Ainda segundo as citadas diretrizes, o Htco deve ser determinado antes do início da TRT, bem como após 3, 6 e 12 meses; a seguir, anualmente.

✔ **Resposta: C**

✚ **Referências: 17 e 29**

CASO #26

Durante seminário sobre terapia de reposição de testosterona (TRT) em homens com hipogonadismo hipogonadotrófico adquirido, apresentado por médicos-residentes de clínica médica, o professor endocrinologista convidado percebeu algumas informações inadequadas, de acordo com as recomendações das diretrizes de 2018 da Endocrine Society.

▷ **Neste contexto, escolha a alternativa <u>incorreta</u> concernente ao monitoramento dos pacientes submetidos à TRT:**

a) Quando se usa o undecanoato de testosterona por via intramuscular, a testosterona total (TT) deve ser avaliada logo antes da próxima aplicação, a partir da terceira aplicação da medicação.

b) Independentemente da via da administração da TRT, deve-se objetivar valores de TT entre 350 e 600 ng/dℓ.

c) A adequação da terapia com gel transdérmico deve ser avaliada dosando-se a TT 2 a 8 horas após a aplicação; tal avaliação só deve ser iniciada após 1 semana de tratamento.

d) Em pacientes adultos com história familiar de câncer de próstata, independentemente de sua idade, toque retal e dosagem do PSA devem ser realizados antes do início da TRT e, depois, anualmente, durante 5 anos.

COMENTÁRIOS

As diretrizes das diversas sociedades recomendam manter os níveis de TT nos seus valores intermediários (p. ex., entre 350 e 600 ng/dℓ para a Endocrine Society), independentemente da via da administração da TRT. No entanto, o momento de avaliação da adequação da dose varia de acordo com a preparação utilizada.

TRT não causa câncer de próstata (CaP), mas há o temor de que possa acelerar o crescimento de um tumor previamente não diagnosticado ou agravar os casos com metástases a distância. Por isso, dosagem de PSA e exame digital retal (EDR) devem ser realizados antes do início da TRT em indivíduos com idade entre 55 e 69 anos (entre 40 e 69 anos naqueles com alto risco para CaP). Havendo anormalidades no EDR ou diante de valores de PSA > 4 ng/mℓ (> 3 ng/mℓ em indivíduos com maior risco para CaP, tais como aqueles da raça negra ou com história de CaP em parentes de primeiro grau), os pacientes devem ser encaminhados ao urologista para a devida avaliação. Após o início da TRT, recomenda-se repetir o PSA e o EDR após 3 a 12 meses. A partir desse período, o monitoramento deve ser feito de acordo com as diretrizes para o rastreamento do CaP, na dependência da idade e da raça do paciente.

✓ **Resposta:** D

✚ **Referências:** 16, 17 e 29

CASO #27

Homem, 46 anos, vem em uso de terapia antirretroviral, devido à infecção pelo HIV, com carga viral indetectável. Nos últimos 3 meses, vem evoluindo com perda de peso progressiva e diminuição da libido. Os últimos **exames hormonais** mostraram testosterona total = 130 e 136 ng/dℓ (VR: 175 a 780).

▶ **Considerando que foram descartadas outras causas para a perda de peso e para o hipogonadismo, escolha a alternativa <u>correta</u> com relação a esse paciente:**

a) A testosterona total não é suficiente para indicar a reposição de testosterona e faz-se necessário o cálculo da testosterona livre.

b) O uso da terapia antirretroviral interfere significativamente na SHBG e pode ter causado um pseudo-hipogonadismo.

c) A reposição intramuscular de testosterona deve ser feita com cautela, já que pode aumentar o potencial de hepatotoxicidade dos inibidores de protease.

d) A reposição de testosterona pode ser considerada também com o objetivo de manutenção do peso e da massa magra.

COMENTÁRIOS

A infecção pelo HIV, mas não a terapia antirretroviral, aumenta a SHBG e, assim, falsamente eleva os níveis séricos da TT, que, nesse caso, já se encontram muito baixos (Tabela 6.1). A testosterona livre, calculada pela fórmula de Vermeulen, mostra-se sempre baixa quando a TT é < 150 ng/dℓ. Portanto, não há dúvida de que o paciente tem mesmo hipogonadismo. A TRT não interfere no potencial de hepatotoxicidade dos inibidores de protease.

TABELA 6.1 Condições associadas com aumento ou diminuição nos níveis séricos da SHBG.

Aumento da SHBG

Envelhecimento; uso de estrógenos; hipertireoidismo; infecção pelo HIV; deficiência de GH; hepatites agudas e cirrose; uso de alguns anticonvulsivantes; polimorfismos no gene da SHBG.

Diminuição da SHBG

Obesidade; diabetes melito; hipotireoidismo; síndrome nefrótica; acromegalia; uso de glicocorticoides, uso de esteroides androgênicos ou de alguns progestógenos; polimorfismos no gene da SHBG.

Capítulo 6 • Distúrbios Gonadais **365**

Segundo as Diretrizes da Endocrine Society (2018), em homens infectados pelo HIV com baixos níveis de testosterona e perda de peso, pode-se considerar um curso curto (3 a 6 meses) de TRT para induzir e manter o peso corporal e o ganho de massa magra após a exclusão de outras causas para a perda ponderal.

✓ Resposta: D

➕ Referências: 14, 17 e 29

CASO #28

Homem, 50 anos, IMC de 32,5 kg/m², com queixas de disfunção erétil. Genitália G5P5. Os **exames laboratoriais** mostraram:

- TT = 200 e 210 ng/dℓ (VR: 240 a 860)
- LH = 1,5 UI/ℓ (VR: 1,5 a 9,0)
- FSH = 1,6 UI/ℓ (VR: 1,5 a 10)

▶ Sobre este caso, é <u>correto</u> afirmar que se deve:

a) Solicitar a RM de sela túrcica.
b) Obter a testosterona livre (TL).
c) Dosar prolactina.
d) Iniciar a reposição de testosterona.

COMENTÁRIOS

Obesidade é a principal causa da diminuição da SHBG (ver Tabela 6.1), caracterizada por níveis séricos baixos de TT, enquanto a testosterona livre calculada estará normal. Por outro lado, obesidade pode também causar hipogonadismo hipogonadotrófico funcional, expresso por níveis baixos de TT e TL.

✓ Resposta: B

➕ Referências: 14, 17 e 29

CASO #29

Homem, 25 anos, IMC de 25,3 kg/m², procura o endocrinologista devido à azoospermia detectada na investigação de infertilidade conjugal. Ao **exame físico**, notam-se:

- Ausência de pilosidade facial andrógena
- Pilosidade pubiana triangular e reduzida
- Pênis de tamanho reduzido
- Testículos com 3,5 cm³ bilateralmente
- Ginecomastia bilateral volumosa
- Altura = 181 cm
- Envergadura = 188 cm.

A **avaliação laboratorial** mostrou:

- TT = 118 e 120 ng/dℓ (VR: 164,94 a 753,38)
- FSH = 34 e 37 mUI/mℓ (VR: 1,40 a 18,10)
- LH = 22 e 27 mUI/mℓ (VR: 1,50 a 9,30)
- PRL = 15 ng/mℓ (VR: 2,10 a 17,70)
- TSH = 1,9 µUI/mℓ (VR: 0,40 a 4,50)
- T$_4$ livre = 0,9 ng/dℓ (VR: 0,7 a 1,8)
- Glicemia de jejum = 116 mg/dℓ
- Espermograma com azoospermia.

▶ **Sobre este caso, é <u>correto</u> afirmar:**

a) O cariótipo do paciente não ajudará na determinação etiológica de sua síndrome.
b) O manejo do paciente será baseado na terapia de reposição de testosterona e no acompanhamento pelo resto da vida, devido ao risco de complicações como DM e doenças autoimunes tireoidianas.
c) Caso seja investigado, o paciente possivelmente apresentará também hiposmia ou anosmia.
d) Esse paciente deve ser alertado sobre sua completa incapacidade para procriar.

COMENTÁRIOS

O paciente apresenta hipogonadismo primário pré-puberal, cuja etiologia principal é a *síndrome de Klinefelter* (SKI), caracterizada pela presença de um cromossomo X a mais (cariótipo 47,XXY). Ocasionalmente, dois ou mais cromossomos X adicionais são encontrados. Cerca de 10% dos pacientes com SK são mosaicos (46,XY/47,XXY); nessa situação, eles podem, eventualmente, ser férteis. Pacientes com SKI têm risco aumentado para diabetes melito (DM) tipo 2 e doenças autoimunes (p. ex., tireoidite de Hashimoto, DM tipo 1, lúpus eritematoso sistêmico etc.).

Hiposmia ou anosmia é uma característica da síndrome de Kallmann, causa mais comum de hipogonadismo hipogonadotrófico congênito. Decorre da deficiência isolada de GnRH, associada à atrofia ou à agenesia do bulbo olfatório, existindo inúmeros genes multados envolvidos no aparecimento da síndrome. Não é um distúrbio cromossômico, assim o cariótipo é normal.

✅ Resposta: B

➕ Referências: 14, 22 a 24, 27

CASO #30

Homem, 25 anos, IMC de 24 kg/m², com queixas de disfunção erétil e redução da libido. Genitália G2P2. Os **exames laboratoriais** revelaram:

- Glicemia = 82 mg/dℓ
- TT = 101 e 102 ng/dℓ (VR: 240 a 860)
- LH = 0,8 UI/ℓ (VR: 1,5 a 9,0)
- FSH = 0,8 UI/ℓ (VR: 1,5 a 10).

▶ **Sobre este caso, é <u>incorreto</u> afirmar:**

a) Deve-se solicitar a RM de encéfalo.
b) Deve-se obter a testosterona livre (TL).
c) Deve-se avaliar a anatomia do trato olfatório.
d) Deve-se iniciar a reposição de testosterona.

Capítulo 6 • Distúrbios Gonadais

COMENTÁRIOS

Deficiência isolada do hormônio liberador de gonadotrofina (GnRH) (DIG) é um distúrbio genética e clinicamente heterogêneo. Mutações em muitos genes diferentes são capazes de explicar cerca de 40% das causas de DIG, com o restante dos casos permanecendo geneticamente não caracterizados. Embora a maioria das mutações seja herdada no padrão autossômico dominante, autossômico recessivo ou ligado ao cromossomo X, vários genes da DIG demonstraram interagir uns com os outros de maneira oligogênica. O espectro clínico da DIG inclui uma variedade de distúrbios, incluindo a síndrome de Kallmann (SK), ou seja, hipogonadismo hipogonadotrófico com anosmia, e sua variante com olfato normal, conhecida como hipogonadismo hipogonadotrófico idiopático normósmico (nIHH), que representam os aspectos mais graves da DIG. Existem formas mais leves, incluindo amenorreia hipotalâmica, atraso constitucional da puberdade e hipogonadismo hipogonadotrófico de início na vida adulta.

DIG deve ser pesquisada em todo paciente com hipogonadismo hipogonadotrófico pré-puberal, apresentado pelo paciente em questão, que necessita de reposição de testosterona. Diante de 2 dosagens de TT < 150 ng/dℓ, torna-se desnecessário o cálculo da TL. A RM do rinencéfalo é o melhor parâmetro para avaliar a anatomia do trato olfatório. Se disponível, pode fazer o estudo de mutações nos genes mais envolvidos na DIG (p. ex., *KAL1*, *FGFR1*, *FGF8*, *PROK2*, *PROKR2* etc.).

✓ **Resposta:** B

➕ **Referências:** 14, 22 a 24 e 29

CASO #31

Mulher, 55 anos, menopausa aos 49 anos, refere aumento de pelos corporais e queda de cabelo há 3 anos, com piora progressiva. Queixa-se ainda de engrossamento da voz e aumento do clítoris. Ao **exame físico**, eram notórios: IMC de 32 kg/m², escore de Ferriman-Gallwey de 22, alopecia androgenética e clítoris de 3,1 × 2,0 cm. Faz uso de enalapril e hidroclorotiazida para hipertensão.

▶ **I. Quais as hipóteses diagnósticas mais prováveis para justificar o quadro clínico da paciente?**

a) Hipertecose e tumor adrenal virilizante.
b) Tumor ovariano ou tumor adrenal virilizantes.
c) Doença de Cushing e hipertecose.
d) Hipertecose e SOP.

▶ **II. Qual das alternativas a seguir apresenta a melhor combinação de exames diagnósticos?**

a) Testosterona livre, 17OH-progesterona, androstenediona, sulfato de DHEA, ressonância magnética de abdome e US transvaginal.
b) Testosterona total (total e livre), DHEA-S, TC abdome e RM pelve.
c) Testosterona, SHBG, DHEA-S, androstenediona, tomografia abdominal e US transvaginal.
d) Testosterona, cortisol livre urinário, 17OH-progesterona, prolactina, TSH, tomografia abdominal e USG pélvica.

COMENTÁRIOS

A paciente apresenta quadro evidente de virilização surgido após a menopausa, de rápida evolução, que inclui hirsutismo, alopecia androgenética e clitoromegalia, o que sugere mais a presença de um tumor secretor de andrógenos, ovariano ou adrenal. Hipertecose pode cursar com um quadro similar, mas a evolução e a progressão são mais lentas; ademais, o único andrógeno produzido é a testosterona. Já os tumores virilizantes adrenais ou ovarianos, geralmente, são unilaterais, com a frequente secreção de mais um tipo de andrógenos. Virilização é pouco frequente na doença de Cushing e na SOP, condições que, habitualmente, cursam igualmente com progressão lenta.

Na avaliação dos andrógenos, as dosagens da testosterona total (TT), SHBG, sulfato de DHEA e androstenediona, usualmente, são suficientes. Lembrar que, nos quadros de hiperandrogenismo, reduz-se a produção hepática da SHBG, o que pode gerar níveis de TT falsamente baixos. Estando baixa a SHBG, deve-se, pois, calcular a testosterona livre. Havendo suspeita clínica de síndrome de Cushing, deve-se acrescentar as dosagens do cortisol salivar no fim da noite e o cortisol livre urinário.

Em termos de exame de imagem, a ultrassonografia endovaginal é a melhor opção para visualização de tumores nos ovários, por sua simplicidade, ampla disponibilidade, bem como por seu elevado valor preditivo negativo. Nos casos inconclusivos, pode-se lançar mão da RM ou da TC (a qual pode falhar na detecção de tumores pequenos). Já, na visualização dos tumores adrenais virilizantes que, geralmente, são volumosos, a RM não oferece vantagem sobre a TC abdominal.

⊘ **Respostas:** B e C

⊕ **Referência:** 31

CASO #32

Homem, 37 anos, foi encaminhado ao endocrinologista em Recife com queixas de disfunção erétil nos últimos 3 meses. Ao **exame físico**, destacavam-se IMC = 32,2 kg/m² e genitália G5P5.

Nos **exames laboratoriais**, eram dignos de nota:

- TT = 200 e 210 ng/dℓ (VR: 240 a 816)
- Testosterona livre = 7,3 e 8,2 ng/dℓ (VR: 3,0 a 14,8)
- LH = 1,5 UI/ℓ (VR: 1 a 10)
- FSH = 1,2 UI/ℓ (VR: 1 a 12)
- PRL = 64 ng/mℓ (até 18).

A ressonância magnética revelou adenoma hipofisário de 0,6 cm. O paciente foi atendido por um endocrinologista em Miami que lhe prescreveu o undecanoato de testosterona (UT), VO, 2 vezes/dia.

▷ **Em relação a este caso e ao seu manejo, avalie os itens a seguir e opine:**

I. O paciente tem hipogonadismo causado pelo microprolactinoma e deve ser tratado com cabergolina.

II. Deve-se pesquisar a macroprolactina utilizando-se a precipitação soro com polietilenoglicol (PEG).

III. Deve-se suspender o UT oral devido à sua elevada hepatotoxicidade.

IV. O paciente deveria ser orientado a perder pelo menos 10% do peso corporal, mediante modificações do estilo de vida (MEV) e terapia com semaglutida por via subcutânea.

    a) Somente os itens II e III estão corretos.

    b) Existe somente um item incorreto.

    c) Somente os itens II e IV estão corretos.

    d) Todos os itens estão corretos.

Capítulo 6 • Distúrbios Gonadais **369**

COMENTÁRIOS

Níveis baixos de TT, associados a valores normais de TLC, não caracterizam hipogonadismo masculino (**item I incorreto**). Tal situação é frequentemente encontrada em casos de deficiência de SHBG, cuja síntese hepática diminui na obesidade, presente no caso em questão. Se o paciente tivesse um microprolactinoma, seria esperado que tanto a TT quanto a TLC estivessem baixas. Quando isso não ocorre, deve-se sempre considerar a possibilidade de macroprolactinemia (**item II correto**). Após a precipitação do soro com PEG, o valor obtido da prolactina monomérica foi de 12,7 ng/dℓ, confirmando a macroprolactinemia. Portanto, a cabergolina deve ser suspensa, a exemplo do undecanoato de testosterona oral, que não é hepatotóxico, mas não existe hipogonadismo (**item III falso**). O paciente precisa ser orientado a tratar sua obesidade, mediante MEV e uso de semaglutida (**item IV correto**).

✓ Resposta: C

✚ Referências: 29 e 32

CASO #33

Mulher, 25 anos, teve menarca aos 14 anos, com ciclos menstruais irregulares desde então. Aos 16 anos, passou a apresentar hirsutismo na face, no tórax e no abdome. À idade de 20 anos, teve o diagnóstico de síndrome dos ovários policísticos (SOP).

A paciente está casada há 2 anos, mas ainda não engravidou, apesar de não usar qualquer método contraceptivo. No momento, encontra-se há 3 meses sem menstruar. Ao **exame físico**, eram notórios:

- IMC = 30,5 kg/m^2
- PA = 140/90 mmHg
- Circunferência abdominal = 91 cm
- Presença de pelos na face e tórax (fez depilação há 30 dias).

A paciente gostaria de ser informada sobre as mais recentes evidências a respeito do tratamento e das complicações da SOP.

▌ Neste contexto, avalie os itens a seguir e opine:

I. A dosagem do hormônio antimülleriano tem papel promissor no diagnóstico da SOP. Quanto maiores seus níveis séricos, maior a chance de a paciente conseguir engravidar.

II. Hiperprolactinemia mostra-se mais frequente na SOP do que na população geral.

III. Quando aparelhos de USG mais modernos (com transdutor de 8 MHz) são utilizados, deve-se elevar o ponto de corte do tamanho ovariano para acima de 15 mℓ.

IV. Na adolescência, o critério ultrassonográfico é, atualmente, obrigatório para o diagnóstico de SOP.

V. Mulheres com SOP têm risco aumentado de algumas neoplasias (p. ex., CA de endométrio e CA de ovário) e de complicações da resistência insulínica (p. ex., DM tipo 2, dislipidemia e doença hepática gordurosa metabólica).

VI. O letrozol é, atualmente, a primeira escolha de tratamento nas mulheres com SOP que desejam engravidar.

a) Somente os itens IV, V e VI estão corretos.

b) Há somente um item incorreto.

c) Somente os itens I e V estão incorretos.

d) Existem somente dois itens corretos.

COMENTÁRIOS

Os níveis séricos do AMH estão aumentados na SOP, mas não há relação com o potencial de fertilidade (**item I incorreto**). Diferentemente do que se acreditava no passado, SOP não é causa de hiperprolactinemia (**item II incorreto**). Sempre que possível, deve-se dar preferência à USG por via transvaginal. Usando-se transdutores com frequência de pelo menos 8 MHz, 20 folículos ou mais e/ou aumento do volume ovariano $\geq$ 10 mℓ em pelo menos um dos ovários são necessários para o diagnóstico de SOP (**item III incorreto**). Os itens IV, V e VI estão corretos. Não há, contudo, aumento no risco de CA de mama nas mulheres com SOP.

✅ Resposta: A

➕ Referências: 33 e 34

CASO #34

Homem, 30 anos, procura o endocrinologista pelo surgimento de ginecomastia bilateral nos últimos 2 anos. Nega disfunção erétil e uso de qualquer medicação ou drogas ilícitas. Ao **exame físico**, eram notórios:

- Altura = 1,75 cm
- Ginecomastia bilateral dolorosa
- Ausência de galactorreia
- Estadiamento puberal, G5P5.

Entre os **exames laboratoriais**, destacavam-se:

- Testosterona = 380 ng/dℓ (VR: 240 a 816)
- PRL, LH/FSH, função tireoidiana = normais
- E_2 = 91 pg/mℓ (VR: 14 a 54).

▶ **Qual dos seguintes exames não seria útil na avaliação diagnóstica desse paciente?**

a) Dosagem da β-hCG.
b) Ultrassonografia testicular.
c) Função tireoidiana.
d) Tomografia computadorizada abdominal.
e) Ressonância magnética de sela túrcica.

COMENTÁRIOS

Ginecomastia tende a surgir sempre que há um desequilíbrio na glândula mamária masculina entre testosterona e estradiol. Tem causas fisiológicas, patológicas e farmacológicas. Ginecomastia puberal é a causa mais frequente e afeta cerca de 70% dos adolescentes; porém, geralmente é transitória. Outras causas de ginecomastia em pacientes com E_2 elevado incluem uso voluntário ou acidental de estrogênios, bem como uso de medicações que são convertidas em estrógenos via aromatases (p. ex., testosterona e esteroides anabolizantes androgênicos). Excluídas essas situações, deve-se pesquisar tumores testiculares e adrenais secretores de estradiol, bem como tumores testiculares ou extratesticulares secretores de hCG (Tabela 6.2). No caso em questão, a RM não teria nenhuma utilidade na investigação de ginecomastia associada a hiperestrogenismo.

Ginecomastia bilateral com E_2 elevado já foi também relatada em um homem que tinha o estranho hábito de beber urina de suas parceiras sexuais!

TABELA 6.2 Ginecomastia causada por tumores.

Tumores	Mecanismos
Tumor das células germinativas testiculares	• Produção de hCG, estimulando as células de Leydig a secretarem estradiol
Tumor das células de Leydig	• Produção de estradiol
Tumor calcificante de grandes células de Sertoli	• Secreção de estradiol
Tumor feminizante adrenal	• Produção de estradiol • Produção de androstenediona, DHEA e DHEA-S, convertidos perifericamente em estrogênios
Carcinomas de pulmão, rim, fígado e sistema digestório	• Produção de hCG, com produção secundária de estradiol pelas células de Leydig
Hepatocarcinoma/coriocarcinoma	• Atividade aumentada de aromatase intratumoral, com conversão de androgênios adrenais e testiculares em estrogênios

DHEA: de-hidroepiandrosterona; DHEA-S: sulfato de DHEA.

✓ Resposta: E
⊕ Referências: 18 e 19

CASO #35

Ao endocrinologista foi encaminhado menino de 7 anos devido a ginecomastia bilateral volumosa (Figura 6.2). Outro achado digno de nota ao exame físico era hiperpigmentação nos lábios e mucosas bucal.

Na **avaliação hormonal**, a única anormalidade encontrada foram níveis elevados de estradiol, 22,6 pg/mℓ (VR: 3 a 10). A ultrassonografia revelou tumorações com microcalcificações em ambos os testículos (2,5 cm no testículo direito e 1,8 cm no testículo esquerdo).

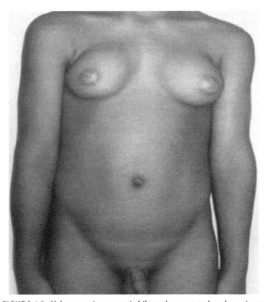

FIGURA 6.2 Volumosa ginecomastia bilateral apresentada pelo paciente.

Qual o diagnóstico mais provável?

a) Tumores testiculares secretores de estrógenos.
b) Tumores testiculares secretores de hCG.
c) Síndrome de McCune-Albright.
d) Há mais de uma alternativa correta.

COMENTÁRIOS

O paciente tem a síndrome de Peutz-Jeghers (SPJ), doença genética rara (incidência de 1 em cada 25.000 a 300.000 nascimentos), autossômica dominante, causada por mutação no *STK11* (*LKB1*), gene supressor tumoral presente no cromossomo 19. Pacientes com a SPJ têm risco 15 vezes maior de desenvolver câncer de cólon, em comparação com a população geral. O risco também é maior para o desenvolvimento de outros tipos de cânceres (p. ex., mama, pâncreas, estômago e gônadas). Ginecomastia é outro achado, sendo decorrente da secreção de estrógenos pelo tumor de grandes células de Sertoli calcificante. Outra característica da SPJ é a hiperpigmentação mucocutânea que se apresenta na infância como máculas azul-escuras a marrom-escuras ao redor da boca, dos olhos e das narinas, na região perianal e na mucosa bucal.

✓ **Resposta:** A

⊕ **Referência:** 36

REFERÊNCIAS BIBLIOGRÁFICAS

1. Maclaran K, Panay N. Current concepts in premature ovarian insufficiency. Women's Health (Lond). 2015;11(2):169-82.
2. Salcedo-Arellano MJ et al. Fragile X syndrome: clinical presentation, pathology and treatment. Gac Med Mex. 2020;156(1):60-6.
3. Teede HJ et al. Recommendations from the international evidence-based guideline for the assessment and management of polycystic ovary syndrome. Fertil Steril. 2018;110(3):364-79.
4. Practice Committee of the American Society for Reproductive Medicine. Testing and interpreting measures of ovarian reserve: a committee opinion. Fertil Steril. 2020;114(6):1151-7.
5. Seppä S et al. Management of endocrine disease: diagnosis and management of primary amenorrhea and female delayed puberty. Eur J Endocrinol. 2021;184(6):R225-42.
6. Wolffenbuttel KP et al. Gonadal dysgenesis in disorders of sex development: diagnosis and surgical management. J Pediatr Urol. 2016;12(6):411-6.
7. Stuenkel CA et al. Treatment of symptoms of the menopause: an Endocrine Society Clinical Practice Guideline. J Clin Endocrinol Metab. 2015;100(11):3975-4011.
8. The NAMS 2017 Hormone Therapy Position Statement Advisory Panel. The 2017 hormone therapy position statement of The North American Menopause Society. Menopause. 2017;24(7):728-53.
9. Pardini D. Terapia de reposição hormonal da menopausa. In: Vilar L, editor. Endocrinologia clínica. 7. ed. Rio de Janeiro: Guanabara Koogan; 2021. p. 555-67.
10. Hembree WC et al. Endocrine treatment of gender-dysphoric/gender-incongruent persons: an Endocrine Society Clinical Practice Guideline. J Clin Endocrinol Metab. 2017;102(11):3869-903.
11. Nelson LM. Clinical practice. Primary ovarian insufficiency. N Engl J Med. 2009;360(6):606-14.
12. Panay N et al. Premature ovarian insufficiency: an International Menopause Society White Paper. Climacteric. 2020;23(5):426-46.
13. Young J et al. Clinical management of congenital hypogonadotropic hypogonadism. Endocr Rev. 2019;40(2):669-710.
14. Vilar L et al. Hipogonadismo masculino – etiologia. In: Vilar L, editor. Endocrinologia clínica. 7. ed. Rio de Janeiro: Guanabara Koogan; 2021. p. 555-63.
15. Goldstein I et al. Hypoactive sexual desire disorder: International Society for the Study of Women's Sexual Health (ISSWSH) Expert Consensus Panel Review. Mayo Clin Proc. 2017;92(1):114-28.

16. Marcelli M, Mediwala SN. Male hypogonadism: a review. J Invest Med. 2020;68(2):335-56.
17. Bhasin S et al. testosterone therapy in men with hypogonadism: an Endocrine Society Clinical Practice Guideline. J Clin Endocrinol Metab. 2018;103(5):1715-44.
18. Ibiapina GR et al. Ginecomastia. In: Vilar L, editor. Endocrinologia clínica. 7. ed. Rio de Janeiro: Guanabara Koogan; 2021. p. 601-11.
19. Braunstein GD. Clinical practice. Gynecomastia. N Engl J Med. 2007;357(12):1229-37.
20. Burnett AL et al. Erectile dysfunction: AUA Guideline. J Urol. 2018;200(3):633-41.
21. Serfaty FM et al. Disfunção erétil – avaliação e tratamento. In: Vilar L, editor. Endocrinologia clínica. 7. ed. Rio de Janeiro: Guanabara Koogan; 2021. p. 590-600.
22. Stamou MI, Georgopoulos NA. Kallmann syndrome: phenotype and genotype of hypogonadotropic hypogonadism. Metabolism. 2018;86:124-34.
23. Grinspon RP. Genetics of congenital central hypogonadism. Best Pract Res Clin Endocrinol Metab. 2022;36(1):101599.
24. Amato LGL et al. New genetic findings in a large cohort of congenital hypogonadotropic hypogonadism. Eur J Endocrinol. 2019;181(2):103-19.
25. Anawalt BD. Diagnosis and management of anabolic androgenic steroid use. J Clin Endocrinol Metab. 2019;104(7):2490-500.
26. Hohl A et al. Relevância e manejo do hipogonadismo induzido por esteroides anabolizantes In: Vilar L, editor. Endocrinologia clínica. 7. ed. Rio de Janeiro: Guanabara Koogan; 2021. p. 584-9.
27. Lizarazo AH et al. Endocrine aspects of Klinefelter syndrome. Curr Opin Endocrinol Diabetes Obes. 2019;26(1):60-5.
28. Barros B et al. Clinical outcomes of 77 TESE treatment cycles in non-mosaic Klinefelter syndrome patients. JBRA Assist Reprod. 2022 Aug 4;26(3):412-21.
29. Vilar L et al. Hipogonadismo masculino – tratamento. In: Vilar L, editor. Endocrinologia clínica. 7 ed. Rio de Janeiro: Guanabara Koogan, 2021. p. 574-83.
30. Lincoff AM et al. Cardiovascular safety of testosterone-replacement therapy. N. Engl J Med. 2023 Jun 16; doi: 10.1056/NEJMoa2215025. Online ahead of print.
31. Stamou MI et al. Unilateral renal agenesis as an early marker for genetic screening in Kallmann syndrome. Hormones (Athens). 2019;18(1):103-5.
32. Yoldemir T. Postmenopausal hyperandrogenism. Climacteric. 2022;25(2):109-17.
33. Vilar L et al. Pitfalls in the diagnostic evaluation of hyperprolactinemia. Neuroendocrinology. 2019;109(1):7-19.
34. Zehravi M et al. Polycystic ovary syndrome and infertility: an update. Int J Adolesc Med Health. 2021;34(2):1-9.
35. Joham AE et al. Polycystic ovary syndrome. Lancet Diabetes Endocrinol. 2022;10(9):668-80.
36. Sandru F et al. Peutz-Jeghers syndrome: skin manifestations and endocrine anomalies (review). Exp Ther Med. 2021;22(6):1387.

7 Doenças Osteometabólicas

Erik Trovão Diniz • Erico Higino de Carvalho • Telma Palomo • Patricia Muszkat • Isadora de Queiroz Negreiros Batista • Anna Carolina de Castro Araújo Lessa • Ísis Gabriella A. Lopes • Ítalo Gonçalves • Gabriella Moreira • Victória Rodrigues Granja Alencar • Renata Medeiros da Costa • Mariana Santana Mascena • Lucas Martins de Moura • Lucio Vilar

CASO #1

Mulher, 74 anos, encontra-se em uso regular de alendronato (70 mg/semana) há 8 anos para tratamento de osteoporose. A última densitometria óssea mostrou escore-T em coluna lombar de −2,6. Retorna para seguimento ambulatorial, referindo quadro de dor em coxa direita, sendo solicitada radiografia da região (Figura 7.1).

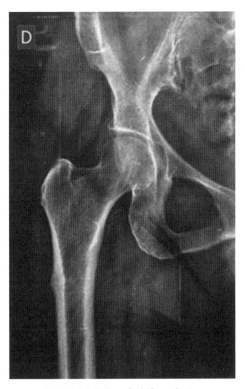

FIGURA 7.1 Radiografia do fêmur direito.

376 Endocrinologia: Casos Clínicos Comentados

❱ **I. Qual sua conduta imediata após avaliar esta radiografia?**

a) Considerar falha terapêutica e trocar alendronato por um antirreabsortivo mais potente como denosumabe.
b) Considerar falha terapêutica e trocar alendronato por um anabólico.
c) Manter o alendronato e solicitar biópsia óssea do fêmur direito.
d) Suspender alendronato, encaminhar para ortopedia e solicitar radiografia do membro contralateral.

❱ **II. Entre as alternativas a seguir, qual não está associada com aumento do risco da complicação apresentada pela paciente?**

a) Uso de glicocorticoide.
b) Uso de inibidor da bomba de prótons.
c) Tempo de uso do bisfosfonato.
d) Descendência europeia.

COMENTÁRIOS

A radiografia realizada pela paciente evidencia um espessamento cortical no fêmur direito, achado indicativo de risco iminente de fratura atípica, complicação relacionada ao uso prolongado de bisfosfonatos (BF). Fraturas atípicas de fêmur em indivíduos em uso de BF foram relatadas pela primeira vez em 2007. Tais fraturas ocorrem em região subtrocantérica ou diafisária com orientação transversa, são minimamente cominutivas e eventualmente bilaterais. Correspondem de 0,1 a 0,3% das fraturas de fêmur. Estão associadas a espessamento cortical, traumatismo mínimo e dor prodrômica (como a apresentada pela paciente). Sua exata patogênese não é completamente compreendida. Alguns estudos mostram associação com maiores doses e uso prolongado de BF, bem como com a terapia concomitante com glicocorticoides, inibidores da bomba de prótons ou outros agentes antirreabsortivos (como denosumabe). Outro fator de risco associado é a etnia asiática, como visto em uma coorte prospectiva que avaliou, por 10 anos, 196.129 mulheres com ≥ 50 anos, em uso de BF.

Diante de uma fratura atípica, deve-se interromper o uso de antirreabsortivos, solicitar imagem (radiografia, cintilografia óssea ou ressonância magnética) para avaliação do fêmur contralateral (risco de bilateralidade de 28 a 44,2%), orientar repouso e avaliação de urgência com ortopedista que irá definir colocação de algum método de fixação. Não existe consenso sobre qual terapia para osteoporose deve ser instituída após uma fratura atípica. Teriparatida configura uma opção de tratamento razoável para pacientes com fratura atípica de fêmur que seguem em alto risco de fraturas por fragilidade.

✔ Respostas: D e D

➕ Referências: 1 e 2

CASO #2

Mulher, 74 anos, vem sendo tratada para osteoporose com denosumabe (60 mg, a cada 6 meses) há 8 anos, desde o diagnóstico. Ela não tem história de fratura e procura você, pela primeira vez, referindo que não fará uso da medicação, em decorrência de seu custo excessivo (última dose há 6 meses). Nega comorbidades ou uso de outras medicações. A avaliação das densitometrias (todas realizadas no mesmo local) mostram um ganho considerável de massa óssea, entre 15 e 20%, em todos os sítios, desde o início do tratamento. Os escores-T atuais são de –1,8 em L1-L4 e –1,6 em colo do fêmur. A radiografia de coluna atual não mostra fraturas.

Entre os **exames laboratoriais**, chamam a atenção apenas três dosagens de PTH com valores elevados ao longo do tratamento: 89, 102 e 93 pg/mℓ (VR: 10 a 65), intercaladas por outras dosagens normais. Os níveis de 25-hidroxivitamina D[25(OH)D], cálcio ionizado e fósforo estiveram sempre normais. Os últimos exames realizados há 3 meses mostram: PTH de 82 pg/mℓ e cálcio ionizado de 1,21 nmol/ℓ (VR: 1,11 a 1,40).

▷ **Qual a melhor conduta para essa paciente no momento?**

a) Iniciar *drug holiday*, mantendo reposição de cálcio + vitamina D.
b) Administrar 5 mg de zoledronato e manter seguimento para reavaliar necessidade de novas doses do fármaco.
c) Solicitar cintilografia de paratireoide diante do provável diagnóstico de hiperparatireoidismo normocalcêmico.
d) Fechar diagnóstico de hiperparatireoidismo normocalcêmico e manter apenas seguimento clínico, já que não há indicação atual para paratireoidectomia.

COMENTÁRIOS

A suspensão do denosumabe está associada a fraturas múltiplas de rebote por provável hiperativação do sistema RANK/RANKL após retirada da inibição medicamentosa, com consequente aumento expressivo da reabsorção óssea. Dessa forma, *drug holiday* ("férias da medicação") não é possível com essa medicação, devendo-se iniciar um novo fármaco com efeito antirreabsortivo no máximo até 6 meses após a última dose.

O melhor bisfosfonato, assim como o tempo ideal de tratamento, ainda não estão bem definidos. Contudo, em pacientes em uso de denosumabe por tempo prolongado (como a paciente do caso descrito), recomenda-se que uma aplicação de zoledronato seja realizada, reavaliando-se necessidade de nova dose após 6 meses, na dependência dos níveis de séricos do CTx. Caso ainda se mantenham elevados, deve-se realizar uma nova aplicação do zoledronato.

Elevação do PTH, de forma intermitente, pode ocorrer durante o tratamento com denosumabe, uma vez que esse medicamento é hipocalcemiante. O diagnóstico de hiperparatireoidismo normocalcêmico só pode ser estabelecido após exclusão de outras causas de aumento do PTH, como deficiência de vitamina D, insuficiência renal, síndromes de má absorção e uso de medicações (p. ex., lítio, denosumabe, diuréticos e bisfosfonatos), entre outras. Portanto, esse diagnóstico não seria apropriado para essa paciente.

✓ Resposta: B

⊕ Referência: 3

CASO #3

Paciente, sexo masculino, 26 anos, com perda de 20 kg de peso, fadiga, dor e deformidades ósseas, incapacidade de locomoção e tumoração em maxila esquerda há 4 meses. De antecedentes, apresentava ressecção de tumor marrom em região mandibular direita há 3 anos e fratura atraumática em fêmur direito há 5 meses.

Os **exames laboratoriais** iniciais mostravam:

- Cálcio sérico = 13,1 mg/dℓ (VR: 8,6 a 10,2)
- Fósforo = 1,9 mg/dℓ (VR: 2,5 a 4,5)
- PTH = 1.950 pg/mℓ (VR: 10 a 65)
- 25(OH)-vitamina D[25(OH)D] = 15 ng/mℓ (VR: 30 a 60)
- Creatinina = 0,4 mg/dℓ (VR: 0,7 a 1,2)
- Hb = 7,1 g/dℓ (VR: 14 a 18)
- Fosfatase alcalina = 593 U/ℓ (VR: 40 a 129).

As radiografias evidenciaram osteíte fibrosa cística extensa, com reabsorção subperióstea em falanges, bem como tumores marrons em antebraço, tíbia e mandíbula. A tomografia computadorizada (TC) cervical 4D revelou adenoma ectópico de paratireoide no esterno (Figura 7.2).

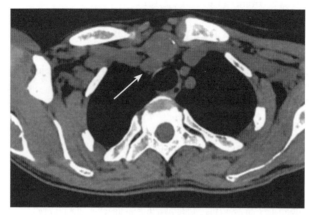

FIGURA 7.2 TC cervical 4D, *seta branca* mostrando adenoma ectópico em região posterior da fúrcula esternal.

▶ **Sobre este caso, é <u>incorreto</u> afirmar:**

a) A cintilografia com sestamibi é mais sensível do que a TC cervical 4D para o diagnóstico localizatório de adenomas de paratireoide.
b) Esse paciente pode evoluir com síndrome de fome óssea, pois apresenta doença óssea extensa e fosfatase alcalina elevada.
c) Como o paciente apresenta 25(OH)D < 20 ng/mℓ, deve-se prescrever a reposição de vitamina D no pré-operatório, com dose de até 1.000 UI/dia.
d) Após a cirurgia, é esperada normalização do cálcio sérico em até 7 dias, melhora da DMO nos primeiros 6 meses, diminuição de nefrolitíase e melhora dos sintomas gerais e neuropsiquiátricos.

COMENTÁRIOS

O hiperparatireoidismo primário (HPTP) é a causa mais frequente de hipercalcemia ambulatorial, sendo mais frequente no sexo feminino, entre 45 e 65 anos. Cerca de 85 a 90% são adenomas solitários, 10% hiperfunção de múltiplas glândulas e < 1% carcinoma de paratireoide. Em uma série com 145 pacientes operados por HPTP, 9% foram adenomas ectópicos. Nesses casos foram evidenciados níveis séricos de cálcio mais elevados, e tumores maiores do que os adenomas tópicos. Após a confirmação laboratorial, segue-se a investigação com exames de imagem das paratireoides: ultrassonografia, cintilografia com sestamibi ou TC cervical 4D. Estudos demonstraram que a TC 4D teve maior sensibilidade do que SPECT/CT em pacientes com doença de glândula única (sensibilidade de 92,5% *versus* 75,1%, respectivamente; p < 0,001) e com doença multiglandular (sensibilidade de 58,2% *versus* 30,8%, respectivamente; p < 0,001).

Todos os pacientes com HPTP sintomático (osteíte fibrosa cística ou doença renal) têm indicação de paratireoidectomia. Maior vigilância deve ser adotada no pós-operatório nos pacientes idosos, com doença óssea extensa, fosfatase alcalina alta no pré-operatório, e com adenomas mais volumosos, pelo maior risco de ocorrência da *síndrome de fome óssea*. Essa condição é marcada por captação excessiva de cálcio, fósforo e magnésio pelos ossos, após a diminuição brusca do PTH após a paratireoidectomia. Tipicamente, o paciente evolui com episódio prolongado de hipocalcemia sintomática, sendo necessária a reposição com doses elevadas de cálcio, calcitriol, vitamina D$_3$ e, por vezes, fósforo e magnésio.

> Deficiência de vitamina D é um achado frequente no HPTP, pela maior conversão da 25(OH)D em calcitriol, estimulada pela secreção aumentada de PTH. Apesar de não existirem muitos estudos no assunto, é indicada reposição cautelosa no pré-operatório com doses de 600 a 1.000 UI/dia em pacientes com 25(OH)D < 20 ng/mℓ, pelo risco de piorar a hipercalcemia e a hipercalciúria. Após a cirurgia, espera-se uma recuperação da massa óssea em coluna lombar e fêmur, principalmente após 6 meses, naqueles pacientes com doença óssea extensa. Também são observadas diminuição de fraturas e do surgimento de nefrolitíase, bem como melhora dos sintomas gerais e neuropsiquiátricos, da tolerância à glicose e de alguns parâmetros cardiovasculares (pressão arterial e espessura da íntima média carotídea).

✓ **Resposta: A**

⊕ **Referências: 4 a 6**

CASO #4

Mulher, 71 anos, refere que realizou densitometria óssea de rotina, mas nunca apresentou nenhuma fratura. Nega qualquer outra queixa. Tem diabetes melito tipo 2 há 12 anos e encontra-se em uso de metformina XR (2 g/dia) e gliclazida MR (30 mg/dia). Tabagismo atual. Nega etilismo. Sem história de fraturas na família. Ao **exame físico**, peso = 62 kg; altura = 1,58 m; PA = 140/80 mmHg.

A radiografia de coluna toracolombar não evidenciou fraturas vertebrais. O resultado da densitometria óssea e a imagem da aquisição em coluna e quadril (Figuras 7.3 e 7.4) podem ser vistos a seguir.

Sítio	DMO	Escore-T	Escore-Z
L1-L4	0,796	−2,3	−1,6
Colo do fêmur	0,612	−2,1	−0,9
Fêmur total	0,638	−2,0	−1,0

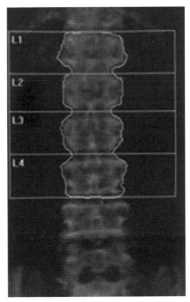

FIGURA 7.3 Aquisição da coluna lombar na densitometria óssea.

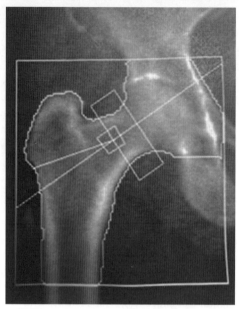

FIGURA 7.4 Aquisição do quadril na densitometria óssea.

> Além de orientar reposição de cálcio e vitamina D, qual a melhor conduta nesse momento?
a) Solicitar um novo laudo da densitometria, pois não é possível confiar no resultado atual.
b) Iniciar investigação para causas de osteoporose secundária, já que a paciente tem escore-Z abaixo de −1,5 em coluna lombar.
c) Solicitar uma tomografia computadorizada (TC) de coluna toracolombar, pois a radiografia isolada não é suficiente para excluir fratura vertebral que, caso presente, indicaria início de medicação antiosteoporose.
d) Iniciar medicação antiosteoporose, já que a paciente tem osteopenia associada a dois fatores de risco para fraturas: diabetes melito tipo 2 e tabagismo.

COMENTÁRIOS

Diante de um diagnóstico de osteopenia (Escore-T entre −1,0 e −2,4 em mulheres na pós-menopausa sem evidência de fraturas), a conduta correta para decidir sobre indicação de terapia antiosteoporose, além do início de reposição de cálcio e vitamina D, é o cálculo do FRAX®. Este último determina o risco de fraturas maiores ou fratura de quadril nos próximos 10 anos. No Brasil, utilizamos a metodologia do NOGG, que plota a paciente em um gráfico de risco obtido a partir de um estudo epidemiológico local. Caso a paciente seja plotada na área vermelha do gráfico, o tratamento está indicado. Utilizar os fatores de risco isolados sem realizar o cálculo do FRAX® não é recomendado. Embora a presença de fratura de fragilidade dispense o cálculo do FRAX®, a radiografia de coluna é suficiente para avaliação da presença de fratura vertebral, ficando a TC ou a ressonância magnética reservadas para os casos duvidosos.

Nesse caso, no entanto, ainda não é possível fechar o diagnóstico de osteopenia, pois houve um erro na aquisição da coluna lombar durante a realização da densitometria óssea; o técnico deixou a vértebra L4 de fora da avaliação, considerando uma possível vértebra de transição como L1. Vértebra de transição é uma vértebra extranumerária não rara na população geral. Para evitar esse erro, recomenda-se que o técnico identifique primeiro a L5 e, então, realize a contagem das vértebras de baixo para cima. Esse exame, portanto, precisa ter seu laudo reavaliado antes de se tomar qualquer conduta. Um escore-Z em mulheres na pós-menopausa abaixo de −2,0 é o parâmetro que indica a necessidade de se aprofundar a pesquisa de causas secundárias para a perda de massa óssea.

✓ Resposta: A
⊕ Referências: 7 e 8

CASO #5

Paciente, 50 anos, negra, com menopausa há 2 anos, evolui há 10 anos com dores em região de joelhos. Essas dores, inicialmente controladas com anti-inflamatórios, passaram a não ter resposta, quando, então, a paciente procurou um ortopedista, que se deparou com exames que mostraram fosfatase alcalina de 450 U/ℓ (VR: 35 a 104 U/ℓ), associada a níveis normais de cálcio, fósforo e PTH. Ao **exame físico**, notava-se arqueamento da perna esquerda, na qual havia aumento da temperatura cutânea em comparação à perna contralateral. Na Figura 7.5, observa-se o aspecto da tíbia esquerda à radiografia, com arqueamento anterior, espessamento cortical e diminuição do tamanho da cavidade medular. Na cintilografia com metilenodifosfonato marcado com ^{99m}Tc-MDP, intensa captação do radiofármaco é evidenciada, sobretudo no crânio e na tíbia esquerda.

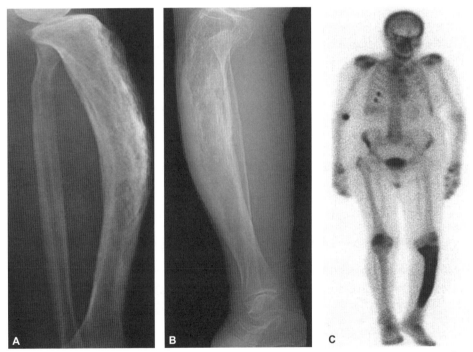

FIGURA 7.5 Radiografias frontal (**A**) e lateral (**B**) da tíbia esquerda, mostrando arqueamento anterior, expansão óssea pronunciada, espessamento cortical e formação de osso endosteal, com resultante diminuição do tamanho da cavidade medular. **C.** Na cintilografia com ^{99m}Tc-MDP, evidencia-se intensa captação do radiofármaco, sobretudo no crânio e na tíbia esquerda.

382 Endocrinologia: Casos Clínicos Comentados

▶ **Diante de paciente com tal quadro clínico, é <u>incorreto</u> afirmar:**

a) A cintilografia óssea com ^{99m}Tc-MDP tem baixa especificidade e ótima sensibilidade na avaliação da extensão esquelética, podendo haver 10 a 15% de lesões que são vistas na cintilografia, mas não na radiografia.

b) O osteossarcoma é a complicação mais temida, tendo como sinais de alerta o súbito aumento de fosfatase alcalina, dor local e fratura em topografia de lesão prévia.

c) O ácido zoledrônico representa o tratamento de escolha, sendo denosumabe e romosozumabe opções terapêuticas igualmente efetivas.

d) Os achados histológicos de osteoclastos grandes na biópsia óssea estão relacionados com aumento da atividade metabólica do osso, fato que se traduz laboratorialmente com aumento de P1NP e NTx urinário.

COMENTÁRIOS

A paciente muito provavelmente tem a doença de Paget óssea (DPO), também chamada osteíte deformante. É mais comumente encontrada em países de origem anglo-saxônica (Inglaterra, Austrália, Nova Zelândia e EUA) e na Holanda, nos quais representa a segunda doença osteometabólica mais prevalente, sendo superada apenas pela osteoporose. Com discreta prevalência no sexo masculino, costuma desenvolver-se após os 40 anos e é mais frequentemente diagnosticada a partir da quinta década de vida.

Os principais sítios acometidos são vértebras, ossos longos dos membros inferiores, pelve e crânio. Nos ossos afetados, a DPO caracteriza-se por uma excessiva reabsorção óssea nos ossos afetados, seguida de um aumento exagerado na formação óssea, originando um tecido ósseo estruturalmente desorganizado, que favorece a redução da força e da qualidade óssea, resultando em deformidades e fraturas.

Laboratorialmente, a DPO manifesta elevação dos marcadores bioquímicos de remodelação óssea, tanto de formação (p. ex., fosfatase alcalina sérica [FAS] e pró-peptídios do colágeno tipo 1 [P1NP]), como de reabsorção (p. ex., N-telopeptídeo [NTx] e C-telopeptídeo [CTx]). O marcador mais utilizado é a FAS, cujos valores podem, contudo, estar normais em até 20% dos pacientes, sobretudo naqueles com doença monostótica. Nessa situação, devem ser utilizadas a fosfatase alcalina osso-específica, o P1NP ou os marcadores de reabsorção, preferencialmente o NTx urinário.

No diagnóstico da DPO, a radiografia constitui o exame de avaliação inicial. Contudo, a cintilografia óssea é o teste de maior sensibilidade e pode detectar 10 a 15% de lesões que não aparecem na radiografia. Caracteristicamente, observa-se intensa captação do radiofármaco nos ossos afetados.

O tratamento mais indicado são os bisfosfonatos, sendo o ácido zoledrônico a opção de escolha, devido sua maior potência antirreabsortiva e, consequentemente, sua maior eficácia em induzir normalização da fosfatase alcalina e alívio dos sintomas. Existem evidências limitadas que colocam o denosumabe como uma alternativa viável, porém tal conduta não é recomendada pela mais recente diretriz sobre o manejo da DPO, publicada em 2019. Ainda não dispomos de estudos publicados que incluam romosozumabe como opção terapêutica para a DPO. O osteossarcoma é a complicação mais temida e deve ser suspeitado em pacientes que tenham súbito aumento de fosfatase alcalina e dor local e fratura em topografia de lesão prévia.

✔ Resposta: C

➕ Referências: 9 a 11

Capítulo 7 • Doenças Osteometabólicas **383**

▶ **Sobre as manifestações da doença de Paget óssea (DPO) em um paciente com doença poliostótica (crânio, pelve, tíbia e fêmur) sem história recente de fratura ou imobilização prolongada, escolha a alternativa <u>incorreta</u>:**

a) Cefaleia e surdez.
b) Hipercalcemia e hipercalciúria.
c) Osteoartrite de quadril.
d) Arqueamento da tíbia.

COMENTÁRIOS

Os níveis séricos de cálcio e fósforo encontram-se normais na DPO. Entretanto, hipercalciúria e hipercalcemia podem surgir em caso de imobilização prolongada ou fratura, em decorrência do aumento na reabsorção óssea. Em contrapartida, o achado de hipercalcemia em um paciente ambulatorial sugere o diagnóstico de *hiperparatireoidismo primário* (HPTP) associado. Não está claro se há relação entre essas duas doenças, mas HPTP tem sido relatado em até 15 a 20% dos casos de DPO.

✅ Resposta: B

➕ Referências: 9 a 11

CASO #6

Mulher, 73 anos, com queixa de dor lombar e radiografia que mostra fraturas em T10, T12 e L1. Refere já ter feito uso de alendronato por 5 anos, tendo suspendido por conta própria há 3 anos. História de infarto agudo do miocárdio há 1 ano. Tabagista há 55 anos. Mãe com história de fratura de quadril. Menopausa cirúrgica aos 34 anos, sem ter feito reposição estrogênica. Ingestão diária de cálcio na dieta adequada.

Os **exames laboratoriais** mostravam:

- Cálcio = 9,2 mg/dℓ (VR: 8,6 a 10,2)
- Albumina = 4,1 g/dℓ (VR: 3,5 a 5,2)
- Fósforo = 3,5 mg/dℓ (VR: 2,5 a 4,5)
- TSH = 2,1 mUI/ℓ (VR: 0,45 a 4,5)
- PTH = 47 pg/mℓ (VR: 10 a 65)
- 25(OH)D = 21 ng/mℓ
- Calciúria de 24 h = 110 mg/24 h (VR: 100 a 300)
- Glicemia, TSH e hemograma = normais.

A densitometria óssea mostrou Escore-T compatível com osteoporose em L2-L4 e colo do fêmur, como mostrado a seguir.

Sítio	DMO	Escore-T	Escore-Z
L2-L4	0,490	−3,7	−2,9
Colo do fêmur	0,483	−4,0	−2,7
Fêmur total	0,638	−4,2	−2,8

Sobre este caso é <u>correto</u> afirmar:

a) A paciente apresenta alto risco de fratura, tendo indicação de iniciar teriparatida na dose de 20 μg/dia por, no máximo, 2 anos.
b) A paciente tem muito alto risco de fratura e poderia fazer uso do romosozumabe por, no máximo, 1 ano.
c) A paciente apresenta alto risco de fratura, mas não é aconselhável iniciar teriparatida devido ao uso prévio de alendronato.
d) A paciente apresenta muito alto risco de fratura e poderia iniciar tanto teriparatida quanto abaloparatida, mas não romosozumabe.

COMENTÁRIOS

De acordo com as últimas diretrizes de tratamento da osteoporose (tanto da American Association of Clinical Endocrinology [AACE] quanto da Endocrine Society), pacientes com escore-T menor ou igual a −2,5 em qualquer sítio da densitometria óssea, associado a pelo menos duas fraturas, devem ser classificados como de muito alto risco para novas fraturas, tendo indicação de terapia anabólica. A paciente em questão, portanto, por apresentar três fraturas vertebrais, deve ser assim classificada. A princípio, qualquer opção anabólica pode ser feita, mas a paciente tem alto risco cardiovascular (teve um evento cardiovascular há 1 ano), o que é considerado contraindicação ao romosozumabe. Este último é um anticorpo humanizado contra a esclerostina que foi aprovado como fármaco antiosteoporose por estimular a formação e inibir a reabsorção óssea. Tem elevada eficácia em reduzir fraturas, porém, em alguns estudos (mas não em todos), foi associado a risco aumentado de eventos cardiovasculares. Por isso, tem sido recomendado evitar o uso de romosozumabe em pacientes que nos últimos 12 meses tenham tido doença isquêmica cardíaca ou acidente vascular encefálico.

✔ **Resposta:** D

➕ **Referências:** 12 e 13

CASO #7

Homem, 39 anos, sem comorbidades, queixa-se de lombalgia e fraqueza em membros inferiores há 2 anos. Traz ressonância magnética de coluna lombossacra com colapsos parciais dos corpos vertebrais de T11 a L3 e L5 e imagem sugestiva de hemangioma ósseo em T12.

Os **exames laboratoriais** iniciais mostravam fósforo = 1,0 mg/dℓ (VR: 2,5 a 4,5) e fosfatase alcalina de 493 U/ℓ (VR: 40 a 129). Na investigação da hipofosfatemia, foram encontrados:

- Fração excretora de fósforo = 30% (VR: < 15%)
- 25-hidroxivitamina D e PTH, normais
- 1,25-di-hidroxivitamina D [1,25(OH)$_2$D] = 45,09 pg/mℓ (VR: 65,26 a 171,86)
- CTx = 0,820 ng/mℓ (VR: 0,016 a 0,584).

Com base nos exames citados, foi iniciada reposição oral de fosfato, colecalciferol e calcitriol. Com esse tratamento, alcançou-se normalização dos níveis séricos de 1,25(OH)$_2$D, mas a hipofosfatemia persistiu. O paciente foi submetido a uma cintilografia com análogo de somatostatina (^{99m}Tc-EDDA/HYNIC-TOC) e um exame de imagem anatômico direcionou para imagem nodular no hálux direito (Figura 7.6).

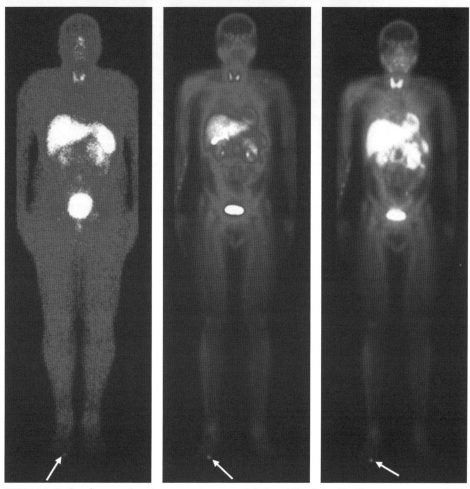

FIGURA 7.6 Cintilografia com análogo de somatostatina mostrando lesão no hálux direito. (Esta figura encontra-se reproduzida em cores no Encarte.)

▶ Sobre este caso é <u>incorreto</u> afirmar:

a) Trata-se de osteomalacia induzida por tumor, uma rara síndrome paraneoplásica associada a tumores de origem mesenquimal cuja investigação de sua localização é feita inicialmente com técnicas de imagem de medicina nuclear.
b) O fator de crescimento de fibroblastos 23 (FGF-23) é uma glicoproteína produzida por osteoclastos que leva, ao se ligar ao Klotho-FGF *receptor complex*, a aumento da expressão das proteínas cotransportadoras NaPi-IIa e NaPi-IIc, aumento da expressão do gene *CYP27B1* e redução da expressão do gene *CYP24*.
c) Os principais marcadores bioquímicos da síndrome são: hipofosfatemia, $1,25(OH)_2D$ baixa ou inapropriadamente normal, bem como níveis elevados ou inapropriadamente normais de FGF-23. Tais achados são também encontrados no raquitismo hipofosfatêmico ligado ao X.
d) Quando o tumor implicado não é localizado ou for irressecável, inicia-se tratamento medicamentoso com reposições orais de fosfato e calcitriol, e podendo-se lançar mão também do burosumabe.

COMENTÁRIOS

Osteomalacia induzida por tumor (OIT) é uma rara síndrome paraneoplásica associada a tumores de origem mesenquimal produtores de FGF-23, uma glicoproteína produzida por osteócitos e osteoblastos que exerce suas funções ao se ligar ao Klotho-FGF *receptor complex* na membrana apical do túbulo renal proximal. Isso acarreta supressão da expressão das proteínas responsáveis por reabsorção de fósforo em níveis intestinal e renal (NaPi-2a e NaPi-2c), redução da expressão do gene *CYP27B1* – que codifica a proteína 25(OH)D-1α-hidroxilase – e aumento da expressão do gene *CYP24*, que codifica a proteína 25(OH)D-24-hidroxilase.

Laboratorialmente, encontra-se hipofosfatemia secundária à perda renal de fosfato, 1,25(OH)$_2$D baixa ou inapropriadamente normal, bem como níveis elevados ou inapropriadamente normais de FGF-23. Clinicamente, manifesta-se por dor osteomuscular, fraqueza muscular proximal, mineralização óssea deficiente e fraturas.

O diagnóstico diferencial das causas herdadas de hipofosfatemia inclui: raquitismo hipofosfatêmico ligado ao X, raquitismo hipofosfatêmico autossômico dominante e raquitismo hipofosfatêmico autossômico recessivo. Tais condições se diferenciam da OIT pela história familiar positiva e pelo acometimento de faixas etárias mais jovens.

Para a localização do tumor, realizam-se testes funcionais com análogos de somatostatina (p. ex., ^{68}Ga-DOTATATE PET/CT, Octreoscan® etc.) ou com ^{18}F-FDG PET/CT. A cura dá-se pela retirada cirúrgica completa do tumor. Quando o mesmo não for localizado ou mostrar-se irressecável, as opções terapêuticas são a reposição oral de fosfato e calcitriol, bem como o burosumabe. Este último é um anticorpo monoclonal humano que inibe o FGF-23, sendo aplicado SC a cada 4 semanas. Ele foi recentemente aprovado para o tratamento da OIT e do raquitismo hipofosfatêmico ligado ao X.

✔ Resposta: D

➕ Referências: 14 a 18

CASO #8

Mulher, 52 anos, procura serviço por queixa de fraqueza muscular e dificuldade de deambulação há cerca de 2 anos. É hipertensa e sabe ter a infecção pelo HIV há 10 anos. Faz uso de losartana e terapia antirretroviral (tenofovir, lamivudina e efavirenz). Densitometria óssea evidenciou escore-T de –4,1 em coluna; escore-T de –3,5 em fêmur total e –3,2 em colo do fêmur. Nas radiografias de coluna, notam-se múltiplas fraturas em vértebras e costelas.

Os **exames laboratoriais** apontavam:

- 25-hidroxivitamina D = 15 ng/mℓ (VR: > 20)
- Cálcio = 8,1 mg/dℓ (VR: 8,6 a 10,2)
- Fósforo = 1,6 mg/dℓ (VR: 2,5 a 4,5)
- PTH = 78 pg/mℓ (VR: 10 a 65)
- Fosfatase alcalina = 252 U/ℓ (VR: 46 a 120)
- Creatinina = 0,8 mg/dℓ (VR: 0,7 a 1,3)
- Sumário de urina com glicosúria 2+ e proteinúria 1+.

▶ **I. De acordo com os dados clínicos e laboratoriais apresentados, qual o diagnóstico mais provável?**

a) Osteoporose estabelecida.
b) Osteomalacia oncogênica.
c) Hiperparatireoidismo primário.
d) Osteomalacia hipofosfatêmica secundária à síndrome de Fanconi.

Capítulo 7 • Doenças Osteometabólicas

▶ **II. Qual seria a conduta mais apropriada para o caso?**

a) Reposição de cálcio e vitamina D, além do início de teriparatida.
b) Realizar exames para localização do tumor mesenquimal e excisão cirúrgica do mesmo.
c) Realizar exames para localizar a paratireoide doente e em seguida retirada da glândula, já que a paciente apresenta indicação de tratamento cirúrgico.
d) Modificar a terapia antirretroviral (TARV).

COMENTÁRIOS

A paciente apresenta fraqueza muscular, dificuldade de deambulação, múltiplas fraturas e uma densitometria óssea mostrando uma importante perda de massa óssea. Quando nos deparamos com essa apresentação clínica, devemos sempre suspeitar de um quadro de *osteomalacia*. Esta é uma doença que acomete adultos e é causada por uma diminuição da mineralização óssea. Pode ser decorrente de uma deficiência grave de vitamina D (principalmente com valores abaixo de 10 ng/mℓ), deficiência de fósforo ou um defeito primário da mineralização.

No quadro clínico apresentado, a paciente faz uso de tenofovir, uma das medicações mais associadas à síndrome de Fanconi. A síndrome cursa com fosfatúria, o que justifica os baixos níveis de fósforo sérico. Além disso, pode haver glicosúria, proteinúria, bicarbonatúria e calciúria. A bicarbonatúria leva a um quadro de acidose metabólica, que, por sua vez, inibe a 1-alfa-hidroxilase, levando a uma redução na síntese de calcitriol e no cálcio sérico. Desta forma, a conduta mais apropriada seria trocar a TARV para resolução da síndrome de Fanconi e normalização dos níveis séricos de fósforo.

✅ **Respostas:** D e D

➕ **Referência:** 19

CASO #9

Homem, 41 anos, com história de nefrolitíase bilateral há 5 anos. Nega outras comorbidades ou uso de qualquer medicação. Sem história de fratura. Nega tabagismo. A radiografia toracolombar não evidencia nenhuma fratura vertebral. Traz a seguinte densitometria óssea:

Sítio	DMO	Escore-T	Escore-Z
L1-L4	0,821	−2,0	−2,4
Colo do fêmur	0,904	−1,8	−2,1
Fêmur total	0,938	−1,6	−1,9

Os **exames laboratoriais** mostravam:

- Cálcio total corrigido = 9,9 mg/dℓ (VR: 8,6 a 10,2)
- Fósforo = 3,1 mg/dℓ (VR: 2,5 a 4,5)
- Cálcio ionizado = 1,22 nmol/ℓ (VR: 1,11 a 1,40 nmol/ℓ)
- PTH = 79 pg/mℓ (VR: 10 a 65)
- 25-hidroxivitamina D = 38 ng/mℓ (VR: > 20)
- Calciúria = 424 mg/24 h (VR: 100 a 300)
- Fosfatase alcalina = 117 U/ℓ (VR: 46 a 120)
- Testosterona total = 328 ng/dℓ (VR: 240 a 816)
- TSH = 2,8 mUI/ℓ (VR: 0,45 a 4,5)
- Hemograma = normal
- Rastreio para doença celíaca = negativo.

388 Endocrinologia: Casos Clínicos Comentados

▶ **I. Qual o diagnóstico desse paciente?**

a) Osteopenia.
b) Osteoporose.
c) Baixa massa óssea para a idade.
d) Não é possível estabelecer um diagnóstico apenas com os dados apresentados.

▶ **II. Qual o melhor tratamento para melhorar a massa óssea desse paciente?**

a) Alendronato.
b) Hidroclorotiazida.
c) Terapia de reposição de testosterona.
d) Paratireoidectomia.

COMENTÁRIOS

Em homens com idade abaixo de 50 anos (assim como em mulheres na pré-menopausa), não se utiliza o escore-T da densitometria óssea para diagnóstico, mas, sim, o escore-Z. Este último, quando menor ou igual a −2,0, estabelece o diagnóstico de baixa massa óssea para a idade. O diagnóstico de osteoporose somente é feito caso o paciente apresente alguma fratura de fragilidade. Não se usa a terminologia de osteopenia nessa faixa etária. Em todo homem jovem com baixa massa óssea para a idade, deve-se investigar uma causa secundária. Nesse paciente, foi identificada hipercalciúria, que tem provável origem primária por defeito tubular renal, levando tanto à nefrolitíase, quanto à baixa massa óssea. O aumento do PTH pode ser secundário à própria hipercalciúria. O tratamento dessa condição com um diurético tiazídico, como a hidroclorotiazida, reduz a calciúria e pode melhorar a massa óssea.

✔ Respostas: **C e B**

➕ Referências: **7 e 20**

CASO #10

Mulher, 45 anos, com baixa estatura e deformidades em ambos os membros inferiores, associadas a dores ósseas generalizadas e fraqueza muscular proximal. Há 5 anos, evoluiu com perda de todos os dentes. Tem filho com quadro clínico semelhante e neta com atraso do crescimento estatural.

Os **exames laboratoriais** mostraram:

- Fósforo = 1,8 mg/dℓ (VR: 2,5 a 4,5)
- Cálcio = 8,9 mg/dℓ (8,6 a 10,2)
- Albumina = 4,0 g/dℓ; PTH = 79 pg/mℓ (VR: 10 a 65)
- 25-hidroxivitamina D = 16 ng/mℓ (VR: > 20).

As radiografias de ossos longos mostraram múltiplas fraturas consolidadas nos quatro membros.

▶ **I. Sobre a principal suspeita diagnóstica, assinale a alternativa <u>correta</u>:**

a) É esperado que a paciente tenha taxa de reabsorção do fósforo elevada.
b) Espera-se que a paciente apresente esclera azulada e hiperextensibilidade ligamentar.
c) Espera-se aumento do FGF-23 nessa condição, levando a um aumento da perda renal de fosfato.
d) A principal forma de transmissão dessa condição é a autossômica recessiva.

Capítulo 7 • Doenças Osteometabólicas 389

II. Foi realizado teste genético para definição da causa etiológica, comprovando-se o diagnóstico de raquitismo hipofosfatêmico ligado ao X. Qual das mutações a seguir deve ter sido encontrada?

a) Mutação inativadora do *PHEX*.
b) Mutação ativadora do gene do FGF-23.
c) Mutação inativadora do gene do receptor sensor do cálcio.
d) Mutação ativadora do *GNAS1*.

COMENTÁRIOS

O raquitismo hipofosfatêmico ligado ao X (XLH) é considerado a causa mais comum de raquitismo hereditário. Trata-se, contudo, de doença rara, com incidência de 3,9 por 100.000 nascidos vivos e uma prevalência que varia de 1,7 por 100.000 crianças a 4,8 por 100.000 pessoas (crianças e adultos). É causado por mutações inativadoras no gene *PHEX*. Tais mutações geram uma proteína defeituosa, incapaz de degradar o FGF-23 e, como consequências, ocorrem fosfatúria e inibição da 1-alfa hidroxilase.

O diagnóstico definitivo da doença é feito mediante investigação molecular. Contudo, o exame físico e as avaliações laboratorial e radiológica podem nortear a investigação diagnóstica. As principais anormalidades bioquímicas são a hipofosfatemia crônica, devido à perda renal fosfato. Nessa condição, a taxa de reabsorção de fósforo está caracteristicamente baixa (< 85%). O tratamento na infância tem como objetivos principais a redução das deformidades esqueléticas e a melhora do ritmo de crescimento, sendo classicamente realizado com a reposição de fosfato oral e um análogo ativo da vitamina D, como o calcitriol.

✅ **Respostas:** C e A

➕ **Referências:** 21 a 23

CASO #11

Mulher, 62 anos, menopausada há 10 anos, apresenta-se com quadro de dorsalgia de caráter mecânico há cerca de 3 meses. Ela tem diagnóstico de hipertensão arterial sistêmica e diabetes melito tipo 2 (DM2), bem como história prévia de tratamento quimioterápico por câncer em mama direita.

Inicialmente, foram solicitadas radiografias de coluna torácica que mostraram alterações degenerativas e redução da densidade mineral óssea, sem fraturas vertebrais. A densitometria óssea evidenciou osteoporose em coluna lombar (escore-T de –2,8 em L1-L4) e osteopenia em colo de fêmur (escore-T de –1,4), com densidade mineral óssea preservada em outros sítios.

Com relação ao caso clínico, assinale a alternativa <u>correta</u>:

a) O uso de dexametasona associado ao tratamento quimioterápico para câncer de mama pode ter contribuído para o desenvolvimento de osteoporose, sendo alguns dos mecanismos relacionados ao efeito dos glicocorticoides no tecido ósseo: supressão direta da osteoblastogênese, aumento da apoptose dos osteoblastos, redução da expressão da osteoprotegerina, redução da expressão do RANKL e inibição da via de sinalização WNT intracelular.
b) Raloxifeno, um modulador seletivo do receptor de estrógeno (SERM), pode representar uma opção terapêutica neste caso.
c) A perda de massa óssea mais expressiva em osso cortical nos primeiros 10 anos de menopausa, como observada na paciente em questão, é uma característica do efeito da privação estrogênica no metabolismo ósseo.
d) DM2 está associado à menor densidade mineral óssea (DMO) e consiste em um fator de risco para fraturas osteoporóticas independentemente do risco calculado pelo FRAX.

COMENTÁRIOS

O principal efeito direto dos glicocorticoides (GC) no tecido ósseo consiste na redução da formação óssea. Eles estimulam a formação de células da linhagem adipocitária em relação às células de linhagem osteoblástica, em nível de medula óssea. Adicionalmente, eles aumentam a apoptose dos osteoblastos e dos osteócitos, resultando em menor formação óssea, menor capacidade do tecido de reagir a microlesões e secreção aumentada de esclerostina. Os GC também estimulam a expressão do RANKL e reduzem a expressão da osteoprotegerina, aumentando a reabsorção óssea. Além disso, podem inibir a sinalização WNT intracelular, uma via que estimula a atividade osteoblástica mediante a ativação da β-catenina e regulação da expressão gênica dos osteoblastos.

Os moduladores seletivos do receptor de estrogênio (SERM) interagem com receptores de estrogênio como agonistas ou antagonistas, dependendo do tecido-alvo e do fármaco. O raloxifeno apresenta efeitos agonistas sobre o tecido ósseo e antagonistas aos estrógenos em mama, sem estímulo do endométrio. O Estudo MORE, com seguimento de 36 meses, demonstrou redução de risco de fratura vertebral em grupos recebendo raloxifeno nas doses de 60 mg/dia (RR 0,7; IC 95%, 0,5 a 0,8) e 120 mg/dia (RR 0,5; IC 95%, 0,4 a 0,7), bem como ganho de massa óssea em coluna e colo de fêmur, porém sem redução de risco de fraturas não vertebrais e de quadril. Também houve redução da incidência de neoplasia de mama. Nos primeiros 10 anos de menopausa, observa-se uma perda de massa óssea mais significativa em osso trabecular, podendo atingir 20 a 30%. Após esse período, a perda é mais lenta e contínua, similar nos ossos trabecular e cortical.

O DM2 consiste em um fator de risco independente para fraturas osteoporóticas, apesar de estar associado a maior DMO. Os mecanismos são multifatoriais, mas ainda pouco esclarecidos, incluindo qualidade e força muscular reduzidas, quedas e alterações na força do tecido ósseo.

✓ **Resposta:** B

⊕ **Referências:** 24 a 26

CASO #12

Mulher, 66 anos, foi encaminhada ao endocrinologista com suspeita de osteoporose secundária (escore-Z de –3,5). Ela vinha em uso de risedronato há 2 anos, mas não houve melhora significativa da densidade mineral óssea.

Os **exames laboratoriais** mostraram:

- Glicemia = 110 mg/dℓ
- TSH e T$_4$ livre = normais
- PTH = 137 e 145 pg/mℓ (VR: 10 a 65) – repetido e confirmado
- Cálcio = 9,7 e 9,9 mg/dℓ (VR: 8,6 a 10,2)
- Albumina = 4,3 g/dℓ (VR: 3,5 a 5,2)
- Calciúria de 24 h = 109 mg/24 h (VR: 100 a 300)
- 25-hidroxivitamina D = 31 e 34 ng/mℓ (VR: > 20)
- Fósforo e creatinina = normais
- TFG-e = 91 mℓ/min (VR: ≥ 90).

▶ **I. Sobre este caso, marque a afirmativa <u>correta</u>:**

a) Apesar de tratar-se de aparente hiperparatireoidismo primário normocalcêmico, há indicação de tratamento cirúrgico devido à osteoporose refratária ao tratamento clínico.

b) O risedronato pode justificar a alteração no PTH, podendo ser substituído pelo denosumabe, pois este não interfere nos valores desse hormônio.

c) O diagnóstico de hiperpatireoidismo primário normocalcêmico não pode ainda ser estabelecido.

d) O diagnóstico mais provável é de hiperparatireoidismo secundário à deficiência de vitamina D, devendo-se elevar os níveis de 25-hidroxivitamina D para acima de 60 ng/mℓ.

II. Ainda sobre o Caso #12, posteriormente foi dosado o cálcio ionizado cujos níveis mostraram-se elevados em duas ocasiões: 1,9 e 2,2 nmol/ℓ (VR: 1,11 a 1,4), confirmando o diagnóstico de hiperparatireoidismo primário clássico. Foram solicitadas ultrassonografia cervical e cintilografia de paratireoides com sestamibi, porém não foi possível localizar lesões paratireóideas. Diante da indicação de tratamento cirúrgico apresentado pela paciente devido à osteoporose, o próximo passo recomendado é:

a) Tomografia computadorizada 4D.
b) Dosagem do PTH no aspirado da PAAF.
c) ^{68}Ga-DOTATATE PET/CT.
d) Octreoscan®.

COMENTÁRIOS

O diagnóstico do hiperparatireoidismo primário normocalcêmico (HPTPN) somente pode ser estabelecido após a exclusão de condições que possam elevar o PTH. Ademais, tanto o cálcio sérico total (CaST) como o cálcio sérico ionizado (CaSI) devem estar repetidamente normais. De fato, até 10% dos casos de aparente HPTPN têm CaST, mas valores elevados do CaSI, caracterizando hiperparatireoidismo primário (HPTP) clássico.

Entre as causas secundárias de elevação do PTH incluem-se: deficiência de vitamina D (a mais comum), insuficiência renal crônica (TFG-e < 60 mℓ/min), uso de medicações (lítio, bisfosfonatos, anticonvulsivantes, hidroclorotiazida, furosemida, denosumabe e inibidores do SGLT-2), hipercalciúria renal, síndromes de má absorção (doença celíaca, fibrose cística, doença de Crohn etc.), *bypass* gástrico e pseudo-hipoparatireoidismo.

Neste caso, a dosagem de cálcio ionizado veio elevada (1,60 nmol/ℓ; VR: 1,11 a 1,40), confirmando o diagnóstico de HPTP clássico. A tomografia computadorizada 4D (TC 4D) pode ser útil na localização das paratireoides, quando os procedimentos já realizados (USG e cintilografia) não forem conclusivos. Estudo recente revelou sensibilidade de 82% para TC 4D, contra 58% e 49% para a USG cervical e a cintilografia, respectivamente, quando utilizadas isoladamente. Dosagem de PTH no aspirado da PAAF seria útil em caso de nódulo localizado pela USG cervical e não evidenciado pela cintilografia. A PET/CT poderia ser uma opção, porém com a ^{18}F-fluorocolina, e não com ^{68}Ga-DOTATATE, utilizado na detecção de tumores neuroendócrinos, a exemplo do Octreoscan®.

✅ **Respostas:** C e A

➕ **Referências:** 27 e 28

CASO #13

Mulher, 43 anos, foi submetida, há 2 anos, à tireoidectomia total por nódulo de tireoide suspeito de malignidade. O exame histopatológico mostrou apenas doença benigna, mas a paciente evoluiu com parestesia e tetania 12 horas após o procedimento cirúrgico, recebendo o diagnóstico de hipoparatireoidismo. A paciente também apresenta doença hepática crônica secundária à hepatite C. No momento, está assintomática e em uso de calcitriol (0,5 µg/dia), carbonato de cálcio (3 g/dia) e vitamina D_3 (15.000 UI/semana).

Os **exames laboratoriais** mostravam:

- Cálcio total corrigido = 8,6 mg/dℓ (VR: 8,6 a 10,2)
- Fósforo = 4,4 mg/dℓ (VR: 2,5 a 4,5)
- Creatinina = 0,9 mg/dℓ (VR: 0,7 a 1,3)
- Calciúria/24 h = 370 mg (VR: 100 a 300)
- TGO = 64 U/ℓ (VR: até 32)
- TGP = 61 U/ℓ (VR: até 33).

Sobre este caso, é <u>correto</u> afirmar:

a) A paciente encontra-se dentro das metas terapêuticas e não precisa reajustar tratamento.
b) A paciente ainda não apresenta níveis ideais de cálcio, que seriam acima de 9,0 mg/dℓ. Deve-se, pois, aumentar a dose do calcitriol para 0,75 µg/dia.
c) Devido à hipercalciúria, deve-se reduzir a dose de reposição do carbonato de cálcio.
d) A paciente não se encontra na meta terapêutica, podendo-se iniciar hidroclorotiazida para controle da hipercalciúria.

COMENTÁRIOS

As metas do tratamento do hipoparatireoidismo (Tabela 7.1) incluem cálcio total no limite inferior da normalidade (ou um pouco abaixo), fósforo no limite superior da normalidade, produto cálcio × fósforo abaixo de 55 e calciúria < 250 mg/24 h em mulheres ou abaixo de 300 mg/24 h em homens e 25(OH)-vitamina D entre 30 e 60 ng/mℓ, com o paciente assintomático. Portanto, a paciente não se encontra na meta por apresentar hipercalciúria, uma complicação da reposição de calcitriol, que, caso tivesse sua dose aumentada, poderia elevar ainda mais os níveis de cálcio urinário, contribuindo para o risco de nefrolitíase. Para melhor controle da hipercalciúria, seria possível iniciar a hidroclorotiazida (25 mg/dia). A redução da dose de calcitriol também seria uma opção, mas, nesse caso, como o cálcio sérico já está abaixo do limite inferior da normalidade, a conduta poderia levar à hipocalcemia sintomática. Também se nota que a 25(OH)D está abaixo da meta, apesar do uso de dose semanal de 15.000 UI de vitamina D_3. Esse achado poderia decorrer de uma incapacidade hepática de fazer a hidroxilação da vitamina D_3, em função da hepatopatia crônica. Nessa situação, seria recomendável trocar a vitamina D_3 pela 25(OH)D3 (**calcifediol**), que tem melhor absorção intestinal, início de ação mais rápido e potência 3,2 vezes maior.

TABELA 7.1 Metas do tratamento do hipoparatireoidismo.

- Cálcio total no limite inferior da normalidade (ou um pouco abaixo)
- Fósforo no limite superior da normalidade
- Produto cálcio × fósforo < 55
- Calciúria < 250 mg/24 h em mulheres e < 300 mg/24 h em homens
- 25(OH)-vitamina D entre 30 e 60 ng/mℓ.

✔ **Resposta:** D

➕ **Referências:** 29 e 30

CASO #14

Paciente do sexo feminino, branca, 55 anos, foi encaminhada para o ambulatório de endocrinologia devido à suspeita de fratura de fêmur secundária à osteoporose. Apresenta histórico de 16 fraturas, sendo a primeira aos 3 anos, e foi submetida a cinco cirurgias ortopédicas para correção de deformidades ósseas. Faz uso de aparelho auditivo bilateral e prótese dentária total superior e inferior. Relata casos similares na família (Figura 7.7). Faz uso de alendronato, cálcio e vitamina D.

Os **exames laboratoriais** apontavam:

- Fosfatase alcalina = 87 U/ℓ (VR: 35 a 104)
- Cálcio = 9,0 mg/dℓ (VR: 8,6 a 10,3)
- Fósforo = 3,2 mg/dℓ (VR: 2,5 a 4,5)
- PTH = 52 pg/mℓ (VR: 10 a 65).

A densitometria óssea mostrou escore-T de –1,9 em L1-L4 e de –2,2 em colo femoral.

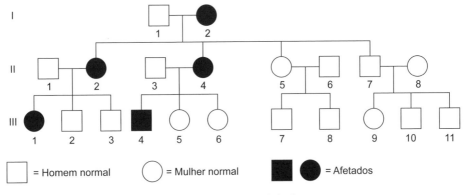

FIGURA 7.7 Heredograma da família.

▶ **Sobre o caso, assinale a alternativa correta:**

a) A principal hipótese é de osteoporose grave devido às fraturas e devem ser introduzidos agentes anabólicos.
b) Trata-se de uma doença genética de herança autossômica recessiva por mutação dos genes *COL1A1* ou *COL1A2*.
c) Todos os familiares acometidos terão os mesmos apresentação clínica e fenótipo da paciente apresentada.
d) O uso de agentes antirreabsortivos, no adulto, tem mostrado aumento da densidade mineral óssea, com pequena ou nenhuma redução de fraturas.

COMENTÁRIOS

Múltiplas fraturas por fragilidades de início na infância com deformidades ósseas, déficit auditivo, dentinogênese imperfeita e histórico familiar positivo nos remetem à osteogênese imperfeita. Nota-se, na Figura 7.7, que a doença acomete homens e mulheres, ocorre em todas as gerações e os indivíduos afetados são filhos de casais nos quais pelo menos um é afetado, caracterizando um padrão autossômico dominante. A expressão clínica da doença é heterogênea e variável. Dessa forma, em uma mesma família, pode haver fenótipos distintos. Os estudos com uso de bisfosfonatos nos adultos, diferentemente do que ocorre na população pediátrica, não demostram redução na ocorrência de fraturas ósseas.

✓ **Resposta: D**
⊕ **Referências: 31 e 32**

CASO #15

Mulher, 60 anos, realizou exames de rotina, que detectaram discreta elevação do cálcio sérico. Durante a consulta, negou queixas, comorbidades, uso de medicações ou fraturas prévias.

Os **exames laboratoriais** mostravam:

- PTH = 90 pg/mℓ e, 7 dias após, 91 pg/mℓ (VR: 10 a 65)
- Cálcio = 11,5 mg/dℓ e, 7 dias após, 11,8 mg/dℓ (VR: 8,6 a 10,3)
- Fósforo = 2,4 mg/dℓ (VR: 2,5 a 4,5)
- Albumina = 4,0 g/dℓ (VR: 3,5 a 5,2)

- Calciúria = 480 mg/24 h (VR: 55 a 220)
- 25-hidroxivitamina D = 35 ng/mℓ (VR: 30 a 60)
- Creatinina = 0,8 mg/dℓ (VR: 0,6 a 1,1).

▎ **Sobre o caso, é <u>incorreto</u> afirmar:**

a) A paciente tem doença cuja etiologia mais frequente é um adenoma único de paratireoide. A idade e o sexo da paciente são compatíveis com a epidemiologia da doença.

b) Deve ser solicitada densitometria óssea de coluna lombar, fêmur proximal e terço distal do rádio, visto que é esperada maior perda do osso cortical do que do trabecular.

c) O achado radiológico mais sensível e específico do acometimento ósseo dessa doença (osteíte fibrosa cística) é a reabsorção subperióstea.

d) Caso os exames de imagem das paratireoides – cintilografia com sestamibi e ultrassonografia (USG) – mostrem-se normais, não há indicação para o tratamento cirúrgico.

COMENTÁRIOS

A paciente tem hiperparatireoidismo primário clássico, mais prevalente após os 50 anos e em mulheres pós-menopausa. Tem como causa mais comum um adenoma único de paratireoide, seguido pela hiperplasia de paratireoides. As principais manifestações clínicas envolvem os ossos (desde a osteíte fibrosa cística – reabsorção subperióstea e tumores marrons – à osteoporose, com maior acometimento do osso cortical), e os rins (nefrolitíase e nefrocalcinose). Contudo, pode cursar também com manifestações cardiovasculares (p. ex., hipertensão, hipertrofia ventricular esquerda, doença arterial coronariana etc.), psiquiátricas (p. ex., depressão, ansiedade, perda de memória, alterações do sono etc.), dentre outras (calcificações ectópicas, sintomas relacionados à hipercalcemia, neuropatia periférica etc.).

O tratamento cirúrgico encontra-se indicado para todo paciente sintomático (osteíte fibrosa cística e/ou nefrolitíase) e nos assintomáticos que apresentem alguma das seguintes situações: cálcio sérico > 1 mg/dℓ acima do limite superior da normalidade, escore-T $\leq$ –2,5 ou fratura de fragilidade, redução do *clearance* de creatinina para < 60 mℓ/min/1,73 m^2, idade < 50 anos, e calciúria > 400 mg/24 h associada a outras alterações bioquímicas urinárias que aumentem o risco de cálculo renal. A paciente em questão apresenta calciúria elevada (480 mg/24 h), podendo se enquadrar na indicação de tratamento cirúrgico, mesmo que os exames de imagem estejam normais. Ademais, adenomas não detectados pelos exames de imagem convencionais (cintilografia com sestamibi e USG) podem ser visualizados pela tomografia computadorizada 4D.

✅ Resposta: D

➕ Referências: 27 e 28

CASO #16

Homem, 20 anos, com história de convulsões tônico-clônicas desde os 8 anos em tratamento com carbamazepina. Vem à consulta devido ao achado de hipocalcemia em exame de rotina (nunca havia dosado o cálcio sérico antes). O **exame físico** não apresentava alterações. Sinais de Trousseau e Chvostek negativos. Altura de 1,74 m; peso de 69 kg.

Nos **exames laboratoriais**:

- Cálcio total corrigido = 6,8 mg/dℓ (VR: 8,6 a 10,3)
- Fósforo = 6,4 mg/dℓ (VR: 2,5 a 4,5)
- PTH = 654 pg/mℓ (VR: 15 a 65)
- 25-hidroxivitamina D = 18 ng/dℓ (VR: 30 a 60).

Capítulo 7 • Doenças Osteometabólicas

▶ **Qual o mais provável diagnóstico desse paciente?**

a) Raquitismo dependente de vitamina D tipo 1.
b) Pseudo-hipoparatireoidismo.
c) Hipoparatireoidismo de provável causa congênita.
d) Hiperparatireoidismo secundário à deficiência de vitamina D.

COMENTÁRIOS

Os achados laboratoriais de hipocalcemia, hiperfosfatemia e elevação do PTH são compatíveis com a resistência periférica à ação do paratormônio, condição conhecida como pseudo-hipoparatireoidismo. Caso o paciente apresentasse hipoparatireoidismo, os níveis de paratormônio (PTH) seriam baixos ou inapropriadamente normais (mas próximos do limite inferior). No hiperparatireoidismo secundário à deficiência de vitamina D não ocorreria hiperfosfatemia, nem os níveis de PTH seriam tão altos. No raquitismo dependente de vitamina D tipo 1, causado por uma deficiência congênita da 1-alfa-hidroxilase, também não ocorreria hiperfosfatemia (poderia haver redução do fósforo sérico) e haveria um quadro clínico compatível com raquitismo.

✔ Resposta: B

⊕ Referência: 33

▶ **A osteodistrofia de Albright, caracterizada por baixa estatura, braquidactilia por encurtamento de metacarpos, obesidade central e déficit cognitivo, faz parte de qual dos quadros a seguir?**

a) Hipoparatireoidismo neonatal.
b) Hiperparatireoidismo familiar benigno.
c) Síndrome osteoporose-pseudoglioma.
d) Pseudo-hipoparatireoidismo tipo 1A.

COMENTÁRIOS

A osteodistrofia hereditária de Albright é observada sobretudo no pseudo-hipoparatireoidismo (PHP) tipo 1A, causado por mutações inativadores no gene *GNAS1*. Também é encontrada em casos de PHP tipo 1C e no pseudopseudo-hipoparatireoidismo.

✔ Resposta: D

⊕ Referência: 33

▶ **Sobre as características do pseudopseudo-hipoparatireoidismo (PPHP), assinale a alternativa** <u>correta</u>:

a) Cursa tipicamente com resistência ao PTH, mas não há hipocalcemia.
b) Resulta de mutação com perda de função no gene *GNAS1* herdada do pai.
c) Não é acompanhado de manifestações da osteodistrofia de Albright.
d) Frequentemente, associa-se a hipogonadismo e hipotireoidismo primários.

COMENTÁRIOS

O PPHP decorre de mutação com perda de função no gene *GNAS1* herdada do pai, enquanto no pseudo-hipoparatireoidismo tipo IA (PHP-1A) as mutações estão no alelo materno. Os pacientes com PPHP caracteristicamente não têm resistência ao PTH e outros hormônios (TSH, gonadotrofinas, GH etc.) nem hipocalcemia, como ocorre no PHP-1A. Contudo, em poucos casos já foi mostrada resistência parcial ao PTH e ao TSH. Em contrapartida, a osteodistrofia de Albright é observada no PHP-1A, PHP-1C e no PPHP. Ela se caracteriza por baixa estatura, face arredondada, encurtamento de 4º e 5º quirodáctilos. Déficit cognitivo é observado até nos casos de PHP-1A.

✅ Resposta: B

➕ Referência: 33

CASO #17

Mulher, 47 anos, submetida à paratireoidectomia inferior esquerda após diagnóstico de hiperparatireoidismo primário. Apresentava osteíte fibrosa cística e importante perda de massa óssea na avaliação densitométrica, bem como tumores marrons nas clavículas e tíbias, além de crânio com aspecto de sal e pimenta na avaliação radiológica. Doze horas após a cirurgia, a paciente evoluiu com parestesia perioral e tetania.

Os **exames complementares** evidenciaram:

- Cálcio total = 7,3 mg/dℓ (VR: 8,6 a 10,2)
- Cálcio ionizado = 0,8 mmol/ℓ (VR: 1,11 a 1,40)
- Fósforo = 1,9 mg/dℓ (VR: 2,5 a 4,5).

▶ **Qual a hipótese diagnóstica mais provável para explicar as alterações no pós-operatório desta paciente?**

a) Deficiência de vitamina D não corrigida no pré-operatório.
b) Hipoparatireoidismo pós-cirúrgico.
c) Síndrome da fome óssea.
d) Osteomalacia hipofosfatêmica.

COMENTÁRIOS

Após a paratireoidectomia, pacientes com hiperparatireoidismo primário (HPTP) podem apresentar hipocalcemia por dois possíveis motivos: hipoparatireoidismo (decorrente da inibição das paratireoides normais pela hipercalcemia antes da cirurgia) e a síndrome da fome óssea (SFO), resultante da avidez do esqueleto por cálcio após a queda brusca dos níveis de PTH. São os níveis de fósforo sérico que irão ajudar a diferenciar as duas situações. De fato, níveis elevados ou normais apontam para o hipoparatireoidismo. Em contraste, valores baixos indicam a SFO, já que o esqueleto também está ávido pelo fósforo. A SFO é mais frequente em pacientes com doença óssea grave, como é o caso da paciente.

✅ Resposta: C

➕ Referências: 27, 28 e 34

CASO #18

Homem, 32 anos, com doença renal crônica em hemodiálise, foi encaminhado para avaliação de hipercalcemia. Nega qualquer comorbidade. Há 5 anos, submeteu-se à autoaplicação de grande quantidade de óleo em membros superiores e inferiores, com objetivo estético. Ao **exame físico**, percebe-se infiltração de consistência pétrea nos quatro membros.

Nos **exames laboratoriais** identificaram-se:

- Cálcio = 13,8 mg/dℓ (VR: 8,3 a 10,6)
- Cálcio ionizado = 1,65 mmol/ℓ (VR: 1,16 a 1,32)
- Albumina = 3,8 g/dℓ (VR: 3,5 a 5,2)
- Creatinina = 7,8 mg/dℓ (VR: 0,7 a 1,3)
- Fósforo = 4,7 mg/dℓ (VR: 2,5 a 4,5)
- PTH = 8,2 pg/mℓ (VR: 18,5 a 88,0)
- 25-hidroxivitamina D = 18 ng/mℓ (VR: > 20).

❱ **Considerando a principal hipótese etiológica para a hipercalcemia apresentada pelo paciente, qual dos exames a seguir seria mais útil?**

a) Dosagem sérica da 1,25-di-hidroxivitamina D.
b) ^{18}F-FDG PET/CT *scan*.
c) Dosagem sérica do FGF-23.
d) Cintilografia de paratireoides com sestamibi.

COMENTÁRIOS

O paciente apresenta uma hipercalcemia PTH-independente, o que afasta qualquer causa relacionada às paratireoides. Entre as possíveis causas dessa condição, podemos citar: malignidade, intoxicação por vitamina D ou vitamina A, hipertireoidismo, insuficiência adrenal e lesões granulomatosas produtoras de 1,25-di-hidroxivitamina D. Essas últimas são as mais prováveis causas da hipercalcemia nesse paciente, considerando sua história clínica. De fato, as injeções de óleo levaram à formação de granulomas nos 4 membros que passaram a produzir calcitriol em excesso, gerando hipercalcemia crônica e consequente doença renal. A dosagem sérica da 1,25-di-hidroxivitamina D ajudaria a corroborar essa hipótese.

✔ **Resposta:** A
➕ **Referências:** 28 e 35

CASO #19

Paciente, sexo masculino, 47 anos, hipertenso e sem outras comorbidades, compareceu ao ambulatório de Endocrinologia com história de geno valgo percebido na infância, além de baixa estatura, sem investigação etiológica. À idade de 7 anos, foi submetido à correção do geno valgo. Na história clínica, chamava a atenção o fato de ter feito uso de prótese dentária desde os 32 anos. Negava fraturas. Sobre a história familiar, a filha do paciente estava em acompanhamento com Endocrinologia Pediátrica por afecção semelhante e já com diagnóstico firmado. Ao **exame físico**, apresentava deformidades em ossos longos, escoliose e acentuação da lordose lombar; altura de 119 cm.

A investigação radiológica mostrou redução difusa da densidade óssea, ossos longos encurvados, protrusão da cabeça femoral sobre acetábulos bilateralmente e pseudofratura na diáfise do fêmur bilateralmente.

Nos **exames laboratoriais** identificaram-se:

- Cálcio = 7,8 mg/dℓ (VR: 8,3 a 10,6)
- Albumina = 4,3 g/dℓ (VR: 3,5 a 5,2)
- Fósforo = 1,3 mg/dℓ (VR: 2,5 a 4,5)
- PTH = 91,0 pg/mℓ (VR: 18,5 – 88,0)
- 1,25(OH)$_2$D = 14,5 pg/mℓ (VR: 18 a 72)
- Fração excretora de cálcio = 0,1%
- Fração excretora de fósforo = 40%.

▶ **Considerando a principal hipótese etiológica para a hipercalcemia apresentada pelo paciente, qual seria o tratamento de escolha?**

a) Alfa-asfotase.
b) Burosumabe.
c) Ácido zoledrônico.
d) Cinacalcete.

COMENTÁRIOS

O paciente apresenta um quadro clínico-laboratorial compatível com raquitismo hipofosfatêmico. O burosumabe é um anticorpo monoclonal IgG humano recombinante, aprovado pela FDA em 2018 e pela Anvisa em 2019 para o tratamento de crianças com raquitismo hipofosfatêmico ligado ao X (XLH). Ele atua na gênese do raquitismo; de fato, inibe a sinalização do FGF-23, com consequente aumento da reabsorção tubular de fosfato e aumento dos níveis séricos de calcitriol. Devido a seus benefícios, quando comparado com a reposição de fósforo e calcitriol, que muitas vezes têm seu uso limitado pelos efeitos colaterais, o burosumabe é considerado o tratamento de escolha do XLH.

✔ Resposta: B

➕ Referências: 22 e 36

CASO #20

Mulher, 37 anos, assintomática, vem à consulta com o endocrinologista e traz os seguintes exames:

- Cálcio = 10,4 mg/dℓ (VR: 8,6 a 10,3)
- Cálcio ionizado = 1,42 mmol/ℓ (VR: 1,11 a 1,40)
- Fósforo = 3,0 mg/dℓ (VR: 2,5 a 4,5)
- PTH = 71 pg/mℓ (VR: 10 a 65)
- 25-hidroxivitamina D = 36 ng/dℓ (VR: 30 a 60)
- Calciúria = 28 mg/24 h (VR: 55 a 220)
- Taxa de excreção urinária de cálcio de 0,4%.

Exames repetidos e confirmados. A paciente tem irmã com similares alterações laboratoriais. A densitometria óssea (incluindo rádio distal) e a USG de vias urinárias se mostraram normais.

Considerando a principal hipótese diagnóstica para o caso, qual seria a conduta mais apropriada?

a) Indicar paratireoidectomia e solicitar cintilografia para tentar encontrar o adenoma de paratireoide.

b) Como a maior possibilidade é de hiperplasia das paratireoides, deve-se indicar paratireoidectomia total, independentemente do achado na cintilografia de paratireoides.

c) Manter seguimento clínico anual com dosagens laboratoriais e repetir a densitometria óssea e a USG de vias urinárias a cada 2 anos.

d) Nenhuma conduta adicional precisa ser tomada.

COMENTÁRIOS

A paciente apresenta um quadro laboratorial compatível com o diagnóstico de hipercalcemia hipocalciúrica familiar (HHF), condição causada por uma mutação inativadora no gene do receptor sensor de cálcio. Nessa situação, altera-se o limiar dos níveis de cálcio necessário para inibir a secreção de PTH, de forma que tanto a calcemia quanto os níveis séricos de PTH encontram-se um pouco elevados. Como esse receptor está também presente nos túbulos renais, onde controla a reabsorção de cálcio, sua mutação inativadora causa também hipocalciúria. Para melhor diferenciação com outras causas de hiperparatireoidismo primário (HPTP), como adenomas ou hiperplasia de paratireoide, recomenda-se calcular a taxa de excreção urinária de cálcio (TEU-Ca). Se o resultado for inferior a 1%, o diagnóstico de HHF é altamente provável. Essa hipótese é ainda reforçada pela presença de história familiar de hipercalcemia. Valores da TEU-Ca > 0,2% são observados no HPTP. Como se trata de uma condição benigna sem nenhuma repercussão clínica, os indivíduos acometidos não necessitam de nenhum tipo de intervenção.

✅ **Resposta:** B

➕ **Referências:** 28 e 37

CASO #21

Mulher, 42 anos, com queixas ocasionais de cãibras e parestesias, foi diagnosticada como portadora de hipoparatireoidismo autoimune:

- Cálcio = 7,7 e 7,9 mg/dℓ (VR: 8,6 a 10,3)
- Fósforo = 6,1 e 6,2 mg/dℓ (VR: 2,7 a 4,5)
- PTH = 9,5 e 10,9 pg/mℓ (VR: 10 a 65)
- 25-hidroxivitamina D = 25 ng/mℓ (VR: > 20).

A **avaliação da função tireoidiana** mostrou:

- TSH = 9,1 mUI/ℓ (VR: 0,4 a 4,5)
- T_4 livre = 1,2 ng/dℓ (VR: 0,7 a 1,8)
- Anti-TPO = 280 UI/mℓ (VR: < 35), normais.

Sinais de Trousseau e Chvostek ausentes. A paciente faz uso de losartana, escitalopram e carbamazepina.

Endocrinologia: Casos Clínicos Comentados

▶ **Sobre este caso e seu tratamento, avalie os itens a seguir e opine:**

I. A ausência dos sinais de Trousseau e de Chvostek, indicativos de hipocalcemia, é surpreendente.

II. O tratamento deve ser feito com carbonato de cálcio e calcitriol. Adicionalmente, a paciente deve tomar vitamina D_3.

III. O esquema terapêutico deve ser ajustado para manter a paciente assintomática e os níveis séricos do cálcio no limite inferior da normalidade.

IV. Na ausência de resposta adequada ao tratamento convencional, à paciente poderiam ser prescritos PTH(1-84) ou PTH(1-34), os quais têm eficácia comparável.

V. O uso quelantes de fósforo, como o sevelâmer, é uma alternativa para o a terapia com PTH.

VI. O uso de hidroclorotiazida deve ser considerado em pacientes de desenvolvam hipercalciúria persistente quando em uso de cálcio e calcitriol.

a) Existe apenas um item incorreto.
b) Apenas os itens II, III e VI estão corretos.
c) Somente os itens IV, V e VI estão incorretos.
d) Todos os itens estão corretos.

COMENTÁRIOS

Os sintomas e sinais da hipocalcemia são resultantes de aumento da excitabilidade neuromuscular, achado que pode ser mascarado pelo uso de anticonvulsivantes (p. ex., fenobarbital, carbamazepina, fenitoína etc.). Isto explicaria a ausência dos sinais de Trousseau e de Chvostek nessa paciente, a despeito da evidente hipocalcemia (**item I incorreto**).

O tratamento convencional do hipoparatireoidismo envolve o uso de sais de cálcio e o calcitriol, a forma ativa da vitamina D. O esquema terapêutico deve ser ajustado para manter os pacientes assintomáticos e os níveis séricos do cálcio no limite inferior da normalidade (**item II incorreto**). A vitamina D_3 não pode ser usada, uma vez que, para a conversão da 25(OH) vitamina D em calcitriol, faz-se necessária a presença do PTH, que estimula a expressão da enzima 1α-hidroxilase responsável por essa conversão. Por outro lado, as diretrizes atuais recomendam manter os níveis séricos de 25(OH) vitamina D > 30 ng/mℓ em pacientes com doença osteometabólica.

Pacientes com difícil controle da calcemia, quando em uso sais de cálcio e calcitriol, podem se beneficiar da adição do PTH(1-84) recombinante humano (já aprovado na Europa e nos EUA), aplicado SC, 1 vez/dia. O PTH(1-34) recombinante, teriparatida, está aprovado apenas para o tratamento da osteoporose. Em casos de hipoparatireoidismo, sua eficácia mostrou-se inferior à do PTH(1-84) (**item IV incorreto**).

O uso de quelantes de fósforo, como o sevelâmer, deve ser reservado para casos com fosfato sérico persistentemente > 6,5 mg/dℓ. Em caso de elevações menores do fosfato, recomenda-se dieta com baixo teor de fosfato, ajuste da dose do cálcio e calcitriol e administração do sal de cálcio às refeições, o qual agiria com quelante do fósforo (**item V incorreto**).

Hipercalciúria é uma das complicações da terapia com análogos de vitamina D no hipoparatireoidismo, visto que falta o PTH para promover a reabsorção tubular do cálcio filtrado nos glomérulos. Nessa situação, diante de calciúria persistente acima de 250 mg/kg/24 h em mulheres ou acima de 300 mg/24 h em homens, a despeito de ajustes na dose do calcitriol e/ou do sal de cálcio, pode-se usar um diurético tiazídico (p. ex., hidroclorotiazida ou clortalidona), visando à prevenção de nefrolitíase ou nefrocalcinose. Os tiazídicos atuam promovendo a retenção tubular renal de cálcio (**item VI correto**).

✅ Resposta: B

➕ Referências: 29, 30 e 38

Capítulo 7 • Doenças Osteometabólicas **401**

CASO #22

Mulher, 50 anos, IMC de 27,2 kg/m², com queixas de cãibras e dormências nos membros inferiores (MMII) nos últimos 3 meses. A paciente refere também saber ter DM tipo 2 há 7 anos (*tratado atualmente com metformina XR e gliclazida MR*). Há 6 meses, ela se submeteu à retirada parcial da tireoide (lobectomia esquerda) devido a um nódulo suspeito de malignidade.

Os últimos **exames laboratoriais** são mostrados na tabela a seguir. A USG da tireoide revelou ausência do lobo esquerdo.

Exames	Resultados	Valor de referência	Exames	Resultados	Valor de referência
• **Glicemia** (mg/dℓ)	137 e 145	70 a 99	• **T₄ livre** (UI/mℓ)	1,2	0,7 a 1,8
• **HbA1c** (%)	7,5 e 7,7	4,5 a 5,6	• **Albumina** (g/dℓ)	2,2 e 2,5	3,5 a 5,2
• **Cálcio** (mg/dℓ)	0,73 e 0,82	1,16 a 1,32	• **25(OH)D** (ng/mℓ)	17,2 e 18,1	20 a 60
• **PTH** (pg/mℓ)	26,2 e 25,3	18,5 a 88	• **Sumário de urina**	Normal	–
• **TSH** (mUI/ℓ)	2,2	0,45 a 4,5	• **Relação albumina/creatinina na urina** (mg/g)	190 e 202	< 30
• **T₄ livre** (ng/dℓ)	1,3	0,7 a 1,8	• **Creatinina** (mg/dℓ)	1,0	0,6 a 1,1

❱ Sobre este caso, avalie os itens a seguir e opine:

I. A paciente tem hipoparatireoidismo permanente, possivelmente decorrente da cirurgia tireoidiana.

II. Deve-se dosar o cálcio ionizado ou obter o cálcio sérico corrigido pela albumina.

III. A paciente tem nefropatia diabética, apesar de a creatinina sérica e o sumário de urina estarem normais.

IV. A paciente tem deficiência de vitamina D e isso contribuiria para a alteração nos valores do cálcio e do PTH.

    a) Existe apenas um item incorreto.

    b) Apenas os itens II e III estão corretos.

    c) Somente os itens I e II estão incorretos.

    d) Todos os itens estão corretos.

COMENTÁRIOS

O diagnóstico do hipoparatireoidismo (HPT) se estabelece pela detecção, em pelo menos duas ocasiões, de valores de PTH indetectáveis ou inapropriadamente baixos (< 20 pg/mℓ), na presença de hipocalcemia (Tabela 7.2). Os níveis de fosfato estão no limite superior da normalidade ou francamente elevados.

TABELA 7.2 Diagnóstico do hipoparatireoidismo.

- Hipocalcemia (ajustada pela albumina) confirmada em pelo menos duas ocasiões, separadas em pelo menos duas semanas
- Níveis de PTH indetectáveis ou inapropriadamente baixos (*i. e.*, < 20 pg/mℓ) na presença de hipocalcemia em pelo menos duas ocasiões
- Níveis de fosfato no limite superior da normalidade ou francamente elevados (*achado útil, mas não obrigatório*)
- Após cirurgia cervical, hipoparatireoidismo crônico somente estabelecido se persistir por mais de 12 meses.

402 Endocrinologia: Casos Clínicos Comentados

Do total do cálcio circulante, cerca de 40% estão ligados a proteínas (sobretudo a albumina), 10% estão presentes na forma de complexos e 50% livre (cálcio ionizado). Por esse motivo, hipoalbuminemia pode propiciar um valor de cálcio total falsamente baixo. Assim, diante de hipoalbuminemia, deve-se dosar o cálcio ionizado ou corrigir o cálcio total pela fórmula mostrada a seguir (**item II correto**):

Cálcio corrigido = cálcio total mensurado (em mg/dℓ) + [(4 – albumina (em g/dℓ) $\times$ 0,8]

A manifestação inicial da nefropatia diabética (ND), também denominada doença renal do diabetes, é o aumento da excreção urinária de albumina, que pode ser avaliada pela análise em amostra isolada de urina da relação albumina/creatinina. Após o surgimento da albuminúria, segue-se a redução da taxa de filtração glomerular. Elevação da creatinina sérica e presença de proteína no sumário de urina são achados mais tardios da ND. Portanto, sua ausência não exclui o diagnóstico (**item III correto**).

A paciente tem deficiência de vitamina D [25(OH)D < 20 ng/mℓ] que, juntamente com a doença renal crônica, é a causa mais frequente de elevação do PTH. Nos casos mais graves, observam-se também hipocalcemia e hipofosfatemia.

Tireoidectomia total e outra cirurgias da região cervical são o fator causal de 75% dos casos de HPT. É raro, contudo, que ele ocorra após lobectomia tireoidiana. O HPT pós-cirúrgico é transitório na maioria dos casos. HPT permanente se estabelece quando a hipocalcemia persiste por mais de 12 meses após a cirurgia.

No caso em questão, como a paciente tem hipoalbuminemia (decorrente da ND), foi dosado o cálcio ionizado que se mostrou normal (**item I incorreto**).

✅ Resposta: B

➕ Referências: 29 e 30

CASO #23

Mulher, 40 anos, desenvolveu hipoparatireoidismo após tireoidectomia total há 7 meses. Desde então vem em uso de carbonato de cálcio e calcitriol. Ela volta ao cirurgião e lhe faz alguns questionamentos sobre seu prognóstico e as metas do tratamento.

▶ **Entre as informações passadas pelo médico, uma delas está <u>incorreta</u>. Qual seria?**

a) A calcemia deve ser mantida no limite inferior da normalidade. Doses elevadas causam hipercalcemia e hipercalciúria; doses baixas, catarata.

b) A fosfatemia deve ser mantida no limite superior da normalidade.

c) O produto cálcio sérico $\times$ fosfato sérico deve ficar abaixo de 55, visando-se prevenir o surgimento de calcificações ectópicas.

d) Na prevenção de nefrolitíase, deve-se almejar calciúria > 400 mg/24 h.

COMENTÁRIOS

O objetivo do tratamento do paciente com hipoparatireoidismo, independentemente da etiologia, é deixá-lo sem sinais ou sintomas de hipocalcemia, mantendo a calcemia no limite inferior da normalidade (ou um pouco abaixo) e a fosfatemia no limite superior da normalidade. Um produto cálcio $\times$ fósforo abaixo de 55 e um valor de calciúria abaixo de 300 mg/24 h em homens e abaixo de 250 mg/24 h em mulheres são também recomendados. Valores mais elevados que os citados favorecem a ocorrência de nefrolitíase.

✅ Resposta: D

➕ Referências: 29 e 30

Capítulo 7 • Doenças Osteometabólicas

> **Sobre as manifestações do hipoparatireoidismo pós-cirúrgico de longa duração e inadequadamente tratado, marque a alternativa incorreta:**

a) Calcificações nos gânglios da base.
b) Disfagia e dor abdominal; broncospasmo.
c) Alterações no ECG sugestivas de infarto agudo do miocárdio (IAM).
d) Hiporreflexia do patelar e do aquileu.

COMENTÁRIOS

As manifestações da hipocalcemia são decorrentes de aumento da excitabilidade neuromuscular: cãibras, tetania, broncospasmo, dor torácica e abdominal, convulsões e hiper-reflexia. Também podem ocorrer arritmias cardíacas, bem como outras alterações no ECG, sobretudo prolongamento do intervalo QTc. Elevação ou infradesnivelamento do segmento ST podem sugerir IAM, situação ainda mais perturbadora quando o paciente dá entrada na emergência com queixa de dor torácica, o que pode levar ao incorreto diagnóstico de IAM.

✓ Resposta: D

➕ Referências: 29, 30 e 39

CASO #24

Você atendeu uma paciente de 50 anos com diagnóstico de hipoparatireoidismo (HPT) há 2 anos, após tireoidectomia total. Ela gostaria de saber sobre as manifestações e complicações do HPT crônico.

> **Neste contexto, escolha a alternativa incorreta:**

a) Catarata; infecção.
b) Nefrocalcinose/nefrolitíase; insuficiência renal.
c) Convulsões; depressão.
d) Cardiopatia isquêmica; arritmias.
e) Diabetes melito (DM); hipertensão (HAS).

COMENTÁRIOS

Estudos observacionais comparando pacientes com HPT a indivíduos com função normal das paratireoides identificaram as seguintes complicações associadas ao HPT (as porcentagens representam a mediana entre todos os estudos):

- Catarata (17%)
- Infecção (11%)
- Nefrocalcinose/nefrolitíase (15%)
- Insuficiência renal (12%)
- Convulsões (11%)
- Depressão (12%)
- Cardiopatia isquêmica (7%)
- Arritmias (7%).

Endocrinologia: Casos Clínicos Comentados

> Incidência aumentada de ansiedade, depressão e transtorno afetivo bipolar também foi observada em pacientes com HPT. As convulsões são comuns em pacientes jovens, particularmente naqueles com doença não cirúrgica. Geralmente são convulsões tônico-clônicas generalizadas (80%), mas também podem ser pequeno mal, parciais ou atônicas.
> Diferentemente do hiperparatireoidismo primário, pacientes com HPT não têm risco aumentado para DM ou HAS.

✔ Resposta: E

➕ Referência: 29

CASO #25

A você foi encaminhada uma paciente de 52 anos com diagnóstico de hipoparatireoidismo (HPT) há 3 anos após tireoidectomia total. Ela vem em uso de carbonato de cálcio (3 g/dia) e calcitriol (2,5 µg/dia) e relata a ocorrência ocasional de sintomas de hipocalcemia (cãibras, dormência nas mãos).

Uma **avaliação laboratorial** recente mostrou:

- Glicemia = 91 mg/dℓ
- TSH e T$_4$ livre = normais (em uso de levotiroxina, 125 µg/dia)
- 25(OH)D = 25 ng/mℓ
- PTH = 6,1 pg/mℓ (VR: 10 a 65)
- Cálcio = 8,0 mg/dℓ (VR: 8,6 a 10,3)
- Albumina = 3,6 g/dℓ (VR: 3,5 a 4,5)
- Fósforo = 6,7 mg/dℓ (VR: 2,5 a 4,5)
- Magnésio = 1,3 mg/dℓ (VR: 1,6 a 2,6)
- Calciúria de 24 h = 280 mg/24 (VR: 55 a 220).

▶ **Com base nestes dados, avalie os itens a seguir e opine:**

I. Deve-se aumentar a dose do carbonato de cálcio ou do calcitriol, visando ao cálcio sérico entre 9 e 9,5 mg/dℓ.
II. Deve-se iniciar a reposição de vitamina D$_3$.
III. Deve-se corrigir a hipomagnesemia.
IV. A paciente poderia se beneficiar do uso de hidroclorotiazida.
V. A paciente poderia se beneficiar do uso de PTH (1-84) recombinante humano.
VI. Se aplicado duas vezes ao dia, o PTH (1-34) teria eficácia comparável à do PTH(1-84)
  a) Todos os itens estão corretos.
  b) Somente os itens III e IV estão corretos.
  c) Apenas os itens II, III e IV estão corretos.
  d) Somente os itens I e VI estão incorretos.

COMENTÁRIOS

Segundo as diretrizes do Second International Workshop sobre o diagnóstico e manejo do hipoparatireoidismo (HPT), seu tratamento tem como objetivos principais: (1) calcemia no limite inferior da normalidade (ou um pouco abaixo) **(item I incorreto)**; (2) fosfatemia no limite superior da normalidade; (3) produto cálcio × fósforo < 55; (4) calciúria < 300 mg/24 h em homens e < 250 mg/24 h em mulheres; (4) 25(OH)-vitamina D entre 30 e 60 ng/mℓ (75 e 150 mmol/ℓ) **(item II correto)**. Deve-se também normalizar os níveis séricos de Mg^{++}, já que a hipomagnesemia inibe a secreção do PTH **(item III correto)**. Hidroclorotiazida (25 a 50 mg/dia) aumenta a reabsorção tubular de cálcio e, juntamente com uma dieta pobre em sódio, pode ser útil em pacientes com hipercalciúria persistente, a despeito dos ajustes nas doses do carbonato de cálcio e calcitriol **(item IV correto)**.

Ainda segundo as citadas diretrizes, deve-se considerar a terapia com PTH(1-84) recombinante humano – rhPTH(1-84) – em pacientes que não estejam adequadamente controlados com a terapia convencional. Controle inadequado inclui: (1) hipocalcemia sintomática; (2) hiperfosfatemia; (3) insuficiência renal; (4) hipercalciúria; ou (5) má qualidade de vida. Indivíduos que sejam intolerantes a altas doses de cálcio e calcitriol, ou aqueles que exigem altas doses de terapia convencional (ou seja, carbonato de cálcio > 2 g/dia ou calcitriol > 2 μg/dia) também podem se beneficiar da terapia com rhPTH(1-84) **(item V correto)**.

O rhPTH(1-84) é bem tolerado, reduz a necessidade de cálcio e calcitriol, diminui o fósforo sérico e, em estudos a longo prazo, reduz a excreção urinária de cálcio. Em estudo duplo-cego controlado com placebo e com duração de 8 anos, a terapia com rhPTH(1-84) associou-se a: (1) níveis séricos de cálcio estáveis; (2) redução progressiva das necessidades de cálcio suplementar (57%; p < 0,01) e calcitriol (76%; p < 0,001); (3) retirada do calcitriol foi possível em 50% dos pacientes do grupo do rhPTH(1-84) (Tay et al., 2019).

O rhPTH(1-34) está aprovado para o manejo da osteoporose grave, mas não para o HPT. Como tem a meia-vida mais curta de que o rhPTH(1-84), precisa ser aplicado pelo menos duas vezes ao dia; mesmo assim, teve eficácia inferior à do rhPTH(1-84). Melhores resultados foram obtidos quando o rhPTH(1-34) foi administrado mediante bomba de infusão contínua por via subcutânea (SC) **(item VI incorreto)**.

Outra medicação que vem sendo avaliada é o TransCon™ PTH (TC PTH). Trata-se de um profármaco que consiste em rhPTH(1-34) transitoriamente conjugado à molécula transportadora polietilenoglicol, fornecendo PTH estável. O carreador bloqueia a ligação do medicamento original ao receptor de PTH, diminuindo tanto sua depuração renal como a degradação enzimática. Após injeção SC, com a exposição a pH e temperatura fisiológicos, o ligante é clivado, liberando PTH(1-34) de maneira controlada. A meia-vida efetiva do TC PTH é de 60 horas, o que lhe permite administração diária única. Em estudo de fase 3, duplo-cego, controlado por placebo e com 26 semanas de duração, a retirada do calcitriol foi possível em 93% dos participantes do grupo do TC PTH, mantendo-se normal o cálcio sérico. Melhora na qualidade de vida e redução significativa no cálcio urinário de 24 h foram também observadas em comparação com o placebo.

✔ Resposta: D

⊕ Referências: 29 e 30

CASO #26

Mulher, 40 anos, vem tratando doença inflamatória intestinal com corticoterapia crônica VO. Tem história recente de múltiplas fraturas vertebrais. Os últimos exames mostraram:

- 25(OH)D = 29 ng/mℓ
- PTH = 51 pg/mℓ (VR: 10 a 65)
- Cálcio = 9,8 mg/dℓ (VR: 8,6 a 10,3)
- Albumina = 3,6 g/dℓ (VR: 3,5 a 4,5)
- Fósforo = 3,3 mg/dℓ (VR: 2,5 a 4,5).

A densitometria óssea (DXA) mostrou escore-Z de –2,2 em L1-L4; –2,0 no colo do fêmur; e –1,9 no fêmur total. A avaliação de fraturas vertebrais (VFA) evidenciou fraturas vertebrais em T8, T10 e T11.

Endocrinologia: Casos Clínicos Comentados

▶ **Sobre este caso, assinale a alternativa <u>correta</u>:**

a) Durante o seguimento, não é mais necessário realizar VFA ou radiografia de coluna, bastando o resultado da DXA.

b) Considerando o diagnóstico de osteopenia, é preciso calcular o FRAX para decidir sobre a indicação de tratamento com fármaco antiosteoporose.

c) O melhor tratamento para a fragilidade óssea dessa paciente é o romosozumabe.

d) O diagnóstico é de osteoporose induzida por glicocorticoide com muito alto risco de fratura, sendo a teriparatida uma boa opção terapêutica.

COMENTÁRIOS

A presença de fraturas de fragilidade confirma o diagnóstico de osteoporose; neste caso, osteoporose induzida por glicocorticoide (OIG). A definição de osteopenia não se aplica a mulheres na pré-menopausa. Como há presença de múltiplas fraturas na vigência de glicocorticoide, a maioria das diretrizes vigentes estratificaria esta paciente como de muito alto risco de fratura, de forma que uma terapia anabólica estaria indicada, como a teriparatida. Romosozumabe ainda não foi aprovado para pacientes com OIG. O seguimento com imagem de coluna deve prosseguir, já que novas fraturas podem acontecer enquanto o glicocorticoide for mantido. E não há indicação de se calcular o FRAX, uma vez que a paciente já apresenta fraturas.

CASO #27

Em mulher de 55 anos com nefrolitíase recorrente, foi diagnosticado hiperparatireoidismo primário (HPTP), com base em duas dosagens sanguíneas, realizadas com o intervalo de 7 dias:

- Cálcio sérico = 11,5 e 11,7 mg/dℓ (VR: 8,6 a 10,3)
- PTH = 220 e 226 pg/mℓ (VR: 10 a 65).

Os achados à USG e à cintilografia foram compatíveis com adenoma paratireóideo único. A densitometria óssea revelou osteoporose no rádio (escore-T de –3,7) e L1-L4 (escore-T de –2,8).

A paciente não está disposta a submeter-se à paratireoidectomia por motivos religiosos e leu na internet que o cinacalcete poderia lhe ser muito útil.

▶ **Qual das afirmações a seguir sobre esse calcimimético seria <u>incorreta</u>?**

a) Mostra-se eficaz em casos de HPTP e hiperparatireoidismo secundário.

b) É potencialmente efetivo no controle da hipercalcemia em pacientes com carcinoma paratireóideo inoperável.

c) Na maioria dos casos de HPTP, propicia significativo aumento da densidade mineral óssea.

d) Possibilita normalização da calcemia em mais de 70% dos casos.

COMENTÁRIOS

O cinacalcete é um agente calcimimético e atua aumentando a sensibilidade do receptor do sensor de cálcio (CaSR) aos níveis circulantes de cálcio, reduzindo, assim, a secreção de PTH e a calcemia. Ele tem sido usado sobretudo no tratamento do hiperparatireoidismo secundário, mas também pode ser empregado em casos de HPTP não curados pela cirurgia ou em que haja contraindicações ou recusa do paciente para a cirurgia. Outra indicação são carcinomas paratireoides inoperáveis.

Em estudo duplo-cego de fase 3, com 67 casos de HPTP, normalização da calcemia aconteceu em 76% dos pacientes tratados com esse fármaco e em 0% daqueles que tomaram placebo (p < 0,001), enquanto a redução média no PTH foi de 24% (Khan et al., 2015). Uma metanálise recente, que incluiu 28 estudos de pacientes com HPTP, evidenciou normalização da calcemia em 90% dos casos. A redução média do PTH foi de 26%, com normalização do hormônio em 10%. Em outra metanálise mais recente, que incluiu 4 estudos randomizados e controlados (n = 177)

Capítulo 7 • Doenças Osteometabólicas **407**

e 17 estudos de coorte (n = 763), a taxa média de normalização do cálcio sérico foi de 76% nos estudos de coorte. A redução dos níveis do PTH variou de 13 a 55% (Chandran et al., 2022). Demonstrou-se também que o cinacalcete reduz o número e o tamanho dos cálculos renais em pacientes com HPTP hipercalcêmico ou normocalcêmico. Um dos principais inconvenientes do fármaco é que ele não aumenta a DMO, o que acontece quando se associa o alendronato.

✅ Resposta: C

➕ Referências: 39 a 41

CASO #28

Mulher, 60 anos, está em acompanhamento para osteopenia, sem história de fraturas de fragilidade. O cálculo do FRAX foi compatível com baixo risco de fratura. Ela faz uso de vitamina D_3 (14.000 UI/semana) e ingere um copo de leite a cada dia. Vem à consulta questionando se a suplementação de cálcio está adequada. Nega litíase renal.

Os **exames laboratoriais** eram normais, incluindo cálcio sérico e calciúria nas 24 h.

▶ **Quanto a este caso, assinale a alternativa <u>correta</u>:**

a) A suplementação de cálcio está suficiente, considerando a normalidade da calcemia e da calciúria.
b) Não há necessidade de suplementação adicional de cálcio, uma vez que o diagnóstico é apenas de osteopenia.
c) É necessário aumentar a ingestão diária de cálcio para 1.200 mg/dia, sendo a dieta preferível aos sais de cálcio.
d) É necessário aumentar a ingestão diária de cálcio para um máximo de 800 mg/dia, sendo o citrato de cálcio preferível à dieta.

COMENTÁRIOS

Toda paciente com osteopenia deve ser orientada a suplementar o cálcio, na dose diária de 1.000 a 1.200 mg/dia. A forma preferível de reposição é a dieta, reservando os sais de cálcio (carbonato ou citrato), para os casos que não toleram a ingestão de laticínios.

✅ Resposta: C

➕ Referências: 12, 13 e 25

CASO #29

Mulher, 55 anos, sem comorbidades, vem à consulta por causa de elevação do PTH sérico (109 e 118 pg/mℓ [VR: 10 a 65]), detectada em exame de "rotina" e ratificada em um novo exame 15 dias após. Exames adicionais:

- Cálcio total = 9,0 mg/dℓ (VR: 8,6 a 10,3)
- Albumina e creatinina séricas, normais
- 25(OH)-vitamina D = 37 ng/mℓ
- Calciúria = 114 mg/24 h (VR: 55 a 220).

Nega fraturas, nefrolitíase ou uso de medicamentos. Os exames foram repetidos após três meses e mostraram:

- PTH = 127 pg/mℓ; cálcio total (corrigido pela albumina)
- Cálcio total e cálcio ionizado = normais
- Calciúria = 160 mg/24 h
- Taxa de filtração glomerular estimada = 82 mℓ /min (VR: < 90).

▶ Sobre este caso, marque a alternativa <u>correta</u>:

a) Para confirmar o diagnóstico de hiperparatireoidismo primário normocalcêmico (HPTPN), deve-se realizar cintilografia de paratireoides.
b) Para confirmar o diagnóstico de HPTPN, deve-se dosar o cálcio ionizado.
c) Essa paciente tem indicação de tratamento com cinacalcete para redução do PTH e redução do risco de evolução para hipercalcemia.
d) A paciente deve se submeter à densitometria óssea e, havendo osteoporose, deve-se iniciar tratamento com um bisfosfonato, com o intuito de reduzir o PTH e o risco de progressão para hipercalcemia.

COMENTÁRIOS

Diante de níveis elevados de PTH sérico com cálcio total normal, é preciso afastar todas as causas secundárias para esse achado: deficiência de vitamina D, doença renal crônica, hipercalciúria primária, disabsorção intestinal e uso de medicamentos (p. ex., tiazídicos, diuréticos de alça, lítio, antirreabsortivos etc.). Uma vez afastados, deve-se sempre dosar o cálcio ionizado para se certificar da sua normalidade (em cerca de 10% dos casos, ele pode estar alto, indicando uma hipercalcemia não diagnosticada pelo cálcio total). Positividade à cintilografia de paratireoides com sestamibi não é critério diagnóstico para o hiperparatireoidismo primário normocalcêmico. A conduta no HPTPN, embora ainda não bem definida pelas diretrizes, não envolve nenhuma estratégia para redução do PTH. O uso de bisfosfonatos, inclusive, não teria esse efeito, tampouco reduziria o risco de progressão para hipercalcemia.

✓ Resposta: B
⊕ Referências: 27, 28, 42 e 43

CASO #30

Mulher, 55 anos, submeteu-se à densitometria óssea que evidenciou osteopenia em L1-L4 e no colo do fêmur. A **avaliação laboratorial** inicial mostrou:

- Cálcio total (corrigido pela albumina) = 9,1 mg/dℓ (VR: 8,6 a 10,3)
- 25(OH)-vitamina D [25(OH)D] = 34 ng/mℓ
- PTH = 103 pg/mℓ (VR: 10 a 65)
- Calciúria = 190 mg/24 h (VR: 55 a 220)
- Função tireoidiana normal.

Novos exames foram obtidos após dois meses e mostraram:

- Cálcio total = 9,6 mg/dℓ (VR: 8,6 a 10,3)
- Cálcio ionizado = 1,37 mmol/ℓ (VR: 1,11 a 1,40)
- 25(OH)D = 31 ng/mℓ (VR: 30 a 60)
- PTH = 95 pg/mℓ (VR: 10 a 65)
- Creatinina = 0,82 mg/dℓ (VR: 0,7 a 1,2)
- Taxa de filtração glomerular estimada (TFG-e) = 80,56 mℓ/min (VR: > 90).

A paciente nega história de fraturas ou nefrolitíase.

Capítulo 7 • Doenças Osteometabólicas **409**

▷ **Sobre este caso, avalie os itens a seguir e opine:**

I. A paciente tem hiperparatireoidismo primário normocalcêmico (HPTPN), com elevada chance de ter doença multiglandular.

II. A eventual presença de nefrolitíase ou osteoporose tornaria o diagnóstico de HPTPN altamente improvável.

III. Cerca de 50% dos pacientes com HPTPN desenvolvem hipercalcemia dentro de 5 anos.

IV. A paciente deve ser encaminhada para cirurgia, caso um adenoma paratireóideo seja identificado no SPECT/CT ou ultrassonografia.

    a) Existe apenas um item correto.

    b) Apenas os itens I e IV estão corretos.

    c) Somente os itens III e IV estão incorretos.

    d) Há somente um item incorreto.

COMENTÁRIOS

O HPTPN caracteriza-se por elevação do PTH associada a níveis séricos normais de cálcio total e cálcio ionizado, achados confirmados em pelo menos duas ocasiões, com um intervalo de 3 a 6 meses. Trata-se, contudo, de um diagnóstico de exclusão, ou seja, faz-se necessário descartar outras causas de elevação do PTH, incluindo deficiência de vitamina D, doença renal crônica (o PTH começa a se elevar quando a TFG-e cai para menos de 60 mℓ/min), medicações, disabsorção etc. (Tabela 7.3).

TABELA 7.3 Critérios diagnósticos do hiperparatireoidismo normocalcêmico.

- PTH elevado + cálcio (total e ionizado) normal*
- Ausência de condições que potencialmente elevem o PTH
- Medicações (lítio; diuréticos de alça e tiazídicos; bisfosfonatos; denosumabe, fósforo; anticonvulsivantes, inibidores da bomba de prótons; inibidores do SLGT-2 etc.)
- Insuficiência renal (TFG < 60 mℓ/min)
- Síndromes de má absorção; *bypass* gastrintestinal; baixa ingestão de cálcio
- Deficiência de vitamina D [25(OH)D < 20 ng/mℓ]**
- Hipo e hiperfosfatemia
- Hipercalciúria
- Pseudo-hipoparatireoidismo

*Em pelo menos duas ocasiões, com intervalo de 3 a 6 meses. **Idealmente, a 25(OH)-vitamina D deve estar > 30 ng/mℓ.

A paciente preenche os critérios diagnósticos de HPTPN, condição na qual até 43% dos pacientes têm doença multiglandular (**item I correto**).

Entre 8 estudos que avaliaram pelo menos 18 pacientes, a frequência de nefrolitíase variou de 4 a 36%, enquanto 15 a 57% tinham osteoporose (**item II incorreto**). No estudo de Lowe et al. (2007) (n = 37), 14% tinham nefrolitíase e 57%, osteoporose (11% com fratura de fragilidade). Em um estudo belga que comparou 25 casos de HPTPN e 106 com a forma hipercalcêmica, as frequências de nefrolitíase e osteoporose não diferiram significativamente nos dois grupos (Pierreux e Bravenboer, 2018).

A história natural do HPTPN ainda é pouco conhecida. A maioria dos dados provêm de pequenas coortes, nas quais o percentual de pacientes que desenvolveram hipercalcemia variou de 0 a 27% (**item III incorreto**). Na coorte do Dallas Heart Study, apenas 1 (1,6%) dos 64 pacientes iniciais com diagnóstico de HPTPN apresentou hipercalcemia na medição subsequente 8 anos depois (Cusano et al., 2013). Já entre os 187 pacientes acompanhados por Šiprová et al. (2016), 19% desenvolveram hipercalcemia. Esse percentual foi de 27% em um grupo de 111 pacientes seguidos por pelo menos 4 anos (67% desenvolveram hipercalcemia em 2 anos; 28% entre 2 e 4 anos; 5% após 4 anos). Outro estudo demonstrou que 7 de 37 (19%) dos pacientes evoluíram com hipercalcemia em uma média de 3 anos (Lowe et al., 2007). Durante esse período de monitoramento, 41% dos pacientes apresentaram evidência de doença progressiva, incluindo hipercalcemia, hipercalciúria, cálculo renal e/ou fraturas. Outro dado interessante é que alguns pacientes com HPTPN podem apresentar episódios intermitentes de hipercalcemia, conforme relatado por Schini et al (2020).

Em função do conhecimento limitado sobre a história natural do HPTPN, ainda não há uma recomendação específica sobre a indicação cirúrgica nessa condição. A presença de nefrolitíase recorrente ou de osteoporose, em um paciente com lesão paratireóidea bem caracterizada nos exames de imagem, poderia favorecer a indicação cirúrgica. A paciente em questão não se enquadraria nessa situação (**item IV incorreto**).

✅ Resposta: A

➕ Referências: 43 a 48

CASO #31

Menino, 5 anos e 3 meses, foi atendido em vários serviços nos últimos anos com antecedente de fraturas por fragilidade, sendo finalmente referenciado ao ambulatório de fragilidades ósseas da endocrinologia. A mãe relatou ultrassonografia pré-natal com encurvamento de membros inferiores e fratura de úmero direito associado a múltiplas fraturas vertebrais. Nasceu de parto normal, a termo (38 semanas), com fraturas de múltiplas vértebras. A radiografia de crânio com 1 mês de vida evidenciou ossos *wormianos*. Teve desenvolvimento neuropsicomotor normal (sentou aos 9 meses e nunca deambulou sem auxílio devido às fraturas frequentes e às deformidades de membros inferiores). Negava perda auditiva ou uso crônico de medicações. Relatava adequada ingestão de leite e derivados.

No interrogatório detalhado das fraturas, a mãe referiu um total de 5 fraturas após o nascimento (maioria de ossos longos) e relacionadas a traumatismos de baixo impacto detalhadas a seguir:

- Ao nascimento – fraturas vertebrais e de úmero direito
- 9 meses – fratura de fêmur esquerdo (tratamento conservador – imobilização)
- 12 meses – fratura de rádio direito
- 2 anos – fratura de fêmur direito (colocação haste intramedular telescopada)
- 3,5 anos – fratura de úmero esquerdo
- 4,3 anos – fratura tíbia esquerda.

Com relação aos **antecedentes familiares**, a mãe relatou pais hígidos e não consanguíneos e dois irmãos hígidos sem antecedentes de fraturas ou comorbidades.

Ao **exame físico**:

- Peso = 12 kg (<P3/escore-Z –4,4)
- Estatura = 95 cm (<P3/escore-Z –3,3)
- Idade óssea = 5 anos
- Presença de esclera azulada e dentinogênese imperfeita
- Leve escoliose e encurvamento de fêmur esquerdo e úmero direito
- Presença de frouxidão ligamentar
- Aparelhos cardiovascular, respiratório e trato gastrintestinal sem alterações.

A **avaliação laboratorial** e os **marcadores bioquímicos** do metabolismo ósseo sem alterações. A densitometria óssea por DXA (LunarProdigy™) mostrou baixa massa óssea (L1-L4: 0,426 g/cm^2 – escore-Z –2,5; TBLH (corpo total menos a cabeça): 0,547 g/cm^2 – escore-Z –2,6).

> **Sobre este caso, avalie os itens a seguir e escolha a alternativa <u>correta</u>:**

I. Estamos diante de um caso típico de osteogênese imperfeita (OI), que é a doença óssea primária mais comum em crianças e adolescentes.

II. Com os dados clínicos apresentados anteriormente não é possível fechar o diagnóstico clínico de OI e outras doenças ósseas primárias devem ser investigadas.

III. A OI é uma doença hereditária do tecido conjuntivo causada por alterações na síntese do colágeno ou em outros genes relacionados ao seu processamento.

IV. A mutação nos genes do colágeno tipo I (*COL1A1* e *COL1A2*) são responsáveis por 85 a 90% dos casos de OI, ficando as formas recessivas com 10 a 15% dos casos.

V. Resultados positivos da análise genética do DNA confirmam o diagnóstico de OI. Entretanto, resultados negativos não o afastam.

VI. O tratamento com bisfosfonatos na OI está indicado para as formas moderadas a graves da doença. Já nas formas leves recomenda-se manejo da fratura e cuidados ortopédicos associados a programas de reabilitação.

VII. O tratamento farmacológico com infusões intermitentes de bisfosfonatos está indicado neste caso visando aumentar a densidade mineral óssea medida pela densitometria (fortalecimento dos ossos), reduzir o número de fraturas, melhorar mobilidade e deformidades.

   a) Somente uma das afirmações está correta.
   b) Os itens II, III, IV, V, VI e VII estão corretos.
   c) Os itens I, III, IV, V, VI e VII estão corretos.
   d) Todas as afirmativas estão corretas.

COMENTÁRIOS

O paciente apresenta um quadro clínico típico de OI caracterizado por baixa massa óssea, fragilidade óssea, deformidades esqueléticas, baixa estatura, esclera azulada, hiperextensibilidade de pele e ligamentos e presença de dentinogênese imperfeita.

O diagnóstico clínico neste caso foi facilitado pelo fenótipo clássico. Entretanto, ele pode ser difícil na ausência de história familiar e quando a fragilidade óssea não está associada a alterações extraesqueléticas óbvias. Nesses casos a análise genética/molecular é indicada.

O uso de bisfosfonatos intravenosos é utilizado para OI há mais de 30 anos e é considerado a terapia padrão. O aumento da densidade mineral óssea (DMO) e o importante remodelamento da fratura vertebral em crianças em crescimento são os maiores benefícios da medicação. Recomenda-se o tratamento com bisfosfonatos em crianças nascidas com múltiplas fraturas, deformidades dos ossos longos e desmineralização óssea nas radiografias. Para crianças com as formas mais leves da doença recomenda-se o tratamento na presença de 2 ou mais fraturas vertebrais e/ou ossos longos em um intervalo de 1 ano, e um escore-Z de coluna lombar ou corpo total sem cabeça $\leq -2,0$.

Diferentes protocolos de tratamento com bisfosfonatos têm sido propostos para as formas moderadas a graves da doença. O protocolo canadense é o mais utilizado mundialmente: as doses e os intervalos variam de acordo com faixa etária. Para o pamidronato recomendam-se doses de 0,5 mg/kg/dia (3 dias consecutivos) a cada 2 meses para crianças menores do que 2 anos; 0,75 mg/kg/dia (3 dias) a cada 3 meses para crianças entre 2 e 3 anos e 1,0 mg/kg/dia (3 dias – dose máxima 60 mg) a cada 4 meses com tempo de infusão de 4 h. Já para o ácido zoledrônico recomendam-se doses de 0,05 mg/kg (dose única) a cada 6 meses em crianças acima de 2 anos.

Um protocolo brasileiro modificado de tratamento com pamidronato intravenoso para crianças acima de 3 anos foi proposto em 2016 (dose única de 2 mg/kg de peso a cada 4 meses – respeitando a dose máxima de 60 mg/dose e tempo de infusão de 2 h). Vale lembrar que a dose anual total do pamidronato é 9 mg/kg de peso e do ácido zoledrônico é 0,1 mg/kg de peso. No seguimento do tratamento medicamentoso, a dose anual de ambos os bisfosfonatos deve ser reduzida pela metade da dose total quando o escore-Z da DMO (densidade mineral óssea) for $\geq -2,0$. Além disso, as infusões de bisfosfonatos devem ser interrompidas no fim da fase de crescimento. Terapias anabólicas são opções terapêuticas promissoras no tratamento da OI e a terapia gênica vem ganhando destaque como possibilidade de cura da doença em um futuro próximo.

412 Endocrinologia: Casos Clínicos Comentados

✅ **Resposta:** C

➕ **Referências:** 49 a 52

CASO #32

Menina, 17 anos e 1 mês, apresentou fratura de punho após traumatismo durante um jogo de *beach tennis*. Refere menarca aos 13 anos, ciclos regulares, nega fraturas prévias. Nega procedimentos cirúrgicos, tratamentos oncológicos, tabagismo e ingestão alcoólica. É filha única de pais jovens e hígidos e não consanguíneos.

Ao **exame físico** chamavam a atenção:

- Peso = 39,7 kg (<P3/Z-*score* –2,8)
- Estatura = 149,5 cm (<P5/Z-*score* –2,08).

A **avaliação laboratorial** não mostrou alterações.

A densitometria óssea por DXA (Lunar iDXA™) mostrou:

- Baixa massa óssea (L1-L4: 0,888 g/cm² – escore-Z –2,3)
- TBLH (corpo total menos a cabeça): 0,647 g/cm² – escore-Z –1,3)
- Conteúdo mineral ósseo (CMO) no percentil 87
- Altura para idade no percentil 2.

▶ **Sobre este caso, avalie os itens a seguir e marque a alternativa <u>correta</u>:**

I. O diagnóstico é de osteoporose, já que a densitometria óssea mostrou massa óssea abaixo do esperado para a idade e a paciente teve uma fratura de punho.

II. Como a paciente apresenta baixa estatura, a densitometria óssea por DXA apresenta limitações e a DMO deve ser ajustada.

III. Em crianças, o número e o local das fraturas são importantes, já que uma fratura não vertebral isolada nessa população pode não representar doença clínica.

IV. O cálculo da BMAD (densidade mineral óssea aparente) é o padrão-ouro para ajustar a DMO em pacientes com baixa estatura.

    a) Somente uma das afirmações está correta.
    b) Os itens I, III e IV estão corretos.
    c) Os itens I e II estão corretos.
    d) Os itens II e III estão corretos.

COMENTÁRIOS

A baixa massa óssea na infância é uma situação bastante rara. Ao contrário do que acontece com a população adulta, na população pediátrica e na adolescente (jovem) o diagnóstico de osteoporose não pode ser feito fundamentando-se apenas nos resultados obtidos pela densitometria. Ele deve estar associado à presença de fraturas por fragilidade ou ao conhecimento prévio de doenças que sabidamente levem a maior risco de fraturas. Segundo a 4ª conferência de especialistas da International Society for Clinical Densitometry (ISCD), publicada em 2013, a presença de uma ou mais fraturas vertebrais por compressão, na ausência de doença local ou traumatismo de alto impacto, é indicativa de osteoporose na infância e independe do resultado da densitometria (embora seja um complemento indicado). Na ausência de fraturas vertebrais, o número e o local das fraturas são importantes, já que uma fratura periférica isolada nessa população pode não representar doença clínica. O diagnóstico de osteoporose também se aplicará se houver história de fraturas de ossos longos (duas ou mais até os 10 anos ou três ou mais até os 19 anos) necessariamente associada a baixa massa óssea medida pela densitometria (escore-Z ≤ –2,0 desvios padrões da média para idade e sexo).

A baixa estatura é um fator limitante para o cálculo da DMO por DXA por usar uma medida de área e não de volume. O método subestima a densidade real de ossos pequenos. Não existe um método padrão-ouro, mas existem algumas formas de ajustar a DMO: as mais amplamente utilizadas são calcular a BMAD e ajustar o escore-Z para a estatura (disponível somente para exames feitos em aparelhos da Hologic). Podemos ainda fazer o ajuste para a idade óssea e para a idade estatural. É importante lembrar que nenhum desses métodos foi validado para a predição de fraturas. Devemos estar atentos para as situações em que o ajuste deve ser feito e escolher o método que melhor se adéque à necessidade do paciente.

✔ Resposta: D

➕ Referências: 53 a 55

CASO #33

Mulher, 78 anos, com história de revascularização miocárdica e insuficiência cardíaca congestiva por doença coronariana, apresentou diagnóstico de hiperparatireoidismo primário com indicação cirúrgica pela presença de osteoporose (sem fraturas). No entanto, a paratireoidectomia foi contraindicada pelo alto risco cardiovascular. Foi iniciado alendronato para tratamento da osteoporose. Seus exames atuais mostram:

- Cálcio sérico = 10,9 mg/dℓ
- Fósforo sérico = 3,0 mg/dℓ
- PTH = 124 pg/mℓ
- 25-hidroxivitamina D [25(OH)D] = 25 ng/mℓ.

▶ Sobre a suplementação de cálcio e vitamina D nessa paciente, marque a alternativa <u>correta</u>:

a) A suplementação de cálcio está contraindicada, mas deve ser realizada suplementação de vitamina D, visando a níveis de 25(OH)D > 30.
b) A suplementação de cálcio deve ser realizada na dose de 800 mg/dia, mas a suplementação de vitamina D deve ser evitada.
c) O ideal é que seja orientada restrição na ingestão dietética de cálcio e evitada a suplementação de vitamina D.
d) A suplementação de cálcio deve ser realizada na dose de 1.000 mg/dia e deve ser realizada suplementação de vitamina D, visando a níveis de 25(OH)D > 30 ng/mℓ.

COMENTÁRIOS

A última diretriz sobre o manejo do hiperparatireoidismo primário recomenda que a ingestão ou suplementação de cálcio siga as recomendações da população geral de acordo com a idade: mulheres acima de 50 anos devem suplementar 800 mg/dia e, acima de 70 anos, 1.000 mg/dia. Restrição de cálcio deve ser evitada por aumentar ainda mais a secreção de PTH pelas paratireoides. A suplementação de vitamina D também deve ser realizada com o objetivo de manter os níveis de 25(OH)D acima de 30 ng/mℓ, especialmente naqueles pacientes que não puderem ou não quiserem realizar a cirurgia curativa.

✔ Resposta: D

➕ Referências: 49 a 52

CASO #34

Mulher, 70 anos, deu entrada na emergência com quadro de náuseas, vômitos e poliúria nos últimos 4 dias. Na admissão, a paciente estava consciente, mas muito sonolenta e desidratada. Segundo a acompanhante, ela tem diabetes melito tipo 2 e faz uso de metformina (1 g/dia) e gliclazida MR (60 mg/dia). Toma também vitamina D_3 manipulada (2.000 UI/dia) e tamoxifeno. A paciente tem antecedente de câncer de mama, tratado 5 anos antes com cirurgia e quimioterapia.

Os. **exames laboratoriais** iniciais mostraram:

- Glicemia = 110 mg/dℓ
- Hemograma = normal
- Creatinina = 1,45 mg/dℓ (VR: 0,7 a 1,2)
- Ureia = 63 mg/dℓ (VR: 10 a 40)
- Cálcio = 14,5 mg/dℓ (VR: 8,6 a 10,2)
- Fósforo = 2,5 mg/dℓ (VR: 2,5 a 4,5).

Após hidratação, ela apresentou melhora do nível de consciência e foi hospitalizada. A segunda **avaliação laboratorial** mostrou:

- Cálcio = 15,4 mg/dℓ (VR: 8,5 a 10,5)
- Fósforo = 2,4 mg/dℓ (VR: 2,5 a 4,5)
- PTH = 7,3 pg/mℓ (VR: 10 a 65)
- 25(OH)-vitamina D = > 100 ng/mℓ (VR: 20 a 60)
- PTHrp: < 0,7 pmol/ℓ (VR: < 1,3)
- Sumário de urina com densidade de 1,003.

▸ Qual a etiologia mais provável para a hipercalcemia?

a) Intoxicação por vitamina D.
b) Acidose láctica.
c) Secreção do peptídio relacionado ao PTH (PTHrp) por CA de mama recorrente ou metastático.
d) Hipercalcemia factícia.

COMENTÁRIOS

Hiperparatireoidismo primário (HPTP) é a causa mais frequente de hipercalcemia ambulatorial. Manifesta-se por hipercalcemia associada a níveis de PTH elevados ou no limite superior da normalidade. Nas demais causas de hipercalcemia, o PTH estará sempre baixo, devido ao *feedback* negativo do cálcio sobre a secreção do PTH. O principal mecanismo da hipercalcemia associada a neoplasias malignas (sobretudo CA de mama e CA de pulmão) é a secreção tumoral de peptídio relacionado ao PTH (PTHrp).

No presente caso, os níveis baixos do PTHrp praticamente excluem o diagnóstico de hipercalcemia relacionada ao CA de mama. Exclui-se também o HPTP, já que o PTH está suprimido. Hipercalcemia associada a níveis de 25(OH)D >100 a 150 ng/mℓ são característicos da intoxicação por vitamina D, uma condição potencialmente grave e fatal, sobretudo em idosos. Níveis de cálcio ≥ 16 mg/dℓ podem levar a coma e parada cardíaca.

A análise laboratorial das cápsulas de vitamina D_3 mostram que elas continham 4.000.000 UI em vez das supostas 2.000UI! Portanto, uma dose 2 mil vezes maior, que culminou na intoxicação por vitamina D. Esse caso ressalta bem os riscos de medicação manipulada, maiores ainda quando a farmácia de manipulação utilizada não é muito confiável.

✔ Resposta: B

➕ Referências: 62 a 64

CASO #35

Uma adolescente de 15 anos foi avaliada no pronto-socorro por dor pós-traumática na mão esquerda. A história médica pregressa da paciente era normal, exceto por atraso leve no desenvolvimento global. No exame físico, chamavam a atenção a presença de face arredondada e baixa estatura (150 cm), bem como encurtamento simétrico do terceiro, quarto e quinto quirodáctilos (Figura 7.8). A radiografia das mãos revelou estarem curtos o terceiro, o quarto e o quinto ossos metacarpianos, além de encurtamento das falanges distais bilateralmente (Figura 7.9). Após questionamentos adicionais, descobriu-se que o pai da paciente também tinha mãos com dedos curtos.

A paciente foi devidamente medicada para o processo álgico e orientada a procurar um endocrinologista. A **avaliação bioquímica** (glicemia, cálcio, albumina, fósforo e 25(OH)-vitamina D) e hormonal (PTH, TSH, T$_4$ livre, LH e FSH) mostrou-se normal.

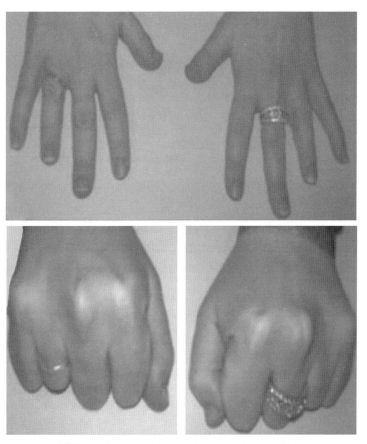

FIGURA 7.8 Encurtamento simétrico de quarto e quinto quirodáctilos.

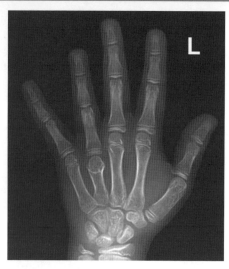

FIGURA 7.9 Radiografia da mão esquerda mostrando encurtamento do quarto e quinto ossos metacarpianos, bem como das falanges distais bilateralmente.

▶ Sobre este caso, avalie os itens a seguir e opine:

I. A paciente tem pseudo-hipoparatireoidismo tipo 1a, doença rara resultante de mutação inativadora no gene GNAS1, herdada da mãe.
II. A paciente tem pseudopseudo-hipoparatireoidismo, doença rara resultante de mutação inativadora no gene GNAS1, herdada do pai.
III. Redução progressiva da velocidade de crescimento é uma característica da doença apresentada pela paciente.
IV. A baixa estatura supostamente decorre de deficiência de GH por resistência hipofisária à ação do GHRH.
V. A paciente deve ser tranquilizada de que a chance de ela ter filhos com mutação no GNAS1 é muito pequena.
   a) Existe somente um item incorreto.
   b) Somente os itens III e V estão corretos.
   c) Apenas os itens I e IV estão incorretos.
   d) Só os itens I e III estão corretos.

COMENTÁRIOS

O pseudo-hipoparatireoidismo (PHP) representa um grupo heterogêneo de distúrbios metabólicos genéticos raros que cursam com resistência dos órgãos-alvo à ação do PTH, evidenciada por elevação do PTH, hipocalcemia e hiperfosfatemia, na presença de função renal normal.

Existem cinco variantes de PHP: PHP tipo 1a (PHP-1a), PHP tipo 1b (PHP-1b), PHP tipo 1c (PHP-1c), PHP tipo 2 (PHP-2) e o pseudopseudo-hipoparatireoidismo (PHHP). O PHP-1a responde por 70% dos casos e resulta de mutação inativadora no gene *GNAS1* (*Guanine Nucleotide binding Alpha-subunit 1*), localizada no alelo paterno. Esse gene codifica a subunidade α da proteína G estimuladora ($G_s\alpha$). Clinicamente, o PHP-1a manifesta-se pela osteodistrofia hereditária de Albright (OHA), caracterizada por face arredondada, baixa estatura, obesidade (de início precoce) ossificação ectópica (evidenciada por nódulos subcutâneos) e braquidactilia (dedos curtos das mãos, sobretudo o quarto e o quinto metacarpos). A braquidactilia decorre do fechamento prematuro das placas de crescimento, que pode levar também à presença de outros ossos curtos no indivíduo acometido. Está presente em 70 a 80% dos

Capítulo 7 • Doenças Osteometabólicas **417**

casos. Déficit cognitivo é observado em 70% dos pacientes. Outro achado frequente são calcificações cerebrais. Em casos de PHP-1a pode haver também resistência a outros hormônios (GH, gonadotrofinas e, sobretudo, TSH). Assim, manifestações de deficiência de GH, hipogonadismo e hipotireoidismo podem estar presentes. OHA é também encontrada no PHP-1c e no PPPH.

Nossa paciente apresenta características da OHA associada a níveis normais de PTH, Ca^{++} e fósforo, o que exclui a possibilidade de PHP-1a ou PHP-1c (**item I incorreto**). Assim, o diagnóstico mais provável é de pseudopseudo-hipoparatireoidismo (PHHP), o qual resulta de mutação inativadora no *GNAS1* herdada do pai (**item II correto**). Clinicamente ele se assemelha ao PHP-1a, mas não há obesidade e são menos frequentes a braquidactilia (presente < 30% dos casos) e o déficit cognitivo. Redução progressiva da velocidade de crescimento é uma característica da doença tanto PHP-1a quanto PPHP (**item III correto**), condição agravada no PHP-1a se houver deficiência de GH (**item IV incorreto**).

Nenhum tratamento é necessário para o PPHP, porém o aconselhamento genético é recomendado, visto que o filho de uma mulher com PPHP, como no nosso caso, têm até 50% de chance de desenvolver pseudo-hipoparatireoidismo (**item V incorreto**).

✅ Resposta: D

➕ Referências: 56 a 59

CASO #36

Mulher, 37 anos, com história de mais de 30 fraturas durante a vida, sendo a primeira poucos dias após o nascimento. Apresenta escoliose e cifose importante, encurvamento de ossos longos, baixa estatura e dentes com coloração amarelo-amarronzada. Os **exames laboratoriais** não apresentavam alterações. Densidade mineral óssea (DMO) com escore-Z de coluna lombar –2,4 DP.

▎ Qual seria o exame <u>mais adequado</u> para confirmar o diagnóstico?

a) Sequenciamento do gene da *ALPL*.
b) Sequenciamento do gene da esclerostina.
c) Sequenciamento do gene *AIRE*.
d) Sequenciamento dos genes *COL1A1* e *COL1A2*.

COMENTÁRIOS

A paciente apresenta um quadro clínico típico de osteogênese imperfeita (OI), caracterizado por baixa massa óssea, fragilidade óssea, deformidades esqueléticas, baixa estatura, esclera azulada (nem sempre presente), dentinogênese imperfeita, bem como hiperextensibilidade de pele e ligamentos.

A OI resulta de alterações na molécula do colágeno tipo 1. Seu diagnóstico clínico baseia-se sobretudo nos sinais e sintomas descritos e é relativamente fácil em indivíduos com o fenótipo clássico e história familiar positiva, bem como naqueles em que várias fraturas típicas estão presentes. Entretanto, pode ser difícil na ausência de história familiar e quando a fragilidade óssea não está associada às alterações extraesqueléticas evidentes.

O diagnóstico molecular de OI é uma possibilidade atual e deve ser indicado sempre que disponível. Sua realização é particularmente importante nos casos de fragilidade óssea sem manifestações extraesqueléticas evidentes. Quando disponível, o estudo genético possibilita melhor entendimento do mecanismo fisiopatológico, possibilitando um aconselhamento genético adequado do paciente e de seus familiares. Resultados positivos confirmam o diagnóstico, mas resultados negativos não o afastam. O estudo genético em um caso índice deve iniciar com o sequenciamento dos genes *COL1A1* e *COL1A2*, que codificam as moléculas alfa1e alfa2 do colágeno tipo 1, respectivamente, visando identificar substituições, deleções, inserções ou duplicações no gene do colágeno.

418 Endocrinologia: Casos Clínicos Comentados

✅ **Resposta:** D

➕ **Referências:** 49 a 52

CASO #37

Mulher, 44 anos, IMC de 26,2 kg/m², vem à consulta com o endocrinologista para avaliação de seus **exames laboratoriais**, nos quais eram dignos de nota:

- Glicemia = 102 mg/dℓ
- HbA1c = 5,5%
- Cálcio sérico corrigido = 10,9 e 11,2 mg/dℓ (VR: 8,5 a 10,5)
- PTH = 91 e 109 pg/mℓ (VR: 10 a 65)
- 25(OH)-vitamina D = 30,7 ng/mℓ.

▶ **Considerando a hipótese diagnóstica mais provável, assinale a alternativa <u>correta</u>.**

a) Caso não tenha alteração de massa óssea na densitometria, fraturas, nefrolitíase ou hipercalciúria, não há indicação de tratamento cirúrgico.
b) A ingestão/suplementação de cálcio deve seguir as mesmas recomendações nutricionais diárias para idade e sexo de pessoas sem a doença.
c) A ausência de localização de paratireoide hipercaptante contraindica o tratamento cirúrgico, devendo ser realizado outro exame de imagem.
d) O uso de calcimimético está associado a controle da hipercalcemia e melhora da massa óssea na coluna lombar e no fêmur.

COMENTÁRIOS

Em casos de hiperparatireoidismo primário (HPTP), havendo nefrolitíase ou osteíte fibrosa cística (reabsorção subperióstea e osteoclastomas), cirurgia está sempre indicada, mesmo que os exames de imagem sejam negativos. Para pacientes com a forma assintomática do HPTP, as indicações cirúrgicas estão resumidas na Tabela 7.4 e incluem idade < 50 anos, cálcio sérico > 1 mg/dℓ acima do limite superior da normalidade, *clearance* de creatinina < 60 mℓ/min/1,73 m², escore-T < −2,5 em qualquer sítio e hipercalciúria (calciúria > 250 mg/24 h em mulheres e > 300 mg/24 h em homens). A ingestão/suplementação de cálcio deve seguir as mesmas recomendações nutricionais diárias para idade e sexo de pessoas sem HPTP. Restrição de cálcio pode estimular a secreção de PTH e agravar o quadro clínico.

TABELA 7.4 Indicações cirúrgicas para o hiperparatireoidismo primário (HPTP) de acordo com o V Workshop Internacional do National Institutes of Health (NIH) sobre o manejo do HPTP assintomático.

- Nefrolitíase
- Osteíte fibrosa cística
- HPTP assintomático, associado a uma ou mais das seguintes situações:
  - Cálcio sérico > 1 mg/dℓ acima do limite superior da normalidade
  - *Clearance* de creatinina < 60 mℓ/min/1,73 m²
  - Escore-T < −2,5 em coluna lombar, quadril e/ou antebraço
  - Idade < 50 anos
  - Hipercalciúria (calciúria > 250 mg/24 h em mulheres e > 300 mg/24 h em homens)
  - Pacientes cujo acompanhamento médico não seja possível ou desejado.

Adaptada de Bilezikian et al., 2022.

✅ **Resposta:** B

➕ **Referências:** 27, 39 e 40

CASO #38

Mulher, 37 anos, em uso de glicocorticoide (GC) por via oral há mais de três meses (7,5 mg/dia de prednisona) no manejo de doença reumatológica. Nega fraturas prévias; ausência de outros fatores de risco para osteoporose.

▶ **Além de medidas não farmacológicas e reposição de cálcio e de vitamina D, qual a conduta <u>mais adequada</u> para a prevenção de osteoporose nessa paciente?**

a) Ácido zoledrônico intravenoso, a cada 12 meses.
b) Sem recomendação de tratamento específico.
c) Denosumabe semestral.
d) Risedronato mensal.

COMENTÁRIOS

Nos pacientes com baixo risco de fraturas, nenhum tratamento específico para osteoporose é recomendado. Eles devem receber cálcio, vitamina D e orientações quanto a mudanças no estilo de vida. Os níveis de 25(OH)-vitamina D devem ser mantidos > 30 ng/mℓ.

Nos pacientes com moderado ou alto risco de fraturas, além das medidas supracitadas, tratamento específico para osteoporose pode estar indicado, variando as indicações de acordo com idade do paciente. De fato, nos pacientes com idade < 40 anos, deve-se considerar o tratamento farmacológico nas seguintes situações: (1) história de fratura osteoporótica; (2) escore-Z < −3 DP e dose de prednisona > 7,5 mg/dia; (3) redução > 10% na DMO em 1 ano e dose de prednisona > 7,5 mg/dia; e (4) dose alta de GC e idade ≥ 30 anos.

Nos pacientes com idade ≥ 40 anos, recomenda-se tratamento farmacológico na presença de: (1) história de fratura osteoporótica; (2) homens ≥ 50 anos ou mulheres na pós-menopausa com escore-T ≤ −2,5; (3) FRAX® (ajustado para GC) mostrando risco de fratura maior > 10%; (4) FRAX® (ajustado para GC) mostrando risco de fratura de fêmur > 1%; e (5) uso de dose alta de GC.

✔ Resposta: B

✚ Referências: 60 e 61

CASO #39

Homem, 34 anos, deu entrada em unidade de emergência queixando-se de sonolência e vômitos. Os **exames laboratoriais** iniciais mostraram:

- Glicemia = 91 mg/dℓ
- Hemograma = normal
- Creatinina = 1,3 mg/dℓ (VR: 0,7 a 1,2)
- Ureia = 55 mg/dℓ (VR: 10 a 40)
- Cálcio = 15,4 mg/dℓ (VR: 8,6 a 10,2)
- Fósforo = 3,7 mg/dℓ (VR: 2,5 a 4,5).

Após hidratação, ele apresentou melhora do nível de consciência e referiu que, há 2 anos, tem queixas de disfunção erétil e que há um ano lhe prescreveram testosterona por apresentar baixas concentrações séricas de testosterona. O irmão do paciente faz uso das seguintes medicações: rifampicina, dapsona e clofazimina.

A segunda avaliação laboratorial mostrou:

- Cálcio = 12,7 mg/dℓ (VR: 8,5 a 10,5)
- Fósforo = 3,1 mg/dℓ (VR: 2,5 a 4,5)
- PTH = 13 pg/mℓ (VR: 10 a 65)
- 25(OH)-vitamina D = 25 ng/mℓ (VR: 20 a 60)
- 1,25(OH)$_2$-vitamina D = 91 pg/mℓ (VR: 22 a 67)
- PTHrp = < 0,7 pmol/ℓ (VR: < 1,3)
- Testosterona total = 145 ng/dℓ (VR: 240 a 286)
- LH = 25 UI/ℓ (VR: até 10)
- FSH = 28 UI/ℓ (VR: até 11).

▷ **Qual a etiologia mais provável para a hipercalcemia?**

a) Intoxicação por calcifediol.
b) Hanseníase.
c) Pseudo-hipoparatireoidismo.
d) Síndrome paraneoplásica

COMENTÁRIOS

Os níveis baixos do PTHrp praticamente excluem o diagnóstico de hipercalcemia relacionada a neoplasias malignas. O irmão do paciente tem hanseníase, cujo tratamento clássico inclui rifampicina, dapsona e clofazimina. Doenças granulomatosas (sarcoidose, tuberculose e hanseníase) causam hipercalcemia por produzirem 1,25(OH)$_2$-vitamina D (calcitriol), cujos níveis estão elevados no nosso paciente. O paciente tem também hipogonadismo primário, uma sabida complicação da hanseníase.

✔ **Resposta:** B

⊕ **Referências:** 60 e 61

REFERÊNCIAS BIBLIOGRÁFICAS

1. Black DM et al. Atypical femur fracture risk versus fragility fracture prevention with bisphosphonates. N Engl J Med. 2020;383(8):743-53.
2. Silverman S et al. Bisphosphonate-related atypical femoral fracture: Managing a rare but serious complication. Cleve Clin J Med. 2018;85(11):885-93.
3. Tsourdi E et al. Fracture risk and management of discontinuation of denosumab therapy: a systematic review and position statement by ECTS. J Clin Endocrinol Metab. 2021:6(1):264-81.
4. Mendoza V et al. Characteristics of ectopic parathyroid glands in 145 cases of primary hyperparathyroidism. Endocr Pract. 2010;16(6):977-81.
5. Yeh R et al. Diagnostic performance of 4D CT and Sestamibi SPECT/CT in localizing parathyroid adenomas in primary hyperparathyroidism. Radiology. 2019; 291(2):469-76.
6. Grey A et al. Vitamin D repletion in patients with primary hyperparathyroidism and coexistent vitamin D insufficiency. J Clin Endocrinol Metab. 2005;90(4):2122-6.
7. The International Society for Clinical Densitometry (ISCD). 2019 ISCD Official Positions – Adult. Disponível em: https://www.iscd.org/official-positions/2019-iscd-official-positions-adult/.
8. Zerbini CAF et al. Incidence of hip fracture in Brazil and the development of a FRAX model. Arch Osteoporos. 2015;10:224.
9. Hsu E. Paget's disease of bone: updates for clinicians. Curr Opin Endocrinol Diabetes Obes. 2019; 26:32934
10. Ralston SH et al. Diagnosis and management of Paget's disease of bone in adults: a clinical guideline. J Bone Miner Res. 2019;(4)34:579604.

11. Carvalho EH et al. Doença de Paget óssea. In: Vilar L (editor). Endocrinologia clínica. 7. ed. Rio de Janeiro: Guanabara Koogan; 2021. p. 1031-9.
12. Eastell R et al. Pharmacological management of osteoporosis in postmenopausal women: An Endocrine Society Clinical Practice Guideline. J Clin Endocrinol Metab. 2019;104(5):1595-622.
13. Camacho PM et al. American Association of Clinical Endocrinologists/American College of Endocrinology clinical practice guidelines for the diagnosis and treatment of postmenopausal osteoporosis-2020 update. Endocr Pract. 2020;26(Suppl 1):1-46.
14. Chong WH et al. Tumor localization and biochemical response to cure in tumor-induced osteomalacia. J Bone Miner Res. 2013;28(6):1386-98.
15. Jadhav S et al. Functional imaging in primary tumour-induced osteomalacia: relative performance of FDG PET/CT vs somatostatin receptor-based functional scans: a series of nine patients. Clin Endocrinol (Oxf). 2014;81(1); 31-7.
16. Kumar R et al. Tumor-induced osteomalacia. Transl Endocrinol Metab. 2015;7(3):1871.
17. Hautmann AH et al. Tumor-induced osteomalacia: an up-to-date review. Curr Rheumatol Rep. 2015;17(6):512.
18. Jan de Beur SM et al. Burosumab for the treatment of tumor-induced osteomalacia. J Bone Miner Res. 2021;36(4):627-35.
19. Mateo L et al. Hypophosphatemic osteomalacia induced by tenofovir in HIV-infected patients. Clin Rheumatol. 2016;35(5):1271-9.
20. Ryan LE, Ing SW. Idiopathic hypercalciuria: Can we prevent stones and protect bones? Cleve Clin J Med. 2018;85(1):47-54.
21. Gohil A, Imel EA. MDFGF23 and associated disorders of phosphate wasting. Pediatr Endocrinol Rev. 2019;17(1):17-34.
22. Bitzan M, Goodyer PR. Hypophosphatemic rickets. Pediatr Clin North Am. 2019;66(1):179-207.
23. Lamb YN. Burosumab: first global approval. Drugs. 2018;78(6):707-14.
24. Buckley L, Humphrey MB. Glucocorticoid-induced osteoporosis. N Engl J Med. 2018; 379:2547-56.
25. Weiler FG et al. Tratamento da osteoporose. In: Vilar L (editor). Endocrinologia clínica. 7. ed. Rio de Janeiro: Guanabara Koogan; 2021. p. 1015-23.
26. Leslie WD et al. Comparison of methods for improving facture risk assessment in diabetes: The Manitoba BMD Registry. J Bone Miner Res. 2018;33(11):1923-30.
27. Bilezikian JP et al. Management of primary hyperparathyroidism. J Bone Miner Res. 2022;37(11):2391-403.
28. Vilar LV et al. Hiperparatireoidismo – Diagnóstico e tratamento. In: Vilar L (editor). Endocrinologia clínica. 7. ed. Rio de Janeiro: Guanabara Koogan; 2021. p. 979-85.
29. Bilezikian JP. Hypoparathyroidism. J Clin Endocrinol Metab. 2020; 105(6):1722-36.
30. Maeda SS, Sakane EN. Hipoparatireoidismo – Avaliação diagnóstica e tratamento. In: Vilar L (editor). Endocrinologia clínica. 7. ed. Rio de Janeiro: Guanabara Koogan; 2021. p. 997-1003.
31. Shapiro JR et al. Bone mineral density and fracture rate in response to intravenous and oral bisphosphonates in adult osteogenesis imperfecta. Calcif Tissue Int. 2010;87(2):120-9.
32. Tournis S, Dede AD. Osteogenesis imperfecta – A clinical update. Metabolism. 2018; 80:27-37.
33. Linglart A et al. Pseudohypoparathyroidism. Endocrinol Metab Clin North Am. 2018;47(4):865-88.
34. Jain N, Reilly RF. Hungry bone syndrome. Curr Opin Nephrol Hypertens. 2017;26(4):250-5.
35. Diniz ET, Carvalho EH. Raquitismo e osteomalacia. In: Vilar L (editor). Endocrinologia clínica. 7. ed. Rio de Janeiro: Guanabara Koogan; 2021. p. 1040-9.
36. Goltzman D. Nonparathyroid hypercalcemia. Front Horm Res. 2019;51:77-90.
37. Lee JY, Shoback DM. Familial hypocalciuric hypercalcemia and related disorders. Best Pract Res Clin Endocrinol Metab. 2018;32(5):609-19.
38. Diniz ET et al. Hipoparatireoidismo – Etiologia e quadro clínico. In: Vilar L (editor). Endocrinologia clínica. 7. ed. Rio de Janeiro: Guanabara Koogan; 2021. p. 986-96.
39. Khan A et al. Cinacalcet normalizes serum calcium in a double-blind randomized, placebo-controlled study in patients with primary hyperparathyroidism with contraindications to surgery. Eur J Endocrinol. 2015;172(5):527-35.
40. Chandran M et al. The efficacy and safety of cinacalcet in primary hyperparathyroidism: a systematic review and meta-analysis of randomized controlled trials and cohort studies. Rev Endocr Metab Disord. 2022; 23(3):485-501.
41. Faggiano A et al. Cinacalcet hydrochloride in combination with alendronate normalizes hypercalcemia and improves bone mineral density in patients with primary hyperparathyroidism. Endocrine. 2011;39(3):283-7.
42. Zavatta G, Clarke BL. Normocalcemic primary hyperparathyroidism: need for a standardized clinical approach. Endocrinol Metab (Seoul). 2021;36(3):525-35.

43. Cusano NE, Cetani F. Normocalcemic primary hyperparathyroidism. Arch Endocrinol Metab. 2022;66(5):666-77.
44. Cusano NE et al. Normocalcemic hyperparathyroidism and hypoparathyroidism in two community-based nonreferral populations. J Clin Endocrinol Metab. 2013;98(7):2734-41.
45. Lowe H et al. Normocalcemic primary hyperparathyroidism: Further characterization of a new clinical phenotype. J Clin Endocrinol Metab. 2007;92(8):3001-5.
46. Tordjman KM et al. Characterization of normocalcemic primary hyperparathyroidism. Am J Med. 2004;117(11):861-3.
47. Pierreux J, Bravenboer B. Normocalcemic primary hyperparathyroidism: A comparison with the hypercalcemic form in a tertiary referral population. Horm Metab Res. 2018;50(11):797-802.
48. Schini M et al. Normocalcemic hyperparathyroidism: Study of its prevalence and natural history. J Clin Endocrinol Metab. 2020;105(4):e1171-e1186.
49. Palomo T et al. Osteogenesis imperfecta: diagnosis and treatment. Curr Opin Endocrinol Diabetes Obes. 2017;24(6):381-8.
50. Marom R et al. Osteogenesis imperfecta: An update on clinical features and therapies. Eur J Endocrinol. 2020;183:R95-106.
51. Fernandes AM et al. The molecular landscape of osteogenesis imperfecta in a Brazilian tertiary service cohort. Osteoporos Int. 2020;31(7):1341-52.
52. Jovanovic M et al. Osteogenesis imperfecta: Mechanisms and signaling pathways connecting classical and rare oi types. Endocr Rev. 2022;43(1):61-90.
53. Zemel BS et al. Height adjustment in assessing dual energy x-ray absorptiometry measurements of bone mass and density in children. J Clin Endocrinol Metab. 2010;95(3):1265-73.
54. Wasserman H et al. Use of dual energy X-ray absorptiometry in pediatric patients. Bone. 2017;104:84-90.
55. Ward LM et al. A contemporary view of the definition and diagnosis of osteoporosis in children and adolescents. J Clin Endocrinol and Metab. 2020;105:e2088-e2097.
56. Mantovani G et al. Diagnosis and management of pseudohypoparathyroidism and related disorders: first international Consensus Statement. Nat Rev Endocrinol. 2018;14(8):476-500.
57. Germain-Lee EL. Management of pseudohypoparathyroidism. Curr Opin Pediatr. 2019;31(4):537-49.
58. Jüppner H. Molecular definition of pseudohypoparathyroidism variants. J Clin Endocrinol Metab. 2021;106(6):1541-52.
59. Benvenuto P, Attarian A. Pseudopseudohypoparathyroidism: A diagnostic consideration in a patient with brachydactyly. J Pediatr. 2018;196:321.
60. Buckley L et al. 2017 American College of Rheumatology Guideline for the prevention and treatment of glucocorticoidinduced osteoporosis. Arthritis Rheumatol. 2017; 69(8):1521-37.
61. Buckley L, Humphrey MB. Glucocorticoid-induced osteoporosis. N Engl J Med. 2018;379(26):2547-56.
62. Martin LNC, Kayath MJ. Abordagem clínicolaboratorial no diagnóstico diferencial de hipercalcemia. Arq Bras Endocrinol Metab. 1999; 43:4729.
63. Meng QH, Wagar EA. Laboratory approaches for the diagnosis and assessment of hypercalcemia. Crit Rev Clin Lab Sci. 2015; 52:107-19.
64. Ozkan B, Hatun S, Bereket A. Vitamin D intoxication. Turk J Pediatr. 2012;54(2):93-8.
65. Tay YD et al. Therapy of hypoparathyroidism with rhPTH (1-84): A prospective, 8-year investigation of efficacy and safety. J Clin Endocrinol Metab. 2019;104(11):5601-10.
66. Šiprová H et al. Primary hyperparathyroidism, with a focus on management of the normocalcemic form: to treat or not to treat? Endocr Pract. 2016;22(3):294-301.

8 Distúrbios Endócrinos em Crianças e Adolescentes

Jacqueline Araújo • Barbara Guiomar Sales Gomes da Silva • Alberto J. S. Ramos • Telma Palomo • Patricia Muszkat • Taciana de Andrade Schuler • Manuel Faria • Clariano Pires de Oliveira Neto • Alexandre Nogueira Facundo • Gilvan C. Nascimento • Ana Gregória F. P. de Almeida • Rossana Santiago de Sousa Azulay • Marcelo Magalhães • Luciana Helena G. Vaz • Luciana Pimentel • Lucio Vilar

CASO #1

Menina, 6 anos, é trazida à consulta com história de crescimento lento e queda nos percentis do gráfico observada a partir dos 2 anos. Sem antecedentes pessoais de doenças crônicas ou uso prolongado de medicações. Teve alimentação adequada com aleitamento materno exclusivo até 6 meses e mista até 1 ano. Nasceu a termo, com peso de 2,8 kg (–0,46 DP) e tamanho de 47 cm (–0,62 DP). A mãe mede 1,65 m e o pai, 1,83 m; altura-alvo no percentil 75. O **exame físico** era normal, sem estigmas sindrômicos evidentes. Estatura no percentil 10 (–1 DP) e peso no percentil 25; velocidade de crescimento (VC) nos últimos 2 anos abaixo do percentil 10. O estádio puberal era P1M1.

Os **exames laboratoriais** – hemograma, glicemia, cálcio, fósforo, 25(OH)-vitamina D, ionograma e função tireoidiana – eram normais, bem como IGF-1 normal em +1 desvio padrão (DP) para a faixa etária. No teste da clonidina, o pico de GH (hormônio do crescimento) foi de 7 ng/mℓ (quimioluminescência) no tempo 60 min. Idade óssea de 5 anos.

▶ **Em relação a este caso, é <u>correto</u> afirmar:**

a) Não estamos diante de baixa estatura, pois a altura está no percentil 10, e o DP não é ≥ –2 DP, não havendo indicação de investigação, apenas acompanhamento e observação.

b) A principal hipótese é de pequeno para a idade gestacional (PIG) sem recuperação espontânea do crescimento, havendo, portanto, indicação de tratamento com o hormônio do crescimento (GH) recombinante humano (rhGH).

c) Apesar de o teste da clonidina ser normal, a principal hipótese ainda é de deficiência de GH, e os próximos exames devem ser o teste de estímulo com insulina (ITT) e a ressonância magnética (RM) de encéfalo e sela túrcica.

d) Devemos pensar em síndrome de Turner, apesar de não haver estigmas sindrômicos característicos e o próximo exame deve ser o cariótipo.

e) Trata-se de um retardo constitucional do crescimento e puberdade; a conduta deve ser expectante.

COMENTÁRIOS

A baixa estatura é definida como altura com −2 desvios padrão (DP) ou mais abaixo da média populacional. Entretanto, crianças com altura ≥ −1,5 DP em relação à média familiar (altura-alvo) também são classificadas como tendo baixa estatura e devem ser investigadas. Além disso, no caso em análise, a velocidade de crescimento (VC) é baixa, o que indica necessidade de investigação imediata.

O tamanho ao nascer de 47 cm em uma menina a termo não a classifica como PIG (de acordo com o Intergrowth), apesar de ser um pouco abaixo da média esperada. Supondo-se que essa criança tivesse nascido PIG, ainda assim a situação apresentada requereria investigação visto que a VC é baixa, sugerindo a presença de alguma doença ou síndrome genética. A história natural do PIG que nasce a termo é de recuperação espontânea da sua altura até os 2 anos; quando nasce prematuro, essa recuperação pode ocorrer até os 4 anos.

Os testes de estímulo para avaliar a secreção de GH, apesar das suas limitações, continuam sendo de eleição para a confirmação diagnóstica. O ponto de corte adotado é arbitrário, porém, nos métodos mais sensíveis como a quimioluminescência, a maioria concorda que valores ≥ 5 ng/mℓ indicam resposta normal do GH. Sabemos que crianças com deficiência de GH (DGH) podem apresentar resposta normal aos testes. No caso apresentado, um teste de estímulo normal, com IGF-1 acima da média torna menos provável a hipótese de DGH, mas não a descarta totalmente. Entretanto, a conduta inicial neste caso não seria prosseguir com investigação para DGH e sim realizar um cariótipo; caso ele se mostre normal poderíamos persistir na investigação de DGH.

A síndrome de Turner (ST) tem diversas formas de apresentação clínica, desde os quadros com estigmas clássicos (p. ex., cúbito valgo, hipertelorismo mamário, implantação baixa das orelhas e dos cabelos etc.), até situações em que a baixa estatura é a única manifestação clínica observada. O tamanho ao nascer pequeno ou limítrofe é sugestivo de ST. Nesta síndrome, a VC costuma cair a partir de 1 ano e 6 meses a 2 anos e a idade óssea costuma ser compatível com a cronológica até próximo ao início da puberdade. A partir daí, pode haver atraso pela falta de produção adequada de estrógenos. Ademais, na ST há incidência aumentada de tireoidite de Hashimoto e hipotireoidismo primário, o qual pode igualmente contribuir para o atraso na idade óssea. Portanto, em toda menina com baixa estatura sem causa aparente, um cariótipo deve ser realizado, idealmente com avaliação de, no mínimo, 50 metáfases, visando a maior possibilidade de detecção dos mosaicismos.

É importante sempre lembrar que o hipotireoidismo pode levar a baixa estatura, baixos níveis de IGF-1 e resposta diminuída do GH aos testes de estímulo, mimetizando DGH. Portanto, a função tireoidiana deve ser checada em toda criança sem causa evidente para a baixa estatura.

✅ Resposta: D

➕ Referências: 1 a 3

CASO #2

Paciente, sexo masculino, 14 anos, queixa-se de baixa estatura, observada a partir dos 12 anos, e incômodo por ser o menor da sala. Nasceu a termo, com tamanho e peso normais, sem intercorrências neonatais, amamentação exclusiva e introdução alimentar adequada. Desenvolvimento neuropsicomotor normal, sem doenças prévias e sem uso crônico de medicações. A altura da mãe é 160 cm (DP = −0,51); a do pai, 178 cm (DP = 0,02).

Ao **exame físico** eram notórios:

- Altura = 1,36 cm (−3,3 DP)
- Peso = 34 kg (−2,45 DP)
- P2G1
- Testículos com 3 mℓ.

A **avaliação hormonal** evidenciou:

- IGF = 240 ng/mℓ (VR: 215 a 1026)
- IGFBP = 4,0 mg/ℓ (VR: 3,2–10,3)
- LH = 0,3 UI/ℓ; FSH = 0,6 UI/ℓ
- Testosterona total = 9 ng/dℓ (VR: até 19 ng/dℓ, em pré-púberes)
- Função tireoidiana e demais exames = normais.

O teste da clonidina teve pico de 9 ng/mℓ. A RM mostrou adeno-hipófise normal e neuro-hipófise ectópica (Figura 8.1). A idade óssea era de 11 anos e 6 meses.

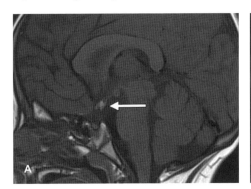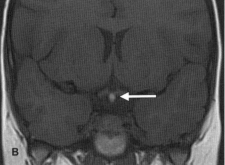

FIGURA 8.1 RM na imagem em T1 sem contraste nos cortes sagital (**A**) e coronal (**B**) mostra neuro-hipófise ectópica. Notar que o ponto brilhante da neuro-hipófise, que deveria estar localizado posteriormente na sela túrcica, encontra-se na parte inferior do hipotálamo (*setas*).

▶ **Diante deste caso clínico podemos afirmar:**

I. O retardo constitucional do crescimento e puberdade (RCCP) pode ser uma das hipóteses diagnósticas e, em geral, é difícil estabelecer-se o diagnóstico diferencial com o hipogonadismo central.
II. O teste da clonidina normal deve ser explicado por algum erro laboratorial, pois a resposta foi muito boa e deveria excluir a possibilidade de deficiência de GH (DGH).
III. Caso a RM estivesse normal, não haveria indicação de fazer tratamento com rhGH, e a principal hipótese seria de RCCP com grande possibilidade de recuperação espontânea e altura final normal.
IV. O IGF-1 próximo ao limite inferior de normalidade é sugestivo de DGH e sugere que a investigação dessa hipótese deve prosseguir.

   a) Os itens I e II estão corretos.
   b) Os itens I, II e IV estão corretos.
   c) Os itens I e IV estão corretos.
   d) Somente uma das afirmações está correta.
   e) Todas as afirmativas estão corretas.

COMENTÁRIOS

A baixa estatura acentuada, com desvio padrão bem distante da média, autoriza a investigação imediata do paciente. Não devemos esperar IGF-1 abaixo do limite inferior para pensar em deficiência de GH (DGH), pois isto só acontece nas formas mais graves desse distúrbio. Valores de IGF-1 entre −1 e −2 DP são sugestivos da DGH. O teste de estímulo normal neste paciente tornou esse diagnóstico menos provável, mas não o afasta. O Ministério da Saúde no Brasil aceita como definição de DGH aqueles que não atingem o valor mínimo de 5,0 ng/mℓ no teste de estímulo.

Devemos considerar que pode haver sobreposição de valores do GH no teste da clonidina entre crianças saudáveis e aquelas com DGH. Ademais, existem espectros variáveis de DGH, desde a forma clássica até a forma parcial, também chamada "disfunção neurossecretória" ou "neurossecretórias". Há de se considerar também que a presença de neuro-hipófise ectópica aumenta o risco de DGH. Neste contexto, curiosamente, existem estudos que demonstram elevado percentual de pacientes com baixa estatura importante, neuro-hipófise ectópica e resposta normal aos testes de estímulo, mas apresentam excelente resposta ao tratamento com GH recombinante humano (rhGH) em doses usuais.

No caso em análise, se a RM estivesse normal, o diagnóstico deste paciente seria de baixa estatura idiopática (BEI) e haveria indicação formal de tratamento com rhGH, devido ao acentuado desvio padrão da altura em relação à média populacional. Pacientes com diagnóstico de RCCP ou baixa estatura familiar foram incluídos na definição de BEI segundo o último consenso e requerem tratamento caso o DP da altura seja ≥ −2,25.

Resposta: D

Referências: 4 e 5

CASO #3

Menino, 2 anos, com história de aumento progressivo do tamanho do pênis e de pelos pubianos observados desde os 9 meses. Sinais adicionais foram surgindo como: agitação importante, comportamento agressivo, crescimento acelerado e ereções frequentes. Negava uso de medicações nos últimos 2 anos ou uso de anabolizantes pelos pais. Nasceu sem intercorrências e com tamanho adequado, negava doenças prévias. Estatura-alvo no 50º percentil. No **exame físico**, eram dignos de nota:

- Altura de 110 cm (+6,6 DP acima da média, muito acima do percentil 97)
- Peso de 25 kg (+5,8 DP)
- Acne acentuada em face
- Musculatura definida.

No exame de genitália notavam-se pênis medindo 8 cm, testículos simétricos com volume de 6 mℓ bilateralmente e pelos pubianos P3 (Figura 8.2).

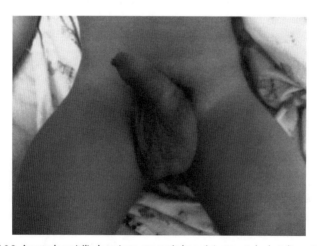

FIGURA 8.2 Aspecto da genitália do paciente, com testículos e pênis aumentados (estadiamento G3P3).

A **avaliação hormonal** mostrou:

- Testosterona = 912 ng/dℓ (VR: até 40 ng/dℓ)
- Sulfato de DHEA: < 20 µg/dℓ
- 17OH-progesterona (17OHP) = 0,8 ng/mℓ (VR; < 1,0)
- LH 0,1 mUI/mℓ, FSH = 0,8 mUI/mℓ.

Idade óssea de 6 anos; ressonância magnética (RM) de encéfalo e sela túrcica normal.

▶ Diante dos dados clínicos e laboratoriais, pode-se afirmar:

I. Devemos solicitar dosagem de β-hCG, pois podemos estar diante de um tumor produtor de hCG que justificaria o quadro clínico, bem como a elevação de testosterona.

II. O aumento bilateral dos testículos sugere puberdade precoce central, pois na puberdade de origem periférica não há aumento do volume testicular, exceto quando o diagnóstico é de hiperplasia adrenal congênita com restos de adrenal nos testículos.

III. A mutação ativadora do receptor do LH (testotoxicose familiar) é uma provável hipótese diagnóstica apesar de o nível de testosterona estar mais elevado do que o habitualmente descrito na literatura.

IV. O teste do GnRH deve ser realizado, pois a hipótese mais provável é de puberdade precoce central.

   a) Os itens II e IV estão corretos.
   b) Os itens I, II e IV estão corretos.
   c) Os itens I e III estão corretos.
   d) Todos os itens estão corretos.

COMENTÁRIOS

Estamos diante de um caso grave e de início bastante precoce de puberdade. Os sinais clínicos sugerem a presença de níveis muito elevados de andrógenos, o que foi confirmado pela intensa elevação da testosterona. O sinal clínico que costuma nos guiar no diagnóstico diferencial entre puberdade precoce central (PPC) ou periférica (PPP) nos meninos é a presença ou ausência do aumento do volume testicular. Entretanto, devemos lembrar que determinadas situações que levam a PPP podem cursar com aumento dos testículos: (1) tumores produtores de hCG, nos quais o desenvolvimento da puberdade precoce é explicado pelo fato de as moléculas de hCG e LH terem subunidades alfa e beta semelhantes, levando, portanto, a estímulo da produção de testosterona pelas células de Leydig e aumento do volume testicular; (2) mutação ativadora do receptor do LH (testotoxicose familiar), devido à ação parácrina da testosterona, levando a aumento dos testículos; (3) nos casos de hiperplasia adrenal congênita com restos de adrenal testicular ou ainda em qualquer situação de PPP quando o eixo hipotálamo-hipófise-gônada amadurece e a puberdade torna-se mista.

No caso apresentado, o valor muito elevado da testosterona requer uma ampla investigação para afastar a possibilidade de tumores. No paciente em questão, a β-hCG foi indetectável. Também normais foram os exames de imagem (USG e RM dos testículos; RM de abdome e TC de tórax).

O teste do GnRH não seria indicado neste momento, pois se o diagnóstico fosse de PPC esperaríamos níveis de LH basal já bastante elevados para justificar a marcante elevação da testosterona. Seria esperado também um volume testicular bem maior. O paciente realizou exame genético que confirmou mutação ativadora no receptor do LH, compatível com testotoxicose familiar. Foi tratado com antiandrogênicos potentes, com boa resposta. Posteriormente desenvolveu também PPC e fez uso de análogo do GnRH.

✅ Resposta: C

➕ Referências: 6 a 8

CASO #4

Menina, 6 anos e 9 meses, é encaminhada ao endocrinologista devido a telarca precoce, iniciada 6 meses antes da consulta atual. Segundo sua mãe, ela sempre foi grande em relação à média e no último ano teve um crescimento mais acelerado. Negou o aparecimento de pelos pubianos ou odor axilar. A paciente nasceu de parto cesáreo sem intercorrências, com peso e tamanho normais; amamentação mista até os 4 meses. Tem desenvolvimento neuropsicomotor normal, sem doenças prévias importantes ou uso crônico de medicações. Mãe mede 155 cm, tem história de puberdade precoce tratada e o pai mede 177 cm. Há história também de menarca precoce na avó materna.

Ao **exame físico** notava-se:

- Altura 132 cm (+2,06 DP, percentil 98)
- Peso 30 kg (+1,59 DP percentil 94,4)
- Tanner M3P1
- Idade óssea de 10 anos.

As **dosagens hormonais** mostraram:

- LH = 2,0 mUI/mℓ
- FSH = 2,5 mUI/mℓ
- Estradiol = 5 pg/mℓ.

RM de sela túrcica normal.

▶ **Sobre este caso, escolha a alternativa <u>correta</u>:**

a) Estamos diante de uma puberdade precoce central (PPC), cuja provável etiologia é idiopática, situação observada em 80 a 90% das meninas com PPC.
b) No exame físico de meninas com puberdade precoce, a busca de manchas café com leite é importante.
c) Mutação ativadora do gene *MKRN3* é uma provável etiologia monogênica para o quadro descrito.
d) Mutação de perda de função do gene *DLK1* é também uma provável etiologia para o caso clínico em análise.
e) As alternativas "a" e "d" estão corretas.

COMENTÁRIOS

A puberdade precoce central (PPC) em meninas, na maioria das vezes, é de origem idiopática. Porém, naquelas com início dos caracteres sexuais secundários antes dos 6 anos ou com início a partir dos 6 anos, mas com rápida evolução é importante buscar a etiologia e torna-se mandatória a realização da RM de encéfalo e sela túrcica para investigar causas tumorais. Nos últimos anos, em casos com história familiar de PPC, a avaliação genética dessas famílias identificou mutações em genes como fator causal do distúrbio hormonal. A primeira causa monogênica identificada de PPC, descrita em 2008, foi mutação ativadora do gene do receptor da (*KISS1R*), que parece ser uma causa bastante rara de PPC. O *MKRN3* (*Makorin Ring Finger Protein 3*) foi descrito em 2013 como o primeiro gene no qual a perda função (e não o ganho de função) foi associado com PPC. Está localizado na mesma região que as alterações genéticas observadas na síndrome de Prader-Willi (cromossomo 15q11.2). Mutações nesse gene são mais frequentes nas formas familiares e são atualmente a etiologia monogênica mais comum de PPC. O início médio da puberdade nesses casos é aos 6 anos em meninas e 8 anos nos meninos. Mais recentemente, em crianças com PPC, foram também relatadas mutações de perda de função no gene *DLK1* (*Delta-like non-canonical Notch ligand 1*). Esse gene localiza-se no cromossomo 14q32.2 e, em associação com outros genes, pode causar a síndrome de Temple.

O exame físico adequado de crianças com puberdade precoce é fundamental para guiar a investigação apropriada. Presença de manchas café com leite na pele deve sempre ser cuidadosamente buscada, visto que a síndrome de McCune-Albright, apesar de rara, faz parte do diagnóstico diferencial na puberdade precoce periférica (PPP). No caso em análise, os exames laboratoriais sugerem PPC, e não PPP. No entanto, haveria a possibilidade de PPP com posterior desbloqueio do eixo central e subsequente evolução para puberdade mista.

✓ **Resposta:** B

⊕ **Referências:** 9 a 11

CASO #5

M.M.A., 15 anos, teve o diagnóstico de síndrome de Turner (ST) aos 8 anos, com cariótipo 45,X/46,XX. Desde então, vem fazendo uso do hormônio do crescimento recombinante humano (rhGH). Sua altura atual é 156 cm (abaixo do padrão familiar, que seria, em média, 165 cm). Teve início espontâneo da puberdade aos 11 anos, com evolução normal e apresentou menarca aos 13 anos; mantém ciclos menstruais regulares. Os pais sempre questionaram sobre a possibilidade de fertilidade da paciente. Tem ainda hipotireoidismo primário, secundário à tireoidite de Hashimoto e diagnosticado aos 10 anos. No momento, está em uso de L-tiroxina, 88 µg/dia. Sem cardiopatia congênita nem alterações renais ou auditivas.

▶ **Em relação à fertilidade dessa paciente, qual das alternativas a seguir está <u>incorreta</u>?**

a) Puberdade espontânea é pouco comum em pacientes com síndrome de Turner (ST). A fertilidade espontânea é ainda mais rara, mas existem vários casos descritos na literatura.

b) As evidências sugerem que o hormônio antimülleriano é um marcador promissor da função ovariana nessas pacientes.

c) A integridade do braço longo do cromossomo X é necessária para a manutenção da fertilidade.

d) Nesta paciente, a melhor conduta seria aguardar a gravidez espontânea; somente se ela não acontecer é que pensaríamos em métodos de preservação da fertilidade ou fertilização *in vitro*.

e) Opções de estratégias de preservação da fertilidade em pacientes com ST são criopreservação de oócito, criopreservação de tecido ovariano, bem como doação de óvulos ou de embrião.

COMENTÁRIOS

Nas pacientes com síndrome de Turner (ST) mais comumente nos deparamos com ausência da puberdade espontânea por falência primária das gônadas e hipogonadismo hipergonadotrófico. Entretanto, um percentual delas tem início espontâneo da puberdade que poderá evoluir ou não até a menarca. Dentre as pacientes com menarca espontânea, poucas manterão a adequada função ovariana com possibilidade de gestação natural ao longo do tempo (entre 3 e 5%). Se o cariótipo for um mosaicismo com parte das oogônias contendo dois cromossomos X, o número de oócitos no nascimento será substancialmente maior do que em ovário com linhagem única 45,X. Em pacientes 45,X/46,XX, o número de células primordiais é, em geral, grande o suficiente para permitir o início espontâneo da puberdade e menarca. Porém, invariavelmente esta reserva esgota-se com velocidade bem maior em comparação às mulheres normais e tais pacientes estão destinadas à insuficiência ovariana precoce. Portanto, a recomendação nas pacientes com menarca espontânea é de preservação do potencial de fertilidade por meio de técnicas como criopreservação de ovócito, de tecido ovariano ou de embriões. Não se recomenda aguardar o encontro de um parceiro e tentativa de gravidez espontânea, pois já pode ser tarde. As pacientes devem ser encaminhadas a uma clínica de fertilidade com experiência prévia em conduzir pacientes com ST.

A integridade do braço longo do cromossomo X é necessária para a manutenção da fertilidade. A ST parece ser a extremidade de um espectro de disfunções ovarianas associadas com deleções e duplicações de regiões do cromossomo X e com a perda das células germinativas primárias, levando à insuficiência ovariana primária.

Embora o papel fisiológico do hormônio antimülleriano (AMH) não esteja completamente elucidado, trata-se do melhor marcador endócrino do tamanho e da reserva dinâmica da população de folículos ovarianos. Estudos em adolescentes com ST demonstraram que o AMH foi detectável em 77% das meninas com cariótipo 45,X/46,XX, mas em apenas 10% daquelas com cariótipo 45,X. O desafio atual é identificar essas meninas o mais precocemente possível para permitir o benefício da variedade de opções de preservação da fertilidade existentes.

✔ **Resposta:** D

➕ **Referências:** 12 a 14

CASO #6

Paciente de 15 anos e 6 meses veio ao serviço com queixa de alta estatura e os pais estão preocupados se ainda irá crescer muito. Tem dificuldade de socialização. Nasceu a termo, parto normal, com hipospadia grau III, testículos tópicos e pênis de tamanho normal. Recebeu aleitamento materno misto até a idade de 7 meses. Evoluiu com desenvolvimento motor adequado, mas persistem alteração na fala e dificuldade de aprendizado escolar. Não teve doenças importantes ao longo da infância. Altura-alvo no percentil 25.

No **exame físico**, era evidente a presença de braços longos, com relação envergadura/altura aumentada para a idade; estádio puberal P4, pênis de tamanho adequado para a idade (entre –1 e –2 DP) e testículos com volume de 8 mℓ, endurecidos.

Na **avaliação laboratorial** eram dignos de nota os seguintes achados:

- LH = 28 UI/ℓ (VR: até 11)
- FSH = 45 UI/ℓ (VR: até 10)
- Testosterona = 253 ng/dℓ (VR: 240 a 816)
- Cariótipo 47,XXY.

▶ **Diante do quadro apresentado, podemos afirmar:**

I. Apesar de o cariótipo ser sugestivo de síndrome de Klinefelter (SKl), o desenvolvimento puberal espontâneo torna esta possibilidade menos provável. Além disso, nos pacientes com SKl, a testosterona não atinge níveis normais; portanto, outras possibilidades devem ser consideradas.

II. Hipospadia, criptorquidia, micropênis, alterações na fala e comprometimento da cognição podem ser sinais que nos fazem pensar no diagnóstico de SKl ainda na infância.

III. Apesar de ser frequente azoospermia no espermograma em casos de SKl, a extração de espermatozoides testiculares e posterior injeção intracitoplasmática dos mesmos pode tornar possível a fertilidade.

IV. Nos pacientes com o quadro semelhante ao apresentado, a puberdade tem início em época adequada, os testículos crescem, mas atingem volume máximo entre 8 e 10 mℓ; depois tornam-se endurecidos e diminuem de tamanho.

   a) Somente uma das afirmações está correta.

   b) Os itens II, III e IV estão corretos.

   c) Os itens I, II e III estão corretos.

   d) Os itens I e II estão corretos.

   e) Todas as afirmativas estão corretas.

COMENTÁRIOS

O quadro clínico descrito é bastante sugestivo de síndrome de Klinefelter (SKI) e o cariótipo fez a confirmação. As manifestações clínicas desta síndrome durante a infância são pouco conhecidas e inespecíficas, por isto raramente o diagnóstico é feito nessa fase. Presença de hipospadia penoescrotal, criptorquidia, micropênis e até mesmo genitália ambígua podem ser manifestações ao nascimento. Alterações na fala, deficiência cognitiva, dificuldade de socialização ou problemas comportamentais são sintomas neuropsicomotores e mentais que aparecem ainda na infância. A puberdade inicia-se espontaneamente e em época normal, porém não evolui de forma adequada. Os testículos crescem até o volume de 8 a 10 mℓ, depois sofrem hialinização, tornam-se endurecidos e tendem a reduzir gradativamente de tamanho. A testosterona atinge níveis normais, com valores mais próximos dos limites inferiores e tende a cair na vida adulta. As gonadotrofinas são bastante elevadas. A baixa estatura inicial, mais cedo na infância, foi descrita em alguns estudos, mas a presença de alta estatura com aumento da envergadura é uma característica marcante desses pacientes. Somente cerca de 10% dos pacientes com SKI têm o diagnóstico até a adolescência. A maioria desses pacientes ou não é diagnosticada ou tem o diagnóstico somente na idade reprodutiva em clínicas de fertilidade.

Na SKI, somente cerca de 8% dos homens têm atividade espermatogênica satisfatória. A maioria é infértil, com o espermograma apresentando azoospermia ou oligospermia. No entanto, mediante métodos modernos de fertilização *in vitro* é possível a extração de espermatozoides dos testículos com posterior microinjeção intracitoplasmática com elevado índice de sucesso. Ainda é controverso se a reposição de testosterona nesses pacientes pode reduzir a possibilidade de sucesso nos métodos de fertilização *in vitro*. Portanto, recomenda-se a extração de espermatozoides antes da necessidade de reposição da testosterona, ainda na vida adulta jovem.

✅ **Resposta:** B

➕ **Referências:** 15 a 17

CASO #7

Adolescente de 15 anos e 6 meses veio à consulta com queixa de evolução lenta da puberdade. Refere aparecimento de pelos pubianos aos 12 anos, porém não percebe aumento dos testículos ou do pênis. Quando questionado sobre o olfato, tem dúvidas, porém relata não sentir muito os cheiros ao seu redor. Nasceu de parto cesariano, a termo, com peso e tamanho adequados e sem intercorrências neonatais. Teve diagnóstico de criptorquia bilateral e pênis pequeno no primeiro ano de vida; fez orquidopexia aos 3 anos, usou testosterona para correção do tamanho do pênis e perdeu o acompanhamento médico. Nega doenças crônicas ou uso prologado de medicações. Altura-alvo no percentil 50. Pais com histórico normal de desenvolvimento puberal e não sabiam referir sobre outros familiares.

No **exame físico** eram dignos de nota altura = 178 cm (+ 0,78 DP, percentil 78) e peso = 70 kg (+0,92 DP, percentil 82). A idade óssea era de 13 anos.

Na **avaliação laboratorial** evidenciaram-se:

- LH = 0,1 UI/ℓ
- FSH = 0,5 UI/ℓ
- Testosterona = 10 ng/dℓ (VR: 240 a 816).

Demais exames, normais. A RM do encéfalo evidenciou hipoplasia dos bulbos e sulcos olfatórios (Figura 8.3), bem como anormalidades na anatomia da hipófise.

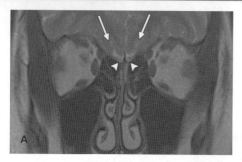 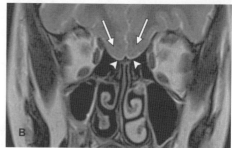

FIGURA 8.3 RM em imagens coronais ponderadas em T2. **A.** Achado normal de RM do sulco olfatório bilateral (*setas*) e bulbos olfatórios (*pontas de seta*). **B.** No nosso paciente nota-se que que o sulco olfatório bilateral (*setas*) e o bulbo olfatório não podem ser vistos (*pontas de seta*).

▶ Em relação ao caso clínico, avalie os itens a seguir e opine:

I. Deficiência isolada de gonadotrofinas é uma condição rara, heterogênea e que engloba um amplo espectro de apresentação clínica, entre elas a síndrome de Kallmann (SK), causa mais frequente de hipogonadismo hipogonadotrófico congênito.
II. Mutações em cerca de 20 genes já identificados estão envolvidas em 90% dos casos de SK.
III. Diferentes modos de transmissão da SK incluem: recessiva ligada ao X, autossômica recessiva, autossômica dominante com penetrância incompleta e, provavelmente, herança digênica ou oligogênica.
IV. O gene *KAL-1* (*ANOS-1*) é responsável pela forma recessiva ligada ao cromossomo X da SK.
V. O adolescente deve ser alertado sobre sua incapacidade procriar.

a) Somente uma das afirmações está correta.
b) Apenas os itens I, III e IV estão corretos.
c) Somente o item V é incorreto.
d) Todas as afirmativas estão corretas.

COMENTÁRIOS

O paciente tem síndrome de Kallmann, que se caracteriza por deficiência isolada de GnRH (DIG) associada a anosmia ou hiposmia, consequente a hipoplasia dos sulcos e bulbo olfatório. É uma condição rara, hereditária com clínica e genética heterogênea. Com incidência de 1:125.000 no sexo feminino e 1:30.000 no sexo masculino, causa mais frequente de hipogonadismo hipogonadotrófico congênito (HHC) (**item I correto**). Outra manifestação da DIG é hipogonadismo hipogonadotrófico congênito com olfato normal (normosmia), também denominado HHC idiopático (HHCI). Há também formas mais leves de DIG que se expressam como amenorreia hipotalâmica, retardo constitucional do crescimento e puberdade ou hipogonadismo hipogonadotrófico de início na idade adulta

A complexidade genética da DIG tem sido bastante estudada e há pelo menos 35 genes envolvidos já descritos, mas eles respondem por menos de 50% dos casos (**item II incorreto**). Estes genes regulam o neurodesenvolvimento e os fatores neuroendócrinos causando a SK e o HHCI. Mutações em genes que interferem no desenvolvimento e migração dos neurônios do GnRH causam a SK e incluem *KAL-1*, *FGFR1* ou *FGF8*, *IL17RD*, *IL17RD*, *PROKR2* e *WDR11*, dentre outros. Por outro lado, genes que interferem na fisiologia neuroendócrina da secreção normal do GnRH causam o HHCI. Entre eles, incluem-se *GNRH1*, *KISS1R*, *TAC3*, *LEPR* etc. Por outro lado, muitos genes estão relacionados tanto à SK como ao HHCI.

Diferentes modos de transmissão da SK incluem: recessiva ligada ao X, autossômica recessiva, autossômica dominante com penetrância incompleta e, provavelmente, herança digênica ou oligogênica (**item III correto**).

O gene *KAL-1* (*ANOS-1*), que codifica a proteína anosmina, é o mais prevalente e causa a forma recessiva ligada ao cromossomo X da SK (**item IV correto**).

Pacientes com SK são potencialmente férteis. De fato, após a introdução da reposição de testosterona, a puberdade pode eclodir, de modo que em 10% dos casos de DIG, a deficiência de GnRH pode reverter. Além disso, mesmo nos casos irreversíveis, desenvolvimento testicular e espermatogênese podem ser obtidos com a combinação de FSH recombinante humano e gonadotrofina coriônica humana (hCG) (**item V incorreto**).

✅ **Resposta:** B

➕ **Referências:** 18 a 20

CASO #8

Menino, 7 anos, chega ao ambulatório devido à obesidade. Apresenta história de hipotonia com dificuldade alimentar no primeiro ano de vida, bem como hiperfagia e ganho de peso a partir dos 2 anos. Tem também diagnóstico de autismo, feito aos 5 anos. Ao **exame físico** notava-se peso no P95 e estatura no P10. G1P1, além de pênis embutido e criptorquidia bilateral.

▶ **Em relação à doença desse paciente, podemos afirmar:**

I. Seu mecanismo genético envolve microdeleções na região cromossômica 15q11-q13 de origem paterna.
II. A análise de metilação do DNA é a única técnica que possibilita diagnosticar a síndrome nas três classes genéticas moleculares.
III. Hiperfagia é observada desde os primeiros meses de vida.
IV. Níveis elevados de ghrelina são um achado habitual e contribuem para a hiperfagia.
V. A maioria dos pacientes tem deficiência do GH. O tratamento com GH recombinante humano (rhGH) é recomendado a partir dos 4 anos, quando o paciente começa a apresentar queda na velocidade de crescimento.

COMENTÁRIOS

Este paciente tem quadro clínico compatível com a síndrome de Prader-Willi (SPW). Trata-se de um distúrbio genético complexo multissistêmico causado pela falta de expressão de genes na região cromossômica 15q11.2-q13 herdada do pai (**item I correto**). Existem três subtipos genéticos principais na SPW: deleção 15q11-q13 paterna (65 a 75% dos casos), dissomia uniparental materna 15 (20 a 30% dos casos) e defeitos de *imprinting* (1 a 3%). A análise de metilação do DNA é a única técnica que irá diagnosticar SPW em todas as três classes genéticas moleculares (**item II correto**).

Classicamente, duas fases do desenvolvimento nutricional têm sido descritas na SPW: fase 1, na qual o indivíduo apresenta má alimentação e hipotonia, frequentemente com dificuldade de desenvolvimento; e a fase 2, caracterizada por "hiperfagia levando à obesidade". Contudo, recentemente foi identificado um total de sete fases nutricionais diferentes, com cinco fases principais e subfases nas fases 1 e 2. O aumento do apetite é observado na fase 2b à idade de 4,5 a 8 anos, enquanto a hiperfagia clássica torna-se evidente durante a fase 3, a partir do oitavo ano de vida (Tabela 8.1) (**item III incorreto**).

A ghrelina, peptídeo de 28 aminoácidos produzido no estômago, é o único hormônio periférico com ação orexígena. O nível plasmático de ghrelina em indivíduos obesos com SPW mostra-se maior do que em qualquer outra forma de obesidade, sendo o hormônio considerado um dos fatores que contribuem para hiperfagia e obesidade típicas da síndrome (**item IV correto**). Contudo, a hiperghrelinemia é observada bem precocemente, até mesmo na fase 1a, caracterizada por hipotonia, má sucção e apetite diminuído.

TABELA 8.1 Características clínicas das fases nutricionais observadas na síndrome de Prader-Will.

Fase	Características clínicas	Período
Fase 0	Diminuição dos movimentos fetais e menor peso ao nascer do que os irmãos	Intraútero
Fase 1a	Hipotonia com dificuldade para alimentar-se Apetite diminuído	0 a 9 meses
Fase 1b	Sem dificuldade de alimentação e crescimento normal	9 a 25 meses
Fase 2a	Aumento de peso sem aumento do apetite Ficará obeso se ingerir as recomendações diárias de calorias (RDA) Normalmente, a ingestão precisa ser restrita a 60 a 80% da RDA para prevenir a obesidade	2,1 a 4,5 anos
Fase 2b	Peso e apetite aumentados. Ficarão obesos se puderem comer o que quiserem	4,5 a 8 anos
Fase 3	Hiperfágico, raramente se sente cheio Constantemente pensando em comida, com acessos de raiva relacionados à comida	8 anos à idade adulta
Fase 4	O apetite não é mais insaciável Melhora no controle do apetite e das birras A maioria dos adultos não entrou nesta fase e talvez alguns (a maioria?) nunca o farão	Idade adulta

Adaptado de Angulo et al., 2015.

Com prevalência estimada de 1 em cada 20.000 nascidos vivos, a SPW manifesta-se, além de baixa estatura, com obesidade progressiva associada a hiperfagia e déficit cognitivo, como também anormalidades endócrinas, sobretudo deficiência de GH e hipogonadismo hipogonadotrófico, presentes na maioria dos casos (**item V correto**). Hipotireoidismo e insuficiência adrenal secundários podem também estar presentes. O uso do GH recombinante humano em crianças com SPW está aprovado pela Food and Drug Administration (FDA) nos EUA desde 2000 para manejo da baixa estatura nessa população. Os efeitos benéficos incluem maior altura final, aumento na massa magra, redução da massa gorda, diminuição do IMC, melhora da cognição etc. (**item V correto**). Sem tratamento, a altura final média é de 148 cm nas meninas e 155 nos meninos.

⊕ Referências: 21 e 22

CASO #9

Paciente com 10 dias de vida chega à emergência com história de vômitos há 2 dias e encontra-se prostrado e desidratado. Nasceu com peso e comprimento normais para a idade gestacional, sem intercorrências. Teve alta no segundo dia de vida com orientações de rotina. Ao **exame físico**, eram dignos de nota genitália ambígua, com fusão parcial de pregas uretrais e labioescrotais, e falo medindo 2,3 cm, orifício uretral em base do falo, sem gônadas palpáveis em eminências labioescrotais ou na região inguinal.

Os **exames laboratoriais** mostraram:

- 17OH-progesterona (17OHP) = 3.850 ng/dℓ (VR: até 500)
- Testosterona = 125 ng/dℓ (VR: até 40)
- Na^+ = 130 mEq/ℓ (VR: 136 a 145)
- K^+ = 5,9 mEq/ℓ (VR: 3,5 a 5,1).

> **Em relação ao quadro clínico desse recém-nascido, é correto afirmar:**

a) A hiperplasia adrenal congênita (HAC) por deficiência de 3-beta-hidroxiesteroide desidrogenase apresenta-se com genitália ambígua, mas sem perda de sal.

b) Na HAC por deficiência da 21-alfa-hidroxilase, é recomendado oferecer sal de cozinha para os bebês nos primeiros 6 a 12 meses de vida.

c) Em situações de estresse, deve-se duplicar a dose de mineralocorticoide.

d) A dexametasona é o glicocorticoide mais indicado para o tratamento nesta condição, por ter elevada potência, condição ideal nos casos graves com risco à vida.

COMENTÁRIOS

O quadro clínico é compatível com a HAC por deficiência da 21-hidroxilase (21OHase-D), na sua forma clássica perdedora de sal, evidenciada por níveis basais muito elevados da 17OHP. A deficiência da 3-beta-hidroxiesteroide desidrogenase acarreta perda de sal importante com insuficiência adrenal e deficiência de aldosterona, associada à ambiguidade genital. Entra, pois, no diagnóstico diferencial da 21OHase-D, a qual é muito mais frequente.

O tratamento da HAC por 21OHase-D deve ser feito com hidrocortisona, fludrocortisona e cloreto de sódio no primeiro ano de vida. Quando o paciente já estiver alimentando-se com o cardápio familiar, suspende-se a suplementação do sal de cozinha. Em situações de estresse, a dose do glicocorticoide deve ser duplicada, porém a dose do mineralocorticoide não precisa ser modificada.

✔ **Resposta:** B

➕ **Referências:** 23 e 24

CASO #10

Menina, 3 anos, com história de aparecimento de mamas há 6 meses e sangramento vaginal há 2 dias. Mãe refere que as mamas aumentaram rapidamente e que havia notado ainda corrimento vaginal sem odor. Ao **exame físico**:

- Peso e estatura no P90
- Tanner: M3 volumoso P1
- PA normal
- Manchas café com leite no hipocôndrio direito e na axila direita.

> **Em relação à causa da puberdade precoce dessa paciente, assinale a alternativa correta:**

I. Esta síndrome é causada por mutações somáticas inativadoras do gene *GNAS1*, que codifica a subunidade alfa da proteína G estimuladora (G_s).

II. A puberdade precoce habitualmente resulta de ativação precoce do eixo hipotalâmico-hipofisário-gonadal, tendo como tratamento de escolha análogos do GnRH.

III. Pode se manifestar também por hipercortisolismo, que geralmente se manifesta no primeiro ano de vida.

IV. Outras manifestações da síndrome incluem gigantismo/acromegalia e displasia fibrosa óssea, a qual pode ser agravada pelo excesso de GH.

V. O estudo genético tem papel fundamental no diagnóstico da síndrome e na escolha ideal de seu tratamento.

    a) Somente os itens III e IV estão corretos.

    b) Os itens II, III e IV estão corretos.

    c) Apenas o item II está incorreto.

    d) Todas as afirmativas estão corretas.

COMENTÁRIOS

O quadro clínico da paciente é compatível com a síndrome de McCune-Albright (SMA), a qual é causada por mutações somáticas ativadoras do gene *GNAS1* que codifica a subunidade alfa da proteína G estimuladora ($G_s\alpha$) (**item I incorreto**). Sua tríade clássica inclui puberdade precoce (PP), manchas café com leite e displasia fibrosa (DF) óssea. Como se trata de uma PP periférica, o bloqueio puberal com análogos de GnRH não está indicado (**item II incorreto**), a menos que a paciente desenvolva uma PP central secundária, o que é comum. O tratamento da SMA é feito com tamoxifeno ou com letrozol.

Além da tríade clássica, os pacientes com SMA podem apresentar outras endocrinopatias hiperfuncionantes, tais como hipertireoidismo, gigantismo/acromegalia, hiperprolactinemia e hipercortisolismo. Este último é uma das complicações mais raras e mais graves da SMA. Decorre de mutação ativadora do *GNAS1* na glândula adrenal fetal e surge exclusivamente durante o primeiro ano de vida (**item III correto**).

A produção excessiva de GH pode agravar a manifestações ou complicações da DF óssea (**item IV correto**). De fato, por exemplo, ela está entre os fatores que supostamente elevam o risco de transformação maligna das lesões do DF, juntamente com radioterapia prévia.

O diagnóstico da SMA é mais frequentemente feito clinicamente, com base na presença de duas ou mais características da síndrome (Tabela 8.2). Métodos de sequenciamento baseados em reação em cadeia da polimerase (PCR) têm taxas de detecção de mutação superiores a 80% nos tecidos lesionados e de 20 a 30% em linfócitos do sangue periférico. Embora a detecção de uma mutação patogênica no *GNAS1* possa ser útil para estabelecer o diagnóstico, um resultado negativo não exclui DF/SMA. Testes de mutação, portanto, normalmente não afetam o manejo de pacientes com diagnóstico clínico estabelecido (**item V incorreto**).

TABELA 8.2 Critérios diagnósticos da síndrome de McCune-Albright (SMA).*

- Displasia fibrosa óssea
- Manchas café com leite
- Puberdade precoce periférica
- Lesões testiculares com ou sem puberdade precoce
- Lesões da tireoide com ou sem hipertireoidismo não autoimune
- Excesso de hormônio do crescimento
- Hipercortisolismo neonatal

*A presença de duas ou mais dessas características é indicativa do diagnóstico de SMA.

Resposta: A

Referências: 25 e 26

▶ **Sobre a displasia fibrosa óssea, que pode ser observada na síndrome de McCune-Albright, assinale a alternativa <u>incorreta</u>:**

a) Pode ser monostótica ou poliostótica.

b) Os locais mais comumente acometidos são a base do crânio e os fêmures proximais.

c) Dor óssea é uma complicação comum e, geralmente, surge ainda na infância.

d) Transformação maligna das lesões da DF é uma complicação rara, sendo supostamente maior em pacientes com excesso de GH ou radioterapia prévia.

e) A maioria dos casos surgem fora do contexto da SMA.

COMENTÁRIOS

A displasia fibrosa (DF) é uma doença rara em mosaico que resulta na substituição de osso normal por tecido fibro-ósseo. O esqueleto resultante é enfraquecido e propenso a fraturas e deformidades, resultando em dor e comprometimento funcional. A DF apresenta um amplo espectro clínico devido a vários graus de mosaicismo, resultando em doença que pode variar de assintomática a gravemente incapacitante. A DF pode ocorrer isoladamente ou em conjunto com doenças extraesqueléticas, incluindo lesões cutâneas hiperpigmentadas (manchas café com leite) e endocrinopatias hiperfuncionantes (p. ex., puberdade precoce, hipercortisolismo, hiperprolactinemia, acromegalia/gigantismo etc.). A combinação de DF e uma ou mais características extraesqueléticas é chamada de síndrome de McCune-Albright (SMA). DF/SMA é causada por mutações ativadoras pós-zigóticas no gene *GNAS1* localizado no cromossomo 20q13.3.

A DF pode ser monostótica (acometimento de um único osso) ou, menos frequentemente, poliostótica (dois ou mais ossos). Os ossos mais comumente envolvidos são a base do crânio e os fêmures proximais. Uma metanálise de 18 séries, incluindo um total de 487 pacientes diagnosticados com DF craniofacial, relatou que 56% tinham doença monostótica, 47% tinham doença poliostótica e 7% tinham SMA (Yang et al., 2017).

Dor óssea é uma complicação comum da DF. Embora possa se manifestar em qualquer idade, é comum que esteja ausente na infância, ocorra na adolescência e progrida para a idade adulta. Outras manifestações da DF incluem assimetria e deformidade faciais, escoliose e fraturas patológicas (Tabela 8.3). Transformação maligna das lesões da DF é uma complicação rara. Entre os fatores predisponentes parecem incluir-se tratamento prévio com radioterapia e excesso de GH.

TABELA 8.3 Sintomas da displasia fibrosa óssea.

Localização	Manifestações
Craniofacial	"Caroço" indolor ou assimetria facial Deformidade facial progressiva Perda da audição ou da visão
Vertebral	Dor Escoliose
Esqueleto apendicular	Mancar, dor e/ou fraturas patológicas

✅ **Resposta:** A

➕ **Referências:** 25 a 27

CASO #11

Menino de 7 anos foi encaminhado ao ambulatório de endocrinologia pediátrica por quadro de aumento do volume cervical, taquicardia, sudorese e perda de peso. Ao **exame físico**, chamava a atenção a presença de bócio difuso à palpação, pele quente e sudoreica, taquicardia (FC = 120 bpm) e tremores finos nas mãos. A **avaliação da função tireoidiana** mostrou:

- TSH = 0,01 µUI/mℓ (VR: 0,5 a 5,0)
- T$_4$ livre = 4,7 ng/dℓ (VR: 0,7 a 1,8)
- TRAb = 7,6 U/ℓ (VR: até 1,5 U/ℓ).

438 Endocrinologia: Casos Clínicos Comentados

▶ **Em relação ao manejo da doença apresentada pelo paciente, avalie os itens a seguir e opine:**

I. O tratamento inicial de escolha para todas as idades são as tionamidas, seja com metimazol ou propiltiouracila (PTU).

II. O metimazol em crianças tem eficácia e tolerabilidade similares às observadas em pacientes adultos, devendo ser administrado por 18 a 36 meses.

III. Quanto maior a duração do tratamento com metimazol, maior a chance de remissão definitiva do hipertireoidismo.

IV. O esquema medicamentoso de escolha é o *block-and-replace*, em que se inicia com dose elevada da tionamida e, em seguida, inicia-se a levotiroxina.

V. O radioiodo é contraindicado em crianças abaixo dos 5 anos e não recomendado para aquelas com idade entre 5 e 10 anos, em função de um suposto risco aumentado de neoplasias malignas.

a) Somente os itens II e IV estão corretos.

b) Os itens III, IV e V estão corretos.

c) Apenas o item IV está incorreto.

d) Todos os itens estão corretos.

COMENTÁRIOS

O paciente tem doença de Graves (DG), confirmada pelos níveis elevados de TRAb. Em crianças, o tratamento de escolha são as tionamidas (metimazol e PTU), também chamadas antitireoidianos de síntese ou drogas antitireoidianas (DAT). O uso de PTU não é recomendado devido a sua menor eficácia e pior tolerabilidade, inclusive maio risco de hepatotoxicidade (**item I incorreto**). Em comparação aos adultos, crianças são mais suscetíveis aos efeitos colaterais das DAT têm maior chance de recidiva após a suspensão do tratamento (**item II incorreto**). Em adultos com DG, a taxa média de remissão definitiva após 12 a 18 meses de tratamento é de 55%. Já no grupo pediátrico, a taxa de remissão geral após 2 anos de tratamento é de 20 a 30% (**item II incorreto**). A taxa de remissão aumenta com a duração mais longa do tratamento. Taxas de remissão de 24,1%, 31% e 43,7% foram relatadas após durações de 1,5 a 2,5, 2,5 a 5 e 5 a 6 anos, respectivamente (Léger et al., 2012). Em um estudo com duração de tratamento de 9 anos verificou-se taxa de remissão de 75% (Azizi et al., 2019) (**item III correto**).

O tratamento medicamentoso deve ser iniciado com doses baixas de metimazol (0,15 a 0,50 mg/kg/dia). O uso de doses elevadas iniciais associadas à levotiroxina, esquema chamado *block-and-replace*, não é recomendado, visto que pode produzir mais efeitos adversos e instabilidade bioquímica (**item IV incorreto**).

O radioiodo é contraindicado em crianças abaixo dos 5 anos e não é recomendado (contraindicação relativa) em crianças entre 5 e 10 anos, devido a maior risco teórico de malignidade a longo prazo (**item V correto**).

✔ Resposta: B

➕ Referências: 28 a 30

CASO #12

Menina, 5 anos, apresenta nódulo palpável em região cervical à direita. A USG mostra nódulo sólido de 0,8 cm no seu maior diâmetro localizado no lobo direito da tireoide. O nódulo é hipoecoico, mais alto que largo, com bordas regulares e sem calcificações. Função tireoidiana normal.

Capítulo 8 • Distúrbios Endócrinos em Crianças e Adolescentes

▶ **Sobre o manejo de nódulos tireoidianos em crianças e a melhor conduta para essa paciente, assinale a alternativa correta:**

a) Como o nódulo tem classificação TIRADS-4 e mede menos de 1 cm, não há indicação de PAAF.

b) Apesar de o nódulo ser TIRADS-5, não há indicação de PAAF, já que ele mede menos de 1 cm.

c) A paciente deve ser submetida a uma lobectomia pois não é indicada PAAF em crianças com idade de até 5 anos.

d) Nódulos TIRADS-5 > 5 mm devem sempre ser puncionados.

COMENTÁRIOS

A categoria deste nódulo é TIRADS-5: composição – sólida (2 pontos); ecogenicidade – hipoecoico (2 pontos); formato – mais alto que largo (3 pontos); sem focos ecogênicos e bordos regulares (0 ponto); total = 7 pontos (TIRADS-5). A PAAF não é contraindicada em crianças e deve ser feita sempre guiada por USG. Em crianças, recomenda-se que nódulos TIRADS-5 com diâmetro superior a 0,5 cm sejam sempre puncionados.

✅ **Resposta:** D

➕ **Referências:** 31 e 32

CASO #13

Paciente, 2 anos, vem ao ambulatório com história de baixa estatura. Nasceu de parto normal a termo, sem intercorrências. Peso e estatura ao nascimento adequadas para a idade gestacional. Pais não são consanguíneos. Tem uma boa alimentação, mas não gosta de verduras ou legumes. Não tem antecedentes patológicos dignos de nota e não tem história de uso crônico de medicamentos. Há relato de uma avó com baixa estatura e deformidade importante em membros inferiores, enquanto seu pai tem genuvalgo bilateral desde a infância, mas nunca investigou.

Ao **exame físico**:

- Peso e estatura –3,0 DP
- Ausência de alterações faciais
- Alargamento de cotovelos, tornozelos e punhos
- Genuvaro discreto à direita
- Ausência de alterações torácicas.

Os **exames laboratoriais** mostraram:

- Fósforo = 1,8 mg/dℓ (VR: 4,5 a 6,5)
- Ca = 9,0 mg/dℓ (VR: 8,8 a 10)
- Albumina = 4,0 g/dℓ (VR: 3,5 a 4,5)
- Fosfatase alcalina = 1.254 U/ℓ (VR: 60 a 300)
- Taxa de reabsorção renal de fósforo = 73% (VR: > 85%)
- PTH = normal.

Devido ao quadro clínico da paciente, solicitou-se teste genético para mutação do gene *PHEX*, encontrando-se uma mutação patogênica.

Endocrinologia: Casos Clínicos Comentados

▶ **Diante deste quadro clínico é <u>correto</u> afirmar:**

a) Estamos diante de um raquitismo dependente de vitamina D tipo II por mutação no gene do receptor da vitamina D (*PHEX*).

b) O tratamento adequado para este tipo de paciente é reposição de fósforo e calcitriol até a idade adulta.

c) O burosumabe não está indicado para esta paciente, visto que ela não tem raquitismo ligado ao X.

d) Nos casos de raquitismo hipofosfatêmico ligado ao X, há aumento da produção do FGF23, que inibe a reabsorção de fosforo nos túbulos renais.

COMENTÁRIO

O raquitismo hipofosfatêmico em crianças e adolescentes é quase sempre causado por perda renal de fosfato, que pode ser isolada ou parte de uma perda tubular generalizada. A causa mais comum de perda renal isolada de fosfato é o raquitismo hipofosfatêmico ligado ao X (XLH), distúrbio hereditário causado por mutações inativadoras no gene *PHEX*. Tais mutações causam XLH por aumentarem a produção do FGF23, que age como um contrarregulador hormonal e inibe a reabsorção renal de fosfato. A perda renal de fosfato está presente desde o nascimento, mas apresenta-se clinicamente aparente quando a criança começa a andar, causando encurvamento das pernas. O paciente apresenta fósforo sérico baixo, níveis normais de cálcio, aumento da fosfatase alcalina e PTH normal ou elevado.

O objetivo do tratamento em crianças com XLH é diminuir a gravidade das deformidades ósseas, melhorar a velocidade de crescimento e diminuir as dores óssea e articular. O tratamento com fosfato e calcitriol pode ajudar a atingir esses objetivos, porém este tratamento tem adesão a longo prazo prejudicada. Recentemente foi aprovado o burosumabe, um anticorpo monoclonal anti-FGF23, cuja eficácia no tratamento do XLH foi demonstrada para crianças a partir de 1 ano.

✅ **Resposta:** D

➕ **Referências:** 33 a 35

CASO #14

Lactente com 5 meses de vida é avaliado por queixas de letargia, choro fraco, dificuldade para alimentar-se, sonolência, fácies arredondada e macroglossia. Nasceu de parto normal a termo, sem intercorrências. Durante a gestação, a mãe desenvolveu hipertensão arterial, tratada e controlada com metildopa. Peso e estatura adequados para a idade gestacional. Ao **exame físico** apresentava-se com peso no +0,5 DP e estatura no −2 DP. Hipotônico, pele seca e fria, ictérico e com hérnia umbilical. Não havia feito teste do pezinho e os **exames laboratoriais** evidenciaram: TSH = 55 mUI/ℓ (VR: 0,72 a 11,0) e T$_4$ livre = 0,37 ng/dℓ (VR: 0,9 a 1,4).

▶ **Sobre esse lactente e a doença por ele apresentada, é <u>correto</u> afirmar:**

a) A causa mais comum de hipotireoidismo congênito são defeitos de organificação do iodo.

b) As disgenesias tireoidianas são frequentemente de origem genética, sendo mutações nos genes *TTF2* e *PAX8* as mais encontradas.

c) A triagem neonatal do hipotireoidismo congênito deve ser realizada entre o 2º e o 5º dia de vida. Em prematuros, deve ser repetida no 30º dia de vida ou na alta hospitalar (o que ocorrer primeiro).

d) O tratamento deste bebê deve ser feito com doses baixas de levotiroxina. Inicia-se com 12,5 µg/dia e aumenta-se a dose lentamente até atingir-se 1 ano de vida.

Capítulo 8 • Distúrbios Endócrinos em Crianças e Adolescentes 441

COMENTÁRIOS

O hipotireoidismo primário congênito ocorre em aproximadamente 1:2.000 a 1:4.000 nascimentos e é uma das maiores causas preveníveis de retardo mental. Há uma relação inversa entre a idade de início da terapia e o quociente de inteligência (QI) mais tardiamente. Quanto mais tardio o início do tratamento, menor o QI. Disgenesia tireoidiana causa 85% dos casos de hipotireoidismo e disormonogênese, 15%. A maioria dos casos de disgenesia tireoidiana é esporádica e casos herdados representam apenas 2%, podendo ser causados por mutações nos genes *PAX8* ou *TTF2*, entre outros. Os defeitos de hormonogênese podem ser em síntese, secreção, metabolismo ou transporte dos hormônios tireoidianos. A triagem neonatal do hipotireoidismo congênito deve ser realizada entre o 2º e o 5º dia de vida. Em prematuros, deve ser repetida aos 30 dias de vida ou na alta hospitalar (o que ocorrer primeiro). O tratamento com levotiroxina deve ser iniciado o mais brevemente possível com doses altas (10 a 15 µg/kg/dia).

✅ Resposta: C

➕ Referência: 37

CASO #15

Menino, 10 anos, foi internado por apresentar descompensação do diabetes melito tipo 1, com quadro de cetoacidose diabética. Ele foi inicialmente tratado com soro fisiológico (SF) a 0,9% e insulina Regular em bomba de infusão contínua intravenosa (0,1 U/kg/hora). Ao ser avaliado novamente pela plantonista da emergência, estava sem vômitos, hidratado, consciente e orientado, mas com dor abdominal difusa leve. Na ocasião, foram observados glicemia capilar de 200 mg/dℓ, potássio de 4,5 mEq/ℓ e gasometria venosa com pH de 7,10 (VR: 7,35 a 7,45) e bicarbonato de 8,2 mEq/ℓ (VR: 20 a 28).

▶ **Qual seria a conduta ideal da plantonista nesse momento?**

a) Suspender a hidratação intravenosa e a insulinoterapia; não administrar bicarbonato de sódio (NaHCO$_3$).

b) Manter o SF e reduzir a infusão de insulina para 0,05 U/kg/hora. Administrar NaHCO$_3$ e reavaliar a gasometria após 2 h.

c) Manter o SF e infusão da insulina (0,1 U/kg/h) até a glicemia aproximar-se de 100 mg/dℓ. Administrar NaHCO$_3$ em *bolus* e reavaliar o pH sanguíneo após 1 h.

d) Iniciar solução glicosada (SG) a 5%, manter a dose de insulina de (0,1 U/kg/h), não fazer NaHCO$_3$ e reavaliar glicemia capilar após 1 h, assim como gasometria após 2 h.

COMENTÁRIOS

O tratamento da cetoacidose diabética (CAD) inclui hidratação, correção dos distúrbios hidreletrolíticos, redução da glicemia e reversão da acidose metabólica. Embora a reidratação isolada cause frequentemente uma diminuição acentuada na glicemia, a terapia com insulina é essencial para normalizar as concentrações da glicose plasmática, restaurar o metabolismo celular normal e suprimir tanto a lipólise quanto a cetogênese. A redução da glicemia deve ser lenta, visando-se minimizar o risco de hipoglicemia e edema cerebral. Para se conseguir tal objetivo, utilizam-se doses baixas de insulina Regular (IR) e administra-se solução glicosada (SG) a 5% quando a glicemia cair para em torno de 200 a 250 mg/dℓ.

A hidratação inicial deve ser feita com solução salina ou fisiológica a 0,9% (SF 0,9%) e a insulinoterapia consiste na administração de IR em bomba de infusão contínua intravenosa. Segundo recomendações do Consenso do ISPAD, publicado em 2018, a IR deve ser infundida na dose 0,05 e 0,1 U/kg/h, pelo menos, até a resolução da CAD, a qual, invariavelmente, leva mais tempo para ser obtida de que a normalização da glicemia. Os critérios para resolução da CAD são: pH> 7,30, bicarbonato sérico > 15 mmol/ℓ e β-hidroxibutirato sérico < 1 mmol/ℓ.

Se o paciente apresentar marcante sensibilidade à insulinoterapia, a dose de insulina pode ser diminuída, desde que a acidose metabólica continue regredindo. Por exemplo, se uma criança pequena estiver recebendo 0,05 U/kg/h, pode ser necessário reduzir a dose para 0,03 U/kg/h para evitar a hipoglicemia, apesar da adição de glicose IV. Para a CAD moderada (pH entre 7,1 e 7,2), 0,05 U/kg/h (0,03 U/kg/h para idade < 5 anos com CAD leve) geralmente é suficiente para resolver a acidose.

A administração de bicarbonato de sódio (NaHCO$_3$) na CAD é controversa e deve ser restrita a pouquíssimos casos, particularmente aqueles com pH < 6,9. Nos pacientes com pH ≥ 7, a insulinoterapia inibe a lipólise e corrige a cetoacidose sem o uso de NaHCO$_3$. A administração de NaHCO$_3$ na CAD está associada a alguns efeitos adversos, tais como alcalose metabólica, hipopotassemia, agravamento da anoxia tecidual, redução mais lenta da cetonemia, aumento do risco de edema cerebral (principalmente em crianças) e acidose paradoxal do LCR.

✓ **Resposta:** D

⊕ **Referências:** 38 e 39

CASO #16

Três irmãos comparecem em uma consulta de rotina, após mais de 2 anos sem acompanhamento, por conta da pandemia da covid-19. Após avaliação cuidadosa dos pacientes, os seguintes achados foram evidenciados pelo médico:

- O irmão mais novo, de 4 anos e 8 meses, Tanner G1P1, com escore-Z de IMC de +2,8 desvios padrão (DP) e escore-Z de estatura de –3,5 DP
- A irmã de 10 anos e 11 meses, Tanner M2P2, escore-Z de IMC de +2,6 DP e escore-Z de estatura de –1,5 DP
- A irmã mais velha, com 14 anos e 8 meses, Tanner M1P1, escore-Z de IMC de +2,4 DP, escore-Z de estatura –2,8 DP.

A estatura-alvo para esses pacientes encontra-se no escore-Z de estatura –0,7 DP.

▶ **Considerando-se os dados somatopuberais supracitados, é <u>correto</u> afirmar:**

a) Os dois pacientes mais novos apresentam obesidade.
b) A paciente de 10 anos apresenta puberdade normal e baixa estatura.
c) O caçula apresenta obesidade grave e baixa estatura.
d) A paciente de 10 anos apresenta puberdade precoce e sobrepeso.
e) A paciente mais velha apresenta obesidade e baixa estatura, além de atraso puberal.

COMENTÁRIOS

Segundo a OMS, a classificação para crianças abaixo de 5 anos para o IMC dá-se conforme o seguinte: risco de sobrepeso – escore-Z entre +1 DP e +2 DP; sobrepeso – escore-Z entre +2 DP e +3 DP; obesidade – escore-Z > +3 DP. Já para os pacientes acima dos 5 anos, os critérios são: sobrepeso – escore-Z entre +1 DP e +2 DP; obesidade – escore-Z entre +2 DP e +3 DP; obesidade grave – escore-Z > +3 DP.

A puberdade é o fenômeno biológico que se refere às mudanças fisiológicas e morfológicas resultantes da reativação dos mecanismos neuro-hormonais do eixo hipotalâmico-hipofisário-gonadal. Ocorre grande variabilidade no tempo de início, na duração e na progressão do desenvolvimento puberal. Considera-se atraso puberal a ausência de caracteres sexuais secundários a partir dos 13 anos em meninas e a partir dos 14 anos em meninos.

Capítulo 8 • Distúrbios Endócrinos em Crianças e Adolescentes **443**

> O monitoramento do desenvolvimento puberal é feito pela classificação de Tanner, que estudou e sistematizou a sequência dos eventos puberais em ambos os sexos, em cinco etapas, considerando, quanto ao sexo feminino, o desenvolvimento mamário e a distribuição e a quantidade de pelos; e no masculino, o aspecto dos órgãos genitais e também a quantidade. Estudos demonstram que a confiabilidade do estadiamento de Tanner referido pelo paciente ou acompanhante é bastante limitado e passível de erros, em ambos os sexos, recomendando-se que essa avaliação seja feita pelo médico durante o exame físico detalhado.
>
> Portanto, o irmão mais novo tem sobrepeso, baixa estatura e é pré-púbere, conforme é esperado nessa faixa etária. A paciente de 10 anos tem obesidade, estatura adequada para a idade e sexo; apresenta, pois, desenvolvimento puberal adequado à sua faixa etária. Já a irmã mais velha apresenta-se com obesidade, baixa estatura e, visto que tem mais de 13 anos e ainda não iniciou o desenvolvimento de mamas, tem atraso puberal.

✓ Resposta: E

➕ Referências: 40 e 41

CASO #17

Menino, 9 anos, natural e procedente do sertão de Pernambuco, apresenta-se há 1 semana com poliúria, polidipsia, polifagia e perda de peso (em torno de 4 kg em 1 semana). Ao acordar, queixava-se de cefaleia e apresentou um episódio de vômito. Por isso, foi levado à emergência pediátrica por sua genitora.

Ao **exame físico**, o paciente se mostrava eupneico, corado, hidratado, acianótico, boa perfusão periférica, consciente e orientado, e apresentava:

- ACV: RCR em 2T, sem sopros
- FC = 84 bpm
- AR: murmúrio vesicular (MV) presente em ambos hemitórax (AHT), sem ruídos adventícios
- Frequência respiratória (FR) = 18 irpm
- AD: abdome plano, depressível, indolor, sem visceromegalias
- Ruídos hidroaéreos presentes.

A **avaliação laboratorial** inicial mostrou:

- Glicemia capilar de 215 mg/dℓ
- Sumário de urina com glicosúria (++), sem cetonúria
- Gasometria com pH sanguíneo normal.

▶ Sobre este caso é <u>correto</u> afirmar:

I. Como o paciente não tem diagnóstico de cetoacidose diabética, deve-se orientar a família para marcar uma consulta ambulatorial com endocrinologista pediátrico.

II. Deve-se administrar insulina Regular na emergência – 0,3 a 0,5 U/kg por via subcutânea (SC) – e orientar a família para marcar uma consulta ambulatorial com um endocrinologista pediátrico.

III. Deve-se iniciar insulinoterapia (NPH e Regular ou análogos de insulina de ação lenta e de ação rápida), na dose entre 0,4 e 1,0 U/kg/dia, e considerar internamento.

IV. Deve-se iniciar insulina Regular, mediante bomba de infusão contínua intravenosa (0,1 U/kg/hora), e considerar internamento.

    a) Todas as afirmações estão incorretas.

    b) Apenas o item I está correto.

    c) Apenas o item II está correto.

    d) Apenas o item III está correto.

COMENTÁRIOS

Ao diagnóstico do diabetes melito tipo 1 (DM1), os indivíduos apresentam insulinopenia e, portanto, encontram-se altamente propensos a evoluírem para a cetoacidose diabética (CAD). Em pacientes com DM1, recomenda-se iniciar o tratamento com insulina imediatamente após o diagnóstico clínico, para prevenir descompensação metabólica e CAD.

A insulinoterapia em esquema intensivo, seja por múltiplas doses diárias ou bomba de insulina, constitui a terapêutica fundamental desde as fases iniciais da doença, em todas as idades. As necessidades diárias de insulina no DM1 podem ser estimadas a partir do peso corporal, tipicamente variando entre 0,4 U/kg/dia a 1,0 U/kg/dia. Doses maiores podem ser necessárias durante a puberdade, gestação ou infecções. O esquema de insulina Regular em infusão intravenosa contínua deve ser restrito aos pacientes com CAD confirmada, o que não é o caso de nosso paciente.

✓ Resposta: D

⊕ Referência: 42

CASO #18

Recém-nascida (27 dias de vida), sexo feminino, foi encaminhada para avaliação de choro intenso desde a primeira semana de vida. Vem em uso de leite de vaca e Mucilon® desde a primeira semana de vida. Nasceu a termo, parto transpelviano, em casa. Ao nascimento, o peso foi de 3.250 g e o comprimento, 40 cm. Apresentou fratura no membro inferior direito (MID) há 13 dias, durante a troca de fralda. A genitora não sabe informar sobre casos seme-lhantes na família.

Ao **exame físico**, eram notórios: escleras azuladas, deformidade em membros superiores (MMSS) e tala gessada no MID. Os **exames laboratoriais** do metabolismo do cálcio estavam normais e as radiografias de ossos longos mostraram sinais de múltiplas fraturas em diferentes estágios de consolidação. A radiografia de crânio evidenciou alterações sugestivas de um padrão de mosaico.

▶ Sobre este caso, avalie os itens a seguir e escolha a alternativa <u>correta</u>:

I. Trata-se de doença caracterizada por fragilidade óssea, causada por um defeito qualitativo ou quantitativo do colágeno tipo 1.

II. Na maioria dos casos, resulta de mutações nos genes *COL1A1* e *COL1A2*.

III. A classificação da principal hipótese diagnóstica ocorre de acordo com a apresentação clínica, sendo dividido em quatro tipos. O primeiro e o segundo tipos são os mais graves, com manifestações clínicas evidentes desde o nascimento.

IV. Suas manifestações típicas incluem esclera azulada, alterações da dentinogênese e hiperextensibilidade de pele e ligamentos. Perda auditiva pode surgir a partir da segunda década de vida.

V. Os bisfosfonatos (orais ou intravenosos) são o tratamento de escolha para as formas moderadas a graves da doença.

a) Existe somente um incorreto.

b) Os itens III e V estão incorretos.

c) Apenas os itens I e II estão corretos.

d) Todas os itens estão corretos.

COMENTÁRIOS

O quadro clínico da paciente é compatível com osteogênese imperfeita (OI), doença hereditária que resulta de modificações na molécula do colágeno tipo 1, a proteína mais abundante da matriz óssea. Tais modificações decorrem de defeitos nos genes *COL1A1* e *COLIA2*, que codificam, respectivamente, as cadeias alfa-1 e alfa-2 do colágeno tipo 1.

A OI é caracterizada por baixa massa óssea, múltiplas fraturas por fragilidade desde a infância, deformidades esqueléticas, escoliose e prejuízo do crescimento nas formas moderadas a graves. O acometimento ósseo é bastante variável e heterogêneo, variando desde casos leves com algumas fraturas sem deformidades ou perda da funcionalidade, a casos letais, com fraturas intrauterinas. Esclera azulada, hiperextensibilidade de pele e ligamentos e presença de dentinogênese imperfeita são alterações típicas da doença. Perda auditiva pode surgir na idade adulta. O diagnóstico de OI deve ser considerado em qualquer criança com fraturas de repetição aos mínimos traumatismos.

A OI é classificada em quatro tipos (Tabela 8.4), com base na apresentação clínica e achados radiográficos e pode ser útil para fornecer informações sobre prognóstico e manejo. A OI tipo I inclui casos leves da doença, com fraturas que normalmente não resultam em deformidades graves, permitindo a deambulação. A esclera azulada está presente na maioria dos casos, enquanto perda auditiva pode ocorrer mais tardiamente, em geral após os 20 anos. A OI tipo II é letal no período intrauterino ou perinatal devido a fraturas intraútero e acometimento respiratório importante. A OI tipo III é considerada a segunda forma mais grave da doença, apresentando deformidades esqueléticas graves em decorrência das múltiplas fraturas e da fragilidade óssea, além de escoliose e baixa estatura. A OI tipo IV é uma forma de gravidade intermediária entre os tipos I e III, com deformidades ósseas leves a moderadas e acometimento estatural menos pronunciado do que no tipo III. A esclera azulada é variável nesta forma de OI.

TABELA 8.4 Classificação da osteogênese imperfeita (OI) proposta por Sillence.

Tipos	Expressão clínica	Características clínicas
I	Leve	Altura normal ou baixa estatura discreta; esclera azul; baixa taxa (20%) de dentinogênese imperfeita (DI)
II	Letal	Múltiplas e graves fraturas em costelas e ossos longos ao nascimento; deformidades pronunciadas; ossos achatados e hipodensos; esclera escura
III	Grave	Baixa estatura acentuada; face triangular; escoliose grave; esclera acinzentada; DI em 80%
IV	Moderada	Baixa estatura moderada, escoliose leve a moderada, esclera branca ou acinzentada, DI em 60%

Diferentemente dos bisfosfonatos orais, os bisfosfonatos intravenosos (pamidronato e zoledronato) mostraram-se efetivos em crianças na diminuição do número de fraturas, redução das deformidades, melhora da mobilidade, diminuição da dor e melhora da qualidade de vida. Este tratamento está particularmente indicado para crianças nascidas com múltiplas fraturas, deformidades dos ossos longos e desmineralização óssea nas radiografias. Para os casos mais leves doença, recomenda-se o tratamento medicamentoso na presença de duas ou mais fraturas vertebrais e/ou ossos longos em um intervalo de 1 ano, e um escore-Z de coluna lombar ou corpo total sem cabeça $\leq -2,0$.

✅ Resposta: B

➕ Referências: 43 e 44

CASO #19

Menino com 2 meses de vida foi admitido na Emergência com história de sonolência, tremores e sudorese desde o terceiro dia de vida, sem relação com horários específicos ou com alimentação/jejum. Ficou internado em outro serviço apresentando diversas hipoglicemias e recebeu alta para investigação ambulatorial.

Ao nascimento, tinha peso de 3.675 g e 40 cm de comprimento. Peso atual, 5.500 g. O **exame físico** não apresentava alterações.

Glicemia capilar (GC) = 39 mg/dℓ, variando entre 22 e 68 mg/dℓ durante o internamento, com necessidade de velocidade de infusão de glicose (VIG) de até 11 mg/kg/minuto.

Amostra crítica:

- Glicemia = 34 mg/dℓ
- Insulina = 10,8 mU/ℓ
- Cortisol = 16 µg/dℓ
- GH = 19,4 µg/ℓ
- pH sanguíneo = 7,4
- Bicarbonato = 24,5 mmol/ℓ
- Lactato = 0,9 mmol/ℓ
- Cetonúria = negativa.

▶ **Diante da principal hipótese diagnóstica para esse paciente, assinale a alternativa <u>correta</u>:**

a) O paciente deve ser tratado com um glicocorticoide, visando aumentar a glicemia e reduzir gradualmente a necessidade de infusão venosa de glicose.

b) A doença tem como principais etiologias mutações inativadoras dos genes *ABCC8* e *KCNJ11*.

c) Anormalidades ao exame físico, como micropênis, icterícia prolongada e defeitos da linha média (p. ex., lábio leporino, fenda palatina, ausência do corpo caloso ou septo pelúcido) podem estar presentes.

d) A hipoglicemia possivelmente resulta da diminuição da gliconeogênese e da produção hepática de glicose, podendo cursar com crises de perda de sal, além de ambiguidade genital em meninas.

COMENTÁRIOS

Pela história clínica, necessidade de VIG elevada e resultado dos exames laboratoriais (insulina detectável em vigência de hipoglicemia, cetonúria negativa e sem acidose), a principal hipótese diagnóstica para este caso é o hiperinsulinismo persistente da infância.

O hiperinsulinismo congênito (HC) é a causa mais frequente de hipoglicemia neonatal persistente, acometendo 1 em cada 30.000 a 50.000 nascidos vivos. Trata-se de situação de alta morbimortalidade, com significativo risco de convulsões hipoglicêmicas. A hipoglicemia pode iniciar-se no período neonatal ou no decorrer do primeiro ano de vida.

Mutações inativadoras dos genes *ABCC8* e *KCNJ11* são responsáveis por cerca de 50% dos casos de HC permanente. Destes, 80% não respondem ao tratamento com diazóxido. Não existem evidências em favor do uso dos glicocorticoides no tratamento da hipoglicemia que não seja causada por insuficiência adrenal primária ou secundária.

Deficiência de GH, resultante de distúrbios que causam pan-hipopituitarismo congênito (p. ex., displasia septo-óptica), pode vir associada a defeitos de linha média e hipoglicemia. Contudo, a hipoglicemia relacionada à DGH geralmente é menos grave. Ademais, os níveis séricos de GH estão elevados (19,4 µg/dℓ).

✔ Resposta: B

➕ Referências: 45 e 46

CASO #20

Paciente com 10 anos, acompanhado por obesidade grave (IMC de +3,5 DP), retorna para segunda consulta com os resultados de exames laboratoriais. Genitora refere que o peso do paciente aumentou nos últimos dias, pois ele está muito triste e ansioso após o falecimento do pai aos 45 anos, devido a um infarto agudo do miocárdio há 2 meses.

Ao **exame físico**, além do excesso ponderal, nada de anormal foi detectado, inclusive xantomas. Os **exames laboratoriais** mostraram:

- Colesterol total: 271 mg/dℓ
- LDL-c = 190 mg/dℓ
- HDL-c = 37 mg/dℓ
- TG = 220 mg/dℓ.

▌ **Sobre a dislipidemia do paciente e seu tratamento, avalie os itens a seguir e opine:**

I. Muito provavelmente apresenta herança autossômica recessiva e resulta de mutações no gene do receptor de LDL.
II. Mutações ativadoras do gene da PCSK9 podem também estar envolvidas.
III. Hipercolesterolemia familiar (HF) deve ser considerada em toda criança com LDL-c ≥ 190 mg/dℓ ou CT ≥ 230 mg/dℓ.
IV. Arco corneano, xantomas tuberosos e xantelasmas e xantomas tendinosos são achados frequentes na HF. Já os xantomas tendinosos são patognomônicos dessa condição.
V. Estatinas devem ser iniciadas em qualquer criança com LDL-c persistentemente > 160 mg/dℓ (a despeito da dieta hipolipídica e outras modificações do estilo de vida), independentemente da presença de fatores de risco.

    a) Existe somente um incorreto.
    b) Os itens III e V estão incorretos.
    c) Apenas os itens I e II estão corretos.
    d) Todos os itens estão corretos.

COMENTÁRIOS

O paciente tem hipercolesterolemia familiar (HF), um distúrbio autossômico dominante que silenciosamente leva a marcante aumento do LDL-c durante a vida, manifestando-se como eventos cardiovasculares e aumento de mortalidade em adultos jovens (**item I correto**). Pode ser homozigótica (HFHo) ou heterozigótica (HFHe). Estima-se que, sem tratamento, cerca de 20% das mulheres e 50% dos homens com HFHe terão um evento coronariano antes dos 50 anos. A maioria dos pacientes com a HFHo morrerá nas primeiras duas décadas de vida, se não adequadamente tratados. Há, inclusive, relatos de casos de pacientes que tiveram IAM ou síndrome coronária aguda antes dos 10 anos.

A HF é causada por mutações que diminuem o número ou a função dos receptores da LDL (LDL-R), levando ao aumento dos níveis séricos do LDL-c e do CT (**item II correto**). As principais causas de HF são: mutação no gene do LDL-R em 70 a 85% dos casos, mutação do gene da Apo-B em 5% e mutação ativadora do gene da PCSK9 em 1%. A PCSK9 (pró-proteína convertase subtilisina/kexina tipo 9) é uma proteína que aumenta a degradação dos LDL-R, o que dificulta a remoção do LDL-c da circulação, causando hipercolesterolemia.

Classicamente, a prevalência da HFHe é de 1:500 indivíduos e a da HFHo, 1:1.000.000. De acordo com dados mais recentes, esses números seriam 1:250 e 1:160.000, respectivamente.

Os principais critérios diagnósticos para HF no grupo pediátrico são: (1) LDL-c > 190 mg/dℓ em duas ocasiões, após 3 meses de dieta (**item III correto**); (2) LDL-c > 160 mg/dℓ, associado à história de doença coronariana precoce (< 55 anos em homens e < 60 anos em mulheres) em familiar de primeiro grau; (3) LDL-c > 130 mg/dℓ com um dos pais tendo diagnóstico genético hipercolesterolemia familiar; (4) presença de xantomas tendinosos. Este último achado é quase patognomônico da HF, mas também pode ser visto na rara xantomatose cerebrotendinosa (XCT) (**item IV incorreto**). De herança autossômica recessiva, a XCT caracteriza-se pela formação de lesões xantomatosas em muitos tecidos, em particular em cérebro e tendões. HF deve também ser sempre considerada em crianças e adolescentes com $CT \geq 230$ mg/dℓ (**item III correto**).

Após a exclusão de causas secundárias de dislipidemia, a farmacoterapia é utilizada nas seguintes situações, quando as modificações isoladas no estilo de vida forem incapazes de normalizar o LDL-c ou os triglicerídeos (TG):

- LDL > 190 mg/dℓ, na ausência de fatores de risco (**item V correto**)
- LDL > 160 mg/dℓ, na presença de fatores de risco
- LDL > 130 mg/dℓ, em pacientes com diabetes melito
- TG > 500 mg/dℓ, com obesidade grave ou formas monogênicas de dislipidemia.

As estatinas aprovadas pela Food and Drug Administration (FDA) nos EUA para crianças são: (1) sinvastatina, atorvastatina, fluvastatina, lovastatina e rosuvastatina (nos maiores de 10 anos) e (2) pravastatina, para os maiores de 8 anos.

Testes genéticos para investigar mutações (LDL-R, Apo-B, PCSK9) são indicados nas seguintes situações: (1) detecção de mutação genética em um dos pais; (2) morte de um dos genitores por doença arterial coronariana precoce.

✔ Resposta: A

➕ Referências: 47 a 51

CASO #21

Vinte dias após seu nascimento, um bebê apresentou-se com grave hipotonia e bradicardia. Sua **avaliação laboratorial** inicial mostrou:

- Glicemia de 64 mg/dℓ
- Sódio de 142 mEq/ℓ (VR: 138 a 145)
- Cálcio de 16,3 mg/dℓ (VR: 9,0 a 11,0)
- Cálcio ionizado de 2,8 mmol/ℓ (VR: 1,11 a 1,40)
- Fósforo de 3,7 mg/dℓ (VR: 4,5 a 6,7)
- PTH intacto de 520 pg/mℓ (VR: 10 a 65).

Exames adicionais revelaram função renal normal e calciúria diminuída.

▌ **Com base nos achados apresentados, qual o diagnóstico mais provável?**

a) Hiperparatireoidismo materno.
b) Hiperparatireoidismo congênito autossômico recessivo.
c) Mutação inativadora do receptor sensor de cálcio.
d) Mutação inativadora da 1α-hidroxilase.

COMENTÁRIOS

Os distúrbios hipercalcêmicos em crianças podem se apresentar com hipotonia, má alimentação, vômitos, constipação intestinal, dor abdominal, letargia, poliúria, desidratação, déficit de crescimento, fraturas e convulsões.

O bebê apresenta hiperparatireoidismo neonatal grave (NSHPT) decorrente de mutação inativadora homozigótica do gene do receptor sensor do cálcio nas paratireoides (*CaSR*). Mutações heterozigóticas nesse gene causam a hipercalcemia hipocalciúrica familiar (FHH), caracterizada por hipercalcemia familiar, hipocalciúria (por aumento da reabsorção tubular de cálcio) e níveis de PTH discretamente elevados em 20% dos pacientes acometidos.

A FHH geralmente tem um curso benigno e os pacientes não precisam de tratamento, enquanto o NSHPT é um distúrbio grave que geralmente requer paratireoidectomia precoce para que pacientes jovens sobrevivam.

✓ **Resposta:** C
⊕ **Referências:** 52 e 53

CASO #22

Uma menina de 14 anos, residente em longínqua cidade do interior, foi levada ao pediatra em função de crescimento linear deficiente – sem crescer há pelo menos 5 anos (*sic*) – e puberdade atrasada. Queixava-se também de intolerância ao frio, dificuldade de aprendizado na escola e cansaço fácil durante atividades físicas. Referia também cefaleia frequente. No exame físico, sua altura e peso estavam no percentil 50 para uma criança de 7 anos (uma pontuação de desvio padrão de altura [SDS] de −5). Ela não tinha desenvolvimento mamário. Sua pele estava muito seca e não havia galactorreia. Tireoide com aumento difuso discreto.

Na pesquisa de causa sindrômica para a baixa estatura, realizou-se cariótipo que se mostrou normal (46,XX). Em função do marcante retardo puberal e da queixa de cefaleia, solicitou-se ressonância magnética (RM) cerebral que mostrou uma glândula hipofisária aumentada, com invasão da cisterna suprasselar (Figura 8.4). No laudo do exame, o radiologista aventou a possibilidade de se tratar de um macroadenoma hipofisário.

A paciente foi então encaminhada ao serviço de endocrinologia de um hospital universitário. Os exames complementares realizados, resumidos na Tabela 8.5, mostraram marcante elevação do TSH (460 mUI/ℓ), associada a um nível muito baixo de T$_4$ livre (2,2 ng/mℓ), e elevação do anticorpo antitireoperoxidase (anti-TPO), quadro compatível com hipotireoidismo primário decorrente da tireoidite de Hashimoto. Foram evidenciadas também alterações bioquímicas e hormonais secundárias ao HP: elevação de transaminases, creatinoquinase (CK), LDL-colesterol e prolactina (PRL), bem como baixos níveis de estradiol, FSH e LH e IGF-1. A radiografia de mãos e punhos mostrou idade óssea de 9 anos pelos padrões de Greulich e Pyle, contrastando bastante com a idade cronológica de 14 anos.

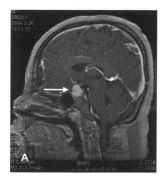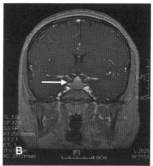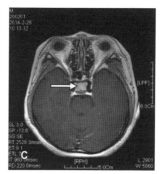

FIGURA 8.4 RM em T1 mostrando massa hipofisária (*setas*) que se estende para cisterna suprasselar, elevando e comprimindo o quiasma óptico: **(A)** corte sagital; **(B)** corte sagital; **(C)** corte axial.

TABELA 8.5 Principais achados laboratoriais da paciente.

Parâmetro	Valor encontrado	Normal
TSH	200 mUI/ℓ	0,51 a 4,3
T$_4$ livre	0,37 ng/dℓ	0,8 a 1,4
Cortisol (8 h)	12,7 μg/dℓ	6,0 a 18,4
PRL	160 μg/ℓ	Até 29

(continua)

TABELA 8.5 Principais achados laboratoriais da paciente. (*Continuação*)

Parâmetro	Valor encontrado	Normal
Estradiol	3,1 pg/mℓ	12 a 233
LH	0,19 UI/ℓ	Até 0,3
FSH	0,64 UI/ℓ	Até 4
IGF-1	127 ng/mℓ	279 a 671
LDL-c	172 mg/dℓ	< 130
AST	78 U/ℓ	Até 32
ALT	37 U/ℓ	Até 33
Hb	7,3 g/dℓ	11,7 a 14,9
CK	1.360 U/ℓ	30 a 170

ALT: alanina aminotransferase; AST: aspartato aminotransferase; CK: creatinoquinase; FSH: hormônio foliculestimulante; Hb: hemoglobina; IGF-1: fator de crescimento semelhante à insulina 1; LDL-c: colesterol da lipoproteínas de baixa densidade; LH: hormônio luteinizante; PRL: prolactina; TSH: hormônio tireoestimulante.

▶ **Sobre este caso, é <u>correto</u> afirmar:**

I. A paciente tem hipotireoidismo primário, que justificaria a baixa estatura, mas não o retardo puberal tão importante.
II. A lesão hipofisária pode ser um macroprolactinoma, porém, mais provavelmente, trata-se de um adenoma clinicamente não funcionante, visto que a PRL não está muito elevada. Deve-se, pois, fazer um teste terapêutico com cabergolina.
III. A reposição adequada de L-tiroxina normalizará rapidamente a VC e a idade óssea.
IV. A reposição adequada de L-tiroxina acelerará o desenvolvimento puberal, facilitando a chegada da menarca.
V. Reposição estrogênica (por 6 meses) deve ser utilizada, visando ao desenvolvimento puberal mais rápido e mais completo.
VI. Com a reposição adequada de L-tiroxina, não haverá prejuízo na altura adulta final da paciente.
   a) Existe somente um incorreto.
   b) Os itens III e V estão corretos.
   c) Apenas os itens II e VI estão incorretos.
   d) Todas os itens estão corretos.

COMENTÁRIOS

A paciente apresenta hipotireoidismo primário juvenil muito grave que resultou em marcante retardo do crescimento e do desenvolvimento puberal (**item I incorreto**). Com a reposição adequada de L-tiroxina, o esperado é que ocorra: (1) uma rápida normalização das alterações laboratoriais; (2) aumento da velocidade de crescimento (VC) e da idade óssea (**item III correto**). A reposição adequada de L-tiroxina também proporcionará o desenvolvimento das características sexuais secundárias e surgimento da menarca (**item IV correto**), sem a necessidade de estrogenoterapia (**item V incorreto**).

Na nossa paciente, a normalização da função tireoidiana possibilitou correção das anormalidades laboratoriais (PRL, Hb, LDL-c, CK e transaminases). Ademais, a VC linear melhorou bastante e alcançou 13 cm/ano. Observou-se também rápida progressão da puberdade, com a menarca ocorrendo 16 meses após o início do tratamento. Aos 15 anos e 4 meses, a paciente tinha idade óssea de 13 anos, indicando que havia avançado rapidamente.

Uma RM realizada 16 meses após o início da levotiroxina mostrou uma glândula hipofisária de tamanho e posição normais, incluindo haste e ponto brilhante posterior (Figura 8.5). Estes achados indicam que o aumento da hipófise inicialmente observado (inclusive com invasão da cisterna suprasselar) foi causado principalmente por hiperplasia das células tireotróficas, a qual posteriormente reverteu com a reposição da L-T$_4$ (**item II incorreto**).

A despeito de todos os benefícios da terapia com L-T$_4$ citados anteriormente, em casos como este, é comum um prejuízo da altura adulta final (**item VI incorreto**). A paciente alcançou uma altura adulta final de apenas 149 cm, significativamente abaixo da altura média dos pais de 161,2 cm.

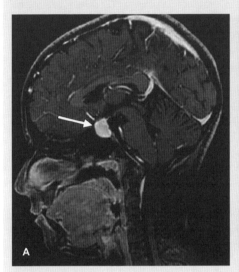
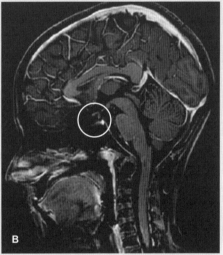

FIGURA 8.5 RM em T1, corte sagital. **A.** Aspecto ao diagnóstico, mostrando massa hipofisária que se estende para cisterna suprasselar, comprimindo o quiasma óptico (*seta*). **B.** Aspecto após 16 meses de tratamento com normalização da imagem hipofisária (*círculo*).

Resposta: C

Referências: 54 a 56

CASO #23

Menino de 8 anos e 6 meses, encaminhado ao endocrinologista por apresentar altura abaixo do 3º percentil, com alvo genético no 10º percentil. Tem idade óssea de 7 anos. Exames complementares (hemograma, eletrólitos, proteínas, cálcio, fósforo, magnésio e provas de função hepática) normais. Estadiamento puberal G1P1.

▶ **Para prosseguir a investigação, qual ou quais dos exames a seguir deveria(m) ser solicitado(s) inicialmente?**

a) TSH e T$_4$ livre.
b) IGF-1.
c) GH basal.
d) Teste de estímulo de GH com clonidina.

452 Endocrinologia: Casos Clínicos Comentados

> ### COMENTÁRIOS
>
> Hipotireoidismo primário (HP) no grupo pediátrico frequentemente causa baixa estatura (BE) e retardo puberal. Assim, na investigação de qualquer criança com BE, a investigação hormonal inicial consiste na dosagem de TSH e T_4 livre. Se estiverem normais e houver suspeita de deficiência de GH (DGH), dosam-se IGF-1 e IGFBP3. Diante de níveis baixos desses parâmetros, indicativos de DGH, dosa-se o GH durante o teste da clonidina (teste de triagem). Face a um pico de GH < 5 ng/mℓ, dosa-se o GH durante o teste de tolerância à insulina (ITT). Os testes de estímulos somente devem ser realizados após a exclusão do HP, já que ele pode atenuar ou embotar as respostas do GH a esses estímulos, falsamente sugerindo, assim, de forma equivocada, o diagnóstico de DGH.

✓ **Resposta:** A

⊕ **Referências:** 1 e 3

CASO #24

Menina de 10 anos e 2 meses foi encaminhada ao endocrinologista por apresentar altura abaixo do 3º percentil e suspeita de deficiência de GH. O **exame físico** não apresentava anormalidades adicionais. Tinha idade óssea de 6 anos.

Os **exames bioquímicos** (glicemia, eletrólitos, albumina, cálcio, fósforo, magnésio e provas de função hepática) eram normais. IGF-1 de 54,1 ng/dℓ (VR: 68,7 a 316). Os picos do GH após clonidina e durante o ITT foram de 2,8 e 4,2 ng/mℓ, respectivamente.

▶ **Qual a melhor conduta neste caso?**

a) Iniciar reposição de GH (0,09 mg/kg/dia ou 0,3 UI/kg/dia).
b) Solicitar ressonância magnética (RM) de sela túrcica.
c) Iniciar reposição de GH (0,03 mg/kg/dia ou 0,1 UI/kg/dia).
d) Avaliar a função tireoidiana.
e) Há mais de uma alternativa correta.

> ### COMENTÁRIOS
>
> Hipotireoidismo primário (HTP) deve ser considerado em todo caso de baixa estatura (BE) ou retardo puberal. Ele pode mimetizar o diagnóstico de deficiência de GH (DGH) por reduzir a produção hepática de IGF-1 e atenuar ou negativar a resposta do GH aos testes de estímulo, inclusive o ITT, levando ao tratamento indevido com GH recombinante humano. Na criança em questão, a avaliação hormonal confirmou HTP decorrente da tireoidite de Hashimoto (TSH = 30,7 mUI/ℓ [VR: 0,60 a 4,8 mUI/ℓ]; T_4 livre = 0,55 ng/dℓ [VR: 0,8 a 1,4]; anti-TPO = 44,2 UI/mℓ dℓ [VR: < 9,0]). Dois anos após a correção do hipotireoidismo, a criança crescia a uma velocidade de 10 cm ao ano e sua IO aumentou para 9 anos.

✓ **Resposta:** D

⊕ **Referências:** 1 e 3

CASO #25

Uma menina de 8 anos apresentou dor abdominal, anorexia e sangramento vaginal. Um mês antes, ela tivera os mesmos sintomas. O **exame físico** no momento da admissão revelou peso corporal de 21 kg (percentil 10 a 25), altura de 106 cm (<percentil 5) e sinais vitais normais.

Ela apresentava mama aumentadas, compatíveis com Tanner estádio 4, sem pelos pubianos. Sua glândula tireoide era palpável e claramente visível.

Na ultrassonografia (USG) foram detectadas duas lesões císticas em ambos os ovários. A **avaliação laboratorial** inicial mostrou:

- FSH = 3,34 UI/ℓ (VR: até 4,0)
- LH = 0,19 UI/ℓ (VR: até 0,3)
- Estradiol = 37 pg/mℓ (normal: 6 a 27)
- CA 125 = 52 U/mℓ (VR: até 35).

Com diagnóstico inicial de tumor ovariano, a paciente foi operada, com a retirada das duas lesões maiores. O exame anatomopatológico revelou cistos foliculares. Sete dias após a cirurgia, uma avaliação hormonal mais ampla mostrou:

- T_4 livre = 0,37 ng/dℓ (VR: 0,7 a 1,8)
- TSH > 100 mU/ℓ (VR: 0,4 a 4,4)
- FSH = 3,61 UI/ℓ (VR: até 4,0)
- LH = 0,20 UI/ℓ (VR: até 0,3)
- Estradiol = 31 pg/mℓ (normal: 6 a 27)
- PRL = 82 ng/mℓ (VR: até 29).

A idade óssea foi estimada em 5 anos e 2 meses pelo método de Greulich e Pyle. Foi iniciado tratamento com levotiroxina (L-T_4), 75 µg/dℓ.

▌ **Sobre este caso, avalie os itens a seguir e opine:**

I. A paciente tem puberdade precoce (PP) causada por cistos ovarianos secretores de estradiol em uma criança com hipotireoidismo primário de longa duração.

II. A paciente deve ser tratada com uma medicação com efeito antiestrogênico (p. ex., anastrozol ou letrozol), visando reduzir os níveis séricos do estradiol.

III. Especula-se que, em níveis elevados, o TSH consiga estimular o receptor do FSH, o que justificaria as alterações anatômicas e funcionais dos ovários encontradas na paciente.

IV. Com a normalização da função tireoidiana são esperadas reduções na velocidade de crescimento, no volume das mamas e no tamanho dos cistos ovarianos.

V. Como se trata de uma PP periférica, não seria esperada qualquer anormalidade na ressonância magnética (RM) da sela túrcica.

   a) Existe somente um item incorreto.

   b) Somente os itens III e V estão corretos.

   c) Apenas os itens II e VI estão incorretos.

   d) Todas os itens estão corretos.

COMENTÁRIOS

A paciente tem uma puberdade precoce periférica (crescimento da mama e sangramento vaginal na presença de hiperestrogenismo e níveis baixos de LH e FSH), associada a hipotireoidismo primário (HTP). Este último, quando surge na infância, frequentemente causa baixa estatura e retardo puberal. No entanto, o HTP pode, muito raramente, causar uma PP periférica (*síndrome de van Wik-Grumbach* [SVWG)]) (**item I incorreto**), cujo mecanismo patogênico ainda não está plenamente estabelecido. Especula-se que o TSH, em altas concentrações, estimularia o receptor de FSH levando a um aumento do tamanho gonadal e da esteroidogênese (**item III incorreto**).

A SVWG é a única forma de puberdade precoce associada a atraso na idade óssea, uma manifestação típica consequente ao hipotireoidismo juvenil. Também é habitual a presença de um ou mais cistos ovarianos, o que pode eventualmente levar ao diagnóstico equivocado de uma doença ovariana primária, como aconteceu com nossa paciente, indevidamente submetida à ressecção cirúrgica. Elevação discreta do CA-125, um marcador

454 Endocrinologia: Casos Clínicos Comentados

para tumores de ovário, também pode ser eventualmente encontrada. Tal achado poderia, talvez, resultar de aumento da secreção pelo(s) cisto ovariano(s), inflamação peritoneal, hipotireoidismo de longa duração ou retardo na depuração renal.

Três meses após o início da reposição de L-T$_4$, a função tireoidiana estava normal e observou-se diminuição no volume das mamas e no tamanho dos cistos ovarianos, bem como redução na velocidade de crescimento (**item IV correto**). Nesse período, não houve mais sangramento vaginal. Observou-se também normalização de PRL, estradiol e CA-125. Portanto, em casos da SVWG, não há necessidade de utilizar medicações com efeito antiestrogênico (**item II incorreto**).

Em pacientes com PP periférica, a RM da sela túrcica tipicamente é normal. Contudo, em casos de SVWG, aumento do volume hipofisário (não raramente interpretado com adenoma) pode estar presente, devido à hiperplasia das células tireotróficas (**item V incorreto**).

✅ Resposta: D

➕ Referências: 57 a 59

CASO #26

Adolescente de 14 anos e 3 meses, sexo masculino, queixa-se ser bem mais baixo que seus amigos na escola. Nasceu com 3.032 g, 49 cm, com crescimento normal e sem doenças sistêmicas crônicas. Sem qualquer outra queixa. Desempenho escolar adequado.

Ao **exame físico**:

- G1P1, sem ginecomastia
- Imberbe
- Percentil 3 da curva de estatura
- Peso no percentil 2.

Sua velocidade de crescimento é de 5,0 cm/ano e idade óssea recente é de 10 anos. Seu pai, que começou a se barbear aos 17 anos, mede 169 cm e sua mãe, 154 cm (menarca aos 13 anos).

▶ **Entre as condições a seguir, qual é o diagnóstico mais provável?**

a) Hipogonadismo hipogonadotrófico.
b) Retardo constitucional de crescimento e puberdade.
c) Hipotireoidismo.
d) Baixa estatura familiar.
e) Há mais de uma opção correta.

▶ **Sobre as ferramentas que poderiam ser úteis neste diagnóstico, marque a alternativa <u>correta</u>:**

a) Teste de estímulo com GnRH.
b) Padrão de resposta a um teste terapêutico com testosterona.
c) Níveis de testosterona, LH e FSH.
d) Níveis séricos de AMH e inibina B.
e) Há mais de uma opção correta.

COMENTÁRIOS

Em adolescentes do sexo masculino pré-puberais com idade ≥ 14 anos, a diferenciação entre retardo constitucional do crescimento e puberdade (RCCP) e hipogonadismo hipogonadotrófico (HH) é sempre um grande desafio, uma vez que as ferramentas diagnósticas utilizadas têm limitadas sensibilidade e especificidade. A dosagem do AMH e da inibina B pode ser útil, visto que seus níveis séricos caracteristicamente estão mais elevados no RCCP de que no HH. Contudo, pode haver superposição nos valores encontrados e *cut-offs* ideais para a distinção ainda não estão bem definidos. No diagnóstico do RCCP, níveis de inibina B ≥ 28,5 pg/mℓ tiveram sensibilidade de 95% e especificidade de 75%. Em combinação com um *cut-off* ≥ 20 ng/mℓ para o AMH, essa especificidade aumentou para 83%.

Um teste terapêutico com testosterona em baixas doses (p. ex., 100 mg IM de cipionato de testosterona) por 3 meses pode também ser útil. No RCCP observa-se uma boa resposta; no HH, não. A falta de progressão puberal espontânea após 3 meses de indução terapêutica reforça a possibilidade de HH. No nosso paciente, o volume testicular excedeu 4 mℓ nos dois testículos dentro de 2 meses após as aplicações da testosterona. Já o teste de estímulo com GnRH mostra-se inconclusivo na diferenciação entre as duas condições, a exemplo dos valores basais de LH, FSH e testosterona. A história familiar de retardo puberal é frequente nos adolescentes com RCCP, como observado em nosso paciente. Portanto, o diagnóstico final foi RCCP.

✔ **Respostas:** B e D

✚ **Referências:** 60 e 61

CASO #27

Menino de 3 anos e 7 meses é levado pela mãe à Unidade Básica de Saúde, pois há 3 meses ela percebeu aumento peniano e pelos na região genital de seu filho. Sem outras queixas.

Ao **exame físico** eram notórios:

- Pelos grossos e encaracolados em púbis e bolsa escrotal
- Pênis com cerca de 7,5 cm de comprimento e aumento do diâmetro
- Testículos aumentados (8 cm^3) bilateralmente.

▶ **Qual a mais provável etiologia da puberdade precoce neste caso?**

a) Tumor (TU) adrenal.
b) TU de Wilms.
c) TU testicular.
d) TU da região hipotalâmico-hipofisária.

COMENTÁRIOS

Puberdade precoce associada a aumento bilateral do volume testicular quase sempre indica causa central (distúrbio hipofisário ou hipotalâmico). Em contraste, crescimento peniano é observado tanto na PP central como na PP periférica. As 4 possíveis exceções são: (1) testotoxicose familiar, condição decorrente de mutação ativadora no gene do receptor do LH; (2) tumor de restos adrenais nos testículos; (3) tumores testiculares bilaterais; e (4) mutação com ganho de função no gene *GNAS1* (síndrome de McCune-Albright). Em contraste, crescimento peniano é observado tanto na PP central como na PP periférica.

✔ **Resposta:** C

✚ **Referências:** 8 e 9

CASO #28

Menino, 6 anos de idade cronológica, com história de pubarca há 6 meses. A estatura-alvo está no 25º percentil. Ao **exame físico** eram dignos de nota:

- Peso no 50º percentil
- Estatura no 75º percentil
- Estádio puberal de Tanner: P3G3
- Testículos com 8 mℓ.

▶ **Além de idade óssea e testosterona, qual conjunto de exames seria prioritário para esse paciente?**

a) Dosagem de IGF-1; USG de abdome e RM da região hipotalâmico-hipofisária.
b) Dosagem de 17α-OH-progesterona; USG de abdome e RM da região hipotalâmico-hipofisária.
c) Dosagem de LH, FSH; RM da região hipotalâmico-hipofisária.
d) Dosagem de DHEA-S, androstenediona; USG de adrenais.

COMENTÁRIOS

Volume testicular ≥ 4 cm³ indica início da puberdade, bem como níveis de LH > 0,6 UI/ℓ (dosado por imunofluorimetria) ou > 0,3 UI/ℓ (por quimioluminescência) (Tabela 8.6). Puberdade precoce (PP) associada a aumento bilateral do volume testicular *quase sempre* indica causa central (distúrbio hipofisário ou hipotalâmico). As 4 possíveis exceções de PP periférica com macro-orquidismo bilateral são: (1) testotoxicose familiar, condição decorrente de mutação ativadora no gene do receptor do LH; (3) tumor de restos adrenais nos testículos; (3) tumores testiculares bilaterais (4) síndrome de McCune-Albright. Em contraste, crescimento peniano é observado tanto na PP central (PPC) como na PP periférica.

Diferentemente das meninas, nas quais a PPC é rotulada como idiopática em 70 a 90% dos casos, entre os meninos um distúrbio hipotalâmico-hipofisário é identificado em 2/3 dos pacientes. Daí a maior importância da realização da RM em meninos com PPC.

TABELA 8.6 Níveis púberes do LH, basais e após GnRH.

Método	Valor acima do qual o nível é considerado púbere
LH basal	
Imunofluorimétrico	0,6 UI/ℓ
Quimioluminescência	0,3 UI/ℓ
LH após estímulo com GnRH	
Imunofluorimétrico	> 6,9 UI/ℓ em meninas e > 9,6 UI/ℓ em meninos
Quimioluminescência	> 5 UI/ℓ

✔ Resposta: C

✚ Referências: 8 a 10

CASO #29

Menina de 6 anos de idade cronológica, com história de telarca há 6 meses. A estatura-alvo está no 25º percentil; peso no 50º percentil; estatura no 75º percentil; estádio puberal de Tanner M3P1.

▶ **Qual conjunto de exames está indicado para essa paciente?**

a) Dosagem de LH, FSH, estradiol (E_2) e prolactina; solicitar idade óssea (IO), USG pélvica e RM de sela túrcica.
b) Dosagem de LH, FSH, 17α-OH-progesterona, androstenediona e E_2; solicitar IO, USG pélvica e RM de hipófise.
c) Dosagem de gonadotrofinas e E_2; solicitar IO e USG pélvica.
d) Dosagem de gonadotrofinas, E_2, testosterona e prolactina; solicitar IO.

COMENTÁRIOS

A paciente apresenta uma puberdade precoce (PB) isossexual. Portanto, não há necessidade das dosagens dos andrógenos 17α-OH-progesterona e androstenediona. Tais exames apenas são úteis em casos de PP heterossexual, causada em meninas por excesso de andrógenos. Nesta situação, hirsutismo, sinais de virilização e/ou genitália ambígua podem estar presentes. Hiperprolactinemia causa retardo puberal e hipogonadismo hipogonadotrófico. Portanto, a dosagem da PRL não faz parte da avaliação habitual da PP. Habitualmente, a IO está elevada na PP; a única exceção é a rara PP induzida pelo hipotireoidismo primário, na qual a IO está baixa. A USG pélvica mostra-se útil na avaliação da anatomia do útero e ovários. Já a RM da região selar só está indicada após a definição de que a PP é central. Níveis de LH > 0,6 UI/ℓ (por imunofluorimetria) ou > 0,3 UI/ℓ (por quimioluminescência) são puberais, ou seja, indicam que a puberdade já começou.

A PP central é idiopática em até 90% dos casos e sempre isossexual. Já a PP periférica (também denominada pseudopuberdade precoce) pode ser isossexual (decorrente de cistos ovarianos, tumores feminizantes, hipotireoidismo ou síndrome de McCune-Albright) ou heterossexual (oriunda de tumores adrenais virilizantes, uso de andrógenos etc.). Na PPP heterossexual geralmente não há menarca.

✔ **Resposta: C**

➕ **Referências: 8 a 10**

CASO #30

Menina, 6 anos, desenvolveu pubarca há 1 ano. Ao **exame físico**, apresentava estádio de Tanner para pelos P3 e para mamas M1. Idade óssea mostrou-se de 8 anos.

Os **exames laboratoriais** evidenciaram 17OH-progesterona (17OHP) de 250 ng/dℓ (basal) e 2.500 ng/dℓ após estímulo com ACTH sintético. A paciente não manteve seguimento e fez uso irregular da prednisolona que lhe fora prescrita. Retornou 16 meses depois, apresentando com estadiamento puberal P4M3 e idade óssea de 10 anos. A **avaliação hormonal** mostrou LH de 0,82 UI/ℓ (dosado por quimioluminescência) e níveis elevados de androstenediona e 17OHP.

▶ **Qual é a conduta mais apropriada nesse momento?**

a) Iniciar agonista do GnRH (gosserrelina).
b) Iniciar progesterona para impedir menarca e aumentar a dose da prednisolona, visando à normalização da 17OHP.
c) Iniciar glicocorticoide oral, realizar teste de estímulo com GnRH para avaliar puberdade precoce central secundária e fazer tratamento coadjuvante, se necessário.
d) Iniciar inibidor da aromatase (letrozol).

> **COMENTÁRIOS**
>
> Os exames iniciais (pico de 17OHP > 1.500 ng/dℓ após estímulo com ACTH sintético) mostram que a paciente tem hiperplasia adrenal congênita por deficiência de 21-hidroxilase, cujo tratamento inadequado pode, secundariamente, levar à ativação prematura do eixo hipotálamo-hipófise-gonadal, gerando uma puberdade precoce central. Na nossa paciente, isso fica evidenciado pelo estadiamento puberal P4M3 e níveis puberais do LH (> 0,6 UI/ℓ por imunofluorimetria ou > 0,3 UI/ℓ por quimioluminescência). Nesta situação, deve-se iniciar um agonista do GnRH (p. ex., gosserrelina), visando ao controle da PPC, bem como ajustar a dose da prednisolona, objetivando a normalização da androstenediona, não da 17OHP.

✓ Resposta: A

⊕ Referências: 8 a 10

CASO #31

Uma criança do sexo masculino com 8 anos apresentou desenvolvimento prematuro de caracteres sexuais secundários, ou seja, crescimento de pelos pubianos e axilares, aumento do pênis e acne na face nos últimos 12 meses. Ao **exame físico**, tinha altura de 1,02 m e peso de 18 kg; comprimento peniano aumentado (58 mm); testículos bilateralmente aumentados de volume. O exame radiográfico revelou idade óssea de 10,5 anos.

Os **achados hormonais** foram os seguintes:

- FSH = 1,6 UI/ℓ (VR: até 4,0)
- LH = até 9,7 UI/ℓ (VR: até 0,3 UI/ℓ)
- Testosterona = 703 ng/dℓ (VR: < 30 ng/dℓ na idade pré-púbere)
- Testes de função tireoidiana = normais.

A ultrassonografia (USG) abdominal não visualizou massas adrenais. Já a USG testicular revelou um parênquima com ecotextura homogênea e tamanho de 30 × 22 × 16 mm à direita (volume 5,6 mℓ) e 32 × 22 × 17 mm à esquerda (volume 6,2 mℓ). A ressonância magnética (RM) mostrou massa hipotalâmica pediculada oval que surgia do túber cinéreo e media 20 × 12 × 10 mm (Figura 8.6).

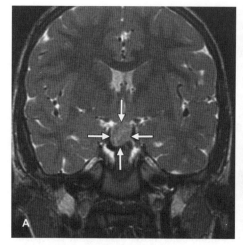
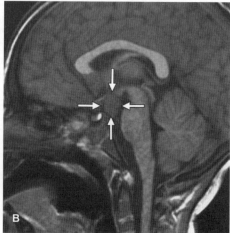

FIGURA 8.6 A RM mostra massa hipotalâmica oval que surge do túber cinéreo mede 20 × 12 × 10 mm (setas). **A.** Corte coronal em T2. **B.** Corte sagital em T1.

Capítulo 8 • Distúrbios Endócrinos em Crianças e Adolescentes **459**

▶ **Sobre esse paciente e a doença por ele albergada, avalie os itens a seguir e opine:**

I. O paciente tem um hamartoma hipotalâmico (HH), tumor com comportamento benigno em 90% dos casos.
II. Pacientes com HHs têm risco aumentado para convulsões gelásticas.
III. O paciente deve ser tratado com análogos do GnRH.
IV. O paciente deve ser tratado, de preferência, com cirurgia.
V. O paciente pode alternativamente ser submetido à radiocirurgia, com alta taxa de sucesso.
VI. Secreção de GnRH pela massa hipotalâmica seria o mecanismo único da puberdade precoce relacionada aos HHs.

a) Existe somente um item incorreto.
b) Somente os itens II e III estão corretos.
c) Apenas os itens I e V estão incorretos.
d) Apenas os itens II, III e V estão corretos.

COMENTÁRIOS

O paciente tem puberdade precoce central (PPC) e um hamartoma hipotalâmico (HH) que é a causa congênita mais conhecida de PPC com anormalidades do sistema nervoso central. Os raros HHs – prevalência estimada de 1 em cada 200.000 crianças – não são realmente tumores. Na verdade, eles são tecidos heterotópicos não neoplásicos raros que contêm neurônios e glia normais, incluindo oligodendrócitos e astrócitos fibrilares, mas com distribuição anormal (**item I incorreto**).

O HH pode ser assintomático por longo período de tempo, ou pode se apresentar como puberdade precoce central (presente em um terço dos casos) e convulsões. A convulsão em tais pacientes é geralmente na forma de convulsão gelástica, comumente manifestada como ataques frequentes de riso inapropriados. Mais tarde, os pacientes podem desenvolver outros tipos de convulsões (p. ex., focal, tônico-clônica generalizada etc.) que frequentemente mostram-se refratárias aos anticonvulsivantes (**item II correto**). Nesta situação, deve-se considerar o tratamento cirúrgico do HH. Contudo, no manejo da puberdade precoce, o tratamento de escolha da puberdade precoce são os análogos do GnRH (**item III correto; item IV incorreto**).

A radiocirurgia *gamma knife* (GKS) tem bons dados de segurança/eficácia a longo prazo, mas requer um tempo substancial (até 2 anos) antes que os efeitos positivos sejam observados. Assim, não é recomendada para o manejo do HH (**item V incorreto**).

Os mecanismos pelos quais o hamartoma causa PPC não incluem somente secreção do GnRH (**item VI incorreto**). Outros mecanismos propostos incluem uma conexão anatômica com o hipotálamo anterior, fatores tróficos secretados pelo HH e pressão mecânica aplicada sobre o hipotálamo. Síndrome de Cushing decorrente de secreção de ACTH por um HH já foi relatada.

✔ **Resposta:** B

➕ **Referências:** 10, 61 e 62

CASO #32

Um menino de 12 anos foi encaminhado para avaliação de baixa estatura. Segundo os pais, nos últimos 12 meses a criança não crescera nada (*sic*). Há relatos de dificuldade de aprendizagem e mau desempenho escolar. No exame físico, chamava a atenção a presença de face arredondada e encurtamento quarto e quinto quirodáctilos em ambas as mãos (Figura 8.7). O paciente tem também história de crises convulsivas desde a idade de 5 anos. Desde então vem fazendo uso de anticonvulsivantes. As radiografias das mãos revelaram encurtamento bilateral do quarto e quinto ossos metacarpianos, bem como das falanges distais.

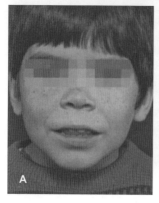
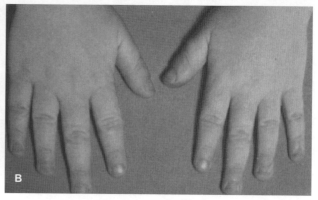

FIGURA 8.7 Fotos do paciente. Notar a presença de face arredondada (**A**) e de encurtamento do quarto e quinto quirodáctilos em ambas as mãos (**B**).

A **avaliação bioquímica e hormonal** mostrou:

- Glicemia = 82 mg/dℓ
- Cálcio = 7,3 mg/dℓ (VR: 8,4 a 10,2)
- Albumina = 3,7 g/dℓ (VR:3,5 a 5,2)
- PTH = 73 mUI/ℓ (VR: 10 a 65)
- TSH = 37 mUI/ℓ (VR: 0,51 a 4,3)
- T_4 livre = 0,55 ng/dℓ (VR: 0,7 a 1,8)
- Anti-TPO = negativo.

A TC de crânio revelou a presença de calcificação bilateral dos núcleos basais (Figura 8.8).

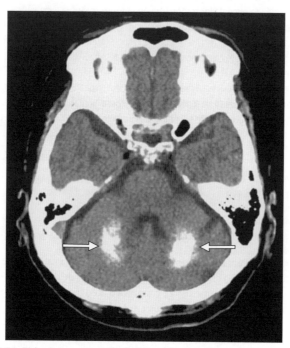

FIGURA 8.8 TC de crânio mostra calcificação bilateral dos núcleos (ou gânglios) da base (*setas*).

Capítulo 8 • Distúrbios Endócrinos em Crianças e Adolescentes **461**

▶ **Sobre este caso, marque a alternativa <u>incorreta</u>:**

a) O paciente possivelmente tem a síndrome poliglandular autoimune.
b) O paciente tem pseudo-hipoparatireoidismo tipo 1a, doença rara resultante de mutação inativadora no gene *GNAS1*, herdada da mãe.
c) O paciente tem pseudopseudo-hipoparatireoidismo (PPHP), doença rara resultante de mutação inativadora no gene *GNAS1*, herdada do pai.
d) Existe risco aumentado para deficiência de GH por resistência à ação do GHRH.

COMENTÁRIOS

A síndrome poliglandular autoimune (SPA) é composta pela concomitância de 2 ou mais distúrbios endócrinos autoimunes, endócrinos e não endócrinos (p. ex., doença de Addison [DA], tireoidite de Hashimoto e vitiligo; DA e vitiligo; etc.). Em crianças há o predomínio da SPA tipo 1, cujas manifestações mais características são hipoparatireoidismo, DA e candidíase mucocutânea crônica. Ela resulta de mutação no gene *AIRE*.

O pseudo-hipoparatireoidismo (PHP) representa grupo heterogêneo de distúrbios metabólicos genéticos raros, caracterizado por resistência ao PTH, evidenciada por elevação do PTH, hipocalcemia e hiperfosfatemia, na presença de função renal normal. Existem 5 variantes de PHP: PHP tipo 1a (PHP-1a), PHP tipo 1b (PHP-1b), PHP tipo 1c (PHP-1c), PHP tipo 2 (PHP-2) e o pseudopseudo-hipoparatireoidismo (PHHP) (Tabela 8.7).

TABELA 8.7 Características do pseudo-hipoparatireoidismo (PHP) e do pseudopseudo-hipoparatireoidismo (PPHP).

Distúrbio	Defeitos moleculares	Origem	Anormalidades hormonais	Achados clínicos adicionais	Resposta do cAMP urinário ao PTH	Resposta do fosfato urinário ao PTH	Atividade da $G_s\alpha$ nos eritrócitos
PHP-1a	Mutações inativadoras no *GNAS1*	Materna	• Resistência ao PTH • Resistência ao TSH • Resistência a outros hormônios (GHRH, gonadotrofinas, calcitonina etc.)	OHA	Diminuída	Diminuída	Diminuída
PHP-1c	Idem	Materna	• Idem	OHA	Diminuída	Diminuída	Normal
PHP-1b	Defeitos de metilação	Materna	• Resistência ao PTH • Resistência ao TSH	Nenhum*	Diminuída	Diminuída	Normal
PHP-2	• Deficiência de vitamina D • Mutações no *PRKAR1A*?	–	Nenhuma	Nenhum	Diminuída	Normal	Normal
PPHP	Mutações inativadoras no GNAS1	Paterna	Nenhuma**	OHA	Normal	Normal	Normal

*Raramente, estigmas de osteodistrofia hereditária de Albright (OHA) podem estar presentes. **Uma leve resistência ao PTH e ao TSH já foi descrita em alguns casos de pseudopseudo-hipoparatireoidismo (PPHP).

No nosso caso, o diagnóstico mais provável é o PHP tipo 1a (PHP-1a), que é a forma mais comum de PHP (70% dos casos). Ele resulta de mutação inativadora do gene *GNAS1*, responsável pela codificação e expressão da subunidade alfa da proteína G estimuladora ($G_s\alpha$), levando a uma inabilidade da célula em produzir cAMP a partir da ativação da adenilato ciclase. Essa mutação é herdada da mãe. As crises convulsivas do paciente possivelmente eram decorrentes de hipocalcemia, cujas manifestações decorrem de aumento da excitabilidade neuromuscular.

> Uma característica clínica marcante do PHP-1a é a osteodistrofia hereditária de Albright (OHA), caracterizada por face arredondada, pescoço curto, baixa estatura, obesidade (de início precoce), ossificação ectópica (evidenciada por nódulos subcutâneos) e braquidactilia (dedos curtos das mãos, sobretudo o quarto e o quinto metacarpos). OHA é também observada em casos de PHP-1c e PPHP.
>
> Pacientes com PHP-1a, não raramente, têm também resistência a outros hormônios cujos receptores estão acoplados à $G_s\alpha$: GHRH (gerando deficiência de GH), gonadotrofinas (hipogonadismo) e, sobretudo, TSH (hipotireoidismo). Resistência à calcitonina e ao glucagon já foram relatadas também. O paciente em questão tem também hipotireoidismo não autoimune, sendo decorrente, muito provavelmente, de resistência tireoidiana ao TSH, uma vez que esse hormônio não consegue ativar a $G_s\alpha$.
>
> No PPHP, a única anormalidade encontrada é a OHA. Tipicamente não há resistência ao PTH nem hipocalcemia. Tampouco acontece resistência a outros hormônios. Contudo, raramente uma leve resistência ao PTH e ao TSH pode estar presente, conforme recentemente relatado.

✅ **Resposta: B**

➕ **Referências:** 10, 63 a 66

CASO #33

Adolescente de 15 anos veio encaminhada ao endocrinologista para tratamento de hipotireoidismo. Suas queixas principais eram sonolência excessiva e queda de cabelos de longa data. Ao **exame físico**, chamava a atenção a presença de massa sólida hiperêmica e indolor ao toque na orofaringe (Figura 8.9A). A tireoide não era palpável. Ausculta cardíaca e pulmonar sem anormalidades.

Ela trouxe **exames laboratoriais** que mostravam:

- TSH = 37 mUI/ℓ (VR: 0,4 a 4,5)
- T_4 livre = 0,43 ng/dℓ (VR: 0,7 a 1,8)
- Glicemia = 82 mg/dℓ
- Hemograma e anti-TPO = normais.

Solicitou-se ultrassonografia da região cervical anterior, a qual não evidenciou a presença da tireoide no leito da glândula. Posteriormente, foi solicitada uma cintilografia de tireoide, cujo aspecto é mostrado na Figura 8.9B.

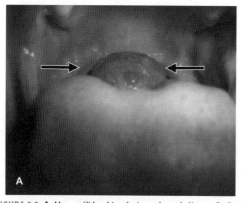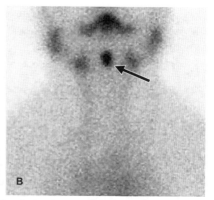

FIGURA 8.9 A. Massa sólida e hiperêmica na base da língua. **B.** Cintilografia tireoidiana com ^{99m}Tc pertecnetato mostrando focos de captação anormal do radiotraçador na região sublingual, sem evidência de captação do radiofármaco na localização habitual. (A Figura A encontra-se reproduzida em cores no Encarte.)

▶ Sobre este caso, avalie os itens a seguir e opine:
  I. Trata-se de um caso de agenesia tireoidiana.
  II. Trata-se de um caso de ectopia tireoidiana, mas a localização observada na paciente é pouco frequente.
  III. Tecido tireoidiano ectópico já foi relatado em coração, timo, esôfago, estômago, duodeno, vesícula biliar e adrenais.
  IV. Hipotireoidismo nem sempre está presente em casos de tireoide ectópica.
  V. Deve-se fazer a retirada cirúrgica da tireoide ectópica devido ao risco aumentado para o surgimento de carcinoma papilífero.
  VI. Fatores genéticos podem predispor à ocorrência de ectopia tireoidiana.
   a) Existe somente um item incorreto.
   b) Somente os itens II e III estão corretos.
   c) Os itens I, II e V estão incorretos.
   d) Apenas os itens II, III e V estão corretos.

COMENTÁRIOS

A massa sólida e hiperêmica na orofaringe da paciente é uma tireoide ectópica, confirmada pelos achados da cintilografia que mostram captação do traçador na base da língua (**item I incorreto**). Ectopia tireoidiana (ET) é uma condição bastante rara na população geral, com prevalência de 1:100.000 a 1:300.000. Já entre indivíduos com doença tireoidiana, essa prevalência é bem maior (1:4.000 a 1:8.000). Tem predomínio no sexo feminino (70 a 80% dos casos) e geralmente resulta de falha na migração embrionária da tireoide através do ducto tireoglosso a partir da base da língua.

Cerca de 90% das tireoides ectópicas estão localizadas na base da língua (**item II incorreto**). Outros locais na cabeça e pescoço incluem região submandibular (sub-hioide), amígdalas palatinas, faringe, esôfago, traqueia e mediastino. Ectopia dupla (p. ex., na base da língua e sub-hioide) é uma condição ainda mais rara e há menos de 40 casos relatados na literatura (Figura 8.10A). A prevalência de hipotireoidismo varia entre 33 e 60% (**item IV correto**). Para isso contribui o fato de que 20 a 30% dos pacientes com ectopia tireoidiana apresentam a glândula na região cervical anterior. Já a concomitância de ET e hipertireoidismo é excepcional.

Retirada cirúrgica da tireoide ectópica somente deve ser considerada nos casos em que houver evidente dificuldade de deglutição ou sintomas de compressão (p. ex., disfagia ou dispneia). Não há risco aumentado para CA papilífero, mas o mesmo pode raramente acontecer (Figura 8.10B) (**item V incorreto**).

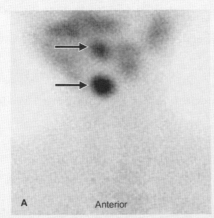
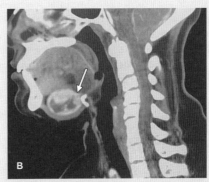

FIGURA 8.10 **A.** Cintilografia tireoidiana com ^{99m}Tc pertecnetato mostrando dois focos de captação anormal do radiotraçador nas regiões sublingual e sub-hioide (*setas*), sem evidência de captação do radiofármaco na localização habitual da tireoide. **B.** Tomografia computadorizada do pescoço mostra massa sublingual bem capsulada de 2,55 × 3,67 × 3,7 cm (*seta*) em uma paciente de 46 anos com uma tumoração submentoniana. No histopatológico encontrou-se carcinoma papilífero variante folicular com 1 cm.

Estudos mostraram que mutações em alguns genes (p. ex., certas mutações genéticas como *PAX8*, *TITF1* [*NKX2-1*] e *FOXE1* [*TITF2*]) podem estar envolvidas no desenvolvimento de ET.

✓ Resposta: C
⊕ Referências: 67 a 70

CASO #34

Menina, 7 anos, com história de telarca aos 2 anos e 6 meses e menarca aos 3 anos, atribuídas a uma puberdade precoce periférica secundária a um cisto ovariano. Foi iniciado tratamento com tamoxifeno e, depois, anastrozol. Tinha manchas café com leite na região cervical e hemitórax esquerdos, que respeitavam a linha mediana (Figura 8.11). Aos 6 anos, apresentou assimetria facial e genuvalgo.

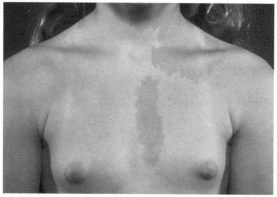

FIGURA 8.11 Foto da paciente. Notar o desenvolvimento mamário (M2) e a presença de manchas café com leite no hemitórax esquerdo e região cervical esquerda. (Esta figura encontra-se reproduzida em cores no Encarte.)

▶ **Baseando-se neste quadro clínico, qual é a alternativa <u>correta</u>?**

a) O genuvalgo é consequente à produção excessiva de PTH pelo tecido ósseo displásico, induzindo uma hipofosfatemia.
b) O uso do anastrozol está contraindicado em crianças, pois é capaz de induzir alterações ósseas displásicas, levando à assimetria facial.
c) Esta síndrome é geralmente causada por uma mutação pós-zigótica ativadora do gene que codifica a subunidade alfa da proteína G_s.
d) A hipofosfatasia dessa paciente induz um defeito de mineralização grave, levando a deformidades e à hipocalcemia.

COMENTÁRIOS

A paciente tem a síndrome de McCune-Albright (SMA) que resulta de mutações somáticas ativadoras pós-zigóticas do gene *GNAS1*, o qual codifica a subunidade alfa da proteína G_s. A tríade característica da SMA inclui displasia fibrosa óssea (DFO), presente em 97% dos casos, manchas café com leite (em 85%) e puberdade precoce periférica (em 52%). A assimetria facial resulta da DFO e o genuvalgo, do raquitismo. Este último decorre da hipofosfatemia, oriunda da secreção aumentada pelo osso displásico do fator de crescimento fibroblástico 23 (FGF23, do inglês *fibroblast growth factor 23*), hormônio com forte efeito fosfatúrico.

A hipofosfatasia nada tem a ver com o quadro da paciente. Ela é causada por mutações no gene que codifica a fosfatase alcalina (FA) tecidual não específica. Como a FA sérica está ausente ou diminuída, o cálcio não é difusamente depositado no osso, causando diminuição da densidade óssea e hipercalcemia.

✓ **Resposta: C**

⊕ **Referências:** 24 e 25

CASO #35

Criança, sexo feminino, de 4,8 anos, vem à consulta acompanhada do pai que se queixa que a filha apresenta estatura mais baixa que os colegas da escola. Também se disse muito preocupado por ter sido identificada, em consulta há 2 meses com pediatra, idade óssea atrasada, "alteração nos hormônios" e exame de ressonância magnética (RM) com alteração na hipófise. Nos últimos 6 meses, a menor também vinha referindo cefaleia persistente.

Não há história de complicações perinatais ou alterações do desenvolvimento neuropsicomotor. O teste do pezinho estava normal. Pais hígidos, sem história de consanguinidade ou endocrinopatias conhecidas. Ao exame clínico, a criança apresenta-se ativa, sem déficit cognitivo, estatura abaixo do percentil 3 para idade (abaixo do canal familiar) e peso no percentil 25 para idade.

Exames complementares apontavam:

- IGF-1 = 63,1 ng/dℓ (VR: 9 a 146)
- Prolactina = 52,5 µg/ℓ (VR: 4,79 a 23,3)
- TSH > 1.000 mUI/mℓ
- T_4 livre (T4 ℓ) = 2,3 pmol/ℓ (VR: 12 a 22)
- LH = < 0,1 UI/ℓ
- FSH = 1,7 UI/ℓ
- E_2 < 5 ng/dℓ
- Anti-TPO = 4.293 UI/mℓ (VR: < 35 UI/mℓ).

Rx de mão não dominante realizado aos 3 anos foi compatível com idade óssea de 1 ano e 6 meses.

A RM de sela túrcica mostrou aumento da glândula hipófise, medindo 9 mm no eixo craniocaudal (Figura 8.12).

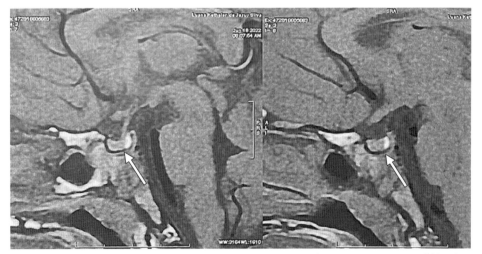

FIGURA 8.12 A RM de sela túrcica mostra hipófise aumentada de volume, atingindo 9 mm no seu eixo craniocaudal (*setas*).

466 Endocrinologia: Casos Clínicos Comentados

▶ **Considerando o caso clínico apresentado, assinale a alternativa <u>correta</u>:**

a) A baixa estatura (BE) em crianças é mais comumente causada por doenças endócrinas, sendo o hipotireoidismo primário a principal etiologia de BE em indivíduos pré-púberes.

b) O aumento da hipófise identificado no exame de imagem está provavelmente relacionado a um adenoma secretor de prolactina, que justifica a elevação deste hormônio encontrada no exame laboratorial.

c) A paciente apresenta diagnóstico de adenoma hipofisário com hipopituitarismo, caracterizado por hipogonadismo hipogonadotrófico e hipotireoidismo secundário, sendo indicada a dosagem de cortisol basal antes da reposição de levotiroxina.

d) O aumento da hipófise pode ocorrer em condições fisiológicas, tais como puberdade, gestação e lactação e no caso em análise está também relacionado ao hipotireoidismo primário.

COMENTÁRIOS

A baixa estatura na infância é causada em até 80% dos pacientes por alterações fisiológicas do crescimento (*retardo constitucional do crescimento e da puberdade* e *baixa estatura familiar*), sendo as demais causas divididas entre síndromes genéticas (p. ex., síndrome de Turner), doenças crônicas (p. ex., síndromes disabsortivas, cardiopatias etc.) e doenças endócrinas, como deficiência de GH, hipotireoidismo primário (HP) e síndrome de Cushing. No caso em questão, a elevação importante do TSH e do anticorpo anti-TPO, associada a níveis baixos de T_4 livre (T_4L), coloca o HP como a principal hipótese para explicar a baixa estatura e a hiperplasia hipofisária identificadas.

A exposição contínua a baixos níveis de T_4L inibe o *feedback* negativo do eixo tireotrófico, gerando aumento da secreção de TRH pelo hipotálamo, o que leva a hiperproliferação de tireotrofos e aumento de volume da hipófise. Vários estudos já demonstraram a associação de hiperplasia hipofisária com o HP, causando quadros clínicos que cursam com associação de achados de hipotireoidismo a sintomas compressivos (cefaleia, alterações visuais), hiperprolactinemia devido à estimulação dos lactotrofos pelo TRH, insuficiência adrenal secundária e avanço ou atraso do desenvolvimento puberal.

A correção do HP pela reposição de levotiroxina proporciona normalização não somente da função tireoidiana, mas também dos níveis séricos de PRL e do volume hipofisário.

✔ Resposta: D

✚ Referências: 54 a 56

CASO #36

Menino, 12 anos, com história de crises convulsivas de difícil controle há 2 anos, com diagnóstico de TDAH e transtorno bipolar após mudanças de comportamento no ambiente escolar e em casa. Em internamento anterior, foi relatada uma glicemia capilar de 21 mg/dℓ em vigência de episódio de crise convulsiva e necessitou de infusão IV de glicose (8,5 mg/kg/min).

Realizou exames que mostraram:

- Glicemia: 20,7 mg/dℓ
- Insulina: 12,8 μU/mℓ
- Cetonúria: negativa
- Gasometria: pH = 7,37; HCO_3 = 29 mmol/ℓ; BE = 4; lactato = 1,62
- Exames de imagem abdominais (USG, TC e RM) sem evidência de lesões
- Dosagens de insulina após estímulo com cálcio por arteriografia seletiva: aumento expressivo dos valores de insulina dosados na mesentérica superior
- USG pancreática endoscópica: lesão hipoecoica (1,3 × 1,0 cm) em processo uncinado.

Capítulo 8 • Distúrbios Endócrinos em Crianças e Adolescentes 467

▌ **Diante destes achados, assinale a alternativa <u>correta</u>:**

a) O paciente apresenta lesão pancreática que pode apresentar-se de forma isolada ou estar associada à neoplasia endócrina múltipla do tipo 1.

b) Os exames laboratoriais, exceto a glicemia, foram normais, e o resultado da USG endoscópica decorre, provavelmente, de um incidentaloma.

c) O paciente apresenta lesão pancreática compatível com insulinoma, que é a causa mais frequente de hiperinsulinismo persistente endógeno na faixa etária pediátrica.

d) O paciente apresenta quadro compatível com hiperinsulinismo secundário a insulinoma e o tratamento de escolha é o diazóxido.

e) O paciente apresenta quadro compatível com hiperinsulinismo secundário a insulinoma e o tratamento de escolha é a octreotida.

COMENTÁRIOS

O hiperinsulinismo pode ser suspeitado quando a concentração plasmática de insulina for inadequadamente normal ou elevada para o nível de glicemia.

Hiperinsulinismo congênito, apesar de ser uma doença rara (incidência de 1 caso em cada 30.000 a 50.000 nascidos vivos), trata-se da causa mais comum de hipoglicemia neonatal persistente. No entanto, ele pode ser tão comum como 1 em 2.500 nascidos vivos em comunidades com altas taxas de casamentos consanguíneos. Resulta de mutações genéticas relacionadas ao aumento da secreção de insulina.

Os insulinomas são os tumores pancreáticos neuroendócrinos mais comuns e a causa mais frequente de hiperinsulinismo endógeno em adultos (incidência estimada de 4 por milhão por ano). Cerca de 90% são esporádicos, enquanto em 10% dos casos os tumores surgem como parte da neoplasia endócrina múltipla tipo 1 (MEN-1). No grupo pediátrico, nesidioblastose (hiperplasia e hipertrofia das células beta) é mais prevalente de que os insulinomas. Ambas as condições se manifestam por hiperinsulinismo endógeno, caracterizado por níveis de insulina elevados ou inapropriadamente normais na presença de valores de glicemia < 54 mg/dℓ.

Deve-se enfatizar que o insulinoma não responde de forma adequada ao tratamento medicamentoso e o procedimento de escolha é a excisão cirúrgica da lesão, por enucleação ou ressecção pancreática restrita. No caso da nesidioblastose, pode-se tentar inicialmente uma pancreatectomia parcial. Caso não seja bem-sucedida, pode-se tentar o uso de medicações que inibam a secreção de insulina (p. ex., diazóxido, antagonistas dos canais de cálcio etc.) ou, se necessário, realizar pancreatectomia total.

✔ **Resposta:** A

➕ **Referências:** 71 a 74

CASO #37

Paciente proveniente do interior do Maranhão, foi atendido por endocrinologista aos 5 anos e 6 meses com acompanhante relatando que desde o nascimento o paciente "era diferente das outras crianças", apresentando segmentos corporais aumentados para idade, bem como hipertrofia da musculatura e vasculatura superficial. Relatava ainda que nasceu com estrabismo convergente. Nascido de parto natural a termo, realizado em casa, com peso de 3.200 g. Nos primeiros 6 meses de vida recebeu aleitamento materno exclusivo. A Figura 8.13 mostra aspectos fenotípicos do paciente aos 2 e 5 anos.

Antecedentes familiares: mãe, G3P3A0; pais consanguíneos, avó materna com DM2 e dislipidemia, avô paterno com hepatopatia.

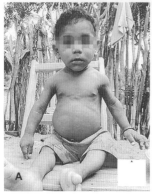 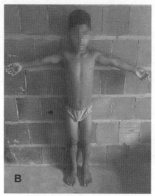 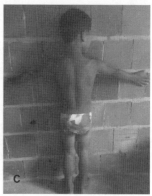

FIGURA 8.13 Características fenotípicas do paciente aos 2 anos (**A**) e 5 anos (**B** e **C**). (Esta figura encontra-se reproduzida em cores no Encarte.)

Ao **exame físico** eram dignos de nota: estadiamento puberal, G1P1; tireoide não palpável; ritmo cardíaco regular em dois tempos, sopro sistólico em foco tricúspide 2+/6; acantose *nigricans* nas regiões cervical e axilar; abdome globoso, hipertimpânico, com fígado palpável abaixo do rebordo costal direito; baço impalpável; abaulamento em bolsa escrotal à esquerda.

A **avaliação laboratorial** mostrou:

- Glicemia = 91 mg/dℓ
- HbA1c: 6,1%
- AST (TGO) = 132 U/ℓ (VR: até 40)
- ALT (TGP) = 37 U/ℓ (VR: até 41)
- FA = 429 U/ℓ (VR: até 335)
- CT = 156 mg/dℓ
- HDL-c = 26 mg/dℓ
- LDL-c = 80 mg/dℓ
- TG = 250 mg/dℓ
- Cr = 0,17 mg/dℓ
- U = 7,83 mg/dℓ
- FA = 429 U/ℓ (VR: até 335)
- Função tireoidiana e renal = normal.

Quanto aos exames de imagem, o ecocardiograma revelou hipertrofia miocárdica importante com comprometimento de ambos os ventrículos (padrão de miocardiopatia hipertrófica) e insuficiência tricúspide funcional. Na USG de abdome, o tamanho do fígado estava no superior da normalidade, com ecotextura homogênea e difusamente aumentada, bem como contornos regulares.

▸ Sobre os achados clínicos e laboratoriais deste caso, assinale a alternativa <u>incorreta</u>:

a) A alteração das enzimas hepáticas se deu provavelmente pelo quadro de esteatose hepática, típica da doença do paciente.
b) A miocardiopatia hipertrófica é uma condição comum nesses pacientes.
c) O diagnóstico deste paciente não guarda relação com consanguinidade entre os pais.
d) Este paciente tem lipodistrofia congênita generalizada.

COMENTÁRIOS

A lipodistrofia congênita generalizada (LCG) é uma doença rara com padrão de herança autossômica recessiva, com maior frequência em filhos de pais consanguíneos. Apresenta prevalência estimada de 1:10.000.000 indivíduos em todo mundo, sendo que no Brasil, especialmente no estado do Rio Grande do Norte, esta prevalência é de 1 em 128.000 habitantes. Até o momento, são descritos quatro tipos de LCG: **tipo 1**, causado por mutação no gene *AGPAT2* (*1-acylglycerol-3-phosphate O-acyltransferase 2*), representando 40% dos casos; **tipo 2**, causado por mutação no gene *BSCL2* (*Berardinelli-Seip congenital lipodystrophy 2*), responsável por 50% dos casos; **tipo 3**, causado por mutação no gene *caveolin 1* (*CAV1*); e o **tipo 4**, causada por mutação no gene do fator liberador de transcrição e polimerase 1 (*PTRF*), sendo estes dois últimos responsáveis por menos de 10% dos casos.

Apesar de cada mutação apresentar uma particularidade clínica, em geral, os pacientes com LCG compartilham características fenotípicas que podem auxiliar na caracterização da doença. Dentre essas características, destacam-se: perda da gordura periférica corporal quase total, musculatura proeminente, hérnia umbilical, hepatoesplenomegalia, hiperfagia, crescimento acelerado, avanço de idade óssea, face acromegaloide e acantose *nigricans*, características estas que já chamam atenção desde a infância. Considerando as complicações metabólicas, estas também se apresentam na infância e adolescência, período no qual a deficiência grave de tecido adiposo compromete a reserva de gordura corporal, refletindo-se no baixo nível sérico de leptina. Em função disso é possível observar nos pacientes com LCG uma redistribuição do tecido gorduroso em músculo e fígado com consequente hepatoesplenomegalia.

A intensa resistência insulínica pode culminar em diabetes melito de difícil controle, com baixos níveis de HDL-c, hipertrigliceridemia e maior risco de pancreatite aguda. Já nas mulheres, pode-se observar hirsutismo, irregularidade menstrual, infertilidade e, ocasionalmente, clitoromegalia. Anormalidades cardíacas podem estar presentes em 20 a 25% dos pacientes, incluindo disfunção ventricular e cardiomiopatia hipertrófica. A morbimortalidade é geralmente associada a complicações metabólicas por hiperglicemia, hiperlipemia, além de cirrose hepática e, alguns casos, dependendo da mutação, cardiomiopatia e arritmias cardíacas, como na LCG tipos 2 e 4. Existem relatos de pacientes que tiveram um infarto agudo do miocárdio em idade tão jovem quanto 18 anos. Doença hepática crônica e infecção são, contudo, a principal causa de morte nessa população.

No presente caso clínico foi realizada a análise molecular por sequenciamento de nova geração que revelou mutação, em homozigose, no gene *AGPAT2*. Essa alteração é compatível com o diagnóstico clínico preestabelecido de LCG. A variante encontrada foi Chr9:136.674.750 T>A (ou alternativamente c.646A>T), que promove a substituição do aminoácido lisina na posição 216 por um códon de parada (p.Lys216*).

⊘ Resposta: C

⊕ Referências: 75 a 77

CASO #38

Paciente, 1 mês e 28 dias de vida, levada à emergência pediátrica com quadro de febre, vômitos, diarreia e cansaço iniciados há 72 h. Ao **exame físico** perceberam-se desidratação, gemência, pulso filiforme e má perfusão. Os exames laboratoriais colhidos mostraram:

- Glicemia = 1.020 mg/dℓ
- pH sanguíneo = 7,21 (VR: 7,35 a 7,45)
- Bicarbonato = 15 mEq/ℓ (VR: 18 a 22)
- Na$^+$ = 142 mEq/ℓ (VR: 3,6 a 5,1)
- K$^+$ = 4,3 mEq/ℓ (VR: 3,6 a 5,1).

Foi feito o diagnóstico de cetoacidose diabética e iniciado o tratamento padrão.

470 Endocrinologia: Casos Clínicos Comentados

⬤ **Sobre o caso apresentado, assinale a alternativa <u>correta</u>:**

a) Tudo indica que seja um caso de diabetes melito tipo 1 de início precoce, sendo a etiologia autoimune a principal causa de hiperglicemia permanente ou transitória nos primeiros 6 meses de vida.

b) Trata-se de um caso de diabetes neonatal, condição rara de origem poligênica que pode se apresentar isoladamente ou como componente de síndromes genéticas.

c) Trata-se de um diabetes monogênico, porém a definição do gene afetado é irrelevante para o tratamento.

d) Mutações ativadoras na subunidade Kir6.2 do canal de potássio ATP-sensível reduzem a sensibilidade do canal, inibindo a atividade elétrica e causando a não liberação de insulina, sendo possível nesses casos o tratamento com sulfonilureia em altas doses.

e) Caso se defina que se trata de um quadro de diabetes neonatal transitório, é dispensável o acompanhamento após resolução por ser irrelevante a taxa de recidiva.

COMENTÁRIOS

O diabetes melito é uma causa rara de hiperglicemia neonatal e infantil. A maioria das crianças que apresentam DM nos primeiros 6 meses de vida e, ocasionalmente, até 12 meses de vida, terá uma causa monogênica referida como DM neonatal. O DM neonatal decorre de uma causa genética de malformação pancreática ou alterações deletérias na síntese e secreção de insulina, frequentemente por mutação em um único gene que afeta a função das células beta pancreáticas.

O DM neonatal (DMN) pode ser dividido em transitório ou permanente. No DMN transitório a regularização das glicemias ocorre em uma idade mediana de 3 meses, podendo levar até 48 meses, porém metade desses pacientes irá apresentar graus variados de hiperglicemia na adolescência ou posteriormente. Em geral, os casos que não apresentam remissão ao fim dos primeiros 6 a 12 meses são considerados como diabetes permanente.

Mutações nos genes *KCNJ11* e *ABCC8*, que codificam subunidades do canal de potássio sensível a ATP na célula beta pancreática, são as mais comuns e sua confirmação é importante para o tratamento, pois mutações ativadoras na subunidade Kir6.2 e na subunidade regulatória SUR1 podem ser revertidas com o uso de sulfonilureia em altas doses, as quais regeneram a secreção de insulina endógena em resposta à alimentação. Na ausência de diagnóstico molecular, uma tentativa com uma sulfonilureia pode agravar a hiperglicemia e levar à cetoacidose diabética em pacientes não responsivos.

⬤ **Resposta:** D

⊕ **Referência:** 78

CASO #39

Um jovem de 15 anos tem o diagnóstico de diabetes melito tipo 1 (DM1) há 7 anos. Ele foi encaminhado ao nosso serviço de endocrinologia para investigação de atraso no crescimento e na puberdade. Durante muito tempo foi tratado com as insulinas NPH e Regular, aplicadas 2 vezes/dia. Nos últimos 2 anos vem sendo tratado com insulina glargina pela manhã e insulina asparte antes das refeições, esquema seguido de modo inconstante e irregular. Os exames colhidos nos últimos 6 meses mostravam glicemia de jejum variando entre 190 e 220 mg/dℓ e HbA1c entre 10,9% e 13,3%. O curso de sua doença foi complicado por internações frequentes devido a cetoacidose diabética (CAD) recorrente, bem como pelo surgimento de nefropatia, retinopatia e neuropatia diabéticas.

Na consulta inicial conosco verificou-se que a altura do paciente era de 120 cm (< 3º percentil) e o peso era de 25 kg (< 3º percentil). Ele tinha características faciais grosseiras, distensão abdominal, hepatomegalia e estádio 1 de Tanner para pelos pubianos e volume testicular.

O paciente foi hospitalizado e, entre os **exames laboratoriais** solicitados, destacavam-se os seguintes resultados:

- Hemograma com anemia microcítica hipocrômica e trombocitopenia
- Elevação de fosfatase alcalina (325 U/ℓ [VR: 40 a 150]) e gama-GT (125 U/ℓ [VR: 5 a 60]), com transaminases normais
- Hipertrigliceridemia (TG de 390 mg/dℓ)
- Albumina baixa (2,8 g/dℓ [VR: 3,5 a 5,2]).

O **perfil hormonal** revelou:

- IGF-1 = 62,1 ng/dℓ (VR: 261 a 460)
- LH = 0,37 mUI/mℓ (VR: 1,7 a 8,6)
- FSH = 0,25 mUI/mℓ (VR: 1,5 a 12,1 mUI/mℓ)
- Testosterona = 33,4 ng/dℓ (VR: 240 a 816)
- TSH e T_4 livre = normais.

A excreção urinária de proteína nas 24 h foi de 3,8 g/dia. A idade óssea era de 11 anos. Devido à doença grave do paciente, os testes de estímulo do GH não foram empregados. Foram realizadas ultrassonografia e tomografia computadorizada (TC) abdominais (Figura 8.14).

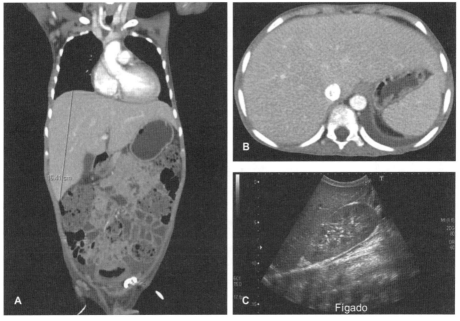

FIGURA 8.14 A. Visão coronal da TC do abdome mostra fígado aumentado, com 16,41 cm em seu maior diâmetro. **B.** Visão transversal mostra hepatomegalia, edema periporta e ascite moderada com suspeita de coleções intra-abdominais. **C.** Ultrassonografia longitudinal em escala de cinza mostra fígado aumentado medindo 17,2 cm.

▶ Sobre o caso apresentado, assinale a alternativa correta:

a) O paciente tem DM1 complicado com esteato-hepatite grave.
b) A hepatomegalia resulta de depósito hepático de glicogênio.
c) Mutação no gene da PHKG2 parece estar envolvida no surgimento da síndrome apresentada pelo paciente.
d) Deve-se solicitar RM de sela túrcica já que os níveis séricos de GH estão elevados.
e) Existe mais de uma alternativa correta.

COMENTÁRIOS

O paciente apresenta a síndrome de Mauriac (SM), uma condição muito rara que ocorre no diabetes melito (DM) tipo 1 (DM1) mal controlado. As características cardinais da SM incluem crescimento retardado, puberdade retardada, hepatomegalia (por depósito de glicogênio) e dislipidemia. Alguns pacientes podem apresentar características cushingoides e atrofia muscular proximal.

Inicialmente descrita em 1930 por Pierre Mauriac, a SM teve sua incidência diminuída drasticamente com a adoção do tratamento intensivo para o DM1, assim como com a disponibilidade dos análogos sintéticos de insulina que, de um modo geral, tendem a ser mais eficazes e causar menos hipoglicemias de que as insulinas NPH e Regular. Contudo, nos últimos anos tem havido um crescente número de relatos de casos de SM.

Descontrole do DM, evidenciado por níveis elevados de glicemia e HbA1c, é relativamente comum entre pacientes com DM1, mas a síndrome de Mauriac é rara. Isso sugere que a hiperglicemia não é o único fator necessário para causar a síndrome. Neste contexto, já foi demostrado que mutação no gene da PHKG2, que é a subunidade catalítica da enzima glicogênio fosforilase quinase (PhK), estava presente em casos graves de SM. PhK é um grande complexo enzimático responsável pela ativação de glicogênio fosforilase, a primeira enzima na via do metabolismo do glicogênio.

O fator de crescimento similar à insulina 1 (IGF-1) é produzido no fígado sob o estímulo do GH e, por sua vez, ele exerce um *feedback* negativo sobre o GH. Na ausência de deficiência de GH, para a adequada produção de IGF-1 são necessários aporte nutricional apropriado e funcionamento hepático normal. Em situações em que se reduza a secreção de IGF-1 (p. ex., desnutrição, DM descompensado, AIDS, hepatopatia crônica etc.), os níveis de GH tendem a se elevar. Não existe, pois, necessidade de se realizar uma RM de sela túrcica no nosso paciente. As alternativas "**b**" e "**c**" estão corretas.

✔ Resposta: E

⊕ Referências: 79 a 81

CASO #40

Paciente com diabetes tipo 1 com 16 anos, diabética há 7 anos em uso de insulina degludeca 20 unidades ao dia em uma tomada e insulina lispro de acordo com a glicemia (correção de 1:40 acima de 100) e de acordo com a contagem de carboidratos (1:15 g de carboidratos). Informa que necessita em média de 10 unidades de lispro ao dia. Queixa-se de tendência a ganho de peso. Eventualmente tem apresentado hipoglicemias leves durante a madrugada. Traz consigo mapa com glicemias capilares domiciliares com tendência a glicemias altas ao acordar e após o café da manhã e glicemias dentro do alvo nos demais horários (antes e depois do almoço e jantar e antes de dormir). Almoça sempre às 12 h e janta às 19 h. Nunca necessita de insulina lispro depois do jantar. Traz consigo HbA1c de 6,5%. Outros exames, inclusive funções renal e tireoidiana, normais. Albuminúria normal.

▶ **Com base nos dados supracitados, a melhor opção para essa paciente seria:**

a) Manter como está. Afinal de contas, a HbA1c está ótima.

b) Aumentar o lanche antes de dormir.

c) Dividir a dose de degludeca em duas tomadas.

d) Diminuir a dose de insulina lispro do jantar.

e) Diminuir a dose de insulina degludeca.

COMENTÁRIOS

A opção "**a**" não se justifica. Com os atuais meios de monitoramento, a dosagem da HbA1c é apenas mais um dos métodos utilizados para avaliação do controle. Uma HbA1c dentro da meta pode coexistir com glicemias muito altas e muito baixas. É apenas uma média e a média pode esconder as desigualdades. A opção "**b**" não é a melhor opção, uma vez que, mesmo que evite as hipoglicemias da madrugada, vai induzir o ganho de peso, que já é um problema para a paciente. É comum adolescentes omitirem doses de insulina quando descobrem que esta omissão faz com que percam peso. No caso da opção "**c**", não existe referencial teórico para a mesma, visto que a insulina degludeca tem pouca variação de nível nas 24 h e tempo de ação em torno de 42 h. A opção "**d**" é inadequada, considerando que a insulina lispro dificilmente ainda terá nível suficiente para provocar hipoglicemias na madrugada, caso a última dose seja aplicada antes do jantar no horário normal. A opção "**e**" é a correta. Esta paciente está usando dose inadequadamente alta de insulina de depósito. As doses de insulina de depósito e prandiais devem ser de aproximadamente 50% para cada. O que provavelmente está acontecendo é o fenômeno de Somogyi. Discretas hipoglicemias induzem a produção exagerada de hormônios contrarreguladores (GH, glucagon e cortisol) e, em algumas pessoas, resultam em hiperglicemias de rebote, principalmente ao acordar. Eventualmente os hormônios contrarreguladores não são suficientes e ocorrem os sinais adrenérgicos da hipoglicemia. Obter, pelo menos 1 vez/semana, uma glicemia capilar na madrugada é uma forma de prevenir tanto as hipoglicemias inadvertidas quanto as hipoglicemias mais graves. Atualmente contamos com sistemas de monitoramento contínuo que detectam de forma mais eficiente as variações nas glicemias. Devemos diminuir gradativamente a dose de insulina degludeca, preferencialmente com monitoramento contínuo.

✔ Resposta: E

➕ Referências: 82 a 84

REFERÊNCIAS BIBLIOGRÁFICAS

1. Araújo J et al. Investigação da criança com baixa estatura. In: Vilar L (editor). Endocrinologia clínica. 7. ed. Rio de Janeiro: Guanabara Koogan; 2021. p. 197-216.
2. Gravholt CH et al. Clinical practice guidelines for the care of girls and women with Turner syndrome: proceedings from the 2016 Cincinnati International Turner Syndrome Meeting. Eur J Endocrinol. 2017;177(3):G1-G70.
3. Patel R, Bajpai A. Evaluation of short stature in children and adolescents. Indian J Pediatr. 2021;88(12):1196-202.
4. Kochi C et al. High frequency of normal response during GH stimulation tests in patients with ectopic posterior pituitary gland: a source of false-negative diagnosis of pituitary insufficiency. Horm Res Paediatr. 2016;85(2):119-24.
5. Cohen P et al. Consensus statement on the diagnosis and treatment of children with idiopathic short stature: a summary of the Growth Hormone Research Society, the Lawson Wilkins Pediatric Endocrine Society, and the European Society for Paediatric Endocrinology Workshop. J Clin Endocrinol Metab. 2008;93(11):4210-7.
6. Lozano CC, Molina PM. Beta-hCG-producing thymic teratoma: an uncommon cause of peripheral precocious puberty. Rev Chil Pediatr. 2018;89(3):373-9.
7. Reiter EO, Norjavaara E. Testotoxicosis: current viewpoint. Pediatr Endocrinol Rev. 2005;3(2):77-86.
8. Haddad NG, Eugster EA. Peripheral precocious puberty including congenital adrenal hyperplasia: causes, consequences, management and outcomes. Best Pract Res Clin Endocrinol Metab. 2019;33(3):101273.
9. Brito VN et al. Manejo da puberdade precoce. In: Vilar L (editor). Endocrinologia clínica. 7. ed. Rio de Janeiro: Guanabara Koogan; 2021. p. 234-50.
10. Brito VN et al. The congenital and acquired mechanisms implicated in the etiology of central precocious puberty. Endocr Rev. 2023;44(2):193-221.
11. Oktay K et al. Fertility preservation in women with Turner syndrome: A comprehensive review and practical guidelines. J Pediatr Adolesc Gynecol. 2016;29(5):409-41.
12. Bernard V et al. Spontaneous fertility and pregnancy outcomes amongst 480 women with Turner syndrome. Hum Reprod. 2016;31(4):782-8.
13. Visser JA et al. Anti-Müllerian hormone levels in girls and adolescents with Turner syndrome are related to karyotype, pubertal development and growth hormone treatment. Hum Reprod. 2013; 28(7):1899-907.

14. Akcan N et al. Klinefelter syndrome in childhood: variability in clinical and molecular findings. J Clin Res Pediatr Endocrinol. 2018;10(2):100-7.
15. Lizarazo AH et al. Endocrine aspects of Klinefelter syndrome. Curr Opin Endocrinol Diabetes Obes. 2019;26(1):60-5.
16. Ly A et al. Fertility preservation in young men with Klinefelter syndrome: A systematic review. J Gynecol Obstet Hum Reprod. 2021;50(9):102177.
17. Stamou MI, Georgopoulos NA. Kallmann syndrome: phenotype and genotype of hypogonadotropic hypogonadism. Metabolism. 2018;86:124-34.
18. Cangiano B et al. Genetics of congenital hypogonadotropic hypogonadism: peculiarities and phenotype of an oligogenic disease. Hum Genet. 2021;140(1):77-111.
19. Topaloğlu AK. Update on the genetics of idiopathic hypogonadotropic hypogonadism. J Clin Res Pediatr Endocrinol. 2017;9(Suppl 2):113-22.
20. Angulo MA et al. Prader-Willi syndrome: a review of clinical, genetic, and endocrine finding. J Endocrinol Invest. 2015; 38:1249-63.
21. Emerick JE, Vogt KS. Endocrine manifestations and management of Prader-Willi syndrome. Int J Pediatr Endocrinol. 2013;2013(1):14.
22. Merke DP, Bornstein SR. Congenital adrenal hyperplasia. Lancet. 2005;365(9477):2125-36.
23. Speiser PW et al. Congenital adrenal hyperplasia due to steroid 21-hydroxylase deficiency: An Endocrine Society Clinical Practice Guideline. J Clin Endocrinol Metab. 2018;103(11):4043-88.
24. Boyce AM et al. Fibrous dysplasia/McCune-Albright Syndrome. 2015 Feb 26 [Updated 2019 Jun 27]. In: Adam MP, Mirzaa GM, Pagon RA et al., editors. GeneReviews® [Internet]. Seattle (WA): University of Washington, Seattle; 1993-2023. Disponível em: https://www.ncbi.nlm.nih.gov/books/NBK274564/. Acesso em 07/04/2023.
25. Spencer T et al. The clinical spectrum of McCune-Albright syndrome and its management. Horm Res Paediatrics. 2019;92(6):347-56.
26. Yang L et al. Prevalence of different forms and involved bones of craniofacial fibrous dysplasia. J Craniofac Surg. 2017;28(1):21-5.
27. Mooij CF et al. 2022 European Thyroid Association Guideline for the management of pediatric Graves' disease. Eur Thyroid J. 2022;11(1):e210073.
28. Léger J et al. Positive impact of long-term antithyroid drug treatment on the outcome of children with Graves' disease: national long-term cohort study. J Clin Endocrinol Metab. 2012;97(1):110-9.
29. Azizi F et al. Long-term methimazole therapy in juvenile Graves' disease: a randomized trial. Pediatrics. 2019;143(5): e20183034.
30. Francis GL et al. Management guidelines for children with thyroid nodules and differentiated thyroid cancer. Thyroid. 2015;25(7):716-59.
31. Goldfarb M, Dinauer C. Differences in the management of thyroid nodules in children and adolescents as compared to adults. Curr Opin Endocrinol Diabetes Obes. 2022;29(5):466-73.
32. Baroncelli GI, Mora S. X-linked hypophosphatemic rickets: Multisystemic disorder in children requiring multidisciplinary management. Front Endocrinol (Lausanne). 2021 Aug 6;12:688309.
33. Fukumoto J. FGF23-related hypophosphatemic rickets/osteomalacia: diagnosis and new treatment. J Mol Endocrinol. 2021;66(2):R57-R65.
34. Imel EA. Burosumab for pediatric X-linked hypophosphatemia. Curr Osteoporos Rep. 2021;19(3):271-7.
35. Castanet M et al. Nineteen years of national screening for congenital hypothyroidism: familial cases with thyroid dysgenesis suggest the involvement of genetic factors. J Clin Endocrinol Metab. 2001;86(5):2009-14.
36. Alves C et al. Departamento Científico de Endocrinologia da SBP. Hipotireoidismo congênito: Triagem neonatal. Sociedade Brasileira de Pediatria, número 5, novembro 2018.
37. Wolfsdorf JI et al. ISPAD Clinical Practice Consensus Guidelines 2018: Diabetic ketoacidosis and the hyperglycemic hyperosmolar state. Pediatr Diabetes. 2018;19(Suppl. 27):155-77.
38. Castellanos L et al. Management of diabetic ketoacidosis in children and adolescents with type 1 diabetes melito. Paediatr Drugs. 2020;22(4):357-67.
39. Yousuf EI et al. Growth and body composition trajectories in infants meeting the WHO growth standards study requirements. Pediatr Res. 2022;92(6):1640-7.
40. WHO Multicentre Growth Reference Study Group. WHO Child Growth Standards based on length/height, weight and age. Acta Paediatr Suppl. 2006;450:76-85.
41. Silva Júnior WS et al. Insulinoterapia no diabetes melito tipo 1 (DM1). Diretriz Oficial da Sociedade Brasileira de Diabetes (2022).
42. Palomo T et al. Osteogênese imperfeita. In: Vilar L (editor). Endocrinologia clínica. 7. ed. Rio de Janeiro: Guanabara Koogan; 2021. p. 1050-5.

Capítulo 8 • Distúrbios Endócrinos em Crianças e Adolescentes **475**

43. Palomo T et al. Osteogenesis imperfecta: Diagnosis and treatment. Curr Opin Endocrinol Diabetes Obes. 2017;24:381-8.
44. Alves C et al. Departamento Científico de Endocrinologia da SBP. Hipoglicemia neonatal. Sociedade Brasileira de Pediatria, número 16, maio 2022.
45. Marinho PC et al. Hipoglicemia neonatal: revisão de literatura. Braz J Hea Rev. 2020;3(6):16462-74.
46. Alves C et al. Departamento Científico de Endocrinologia da SBP. Dislipidemia na criança e no adolescente – Orientações para o pediatra. Sociedade Brasileira de Pediatria, número 8, maio 2020.
47. Yeung E et al. Dyslipidemia in childhood and adolescence: from screening to management. Curr Opin Endocrinol Diabetes Obes. 2021;28(2):152-8.
48. Elkins C et al. Clinical practice recommendations for pediatric dyslipidemia. J Pediatr Health Care. 2019;33:494-504.
49. Bamba V. Update on screening, etiology, and treatment of dyslipidemia in children. J Clin Endocrinol Metab. 2014;99(9):3093-102.
50. Nie S et al. Cerebrotendinous xanthomatosis: a comprehensive review of pathogenesis, clinical manifestations, diagnosis, and management. Orphanet J Rare Dis. 2014;9(9):1-11.
51. Vannucci L, Brandi ML. Familial hypocalciuric hypercalcemia and neonatal severe hyperparathyroidism. Front Horm Res. 2019;51:52-62.
52. Stokes VJ et al. Hypercalcemic disorders in children. J Bone Miner Res. 2017;32(11):2157-70.
53. Sapkota S et al. Pituitary hyperplasia in childhood primary hypothyroidism: a review. Childs Nerv Syst. 2021;37(3):749-62.
54. Yu W, Wu N. Primary hypothyroidism with pituitary hyperplasia characterized by hypogonadotropic hypogonadism: a case report and review of the literature. Ann Palliat Med. 2020;9(6):4359-70.
55. Cao J et al. Primary hypothyroidism in a child leads to pituitary hyperplasia: A case report and literature review. Medicine (Baltimore). 2018;97(42):e12703.
56. Christens A et al. Van Wyk and Grumbach syndrome: an unusual form of precocious puberty. Gynecol Endocrinol. 2014;30(4):272-6.
57. Zhang S et al. Van Wyk-Grumbach syndrome in a male pediatric patient: A rare case report and literature review. Exp Ther Med. 2017;13(3):1151-4.
58. Reddy P et al. Van Wyk Grumbach syndrome: A rare consequence of hypothyroidism. Indian J Pediatr. 2018;85(11):1028-30.
59. Raivio T, Miettinen PJ. Constitutional delay of puberty versus congenital hypogonadotropic hypogonadism: Genetics, management and updates. Best Pract Res Clin Endocrinol Metab. 2019;33(3):101316.
60. Gaudino R et al. Current clinical management of constitutional delay of growth and puberty. Ital J Pediatr. 2022;48(1):45.
61. Alomari SO et al. Hypothalamic hamartomas: A comprehensive review of the literature – Part 1: Neurobiological features, clinical presentations and advancements in diagnostic tools. Clin Neurol Neurosurg. 2020;197:106076.
62. Alomari SO et al. Hypothalamic hamartomas: A comprehensive review of literature – Part 2: Medical and surgical management update. Clin Neurol Neurosurg. 2020;195:106074.
63. Mantovani G et al. Diagnosis and management of pseudohypoparathyroidism and related disorders: first international Consensus Statement. Nat Rev Endocrinol. 2018;14(8):476-500.
64. Germain-Lee EL. Management of pseudohypoparathyroidism. Curr Opin Pediatr. 2019;31(4):537-49.
65. Jüppner H. Molecular definition of pseudohypoparathyroidism variants. J Clin Endocrinol Metab. 2021;106(6):1541-52.
66. Csizmar CM, Shah M. Brachydactyly in pseudopseudohypoparathyroidism. Mayo Clin Proc. 2021;96(9):2303-4.
67. Huang NS et al. Lingual ectopic papillary thyroid carcinoma: Two case reports and review of the literature. Oral Oncol. 2019;88:186-9.
68. Tan J et al. Rare ectopic thyroid tissue as multiple bilateral pulmonary nodules: a case report and literature review. J Cardiothorac Surg. 2022;17(1):205.
69. Noussios G et al. Ectopic thyroid tissue: anatomical, clinical, and surgical implications of a rare entity. Eur J Endocrinol. 2011;165:375-82.
70. Adelchi C et al. Ectopic thyroid tissue in the head and neck: a case series. BMC Res Notes. 2014;7:790.
71. Adzick, NS et al. Surgical treatment of congenital hyperinsulinism: Results from 500 pancreatectomies in neonates and children. J Pediat Surg. 2019; 54:27-32.
72. Alves C et al. Departamento Científico de Endocrinologia da SBP. Hipoglicemia neonatal. Sociedade Brasileira de Pediatria, número 16, maio 2022.
73. Bhatti TR et al. Histologic and molecular profile of pediatric insulinomas: evidence of a paternal parent-of-origin effect. J Clin Endocrinol Metab.2016;101(3):914-22.

74. Thornton PS et al. Recommendations from the pediatric endocrine society for evaluation and management of persistent hypoglycemia in neonates, infants, and children. J Pediatr. 2015;167(2):238-45.
75. Garg A. Lipodystrophies: genetic and acquired body fat disorders. J Clin Endocrinol Metab. 2011;96(1):3313-25.
76. Araújo-Vilar D, Santini F. Diagnosis and treatment of lipodystrophy: a step-by-step approach. J Endocrinol Invest. 2019;42(1):61-73.
77. Patni N, Garg A. Congenital generalized lipodystrophies--new insights into metabolic dysfunction. Nat Rev Endocrinol. 2015;11(9):522-34.
78. Gloyn AL et al. Activating mutations in the gene encoding the ATP-sensitive potassium-channel subunit Kir6.2 and permanent neonatal diabetes. N Engl J Med 2004; 350(18):1838-49.
79. Gutch M et al. Re-emergence of a rare syndrome: a case of Mauriac syndrome. Indian J Endocrinol Metab. 17(Suppl 1):S283-5.
80. Mauriac P. Gros ventre, hepatomegalie, troubles de las croissance chez les enfants diabetiques traités depuis plusieurs années par l'insuline. Gax Hebd Med Bordeaux. 1930;26:402-10.
81. Kim MS, Quintos JB. Mauriac syndrome: growth failure and type 1 diabetes melito. Pediatr Endocrinol Rev. 2008;5 Suppl 4:989-93.
82. Scharf M. Insulinoterapia no diabetes melito tipo 1. In: Vilar L (editor). Endocrinologia clínica. 7. ed. Rio de Janeiro: Guanabara Koogan; 2021. p. 734-44.
83. ElSayed NA et al. Children and adolescents: Standards of care in diabetes-2023. Diabetes Care. 2023;46(Suppl. 1):S230-S253.
84. Bruttomesso D. Technology in the changing management of diabetes in children. N Engl J Med. 2023; 388(11):1052-4.

9 Distúrbios Endócrinos Variados

Lucio Vilar • Maria da Conceição Raposo Freitas • Manuel Faria • Fabiano M. Serfaty • Luciana Belém • Nelson Wohllk • Adelqui Sanhueza • Ana Rosa Quidute • Antonio Ribeiro-Oliveira Jr. • Juliana Beaudette Drummond • Paulo Cavalcante Muzy • Antônio Fernandes O. Filho • George Robson Ibiapina • Manoel Martins • Adriana de Sá Caldas • Carla Souza Pereira Sobral • Joana D'Arc Matos França de Abreu • Maria da Glória R. Tavares • Rossana Santiago de Sousa Azulay • Marcelo Magalhães • Luiz de Gonzaga G. de Azevedo Junior • Rosângela Meira Rodrigues • Cláudio Luiz Lustosa de Oliveira • Eduardo Augusto Quidute Arrais Rocha • Carla Antoniana Ferreira de Almeida Vieira • Carlos Eduardo de Melo Oliveira • Nadezhda Dalantaeva • Elena Przhiialkovskaia • Ekaterina Pigarova • Tatyana Atamanova • Larisa Dzeranova • Lyudmila Rozhinskaia • Giampaolo Trivellin • Márta Korbonits

---

CASO #1

Homem, 40 anos, com diagnóstico de epilepsia há 10 anos, foi internado para investigação de hipoglicemia. Nos últimos 20 dias, ele teve dois episódios confirmados em atendimentos de serviços de urgência (37 e 43 mg/dℓ). Referiu também redução da libido e disfunção erétil.

Após 8 horas de jejum, apresentou sintomas de hipoglicemia. Na ocasião, foram colhidos **exames laboratoriais** que mostraram:

- Glicemia = 40 mg/dℓ
- Insulina = 10 µUI/mℓ (VR: 2 a 13)
- Peptídio C = 2,6 ng/mℓ (VR: 1,1 a 4,4).

Em exames subsequentes detectaram-se:

- Testosterona total = 202 e 208 ng/dℓ (VR: 240 a 816)
- Testosterona livre = 124 e 127 pmol/ℓ (VR: 131 a 640)
- LH = 1,2 UI/ℓ (VR: até 9,0)
- FSH = 1,4 UI/ℓ (VR: até 10,0)
- PRL = 172 e 181 µg/ℓ (VR: até 24)
- Pesquisa de macroprolactina = negativa
- Função tireoidiana, creatinina, cálcio e PTH = normais.

No tocante aos exames de imagem, a ultrassonografia pancreática endoscópica e a tomografia computadorizada abdominal mostraram nódulo de 1,5 × 1 cm na cabeça do pâncreas (Figura 9.1). Da mesma forma, a ressonância magnética (RM) de sela túrcica evidenciou adenoma hipofisário de 0,8 cm em seu maior diâmetro.

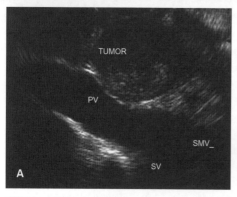 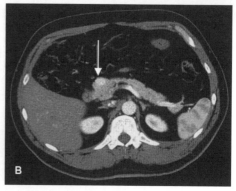

FIGURA 9.1 Nódulo hiperdenso de 1,5 × 1 cm na cabeça do pâncreas, visualizado pela ultrassonografia pancreática endoscópica (**A**) e pela TC (**B**) (*setas*). PV: veia porta; SMV: veia mesentérica superior; SV: veia esplênica.

▶ **Em relação ao caso clínico, podemos afirmar:**

I. O paciente tem um microprolactinoma e deve ser tratado com cabergolina (CAB).
II. A lesão pancreática parece ser não funcionante, visto que os níveis séricos de insulina e peptídio C não estão elevados.
III. O paciente tem uma síndrome decorrente de mutação no gene *MEN-1*.
IV. A PET/CT com ^{68}Ga-DOTA-exendina-4 seria útil para a confirmação de um eventual insulinoma.

a) Apenas o item I está correto.
b) Somente os itens I e III estão corretos.
c) Somente os itens III e IV estão corretos.
d) Apenas II está incorreto.

COMENTÁRIOS

Em pacientes saudáveis, a primeira resposta à hipoglicemia é a redução na secreção de insulina. Nesse contexto, diante de um valor de glicemia < 54 mg/dℓ o esperado são valores de insulina sérica < 3 µUI/mℓ e peptídio C < 0,6 ng/dℓ, enquanto valores ≥ 3 µUI/mℓ e peptídio C ≥ 0,6 ng/dℓ indicam hipoglicemia hiperinsulinêmica. As principais etiologias desta última são o uso de secretagogos de insulina e os insulinomas. O paciente apresenta, também, hipogonadismo hipogonadotrófico decorrente da produção excessiva de PRL por um microprolactinoma. A combinação de insulinoma e prolactinoma caracteriza a síndrome da neoplasia endócrina múltipla tipo 1 (MEN-1), causada por mutações no gene *MEN-1*, localizado no cromossomo 13. Hiperparatireoidismo primário é a manifestação mais prevalente da MEN-1, sendo observado em até 90% dos casos. Receptores de GLP-1 estão presentes em mais de 90% dos insulinomas, o que explica a elevada acurácia diagnóstica do exame de imagem que utiliza um análogo do GLP-1 (exendina-4) como marcador (^{68}Ga-DOTA-exendina-4 PET/CT).

✅ **Resposta: D**

➕ **Referências: 1 a 3**

CASO #2

Homem, 26 anos, foi avaliado por cirurgião de cabeça e pescoço devido à presença de nódulo em topografia de paratireoide durante realização de USG cervical e de loja tireoidiana. Ao **exame físico**, chamava a atenção a presença de lipomas e colagenomas abdominais (Figura 9.2). Como antecedentes pessoais, o paciente relatou litíase renal de repetição desde os 20 anos e negou fraturas ósseas. Fez cirurgia de pâncreas há 6 anos com diagnóstico de tumor neuroendócrino. Antecedentes familiares: irmã com 30 anos faz tratamento para prolactinoma.

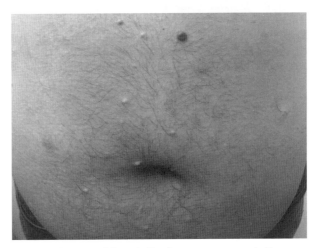

FIGURA 9.2 Lipomas e colagenomas abdominais. (Esta figura encontra-se reproduzida em cores no Encarte.)

A **avaliação laboratorial** revelou:

- PTH =1.351 pg/mℓ (VR: 18,5 a 88)
- Cálcio total = 11,4 mg/dℓ (VR: 8,3 a 10,6)
- Cálcio ionizado =1,61 mmol/ℓ (VR: 1,16 a 1,32)
- 25(OH)D = 40,6 ng/mℓ (VR: 20 a 60)
- Fósforo = 2,4 mg/dℓ (VR: 2,5 a 4,8).

A cintilografia de paratireoide com sestamibi evidenciou captação tardia em topografia de paratireoide inferior esquerda (Figura 9.3).

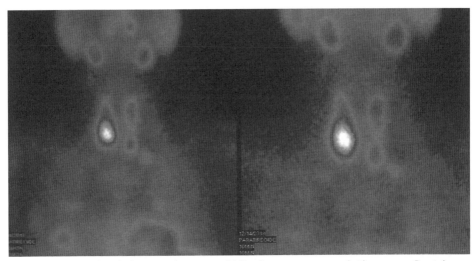

FIGURA 9.3 Cintilografia de paratireoide com sestamibi. (Esta figura encontra-se reproduzida em cores no Encarte.)

480 Endocrinologia: Casos Clínicos Comentados

▶ **Sobre o caso em questão, escolha a alternativa <u>incorreta</u>:**

a) A idade de diagnóstico do hiperparatireoidismo primário (HPTP), neste caso, é um alerta para causas familiares com mutações germinativas já descritas em alguns genes.

b) A abordagem cirúrgica da paratireoide inferior esquerda será suficiente e indicada para promover cura bioquímica do HPTP.

c) Lesões cutâneas, como colagenomas, angiofibromas e múltiplos lipomas, são observadas em portadores de neoplasia endócrina múltipla tipo 1.

d) Estudo genético para avaliar mutações no gene *MEN-1* faz-se necessário no paciente e em seus parentes de primeiro grau, devido à associação de HPTP e tumor neuroendócrino de pâncreas.

COMENTÁRIOS

A MEN-1 é causada por uma inativação do gene supressor tumoral *MEN-1*, sendo classicamente definida pela ocorrência no paciente de pelo menos duas das três seguintes manifestações: HPTP, tumor hipofisário e tumores gastroenteropancreáticos. Na MEN-1, podemos encontrar hiperplasia/adenoma nas quatro glândulas paratireoidianas, assim como glândulas extranumerárias e ectópicas. Logo, as duas modalidades cirúrgicas mais empregadas no HPTP associado à MEN-1 são: paratireoidectomia subtotal, que consiste na remoção de 3/3,5 glândulas, deixando, no local, um pedaço remanescente da glândula paratireoide com menor grau de hiperplasia; ou paratireoidectomia total com enxerto autólogo de pedaços de tecido aparentemente não adenomatoso paratireóideo no antebraço não dominante, associado a timectomia cervical, visando prevenir o carcinoide tímico e remover possíveis paratireoides ectópicas. Na atualidade, cirurgias menos invasivas vêm ganhando espaço como alternativa a procedimentos mais amplos no que diz respeito à remoção das glândulas mais acometidas e/ou com captações positivas na cintilografia, uma vez que são indivíduos jovens com risco de hipoparatireoidismo persistente e necessidade de múltiplas cirurgias ao longo da vida.

O início do HPTP associado a síndromes familiares é geralmente durante a terceira década de vida, podendo, contudo, manifestar-se na infância ou na adolescência. As síndromes familiares associadas ao HPTP são: a neoplasia endócrina múltipla tipo 1 (MEN-1), tipo 2A (MEN-2A), tipo 4 (MEN-4), o hiperparatireoidismo/síndrome do tumor da mandíbula (HPT-JT), a hipercalcemia hipocalciúrica familiar (FHH) (tipos 1 a 3), o hiperparatireoidismo neonatal grave (NSHPT) e o hiperparatireoidismo familiar isolado (FIHP). A maioria dos autores recomenda o rastreio para síndrome familiar em indivíduos com HPTP diagnosticado em idade ≤ 45 anos. Na MEN-1, o HPTP ocorre em 75 a 95% dos pacientes e é tipicamente a primeira manifestação da doença, geralmente de início entre as idades de 20 e 25 anos. Já na forma esporádica, o HPTP é mais frequente após a menopausa.

✅ **Resposta:** B

➕ **Referências:** 3 a 5

CASO #3

Mulher, 23 anos, encaminhada para avaliação no ambulatório de tumores neuroendócrinos devido à presença de lesão de 1,8 × 2,3 cm em corpo do pâncreas detectada durante a investigação de dor abdominal com USG. Posteriormente, submeteu-se a TC de abdome, na qual evidenciou-se presença de duas lesões em topografia de corpo e cauda pancreática (2,5 × 1,8 e 3,0 × 2,4 cm, respectivamente) (Figura 9.4) e múltiplos cálculos obstrutivos em ambos os rins, sem evidências de invasão de estruturas adjacentes ou sinais de metástase em outros sítios.

A USG endoscópica com biópsia de um dos tumores revelou imuno-histoquímica compatível com linhagem neuroendócrina. História familiar de tio paterno com "câncer de pâncreas (*sic*)" falecido aos 35 anos e pai com litíase renal de repetição.

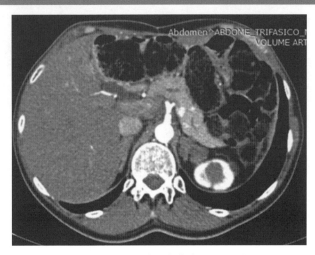

FIGURA 9.4 TC mostrando múltiplas lesões pancreáticas.

Os **exames laboratoriais** revelavam:

- Cálcio total = 12,6 mg/dℓ (VR: 8,3 a 10,6)
- Albumina = 4,1 g/dℓ (VR: 3,5 a 4,8)
- Fósforo = 1,8 mg/dℓ (VR: 2,5 a 5,6)
- PTH = 236 pg/mℓ (VR: 11 a 67)
- Prolactina = 14,7 ng/mℓ (VR: 1,9 a 25)
- Gastrina = 89 pg/mℓ (VR: até 180)
- Glicemia (jejum de 12 h) = 97 mg/dℓ (VR: 70 a 99)
- Insulina = 1,8 mUI/mℓ (VR: 2,5 a 25)
- Vitamina D = 26,3 ng/mℓ (VR: ≥ 20)
- Creatinina = 0,7 mg/dℓ (VR: 0,6 a 1,1).

Glicemia e insulina coletadas na mesma amostra, não se evidenciando episódios de hipoglicemia.

A USG cervical demonstrou a presença de nódulos (2,4, 0,8 e 0,7 cm) no polo superior, nódulo de 0,7 × 0,3 cm no polo inferior e outro de 0,8 × 0,3 cm no polo superior direito, compatíveis com adenomas paratireóideos. A cintilografia de paratireoide com sestamibi mostrou captação em loja esquerda nos terços superior e inferior (Figura 9.5).

▶ **Com base no caso clínico em questão, escolha a opção <u>correta</u>:**

I. A paciente já tem o diagnóstico de neoplasia endócrina múltipla tipo 1 (MEN-1), sendo desnecessários exames adicionais.
II. Os tumores neuroendócrinos pancreáticos (TNEp) frequentemente são a manifestação inicial da MEN-1, com predomínio dos insulinomas.
III. Os TNEp tipicamente têm comportamento benigno e raramente causam metástases.
IV. O principal critério para cirurgia dos TNEp não secretores é seu tamanho, com lesões ≥ 2 cm sendo candidatas à excisão cirúrgica.
   a) As afirmativas I, III e IV estão corretas.
   b) Apenas a afirmativa III está errada.
   c) Apenas as afirmativas I e IV estão corretas.
   d) Todas as afirmativas estão corretas.

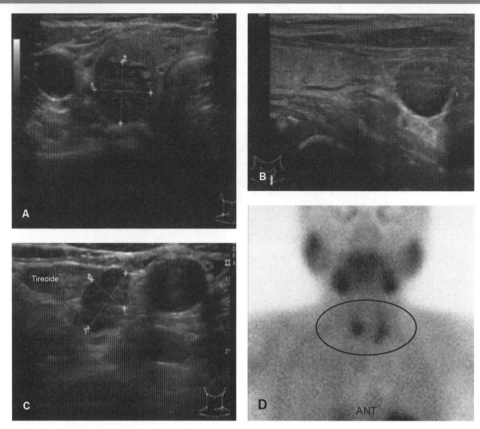

FIGURA 9.5 USG cervical mostra três adenomas paratireóideos: na paratireoide inferior direita (**A**); na paratireoide inferior esquerda (**B**); e na paratireoide superior esquerda (**C**). A cintilografia com sestamibi mostra aumento na atividade focal de fase tardia em ambos os polos inferiores (*círculo*) (**D**).

COMENTÁRIOS

São exemplos de doenças genéticas hereditárias que cursam com tumores neuroendócrinos pancreáticos (TNEp): doença de von Hippel-Lindau (VHL), neoplasia endócrina múltipla tipo 1 (MEN-1), esclerose tuberosa e neurofibromatose tipo 1.

A avaliação laboratorial da paciente mostra que ela tem hiperparatireoidismo primário (elevação de PTH e cálcio, associada à hipofosfatemia), achado reforçado pela USG e cintilografia de paratireoides, assim como pela história de litíase renal de repetição. A associação do HPTP com tumores pancreáticos já é suficiente para caracterizar a MEN-1, detectada na presença de dois ou mais dos seguintes achados: HPTP, tumor neuroendócrino pancreático (TNEp) e tumor neuroendócrino hipofisário ou pituitário (PitNET) (**item I correto**). Com os programas de rastreio para detecção de tumores em indivíduos com MEN-1 verificou-se que os TNEp não secretores (em vez dos insulinomas) são os mais frequentes entre as lesões pancreáticas (**item II incorreto**).

A presença de TNEp em indivíduos jovens deve ser um sinal de alerta para a possibilidade de síndromes familiares genéticas, principalmente quando múltiplos. Entretanto, os TNEp raramente são a manifestação inicial dessas síndromes (**item II incorreto**). Na doença de VHL, os hemangioblastomas no sistema nervoso central são, na maioria das vezes, a primeira manifestação da doença. Na maioria das séries, HPTP é o responsável pela primeira manifestação da MEN-1, porém os quadros de litíase renal de repetição podem não ser valorizados, postergando o diagnóstico da síndrome. Assim, a dosagem de cálcio, PTH e fósforo associada à avaliação de função renal é recomendada. A penetrância para todas as manifestações clínicas relacionadas à MEN-1 ultrapassa 50% aos 20 anos e 95% aos 40 anos. O insulinoma pode ser raramente diagnosticado na primeira década de vida e, em cerca de 90% dos casos, é benigno. Já os gastrinomas costumam ter comportamento mais agressivo, com possibilidade de metástases (presentes em 80% dos casos ao diagnóstico) e hemorragias digestivas de repetição, por vezes fatais (**item III incorreto**).

Entre os pacientes com MEN-1, a indicação para a abordagem das lesões pancreáticas é baseada na existência de secreção hormonal e/ou lesões com tamanho ≥ 2 cm (**item IV correto**).

✅ **Resposta: C**
➕ **Referências:** 3, 6 a 8

CASO #4

Mulher, 36 anos, tem hipotireoidismo pós-radioiodoterapia (15 mCi de ^{131}I). Refere passado de doença de Graves há 12 anos. Atualmente usa levotiroxina 125 µg/dia e está clínica e laboratorialmente eutireóidea. Há 3 semanas, surgiu proptose ocular bilateral associada a lacrimejamento, fotofobia, sensação de areia nos olhos e dor retro-ocular espontânea (Figura 9.6). Nega diplopia ou alteração na percepção das cores. Ao **exame físico** ocular, apresenta hiperemia conjuntival, sem edemas.

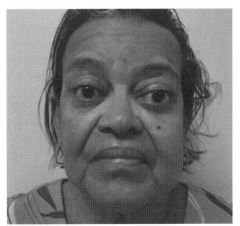 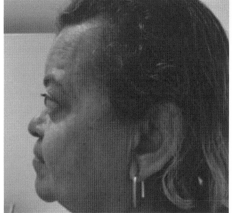

FIGURA 9.6 Paciente com doença de Graves apresentando proptose ocular.

▶ **Considerando as manifestações clínicas e o exame físico, assinale a alternativa correta:**

a) Trata-se de provável quadro de orbitopatia de Graves em atividade inflamatória ativa, devendo-se primeiro solicitar ressonância magnética (RM) de órbita para confirmar o diagnóstico e somente depois iniciar corticoterapia IV, devido ao risco de perda de visão.
b) O quadro corresponde à orbitopatia de Graves em atividade inflamatória ativa, forma ameaçadora da visão, com indicação de uso de corticosteroide oral, em dose imunossupressora, associada à radioterapia retro-ocular.
c) Os achados são compatíveis com orbitopatia de Graves leve, em que medidas locais, como lubrificação ocular com colírio, óculos escuros e seguimento clínico, são mais apropriadas no momento. O tratamento deve ser iniciado independentemente da realização de RM de órbita.
d) A paciente apresenta orbitopatia de Graves em atividade inflamatória ativa, e o tratamento de escolha envolve medidas locais, como colírios, oclusão ocular e anti-inflamatórios não esteroides.

COMENTÁRIOS

A orbitopatia de Graves (OG) é a principal manifestação extratireoidiana da doença de Graves (DG) e apresenta evolução clínica independente da disfunção da tireoide. Assim, pode surgir antes, concomitantemente ou após o hipertireoidismo. O diagnóstico de OG é clínico, e exames de imagem são obrigatórios apenas no contexto de orbitopatia unilateral para excluir outras causas, sobretudo tumores orbitais.

O tratamento da OG é orientado por sua gravidade e pela atividade clínica, que é avaliada por um escore de atividade clínica (CAS). O CAS traduz o *status* inflamatório da OG e analisa os seguintes critérios: edema (pálpebra, conjuntiva ou carúncula), hiperemia (pálpebra ou conjuntiva) e dor (retro-ocular ou à movimentação). Quando presente, cada item recebe 1 ponto, e a doença está em atividade quando CAS for ≥ 3. Nessa situação, indica-se corticoterapia, de preferência na forma de pulsoterapia com metilprednisolona devido ao menor risco de efeitos colaterais. O caso da questão mostra OG leve. Neste caso, o tratamento indicado inclui medidas locais associadas ou não ao uso de selenito de sódio 100 μg VO de 12/12 h por 6 meses. Os anti-inflamatórios não esteroides não são indicados para tratamento da OG.

⊘ Resposta: C

⊕ Referências: 9 a 11

CASO #5

Mulher, 26 anos, afrodescendente, internada na Unidade de Endocrinologia do HUUFMA, transferida de outro hospital, com quadro de cetoacidose diabética. Três meses após essa internação, apresentou artralgia de pequenas e médias articulações, dor abdominal difusa, adinamia, queda de cabelo e escurecimento da pele. Relatou também estar amenorreica há 7 meses. Ao **exame físico**, chamava a atenção a presença de pele seca e áreas de hiperpigmentação discreta na face, membros e abdome. Não havia sinais de inflamação articular e o resto do exame físico era normal.

Como antecedentes, referiu ter tido gravidez normal e parto sem intercorrências há 7 anos. Negou etilismo, tabagismo e uso de drogas ilícitas. Na história familiar, relatou que a mãe apresentava dislipidemia, e a irmã, diabetes melito tipo 2.

A seguir, os resultados da investigação diagnóstica (laboratório e de imagem). Os exames laboratoriais e seus resultados estão na Tabela 9.1.

TABELA 9.1 Exames laboratoriais.

Exame laboratorial	Resultado	Valor de referência	Método
Ferritina sérica	8.377 μg/ℓ	13 a 150	Colorimétrico
Saturação de transferrina	105%	20 a 50	Calculado usando ferro e TIBC
Ferro sérico	46,89 μmol/ℓ	6,62 a 25,95	Colorimétrico
Hemoglobina	12,1 g/dℓ	12 a 16	Fotométrico
Hematócrito	35%	35 a 47	Bioimpedância elétrica
Coombs direto	Negativo	Negativo	Aglutinação de coluna
Bilirrubina total/direta	0,51/0,23 mg/dℓ	Até 1,2/até 0,4	Colorimétrico
Fosfatase alcalina	169 U/ℓ	35 a 80	Colorimétrico
GGT	202 U/ℓ	6 a 71	Colorimétrico
AST	217 U/ℓ	6 a 46	IFCC otimizado

Capítulo 9 • Distúrbios Endócrinos Variados

TABELA 9.1 Exames laboratoriais. (*Continuação*)

Exame laboratorial	Resultado	Valor de referência	Método
ALT	61 U/ℓ	6 a 49	IFCC otimizado
Creatinina	0,73 mg/dℓ	0,7 a 1,3	Colorimétrico
Sódio	139 mmol/ℓ	136 a 145	Eletrodo seletivo
Potássio	4,4 mmol/ℓ	3,5 a 5,1	Eletrodo seletivo
Glicemia de jejum	163 mmol/ℓ	3,33 a 5,49	Enzimático
HbA1c	5,3%	4 a 6%	HPLC
Peptídio C	0,56 ng/mℓ	1,1 a 4,4	ECLIA
Anti-GAD	< 10 U/mℓ	< 10	RIA
Cálcio	9,1 mg/dℓ	8,3 a 10,3	Colorimétrico
Fósforo	3,5 mg/dℓ	2,5 a 4,5	Fotométrico
Magnésio	1,81 mg/dℓ	1,6 a 2,6	Colorimétrico
Albumina	4,3 g/dℓ	3,5 a 5,2	Colorimétrico
PTH	22 pg/mℓ	4 a 58	ECLIA
Estradiol	< 5 pg/mℓ	> 55	ECLIA
FSH	1,63 UI/ℓ	25 a 134	ECLIA
PRL	20,8 µg/ℓ	Até 29	CLIA
TSH	2,0 mUI/ℓ	0,27 a 4,2	ECLIA
T_4 livre	0,69 ng/dℓ	0,93 a 1,7	ECLIA
Anti-TPO	15 UI/mℓ	Até 34	ECLIA
Antitireoglobulina	11,02 UI/mℓ	< 115	ECLIA
Cortisol	12,5 µg/dℓ	5,0 a 25,0	ECLIA
ACTH	30 pg/mℓ	7 a 63	ECLIA
IGF-1	260 ng/mℓ	103 a 322	CLIA

ACTH: hormônio adrenocorticotrófico; ALT: alanina aminotransferase; AST: aspartato aminotransferase; CLIA: imunoensaio de quimioluminescência; ECLIA: imunoensaio de eletroquimioluminescência; FSH: hormônio folículo-estimulante; GAD: descarboxilase do ácido glutâmico; GGT: gamaglutamil transferase; HPLC: cromatografia líquida de alta eficiência; IFCC: Federação Internacional de Química Clínica; IGF-1: fator de crescimento semelhante à insulina 1; LH: hormônio luteinizante; PRL: prolactina; PTH: paratormônio; RIA: radioimunoensaio; TIBC: capacidade total de ligação de ferro; TPO: tireoperoxidase; TSH: hormônio tireoestimulante.

Outros resultados dos exames são:

- Biópsia hepática: deposição acentuada de ferro, mais pronunciada nos hepatócitos do que nas células de Kupffer; sendo esses achados compatíveis com hemocromatose e sem sinais de fibrose
- Ressonância magnética (RM) de abdome superior: fígado aumentado e pâncreas discretamente reduzido de volume, com sinal hipointenso em T2 em ambos os órgãos; esses achados eram compatíveis com a deposição de ferro
- RM da hipófise: marcado sinal hipointenso em T2 e sinal hipointenso em T1 leve na hipófise anterior, compatíveis com a deposição de ferro
- Análise genética: nenhuma mutação dos genes *HFE* e *HAMP* foi encontrada. No entanto, foi detectada uma mutação homozigótica (c.697delC) no gene hemojuvelina (*HJV*) não descrita

486 Endocrinologia: Casos Clínicos Comentados

anteriormente. Essa deleção de nucleotídio único ocorreu no códon 233 (éxon 4), resultando em uma mutação *frameshift* que levava a um códon de parada prematuro na posição 245 (Q233fsX245). Os pais da paciente, uma irmã e sua filha foram genotipados como portadores heterozigotos da mutação.

A ultrassonografia da tireoide, o eletrocardiograma, o ecocardiograma e as radiografias articulares dessa paciente não apresentavam alterações.

▶ **Sobre os achados clínicos e laboratoriais deste caso, assinale a alternativa <u>incorreta</u>:**

a) A impregnação do ferro nos tecidos, neste caso, dá-se por mutação no gene da hemojuvelina (*HJV*), levando à hemocromatose juvenil tipo 2A.
b) Os achados clínicos mais clássicos são hipogonadismo hipogonadotrófico, cardiomiopatia, fibrose hepática, alterações glicêmicas, artropatia e pigmentação da pele.
c) O hipotireoidismo nessa paciente é devido à lesão primária na glândula tireoide.
d) A deposição de ferro ocorre nas células parenquimatosas, principalmente as do sistema endócrino e cardiomiócitos.

COMENTÁRIOS

A hemocromatose juvenil é uma doença genética rara que ocorre com intenso acúmulo de ferro no organismo. Essa doença geralmente se inicia antes da terceira década de vida e causa lesões graves em vários órgãos. Tem herança autossômica recessiva e pode ser do tipo 2A ou 2B, devido à mutação no gene da hemojuvelina (*HJV*) ou no gene do peptídio antimicrobiano da hepcidina (*HAMP*).

A deficiência na síntese de hepcidina resulta em elevação do ferro plasmático e da saturação da transferrina, convertendo-se em deposição de ferro nas células parenquimatosas, principalmente as do sistema endócrino e cardiomiócitos.

Os achados clínicos mais clássicos são hipogonadismo hipogonadotrófico, cardiomiopatia, fibrose hepática, alterações glicêmicas, artropatia e pigmentação da pele.

Descrevemos, pela primeira vez, um caso grave e atípico de hemocromatose juvenil tipo 2A apresentando características clínicas clássicas, bem como hipotireoidismo secundário resultante de uma nova mutação no gene *HJV* – c.697delC (Q233fsX245).

Após a confirmação do diagnóstico de *hemocromatose juvenil tipo 2A*, a paciente foi encaminhada ao serviço de hematologia para flebotomias frequentes e quelação de ferro, e ao serviço de endocrinologia, onde foi tratada com insulina basal-*bolus* e reposição hormonal com levotiroxina e estrogênio/progesterona.

✔ **Resposta: C**

➕ **Referências:** 12 a 14

CASO #6

Homem, 58 anos, procurou atendimento médico devido ao crescimento de massas protuberantes na região superior do tórax. A lesão estava inicialmente na região cervical anterior, mas nos últimos anos também apareceu na região torácica anterior e dorsal que já lhe causavam constrangimento estético. Ele tinha histórico de abuso de álcool de longa data. Negava hipertensão, diabetes melito tipo 2 ou pancreatite.

O **exame físico** revelou massas abauladas de consistência mole na região cervical anterior, supraclaviculares e regiões anterior e posterior do tórax (Figura 9.7). Na investigação, seu perfil bioquímico era normal, exceto pelo aumento da gama-GT (177 U/ℓ [VR: < 55]).

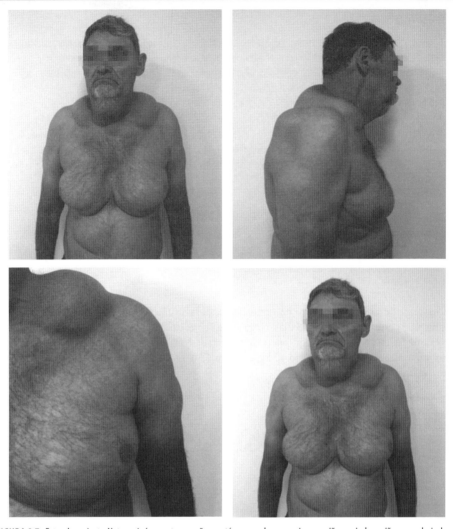

FIGURA 9.7 Fotos do paciente. Notar as inúmeras tumorações em tórax, membros superiores, região cervical e regiões supraclaviculares. (Esta figura encontra-se reproduzida em cores no Encarte.)

O estudo de imagem de tomografia computadorizada mostrou proeminente excesso não encapsulado de tecido adiposo cervical.

▸ Sobre este caso, avalie os itens a seguir e escolha a alternativa <u>correta</u>:

I. Estamos diante de um caso de doença de Madelung.
II. Mutações genéticas podem estar implicadas na doença.
III. Existe relação com consumo excessivo de álcool.
IV. Geralmente, o aparecimento dos lipomas está associado com complicações metabólicas, podendo ou não apresentar neuropatia axonal.
   a) Somente uma das afirmações está correta.
   b) Somente os itens I e II estão corretos.
   c) Somente os itens III e IV estão corretos.
   d) Todos os itens estão corretos.

COMENTÁRIOS

A lipomatose simétrica múltipla, ou doença de Madelung, é uma doença rara caracterizada por depósito subcutâneo difuso, simétrico e indolor de tecido adiposo em pescoço, ombros, braços e parte superior do tronco.

A causa exata da doença de Madelung não é totalmente compreendida, embora a pesquisa atual sugira que vias adrenérgicas, disfunção mitocondrial e mutações nos genes *MFN2* e *LIPE* estejam implicadas.

O diagnóstico é baseado em boa história clínica e exame físico, além de exame de imagem, como tomografia computadorizada, que evidenciam a extensão da deposição de gordura nas áreas afetadas.

Os pacientes frequentemente apresentam-se com características da síndrome metabólica, como DM2, hipertensão, hiperlipidemia e hiperuricemia. Existe relação entre essa doença e o consumo excessivo de álcool.

O tratamento consiste na remoção cirúrgica dos tumores gordurosos (lipectomia). No entanto, a taxa de recorrência geral é de 63%.

✔ Resposta: D

⊕ Referências: 15 a 17

CASO #7

Adolescente de 12 anos, diabética há 4 anos, é atendida na emergência com queixas de poliúria, polidipsia e perda de peso há ± 15 dias. Nega tosse, febre, exantemas, cefaleia e queixas urinárias. Ao **exame físico** encontra-se taquipneica, desidratada (cerca de 10%), acianótica, inconsciente, hemodinamicamente estável. Peso 40 kg, estatura 1,50 m, PA 90/60 mmHg. A **avaliação laboratorial** inicial mostrou:

- Leucócitos = 21.350/mm^3
- Bastões = 12%
- Glicemia = 433 mg/dℓ
- pH = 7,05
- Bicarbonato = 6 mEq/ℓ
- Potássio = 3,7 mEq/ℓ
- Sódio = 137 mEq/ℓ
- Glicosúria e cetonúria = positivas.

Foi instituída administração de solução fisiológica a 0,9% na dose de 20 mℓ/kg a cada 20 minutos, cloreto de potássio, além de insulina regular em infusão contínua IV (4 U/hora). A paciente evoluiu bem nas primeiras 4 horas, com diminuição progressiva da glicemia, reversão da desidratação e superficialização do coma. A glicemia estava em 250 mg/dℓ, e a equipe médica iniciou 500 mℓ de solução glicosada a 5% (20 gotas/min) e trocou a infusão contínua de insulina por insulina Regular por via subcutânea (SC), na dose de uma unidade a cada 40 mg de glicemia capilar. Foi oferecida alimentação, que a paciente não aceitou. Seis horas depois recomeçaram os vômitos e a taquipneia, e o coma aprofundou. Exame físico inalterado exceto pelo nível de consciência; já o laboratorial mostrou:

- pH = 7,0 (VR: 7,35 a 7,45)
- Bicarbonato = 7 mEq/ℓ (VR: 18 a 28)
- Glicemia = 280 mg/dℓ
- Potássio = 4,0 mEq/ℓ
- Sódio = 142 mEq/ℓ
- Leucograma igual ao anterior
- Cetonúria +++.

▶ Qual a provável causa principal do recrudescimento do quadro?

a) Piora do quadro infeccioso.
b) Edema cerebral.
c) Hipernatremia.
d) Infusão insuficiente de glicose.
e) Troca precipitada da insulina em infusão contínua por insulina SC.

COMENTÁRIOS

Neste caso, não está comprovado que a paciente tenha alguma infecção. Em adolescentes do sexo feminino, a causa mais comum de cetoacidose é a omissão de doses. O edema cerebral é uma complicação temida no tratamento da CAD. No entanto, é mais comum em crianças com menos de 5 anos, aparece entre 6 e 12 h após o início do tratamento e apresenta alguns sinais, como midríase e bradicardia. A hipernatremia é discreta. Em crianças e adolescentes, grau discreto de hipernatremia é desejável como forma de evitar o edema cerebral. Em crianças e adolescentes com CAD, quando a glicemia fica em torno de 250 a 300 mg/dℓ, deve-se iniciar a infusão de glicose, na dose de 3 a 5 mg/kg/min, visando minimizar o risco de hipoglicemia e edema cerebral.

Durante instalação e progresso da CAD, a ação dos hormônios contrarreguladores que estão aumentados provoca glicogenólise hepática e muscular, causando importante depleção do glicogênio. Quando o tratamento inicial da CAD faz a glicemia começar a cair, se não houver reposição adequada de glicose existe a tendência de ser reiniciada a neoglicogênese, com piora da CAD. A substituição da infusão intravenosa de insulina pela via subcutânea não deve ser realizada como acima relatado. Ela deve ser restrita aos pacientes capazes de aceitar a alimentação oral, que tenham pH sanguíneo normal, sem cetonemia. A infusão IV de insulina deve ser continuada por 2 horas após a administração da insulina SC, para manter níveis adequados de insulina no plasma. A descontinuação imediata da insulina IV pode levar à hiperglicemia ou recorrência de CAD. Se o paciente não puder se alimentar, é preferível continuar a infusão de insulina e a reposição de líquidos (SF a 0,45% e SG 5%). No caso em questão, a troca precipitada da insulina intravenosa pela insulina SC muito contribuiu para agravamento do quadro clínico da paciente.

✓ Resposta: E

⊕ Referências: 18 a 20

CASO #8

Menino, com idade de 10 anos, foi encaminhado pelo pediatra ao endocrinologista devido à suspeita de hipertireoidismo. De acordo com relatos de sua genitora, ele tem dificuldade de aprendizagem e relata que o pai da criança apresenta alteração nos exames de função tireoidiana que não precisaram ser tratados (*sic*).

Ao **exame físico**, eram dignos de nota: FC de 120 bpm e tireoide com volume aumentado (1,5 vez o valor normal). Não havia exoftalmia, olhar assustado, sinal de *lid-lag* ou manchas café com leite na pele.

Os últimos exames solicitados pelo pediatra mostravam:

- TSH = 2,8 mUI/ℓ (VR: 0,6 a 4,8)
- T_4 livre = 2,5 ng/dℓ (VR: 0,8 a 1,4)
- T_3 = 244 ng/dℓ (VR: 93 a 231)
- Anti-TPO e TRAb negativos.

490 Endocrinologia: Casos Clínicos Comentados

▶ **Entre as opções a seguir, qual seria a hipótese diagnóstica <u>mais provável</u>?**

a) Síndrome de McCune-Albright.
b) Sensibilidade reduzida aos hormônios tireoidianos.
c) Doença de Graves.
d) Tireotropinoma.
e) Excesso de globulina transportadora de tiroxina (TBG).

COMENTÁRIOS

A anormalidade laboratorial característica do hipertireoidismo são níveis suprimidos de TSH associados à elevação de T_4 (total e livre) e/ou T_3 (total e livre). As únicas exceções são as raras formas de hipertireoidismo central — adenomas hipofisários secretores de TSH (tireotropinomas [TSHomas]) e síndrome da resistência aos hormônios tireoidianos (SRHT) —, nas quais o TSH mostra-se elevado ou normal. TSHomas são os adenomas hipofisários mais raros (cerca de 1% dos casos), havendo na literatura menos de 500 pacientes descritos. A SRHT é também rara, com cerca de três mil casos relatados. Sua incidência estimada é de um em cada 40 mil nascidos vivos. Ela se caracteriza por reduzida responsividade dos tecidos-alvo aos HT. O receptor mutado tem menor afinidade pelos HT, daí as manifestações clínico-laboratoriais da síndrome. A SRHT resulta, na quase totalidade dos casos, de mutações germinativas no gene do receptor β dos HT (*TR*β), caracterizando a resistência ao hormônio tireoidiano β (RHTβ).

O principal diagnóstico diferencial da SRHT são os TSHomas. Achados que favorecem o diagnóstico dos TSHomas são presença de macroadenoma hipofisário à RM, razão molar subunidade alfa/TSH > 1 e níveis séricos elevados de marcadores da ação dos hormônios tireoidianos (CTX, ferritina e SHBG, considerada o marcador mais discriminatório). Já a presença de história familiar de hipertireoidismo central, sobretudo positividade para mutações no gene do *TR*β, apontam para o diagnóstico de RHTβ. Para complicar, pacientes com RHTβ podem se apresentar com hiperplasia hipofisária ou microadenoma não funcionante, a exemplo da população geral.

Em caso de excesso de TBG, as frações livres de T_3 e T_4 estão normais, assim como o TSH. Somente T_3 e T_4 totais estão elevados. Na doença de Graves e na síndrome de McCune-Albright, tipicamente observa-se supressão do TSH, com elevação de T_3 e T_4 (livres e totais).

✓ **Resposta:** B

✚ **Referências:** 21 e 22

▶ **Ainda em relação ao caso em análise, marque a alternativa <u>incorreta</u> sobre as manifestações resultantes de mutações no gene do receptor alfa dos hormônios tireoidianos (HT):**

a) Discreta alteração nos HT e no TSH.
b) Retardo mental.
c) Baixa estatura.
d) Bradicardia e constipação intestinal.
e) Hipertensão.

COMENTÁRIOS

Somente recentemente foram identificadas mutações no gene do receptor α dos HT, determinando uma nova forma de RHT, a RHTα. Nos poucos pacientes identificados, observou-se discreta alteração nos HT e no TSH, associada a retardo mental de grau variável, baixa estatura, face grosseira, macroglossia, constipação intestinal crônica e bradicardia. Também são frequentes acrocórdons (*skin tags*) e nevos melanócitos. Hipertensão não faz parte desse quadro.

✓ **Resposta:** E

✚ **Referências:** 21 e 22

CASO #9

Mulher, 64 anos, sabe ter diabetes melito tipo 2 (DM2) e hipertensão arterial há 10 anos. Vem à consulta de rotina e queixa-se de aumento do peso, bem como de dificuldades para aderir à dieta, sobretudo no tocante aos carboidratos. Informa que não conseguiu iniciar nenhuma atividade física por falta de tempo (*sic*). Nega etilismo e tabagismo. Medicamentos em uso: metformina XR 2 g/dia, losartana 50 mg/dia e sinvastatina 40 mg/dia + ezetimiba 10 mg/dia.

Ao **exame físico**, eram dignos de nota:

- IMC = 32 kg/m^2
- Acantose *nigricans* na região cervical posterior
- Circunferência abdominal = 93 cm
- PA = 120/70 mmHg.

A **avaliação laboratorial** mostrou:

- Glicemia = 153 mg/dℓ
- HbA1c = 8%
- Creatinina = 1,0 mg/dℓ (VR: 0,6 a 1,2)
- Hemograma com plaquetopenia (plaquetas = 91.000 [VR: 150.000 a 400.000]), mas Hb e contagem leucocitária normais
- AST (TGO) = 37 U/ℓ (VR: < 32) e ALT (TGP) = 28,7 U/ℓ (VR: até 33)
- Gama-GT = 61 (VR: 8 a 41)
- Triglicerídeos = 185 mg/dℓ
- HDL-c = 50 mg/dℓ
- LDL-c = 61 mg/dℓ
- CT = 148 mg/dℓ
- Sorologias para hepatites virais = negativas.

À USG de abdome havia esteatose hepática leve.

> **Qual deveria ser a avaliação adicional para rastreio de fibrose hepática avançada nessa paciente?**

a) Realizar biópsia hepática.
b) Fazer o cálculo do FIB-4.
c) Solicitar ressonância magnética de abdome.
d) Não é necessário rastrear fibrose hepática.

COMENTÁRIOS

A doença hepática gordurosa não alcóolica (DHGNA), também chamada doença hepática gordurosa metabólica, é a principal causa de doença hepática crônica comumente associada a adiposidade visceral, disglicemia, dislipidemia aterogênica e hipertensão. Inclui todo o espectro da doença hepática gordurosa, desde a esteatose simples até esteato-hepatite (presença de inflamação e fibrose), cirrose e carcinoma hepatocelular. O diagnóstico de DHGNA é feito excluindo uso significativo de álcool ou causas secundárias de esteatose hepática e/ou elevação de aminotransferases.

A DHGNA e o DM2 têm relação bidirecional prejudicial, com fisiopatologia compartilhada, em que cada condição exacerba a outra. O objetivo no diagnóstico de DHGNA é determinar quem tem DHGNA progressiva e avaliar o risco de fibrose clinicamente significativa. Entre as condições que aumentam esse risco estão DM2 e síndrome metabólica. Em uma revisão sistemática e metanálise, a prevalência estimada de NASH e fibrose avançada entre indivíduos com DHGNA e DM2 foi de 37,3% (95% CI 24,7 a 50,0) e 17% (95% CI 7,2 a 34,8), respectivamente (Younossi et al., 2019).

Segundo as diretrizes atuais, todo paciente com DM2 deve ser avaliado para o diagnóstico de DHGNA (mediante USG e dosagem de transaminases) e risco de evolução para fibrose hepática. Neste último contexto, o melhor teste de triagem inicial é o FIB-4, que é um escore cuja pontuação calculada inclui os seguintes parâmetros: idade, níveis de AST e ALT e contagem de plaquetas. Pacientes com FIB-4 < 1,3 são considerados de baixo risco, e aqueles com FIB-4 > 3,25 têm alto risco de fibrose clinicamente significativa (especificidade de 97% e valor preditivo positivo de 65%). FIB-4 entre 1,3 e 3,25 caracteriza o risco intermediário. Aqueles com baixo risco devem repetir o FIB-4 todos os anos e pôr o foco na redução do risco cardiometabólico com mudança no estilo de vida e melhor controle da glicemia e outros parâmetros metabólicos. Já aqueles pacientes com FIB > 1,3 devem adicionalmente ser submetidos a elastografia hepática ou elastorressonância magnética (se disponível) e seguir acompanhamento especializado com um hepatologista, sobretudo na presença de FIB-4 > 3,25. FIB-4 pode ser obtido acessando o *link*: https://www.hepatitisc.uw.edu/page/clinical-calculators/fib-4.

A biópsia hepática é o método padrão-ouro para avaliação da esteatose, identificação da esteato-hepatite e quantificação da fibrose. Por ser um método invasivo, com limitações relacionadas ao custo, reprodutibilidade e risco de complicações, deve ser considerado apenas em pacientes com alto risco para cirrose, sobretudo quando houver dúvidas sobre a etiologia da doença hepática.

A paciente deste caso clínico apresentou FIB-4 de 4,57 pontos, compatível com fibrose avançada. Foi solicitada elastografia hepática e encaminhada para seguimento interdisciplinar com o hepatologista.

✅ Resposta: B

➕ Referências: 23 a 25

CASO #10

Homem, 19 anos, ganho ponderal de 25 kg em 1 ano, gordura centrípeta, estrias, cãibras, fraqueza muscular, polaciúria, polidipsia e noctúria. Ao **exame físico**:

- Fácies em lua cheia
- IMC = 31,84 kg/m^2
- PA = 150/110 mmHg
- Estrias violáceas em tórax, abdome e membros (Figura 9.8)
- Hiperqueratose e hiperpigmentação palmoplantar
- Unhas escuras
- Edema (2+/4+) em membros inferiores.

O paciente negava uso de glicocorticoide exógeno. A **avaliação hormonal** (com ensaios de quimioluminescência) mostrou:

- Cortisol livre urinário (2 amostras) = 11.100 e 11.710 µg/24 h (VR: 28,5 a 213,7)
- CS às 23 h = 370 µg/dℓ (VR: < 100)
- CS às 8 h = 46 µg/dℓ (VR: 5 a 25)
- CS pós-2 mg dexametasona (DMS) = 44,2 µg/dℓ
- CS pós-8 mg DMS = 26,2 µg/dℓ
- ACTH = 334 pg/dℓ (VR: < 46).

A **avaliação bioquímica** mostrou:

- Glicemia de jejum = 118 mg/dia (VR: 70 a 99)
- Glicemia de 2 h no TOTG = 325 mg/dℓ (VR: < 140)
- Potássio = 1,8 mmol/ℓ (VR: 3,5 a 5,1)
- Sódio = 153 mmol/ℓ (VR: 136 a 145).

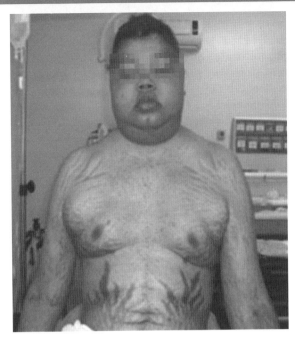

FIGURA 9.8 Paciente com características cushingoides clássicas. Notar a face em lua cheia, estrias violáceas largas no abdome, bem como estrias violáceas finas no tórax e membros superiores. (Esta figura encontra-se reproduzida em cores no Encarte.)

Biópsia cutânea com epiderme evidenciando acentuada hiperqueratose com focos de paraqueratose, discreta papilomatose e acantose; derme com infiltrado inflamatório mononuclear perivascular superficial.

Na tomografia computadorizada de tórax, nódulo 1,3 × 1,1 cm no segmento apical posterior do lobo superior do pulmão esquerdo (Figura 9.9).

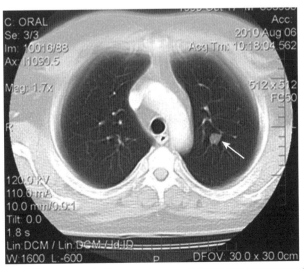

FIGURA 9.9 Nódulo com coeficiente de atenuação de partes moles, medindo 1,3 × 1,1 cm, no segmento apical posterior do lóbulo superior esquerdo (*seta*).

494 Endocrinologia: Casos Clínicos Comentados

▶ **Em relação ao caso clínico, podemos afirmar:**

I. O distúrbio hidreletrolítico que o paciente apresenta deve ser mais bem investigado, pois não pode ter sido provocado pelo excesso de cortisol, devendo-se buscar outras causas.

II. A hiperqueratose cutânea é manifestação clínica que sugere síndrome paraneoplásica.

III. As características bioquímicas, os dados epidemiológicos e de imagem do tumor levantam a forte suspeita de síndrome do ACTH ectópico.

IV. Na prática clínica diária do endocrinologista, a principal causa da secreção ectópica de ACTH é o tumor carcinoide brônquico.

   a) Os itens II, III e IV estão corretos.
   b) Apenas IV está correto.
   c) Somente os itens III e IV estão corretos.
   d) Apenas I e III estão corretos.

COMENTÁRIOS

A síndrome do ACTH ectópico (SAE) é uma condição bastante rara que responde por 5 a 10% dos casos de síndrome de Cushing (SC) endógena. Geralmente, acompanha-se por intenso hipercortisolismo. Suas principais etiologias incluem o tumor carcinoide brônquico, o carcinoma pulmonar de pequenas células (CPPC) e o carcinoide tímico. Os pacientes com SAE, sobretudo aqueles com tumores carcinoides, muito se assemelham clínica e laboratorialmente àqueles com doença de Cushing. Os níveis de cortisol (sérico e urinário) e ACTH geralmente são mais elevados. Estima-se que SAE ocorra em 0,5 a 2% dos pacientes com CPPC; contudo, como esse tumor é mais agressivo, tendem a predominar as manifestações da neoplasia (p. ex., tosse, anemia, dispneia, perda de peso etc.), associadas a hipertensão, hiperglicemia e/ou hipocalemia. Esta última é mais prevalente na SAE (presente em cerca de 70% dos casos) do que na doença de Cushing (10 a 20%), devido ao hipercortisolismo mais acentuado na SAE. Quando em níveis muito elevados, o cortisol tem a habilidade de estimular o receptor mineralocorticoide, resultando em retenção de sódio e aumento do volume circulante (gerando hipertensão) e aumento da excreção renal de potássio (causando hipocalemia).

A apresentação clínica de SC com hipocalemia grave e persistente em homem com ACTH elevado associado a hiperpigmentação cutânea e manifestação paraneoplásica exuberante levou à possibilidade diagnóstica de tumor ectópico produtor de ACTH e norteou a investigação por imagem. Realizada lobectomia superior do pulmão esquerdo e o histopatológico, bem como a imuno-histoquímica, confirmou-se o diagnóstico de tumor carcinoide típico de pulmão produtor de ACTH. Após 3 meses, houve reversão completa dos achados clínicos.

✅ **Resposta: A**

➕ **Referências:** 26 a 28

CASO #11

Mulher, 47 anos, IMC de 28,6 kg/m², tem história de ganho de peso progressivo nos últimos 5 anos. Ela deu entrada no pronto-socorro (PS) com dor epigástrica de irradiação para as costas e vômitos intermitentes. A TC e a RM foram indicativas de pancreatite aguda, revelando: (1) edema da cabeça do pâncreas e processo uncinado, com massa hipodensa na cabeça do pâncreas e (2) presença de líquido peripancreático e filamentos densos. A colangiopancreatografia por ressonância magnética (CPRM) foi normal, sem dilatação da árvore biliar e sem coledocolitíase. A colangiopancreatografia retrógrada endoscópica (CPRE) também foi realizada e sem alterações. A paciente havia sido submetida a colecistectomia por cálculo há mais de 6 anos.

A paciente vinha em uso regular de metformina XR 1.000 mg 1 vez/dia, semaglutida 0,5 mg em injeção semanal e betaistina, 16 mg 2 vezes/dia. Não havia relatos de prévios episódios dolorosos abdominais semelhantes, história familiar de pancreatite, viagem recente, traumatismo, abuso de drogas ou alcoolismo. Os triglicerídeos séricos estavam discretamente elevados (310 mg/dℓ) e os marcadores de pancreatite autoimune normais. A pancreatite foi atribuída à semaglutida, cujo uso foi suspenso. No seguimento imediato, a paciente apresentou resolução completa dos sintomas e resultados bioquímicos mediante a conduta médica conservadora (dieta e uso de analgésicos). No entanto, 8 meses depois, ela foi internada novamente no pronto-socorro devido a novo episódio de dor abdominal intensa em barra, acompanhada de náuseas recorrentes, dessa vez com elevação de lipase e amilase sérica. Constataram-se também leucocitose e elevação de proteína C reativa ultrassensível, com função renal e hepática normais. Na TC verificou-se imagem de processo inflamatório agudo na cabeça do pâncreas, característico de pancreatite aguda.

Iniciou-se terapia com dieta zero, hidratação venosa, sintomáticos e antibioticoterapia com ciprofloxacino e metronidazol. Após estabilização do quadro álgico, foi novamente introduzida progressivamente a dieta oral, com excelente aceitação. Apresentou durante todo esse período alteração dos níveis glicêmicos e desmodulação pressórica, necessitando de controle terapêutico medicamentoso.

Após 9 dias de internação, a paciente recebeu alta hospitalar por apresentar melhora evolutiva substancial do quadro clínico, melhorando os sintomas e os exames laboratoriais, com normalização de lipase, amilase e leucocitose, aceitando completamente a dieta oral.

▶ **Sobre este caso, é correto afirmar:**

a) Os dois episódios de pancreatite possivelmente estão relacionados com a esteatose pancreática.
b) Semaglutida foi fator decisivo para a ocorrência da pancreatite.
c) Deveria ter substituído metformina do SGLT-2.
d) A hipertrigliceridemia deve ter contribuído para a pancreatite aguda.

COMENTÁRIOS

Aqui apresentamos o caso de uma paciente com sobrepeso e ganho ponderal progressivo que apresentou dois episódios de pancreatite aguda (PA). Na primeira vez, havia suspeita clínica (dor abdominal em barra acompanhada de vômitos) e radiológica (achados de TC e RM), mas as enzimas pancreáticas permaneceram dentro da faixa de normalidade. A PA foi atribuída ao uso de semaglutida, o que levou à suspensão do fármaco. Oito meses depois, a paciente foi atendida uma vez mais no PS com quadro clínico e radiológico similar, dessa vez com elevação de amilase e lipase, na ausência do uso de semaglutida.

A infiltração de gordura no pâncreas é chamada de esteatose pancreática e tem vários sinônimos, como lipomatose pancreática e doença pancreática gordurosa não alcoólica, entre outros. A esteatose pancreática descreve uma doença que varia desde a infiltração de gordura no pâncreas até a inflamação pancreática e o desenvolvimento de fibrose pancreática. Trata-se de uma entidade clínica emergente, com taxas de prevalência descritas entre 16 e 35%, e fortemente associada a obesidade, síndrome metabólica, diabetes melito tipo 2 (DM2) e doença hepática gordurosa não alcoólica. Ela pode levar à pancreatite e ao diabetes melito, bem como ser uma causa predisponente de câncer pancreático.

O uso de metformina não está relacionado com a ocorrência de pancreatite. Da mesma forma, pancreatite associada à hipertrigliceridemia tipicamente acontece com níveis de triglicerídeos acima de 1.000 mg/dℓ.

Após investigação clínica e exclusão das causas mais frequentes de PA, como houve ganho de peso e acúmulo de gordura documentados entre sucessivos estudos de imagem, incluindo RM, levantamos a hipótese de que a pancreatite da paciente poderia estar relacionada à doença pancreática gordurosa não alcoólica.

> Com o aumento da prevalência da obesidade, depósitos de gordura ectópica nas vísceras abdominais podem levar à inflamação, bem descrita e conhecida no fígado (doença hepática gordurosa não alcoólica). Devemos ter em mente que o mesmo pode acontecer no pâncreas e até ser uma das possíveis causas de pancreatite de etiologia desconhecida.
>
> Este caso também valoriza o potencial clínico da ressonância magnética codificada por deslocamento químico (CSE), com estimativa da fração de gordura com densidade de prótons (PDFF) do tecido pancreático, que pode ser um importante biomarcador no contexto da obesidade.

✓ **Resposta:** A

⊕ **Referências:** 29 a 31

CASO #12

Homem de 40 anos é encaminhado ao endocrinologista com suspeita de feocromocitoma (FEO) recidivado, devido ao surgimento de hipertensão associada a paroxismos de cefaleia, palpitações e sudorese. Na idade de 16 anos, foi submetido a adrenalectomia esquerda devido ao diagnóstico de FEO. Quando tinha 30 anos, em investigação de cefaleia foi detectado adenoma hipofisário secretor de GH (1,2 cm), removido com sucesso em cirurgia por via transesfenoidal. Nos últimos 6 meses, foi atendido algumas vezes com picos hipertensivos em serviços de emergência. Também refere ocasionais paroxismos de cefaleia, palpitações e sudorese. Relata que seu pai também apresenta hipertensão arterial e teve um prolactinoma diagnosticado à idade de 34 anos.

A **avaliação laboratorial** mais recente mostrou marcantes elevações dos níveis plasmáticos de norepinefrina (18.100 pg/mℓ; VR: 217 a 1.109), dopamina (253 pg/mℓ; VR: < 20) e normetanefrina (9,1 nmol/ℓ (VR: < 0,9). A cromogranina também se encontrava elevada (244 ng/dℓ; VR: < 93). Em contraste, estavam normais a epinefrina e a metanefrina plasmáticas. A cintilografia com ^{123}I-MIBG (Figura 9.10A) e a ^{18}F-FDG PET/CT *scan* (Figura 9.10B) mostraram hipercaptação na região cervical direita. A RM cervical confirmou a presença de paraganglioma no corpo carotídeo direito, medindo 5,2 × 4,6 cm (Figura 9.11).

▌ **Sobre este caso, avalie os itens a seguir e opine:**

I. O paciente possivelmente é portador de neoplasia endócrina múltipla tipo 4.
II. O paciente possivelmente é portador de uma síndrome relacionada a mutações germinativas em genes que codificam a succinato desidrogenase (SDH).
III. A possibilidade de complexo de Carney deve ser altamente considerada.
IV. Na síndrome apresentada pelo paciente, há predomínio dos somatotropinomas em relação aos outros tipos de adenomas hipofisários.

    a) Os itens II, III e IV estão corretos.
    b) Apenas IV está correto.
    c) Somente os itens II e IV estão corretos.
    d) Apenas II e III estão corretos.

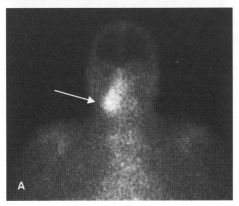 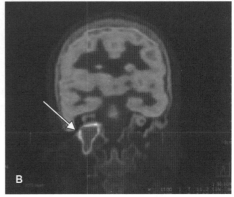

FIGURA 9.10 Cintilografia com ^{123}I-MIBG (**A**) e ^{18}F-FDG PET/CT *scan* (**B**) mostram hipercaptação na região cervical direita. (Esta figura encontra-se reproduzida em cores no Encarte.)

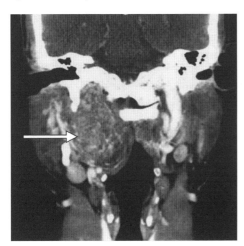 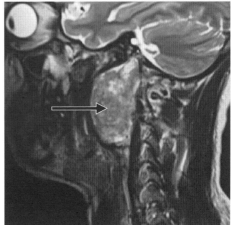

FIGURA 9.11 RM cervical confirmou a presença de paraganglioma no corpo carotídeo direito, medindo 5,2 × 4,6 cm.

COMENTÁRIOS

O caso sugere uma síndrome genética endócrina familiar, uma vez que o paciente foi acometido por feocromocitoma (FEO) na adolescência, apresenta histórico de adenoma hipofisário secretor de GH, enquanto seu pai também apresentou diagnóstico de prolactinoma e hipertensão arterial. Dentre as causas de FEO em síndromes familiares, as neoplasias endócrinas múltiplas (MEN) dos tipos 2A e 2B não parecem prováveis na ausência de carcinoma medular da tireoide. Já a MEN tipo 4 poderia ser aventada na vigência de FEO e histórico de cirurgia para adenoma hipofisário, sendo uma condição ultrarrara, cujo diagnóstico seria mais provável caso houvesse hiperparatireoidismo primário concomitante. Portanto, a avaliação dos valores de cálcio sérico nesse paciente seria de interesse, inclusive para a exclusão da MEN tipo 1. O complexo de Carney é improvável, uma vez que os comemorativos típicos não se encontram descritos, como as lesões pigmentadas de pele, mixomas cardíacos ou síndrome de Cushing associada à doença adrenocortical nodular pigmentada primária (PPNAD).

Apesar de a síndrome relacionada a mutações germinativas em genes que codificam a succinato desidrogenase (SDH) — uma enzima-chave mitocondrial da cadeia respiratória cujas subunidades apresentam efeito supressor tumoral — necessitar ser excluída em caso de FEO/paraganglioma como o aqui apresentado, a história clínica evidenciando o passado de cirurgia hipofisária para o tratamento de acromegalia aponta para a possibilidade da síndrome heterogênea "*associação dos 3 Ps* (3 PAs)": adenoma hipofisário e feocromocitoma/paraganglioma (*pituitary adenoma, pheochromocytoma and paraganglioma*). Nesses casos, mutações germinativas são também algumas vezes descritas em genes codificadores da SDH. Mais recentemente, entre pacientes com 3 PAs, foram também descritas deleções intragênicas germinativas em heterozigose no gene *MAX*, codificador do fator X associado ao Myc.

Variações no número de cópias (CNV) constituem importante mecanismo molecular de tumorigênese hereditária. Os tumores hipofisários, nessa síndrome, frequentemente aparecem em idade jovem e podem ser agressivos. De maneira interessante, nosso paciente apresentou um tumor secretor de GH em idade jovem que foi removido cirurgicamente com sucesso. Os tumores hipofisários secretores de GH têm sido os mais comumente descritos entre os tumores hipofisários nessa síndrome. Contudo, pode ser precoce afirmar sobre essa prevalência, uma vez que a síndrome ainda se encontra pouco estudada.

A possibilidade de FEO bilateral ou maligno sempre merece consideração. Além disso, o FEO não necessita apresentar-se de forma concomitante ao paraganglioma em 3 PAs, sendo isso reforçado pelo caso aqui apresentado. Os valores laboratoriais elevados de cromogranina A apenas reforçam o diagnóstico de uma neoplasia neuroendócrina, ao passo que os demais exames laboratoriais e de imagem elucidaram o diagnóstico de paraganglioma.

A maior parte dos paragangliomas simpáticos está localizada nas regiões torácica e abdominal. Entretanto, em aproximadamente 5% dos casos, eles se localizam no pescoço ou na base do crânio, como no caso em questão. Também, ao contrário dos FEO, concentrações normais de epinefrina e metanefrina plasmáticas podem ser observadas em paragangliomas simpáticos, uma vez que a conversão de norepinefrina em epinefrina pela enzima feniletanolamina N-metiltransferase (PNMT) depende do cofator cortisol. Por fim, a possibilidade de doença hereditária deve ser sempre considerada em pacientes com suspeita da síndrome 3 PAs, já que ela pode envolver mutações em diferentes genes.

✔ Resposta: C

✚ Referências: 32 a 34

CASO #13

Mulher, 24 anos, procura o endocrinologista com queixas de ganho de peso, distúrbios menstruais e hirsutismo (tratado cosmeticamente) há pelo menos 6 anos. Ao exame físico, eram dignos de nota: IMC = 30,7 kg/m^2; circunferência abdominal = 98 cm; face de lua cheia, giba de búfalo; acantose *nigricans*; hirsutismo em face e tórax (Figura 9.12); PA = 140/90 mmHg.

Os **exames laboratoriais** mostraram:

- Glicemia = 102 mg/dℓ
- HbA1c = 6,1%
- Cortisol livre urinário (UFC) = 64 µg/24 h (VR: 3 a 43)
- Cortisol sérico após supressão noturna com 1 mg de DST = 3,4 µg/dℓ (VR: ≤ 1,8)
- Cortisol salivar no fim da noite (LNSC) = 80,2 e 82 ng/dℓ (VR: até 100)
- ACTH = 20 e 22 pg/mℓ (VR: 7 a 63)
- TSH e T$_4$ livre normais
- 17OH-progesterona = 280 ng/dℓ (VR: até 130)
- PRL = 22 ng/mℓ (VR: até 29).

Nos exames de imagem, a TC de abdome revelou massa de 1,9 cm na adrenal esquerda, com densidade pré-contraste de 9 HU. Na ultrassonografia (USG) transvaginal, foram observados ovários bilateralmente aumentados, com múltiplos cistos na periferia. Já a RM de sela túrcica estava normal.

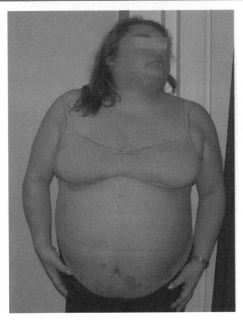
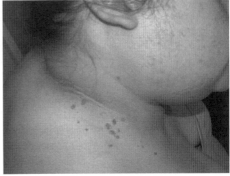

FIGURA 9.12 Fotos da paciente. Notar obesidade abdominal, face de lua cheia, hirsutismo facial, giba de búfalo e acantose *nigricans*. (Esta figura encontra-se reproduzida em cores no Encarte.)

▶ **Qual o diagnóstico mais provável?**
a) Doença de Cushing.
b) Adenoma adrenal secretor de cortisol.
c) Síndrome dos ovários policísticos (SOP).
d) Deficiência da 21-hidroxilase.

COMENTÁRIOS

A SOP acomete até 20% das mulheres jovens, sendo a causa mais frequente, nessa população, de hirsutismo e distúrbios menstruais. Trata-se, contudo, de um diagnóstico de exclusão, embora as outras possibilidades diagnósticas sejam bem mais raras do que a SOP: forma não clássica da deficiência de 21-hidroxilase (CYP21A2-NC), hiperprolactinemia, síndrome de Cushing etc. Na SOP, existe também alteração na esteroidogênese adrenal; daí poder haver elevações discretas na 17OHP e UFC.

A CYP21A2-NC também se manifesta por hirsutismo, distúrbios menstruais e infertilidade. Caracteriza-se por níveis de 17OHP > 200 ng/dℓ (basais) e > 1.000 ng/dℓ após estímulo com ACTH sintético. NA SOP, os níveis basais de 17OHP podem também estar elevados (mas < 500 ng/dℓ), enquanto o pico pós-ACTH sintético tipicamente é < 1.000 ng/dℓ.

No caso em questão, os níveis normais de LNSC em duas ocasiões praticamente excluem o diagnóstico de síndrome de Cushing. Já a não supressão do CS durante 1 mg DST deve-se provavelmente à obesidade e ao hiperestrogenismo habitualmente observado na SOP. A massa na adrenal esquerda representa um adenoma não funcionante; caso fosse um adenoma secretor de cortisol, o esperado seria ACTH suprimido (< 10 pg/mℓ).

✓ **Resposta: C**
➕ **Referências:** 1, 35 e 36

CASO #14

Mulher, 64 anos, sabe ter hipotireoidismo há 4 anos, tratado de forma irregular com levotiroxina (L-T_4), 100 µg/dia. Ela foi admitida na clínica médica de um hospital universitário para investigação de síndrome anêmica há 2 anos. Esta última se caracterizava por astenia e dispneia em repouso, sendo conduzida até então com hemotransfusões repetidas. Durante o internamento, a paciente relatou que não estava utilizando L-T_4 há 6 meses, e os níveis séricos dosados de T_4 livre e TSH foram, respectivamente, de 0,46 ng/mℓ (VR: 0,7 a 1,8) e 9,1 mUI/ℓ (VR: 0,44 a 6,8). A paciente relatou história de nove partos domiciliares laboriosos, sendo o último há 30 anos, quando entrou em amenorreia.

▶ **Diante dos achados laboratoriais podemos afirmar:**

a) Deverão ser feitas outras dosagens hormonais para avaliação da função hipotalâmico-hipofisária.
b) A realização de ressonância magnética de hipófise não se faz necessária.
c) A avaliação da função tireoidiana sugere hipotireoidismo central.
d) Trata-se de hipotireoidismo subclínico, e a paciente deverá utilizar novamente a levotiroxina.
e) As alternativas "a" e "c" estão corretas.

COMENTÁRIOS

A paciente tem síndrome de Sheehan, caracterizada por hipopituitarismo por necrose hipofisária pós-parto, decorrente de hipotensão ou choque em virtude de hemorragia uterina maciça durante ou logo após o parto. Sua frequência vem caindo em todo o mundo, principalmente em países e regiões mais desenvolvidas em razão da melhora nos cuidados obstétricos, bem como pela redução do número de partos por via vaginal.

Os exames adicionais confirmaram a suspeita de pan-hipopituitarismo: FSH = 0,91 UI/ℓ (VR: até 12,0), LH = 0,82 UI/ℓ (VR: até 12,0), cortisol matinal = 2,0 µg/dℓ (VR: 5 a 25). A ressonância magnética (RM) da hipófise evidenciou sela vazia.

Para o correto diagnóstico de síndrome de Sheehan faz-se necessária a realização de RM para excluir lesões hipofisárias de outra natureza, como adenomas, doenças granulomatosas (histiocitose, sarcoidose) e lesões metastáticas. Na avaliação hormonal podemos encontrar concentrações de TSH dentro dos valores baixos, normais ou até mesmo um pouco elevadas (geralmente até 10 mUI/ℓ). Trata-se, contudo, de TSH imunologicamente ativo, mas biologicamente inativo, o que pode criar dificuldade no diagnóstico de disfunção hipofisária. O hipotireoidismo subclínico é a apresentação inicial do hipotireoidismo primário e manifesta-se por valores elevados de TSH, com T_4 livre normal. Em nosso meio, bem como em outras regiões do mundo, o diagnóstico de SH é tardio, fazendo com que as manifestações das deprivações hormonais sejam tratadas de forma inadequada, uma vez que muitas pacientes se apresentam com anemia crônica, osteoporose e dislipidemia, devido a um estado de hipopituitarismo menos intenso. A reposição de glicocorticoide deve ser realizada antes ou concomitantemente à reposição da levotiroxina (nunca depois!), visando não precipitar um quadro de insuficiência adrenal aguda.

✔ Resposta: E

✚ Referências: 37 e 38

CASO #15

Homem, 52 anos, com queixas de disfunção erétil e redução da libido nos últimos 3 meses. Refere que desde a adolescência vive brigando com a balança (*sic*). Nega o uso de qualquer medicação, além de losartana (100 mg/dia) e anlodipino (5 mg/dia) para hipertensão. Está desempregado

Capítulo 9 • Distúrbios Endócrinos Variados **501**

há 6 meses. Ao **exame físico** eram dignos de nota: IMC = 32,5 kg/m^2; PA = 150/100 mmHg; circunferência abdominal = 98 cm.

A **avaliação laboratorial** inicial mostrou:

- GJ = 109 mg/dℓ
- HbA1c = 5,5%
- Colesterol total = 220 mg/dℓ
- LDL-c = 125 mg/dℓ
- HDL-c = 35 mg/dℓ
- Triglicerídeos = 300 mg/dℓ
- Creatinina e transaminases = normais
- LH = 1,72 mUI/mℓ (VR: até 9,0)
- FSH = 2,2 mUI/mℓ (VR: até 10,0)
- Testosterona = 220 ng/dℓ (VR: 240 a 816)
- PRL = 202 ng/mℓ (VR: 2,10 a 17,70).

O paciente foi reavaliado 30 dias depois, com os seguintes resultados:

- GJ = 106 mg/dℓ
- HbA1c = 5,7%
- Triglicerídeos = 310 mg/dℓ
- Testosterona = 216 ng/dℓ (VR: 240 a 816)
- PRL = 205 ng/mℓ (VR: 2,10 a 17,70)
- TSH e T$_4$ livre = normais.

Ele trouxe também uma ressonância magnética de sela túrcica (solicitada por seu urologista) que revelou um microadenoma hipofisário (0,6 cm em seu maior diâmetro). O paciente faz uso de bupropiona (150 mg/dia).

▶ I. Em relação ao caso clínico, podemos afirmar:

I. O paciente tem hipogonadismo hipogonadotrófico, que pode estar sendo causado ou agravado pela obesidade.

II. O paciente tem um microprolactinoma e deve ser tratado com cabergolina.

III. Juntamente com a cabergolina, deve-se iniciar a reposição de testosterona.

IV. São necessários exames adicionais para chegar a uma definição diagnóstica.

    a) Apenas o item IV está correto.

    b) Apenas o item II está incorreto.

    c) Somente os itens I e IV estão corretos.

    d) Apenas I e III estão corretos.

COMENTÁRIOS

Os sintomas apresentados pelo paciente (DE e redução da libido), associados a níveis baixos de testosterona total (TT) e valores impropriamente normais de LH e FSH, apontam para o diagnóstico de hipogonadismo hipogonadotrófico (HH). No entanto, tais sintomas podem, por exemplo, ter origem psicogênica, e não estão ligados necessariamente à deficiência de testosterona. Obesidade e hiperprolactinemia apresentadas pelo paciente são sabidas causas de HH funcional. Contudo, obesidade é também o principal fator causal para redução da secreção hepática de SHBG, o que leva a uma diminuição nos níveis de TT, sem, contudo, afetar a testosterona livre (TL). Esta última representa 1 a 4% da testosterona circulante e constitui a forma metabolicamente ativa do hormônio. Portanto, deve-se sempre determinar a TL calculada em pacientes com suspeita de hipogonadismo que apresentem valores de TT entre 150 e 400 ng/dℓ e tenham condições que reduzam a SHBG (Tabela 9.2).

502 Endocrinologia: Casos Clínicos Comentados

TABELA 9.2 Condições associadas com diminuição ou aumento nos níveis séricos de SHBG.

Diminuição de SHBG
Obesidade, diabetes melito, hipotireoidismo, síndrome nefrótica, acromegalia, uso de glicocorticoides, uso de esteroides androgênicos ou de alguns progestógenos, polimorfismos no gene de SHBG

Aumento de SHBG
Envelhecimento, uso de estrógenos, hipertireoidismo, infecção por HIV, deficiência de GH, hepatites agudas e cirrose, uso de alguns anticonvulsivantes, polimorfismos no gene de SHBG

A presença de microadenoma em paciente com hiperprolactinemia não é suficiente para fechar o diagnóstico de microprolactinoma. Incidentalomas hipofisários são observados em pelo menos 10% dos adultos submetidos à RM de encéfalo na investigação de queixas neurológicas. Há diversos relatos de pacientes com adenoma clinicamente não funcionante (ACNF) cuja hiperprolactinemia resultava de doenças sistêmicas (p. ex., hipotireoidismo primário ou insuficiência renal), macroprolactinemia ou medicações. No paciente em questão, exames adicionais são necessários para se chegar a uma definição diagnóstica. De fato, a obtenção da TL calculada e a pesquisa da macroprolactinemia se impõem.

✔ Resposta: A
⊕ Referências: 39 e 40

Ainda em relação ao Caso #15, dosou-se a SHBG (12,7 nmol/ℓ) [VR: 15 a 64]) e, por meio da fórmula de Vermeulen, calculou-se a testosterona livre (TL) em duas ocasiões com intervalo de 7 dias: 6,91 e 7,21 ng/dℓ (VR: 3,4 a 24,6). Adicionalmente, realizou-se pesquisa da macroprolactina, via precipitação do soro com polietilenoglicol, obtendo-se recuperação de 30% e valor de PRL monomérica de 16,3 ng/mℓ.

▎ **II. Baseando-se nos resultados dos novos exames, podemos afirmar:**

I. O paciente tem macroprolactinemia e não necessita do uso de agonistas dopaminérgicos.
II. Os níveis normais de testosterona livre (TL) descartam o diagnóstico de hipogonadismo.
III. Deve-se iniciar a reposição de testosterona.
IV. O paciente necessita adotar esquema intenso de modificação do estilo de vida (MEV), com dieta hipocalórica e atividade física regular, visando IMC de 27 kg/m².
V. O paciente tem adenoma hipofisário clinicamente não funcionante, e a hiperprolactinemia resulta do uso de bupropiona.
    a) Apenas o item IV está correto.
    b) Somente os itens III e V estão incorretos.
    c) Somente o item II está incorreto.
    d) Apenas os itens III e IV estão corretos.

COMENTÁRIOS

Os novos exames mostram que o paciente tem macroprolactinemia, condição em que mais de 60% da PRL circulante são representados pela macroprolactina, PRL de elevado peso molecular (PM) e baixas bioatividade e biodisponibilidade. Na verdade, em cerca de 90% dos casos, a macroprolactina é formada pela junção da PRL monomérica com uma IgG, daí seu alto PM. Cromatografia em gel de filtração é o exame padrão-ouro para confirmar a presença de macroprolactina. Contudo, ela é cara e laboriosa, estando mais restrita a laboratórios de pesquisa. Na prática clínica, utiliza-se o teste da precipitação do soro com polietilenoglicol, no qual uma taxa de recuperação de PRL < 40%, associada a um valor normal da PRL monomérica, confirma o predomínio da macroprolactina e o diagnóstico de macroprolactinemia. O paciente não precisa, portanto, do uso de agonistas dopaminérgicos para normalizar a PRL (**item I correto**).

O paciente não tem hipogonadismo, já que os valores da testosterona livre (TL) em duas ocasiões mostraram-se normais (**item II correto**). Os valores baixos de SHBG, decorrentes da obesidade em si, justificariam os níveis séricos baixos da testosterona total. Assim, não se faz necessária a reposição de testosterona (**item III incorreto**).

O diagnóstico final seria macroprolactinemia em paciente que desenvolveu um microadenoma clinicamente não funcionante que deve ser seguido por avaliações de imagem periódicas. Diferentemente de outros antidepressivos (tricíclicos, inibidores da recaptação de serotonina etc.), a bupropiona não causa hiperprolactinemia (**item V incorreto**). A disfunção erétil e a redução de libido poderiam ter origem psicogênica.

Devido à obesidade, o paciente necessita adotar um esquema intensivo de modificação do estilo de vida (MEV), com dieta hipocalórica e atividade física regular, visando ao IMC de 27 kg/m² (**item IV correto**).

⊘ Resposta: **B**

⊕ Referências: **39 e 40**

CASO #16

Homem, 25 anos, caucasiano, sem fatores de risco cardiovascular ou outros antecedentes patológicos relevantes conhecidos. Praticante de musculação, realiza seguimento frequente em ambulatório de "medicina *da hipertrofia e longevidade*", sendo prescrito uso regular, nos 6 meses anteriores, das seguintes substâncias:

- Oxandrolona 40 mg/dia (todos os dias)
- Clembuterol 0,08 mg/dia (todos os dias)
- Mesterolona 50 mg/dia (todos os dias)
- hGH 10 UI/dia (todos os dias)
- Nandrolona 600 mg/dia (2 vezes/semana)
- Cipionato de testosterona 400 mg/dia (2 vezes/semana)
- Estanozolol 100 mg/dia (3 vezes/semana)
- Drostanolona 200 mg/dia (3 vezes/semana)
- Trembolona 200 mg/dia (3 vezes/semana)
- Propionato de testosterona 100 mg/dia (3 vezes/semana)
- Boldenona 400 mg/dia (2 vezes/semana)
- Metenolona 200 mg/dia (2 vezes/semana).
- Negou hábitos tabágicos ou consumo de outras drogas.

Iniciou queixas de dor intensa de localização retroesternal e características opressivas, sem irradiação ou outra sintomatologia acompanhante, que durou cerca de 2 horas e que associou a fadiga muscular após um treinamento. Cerca de 24 horas após o episódio inicial, houve recorrência da dor que se agravava com a inspiração (diferentemente da dor inicial), pelo que recorreu ao serviço de urgência. Quando da admissão no serviço de urgência, encontrava-se assintomático, e o exame objetivo revelou estabilidade hemodinâmica e febre (38,4°C), não apresentando outras alterações relevantes. O eletrocardiograma (ECG) mostrava ritmo sinusal, 83 bpm, com supradesnivelamento do segmento ST em D2, D3 e aVF, bem como infradesnivelamento de segmento ST em DI e aVL. Analiticamente apresentava elevação dos marcadores de necrose do miocárdio:

- CPK = 1.985 UI/ℓ (VR: < 172 UI/ℓ)
- Troponina I = 48,97 ng/mℓ (VR < 0,05 ng/mℓ).

O paciente foi admitido na unidade de cuidados intensivos cardíacos com o diagnóstico de infarto agudo do miocárdio (IAM), com supradesnivelamento do segmento ST de localização posteroinferior, em fase subaguda, em classe I de Killip-Kimball, associado a provável pericardite pós-infarto. A avaliação ecocardiográfica revelou hipocinesia dos segmentos médios e basais das paredes inferior, posterior e lateral do ventrículo esquerdo (VE). Destacou-se, também, a presença de ligeira hipertrofia concêntrica do VE, e a função sistólica global biventricular era conservada. Cerca de 48 horas após o início dos sintomas submeteu-se à angiografia coronariana, que mostrou uma imagem filiforme no 1/3 proximal da artéria coronariana direita, sugestiva de trombo intraluminal, que não condicionava estenose significativa. Não revelou alterações sugestivas de doença coronariana epicárdica aterosclerótica. Dado o trombo ser de pequenas dimensões, foi decidido manter a anticoagulação até o fim da internação, continuando com a dupla antiagregação em doses de manutenção.

▌ **Em relação ao caso em questão, <u>não</u> se pode afirmar:**

a) Apesar de incomum, já foram descritos alguns casos de infarto agudo do miocárdio em indivíduos jovens, sem fatores de risco cardiovasculares e que utilizavam esteroides anabolizantes.

b) Os anabolizantes parecem estar associados a aumento da agregação plaquetária, em consequência da produção aumentada de tromboxano A2 e da diminuição da produção de prostaciclina.

c) O abuso do hGH causa aumento da frequência cardíaca e do débito cardíaco, e consequentemente hipertrofia ventricular concêntrica e disfunção diastólica, podendo mesmo promover ocasionalmente isquemia/necrose e insuficiência cardíaca com comprometimento da função sistólica.

d) Clembuterol é outra substância com potencial de causar isquemia miocárdica.

e) A causa da isquemia miocárdica possivelmente está associada a predisposição genética e familiar para doença aterosclerótica, a qual foi potencializada pelo uso da testosterona.

COMENTÁRIOS

Existem relatos de casos de infarto agudo do miocárdio em indivíduos jovens sem fatores de risco cardiovasculares clássicos e que utilizaram esteroides anabolizantes. Apesar de raro, também não é compreendida sua relação causa/efeito, existindo algumas hipóteses, mas nada ainda confirmatório.

Alguns estudos revelam um potencial trombótico dos anabolizantes, causado por aumento da agregação plaquetária secundária à produção aumentada de tromboxano A2 e antagonicamente na diminuição de produção de vasodilatador prostaciclina. Todo esse desequilíbrio causa efeito cascata nos fatores de coagulação, potencializando o estado de hipercoagulabilidade, pelo estresse da prática desportiva.

A hipertrofia do ventrículo esquerdo é a anormalidade mais frequentemente descrita ao ecocardiograma de paciente com excesso de hGH causando classicamente disfunção diastólica. Anormalidades eletrocardiográficas caracterizadas por arritmias, defeitos de condução e alterações da onda T e dos segmentos ST podem ser encontradas em paciente com excesso de hormônio do crescimento. Na fisiopatologia do acometimento cardiovascular, destaca-se o estado hiperdinâmico, seguido de hipertrofia do ventrículo esquerdo concêntrico e disfunção diastólica por déficit de relaxamento, podendo também causar isquemia e necrose, com evolução para disfunção diastólica e insuficiência cardíaca congestiva.

O clembuterol é um beta-2-agonista com propriedades anabólicas. Entre praticantes de fisiculturismo, tem havido relatos de caso na literatura associando o abuso dessa medicação à ocorrência de isquemia miocárdica. Houve inclusive um relato de IAM em adolescente de 17 anos (Kierzkowska et al., 2005).

Esse caso diz respeito à ocorrência de IAM em um paciente fazendo uso prolongado de esteroides anabolizantes. A formação de um trombo intracoronariano provavelmente deveu-se ao estado de hipercoagulabilidade associado ao uso desses fármacos. Também é relevante realçar o possível efeito sinérgico de uso concomitante de hGH e clembuterol para o surgimento de isquemia miocárdica.

Capítulo 9 • Distúrbios Endócrinos Variados **505**

✅ **Resposta:** E

➕ **Referências:** 41 a 43

CASO #17

Mulher de 63 anos procurou o endocrinologista para seguimento de osteoporose. Trouxe densitometria óssea que mostrava escore-T em L1-L4 de –3,5 DP [densidade mineral óssea (DMO) = 0,766 g/cm^2] e no colo do fêmur de –2,4 DP (DMO = 0,716 g/cm^2). Encontrava-se em uso de carbonato de cálcio e vitamina D$_3$ há 2 anos. Sabia ter hipotireoidismo há 5 anos (tireoidite de Hashimoto), tratado com levotiroxina (88 µg/dia).

À paciente foi prescrito alendronato 70 mg/semana, que propiciou ganho significativo de massa óssea no primeiro ano (6,1%, igualmente em coluna e colo de fêmur). Após 5 anos de seguimento, a paciente passou a apresentar emagrecimento, anemia ferropriva com baixa resposta a ferro oral e piora dos níveis densitométricos (perda de 12,6% em coluna lombar e 20,9% em colo do fêmur). A anamnese revelou quadro de diarreia intermitente há 2 anos. A bioquímica óssea mostrava cálcio e fósforo normais, paratormônio aumentado – 283 pg/mℓ (VR: 10 a 65) – e vitamina D de 4,6 ng/mℓ. TSH, T$_4$ livre, creatinina e glicemia normais.

▶ **Qual a principal suspeita para o caso em questão?**

a) Hiperparatireoidismo primário.
b) Pseudo-hipoparatireoidismo.
c) Doença celíaca.
d) Doença de Whipple.
e) Osteomalacia.

COMENTÁRIOS

A doença celíaca (DC) é uma doença crônica do intestino delgado que ocorre em indivíduos geneticamente suscetíveis, após ingestão de proteínas ricas em "glúten". É possível fazer um *screening* populacional por dosagens de anticorpos (anticorpos antigliadina, antiendomísio e antitransglutaminase), mas o diagnóstico confirmatório somente é possível mediante biópsia de jejuno realizada por endoscopia, cujo material retirado venha a revelar atrofia vilositária e processo inflamatório com hipertrofia de criptas e infiltrado linfocitário.

A DC passou a exibir prevalência muito mais frequente, além de poder se apresentar de diversas formas, de modo típico (má absorção, diarreia crônica e perda de peso), modo atípico (anemia refratária ao tratamento, alteração do esmalte dental, infertilidade etc.) e na forma de quadros completamente assintomáticos. A DC é considerada uma doença autoimune e, como tal, frequentemente associa-se a outras doenças autoimunes: diabetes melito tipo I, hepatite autoimune, tireoidite de Hashimoto, doença de Addison, cirrose biliar primária, colangite esclerosante, gastrite crônica atrófica, anemia perniciosa e doenças do colágeno.

A osteopenia e a osteoporose são achados comuns em pacientes com DC, sendo por vezes as únicas manifestações da doença. A prevalência de DC é também muito mais alta em pacientes com osteoporose (3,4%) do que nos indivíduos não osteoporóticos (0,2%). A maior prevalência de osteoporose na DC está associada sobretudo à má absorção de cálcio e vitamina D, com efeito direto no metabolismo ósseo, provavelmente secundária às lesões da mucosa intestinal.

✅ **Resposta:** C

➕ **Referências:** 44 a 46

CASO #18

Homem de 32 anos, hipertenso e diabético, sabidamente portador de carcinoma medular de tireoide (CMT), já submetido a tireoidectomia total (TT), com dissecção linfonodal central há 7 meses, relata crises frequentes de ansiedade, associadas com palpitação, cefaleia e sudorese há 1 ano, com piora nos últimos dias. Durante a investigação, apresentou dosagem de cálcio sérico elevado. Os valores de metanefrinas e catecolaminas livres urinárias estavam elevados (1,5 vez acima do limite superior da normalidade) e a TC de abdome revelou lesão de 2,2 cm em adrenal direita.

▶ **Sobre este caso, avalie os itens a seguir e opine:**

I. O paciente tem neoplasia endócrina múltipla (MEN) tipo 2A (MEN-2A), que corresponde a 75% dos casos de MEN tipo 2 (MEN-2).
II. O hiperparatireoidismo está presente na maioria dos casos de MEN-2A.
III. O CMT na MEN-2 é mais agressivo do que nos casos esporádicos e surge mais precocemente.
IV. Diante do diagnóstico de CMT, a pesquisa de feocromocitoma e de hiperparatireoidismo primário (HPTP) deve sempre ser realizada antes mesmo da tireoidectomia.
V. A mutação p.M918T do proto-oncogene *RET* é frequente em casos de MEN-2A.

a) Todos os itens estão corretos.
b) Somente os itens II e V estão incorretos.
c) Somente os itens I e III estão corretos.
d) Há somente um item incorreto.

COMENTÁRIOS

O paciente apresenta-se com MEN-2A (CMT, HPTP e feocromocitoma), que corresponde a 75% dos casos de MEN tipo 2 (**item I correto**). O HPTP está presente em apenas 15 a 30% dos casos de MEN-2A (**item II incorreto**). Em comparação aos casos esporádicos, as formas hereditárias de CMT associadas à MEN-2 manifestam-se mais precocemente e são mais agressivas, sobretudo em pacientes com MEN-2B (**item III correto**). O paciente em questão foi submetido a TT, sem avaliação de feocromocitoma, o que é um grave erro, pois a indução anestésica sem bloqueio alfa e beta-adrenérgico pode predispor a uma crise hipertensiva fatal (**item IV correto**). Mutações p.M918T e p.A883F do proto-oncogene *RET* são encontradas em pacientes com MEN-2B, não na MEN-2A (**item V incorreto**).

Ainda em relação ao caso anterior, o filho de 4 anos do paciente foi submetido a um rastreamento genético. Na ocasião, ele estava com bom estado de saúde, sem queixas ou alterações ao exame físico.

▶ **Com base nestas informações, assinale a alternativa <u>correta</u>:**

a) Não havia necessidade da realização do rastreamento, pois apenas adultos com calcitonina elevada têm essa indicação.
b) O teste deveria ser realizado apenas se a criança apresentasse ultrassonografia tireoidiana sugestiva de nódulos.
c) Caso o teste mostre mutação no proto-oncogene *RET* nos códons 883 e 918, a tireoidectomia deve ser realizada imediatamente.
d) Caso o teste mostre mutação no gene *RET* nos códons 883 e 918, a tireoidectomia deve ser realizada após os 5 anos.

COMENTÁRIOS

O rastreamento bioquímico ou, de preferência, genético deve ser realizado em todo parente de primeiro grau de pacientes com MEN-2A ou MEN-2B. Mutações nos códons 883 e 918 do proto-oncogene *RET* implicam risco elevado de CMT precoce e agressivo, devendo a cirurgia profilática ser realizada preferencialmente ainda no primeiro ano de vida.

✅ **Respostas:** B e C
➕ **Referências:** 47 a 49

CASO #19

Homem, 24 anos, foi admitido na enfermaria devido a alteração na fisionomia e dores articulares. Seus sintomas começaram na época da puberdade, com espessamento e dobra de pele na face e couro cabeludo (paquidermia) e espessamento dos dedos. Essas mudanças progrediram ao longo dos 5 anos seguintes. As modificações da pele incluíam importante espessamento das pregas cutâneas, separados por sulcos profundos no couro cabeludo e na fronte (*cutis verticis* e *frontis gyrata*), em menor grau em face, dorso das mãos e dos pés. Também surgiram intensa seborreia, hiperidrose, queratose palmoplantar linear. Posteriormente, ele desenvolveu ptose palpebral. Adicionalmente, devido às alterações ósseas, a parte inferior da perna e o antebraço tornaram-se cilindricamente espessados, mãos e pés aumentaram de tamanho, as falanges terminais dos dedos das mãos engrossaram, em associação com baqueteamento digital e unhas em forma de vidro de relógio.

As mudanças de aparência foram acompanhadas do surgimento de edema e dor articular, especialmente nos joelhos. O paciente queixava-se também de diarreia e dor abdominal. A colonoscopia revelou colite ulcerativa. Outras queixas eram manifestações da síndrome do túnel do carpo e dor lombar. Esse estado foi mantido por 4 a 5 anos. Na idade de 22 anos, ele notou o desaparecimento das artralgias. Há alguns meses registrou uma lesão de pele de parte do corpo, similar a uma mancha café com leite. Seu irmão mais novo apresentou-se com sintomas semelhantes na idade de 17 anos (Figura 9.13). Ambos os pacientes foram investigados e constatou-se que eles tinham níveis de GH suprimidos após o TOTG e seus níveis de IGF-I estavam dentro da normalidade. A ressonância magnética hipofisária não mostrou adenoma.

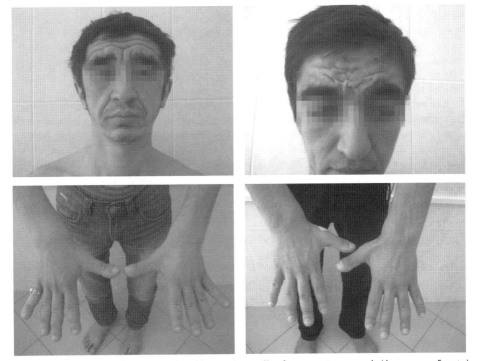

FIGURA 9.13 Face e mãos de dois irmãos com paquidermoperiostose. (Esta figura encontra-se reproduzida em cores no Encarte.)

I. Qual o diagnóstico mais provável?

a) Síndrome de Sotos.
b) Síndrome de McCune-Albright.
c) Complexo de Carney.
d) Paquidermoperiostose.
e) Tumor extra-hipotalâmico secretor de GHRH.

II. Como deveriam ser tratados os pacientes?

a) Octreotida LAR.
b) Pegvisomanto.
c) Agentes anti-inflamatórios não esteroides.
d) Cirurgia plástica para retirada das pregas cutâneas.
e) Existe mais de uma resposta correta.

COMENTÁRIOS

Os pacientes foram diagnosticados como tendo "paquidermoperiostose" (PDP), também denominada osteoartropatia hipertrófica primária, osteoartropatia hipertrófica idiopática, osteoartropatia hipertrófica hereditária ou síndrome de Touraine-Solente-Golé. O diagnóstico foi baseado na presença de critérios maiores (paquidermia, periostose e baqueteamento digital) e critérios menores (seborreia, hiperidrose, artralgia, derrame articular, colite ulcerativa, ptose palpebral e *cutis verticis gyrata*).

A PDP é geneticamente heterogênea e pode ser herdada tanto de forma autossômica dominante quanto recessiva. Há 2 tipos de PDP, de acordo com o gene envolvido. A tipo 1 resulta de mutações no gene *HPGD*, codificador de enzima degradadora da prostaglandina E2 (PGE2), a 15-hidroxiprostaglandina desidrogenase surge precocemente e afeta igualmente ambos os sexos. Os sintomas mais importantes incluem baqueteamento, artralgias e diarreia, particularmente induzida por bebidas frias, alimentos gordurosos ou relações sexuais.

Já a PDP tipo 2 – resultante de mutações no gene de proteína que transporta a PGE2 para as células (*SLCO2A1*) – manifesta-se na segunda década de vida, como observado nos nossos pacientes citados, e é acompanhada de *cutis verticis gyrata* proeminente e, raramente, mielofibrose hipocelular. Ocorre predominantemente em homens (7:1), nos quais a doença tende a ser mais grave. Nas duas situações, a PGE2 urinária está elevada. Da mesma forma, os sintomas progridem lentamente e tornam-se estacionários ou mesmo regridem após aproximadamente 10 anos de duração da doença.

Quanto ao manejo da PDP, as artralgias podem ser tratadas com agentes anti-inflamatórios não esteroides. Um estudo (n = 41) mostrou que o uso do etoricoxibe por 6 meses propiciou redução de paquidermia, baqueteamento digital e edema articular, bem como dos níveis urinários de PGE2 na maioria dos pacientes. O metotrexato tem sido considerado se houver um componente inflamatório proeminente. A toxina botulínica tipo A pode melhorar temporariamente a aparência cosmética da paquidermia (face leonina).

A cirurgia plástica pode ser recomendada para remoção de dobras cutâneas, visando à retirada do excesso de pele. A blefaroplastia pode ser realizada para a ptose. A sinovectomia artroscópica e a radiossinoviórtese podem ser consideradas se a terapia farmacológica falhar.

Respostas: D e E

Referências: 50 e 51

CASO #20

Homem, 37 anos, IMC de 25,2 kg/m², foi encaminhado ao endocrinologista devido a queixas de disfunção erétil e diminuição da libido. Três anos antes, ele havia se submetido a pancreatectomia parcial para tratamento de um insulinoma. Desde então, vem sendo tratado com insulina

Capítulo 9 • Distúrbios Endócrinos Variados

glargina à noite e metformina (1 g, 2 vezes/dia). Faz uso também de bupropiona (150 mg/dia). Ao **exame físico** eram dignos de nota:

- IMC = 26,8 kg/m^2
- PA = 140/90 mmHg
- CA = 88 cm.

A mais recente **avaliação laboratorial** mostrou:

- GJ = 145 mg/dℓ
- HbA1c = 7,5%
- LDL-c = 127 mg/dℓ
- HDL-c = 34 mg/dℓ
- Triglicerídeos = 250 mg/dℓ
- Creatinina e transaminases = normais
- LH = 1,51 mUI/mℓ (VR: 1,50 a 9,30)
- FSH = 1,47 mUI/mℓ (VR: 1,40 a 18,10
- Testosterona = 154 ng/dℓ (VR: 164,94 a 753,38)
- Testosterona livre = 2,95 ng/dℓ (VR: 3,4 a 24,6)
- PRL = 91 ng/mℓ (VR: 2,10 a 17,70).

▶ **Sobre este caso, opine sobre as afirmativas a seguir:**

I. A dose da glargina deve ser aumentada.
II. O paciente certamente tem hipogonadismo funcional causado por diabetes melito.
III. A elevação da PRL muito provavelmente deve-se ao uso da bupropiona.
IV. O paciente deve ser submetido a ressonância magnética da sela túrcica.
    a) Todos os itens estão corretos.
    b) Apenas o item IV está incorreto.
    c) Somente os itens I e II estão corretos.
    d) Somente os itens I e IV estão corretos.

COMENTÁRIOS

Hiperprolactinemia farmacológica tem como principal etiologia os antipsicóticos (p. ex., clorpromazina, haloperidol, risperidona etc.) seguidos dos procinéticos (p. ex., domperidona, metoclopramida etc.). Elevação da PRL, geralmente discreta, tem também sido relatada em até 20% dos pacientes tratados com antidepressivos tricíclicos (p. ex., clomipramina, amitriptilina etc.) ou inibidores da recaptação seletiva de serotonina (p. ex., fluoxetina, escitalopram etc.). Em contraste, a bupropiona não tem sido associada a aumento significativo nos níveis de PRL.

Hipogonadismo hipogonadotrofico funcional é um achado frequente entre homens com diabetes melito tipo 2 (DM2), mas não tem sido descrito em casos de DM tipo 1 ou naqueles resultantes de cirurgia pancreática. O exato mecanismo do hipogonadismo associado ao DM2, à síndrome metabólica ou à obesidade ainda não está plenamente compreendido. Acredita-se que o hiperestrogenismo (resultante da maior conversão da testoste-rona em estradiol, via aromatases) e a ação de citocinas pró-inflamatórias secretadas pelos adipócitos viscerais seriam os principais fatores. Redução da expressão hipotalâmica da kisspeptina (um potente secretagogo de GnRH) também tem sido aventada. *A priori*, RM da sela túrcica deve ser considerada em todo paciente com hipogonadismo hipogonadotrófico.

✅ Resposta: D

➕ Referências: 52 e 53

O paciente do Caso #20 foi submetido a uma RM que revelou adenoma hipofisário de 2,4 × 1,6 × 1,1 cm, com extensão suprasselar e parasselar esquerda (Figura 9.14). A dose da glargina foi aumentada de 36 U/dia para 40 U/dia. Em uma nova **avaliação laboratorial**, 10 dias após, evidenciaram-se:

- Glicemia = 112 mg/dℓ
- HbA1c = 7,3%
- LH = 1,52 mUI/mℓ (VR: 1,50 a 9,30)
- FSH = 1,45 mUI/mℓ (VR: 1,40 a 18,10)
- Testosterona = 157,4 ng/dℓ (VR: 164,94 a 753,38)
- Testosterona livre = 3,22 ng/dℓ (VR: 3,4 a 24,6)
- PRL = 82,8 ng/mℓ (VR: 2,10 a 17,70)
- TSH = 0,19 μUI/mℓ (VR: 0,40 a 4,5)
- T_4 livre = 0,55 ng/dℓ (VR: 0,70 a 1,80)
- IGF-1 = normal.

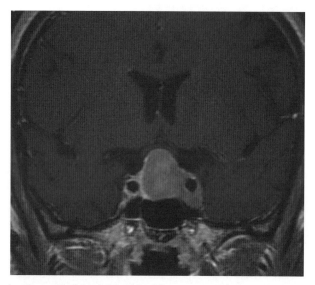

FIGURA 9.14 RM revelou adenoma hipofisário de 2,4 × 1,6 × 1,1 cm, que se estende para o seio cavernoso esquerdo e a cisterna suprasselar, tocando o quiasma óptico.

▶ **Baseando-se nestes achados, opine sobre as afirmativas a seguir:**

I. Deve-se solicitar a dosagem de PTH e cálcio.
II. O paciente tem um macroprolactinoma e deve ser tratado com cabergolina.
III. O paciente tem um ACNF e deve ser submetido a adenomectomia seletiva por via transesfenoidal.
IV. Deve-se de imediato iniciar tratamento com testosterona.
   a) Todos os itens estão incorretos.
   b) Apenas o item IV está incorreto.
   c) Somente os itens I e III estão corretos.
   d) Somente os itens III e IV estão corretos.
   e) Apenas o item I está correto.

COMENTÁRIOS

O achado de adenoma hipofisário em paciente com diagnóstico prévio de tumor pancreático é suficiente para confirmar o diagnóstico de neoplasia endócrina múltipla tipo 1 (MEN-1), cuja manifestação mais prevalente é o hiperparatireoidismo primário (HPTP), presente em 90% dos casos. No paciente em questão, o HPTP foi descartado pela demonstração de níveis normais de PTH e cálcio (**item I correto**). Níveis de PRL < 100 ng/mℓ praticamente descartam a possibilidade de o paciente ter um macroprolactinoma (**item II incorreto**). Nessa situação, o mais esperado seriam valores > 200 ng/mℓ, exceto na presença de tumores císticos. O paciente tem um ACNF que causa hiperprolactinemia por compressão da haste hipofisária e, em cerca de 80% dos casos, cursa com níveis de PRL < 100 ng/mℓ (entre 100 e 250 ng/mℓ nos 20% restantes). Deve, pois, ser submetido a uma cirurgia transesfenoidal para ressecção desse tumor (**item III correto**).

O hipogonadismo do paciente parece decorrer da compressão do ACNF sobre a haste hipofisária e/ou dos gonadotrofos normais. Ele pode reverter após a retirada do tumor; por isso, a reposição de testosterona não precisaria ser iniciada de imediato (**item IV incorreto**).

✅ Resposta: C

➕ Referências: 47, 54 e 55

CASO #21

Adolescente de 16 anos procurou o endocrinologista com queixas de irregularidades menstruais e galactorreia. Quando questionada, referiu também poliúria e nictúria. Ela se encontrava em uso de risperidona e carbonato de lítio para tratamento de distúrbio bipolar. Ao **exame físico**, IMC de 26,2 kg/m^2 e ausência de galactorreia bilateral à expressão mamilar. A **avaliação hormonal** mostrou:

- LH = 0,34 UI/ℓ (VR: até 12,0)
- FSH = 0,2 UI/ℓ (VR: até 12,0)
- Testosterona = 30,4 ng/dℓ (VR: até 63)
- PRL = 77 ng/mℓ (VR: 1,8 a 29,2)
- TSH = 15,2 mUI/mℓ (VR: 0,4 a 4,5)
- T$_4$ livre = 0,82 ng/dℓ (VR:0,7 a 1,8)
- Anti-TPO = < 10 UI/mℓ (VR: < 35)
- Densidade urinária = 1.003 (VR: 1,005 a 1,030).

A ressonância magnética (RM) de sela túrcica demonstrou aumento difuso da hipófise, que se estendia para a cisterna suprasselar (Figura 9.15).

▶ **Diante destes achados, pode-se afirmar:**

I. Hipofisite linfocítica (HL) é a hipótese diagnóstica mais provável.
II. O uso de carbonato de lítio e risperidona justificaria as queixas da paciente.
III. As alterações à RM seriam provavelmente decorrentes de hiperplasia hipofisária puberal.
IV. A paciente certamente tem um adenoma clinicamente não funcionante.
   a) Somente o item IV está correto.
   b) Apenas os itens II e III estão corretos.
   c) Apenas o item I está correto.
   d) Somente o item III está correto.

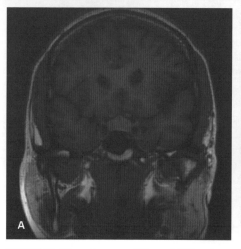 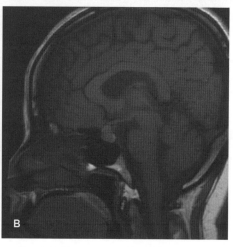

FIGURA 9.15 RM nos planos coronal (**A**) e sagital (**B**) mostra aumento difuso da hipófise que se estende para a cisterna suprasselar.

COMENTÁRIOS

A HL é uma doença autoimune que pode se manifestar por hiperprolactinemia, diabetes insípido (DI), hipopituitarismo e/ou sintomas de efeito de massa. À RM, observam-se aumento simétrico da hipófise, espessamento da haste, imagem pseudotumoral ou sela parcial ou completamente vazia. Raramente, a RM pode ser normal. Portanto, seria uma hipótese diagnóstica a ser considerada para a paciente em questão. No entanto, a maioria dos casos de HL associa-se à gestação, surgindo no fim dela ou logo após o parto. Além disso, o aspecto da hipófise à RM é mais compatível com hiperplasia hipofisária, um achado comum na puberdade, sobretudo no sexo feminino.

Risperidona é um antipsicótico atípico que frequentemente causa hiperprolactinemia, enquanto a terapia com carbonato de lítio pode levar a DI nefrogênico (causa mais comum), hipotireoidismo primário e hiperparatireoidismo primário.

Após a suspensão da risperidona normalizou-se a PRL, enquanto, depois da redução da dose do carbonato de lítio, os níveis de TSH retornaram aos patamares normais e o DI reverteu.

✓ **Resposta: B**

➕ **Referências:** 54 a 57

CASO #22

Paciente, 28 anos, submetida a uma cesariana há 40 dias, queixa-se de cefaleia, poliúria, polidipsia e nictúria que surgiram há aproximadamente 15 dias. Na **avaliação laboratorial** evidenciaram-se:

- Glicemia = 91 mg/dℓ
- PRL = 91 ng/mℓ (VR: 1,2 a 29,9)
- TSH = 3,82 µIU/mℓ (VR: 0,45 a 4,5)
- T_4 livre = 0,91 ng/dℓ (VR: 0,6 a 1,3)
- Anti-TPO = 220 UI/mℓ (VR:< 35).

Posteriormente, dosou-se a copeptina, que se mostrou baixa (0,7 pmol/ℓ [VR: ≤ 14).

RM da sela túrcica mostrou aumento simétrico da hipófise em forma de haltere, com extensão suprasselar, determinando elevação do quiasma óptico. Observou-se realce homogêneo significativo após realce com gadolínio. O tamanho da glândula era de aproximadamente 17,7 × 14,3 × 13,8 mm. A haste hipofisária estava espessada sem desvio. A lesão crescia bilateralmente em direção aos seios cavernosos, e o sinal da cauda dural era visível (Figura 9.16).

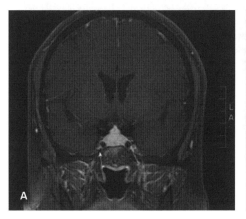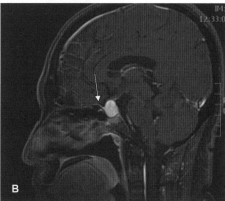

FIGURA 9.16 **A.** RM da sela túrcica (sequência em T1 pós-contraste) mostra aumento simétrico da hipófise em formato triangular com extensão suprasselar, determinando elevação do quiasma óptico. A haste hipofisária estava espessada, sem desvio. **B.** No corte sagital, observa-se também o sinal da cauda dural (*seta*).

▶ **I. Qual o diagnóstico mais provável para justificar o quadro clínico-laboratorial da paciente?**
a) Hipofisite linfocítica.
b) Diabetes insípido (DI) gestacional.
c) Polidipsia psicogênica (PP).
d) Adenoma clinicamente não funcionante.
e) Existem duas opções corretas.

▶ **II. Como deveria a paciente ser inicialmente tratada?**
a) Cirurgia transesfenoidal.
b) Prednisona.
c) Desmopressina.
d) Cabergolina.
e) Existe mais de uma opção correta.

COMENTÁRIOS

Adenomas da hipófise anterior tipicamente não cursam com DI, mesmo quando muito volumosos. A paciente mais provavelmente tem DI secundário a hipofisite linfocítica (HL), a qual, na maioria das vezes, está associada à gestação. De fato, 60 a 70% dos casos surgem no fim da gravidez ou no período pós-parto. Contudo, ela pode ocorrer também na infância, adolescência e após menopausa, bem como no sexo masculino. HL manifesta-se por graus variados de hipopituitarismo, hiperprolactinemia, DI central e/ou sintomas compressivos (cefaleia ou distúrbios visuais). Pacientes com PP habitualmente não apresentam nictúria. Além disso, nessa condição, o sódio sérico encontra-se normal ou baixo devido à ingestão excessiva de líquidos. Elevação do sódio sérico apenas ocorre no DI central ou nefrogênico.

O DI gestacional, ou DI relacionado à gravidez, decorre de exacerbação da depuração metabólica da arginina vasopressina (AVP), devido à produção placentária de transpeptidase, enzima que rapidamente degrada o hormônio, mas não seu análogo sintético, a desmopressina. Por isso, o tratamento é feito exclusivamente com desmopressina. A poliúria geralmente se inicia no terceiro trimestre da gravidez e desaparece espontaneamente após o parto.

A paciente foi inicialmente tratada com prednisona 60 mg/dia, o que resultou em melhora da cefaleia e da função hipofisária, mas, como persistiram a poliúria e a nictúria, bem como os níveis baixos de copeptina, introduziu-se a desmopressina. Na avaliação realizada 3 meses após, persistia o DI, mas a função hipofisária estava normal e havia expressiva redução da massa hipofisária (Figura 9.17) e desaparecimento do sinal da cauda dural, o que reforça o diagnóstico de HL. O citado é mais característico dos meningiomas, mas pode também ocorrer nas hipofisites.

Na maioria dos casos de HL, observa-se resposta satisfatória à corticoterapia oral, porém a pulsoterapia com metilprednisolona pode ser eventualmente necessária. Os casos refratários à corticoterapia podem se beneficiar de outros imunossupressores (azatioprina, rituximabe etc.).

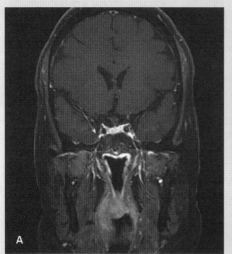 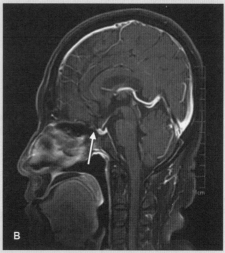

FIGURA 9.17 **A.** Após 3 meses de tratamento com prednisona (60 mg/dia), a RM pós-gadolínio no plano coronal mostra normalização do tamanho hipofisário e não mais envolvimento dos seios cavernosos. **B.** No plano sagital, também se nota o desaparecimento da cauda dural (*seta*).

- **Respostas:** A e B
- **Referências:** 54, 56, 58 a 60

CASO #23

Mulher de 43 anos é trazida a um serviço de emergência com hipotensão (PA = 80/60 mmHg) e coma. Dois anos antes, a paciente se submetera a cirurgia transesfenoidal e radioterapia para tratamento de um adenoma hipofisário clinicamente não funcionante. Como apresentava sintomas sugestivos de hipotireoidismo e função tireoidiana anormal (TSH normal, com níveis baixos de T_4 livre e T_3), um clínico geral prescreveu L-tiroxina (200 µg/dia), 15 dias antes de a paciente se apresentar com o quadro atual. Os **exames laboratoriais** iniciais na emergência mostraram valores baixos de glicemia (55 mg/dℓ) e sódio (120 mEq/ℓ), estando normais o hemograma, a função renal e o potássio.

Capítulo 9 • Distúrbios Endócrinos Variados   515

▶ **Qual é a terapia mais apropriada para essa paciente?**

a) Metimazol, 100 mg por sonda nasogástrica, seguido por solução saturada de iodeto de potássio, 10 gotas a cada 8 horas.

b) Hidrocortisona, 50 mg por via intravenosa (IV) a cada 6 horas, associada a quantidades adequadas de solução fisiológica (SF) a 0,9%.

c) 50 mℓ de glicose a 50% IV.

d) L-tiroxina, 300 µg IV.

e) L-tiroxina, 300 µg IV + hidrocortisona IV.

COMENTÁRIOS

Insuficiência adrenal (IA) aguda deve sempre ser suspeitada em qualquer paciente que se apresente com náuseas, vômitos, hipotensão e/ou coma pouco tempo após a introdução da terapia com L-tiroxina. No caso em questão, a paciente tinha hipopituitarismo secundário a cirurgia e radioterapia hipofisárias, e seria necessário que se tivesse iniciado um glicocorticoide (p. ex., prednisona) juntamente com a L-tiroxina. Além disso, a dose prescrita de L-tiroxina foi muito alta (200 µg/dia, em vez dos habituais 50 a 100 µg/dia). A paciente foi tratada com 50 mg de hidrocortisona IV a cada 6 h por 48 h e dentro de uma hora recuperou a consciência, e os níveis pressóricos normalizaram.

✔ Resposta: B

➕ Referências: 61 e 62

▶ **Ainda em relação ao Caso #23, qual ocorrência <u>não</u> seria esperada após a introdução da corticoterapia diária com prednisona?**

a) Normalização da cortisolemia.

b) Bom controle dos eletrólitos, glicemia e pressão arterial.

c) Surgimento de poliúria e nictúria.

d) Bem-estar geral.

e) Há mais de uma alternativa correta.

COMENTÁRIOS

Os glicocorticoides habitualmente não são reconhecidos pelos ensaios de cortisol, exceto a hidrocortisona. Portanto, mesmo que o paciente tome uma dose adequada de prednisona, prednisolona ou dexametasona, os níveis séricos de cortisol permanecerão baixos. Já a dose adequada possibilita controle de PA, glicemia e eletrólitos, além de causar bem-estar. Por outro lado, após a introdução da corticoterapia, pacientes que sofreram lesão traumática da hipófise (p. ex., após TCE ou cirurgia) podem desenvolver diabetes insípido (DI), já que a deficiência de glicocorticoide mascara o DI por reduzir o *clearance* de água livre. Portanto, as alternativas "**a**" e "**c**" estão corretas.

✔ Resposta: E

➕ Referências: 61 e 63

CASO #24

Homem de 20 anos, lavrador, procurou o serviço com queixas de mamas grandes e pênis pequeno. Referia que, a partir dos 13 anos, notou crescimento acentuado de mamas

516 Endocrinologia: Casos Clínicos Comentados

associado a pequeno desenvolvimento peniano. Identidade social masculina. Ao **exame físico** apresentava:

- Distribuição de gordura no padrão tipicamente feminino, com mamas Tanner 5
- Presença de pelo terminal em buço, mento e face +++/4+
- Genitália externa ambígua com fusão labioescrotal incompleta
- Hipertrofia de falo, hipospadia perineal, gônada esquerda palpável em posição labioescrotal, consistência elástica com 2 cm de diâmetro, gônada direita impalpável, pelo pubiano Tanner 5.

Os **exames laboratoriais** revelavam:

- Testosterona total = 58 ng/dℓ
- Testosterona livre = 8,7 ng/mℓ
- LH = 8,2 U/ℓ
- FSH = 6,4 U/ℓ
- PRL = 22 ng/mℓ
- 17OHP = 3,37 ng/mℓ
- Estradiol = 91 pg/mℓ.

O cariótipo foi 46,XX.

A ultrassonografia pélvica revelou: testículo direito ectópico, medindo 1,9 × 1,3 cm, intraperitoneal, à direita da bexiga; próstata de topografia, dimensões e textura normais; vesículas seminais normais.

A gônada intra-abdominal foi retirada, e o histopatológico mostrou tratar-se de um ovotéstis.

▷ **Qual é o diagnóstico mais provável?**

a) Deficiência da 5-alfarredutase.
b) Deficiência da 21-hidroxilase (CYP21).
c) Hermafroditismo verdadeiro.
d) Disgenesia gonadal pura 46,XX.
e) Síndrome de insensibilidade androgênica completa.

COMENTÁRIOS

O paciente, desde o início, teve forte identificação com o sexo masculino, tanto que suas queixas eram exatamente o aparecimento e crescimento inapropriado das mamas e a falta de desenvolvimento peniano. Sem considerarmos o exame da genitália, o paciente tinha distribuição de gordura nos quadris que, junto com as mamas Tanner 5, lhe conferiam um *habitus* feminino típico. A presença dos pelos na face, entretanto, lembrava a exposição androgênica. O exame da genitália com o achado de ambiguidade genital e presença de gônada palpável sugeria pseudo-hermafroditismo masculino. Surpreendentemente o paciente apresentou cariótipo 46,XX e, posteriormente, o achado de um ovotéstis na gônada intra-abdominal, selando o diagnóstico de hermafroditismo verdadeiro (anomalia da diferenciação sexual ovotesticular). O paciente foi submetido a mamoplastia redutora bilateral, a uma ortofaloplastia e à reposição androgênica.

Pacientes com síndrome de insensibilidade androgênica completa têm identidade psicossocial feminina, fenótipo feminino com mamas bem desenvolvidas, vagina em fundo cego, escassez de pelos pubianos e axilares, ausência de pelos faciais e cariótipo XY.

✅ Resposta: C

➕ Referência: 64

CASO #25

Mulher de 40 anos foi atendida 4 vezes, nos últimos 2 meses, em serviços de emergência devido a episódios de cólicas nefréticas. A ultrassonografia revelou cálculos renais bilaterais. Duas irmãs suas também apresentam nefrolitíase. A paciente faz uso de cabergolina há 2 anos (no momento, 1 mg/semana) para tratamento de um macroprolactinoma, descoberto na investigação de amenorreia secundária. Ela está tomando losartana (100 mg/dia) e anlodipino (10 mg/dia) para tratamento de hipertensão. A paciente vem menstruando normalmente e nega anormalidades no ritmo intestinal. Ao **exame físico**, nada digno de nota, além de IMC de 27,2 kg/m^2 e PA de 140/90 mmHg.

Os **exames laboratoriais** mais recentes mostraram:

- Glicemia = 99mg/dℓ
- Função tireoidiana e creatinina normais
- PRL = 15,2 ng/mℓ (VR: 2,8 a 29,2)
- Potássio = 3,3 mEq/ℓ (VR: 3,5 a 5,1)
- Cálcio sérico = 9,9 e 10,1 mg/dℓ (VR: 8,6 a 10,2)
- PTH = 109 e 127 pg/mℓ (VR: 10 a 65)
- 25(OH)-vitamina D = 26,2 ng/mℓ (VR: 20 a 60).

A ressonância magnética (RM) hipofisária mostrou sela vazia. A cintilografia paratireoidiana com sestamibi foi normal.

Solicitou-se tomografia computadorizada (TC) de abdome que confirmou nefrolitíase bilateral e massa adrenal de 2,2 cm na adrenal esquerda, com características indicativas de adenoma. Pâncreas sem anormalidades.

▶ Baseando-se nestes dados, pode-se afirmar:

I. A paciente tem neoplasia endócrina múltipla tipo 1 (MEN-1), que inclui tumores hipofisários, hiperparatireoidismo primário (HPTP) e tumores pancreáticos.

II. O adenoma adrenal representa um incidentaloma, sem associação com a nefrolitíase e o prolactinoma.

III. A paciente não tem MEN-1, já que a TC não identificou nenhuma lesão pancreática.

IV. A paciente não tem HPTP, visto que o cálcio sérico se encontra normal.

    a) Todos os itens estão incorretos.

    b) Apenas os itens III e IV estão corretos.

    c) Apenas os itens I e II estão corretos.

    d) Apenas o item I está correto.

    e) Existe somente um item incorreto.

COMENTÁRIOS

O achado de níveis normais de cálcio e elevação do PTH, na ausência de condições que sabidamente aumentam o PTH (insuficiência renal crônica, síndromes de má absorção, deficiência de vitamina e uso de medicações como carbonato de lítio, tiazídicos, denosumabe, inibidores do SGLT2 etc.), confirmam o diagnóstico de HPTP normocalcêmico, mesmo que a cintilografia seja normal. A concomitância de tumor hipofisário (funcionante ou não) e HPTP em um mesmo paciente aponta para o diagnóstico de MEN-1. Para a confirmação dessa síndrome basta que pelo menos dois de seus componentes estejam presentes.

Anormalidades nas glândulas adrenais podem ser detectadas em 20 a 73% dos pacientes com MEN-1, dependendo da modalidade de imagem usada para o diagnóstico. Na maioria das vezes, são pequenas lesões não funcionantes diversas, como adenomas adrenocorticais (que podem ser múltiplos), hiperplasia, cistos ou, menos frequentemente, carcinomas. Em um estudo francês multicêntrico (Gatta-Cherifi et al., 2012) envolvendo 715 pacientes com MEN-1, aumento adrenal foi detectado em 146 pacientes (20,4%). Tumores adrenais > 1 cm foram encontrados em 72 pacientes (58%), dos quais 11 (15,3%) tinham hipersecreção hormonal: sete casos de hiperaldosteronismo primário e quatro de síndrome de Cushing ACTH-independente.

No caso em questão, o diagnóstico final foi MEN-1 associada a adenoma produtor de aldosterona, o qual era o determinante da HAS e da hipocalemia.

Resposta: D

Referências: 3, 5, 65 e 66

CASO #26

Menino, 12 anos e 3 meses, encaminhado para avaliar crescimento exagerado. Genitora nega doenças prévias, exceto ser portador de miopia desde os 3 anos; laudo oftalmológico relata ter ectopia *lentis*. Refere também que o menor vem fazendo fisioterapia há cerca de 1 ano por problema na postura. Relata não haver nenhum familiar com estatura alta.

Ao **exame físico**:

- Peso = 46 kg (percentil 25, gráfico crescimento infantil NCHS)
- Altura = 166 cm (percentil 97, gráfico crescimento infantil NCHS)
- Idade estatural = 14 anos e 2 meses
- Envergadura = 173 cm; índice vértice-chão = 163 cm
- Estadiamento puberal de Tanner = G3P2
- Escoliose em coluna (com desvio de 25° na radiografia)
- Tórax com *pectus excavatum* (Figura 9.18A)
- ACV: RCR em 2T, bulhas hiperfonéticas sem sopros audíveis, FC de 96 bpm
- Dedos das mãos finos e longos (aracnodactilia) (Figura 9.18B). Hipermobilidade em articulações de dedos, mãos e punhos
- Idade óssea a partir de raios X de mão-punho esquerdos = 13 anos e 10 meses.

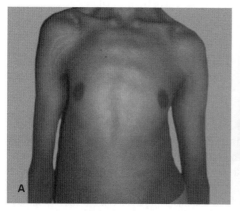
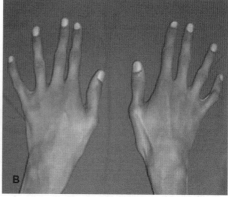

FIGURA 9.18 Fotos do paciente. Notar o *pectus excavatum* (**A**) e a aracnodactilia, caracterizada por dedos longos e finos (**B**).

> Sobre o caso, avalie as assertivas a seguir e escolha a alternativa <u>correta</u>:

I. A principal suspeita é síndrome de Marfan, porém é necessário o ecocardiograma para conclusão diagnóstica.

II. O paciente tem pelo menos um critério maior e três menores para o diagnóstico de síndrome de Marfan.

III. Hipercalcemia, hiperfosfatasia e hipocalciúria são achados sugestivos da doença acima.

IV. Aneurisma e dissecção aórtica são as principais causas de mortalidade, reduzindo a expectativa de vida desses pacientes para, no máximo, cinco décadas de vida.

    a) Somente uma das afirmações está correta.

    b) Os itens I, II e IV estão corretos.

    c) Os itens I e II estão corretos.

    d) Os itens II e IV estão corretos.

COMENTÁRIOS

A síndrome de Marfan (SM) é um distúrbio autossômico dominante que afeta o tecido conectivo, sendo causado por mutações no *FBN1*, gene codificador da fibrilina-1, a qual compõe a estrutura da matriz extracelular. Mais de 25% dessas mutações são do tipo *de novo*. O teste genético para pesquisa da mutação do *FBN1* não é obrigatório. Os critérios maiores para SM são *dilatação ou aneurisma da raiz da aorta, dissecção aórtica, crescimento desproporcional dos ossos longos* e *ectopia lentis*, porém o diagnóstico deve ser confirmado pelos critérios de Ghent II:

Achados sistêmicos excluindo-se doença aórtica, ectopia *lentis* e história familiar:

- Sinal do punho e do polegar (3 pontos)
- Sinal do punho ou do polegar (1 ponto)
- Deformidade do tórax: *pectus carinatum* ou *pectus excavatum* (2 pontos)
- Deformidade posterior em pés (2 pontos)
- Pneumotórax (2 pontos)
- Ectasia dural (2 pontos)
- Protrusão de acetábulo (2 pontos)
- Segmento superior reduzido ou segmento inferior e envergadura aumentados para o índice vértice-chão (1 ponto)
- Redução da amplitude de extensão do cotovelo (1 ponto)
- Caracteres faciais: dolicocefalia, enoftalmia, ptose fenda palpebral, hipoplasia malar, retrognatia (1 ponto se 3 a 5 presentes)
- Estrias em pele (exceto relacionadas a gravidez ou obesidade) (1 ponto)
- Miopia > 3 dioptrias (1 ponto)
- Prolapso de valva mitral (1 ponto).

Esse escore total é usado nos critérios diagnósticos seguintes:

Requisitos para o diagnóstico de síndrome de Marfan:

- Dilatação da raiz aórtica e ectopia *lentis*
- Dilatação da raiz aórtica e mutação no *FBN1*
- Dilatação da raiz aórtica e pontos dos critérios acima ≥ 7
- Ectopia *lentis* com mutação no *FBN1* causadora de dilatação da aorta ascendente
- História familiar de SM e ectopia *lentis*
- História familiar de SM e pontos dos critérios acima mencionados ≥ 7
- História familiar de SM e dilatação da raiz de aorta.

Não há necessidade de exames laboratoriais para o diagnóstico. As complicações cardiovasculares são responsáveis por 90% dos óbitos. Os avanços no diagnóstico e intervenção precoces, sobretudo a cirurgia cardíaca, fizeram a expectativa de vida aumentar de cerca de 46 anos no passado para aproximadamente 70 anos de vida.

520 Endocrinologia: Casos Clínicos Comentados

✅ **Resposta:** C

➕ **Referências:** 67 e 68

CASO #27

Homem, caucasiano, 50 anos, foi encaminhado ao endocrinologista com queixa de episódios súbitos de sudorese fria associada a taquicardia e rebaixamento do nível de consciência nos últimos 4 meses, sintomas que melhoravam após a ingestão de carboidratos simples. Tais episódios aconteciam mais frequentemente em jejum, principalmente de madrugada. Sua família foi aconselhada a aferir a glicemia capilar em momentos de crise. Foram constatadas hipoglicemias graves, algumas delas < 40 mg/dℓ. Não havia história de diabetes melito nem do uso de medicamentos hipoglicemiantes.

O paciente foi hospitalizado e submetido ao teste do jejum prolongado quando, após 10 horas, apresentou: glicemia = 42 mg/dℓ; insulina = 1,3 mUI/mℓ; proinsulina = 1,6 pmol/ℓ; peptídio C = 0,1 ng/mℓ; beta-hidroxibutirato = 0,9 mmol/ℓ; cortisol = 25 µg/dℓ.

▶ **Qual é o diagnóstico mais provável ?**

a) Insuficiência adrenal.
b) Hipoglicemia autoimune.
c) Insulinoma.
d) Nesidioblastose.
e) Tumor produtor de IGF-2.

COMENTÁRIOS

O teste do jejum prolongado não demonstrou hiperinsulinismo (insulina ≥ 3,0 mcU/mℓ diante de hipoglicemia), descartando as opções "**c**" e "**d**", nem hipocortisolismo (cortisol sérico < 15 µg/dℓ na presença de hipoglicemia), excluindo a opção "**a**". Hipoglicemia autoimune é um distúrbio bastante raro, relatado inicialmente entre japoneses e coreanos. Entre adultos japoneses, representa a terceira causa mais frequente de hipoglicemia. Já em caucasianos, é bem mais rara. Existem dois tipos de hipoglicemia autoimune. Uma delas é a *síndrome autoimune da insulina* (IAS), caracterizada por hipoglicemia hiperinsulinêmica, títulos elevados de autoanticorpos contra a insulina (IAA), sem exposição prévia à insulina exógena nem anormalidades patológicas das ilhotas pancreáticas. Essa condição é também conhecida como "doença de Hirata". O outro tipo é a *síndrome de resistência à insulina tipo B* (TBIRS), um distúrbio autoimune raro que resulta em ampla gama de anormalidades na homeostase da glicose – desde hipoglicemia até hiperglicemia extremamente resistente à insulina – causada pela presença de autoanticorpos contra o receptor de insulina (IRAb). Em cerca de 50% dos casos de IAS, os pacientes fazem uso de medicações, destacando-se aquelas com o grupo sulfidrila, sobretudo o metimazol. No nosso paciente, não há uso dessas medicações nem autoanticorpos anti-insulina ou níveis elevados de insulina (geralmente > 100 mcU/mℓ). Assim, essa hipótese diagnóstica fica eliminada.

Hipoglicemia pode ser também uma manifestação paraneoplásica de tumores não secretores de insulina. Tais tumores são habitualmente volumosos, excedendo 10 cm na maioria dos casos. O mecanismo principal da hipoglicemia é a secreção por tumores epiteliais ou mesenquimais do fator de crescimento semelhante à insulina 2 (IGF-2), sobretudo do pró-IGF-2 (ou *Big* IGF-2). Este último é uma molécula de IGF-2 incompletamente processada. IGF-2 e pró-IGF-2 têm capacidade de ativar o receptor da insulina e causar hipoglicemia. Consumo excessivo de glicose pelo tumor também contribui para a hipoglicemia. Os principais tumores envolvidos são carcinoides brônquicos, carcinoma de células escamosas do colo do útero, neurofibrossarcoma, schwannoma, paraganglioma, carcinoma de pequenas células do colo do útero e tumores estromais gastrintestinais. Caracteristicamente, observam-se níveis baixos de insulina (< 3 mcU/mℓ), peptídio C < 0,2 nmol/ℓ e proinsulina (< 5 pmol/ℓ). No caso do nosso paciente, a avaliação radiológica mostrou volumosa massa na região pélvica (17 cm no maior diâmetro) que revelou ser um tumor fibroso solitário (Figura 9.19).

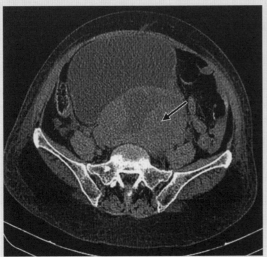
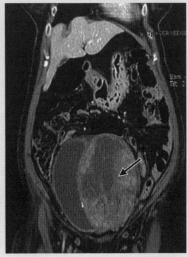

FIGURA 9.19 Imagem de TC contrastada mostrando grande massa pélvica, medindo 17 cm no maior diâmetro, heterogênea, bem delimitada, com áreas císticas, que desviava a bexiga (*setas*).

✅ Resposta: E
➕ Referências: 1, 2, 69 e 70

CASO #28

J.P.M., sexo feminino, 33 anos, casada, tem duas irmãs adultas e dois filhos (10 e 12 anos). Há 4 anos, durante a investigação de amenorreia, foi diagnosticado um microprolactinoma, efetivamente tratado com cabergolina durante 2 anos. Doze meses após a suspensão da cabergolina, a paciente foi atendida em serviço de emergência com queixa de dor abdominal aguda e, na ocasião, foi detectada hipertensão arterial desconhecida previamente. A TC sem contraste mostrou massa de 1,6 × 1,2 cm na adrenal direita com 8 HU. Também foram visualizados dois pequenos cálculos no rim esquerdo que, posteriormente, foram expelidos espontaneamente.

A mais recente **avaliação laboratorial** revelou:

- Glicemia = 106 mg/dℓ
- Creatinina = 1,1 mg/dℓ (VR: 0,7 a 1,1)
- Cálcio = 10,9 mg/dℓ (VR: 8,6 a 10,2)
- Cálcio ionizado = 2,2 mmol/ℓ (VR: 1,11 a 1,40)
- PTH = 240 pg/mℓ (VR: 10 a 65)
- CAP = 43 ng/dℓ (VR: 1,8 a 23,2)
- APR = 0,4 ng/mℓ/h (VR: 0,3 a 5,8)
- Relação CAP/ARP 107,5
- Sódio = 140 mEq/ℓ (VR: 135 a 145)
- Potássio = 3,2 mEq/ℓ (VR: 3,5 a 5,5 mEq/ℓ)
- Metanefrinas plasmáticas = normais
- Cortisol sérico pós-supressão noturna com 1 mg de dexametasona = 1,3 µg/dℓ (VR: ≤ 1,8).

A ultrassonografia cervical mostrou dois pequenos adenomas paratireóideos. Hipercaptação tardia do radioisótopo foi verificada na cintilografia com sestamibi. A paciente foi submetida a adrenalectomia esquerda e à retirada dos dois adenomas paratireóideos, o que propiciou reversão da hipertensão, bem como normalização bioquímica e hormonal.

522 Endocrinologia: Casos Clínicos Comentados

▶ I. Qual o diagnóstico mais provável?

a) Neoplasia endócrina múltipla tipo 1 (MEN-1).
b) MEN-2A.
c) MEN-4.
d) Associação 3 Ps (3 PAs).
e) Complexo de Carney.

▶ II. Sobre o seguimento da paciente e de seus familiares, é <u>correto</u> afirmar:

a) A paciente em questão deve ser submetida à pesquisa de mutação no gene *MEN-1*, como também suas irmãs e seus filhos.
b) Suas irmãs e seus filhos deveriam ser submetidos a dosagens periódicas de gastrina, cálcio sérico, PTH e prolactina.
c) Após a confirmação diagnóstica, a paciente deveria ser submetida a uma TC ou RM torácicas, a cada 1 a 2 anos, no rastreamento para carcinoides brônquicos ou tímicos.
d) Somente a alternativa **"b"** é incorreta.
e) As alternativas **"a"**, **"b"** e **"c"** estão corretas

COMENTÁRIOS

Neoplasias endócrinas múltiplas (MEN) são doenças hereditárias raras, cujas penetrância e apresentação clínica inicial ocorrem geralmente em indivíduos até a quarta década de vida. Elas estão associadas à presença de mutações em diferentes genes, conforme seu subtipo (gene *MEN1* na MEN-1 e *RET* na MEN-2), que predispõem os indivíduos a uma série de alterações endócrinas e não endócrinas. Entre os tipos descritos podemos citar as apresentações clínicas mais importantes:

- MEN-1: mnemônico 3 Ps (pâncreas, paratireoide e pituitária [hipófise]) cursando com hiperparatireoidismo primário, tumores neuroendócrinos gastroenteropancreáticos (não secretores, insulinomas, gastrinomas) e adenoma de hipófise (como prolactinoma), colagenomas, angiofibromas
- MEN-2:
  - MEN-2A: carcinoma medular de tireoide, feocromocitoma e hiperparatireoidismo
  - MEN-2B: neuromas mucosos e ganglioneuromatose intestinal, carcinoma medular de tireoide, hábito marfanoide e feocromocitoma
- MEN-4: associação de tumores hipofisários não secretores, hiperparatireoidismo, tumores do duodeno e pâncreas, meningiomas
- Complexo de Carney: mixomas cardíacos, cutâneos, mamários, adenoma hipofisário produtor de GH.

O caso clínico descrito, bem como as alterações laboratoriais citadas, remetem à MEN-1. Os adenomas hipofisários (AH) podem ser a manifestação inicial da síndrome em até 25% dos casos. Na maioria das séries, cerca de 60% dos AH associados à MEN-1 secretam prolactina (PRL), seguidos pelos adenomas clinicamente não funcionantes (15%). Adenomas secretores de GH, ACTH e TSH podem também ocorrer, em ordem decrescente de frequência. Ademais, hiperparatireoidismo (HPT) é uma doença endócrina comum, porém sua ocorrência em indivíduos abaixo de 40 anos e a presença de lesões múltiplas devem alertar para a possibilidade de causas genéticas. Classicamente, por sua elevada frequência e surgimento precoce, o HPT é a manifestação clínica inicial da MEN-1 em cerca de 85% dos casos. Adenomas adrenais também são frequentes em casos de MEN-1, sendo na maioria das vezes não funcionantes (adenoma ou hiperplasia adrenocortical). Tumores secretores de aldosterona e feocromocitoma foram raramente descritos.

Diante da suspeita clínica de MEN-1, deve ser pesquisada a presença de mutação no gene *MEN1*, nas seguintes situações: (1) pacientes com dois ou mais tumores endócrinos associados à MEN-1; (2) parentes de 1º grau assintomáticos de um caso confirmado ou sintomáticos com manifestação de tumores associados (para excluir fenocópias) e (3) pacientes com manifestação clínica suspeita ou atípica (indivíduos com adenoma de paratireoide antes dos

Capítulo 9 • Distúrbios Endócrinos Variados

30 anos, doença de paratireoide múltipla, gastrinoma ou múltiplos tumores de pâncreas em qualquer idade, presença de dois tumores associados à síndrome que não fazem parte da tríade clássica, como tumor neuroendócrino gástrico e tumor adrenal). O acompanhamento a longo prazo deve ser feito por meio de *screening* de imagem TC e/ou RM para outros tumores, conforme recomendação das diretrizes.

O gene *MEN1* é um gene supressor tumoral e está localizado na região cromossômica 11q13. Mais de 500 mutações inativadoras já foram descritas nesse gene.

● **Respostas:** A e E

⊕ **Referências:** 1, 2, 69 e 70

CASO #29

Em mulher de 49 anos, com história de 6 meses de rouquidão, a ultrassonografia de tireoide mostrou bócio multinodular com nódulo predominante de 2 cm, que era hipoecogênico, heterogêneo, moderadamente vascularizado e tinha microcalcificações. O nódulo foi puncionado e a citologia obteve a categoria VI do sistema de Bethesda, sugestiva de carcinoma medular de tireoide (CMT).

I. Qual seria o próximo exame a solicitar?

a) Cálcio e fósforo.
b) Tireoglobulina.
c) Calcitonina sérica.
d) Radiografía de tórax.

II. Qual outro exame deveria ser solicitado antes da cirurgia?

a) Tomografia axial computadorizada do cérebro.
b) Pesquisa de mutações germinativas no proto-oncogene *RET*.
c) Metanefrinas urinárias ou plasmáticas.
d) Procalcitonina.

COMENTÁRIOS

O CMT representa menos de 5% das neoplasias tireoidianas. Sua origem está nas células parafoliculares neuroendócrinas. O neuropeptídio calcitonina (CTN), derivado dessas células, e o antígeno carcinoembrionário (CEA) constituem biomarcadores diagnósticos, prognósticos e preditivos devido à sua relação direta com a massa de células tumorais.

Aproximadamente 25% das CMT ocorrem como síndrome tumoral hereditária, neoplasia endócrina múltipla (MEN)-2A (CMT, feocromocitoma [FEO] e hiperparatireoidismo primário [HPTP]) e MEN-2B (CMT, feocromocitoma [FEO], neuromas mucosos e hábito marfanoide); os 75% restantes ocorrem esporadicamente. Os CMT hereditários estão associados a alterações genômicas do proto-oncogene *RET* e são herdados de forma autossômica dominante. Foi demonstrado que até 60% dos casos da forma esporádica apresentam mutações somáticas do *RET*. Um teste negativo exclui a mutação do *RET*; portanto, não é necessário estudo mais aprofundado na pesquisa de FEO e/ou do HPTP. Se, por outro lado, o estudo confirmar a mutação, a presença de FEO deve ser descartada pela dosagem de metanefrinas plasmáticas ou urinárias (amostra de 24 h), ao passo que a presença do HPTP deve ser avaliada por meio da dosagem de PTH e cálcio séricos.

● **Respostas:** C e B

⊕ **Referências:** 71 e 72

CASO #30

Em uma mulher de 32 anos detectou-se à palpação um nódulo no lobo direito da tireoide. A ultrassonografia (USG) mostrou nódulo marcadamente hipoecoico com 2 cm (TI-RADS-4). A citologia obtida pela PAAF foi da categoria VI de Bethesda, compatível com carcinoma medular de tireoide (CMT). Solicitou-se a dosagem da calcitonina (CTN) plasmática pré-operatória, cujo resultado foi de 541 pg/mℓ (VR: até 9,8 pg/mℓ).

▶ **I. De acordo com as diretrizes de 2015 da American Thyroid Association (ATA), que exame(s) deveria(m) ser solicitado(s) antes da cirurgia?**

a) ^{18}F-FDG PET/CT.
b) ^{68}Ga-DOTATATE PET/CT.
c) TC de tórax, RM hepática e cintilografia óssea ou RM de coluna.
d) ^{18}F-DOPA PET/CT.

▶ **II. Qual a conduta proposta de acordo com as diretrizes da ATA?**

a) Tireoidectomia total.
b) Tireoidectomia total com dissecção central e ipsilateral.
c) Tireoidectomia total com dissecção central e do compartimento laterocervical (ipsilateral e contralateral).
d) Tireoidectomia total com dissecção central.

▶ **III. De acordo com as recomendações mais recentes, qual a melhor opção de exame de imagem em pacientes com CMT persistente ou recorrente após a cirurgia?**

a) ^{18}F-FDG PET/CT.
b) ^{68}Ga-DOTATATE PET/CT.
c) TC de tórax, RM hepática e cintilografia óssea ou RM de coluna.
d) ^{18}F-DOPA PET/CT.

COMENTÁRIOS

I. Níveis de calcitonina (CTN) > 500 pg/mℓ são altamente sugestivos de metástases a distância. Nessa situação, as diretrizes de 2015 da ATA sugerem a realização dos seguintes exames de imagem: TC de pescoço e tórax com contraste, RM de fígado ou TC de abdome com contraste trifásico, bem como RM do esqueleto axial ou cintilografia óssea.

II. A cirurgia é o procedimento de escolha no tratamento do CMT esporádico ou hereditário, bem como nos tumores associados à MEN-2A ou à MEN-2B. A possibilidade de cura do CMT dependerá do estágio clínico no momento do diagnóstico e da ressecção completa do tumor. Se o diagnóstico for feito antes da cirurgia, o tratamento cirúrgico é tireoidectomia total mais dissecção central. A extensão da cirurgia dependerá da presença de adenopatias e dos níveis de CTN:

- Se a CTN for > 20 pg/mℓ, pode-se considerar dissecção do compartimento laterocervical ipsilateral
- Se a CTN for > 200 pg/mℓ, pode-se considerar dissecção do compartimento laterocervical ipsilateral e contralateral
- Se a CTN for > 500 pg/mℓ, a possibilidade de cura bioquímica após a cirurgia é geralmente baixa, e exames de imagem devem ser feitos à procura de metástase a distância.

III. Vários estudos recentes confirmaram que, entre exames de imagem que utilizam radiofármacos, a ^{18}F-DOPA PET/CT tem o mais alto desempenho diagnóstico na detecção de CMT persistente ou recorrente. A capacidade desse exame em detectar o CMT aumenta proporcionalmente à magnitude da elevação dos níveis de calcitonina no contexto da doença inicial e da doença recorrente. De fato, demonstrou-se desempenho significativamente maior quando a CTN excedia 150 pg/mℓ.

As diretrizes de 2020 da European Association of Nuclear Medicine (EANM) recomendam o uso da ^{18}F-DOPA PET/CT diante de CMT persistente/recorrente após a cirurgia (Giovanella et al., 2020). Tal abordagem foi referendada por recente editorial da revista *Thyroid*, no qual recomenda-se a utilização desse exame funcional em pacientes com calcitonina > 150 pg/mℓ após a terapia inicial para o CMT (Castinetti e Taïeb, 2021).

✔ **Respostas: C; C; D**

✚ **Referências: 71 a 74**

CASO #31

Homem, 37 anos, foi encaminhado ao endocrinologista por apresentar episódios de hipoglicemia frequentes nos últimos 5 meses. Negou etilismo, uso de qualquer medicação ou consumo de drogas ilícitas. Foi internado para realização de teste de jejum de 72 h. Apresentou quadro sugestivo de hipoglicemia após 8 horas e os **exames laboratoriais** colhidos mostraram:

- Glicemia = 43 mg/dℓ
- Insulina = 17,2 mU/ℓ (VR: 2 a 13)
- Peptídio C = 1,9 ng/mℓ (VR: 1,1 a 4,4)
- Proinsulina = 9,1 pmol/ℓ (VR: 0,5 a 3,5)
- Anticorpo anti-insulina negativo
- Sulfonilureia plasmática negativa
- Funções tireoidiana, renal e hepática normais
- GH e cortisol sérico normais.

▷ **Diante dos exames laboratoriais citados, avalie os itens a seguir e opine:**

I. As hipoglicemias do paciente provavelmente são decorrentes de um insulinoma, mas nesidioblastose seria uma possível causa adicional.
II. O quadro pode estar relacionado com neoplasia endócrina múltipla tipo 2 (MEN-2).
III. A tomografia computadorizada e a ressonância magnética têm limitada eficácia na visualização dos insulinomas. Em contraste, uma ultrassonografia pancreática endoscópica normal tornaria pouco provável o diagnóstico de insulinoma.
IV. Para o tratamento, diazóxido, hidroclorotiazida, verapamil ou pasireotida podem ser considerados.
   a) Há somente um item correto.
   b) Apenas os itens I e IV estão corretos.
   c) Os itens II, III, e IV estão corretos.
   d) Somente os itens I e III estão corretos.

COMENTÁRIOS

Os achados laboratoriais do paciente são indicativos de hipoglicemia hiperinsulinêmica (HH), ou seja, insulina ≥ 3,0 mU/ℓ, peptídio C ≥ 0,2 ng/mℓ e proinsulina ≥ 5 pmol/ℓ, na presença de glicemia < 54 mg/dℓ.

Em pacientes que não façam uso de insulina ou sulfonilureias, os insulinomas representam a etiologia mais importante de HH. Embora raros, com incidência estimada em 1:250 mil (caso:pessoas/ano), eles representam uma causa curável de hipoglicemia potencialmente fatal. Em cerca de 98% dos casos, o tumor situa-se no pâncreas. A nesidioblastose, caracterizada por hipertrofia das ilhotas pancreáticas, às vezes com hiperplasia, clínica e laboratorialmente assemelha-se ao insulinoma. Em geral surge na infância, sendo bem rara sua ocorrência em adultos (0,5 a 5% dos casos de hiperinsulinemia orgânica) (**item I correto**).

Em geral, os insulinomas são esporádicos, mas 4 a 6% dos casos são observados em pacientes com a neoplasia endócrina múltipla tipo 1 (MEN-1), não com a MEN-2 (**item II incorreto**).

Uma vez realizado o diagnóstico de insulinoma, a segunda etapa consiste em identificar a localização do tumor para que seja possível sua ressecção. O pequeno tamanho habitual dos insulinomas (75% medem < 2 cm) pode dificultar sua visualização pelos exames de imagem. Os procedimentos convencionais (não invasivos) têm sensibilidade limitada: ultrassonografia (USG) abdominal, 13 a 67%; TC, 44 a 74%; RM, 56 a 90%. Resultados melhores foram relatados com a TC de multifase com contraste e cortes finos (sensibilidade de 83 a 94%). Também mais recentemente, passou-se a dispor da USG com contraste de microbolhas (sensibilidade de 89%) e da USG pancreática endoscópica (UPE), a qual tem sido considerada a ferramenta diagnóstica mais precisa, visto que fornece informações sobre os linfonodos adjacentes e dispõe de excelente capacidade para detecção de lesões da cabeça e do corpo do pâncreas, com sensibilidade de até 95 e 98%, respectivamente. Permite também realizar biópsia ou punção aspirativa por agulha fina do tumor. Suas principais limitações incluem: ser operador-dependente, ser invasiva e frequentemente mostrar-se pouco efetiva na detecção de tumores na cauda do pâncreas (sensibilidade em torno de 50%) (**item III incorreto**). Acurácia diagnóstica maior (de até 100%) para os insulinomas é obtida quando se combina a UPE com a TC multifase ou, preferencialmente, a RM.

No paciente em questão, a UPE visualizou tumor na cabeça do pâncreas, com 1,9 cm no seu maior diâmetro. Esse achado foi ratificado pela TC multifase e pela ^{68}Ga-DOTATATE PET/CT (Figura 9.20).

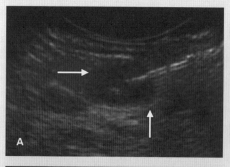
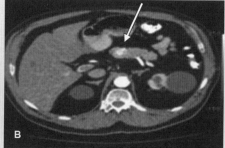
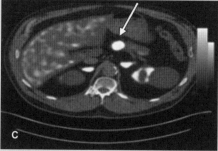

FIGURA 9.20 Ultrassonografia pancreática endoscópica (UPE) visualizou tumor na cabeça do pâncreas, com 1,9 cm no seu maior diâmetro (**A**). Esse achado foi ratificado pela TC multifase (**B**) e pela ^{68}Ga-DOTATATE PET/CT (**C**) (*setas*).

A cirurgia é o tratamento de escolha para os insulinomas. A farmacoterapia é indicada para os pacientes com nesidioblastose e para aqueles com insulinoma quando a cirurgia for recusada pelo paciente ou malsucedida, ou diante de eventual contraindicação cirúrgica. Entre as opções farmacológicas incluem-se: diazóxido, hidroclorotiazida, antagonistas dos canais de cálcio e análogos da somatostatina. Entre estes últimos, a pasireotida seria mais eficaz, já que frequentemente causa hiperglicemia, por inibir a secreção de insulina e do GLP-1 (**item IV correto**).

Capítulo 9 • Distúrbios Endócrinos Variados **527**

✓ **Resposta:** B

➕ **Referências:** 53 a 55

CASO #32

Mulher, 30 anos, foi internada devido a episódios frequentes de hipoglicemias sintomáticas com glicemia < 50 mg/dℓ nas últimas 2 semanas. Essas hipoglicemias eram mais frequentes no início da manhã, mas também houve episódios no meio da tarde. A paciente iniciou tratamento para doença de Graves há 40 dias com metimazol (no momento tomando 20 mg/dia).

Os **exames laboratoriais** realizados na admissão hospitalar revelaram:

- Glicemia = 52 mg/dℓ
- Peptídio C = 9,1 ng/mℓ (VR: 1,1 a 4,4)
- Insulina = 370 mU/ℓ (VR: 2 a 13)
- Anticorpos anti-insulina = 82 U/mℓ (VR: < 10,0)
- TSH = 0,01 mUI/ℓ (VR: 0,45 a 4,5)
- T_4 livre = 1,72 ng/dℓ (VR: 0,7 a 1,8)
- T_3 livre = 0,41 ng/dℓ (VR: 0,23 a 0,42)
- TRAb = 7,3 UI/mℓ (VR: < 1,75).

▷ **Diante deste quadro, qual a hipótese diagnóstica mais plausível?**

a) Insulinoma.
b) Hipoglicemia autoimune.
c) Hipoglicemia factícia.
d) Nesidioblastose.

COMENTÁRIOS

Níveis de insulina > 100 mU/ℓ, dosados por quimioluminescência, podem raramente ocorrer em casos de insulinoma ou hipoglicemia factícia por uso de insulina. Esse achado é uma característica da hipoglicemia autoimune, na qual valores > 1.000 mU/ℓ não são excepcionais. A proinsulina e o peptídeo C também estão elevados.

A hipoglicemia autoimune é subdividida em dois tipos. Um deles é a *síndrome autoimune da insulina* (doença de Hirata), que predomina em indivíduos de origem ou ascendência asiática e caracteriza-se por hipoglicemia hiperinsulinêmica, títulos elevados de autoanticorpos anti-insulina, sem exposição anterior à insulina exógena nem anormalidades patológicas das ilhotas pancreáticas. Está relacionada ao uso de medicações contendo o grupo sulfidrila, como metimazol, carbimazol, captopril, isoniazida, hidralazina, imipeném, clopidogrel, ácido α-lipoico etc. Entre esses fármacos, o mais frequentemente envolvido é, de longe, o metimazol, com quase 200 relatos na literatura. A formação desses autoanticorpos ocorre após a interação da insulina com o grupo sulfidrila. A hipoglicemia manifesta-se em jejum ou como hipoglicemia pós-prandial tardia.

O teste da precipitação com polietilenoglicol (PEG) pode ser útil no diagnóstico da doença de Hirata. Em um caso recentemente relatado de hipoglicemia associada ao uso do clopidogrel, após precipitação com PEG, a insulina caiu de 488 para 20,3 µUI/mℓ (Zhu et al., 2022).

Na paciente em questão, o metimazol foi substituído por propiltiouracila (300 mg/dia). Dois meses após, os níveis de insulina estavam normais e os anticorpos anti-insulina negativaram (< 10 mU/ℓ).

O outro tipo de hipoglicemia autoimune é a *síndrome de resistência à insulina tipo B*, a qual é causada pela presença de autoanticorpos contra o receptor de insulina.

✓ **Resposta:** B

➕ **Referências:** 69, 70 e 76

CASO #33

Um homem de 22 anos foi encaminhado para avaliação de hipoglicemia assintomática (glicemia de jejum [GJ] = 46 mg/dℓ) encontrada incidentalmente durante investigação de obesidade (IMC de 45,1 kg/m^2).

Na **avaliação laboratorial** inicial foram dignos de nota:

- GJ = 43 mg/dℓ
- Insulina = 17,8 mU/ℓ (VR: 3 a 25)
- Peptídio C = 3,1 mg/mℓ (VR: 1,1 a 4,4)
- Proinsulina = 36,1 pmol/ℓ (VR: < 13)
- Beta-hidroxibutirato = 0,01 mmol/ℓ (VR: 0 a 0,61)
- Pesquisas de sulfonilureias e de anticorpos anti-insulina = negativas.

Com base nestes resultados, fez-se o diagnóstico de hipoglicemia hiperinsulinêmica.

Os exames de imagem (ultrassonografia endoscópica, TC multifase e RM) mostraram-se negativos. Nada foi visualizado, tampouco com a ^{68}Ga-DOTATATE PET/CT. Um teste de estimulação arterial seletiva com cálcio sugeriu produção focal anormal de insulina na região de corpo e cauda (território da artéria esplênica distal) do pâncreas.

O paciente foi encaminhado à cirurgia e, durante a mesma, nem a palpação nem a USG identificaram qualquer nodulação pancreática. Optou-se, então, por uma pancreatectomia distal com ressecção de corpo e cauda do pâncreas. A histopatologia revelou ilhotas levemente hiperplásicas, pleomorfismo nuclear e ilhotas periductulares.

Lamentavelmente, a hipoglicemia persistiu e mostrou-se refratária à terapia tríplice com diazóxido, verapamil e hidroclorotiazida, bem como, posteriormente, ao uso de octreotida, um análogo somatostatínico (SA) de 1ª geração com maior afinidade pelo subtipo de receptor 2 (SSTR2). Decidiu-se, pois, pelo uso de pasireotida, SA de 3ª geração, que ativa os SSTR1, 2, 3 e 5. Ela causa hiperglicemia por inibir mais efetivamente a secreção de insulina e GLP-1. Com esse tratamento, houve melhora expressiva das hipoglicemias.

Na avaliação do *pedigree* familiar, descobriu-se que o paciente apresentara hipoglicemia neonatal (HN) e fez uso de diazóxido até a idade de 3 anos. Um de seus sobrinhos também teve HN. Da mesma forma, sua mãe fez uma pancreatectomia parcial na idade de 6 anos devido a convulsões hipoglicêmicas. Sua irmã teve episódios de hipoglicemia durante a gravidez. Uma avaliação genética foi realizada na família.

▷ **Sobre este intrigante caso, o que você esperaria encontrar na avaliação genética familiar?**

a) Mutações ativadoras no gene *GNAS1*.
b) Mutações ativadoras no gene da glicoquinase.
c) Mutações no gene *KCNJ11*.
d) Mutações no gene *PRKAR1A*.

COMENTÁRIOS

A glicoquinase (gene *GCK*) desempenha papel crucial na regulação da secreção de insulina. Ela facilita a fosforilação da glicose em glicose-6-fosfato e é o principal sensor de glicose da célula beta pancreática e dos hepatócitos, controlando a secreção de insulina estimulada pela glicose e a glicogênese.

A avaliação genética mostrou que tanto o paciente quanto sua mãe, sua irmã e seu sobrinho tinham uma mutação ativadora heterozigótica no gene da glicoquinase, c.269A>C p.Lys90Thr. Trata-se de uma rara causa de hipoglicemia hiperinsulinêmica que habitualmente se manifesta no recém-nascido. Contudo, eventualmente pode surgir mais tardiamente na infância ou mesmo na idade adulta. Essas mutações respondem por cerca de 7% dos

Mutações no gene *PRKAR1A* são a causa do corpo de Carney, cujas principais manifestações incluem mixomas no coração e pele, lentiginose e hiperatividade endócrina: hipercortisolismo (*doença adrenocortical nodular pigmentada primária* — PPNAD), acromegalia, hiperprolactinemia e hipertireoidismo. Mutações no *KCNJ11* representam a principal causa de diabetes melito neonatal. Mutações ativadoras no gene *GNAS1* causam a síndrome de McCune-Albright, cujas manifestações mais características incluem puberdade precoce, manchas café com leite e displasia fibrosa óssea.

✅ **Resposta:** B

➕ **Referências:** 77 a 79

CASO #34

Homem, 55 anos, foi hospitalizado após ter sido atendido em serviços de emergência com hipoglicemia por 4 vezes em um período de 2 meses. Submeteu-se ao teste de jejum prolongado (TJP), o qual foi interrompido após 10 horas, em função da queda da glicemia para 38 mg/dℓ.

No momento do quadro sugestivo de hipoglicemia, foram colhidos **exames laboratoriais** que mostraram:

- Glicemia = 38 mg/dℓ
- Insulina = 26,2 mU/ℓ (VR: 4 a 13)
- Peptídio C = 6,4 ng/mℓ (VR: 1,1 a 4,4)
- Proinsulina = 9,1 pmol/ℓ (VR: 0,5 a 3,5)
- Anticorpo anti-insulina = negativo
- Pesquisa de sulfonilureia plasmática = negativa
- Funções tireoidiana, renal e hepática = normais
- GH e cortisol sérico = normais.

▶ **Diante dos exames laboratoriais citados, avalie os itens a seguir e opine:**

I. O paciente deve inicialmente ser submetido a dois exames de imagem, de preferência a combinação de ultrassonografia pancreática endoscópica (UPE) e ressonância magnética (RM).

II. A PET/CT *scan* com ^{68}Ga-DOTATATE deve sempre ser considerada quando o tumor não for visualizado pela combinação de UPE e RM ou UPE e TC multifase.

III. A PET/CT *scan* com ^{68}Ga-DOTATATE ou ^{18}F-DOPA é bastante útil na visualização de metástases a distância dos insulinomas.

IV. Exames de imagem que usam análogos do GLP-1 (p. ex., exendina-4) são altamente eficazes na detecção de insulinomas benignos e malignos.

V. A ^{18}F-FDG PET/CT visualiza pelo menos 70% dos insulinomas.

    a) Há somente um item incorreto.

    b) Apenas os itens I e IV estão corretos.

    c) Os itens I, II e III estão corretos.

    d) Somente os itens I e III estão corretos.

COMENTÁRIOS

Os achados laboratoriais do paciente são indicativos de hipoglicemia hiperinsulinêmica (HH), ou seja, insulina $\geq$ 3,0 mU/ℓ, peptídio C $\geq$ 0,2 ng/mℓ e proinsulina $\geq$ 5 pmol/ℓ, na presença de glicemia < 54 mg/dℓ. Sendo negativas as pesquisas para sulfonilureias e anticorpos anti-insulina, insulinomas são a principal hipótese diagnóstica, já que são a causa mais frequente de HH em indivíduos sem diabetes melito. A próxima etapa da investigação é de exames de imagem, na tentativa de localização do tumor, a qual é conseguida em 70 a 80% dos casos com os exames convencionais. A maioria dos insulinomas (66 a 90%) mede menos < 2 cm (20% têm menos de 1 cm) e podem estar localizados em qualquer parte do pâncreas, além da possibilidade de serem múltiplos em até 10% dos casos. Por isso, o ideal é a combinação de dois exames de imagem, por exemplo, UPE e TC multifase ou, de preferência, UPE e RM (**item I correto**).

Os tumores neuroendócrinos pancreáticos contêm receptores para a somatostatina, sobretudo o tipo 2 (SSTR2). No entanto, esses receptores têm baixa expressão nos insulinomas benignos. A melhor opção de exame de medicina nuclear é a tomografia com emissão de pósitrons acoplada à tomografia computadorizada (PET/CT) usando novos análogos da somatostatina com maior afinidade pelo SSTR2 do que a pentetreotida (DOTATATE, DOTATOC ou DOTANOC) marcados com gálio-68 (^{68}Ga) (ver Figura 9.20). Sua sensibilidade em diferentes estudos variou de 61 a 90% (**item II correto**). Esses exames são também bastante úteis na visualização de metástases a distância (**item III correto**).

Outro alvo diagnóstico é o receptor de GLP-1 (GLP-1R), presente em mais de 90% dos casos de insulinomas. A exendina-4, um análogo estável do GLP-1, pode ser marcada com diferentes radioisótopos e tem sido usada também como novo método diagnóstico mais recentemente. Na série de Luo et al. (2016), a PET/CT com ^{68}Ga-NOTA-exendina-4 detectou corretamente insulinomas em 42 de 43 pacientes (97,7%). Em contrapartida, o receptor de GLP-1 tem baixa expressão em insulinomas malignos, limitando a utilidade desse exame nesses casos (**item IV incorreto**). Insulinomas malignos têm expressão do SSTR2 (Tabela 9.3).

TABELA 9.3 Procedimentos para localização de insulinomas.

Procedimento	Sensibilidade (%)
Tomografia computadorizada abdominal multifase	60 a 80
USG abdominal	13 a 67
Ultrassonografia pancreática endoscópica	75 a 90
Ressonância magnética abdominal	85 a 90
Ultrassonografia pancreática transoperatória (UPTO)	75 a 90
UPTO + palpação	85 a 95
Palpação pancreática transoperatória	75 a 90
^{68}Ga-DOTATATE PET/CT	61 a 87
^{68}Ga-DOTA-exendina-4 PET/CT	94 a 97
^{18}F-DOPA PET/CT	50 a 73
Estímulo seletivo arterial com cálcio e coleta venosa hepática	77 a 100

Insulinomas apresentam baixa taxa de proliferação e, consequentemente, a ^{18}F-FDG PET/CT tem pouca utilidade (**item V incorreto**). Melhor desempenho é observado com os tumores malignos.

✅ Resposta: C

➕ Referências: 2, 3 e 80

CASO #35

Mulher, 18 anos, nascida de pais consanguíneos, procurou o endocrinologista por causa de amenorreia secundária surgida 24 meses atrás. Há 6 meses vinha em uso de um anticoncepcional oral combinado contendo 30 µg de etinilestradiol e drospirenona. Como antecedentes, ela apresentava história de episódios repetidos de candidíase ungueal, oral e vaginal desde a infância. Já apresentou também um episódio de candidíase esofágica. Nos últimos 3 meses, passou a apresentar parestesias e cãibras, associadas a diarreia, tonturas e fraqueza ocasionais.

Ao **exame físico** eram dignos de nota:

- IMC = 19 kg/m^2
- Candidíase oral e ungueal, bem como hipoplasia do esmalte dentário (Figura 9.21A a C)
- Sinal de Trousseau positivo (Figura 9.21D).

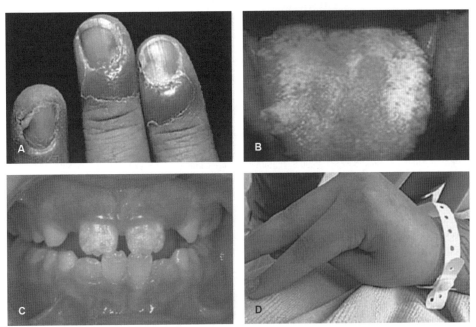

FIGURA 9.21 Manifestações características da síndrome poliglandular autoimune do tipo I: candidíase ungueal (**A**) e oral (**B**); hipoplasia do esmalte dentário (**C**); e hipoparatireoidismo, evidenciado pelo sinal de Trousseau (**D**). (Esta figura encontra-se reproduzida em cores no Encarte.)

Os **exames laboratoriais** mostraram:

- Glicemia = 91 mg/dℓ
- TSH = 1,2 mcUI/mℓ (0,44 a 4,5)
- T$_4$ livre = 0,37 (VR: 0,7 a 1,48)
- Anti-TPO = 127 UI/mℓ (VR: < 35)
- PRL = 73 ng/mℓ (VR: até 29)
- Ionograma, normal
- Cálcio = 7,5 mg/dℓ (VR: 8,6 a 10,2)
- PTH = 9,1 pg/mℓ (VR: 10 a 65)
- Fósforo = 5,2 mg/dℓ (VR: 2,5 a 4,5)
- 25(OH)D = 17,2 ng/mℓ (VR: 20 a 60)
- Cortisol = 12,7 µg/dℓ (VR: 5 a 25)

- ACTH = 160 pg/mℓ (VR: 7 a 63)
- Anticorpos anti-21-hidroxilase positivos.

▌ Sobre o caso em questão, avalie os itens a seguir e opine:

I. A paciente, muito provavelmente, tem a síndrome poliglandular autoimune tipo 2.
II. A paciente tem uma doença monogênica, com herança autossômica recessiva.
III. A paciente tem risco aumentado para diabetes melito tipo 1 e disfunção tireoidiana.
IV. Os valores normais de cortisol sérico excluem insuficiência adrenal.
V. Títulos elevados de anticorpos anti-interferona-α e anti-interferona-ω são bastante prováveis nessa paciente.
  a) Todos os itens estão corretos.
  b) Há somente um item incorreto.
  c) Os itens I e IV são incorretos.
  d) Apenas os itens II e III são corretos.

COMENTÁRIOS

A paciente apresenta síndrome poliglandular autoimune (SPA) tipo 1 (SPA-1) que resulta de mutações no gene regulador autoimune (*AIRE*), encontrado no cromossomo 21q22.3, o que gera uma proteína AIRE defeituosa, a qual é essencial para a autotolerância (**item I incorreto; item II correto**). Em função da AIRE defeituosa, ocorre ativação da autoimunidade. Até agora, mais de 60 mutações diferentes já foram relatadas, sendo as mais comuns R257X (no éxon 6) e 67979del13bp (no éxon 8).

Herdada com um padrão autossômico recessivo (**item II correto**), a SPA-1 é doença muito rara (incidência estimada < 1:100.000), exceto em populações com pouca diversidade genética, tais como judeus iranianos (1:9.000), sardos (1:14.000) e finlandeses (1:25.000). Tipicamente surge na infância, porém a idade para o surgimento da primeira manifestação da síndrome é bastante variável (0,2 a 18 anos).

SPA-1 é também conhecida como SPA juvenil ou poliendocrinopatia autoimune-candidíase-distrofia ectodérmica (APECED), caracteriza-se pela tríade de hipoparatireoidismo, candidíase mucocutânea crônica e doença de Addison. Duas dessas alterações presentes já confirmam o diagnóstico. Outros possíveis distúrbios endócrinos autoimunes da SPA-1 incluem diabetes melito tipo 1 (DM1), hipogonadismo hipergonadotrófico e doença tireoidiana (doença de Graves ou tireoidite de Hashimoto) (Tabela 9.4) (**item III correto**).

TABELA 9.4 Características da síndrome poliglandular autoimune (SPA) juvenil e da SPA do adulto.

Características	SPA juvenil	SPA do adulto
Época de manifestação habitual	Infância*	Vida adulta
Incidência	< 1:100.000	1 a 2:100.000
Sexo	3:4	1:3
Herança/etiologia	Monogênica (mutações no gene *AIRE*)	Poligênica
Endocrinopatias autoimunes	Hipoparatireoidismo (80 a 85%) Doença de Addison (60 a 70%) Diabetes melito tipo 1 (2 a 33%) Hipogonadismo (12%) Doença de Graves/tireoidite de Hashimoto (10%)	Tireoidopatia autoimune (70 a 75%) Diabetes melito tipo 1 (40 a 60%) Doença de Addison (40 a 50%) Hipoparatireoidismo ($\leq$ 5%) Hipogonadismo ($\leq$ 3%) Hipopituitarismo ($\leq$ 2%)
Doenças não endócrinas associadas	Candidíase mucocutânea (70 a 80%); hepatite autoimune; gastrite atrófica; alopecia areata; vitiligo; ceratoconjuntivite	Gastrite atrófica; anemia perniciosa; eczema atópico; alopecia areata; miastenia *gravis*; lúpus; artrite reumatoide; hepatite autoimune
Anormalidades sorológicas	Presença de anticorpos anti-interferons tipo 1(α e ω)	Presença de anticorpos órgão-específicos

*Pode variar de 0,2 a 18 anos.

A amenorreia secundária associada a níveis baixos de estradiol e elevação de LH/FSH apresentada pela paciente é indicativa de falência ovariana precoce, possivelmente devido a uma ooforite autoimune. A elevação da PRL deve-se ao etinilestradiol (EE) presente no contraceptivo oral combinado (COC) tomado pela paciente. O EE também aumenta a secreção hepática da globulina ligadora do cortisol (CBG), aumentando seus níveis séricos e os do cortisol sérico, daí os valores falsamente normais desse hormônio, a despeito da presença de doença de Addison, evidenciada pelos níveis elevados de ACTH e pela positividade para os anticorpos anti-21-hidroxilase (**item IV incorreto**).

Anticorpos anti-interferonas tipo 1 – sobretudo a alfa (α) e a ômega (ω) – estão presentes em praticamente 100% dos pacientes com SPA-1 e podem surgir bem precocemente, às vezes antes das manifestações clínicas da doença. Sua dosagem pode, assim, ser usada como teste de rastreio entre familiares ou nos pacientes ainda com poucos sintomas/sinais da SPA-1 (**item V correto**).

A SPA do adulto inclui SPA-2 (na qual há doença de Addison associada a um ou mais distúrbios autoimunes, endócrinos e não endócrinos), SPA-3 (doença autoimune tireoidiana associada a um ou mais distúrbios autoimunes, endócrinos e não endócrinos [exceto a doença de Addison]) e a SPA-4 (inclui várias combinações de hipopituitarismo, hipogonadismo hipergonadotrófico ou hipoparatireoidismo autoimunes com DM tipo 1, doença de Addison ou doença autoimune tireoidiana, sendo raramente descrita na literatura).

✔ Resposta: C

➕ Referências: 81 e 82

REFERÊNCIAS BIBLIOGRÁFICAS

1. Vilar L et al. Hipoglicemia em adultos não diabéticos. In: Vilar L (editor). Endocrinologia clínica. 7. ed. Rio de Janeiro: Guanabara Koogan; 2021. p. 843-60.
2. Cryer PE et al. Evaluation and management of adult hypoglycemic disorders: an Endocrine Society Clinical Practice Guideline. J Clin Endocrinol Metab. 2009;94(3):709-28.
3. Brandi ML et al. Multiple endocrine neoplasia type 1: Latest insights. Endocr Rev. 2021;42(2):133-70.
4. Lassen T et al. Primary hyperparathyroidism in young people. When should we perform genetic testing for multiple endocrine neoplasia 1 (MEN-1)? J Clin Endocrinol Metab. 2014;99(11):3983-7.
5. Thakker RV et al. Clinical practice guidelines for multiple endocrine neoplasia type 1 (MEN1). J Clin Endocrinol Metab. 2012;97(9):2990-3011.
6. Riechelmann RP et al. Guidelines for the management of neuroendocrine tumours by the Brazilian gastrointestinal tumour group. Ecancermedicalscience. 2017;11:716.
7. Pereira Brabo E et al. Multiple endocrine neoplasia type 1 in patients with gastroenteropancreatic neuroendocrine tumors: An opportunity for early diagnosis and appropriate management. Mol Clin Oncol. 2020;13(3):4.
8. Damianse SSP et al. The importance of periodical screening for primary hyperparathyroidism in a pituitary tumor cohort in searching patients with MEN1 and its genetic profile. Endocr Pract. 2022;28(5):509-14.
9. Bartalena L et al. The 2021 European Group on Graves' orbitopathy (EUGOGO) clinical practice guidelines for the medical management of Graves' orbitopathy. Eur J Endocrinol. 2021;27;185(4):43-67.
10. Burch HB et al. Management of thyroid eye disease: A consensus statement by the American Thyroid Association and the European Thyroid Association task force members. Thyroid. 2022;32 (12):1439-70.
11. Bartalena L, Tanda ML. Current concepts regarding Graves' orbitopathy. J Intern Med. 2022;292 (5):692-716.
12. Azulay RSS et al. Novel mutation in the hemojuvelin gene (HJV) in a patient with juvenile hemochromatosis presenting with insulin-dependent diabetes mellitus, secondary hypothyroidism and hypogonadism. Am J Case Rep. 2020;21:e923108-1.
13. Sandhu K et al. Phenotypic analysis of hemochromatosis subtypes reveals variations in severity of iron overload and clinical disease. Blood. 2018;132(1):101-10.
14. Bardou-Jacquet E, Brissot P. Diagnostic evaluation of hereditary hemochromatosis (HFE and Non-HFE). Hematol Oncol Clin North Am. 2014;28(4):625-35.
15. Boutant M et al. MFN2 is critical for brown adipose tissue thermogenic function. EMBO J. 2017;36:1543-58.
16. Capel E et al. MFN2-associated lipomatosis: Clinical spectrum and impact on adipose tissue. J Clin Lipidol. 2018;12:1420-35.

17. Zewde YZ. Madelungs disease in a non alcoholic Ethiopian male patient mistake for obesity: A case report. BMC Endocr Disord. 2021;21:142.
18. Ramos AJS et al. Crises hiperglicêmicas e hipoglicemia. In: Vilar L (editor). Endocrinologia clínica. 7. ed. Rio de Janeiro: Guanabara Koogan; 2021. p. 826-43.
19. Ehrmann D et al. Risk factors and prevention strategies for diabetic ketoacidosis in people with established type 1 diabetes. Lancet Diabetes. 2020;8:436-46.
20. Muneer M, Akbar I. Acute metabolic emergencies in diabetes: DKA, HHS and EDKA. In: Islam MS (editor). Diabetes: From research to clinical practice. Advances in Experimental Medicine and Biology. 2020;1307:85-114. Springer, Cham.
21. Gadelha PS et al. Fatores de interferência na avaliação da função tireoidiana. In: Vilar L (editor). Endocrinologia clínica. 7. ed. Rio de Janeiro: Guanabara Koogan; 2021. p. 253-64.
22. Ortiga Carvalho TM et al. Thyroid hormone receptors and resistance to thyroid hormone disorders. Nat Rev Endocrinol. 2014; 10:582-91.
23. Godoy-Matos A et al. Doença hepática gordurosa metabólica (DHGM). Diretriz Oficial da Sociedade Brasileira de Diabetes (2022).
24. Cusi K et al. American Association of Clinical Endocrinology clinical practice guideline for the diagnosis and management of nonalcoholic fatty liver disease in primary care and endocrinology clinical settings: co-sponsored by the American Association for the Study of Liver Diseases (AASLD). Endocr Pract. 2022;28(5):528-62.
25. Younossi ZM et al. The global epidemiology of NAFLD and NASH in patients with type 2 diabetes: a systematic review and meta-analysis. J Hepatol. 2019;71:793-801.
26. Young J et al. Cushing's syndrome due to ectopic ACTH secretion: an expert operational opinion. Eur J Endocrinol. 2020;182(4):R29-R58.
27. Salgado LR et al. Ectopic ACTH syndrome: our experience with 25 cases. Eur J Endocrinol. 2006;155(5):725-33.
28. Vilar L et al. Diagnóstico e diagnóstico diferencial da síndrome de Cushing. In: Vilar L (editor). Endocrinologia clínica. 7. ed. Rio de Janeiro: Guanabara Koogan; 2021. p. 472-500.
29. Paul J, Shihaz AVH. Pancreatic steatosis: A new diagnosis and therapeutic challenge in gastroenterology. Arq Gastroenterol. 2020;57(2):216-20.
30. Wagner R et al. Metabolic implications of pancreatic fat accumulation. Nat Rev Endocrinol. 2022;18(1):43-54.
31. Ramkissoon R, Gardner TB. Pancreatic steatosis: an update. Curr Opin Gastroenterol. 2019;35(5):440-7.
32. Guerrero-Pérez F et al. 3 P association (3 PAs): Pituitary adenoma and pheochromocytoma/paraganglioma. A heterogeneus clinical syndrome associated with different gene mutations. Eur J Intern Med. 2019;69:14-9.
33. Dénes J et al. Heterogeneous genetic background of the association of pheocromocytoma/paraganglioma and pituitary adenoma: results from a large patient cohort. J Clin Endocrinol Metab. 2015;100(3):E531-41.
34. Daly AF et al. Pheochromocytomas and pituitary adenomas in three patients with *MAX* exon deletions. Endocr Relat Cancer. 2018 (5):L37-L42.
35. Young J et al. Detection and management of late-onset 21-hydroxylase deficiency in women with hyperandrogenism. Ann Endocrinol (Paris). 2010;71(1):14-8.
36. Oliveira M et al. Síndrome dos ovários policísticos. In: Vilar L (editor). Endocrinologia clínica. 7. ed. Rio de Janeiro: Guanabara Koogan; 2021. p. 612-26.
37. Oliveira JH et al. Investigating the paradox of hypothyroidism and increased serum thyrotropin (TSH) levels in Sheehan's syndrome: characterization of TSH carbohydrate content and bioactivity. J Clin Endocrinol Metab. 2001;86(4):1694-9.
38. Soares DV et al. Aspectos diagnósticos e terapêuticos da síndrome de Sheehan. Arq Bras Endocrinol Metab. 2008;52(5):872-8.
39. Bhasin S et al. Testosterone therapy in men with hypogonadism: an Endocrine Society clinical practice guideline. J Clin Endocrinol Metab. 2018;103(5):1715-44.
40. Vilar L et al. Challenges and pitfalls in the diagnosis of hyperprolactinemia. Arq Bras Endocrinol Metabol. 2014;58(1):9-22.
41. Santos RP et al. Anabolic drugs and myocardial infarction – a clinical case report. Arq Bras Cardiol. 2015;105(3):316-9.
42. Deligiannis A et al. ESC study group of sports cardiology position paper on adverse cardiovascular effects of doping in athletes. Eur J Cardiovasc Prev Rehabil. 2006; 13(5):687-94.
43. Kierzkowska B et al. Myocardial infarction in a 17-year-old body builder using clenbuterol. Circ J. 2005;69(9):1144-6.
44. Lungaro L et al. Osteoporosis and celiac disease: Updates and hidden pitfalls. Nutrients. 2023;15(5):1089.
45. Kondapalli AV, Walker MD. Celiac disease and bone. Arch Endocrinol Metab. 2022;66(5):756-64.

46. Stenson WF et al. Increased prevalence of celiac disease and need for routine screening among patients with osteoporosis. Arch Intern Med. 2005;165(4):393-9.

47. Hoff AO, Farias, EC. Neoplasias endócrinas múltiplas tipo 1 e tipo 2. In: Vilar L (editor). Endocrinologia clínica. 7. ed. Rio de Janeiro: Guanabara Koogan; 2021. p. 1069-80.

48. McDonnell JE et al. Multiple endocrine neoplasia: an update. Intern Med J. 2019;49(8):954-61.

49. Mathiesen JS et al. Multiple endocrine neoplasia type 2: A review. Semin Cancer Biol. 2022;79:163-79.

50. Marques P& Korbonits M. Approach to the patient with pseudoacromegaly. J Clin Endocrinol Metab. 2022;107(6):1767-88.

51. Li SS et al. Clinical, biochemical, and genetic features of 41 han chinese families with primary hypertrophic osteoarthropathy, and their therapeutic response to etoricoxib. J Bone Miner Res. 2017;32:1659-66.

52. Sánchez-Garrido MA et al. Obesity-induced hypogonadism in the male: premature reproductive neuroendocrine senescence and contribution of Kiss1-mediated mechanisms. Endocrinology. 2014;155(3):1067-79.

53. Russo V et al. Hypogonadism, type-2 diabetes mellitus, and bone health: A Narrative review. Front Endocrinol (Lausanne). 2021;11:607240.

54. Vilar L et al. Pitfalls in the diagnostic evaluation of hyperprolactinemia. Neuroendocrinology. 2019;109(1):7-19.

55. Vilar L et al. Controversial issues in the management of hyperprolactinemia and prolactinomas – An overview by the Neuroendocrinology Department of the Brazilian Society of Endocrinology and Metabolism. Arch Endocrinol Metab. 2018;62(2):236-63.

56. Robertson GL. Diabetes insipidus: Differential diagnosis and management. Best Pract Res Clin Endocrinol Metab. 2016;30(2):205-18.

57. Kinoshita Y et al. Physiologic pituitary hyperplasia causing visual disturbance during adolescence. J Clin Neurosci. 2019;61:279-81.

58. Vilar L et al. Hipofisites. In: Vilar L (editor). Endocrinologia clínica. 7. ed. Rio de Janeiro: Guanabara Koogan; 2021. p. 154-8.

59. Joshi MN et al. Mechanisms in endocrinology: Hypophysitis: diagnosis and treatment. Eur J Endocrinol. 2018;179(3):R151-R163.

60. Kruse M et al. Recurrent autoimmune hypophysitis treated with rituximab: a case report. J Med Case Rep. 2021;15(1):591.

61. Vilar L et al. Insuficiência adrenal – diagnóstico e tratamento. In: Vilar L (editor). Endocrinologia clínica. 7. ed. Rio de Janeiro: Guanabara Koogan; 2021. p. 442-59.

62. Dineen R et al. Adrenal crisis: prevention and management in adult patients. Ther Adv Endocrinol Metab. 2019;10:2042018819848218.

63. Hahner S et al. Adrenal insufficiency. Nat Rev Dis Primers. 2021;7(1):19.

64. Damiani D et al. Investigação diagnóstica das anomalias da diferenciação sexual. In: Vilar L et al. (editores). Endocrinologia clínica. 5. ed. Rio de Janeiro: Guanabara Koogan; 2013. p. 179-90.

65. Hoff AO et al. Multiple endocrine neoplasias. Annu Rev Physiol. 2000; 62:377-411.

66. Gatta-Cherifi B et al. Adrenal involvement in MEN1. Analysis of 715 cases from the groupe 644 d'etude des tumeurs endocrines database. Eur J Endocrinol. 2012; 166:269-79.

67. Milewicz DM et al. Marfan syndrome. Nat Rev Dis Primers. 2021;7(1):64.

68. Bitterman AD, Sponseller PD. Marfan syndrome: A clinical update. J Am Acad Orthop Surg. 2017;25(9):603-9.

69. Veiguela Blanco B et al. Autoimmune hypoglycemia due to anti-insulin antibodies. Med Clin (Barc). 2018;150(12):e43-e44.

70. Cappellani D et al. Insulin autoimmune syndrome (Hirata disease): a comprehensive review fifty years after its first description. Diabetes Metab Syndr Obes. 2020;13:963-78.

71. Wells SA Jr et al. Revised American Thyroid Association guidelines for the management of medullary thyroid carcinoma. Thyroid. 2015;25(6):567-610.

72. Bartz-Kurycki MA et al. Medullary thyroid carcinoma: recent advances in identification, treatment, and prognosis. Ther Adv Endocrinol Metab. 2021;12:20420188211049611.

73. Giovanella L et al. EANM practice guideline for PET/CT imaging in medullary thyroid carcinoma. Eur J Nucl Med Mol Imaging. 2020; 47(1):61-77.

74. Castinetti F, Taïeb D. Positron emission tomography imaging in medullary thyroid carcinoma: time for reappraisal. Thyroid. 2021;31(2):151-5.

75. Vilar L et al. Hipogonadismo masculino – tratamento. In: Vilar L (editor). Endocrinologia clínica. 7. ed. Rio de Janeiro: Guanabara Koogan; 2021. p. 574-83.

76. Zhu Q et al. Case report: recurrent autoimmune hypoglycemia induced by non-hypoglycemic medications. Front Immunol. 2022;13:855350.

77. Ajala ON et al. Glucokinase mutation – a rare cause of recurrent hypoglycemia in adults: a case report and literature review. J Community Hosp Intern Med Perspect. 2016; 6(5):10.3402/jchimp.v6.32983.
78. Koneshamoorthy A et al. Case report: Hypoglycemia due to a novel activating glucokinase variant in an adult – a molecular approach. Front Endocrinol (Lausanne). 2022;13:842937.
79. Kamilaris CDC et al. Carney Complex. Exp Clin Endocrinol Diabetes. 2019;127(2-03):156-64.
80. Luo Y et al. Glucagon-like peptide-1 receptor PET/CT with ^{68}Ga-nota-exendin-4 for detecting localized insulinoma: A prospective cohort study. J Nucl Med. 2016;57(5):715-20.
81. Kahaly GJ, Frommer L. Polyglandular autoimmune syndromes. J Endocrinol Invest. 2018; 41(1):91-8.
82. Kahaly GJ. Polyglandular autoimmune syndromes. Eur J Endocrinol. 2009; 161(1):11-20.

Índice Alfabético

A

Acetaminofeno, 114
Ácido(s)
- acetilsalicílico, 311
- bempedoico, 332
- graxos, 300
- zoledrônico, 382
Acromegalia, 30, 31, 40
- ectópica, 60
- hipofisária, 60
Adenoma(s)
- corticotróficos, 240
- hipofisário secretor de TSH, 71, 490
- produtor de aldosterona, 98
- secretor de aldosterona, 96
- tóxico, 163
Agonistas dopaminérgicos, 36
Aldosteronismo remediável com glicocorticoides, 102
Alendronato, 375
Alirocumabe, 294
Amilorida, 102
Amiodarona, 152, 158
Amitriptilina, 114, 284
Anacetrapib, 310, 311
Análogos da somatostatina, 31, 42
Androgel®, 362
Anfetamina, 316
Anti-inflamatórios não hormonais, 181
Antiandrogênicos, 346
Anticonvulsivantes, 184
Antidiabéticos, 284
Antígeno carcinoembrionário, 523
Asparte, 264
Atorvastatina, 448

B

Baixa massa óssea na infância, 412
Balão intragástrico, 318
Bexaroteno, 188
Biotina, 156
Bisfosfonatos, 376, 382, 411, 445
Bloqueio alfa-adrenérgico, 109
Bócio nodular tóxico, 152, 154
Bromocriptina, 35, 36
Bupropiona, 277
- e naltrexona, 317
Burosumabe, 398, 440
Bypass gastrintestinal, 319

C

Cabergolina, 19, 26, 31, 36, 46, 48
Calcifediol, 392
Cálcio, 413
Calcitonina, 192, 523

Calcitriol, 400
Canagliflozina, 234
Câncer de pulmão, 62
Carbonato
- de cálcio, 184
- de lítio, 32
Carcinoma medular da tireoide, 193, 210
Cetoacidose diabética, 229, 251, 441, 444
- euglicêmica, 253
Cetoconazol, 24, 27
Cinacalcete, 406
Ciproterona, 343, 346
Cirurgia
- bariátrica, 278, 287
- de Scopinaro, 288
Cistos pancreáticos e renais, 106
Citalopram, 52
Citrato de clomifeno, 44, 361
Clembuterol, 504
Clomifeno, 353
Clozapina, 284
Cobre, 291
Colecistoquinina, 280
Colesterol, 300
Coma hipoglicêmico, 257
Complexo de Carney, 497, 522
Contrave, 277
Cordoma, 29
Corpo de Carney, 269
Covid-19, 15, 165
Crise adrenal, 82

D

Dapagliflozina, 234
De-hidroepiandrosterona (DHEA), 144, 349
Deficiência(s)
- da CYP17A1, 136
- de 11β-hidroxilase, 135
- de 17α-hidroxilase, 135, 342
- de 21-hidroxilase, 139
- de 5α-redutase, 134
- de cortisol, 80
- de GH, 2
- familiar de LCAT, 297
- isolada do hormônio liberador de gonadotrofina, 367
Déficit de atenção e hiperatividade, 316
Degludeca, 264
Denosumabe, 377, 382
Derivação gástrica em Y de Roux (DGYR), 288
Desmopressina, 66
Desogestrel, 182
Detemir, 264
Dexametasona, 100, 102, 140

538 Índice Alfabético

Diabetes
- associado a surdez neurossensorial, 233
- Flatbush, 231
- insípido, 73
- melito, 470
- - autoimune, 221
- - mitocondrial, 233
- - neonatal, 470
- - pós-transplante (DMPT), 254
- - tipo 1, 86, 232, 444
- - tipo 2, 232, 242
Dieta mediterrânea, 290
Difenidramina, 284
Disfunção erétil, 354
Disgenesia gonadal XY, 342
Dislipidemia(s), 277
- primárias, 312
Displasia fibrosa, 437
- óssea, 436
Distúrbio(s)
- endócrinos
- - em crianças e adolescentes, 423
- - variados, 477
- gonadais, 339
- hipercalcêmicos em crianças, 448
Doença(s)
- adrenocortical nodular pigmentada primária, 529
- arterial obstrutiva periférica, 250
- aterosclerótica, 309
- celíaca, 505
- da tireoide, 151
- das adrenais, 79
- de Addison, 2, 80
- de Conn, 96
- de Cushing, 25, 68, 70
- de Graves, 154, 160, 173, 438, 483, 484
- de Hirata, 262, 520, 527
- de Madelung, 488
- de Paget óssea, 382
- de Parkinson, 36
- de Plummer, 154, 163
- de Tangier, 297, 298, 312
- de von Hippel-Lindau, 482
- do olho de peixe, 297
- do pâncreas endócrino, 221
- hepática gordurosa
- - metabólica, 327, 328, 491
- - não alcoólica, 285, 327, 491
- osteometabólicas, 375
- pancreática gordurosa não alcoólica, 495
- tireoidiana relacionada à covid-19, 165
Doxazosina, 105
Duloxetina, 52
Duodenal switch, 288

E

Ectopia tireoidiana, 463
Efeito Wolff-Chaikoff, 158
Eletriptana, 114
Empagliflozina, 234
Eritema necrolítico migratório, 230
Eritrocitose, 362, 363

Escitalopram, 52
Esclerose tuberosa, 482
Espironolactona, 102, 343, 346
Estatinas, 308, 448
Esteatose pancreática, 495
Ésteres de testosterona, 357
Esteroides anabolizantes androgênicos, 357
Estrogênio oral, 311
Etinilestradiol, 182
Etomidato, 28
Evolocumabe, 294
Exendina-4, 272
Ezetimiba, 307, 308, 330, 332

F

Fator de crescimento similar à insulina 1, 472
Fenofibrato, 307
Fenômeno de Jod-Basedow, 152, 158
Fenoxibenzamina, 105
Feocromocitoma, 112, 497
Fibratos, 307
Finerenona, 270
Flibanserina, 349
Fluconazol, 128
Fludrocortisona, 81
Fluvastatina, 448
Fosfolipídios, 300
Furoato de mometasona, 128

G

Gangliocitoma-adenoma hipofisário misto, 60
Gastrectomia vertical, 288
Genfibrozila, 307
Germinoma, 16
GH recombinante humano (GHRH), 2
Ghrelina, 433
Gigantismo, 55
Ginecomastia, 352, 370
Glargina, 264, 292
Glibenclamida, 247
Gliclazida, 236
Glicocorticoides, 138, 284, 390, 515
Glicoquinase, 268, 528
Gliflozinas, 329
Glulisina, 264
Gonadotropinomas hiperfuncionantes, 64

H

Hamartoma hipotalâmico, 459
Hemocromatose juvenil, 486
Hidrocortisona, 81, 82
Hiperaldosteronismo
- familiar, 101
- supressível por glicocorticoide, 100
Hipercalcemia
- ambulatorial, 378
- hipocalciúrica familiar (FHH), 399, 480
Hipercolesterolemia familiar, 302, 312, 329, 447
- homozigótica, 312
Hiperglicemia em ambiente hospitalar, 242
Hiperinsulinismo congênito, 446, 467

Índice Alfabético

Hiperparatireoidismo
- familiar isolado (FIHP), 480
- neonatal grave (NSHPT), 448, 480
- primário, 383
- - normocalcêmico (HPTPN), 391
- - síndrome do tumor da mandíbula (HPT-JT), 480
Hiperplasia
- adrenal bilateral macronodular primária (PBMAH), 94, 98
- hipofisária, 39
Hiperprolactinemia, 5, 36, 37
- farmacológica, 38
Hiperquilomicronemia, 312
Hipersinal da neuro-hipófise (HSNH), 74
Hipertireoidismo, 18, 179
- induzido por iodo, 152
- transitório da gestação, 160
Hipertrigliceridemia, 308
Hipertrofia do ventrículo esquerdo, 504
Hipoalfalipoproteinemia familiar, 297
Hipofisite(s), 13
- induzida pelo ipilimumabe, 11
- linfocítica, 6
- primárias, 11
Hipoglicemia(s), 263
- autoimune, 262, 527
- causada por tumores de células não ilhotas (NICTH), 267
- factícia, 261
- hiperinsulinêmica, 272
- induzida pela insulinoterapia, 241
Hipoglicemiantes, 236
Hipogonadismo hipogonadotrófico, 67, 351, 355
- funcional, 509
- idiopático normósmico, 367
- pré-puberal, 83
Hiponatremia, 52
Hipoparatireoidismo, 392, 396
Hipopituitarismo em pacientes com covid-19, 15
Hipotensão, 106
Hipotireoidismo, 278
- consuntivo, 187
- primário, 20, 188
- - no grupo pediátrico, 452
Hirsutismo, 125
Histamina hipotalâmica, 284
Hormônio(s)
- antimülleriano, 342
- estimulador do melanócito, 86
- hipofisários, 20
- tireoidianos, 71, 158, 181

I

Imunoterapia com inibidores do *checkpoint* imune (ICI), 13
Incidentalomas
- adrenais, 91, 126
- hipofisários, 69
Inclisirana, 311, 312, 332
Infarto agudo do miocárdio, 504
Infecção pelo HIV, 364
Inibidores
- da PCSK9, 294, 311

- de protease, 307
- de tirosinoquinase, 206
Insensibilidade androgênica completa, 344
Insuficiência
- adrenal, 79, 84
- - aguda, 82, 515
- - primária, 2, 83
- ovariana
- - precoce, 345
- - primária, 339
Insulina, 236, 245, 284
Insulinoma, 260, 467
Interferona-α, 188
Iodo, 160, 170
IPCSK9, 308
Ipilimumabe, 9, 12, 188
Isturisa®, 27

L

Lanreotida, 26, 42
Lecitina-colesterol aciltransferase, 297
Leptina, 316
Lesões selares, 29
Levotiroxina, 66, 168
Linagliptina, 247
Lipodistrofia
- generalizada congênita, 225, 469
- parcial
- - congênita, 224
- - familiar, 296, 314
Lipomas e colagenomas abdominais, 479
Lipomatose
- pancreática, 495
- simétrica múltipla, 488
Lipoproteína lipase, 300
Liraglutida, 234, 320, 328
Lisdexanfetamina, 316
Lispro, 264
Lixivaptana, 52
Lovastatina, 448

M

Macroincidentalomas, 69
Macroprolactinemia, 21, 33, 34
Medroxiprogesterona de depósito, 284
Metanefrinas, 114
Metástase linfonodal, 215
Metformina, 138, 233, 236, 247, 295, 329, 350, 495
- + pioglitazona + alogliptina, 239
Metimazol, 155, 163, 173, 181
Mielolipomas, 88, 141
Mifepristona, 24
Mirtazapina, 284
Mitotano, 122
Moduladores seletivos do receptor de estrogênio, 390
MODY (*maturity onset diabetes of youth*), 222, 228
Mozavaptana, 52

N

Naltrexona + bupropiona, 277
Necrose hipofisária pós-parto, 3

Índice Alfabético

Neoplasia endócrina múltipla, 193, 480, 482, 522
Nesidioblastose, 526
Neuroendocrinologia, 1
Neurofibromatose tipo 1, 482
Niacina, 311
Nivolumabe, 188
Nódulos de tireoide, 197

O

Obesidade, 277, 278
Octreotida LAR, 26, 42
Oftalmopatia de Graves, 164
Olanzapina, 284
Ooforite linfocítica autoimune, 345
Orbitopatia de Graves, 484
Osilodrostat, 27
Osteíte deformante, 382
Osteoartropatia hipertrófica
- hereditária, 508
- idiopática, 508
- primária, 508
Osteodistrofia de Albright, 395
Osteogênese imperfeita, 417, 445
Osteomalacia, 387
- induzida por tumor, 386
Osteopenia, 380, 505
Osteoporose, 384, 388, 505
- induzida por glicocorticoide, 406
Oxintomodulina, 280
Ozempic®, 238

P

Pamidronato, 411
Pan-hipopituitarismo, 1, 5, 73
Pancreatite aguda, 320
Paquidermoperiostose, 508
Paracoccidioidomicose, 83
Paragangliomas, 106, 142
Paralisia periódica hipocalêmica tireotóxica, 172
Paroxetina, 284
Pasireotida, 42, 44, 240
Pegvisomanto, 31, 42, 43, 44
Pembrolizumabe, 157
Peptídio YY, 280
Pioglitazona, 236, 247, 284, 295, 328
Polidipsia primária, 6
Polineuropatia diabética, 259
Poliúria hipotônica, 6
Pravastatina, 448
Pré-diabetes, 265
Prednisolona, 5, 140
Prednisona, 5, 6, 140
Prolactinomas, 8, 23, 32
Propiltiouracila, 181
Proto-oncogene RET, 211
Pseudo-hermafroditismo masculino, 134
Pseudo-hipoparatireoidismo, 395, 416, 461
Pseudoprolactinoma, 40
Pseudopseudo-hipoparatireoidismo (PPHP), 395
Puberdade, 442
- precoce central, 428, 459

- precoce isossexual, 457
Punção aspirativa por agulha fina, 195

Q

Quelantes de fósforo, 400
Quinagolida, 36

R

Radioiodoterapia, 214
Raloxifeno, 353, 390
Raquitismo
- dependente de vitamina D tipo 1, 395
- hipofosfatêmico
- - em crianças e adolescentes, 440
- - ligado ao X, 389, 398, 440
Relacorilant, 27
Reserva ovariana, 341
Resistência insulínica, 296
Retatrutide, 334
Retinopatia diabética, 255
Rifampicina, 184
Risperidona, 284, 512
Ritonavir + lamivudina + dolutegravir, 307
Romosozumabe, 382, 384
Rosuvastatina, 448

S

Satavaptana, 52
Secreção autônoma do cortisol, 89
Semaglutida, 238, 292, 328
Sertralina, 184
Sevelâmer, 400
Síndrome(s)
- autoimune da insulina, 262, 520, 527
- da doença não tireoidiana, 188
- da fome óssea, 396
- da hipoventilação da obesidade (SHO), 279
- da resistência aos hormônios tireoidianos, 490
- da secreção inapropriada de hormônio antidiurético (SIADH), 52
- de apneia obstrutiva do sono (SAOS), 279
- de Beckwith-Wiedemann, 267
- de Berardinelli-Seip, 225
- de Cushing, 115, 118, 119, 123, 131, 133, 494
- de Doege-Potter, 267
- de Dunnigan, 224
- de Fanconi, 387
- de fome óssea, 378
- de insensibilidade androgênica, 516
- de Jod-Basedow, 152
- de Kallmann, 348, 356, 366, 367, 432
- de Klinefelter, 351, 359, 366, 431
- de Kobberling-Dunnigan, 224
- de Li-Fraumeni, 267
- de Lynch, 267
- de Marfan, 519
- de Mauriac, 472
- de McCune-Albright, 436, 464
- de Morris, 344
- de Nelson, 45
- de Peutz-Jeghers, 372

- de Prader-Willi, 433
- de Rabson-Mendenhall, 227
- de resistência
- - à insulina tipo B, 520
- - androgênica completa, 134
- - aos hormônios tireoidianos (SRHT), 156, 187
- de Sheehan, 2, 3, 182, 500
- de Touraine-Solente-Golé, 508
- de Turner, 424, 429
- de van Wik-Grumbach, 453
- do ACTH ectópico, 68, 494
- do eutireóideo doente, 188
- do seio cavernoso, 29
- do T_3 baixo, 188
- do tumor da mandíbula (HPT-JT), 480
- do X frágil, 345
- dos ovários policísticos, 138
- genética endócrina familiar, 497
- metabólica, 327
- ou estado de pseudocushing (EPC), 116
- poliglandular autoimune, 461, 532
- - tipo 1, 83
- - tipo 2, 86
- - tipo 3, 12
Sintomas musculares associados às estatinas (SAMS), 304
Sinvastatina, 448
Sorafenibe, 188
Sulfato ferroso, 184
Sulfonilureias, 284

T

Tamoxifeno, 353
Tecido adiposo marrom, 318
Temozolomida, 47
Terapia
- antirretroviral (TARV), 307
- de reposição de testosterona, 363
Teste do jejum prolongado, 520
Testosterona, 362, 363
Tionamidas, 155, 170, 173

Tireoidite
- de De Quervain, 180
- de Hashimoto, 81, 86, 301
- pós-parto, 183
- subaguda
- - de De Quervain, 165
- - granulomatosa, 165, 180
Tireotoxicose, 71, 151
- induzida por amiodarona, 158
- induzida por iodo, 158
Tireotropinoma, 71, 490
Tirzepatida, 292
Tolvaptana, 52
TransCon™ PTH (TC PTH), 405
Transcortina, 84
Transtorno(s)
- de compulsão alimentar periódica, 316
- do controle de impulsos, 36
- do desejo sexual hipoativo, 349
Tri-iodotironina, 168
Tríade da ulceração do pé diabético, 250
Triglicerídeos, 300
Tumor(es)
- adrenais, 90, 126
- de células germinativas, 16
- hipofisários secretores
- - de tireotropina, 58
- - de TSH, 72
- neuroendócrinos pancreáticos, 272, 530
- testiculares, 455

U

Undecanoato de testosterona, 363

V

Venlafaxina, 52

X

Xantomas
- tendinosos, 333
- tuberosos, 333